Tome 4

Médicaments

3e édition

Collection dirigée par
Michel VAUBOURDOLLE

COLLECTION
LE MONITEUR
INTERNAT

1, rue Eugène et Armand Peugeot
92856 Rueil-Malmaison cedex
ISBN : 978-2-915585-41-4

Comité éditorial

Préface

Le médicament reste un élément essentiel dans la prise en charge des patients atteints de maladies aiguës ou chroniques. La recherche dans ce domaine repose sur une connaissance de la physiopathologie qui permet de définir des cibles thérapeutiques de plus en plus précises et d'adapter la structure du principe actif à ces cibles, en étudiant la relation structure-activité.

Les sciences du médicament intègrent les connaissances nécessaires au passage « de la molécule au médicament ». Ainsi la pharmacie galénique, la pharmacocinétique, l'évaluation pharmacologique et toxicologique sont essentielles. Enfin, le médicament qui est né est adressé à un malade dont les particularités de terrain doivent être prises en compte au plan pathologique-métabolique et sous l'angle de la polythérapie. C'est le domaine de la pharmacie clinique avec la définition des indications, contre-indications, effets indésirables, interactions médicamenteuses, stratégie thérapeutique et également celui de la pharmacovigilance après la mise sur le marché.

Le sujet est vaste, d'une immense richesse et ce manuel répond à une actualisation des connaissances de physiologie, de pharmacocinétique de pharmacie galénique, nécessaires à l'approche thérapeutique. Un ensemble de classes pharmacologiques ou de prises en charge médicamenteuses de pathologies aiguës ou chroniques est abordé et constitue le capital de formation initiale nécessaire aux candidats à l'internat en pharmacie.

Je tiens à remercier les enseignants et praticiens hospitaliers pharmaciens, médecins, qui ont rédigé ou réactualisé les questions. Leur expérience et leur pragmatisme permettent de proposer cet ouvrage de soutien à la préparation à l'internat en pharmacie.

Pr. Robert FARINOTTI
Pharmacien des Hôpitaux

Sommaire

Physiologie – Pharmacologie

Pharmacie galénique

Médicaments

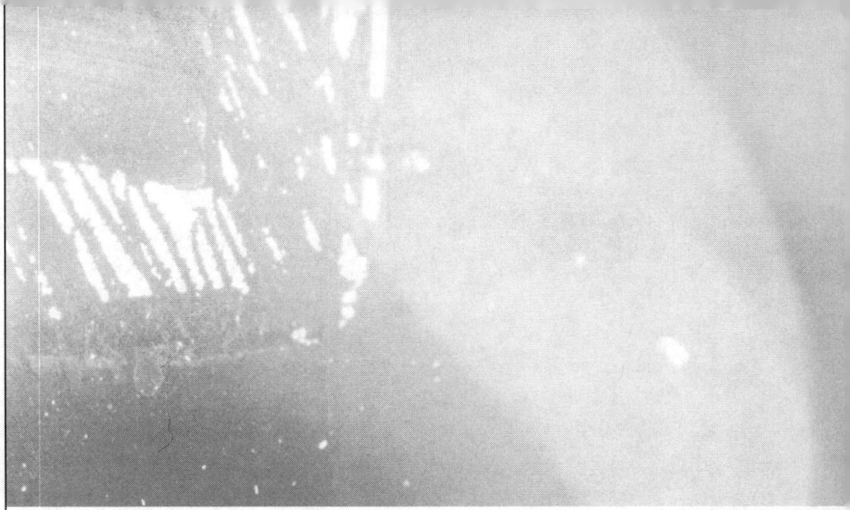

Physiologie – Pharmacologie

Sécrétion et absorption digestives

J. VATIER†
D. LAMARQUE, Service d'hépatogastroentérologie, CHU Xavier Bichat, Paris.

Le tractus digestif est le lieu de sécrétions exocrines de composition variable selon le siège. Ces sécrétions représentent une masse liquidienne importante de 6 à 10 litres d'eau par 24 heures, de concentration en électrolytes variable, avec notamment la synthèse d'acide chlorhydrique et de bicarbonate de sodium. Cette masse liquidienne sert de véhicule aux autres composants, mucines, et enzymes, les premières servant d'agents protecteurs des muqueuses, les secondes ayant pour but de transformer les structures alimentaires en résidus absorbables.
Ces sécrétions sont sous un double contrôle, nerveux et hormonal ; la part relative de ces contrôles est variable selon l'organe considéré.
La stimulation hormonale est régulée par les produits de sécrétion selon un mécanisme de rétroaction négative.
La source de ces sécrétions implique plusieurs niveaux du tube digestif, les glandes salivaires, l'estomac, le duodénum, le pancréas, la vésicule biliaire et le colon.

I. Sécrétions exocrines

A. Sécrétion salivaire

La salive a pour origine les glandes salivaires localisées dans la cavité buccale, glandes parotides, sous-maxillaires et sublinguales. Les produits de sécrétion de ces glandes sont déversés dans la cavité buccale à l'aide de canaux excréteurs (canal de Sténon pour les parolides, canal de Wharton pour les glandes sous-maxillaires). En l'absence de stimulation, la sécrétion salivaire est faible et a essentiellement pour origine les glandes sous-maxillaires, alors que sous stimulation, cette sécrétion abondante provient pour une part importante des glandes parotides. Le débit sécrétoire par 24 heures est compris entre 500 et 1 500 mL. La commande sécrétoire est exclusivement sous le contrôle du système nerveux autonome ; le système parasympathique, cholinergique, induit une stimulation puissante par l'intermédiaire des nerfs glossopharyngien, facial et pneumogastrique. Le système sympathique issu du sympathique cervical entraîne une sécrétion de faible importance et peu riche en électrolytes.

1. Composition

a) Eau et électrolytes Na^+, K^+, Cl^-, HCO_3^-, de pH compris entre 7 et 7,8

La concentration en bicarbonate s'accroît avec l'accroissement du flux de sécrétion atteignant 50 mmol/L ou plus.
La concentration en chlore est plus souvent inférieure à celle du plasma.
Il en résulte une sécrétion hypotonique par rapport au plasma. Les sécrétions primaires des cellules sécrétantes subissent des modifications à la suite d'échanges d'électrolytes entre la lumière des canaux excréteurs et les capillaires.

b) Protéines

Parmi les protéines d'origine salivaire identifiées par des méthodes immunologiques, on distingue une préalbumine, de l'albumine, une $\beta 2$ glycoprotéine, une transferrine, une protéine de transport de la vitamine B12 des Ig G et Ig A, des enzymes, l'α amylase et une estérase, et le lysozyme.
L'amylase a un poids moléculaire de 50 000 d et son activité enzymatique nécessite la présence de Ca^{++}. Elle existe avec un activateur et un inhibiteur. Elle hydrolyse les liaisons α 1-4 glucosidiques de l'amidon et de l'amylopectine qui sont transformés en maltose + maltotriose puis le maltotriose en maltose et glucose. L'activité enzymatique se manifeste entre pH 4,0 et pH 1,0 avec un pH optimum de 6,4. La dégradation des polyholosides s'effectue jusqu'à ce que le pH reste au-dessous de 4,0, donc dans l'œsophage et elle s'arrête en site gastrique. Le lysozyme est une globuline qui a des propriétés antiseptiques et joue le rôle de désinfectant de la cavité buccale.

2. Rôle et fonction de la salive

La sécrétion salivaire comprend aussi des mucines, glycoprotéines dont la sécrétion sera évoquée à propos du mucus gastrique. Ces mucines exercent un pouvoir de lubrifiant des aliments. Le mucus salivaire est peu visqueux et les glycoprotéines qui le composent sont détruites par le milieu acide gastrique.
La sécrétion salivaire joue un rôle important dans la préparation du « bol alimentaire » que les mouvements de déglutition doivent faire parvenir dans l'œsophage. Elle déclenche la digestion des aliments et elle exerce un rôle antiseptique par le lysozyme. Elle participe activement à l'élocution en exerçant un rôle de lubrifiant des cordes vocales.

B. Sécrétion gastrique

L'estomac présente au plan histoanatomique deux régions distinctes, le fundus, partie haute et l'antre qui jouxte le pylore. Les tubes glandulaires de ces deux régions sont différents : les tubes glandulaires fundiques à visée de sécrétion exclusivement exocrine et les tubes glandulaires antraux ayant une double polarité, exocrine, par la sécrétion de mucines et endocrine par la libération d'hormones régulant la stimulation sécrétoire, gastrine et somatostatine.
La sécrétion gastrique exocrine a donc essentiellement pour origine la muqueuse fundique, constituée de tubes glandulaires peu ramifiés et ouverts dans la lumière gastrique par des cryptes, et au sein desquels sont localisés trois types cellulaires différents, doués d'une spécificité sécrétoire.

a) Cellules pariétales

Les cellules pariétales ou bordantes sont de volumineuses cellules, situées au niveau de la moitié supérieure du tube glandulaire, et dont le cytoplasme présente un canalicule provenant de l'invagination de la membrane apicale. La complexité de ce canalicule varie en fonction de l'état de stimulation sécrétoire. Une « pompe à proton », l'ATPase H^+/K^+, est responsable de la sécrétion d'eau et du proton H^+

qui se combine aux anions chlorures provenant de l'activation d'une seconde pompe échangeuse d'ions chlorures contre des ions bicarbonates, pour former l'acide chlorhydrique. L'ATPase H^+/K^+ concentre de façon puissante les protons H^+ depuis leur concentration plasmatique (0,1 µmol/L) jusqu'à la sécrétion d'une solution d'acide chlorhydrique de 140-150 mmol/L, ce qui correspond à une concentration des ions H^+ de plus de 1 million de fois.

b) Cellules principales

Les cellules principales, localisées sur toute la hauteur du tube glandulaire sont riches en granules de sécrétion à leur apex. Elles possèdent un réticulum endoplasmique développé et un important appareil de Golgi. Ces deux organites sont les sites de synthèse et de concentration des pepsinogènes et de la lipase. L'excrétion des grains de sécrétion se fait par expulsion après que leur membrane ait fusionné avec la membrane plasmique.

c) Cellules à mucus

Les cellules à mucus, hautes cellules palissadiques, sont chargées de grains à leur apex. Le contenu des grains, important dans les cellules situées à la surface de la muqueuse, décroît vers l'intérieur de la glande fundique. Elles sont donc d'autant plus âgées et plus riches en produit de sécrétion qu'elles ont migré vers le sommet du tube glandulaire. Elles ont une organisation de cellules exocrines, capables de synthèse, de stockage et d'excrétion, avec un réticulum endoplasmique responsable de la synthèse de polypeptides stockés transitoirement dans des vésicules et un corps de Golgi, riche en enzymes de glycosylation, qui synthétise des oligosaccharides. Ces oligosaccharides se combinent avec les structures polypeptidiques pour former les glycoprotéines.

Il existe des cellules mucipares en quantité importante dans la muqueuse antrale ; cette sécrétion de mucus représente la fonction exocrine de la région antrale gastrique. En plus de la synthèse et de la sécrétion des glycoprotéines, les cellules mucipares sont responsables de la sécrétion alcaline de l'estomac. Cette sécrétion est étroitement liée à la sécrétion d'acide chlorhydrique des cellules pariétales puisque la pompe Cl^-/HCO_3^- libère d'autant plus de bicarbonates vers les capillaires artériels qu'elle libère d'ions chlorures pour la sécrétion d'acide chlorhydrique. Les ions HCO_3^- suivent deux voies pour s'intégrer dans le système protecteur mucus-bicarbonate, une voie active dans la cellule mucipare par l'activation d'une pompe Cl^-/HCO_3^- et une voie passive par diffusion entre les cellules épithéliales. Le pool des ions HCO_3^-, est donc directement lié à la sécrétion acide et les cellules mucipares interviennent par un mécanisme actif dans la sécrétion de ces ions.

1. Composition élémentaire de la sécrétion gastrique

a) Eau et électrolytes

On peut distinguer deux sources distinctes de sécrétion hydroélectrolytique gastrique selon leur origine, une sécrétion non pariétale qui implique toutes les cellules sécrétoires, sauf les cellules pariétales et qui correspond à la sécrétion alcaline gastrique, et une sécrétion pariétale qui n'implique que les cellules pariétales et qui correspond à la sécrétion acide gastrique.

■ ***Sécrétion non pariétale : sécrétion alcaline***

Cette sécrétion concerne essentiellement l'eau et les électrolytes, Na^+, K^+ Ca^{++} Cl^- et HCO_3^-. Elle est le fait des cellules mucipares et, comme nous l'avons indiqué, la sécrétion de bicarbonates, par un mécanisme actif impliquant une pompe Cl^-/HCO_3^-, est l'une des voies de récupération des ions bicarbonates échangés contre les ions chlorures servant à la synthèse de l'acide chlorhydrique. Cette sécrétion non pariétale alcaline, de pH 7,6, accompagnée de mucus, est spontanée de telle sorte qu'en dehors de toute stimulation, la muqueuse gastrique en est tapissée. Elle n'est normalement pas prise en compte dans l'étude biochimique de la sécrétion gastrique puisqu'elle est neutralisée par la sécrétion pariétale.

■ ***Sécrétion pariétale***

Il s'agit là aussi d'une sécrétion hydroélectrolytique mais la nature des électrolytes est différente par la présence d'ions H^+ et Cl^- provenant de la stimulation des cellules pariétales et de la mise en œuvre de la pompe ATPase H^+/K^+ et d'une pompe Cl^-/HCO_3^-. La cellule pariétale stimulée sécrète d'emblée une solution d'acide chlorhydrique à 140-150 mmol/L. La quantité d'acide versée dans la lumière gastrique dépend du nombre de cellules recrutées. Il est possible, par l'injection IM de pentagastrine à 6 μg/kg, de recruter la totalité des cellules pariétales. La réponse acide maximale ainsi mesurée correspond à une mesure indirecte de la masse cellulaire pariétale. La cellule pariétale sécrète, en outre, le facteur intrinsèque, mucoprotéine indispensable à l'absorption de la vitamine B12.

Il existe une relation entre la concentration acide et le flux sécrétoire dans la sécrétion gastrique. Plus le flux sécrétoire est élevé, plus la concentration acide est importante, pouvant atteindre 150 mmol/L. Il existe une relation positive entre la concentration acide et la concentration en chlore ; à l'inverse il existe une relation négative entre concentration acide et concentration en sodium. Pour 140-150 mmol/L d'acide, la concentration en sodium est nulle.

La distinction entre les deux types de sécrétion d'eau et d'électrolytes est soutenue par la théorie de Pavlov-Hollander, actuellement admise par les gastroentérologues. Cette théorie considère la sécrétion gastrique totale comme le résultat du mélange des deux sécrétions, pariétale d'acide chlorhydrique à 140-150 mmol/L et non pariétale alcaline. Cette sécrétion gastrique totale peut être altérée par la présence de matériel extragastrique provenant de la salive et/ou du reflux duodéno-gastrique, qui introduisent des bicarbonates d'origine salivaire et/ou pancréatique, consommateurs par neutralisation d'une partie de la sécrétion pariétale.

b) Sécrétion enzymatique de la cellule principale

■ ***Pepsinogènes et pepsines***

La sécrétion enzymatique de la cellule principale est une sécrétion de grains solides de proenzymes, les pepsinogènes, qui nécessitent une phase liquide pour être véhiculée et une phase acide pour que l'activation des pepsinogènes en pepsines actives puisse se réaliser. On comprend donc qu'il y ait une relation étroite d'ordre physique entre cette sécrétion et la sécrétion pariétale. En l'absence de sécrétion pariétale, la sécrétion non pariétale sert de véhicule aux grains solides, mais il n'y a pas d'activation possible en enzymes actives. Par des méthodes chromatographiques et/ou électrophorétiques, il a été mis en évidence plusieurs types de pepsinogènes et plusieurs formes de pepsines. Certains auteurs ont tenté d'établir des relations entre les formes de pepsinogènes et les formes de pepsines, mais tout ceci est resté mal défini et repose probablement sur des artéfacts méthodologiques. Actuellement, deux pepsinogènes peuvent être différenciés sur des bases immunologiques, le pepsinogène A et le pepsinogène C, dont les poids moléculaires sont de 43 000 d.

Les pepsinogènes sont synthétisés essentiellement par les cellules principales du fundus, mais on trouve du pepsinogène C en petite quantité dans l'antre gastrique, le pylore, les glandes de Brünner et la prostate.

L'activation des pepsinogènes débute vers pH 6,0 et elle est complète dès que le pH est inférieur à 3,5. L'activation est autocatalytique aboutissant aux pepsines actives de poids moléculaire 35 000 d et à des peptides dont l'un est inactivateur de la pepsine. Il existe plusieurs formes de pepsines actives dénommées pepsine 1, pepsine 3 et pepsine 5 caractérisées par leur substrat et l'échelle de pH de leur activité. En considérant les substrats, ovalbumine, hémoglobine ou glycoprotéines, l'affinité est décroissante de la pepsine 1 aux pepsines 3 et 5, vis-à-vis de l'ovalbumine ; avec l'hémoglobine, l'affinité est maximale avec la pepsine 3 et faible pour les pepsines 1 et 5 ; en revanche, les pepsines 1 et 5 sont très affines des glycoprotéines.

La pepsine 3 exerce son activité de pH 1 à pH 4 avec un optimum vers pH 1,8 et son substrat est représenté par les protéines alimentaires. La pepsine 1 exerce son activité sur une large échelle de pH de 1 à 6 avec un optimum vers pH 4,5. Cette large échelle de pH est retrouvée pour la pepsine 5 qui présente deux pH optimum d'activité à pH 2,5 et 3,8. Le substrat des pepsines 1 et 5 est représenté par les glycoprotéines, en particulier celles qui constituent les mucines.

Chez le sujet normal, la pepsine 3 est l'enzyme protéolytique majeure, et 3 à 6 % seulement de l'activité totale est supportée par les pepsines 1 et 5, qui au contraire chez les ulcéreux gastriques ou duodénaux, représentent 20 à 23 % de l'activité totale. Leur zone de pH d'activité dépasse largement 4,0 et elles peuvent donc poursuivre leur activité dans le duodénum.

■ *Lipase gastrique*

Les cellules principales sécrètent également une lipase dont la caractéristique essentielle est de rompre les liaisons entre les acides gras et le glycérol – comme la lipase pancréatique – au pH acide de la sécrétion gastrique de 1,0 à 4,0, d'où la dénomination de lipase acide.

Contrairement à la lipase pancréatique, l'activité de la lipase gastrique s'exerce en milieu homogène et ne nécessite pas la formation d'une émulsion.

Elle a été mise en évidence chez le nourrisson, mais elle persiste à l'état adulte et son rôle physiologique est mal connu : elle a été considérée comme indispensable à la digestion des lipides du lait chez le nourrisson et elle pourrait être un préalable indispensable à l'activité de la lipase pancréatique.

c) Sécrétion de mucines par les cellules mucipares

Les mucines gastriques, comme les autres mucines du tractus digestif sont constituées de glycoprotéines, molécules polymériques de haut poids moléculaire (2 000 000 d). Chaque monomère comprend une chaîne polypeptidique riche en acides aminés alcool, à groupements polaires hydrophobes, sérine et thréonine, et dispose, à l'une de ses extrémités, de cystéine. Par cette extrémité, l'amarrage des monomères entre eux est réalisé avec la formation de ponts disulfures. À l'autre extrémité, les groupements alcool de la sérine et de la thréonine forment des liaisons covalentes avec les hydrates de carbone, figurant un « écouvillon » de sucres. Certaines de ces chaînes glucosidiques portent en position terminale des résidus sialilés, acide acétylneuraminique en particulier, qui, en milieu acide, développent des charges électronégatives. L'ensemble des polymères se présente sous l'aspect d'ailes de moulin à vent, comportant une partie protéique non glycosylée vers les ponts disulfures et une partie glycosylée. La présence de lipides a été décrite dont on distingue deux groupes :

- des acides gras qui forment des liaisons covalentes avec les fonctions alcool des thréonine et sérine dans la partie polypeptidique non glycosylée ;
- des lipides associés, glycolipides, phospholipides et lipides neutres liés par des liaisons faibles sur l'ensemble de la molécule en particulier sur la partie glycosylée. Les lipides semblent responsables du degré de viscosité du gel de mucus : la très grande richesse en acide gras a été soulignée dans le mucus au cours de la mucoviscidose, conférant à ces mucus une très haute viscosité. Par contre la délipidation des glycoprotéines entraîne une réduction de la viscosité.

Les glycoprotéines à l'état tétramérique sont très avides d'eau et elles possèdent des propriétés physiques particulières puisqu'elles constituent un gel viscoélastique adhérant fortement à la muqueuse et capable d'étirement. Les charges électronégatives induisent une répulsion entre les molécules, constituant un système d'alvéoles dans lequel s'infiltre la sécrétion de bicarbonate. Rappelons que la cellule mucipare intervient dans la récupération des ions HCO_3^- échangés contre les ions Cl^- pour former l'acide chlorhydrique, par un mécanisme actif impliquant une pompe Cl^-/HCO_3^-. L'ensemble mucus-bicarbonate représente une ligne de défense efficace contre la rétrodiffusion des ions H^+ par l'installation d'un gradient de pH entre la lumière gastrique et la barrière cellulaire. Cette structure complexe et originale présente des points de faiblesse :

- les ponts disulfures peuvent être rompus par les agents réducteurs, entraînant la désintégration du tétramère en monomères ;
- la partie polypeptidique non glycosylée peut servir de substrat à la sécrétion enzymatique principale, à la lipase avec rupture des liaisons avec les acides gras, favorisant l'accès des pepsines à la chaîne polypeptidique. Cet effet aboutit à la libération de sous-unités de plus petit poids moléculaire que celui des monomères ;
- la structure quaternaire du tétramère peut être désorganisée par les agents détersifs, lysolécithines, sels biliaires, aboutissant à la formation de sous-unités de petite masse moléculaire (structure du mucus voir schéma).

La destruction du polymère se traduit, quel que soit le mécanisme en cause, par la formation de sous-unités qui ont perdu les propriétés physiques de la glycoprotéine native, en particulier la capacité de former le gel viscoélastique adhérent protecteur, et elles se solubilisent dans le liquide gastrique.

2. Régulation sécrétoire gastrique

Dans l'ensemble les mécanismes de la régulation sont assez mal connus. Si l'on appréhende actuellement la régulation de la sécrétion acide, donc pariétale, de nombreuses incertitudes subsistent en ce qui concerne la sécrétion enzymatique gastrique ou la sécrétion des mucines.

Les médiateurs stimulants la sécrétion acide sont connus depuis longtemps mais leur place n'est pas parfaitement établie. La mise en évidence du rôle du système nerveux sur la sécrétion et la motricité gastrique remonte à 1814, et a été confirmée par les travaux de Claude Bernard (1858), et en 1910, Jaboulay propose la vagotomie comme traitement de l'hypersécrétion chez l'homme. En 1905, Edkins postule l'existence d'une hormone d'origine antrale qu'il nomme « gastrine » dont l'analyse structurale a été réalisée en 1964 par Gregory. Entre-temps, Popielski (1920) découvre l'histamine qu'il décrit comme le stimulant le plus puissant de la sécrétion gastrique. Des théories ont été proposées pour tenter d'établir les relations entre l'acétylcholine, médiateur du vague, la gastrine et l'histamine. Grossman a proposé que les cellules pariétales possèderaient trois récepteurs spécifiques inter-reliés. Puis Code a suggéré que l'histamine représenterait la voie finale commune et qu'elle serait libérée sous l'effet de la gastrine et de l'acétylcholine.
Ces théories ne prennent en compte que les stimulants sans considérer les médiateurs de freination indispensables à tout système régulé. Un schéma de régulation sécrétoire a été proposé dans lequel la gastrine serait le stimulant spécifique des cellules sécrétantes et son efficacité serait régulée par le tonus frénateur permanent qu'exerce la somatostatine et par la levée de ce tonus parla voie histaminique. La balance somatostatine/voie histaminique serait régie par la commande vagale, qui, lorsqu'elle est stimulée libère l'histamine et réduit la libération de somatostatine, au contraire de la vagotomie qui augmente la libération de somatostatine et supprime l'effet de la voie histaminique.

a) Régulation de la sécrétion acide

La régulation de la sécrétion pariétale comprend plusieurs étapes :
- sous l'effet de stimuli psychosensoriels (phase céphalique de la sécrétion), la stimulation vagale aboutit à la libération d'acétylcholine et d'histamine qui dépriment le tonus inhibiteur de la somatostatine vis-à-vis de la gastrine ;
- les aliments pénètrent dans l'estomac (phase gastrique de la sécrétion), par le pH alcalin et la distension antrale qu'ils provoquent induisent la libération de gastrine par les cellules G de l'antre qui stimule les masses cellulaires sécrétantes ;
- l'acide sécrété est d'abord neutralisé par le contenu alimentaire puis entraîne une chute du pH intragastrique qui, lorsqu'il atteint 2,0 au niveau du bulbe duodénal induit la réponse de la libération de la somatostatine par les cellules D de l'antre, avec arrêt de la libération de gastrine. La libération de gastrine est donc contrôlée par rétroaction négative : les ions H dont elle stimule la sécrétion entraînent l'arrêt de sa libération.

b) Régulation de la sécrétion enzymatique gastrique

Elle repose essentiellement sur des données pharmacologiques. La gastrine, la sécrétine et la cholécystokinine pancréozymine (CCK-PZ) sont des stimulants de cette sécrétion. Le repas fictif qui provoque une stimulation vagale exclusive induit une puissante stimulation de la sécrétion enzymatique. À l'opposé, la somatostatine et les prostaglandines provoquent une inhibition.

c) Régulation de la sécrétion des mucines

Elle est également mal connue et ne repose que sur des données pharmacologiques. La stimulation cholinergique induit une décharge des granules des cellules mucipares et cette stimulation est antagonisée partiellement par l'atropine et totalement par la tétrodotoxine qui bloque les canaux Na^+ des cellules nerveuses. Le rôle des hormones et peptides gastro-intestinaux est mal précisé. Les prostaglandines, en application locale ou par voie systémique, accroissent l'épaisseur du mucus et la sécrétion des bicarbonates. Ces différentes informations ne permettent pas de proposer un schéma de la régulation de la sécrétion des mucines. Tout au plus, peut-on suggérer un rôle important de la stimulation cholinergique par l'intermédiaire de la stimulation vagale.

3. Rôle de la sécrétion gastrique

La sécrétion gastrique joue un rôle dans les processus de désorganisation des structures alimentaires protéiques et, peut-être lipidiques, sous l'effet des enzymes gastriques en milieu acide, pour aboutir au niveau intestinal à des structures assimilables. Le milieu acide qui la caractérise joue un rôle dans la régulation des processus endocrines. Si l'ion H^+ sécrété par la gastrine intervient pour stopper la libération de cette hormone, il provoque la libération de sécrétine au niveau du duodénum pour stimuler la sécrétion alcaline pancréatique.
De plus, le milieu fortement acide qu'elle représente lui confère un rôle d'antibactérien puissant, comme le montre la symptomatologie septique sous l'effet de certains antisécrétoires (inhibiteurs de la pompe à protons).

C. Sécrétions intestinales : duodénum

Le duodénum est le siège de sécrétions alcalines en réponse aux prostaglandines (duodénum proximal) ou aux hormones gastro-intestinales (sécrétion alcaline pancréatique déversée au niveau du duodénum distal).

1. Sécrétion hydrobicarbonatée

Le duodénum proximal humain sécrète une solution de bicarbonate de sodium à un débit de 150 µmol/cm/h ce qui correspond à un niveau du bulbe duodénal à une sécrétion basale de 0,45 à 0,9 mmol/h, comparable à la sécrétion alcaline pancréatique basale. Cet apport de bicarbonate résulte d'une sécrétion de l'épithélium de surface pour une part, et d'autre part d'un processus passif induit par un gradient de diffusion entre les capillaires et la lumière duodénale. L'apport d'acide dans le duodénum provoque un accroissement du débit de bicarbonate d'environ 3 fois.
L'acidification duodénale accroît le débit de sécrétion des bicarbonates du duodénum proximal en libérant un médiateur agoniste de type prostaglandine PGE. Cette sécrétion est directement déversée dans les couches du mucus qui recouvrent les cellules épithéliales et elle exerce un rôle protecteur vis-à-vis des sécrétions d'acide et de pepsine gastriques qui proviennent de la vidange pylorique. Cette sécrétion est complétée par la sécrétion alcaline pancréatique dans le but de neutraliser l'acidité gastrique entrée dans le duodénum.

2. Sécrétion enzymatique

À côté de cette sécrétion hydrobicarbonatée, le duodénum proximal est responsable d'une sécrétion enzymatique d'entérokinase qui a pour but d'activer le trypsinogène en trypsine (*cf. infra*).

D. Sécrétion pancréatique

Le pancréas est responsable de sécrétions différentes par leur qualité, leur lieu d'élaboration et par leur régulation sécrétoire. On distingue en effet une sécrétion hydrobicarbonatée et une sécrétion protéique riche en supports d'activité enzymatique.

1. Sécrétion hydrobicarbonatée pancréatique

Cette sécrétion provient des cellules des canaux intercalaires par lesquels transitent les produits de la sécrétion protéique des acini séreux.
Cette sécrétion est riche en ions Na^+, K^+, Ca^{++} et Mg^{++} de concentration égale à la concentration sanguine. Elle est caractérisée par la présence de HCO_3^-, dont la concentration peut atteindre 140 mmol/L. Cette sécrétion est isotonique de pH compris entre 7,6 et 8,2.
La stimulation sécrétoire est essentiellement endocrinienne par l'intermédiaire de la sécrétine, peptide de 27 acides aminés produit par les cellules S du duodénum en réponse à l'acidité entrée dans le duodénum. L'intensité de la libération est fonction du débit en ions H^+. Sa durée de vie est courte (2 à 4 mm).
L'excès de bicarbonate sécrété stoppe la libération de sécrétine par rétroaction négative.

2. Sécrétion protéique pancréatique

Elle provient des cellules acineuses et elle est déversée dans les canaux intercalaires où elle est véhiculée avec la sécrétion hydrobicarbonatée, qui maintient un niveau de pH compatible avec les effets des enzymes libérées des proenzymes sécrétés. On distingue plusieurs types d'enzymes à activité :
- amylolytique ;
- lipolytique ;
- protéolytique ;
- nucléolytique.

Ces enzymes interviennent dans les processus de transformation des aliments en résidus assimilables : glucose, acides gras ou acides aminés.
La régulation sécrétoire de cette sécrétion est essentiellement endocrinienne par la CCK-PZ, cholécystokinine pancréozymine, libérée des cellules spécifiques au niveau duodéno-jéjunum en réponse à la présence de graisses alimentaires et d'oligopeptides. L'excès de trypine dont elle provoque la libération entraîne l'arrêt de sa libération par rétroaction négative.

a) Activité amylolytique pancréatique

Elle est liée à l'activité de l'amylase qui rompt les liaisons 1,4 glucosidiques en libérant du glucose et du maltose – comme l'amylase salivaire. Son poids moléculaire est de 54,000 d et elle nécessite 1 molécule de Ca^{++} par molécule d'amylase.

b) Activité protéolytique

L'activité protéolytique repose sur deux catégories d'enzymes selon leur lieu d'action sur les protéines, les endopeptidases qui rompent les liaisons à l'intérieur de la molécule et les exopeptidases qui rompent les liaisons des résidus en position C et N terminales.

■ *Endopeptidases*

Trypsine

Elle provient d'un proenzyme inactif le trypsinogène qui représente 20 % des protéines pancréatiques.
Le trypsinogène subit une activation en trypsine sous l'effet de l'entérokinase libérée dans le duodénum proximal, puis de la trypsine en excès. Cette transformation libère la trypsine active et un peptide de 6 acides aminés inhibiteur de l'effet de la trypsine.

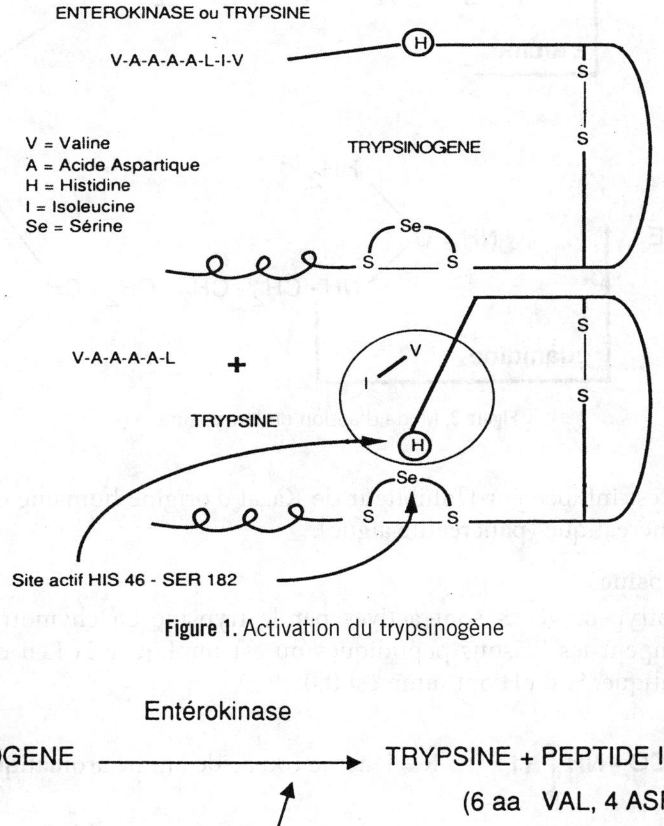

Figure 1. Activation du trypsinogène

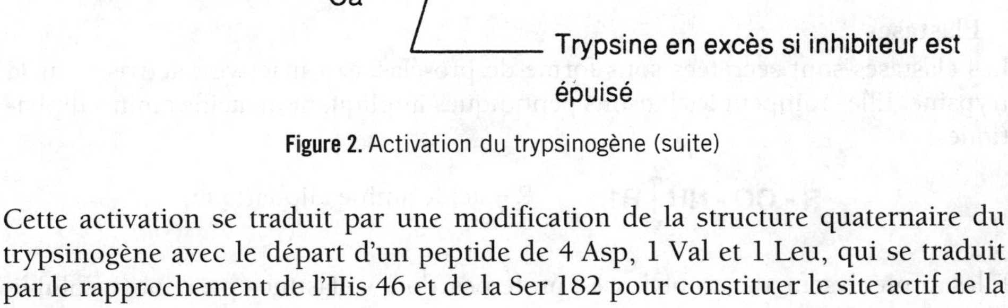

Figure 2. Activation du trypsinogène (suite)

Cette activation se traduit par une modification de la structure quaternaire du trypsinogène avec le départ d'un peptide de 4 Asp, 1 Val et 1 Leu, qui se traduit par le rapprochement de l'His 46 et de la Ser 182 pour constituer le site actif de la trypsine.

La trypsine rompt les liaisons peptidiques comportant un acide aminé basique avec un groupement ε aminé (Lys) ou guanidine (Arg). Son pH optimum d'activité est 8,0.

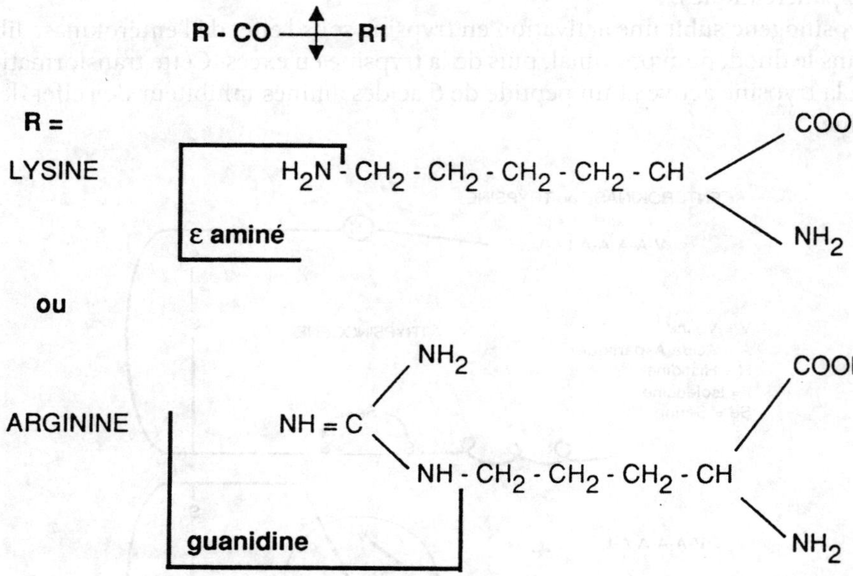

Figure 3. Mode d'action de la trypsine

Cette action est inhibée par l'inhibiteur de Kazal d'origine humaine qui prévient l'autolyse pancréatique (pancréatite aiguë).

Chymotrypsines

Deux chymotrypsinogènes sont activés par la trypsine en chymotrypsine. Les enzymes rompent les liaisons peptidiques où est impliquée la Leu ou un acide aminé aromatique. Son pH optimum est 8,0.

R - CO - NH ↕ R1   R = leucine (ou acide aminé aromatique)

Son effet est inhibé par l'inhibiteur de Kunitz d'origine bovine.

Élastases

Les élastases sont sécrétées sous forme de pro-élastases inactives, activées par la trypsine. Elles rompent les liaisons peptidiques impliquant un acide aminé aliphatique.

R - CO - NH ↕ R1   R = acide aminé aliphatique

Elles protéolysent de nombreuses protéines dont l'élastine, protéine insoluble fibreuse du tissu conjonctif.

■ *Exopeptidases*

Elles rompent les liaisons des acides aminés en extrémité de chaîne.

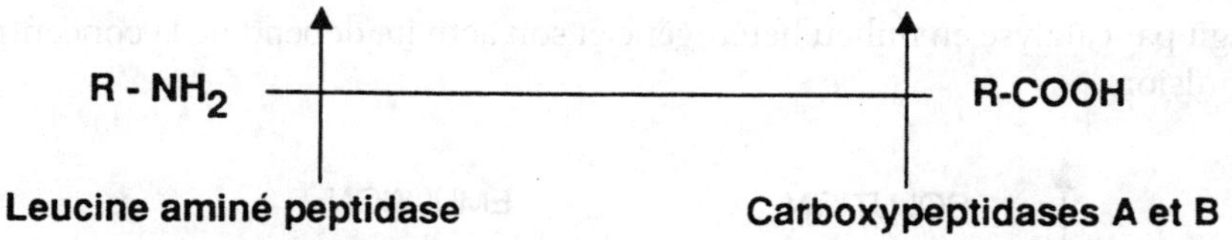

Figure 4. Sites d'action des exopeptidases

Carboxypeptidase A

Elle est sécrétée sous la forme d'une proenzyme, la procarboxypeptidase A qui existe sous deux formes moléculaires activées par la trypsine. Il s'agit d'une métalloprotéine à Zn^{++}. Elle rompt la liaison de l'acide aminé C terminal dont la fonction carboxylique doit être libre. L'hydrolyse se poursuit jusqu'à la présence d'un résidu basique Pro ou hydroxy Pro. Son pH optimum d'activité est compris entre 7,5 et 8,0.

Carboxypeptidase B

Elle est sécrétée sous forme d'une proenzyme, activée par la trypsine. Il s'agit également d'une métalloprotéine à Zn^{++}. Elle rompt les liaisons des acides aminés basiques C terminaux.

Leucine aminopeptidase

Elle est sécrétée sous forme d'une proenzyme et elle est présente, outre dans la sécrétion pancréatique, dans de nombreux organes. Activée par la trypsine, l'enzyme active rompt les liaisons des acides aminés en position N terminale.

c) Activité lipolytique

Elle est également supportée par plusieurs enzymes, la lipase et la colipase, actives sur les triglycérides, la carboxylique-ester-hydrolase qui hydrolyse les esters du cholestérol et les phospholipases qui hydrolysent les glycérophospholipides.

■ *Lipase*

Il s'agit d'une glycoprotéine de 42 000 d qui possède deux sites, un site de pénétration qui sert à la fixation de l'interface des lipides émulsionnés et un site enzymatique qui rompt les liaisons entre les acides gras et les fonctions alcool du glycérol à un pH optimum d'hydrolyse vers 6,0.

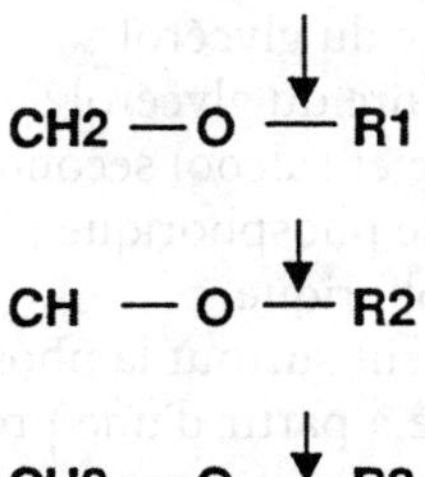

Deux sites :
- site enzymatique ;
- site de pénétration
- (fixation de l'interface des lipides émulsionnés).

Elle agit par catalyse en milieu hétérogène et son activité dépend de la concentration en émulsion.

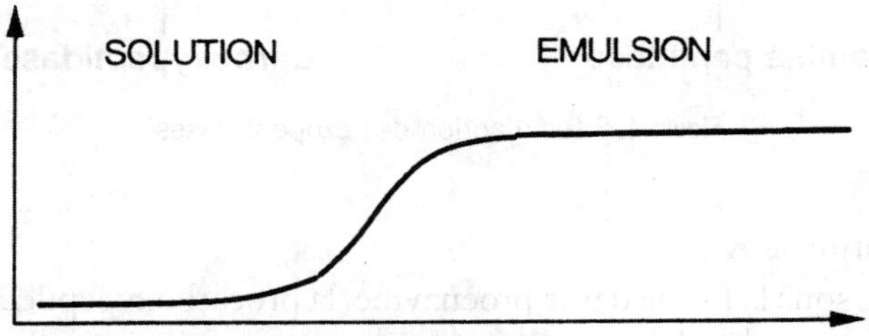

Figure 5. Formation de l'émulsion

Les sels biliaires favorisent la formation de l'émulsion.
La colipase de nature peptidique de 9 à 10 000 d, également d'origine pancréatique régule l'équilibre entre la concentration en triglycérides et en sels biliaires pour la formation de micelles. La colipase augmente la vitesse de réaction de la lipase et contrôle la formation de l'émulsion.

■ *Carboxylase-ester-hydrolase*

Elle hydrolyse les esters du cholestérol. Elle agit sur des substrats bien émulsionnés et elle peut, en sens inverse, participer à l'estérification du cholestérol. Son activité est accrue par les sels biliaires.

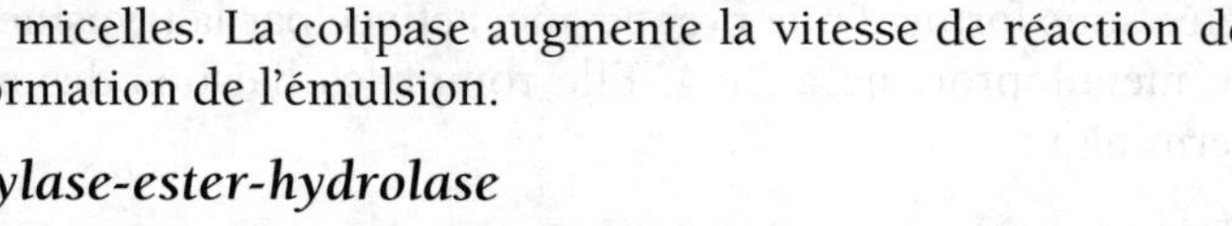

Figure 6. Action de la carboxylase-esther-hydrolase

■ *Phospholipases*

Les phospholipases hydrolysent les glycérophospholipides. Il en existe de plusieurs types selon le lieu d'hydrolyse :
- A1 liaison sur l'alcool primaire du glycérol ;
- A2 liaison sur l'alcool secondaire du glycérol ;
- B liaisons sur l'alcool primaire et l'alcool secondaire du glycérol ;
- C liaison alcool primaire-acide phosphorique ;
- D liaison choline-acide phosphorique.

La sécrétion pancréatique contient surtout la phospholipase A2.
La phospholipase A2 est libérée à partir d'une proenzyme inactive, activée par la trypsine.

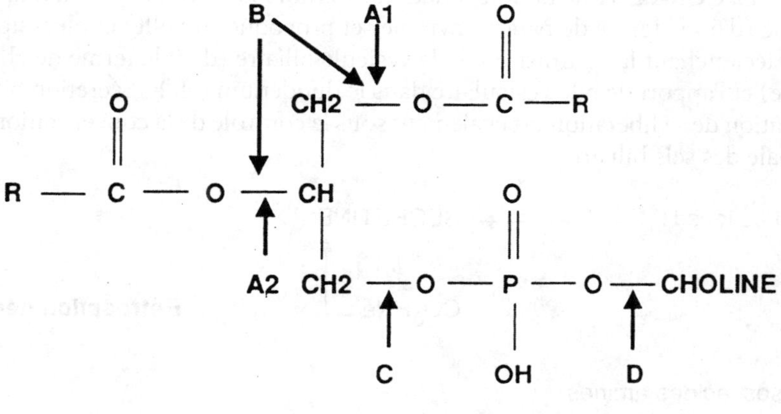

Figure 7. Action des phospholipases

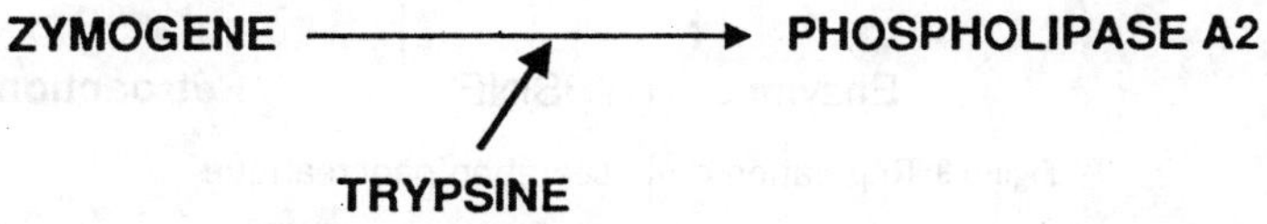

Figure 8. Activation de la phospholipase A2

Comme la lipase, elle est active sur une interface eau-lipides, milieu non homogène. Elle transforme les glycérophospholipides des membranes, les lipoprotéines contenues dans les micelles, en lysophospholipides + acides gras insaturés.
Le pH optimum est vers 7. Ces enzymes sont activées par le calcium et les sels biliaires et inhibées par l'EDTA.

d) Activité nucléolytique

Les nucléotidases sont des enzymes à activité nucléolytique vis-à-vis des nucléotides. Il s'agit d'endonucléases, la ribonucléase, libérant les bases pyrimidiques et le 3' phosphate, ou la déoxyribonucléase libérant les bases puriques et pyrimidiques et le 5' phosphate.

3. Régulation de la sécrétion pancréatique

Elle est essentiellement hormonale, liée à la libération dans le duodénum de la sécrétine et de la cholécystokinine – pancréozymine (CCK-PZ), chacune de ces hormones régulant respectivement la sécrétion hydrobicarbonatée et la sécrétion protéique.
La sécrétine est liberée par la présence d'ions H^+ dans le duodénum et elle stimule la sécrétion hydrocarbonatée dont le rôle est de neutraliser l'acidité résiduelle du duodénum. L'excès d'ions HCO_3^-, après neutralisation totale de l'acidité, stoppe la libération de la sécrétine. Il s'agit donc d'un contrôle par rétroaction négative.
La CCK-PZ est libérée par la présence intraduodénale de peptones, d'acides aminés ou de graisses. Elle stimule la sécrétion protéique et libère les différentes enzymes. L'excès de trypsine stoppe sa libération. Il s'agit là aussi d'un contrôle par rétroaction

négative. La CCK-PZ a une double fonction : stimuler la sécrétion enzymatique pancréatique (d'où le terme de pancréozymine) et provoquer un effet cholécystokinétique en déclenchant la contraction de la vésicule biliaire (d'où le terme de cholécystokinine) et l'apport de bile vésiculaire dans le duodénum (cf. E. Sécrétion biliaire) ; la régulation de sa libération est également sous le contrôle de la concentration introduodénale des sels biliaires.

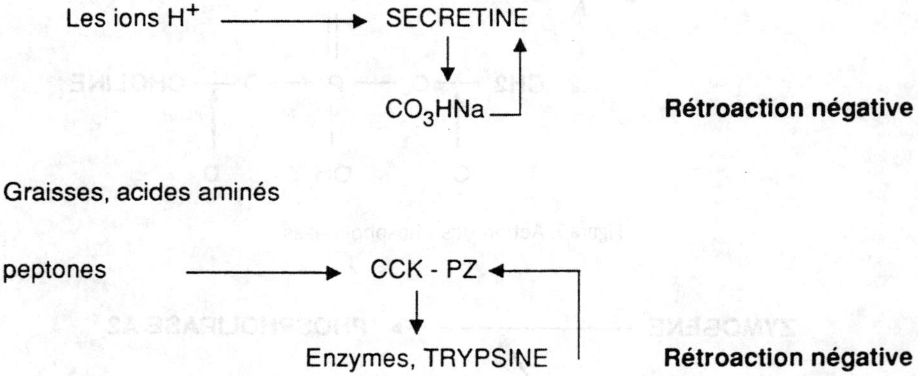

Figure 9. Régulation de la sécrétion pancréatique

4. Rôle du pancréas exocrine

Il maintient le pH intraduodénal dans les zones de pH compris entre 6,5 et 7,0 en complétant l'effet de neutralisation des ions H^+, commencée avec la sécrétion alcaline duodénale. Le pH obtenu est alors optimum pour que s'exercent les activités enzymatiques. Il transforme les constituants du bol alimentaire en résidus assimilables sous l'effet des différentes enzymes actives. L'amylase provoque la transformation des structures amylacées et polyosidiques en glucose et maltose assimilables. Les enzymes protéolytiques trypsine, chymotrypsine, carboxypeptidases, leucine-amino peptidase transforment les structures protéiques et polypelptidiques en acides aminés assimilables. La lipase et la colipase transforment les triglycérides en acides gras assimilables. Les structures tissulaires sont détruites sous l'effet de différentes enzymes, élastases, phospholipases et ribonucléases. À ce stade, l'ensemble des constituants absorbables du bol alimentaire est transformé en résidus assimilables prêts à subir les mécanismes de l'absorption.

E. Sécrétion biliaire

En réalité la bile est élaborée par le foie, qui, en particulier, synthétise les sels biliaires à partir du cholestérol, puis stockée dans la vésicule biliaire où elle est concentrée par perte importante d'eau. Il ne s'agit donc pas à proprement parler d'une sécrétion de la vésicule qui la délivre par intermittence. La quantité de bile représente entre 0,25 et 1,1 litre par jour. La composition du liquide vésiculaire comprend des sels biliaires et un grand nombre de constituants lipidiques et son rôle est de faciliter l'action des enzymes lipolytiques pancréatiques par la formation de micelles et de l'émulsion indispensable à l'action de la lipase.

1. Sels des acides biliaires

Il existe de nombreuses variétés d'acides biliaires qui, en milieu alcalin, forment des sels de sodium : acide cholique, désoxycholique, chénocésoxycholique et lithocolique. Ces sels d'acides biliaires sont conjugués à la taurine ou au glycocolle sous forme de tauroconjugués ou de glycoconjugués. La concentration des sels biliaires est comprise entre 10 à 20 mmol/L.

2. Constituants lipidiques

Ils sont représentés par le cholestérol, les lécithines et les acides gras.
La régulation de la libération de la bile est sous un double contrôle, hormonal et nerveux.

a) Contrôle hormonal

Les graisses présentes dans le duodénum provoquent la libération de la CCK-PZ qui stimule la contraction de la vésicule biliaire. L'excès de sels biliaires dans le duodénum entraîne l'arrêt de la libération de la CCK-PZ par un mécanisme de rétroaction négative.

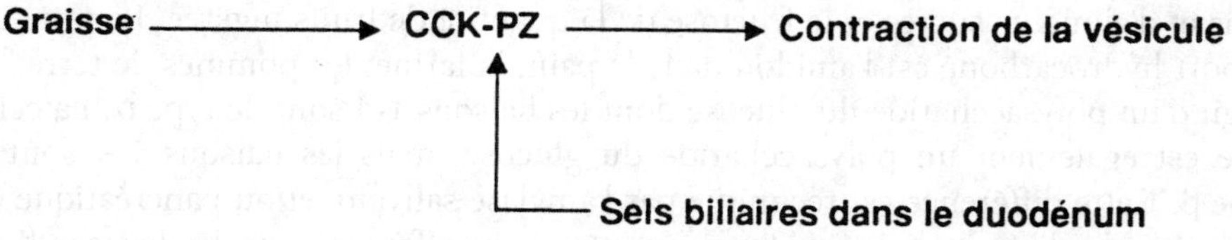

Figure 10. Action de la CCK-PZ

b) Contrôle nerveux

La phase céphalique de la sécrétion par la stimulation du pneumogastrique qu'elle induit, entraîne une contraction par réflexe vagal.

F. Sécrétions intestinales et coliques

En dehors du duodénum dont il a été montré qu'il est le siège d'une sécrétion alcaline de bicarbonates et d'une sécrétion enzymatique d'entérokinase, les autres segments de l'intestin, siège de l'absorption des résidus alimentaires assimilables, sont responsables d'une sécrétion électrolytique alcaline, d'une sécrétion du mucus dont la charge en acide sialique est importante, permettant l'installation d'un système alvéolaire lâche, favorisant les phénomènes d'absorption et d'une sécrétion enzymatique régulée par les oligosaccharides (lactase, invertase ou sucrase, isomaltase ou dextrinase, glucoamylase). Les enzymes hydrolysent respectivement les liaisons β ou α 1-4 glucosidiques : le lactose en glucose galactose, le saccharose, en fructose + glucose, les dextrines en glucose + maltose maltotriose, ou en 1-6 oligosaccharides + glucose selon que l'enzyme impliquée est l'α dextrinase ou la glucoamylase.

II. Digestion et absorption

Les nutriments se présentent sous la forme d'une grande variété d'aliments. Le tube digestif a pour rôle de transformer ces aliments en résidus absorbables pour assurer l'apport énergétique dont l'organisme a besoin et la croissance et le renouvellement normal des cellules.

Dans la lumière intestinale, tous les aliments subissent deux actions principales :

- la digestion qui transforme les grosses molécules complexes en leur constituants simples ;
- l'absorption qui permet le passage au travers de la muqueuse intestinale des résidus assimilables, vers les liquides interstitiels puis le sang porte ou les chylifères lymphatiques.

A. Digestion et absorption des glucides

L'alimentation habituelle apporte 200 à 400 g de glucides digestibles et 20 à 40 g de fibres alimentaires. Le glucose est pratiquement absent de l'alimentation ; le lactose dépend de l'apport en produits lactés, le saccharose dépend de l'utilisation de boissons et d'aliments sucrés et le fructose de la quantité de fruits ingérée. Le principal apport hydrocarboné est l'amidon dans le pain, la farine, les pommes de terre… Il s'agit d'un polysaccharide du glucose dont les liaisons 1-4 sont de type α. La cellulose est également un polysaccharide du glucose, mais les liaisons 1-4 sont de type β. Cette différence est reconnue par l'amylase salivaire et/ou pancréatique qui hydrolyse les liaisons α 1-4 de l'amidon et est sans effet vis-à-vis des liaisons β 1-4 de la cellulose. Les amylases d'origine salivaire et pancréatique hydrolysent l'amidon pour fournir en proportion équivalente du maltose, du maltotriose (di et trisaccharides à liaisons α 1-4) et des α dextrines. La vitesse d'action de l'amylase dépend de la nature de l'amidon (riz, blé, maïs, pomme de terre) mais elle est généralement rapide et n'est donc pas un facteur limitant dans l'utilisation des hydrates de carbone alimentaires. La suite de la digestion est assurée par des oligosaccharidases. Il existe plusieurs oligosaccharidases, la lactase, l'invertase ou sucrase, la dextrinase ou isomaltase et la glucoamylase. La lactase hydrolyse le lactose, la sucrase, le saccharose ; le maltose est digéré pour partie par la dextrinase et la sucrase. L'ensemble de ces enzymes aboutit à la formation de glucose et leur cinétique d'hydrolyse est plus rapide que celle de l'absorption du glucose. Trois sucres sont absorbés par la cellule épithéliale, le fructose, le galactose et le glucose. Le fructose traverse la muqueuse par diffusion, le glucose et le galactose utilisent le même transport couplé avec le sodium et peuvent entrer en compétition. Le transport ne nécessite pas d'énergie ; il est dépendant du gradient en sodium entre la lumière intestinale et la cellule, gradient assuré par la sortie de sodium grâce à une pompe de sodium (ATPase Na^+/K^+).

Les fibres alimentaires composées de cellulose, d'hémicellulose et de substances pectiques ne sont pas digestibles par les enzymes de l'homme mais elles le sont dans le colon par les enzymes d'origine bactérienne, La fermentation anaérobie des hydrates de carbone produit des gaz (H_2, CO_2, CH_4) et des acides organiques (acétique, propionique, butyrique, lactique…). Ces catabolites sont en partie absorbés.

Globalement les fibres alimentaires d'origine céréalières exercent un effet bénéfique sur le transit digestif en étant efficaces contre la constipation. Le son de blé a en particulier une forte capacité de rétention de l'eau et joue un rôle important au niveau du transit intestinal.

B. Digestion et absorption des protéines

L'origine des protéines présentes dans l'intestin grêle est double :

- protéines alimentaires dégradées en partie au niveau gastrique sous forme de polypeptides de taille variable ;
- protéines endogènes contenues dans les différentes sécrétions, salivaire, gastrique, biliopancréatique et intestinale.

On distingue les protéines qui subissent directement l'hydrolyse par les enzymes digestives et les protéines enveloppées (viande, poisson) dont les fibrilles de myoglobine doivent être préalablement libérées du tissu conjonctif par l'action de la sécrétion gastrique, complémentaire de la cuisson. L'ensemble des protéines est hydrolysé en di- ou tripeptides par les enzymes protéolytiques pancréatiques (trypsine, chymotrypsine, carboxypeptidases). Les noyaux cellulaires sont digérés par les nucléotidases pancréatiques, les enveloppes conjonctives sont partiellement digérées par des enzymes collagénolytiques d'origine pancréatique ou elles sont digérées par les bactéries coliques.

L'ensemble de ces phénomènes d'hydrolyse aboutit à la libération d'acides aminés ou d'oligopeptides. Les acides aminés, les dipeptides et quelques tripeptides sont directement absorbés.

La bordure en brosse des cellules épithéliales contient des hydrolases capables de couper les nutriments oligomériques en fragments de plus petites tailles. Deux groupes d'enzymes agissent sur les oligopeptides : l'amino-oligopeptidase et la dipeptylpeptidase.

- L'amino-oligopeptidase sépare les acides aminés situés en position N terminale de l'oligopeptide jusqu'à former un dipeptide. Elle est peu affine pour des liaisons comprenant de la glycine, de la proline ou de l'hydroxyproline.
- La dipeptylpeptidase hydrolyse les dipeptides contenant de la proline en position N terminale. L'effet de cette peptidase aboutit à des mélanges d'acides aminés, de di- et de tripeptides.

Les produits d'hydrolyse sont rapidement absorbés par l'entérocyte. Dans la membrane de la bordure en brosse, existent des transporteurs d'acides aminés, dont le plus actif transporte les acides aminés libérés par l'amino-oligopeptidase (méthionine, leucine, isoleucine, valine). Ce transporteur dépend de la concentration intraluminale en sodium et il est saturable. Les di- et tripeptides subissent au sein des entérocytes l'hydrolyse par les peptidases cytoplasmiques pour libérer les acides aminés.

La totalité du matériel protéique alimentaire se trouve dans la veine porte sous la forme d'acides aminés.

C. Absorption des lipides

L'alimentation apporte 40 % de la ration calorique sous forme de lipides, sous forme de beurre ou d'huile ajoutés dans la cuisson ou dans la structure des viandes. Ces graisses sont le plus souvent des graisses neutres associées à des phospholipides et à du cholestérol. À ces graisses alimentaires s'ajoutent les graisses endogènes provenant en particulier de la bile dans l'intestin grêle.

Les lipides sont évacués de l'estomac sous forme de gouttelettes qui se répandent en nappe à la surface du liquide duodénal. Les constituants physiques de ce milieu sont modifiés lors de leur contact avec la bile, présente sous forme de micelles contenant des sels biliaires, du cholestérol et des phospholipides. Il se forme alors des micelles mixtes, disques plats avec deux faces hydrophiles (émulsion) où se trouvent les sels biliaires qui créent une interface non favorable à la fixation de la lipase, alors que la colipase s'accrochant à cette interface sert d'amarrage pour la lipase. Au fur et à mesure que la lipase produit des monoglycérides, de nouvelles conditions d'équilibre apparaissent avec remaniement des micelles qui deviennent plus petites. La surface s'accroissant, l'action de la lipase s'en trouve augmentée.

L'absorption intestinale commence par la pénétration des micelles entre les digitations des microvillosités de la muqueuse intestinale, ce qui permet la dissolution des micelles au sein de la structure lipidique de la membrane cellulaire. Cette dissolution s'accompagne du rejet des sels biliaires vers la lumière intestinale. Dans la cellule intestinale, les acides gras reforment une gouttelette de graisse par suite de la resynthèse de graisses neutres, qui se dirige vers le fond de la cellule, d'où elle sort pour entrer dans le circuit lymphatique sous forme de chylomicron.

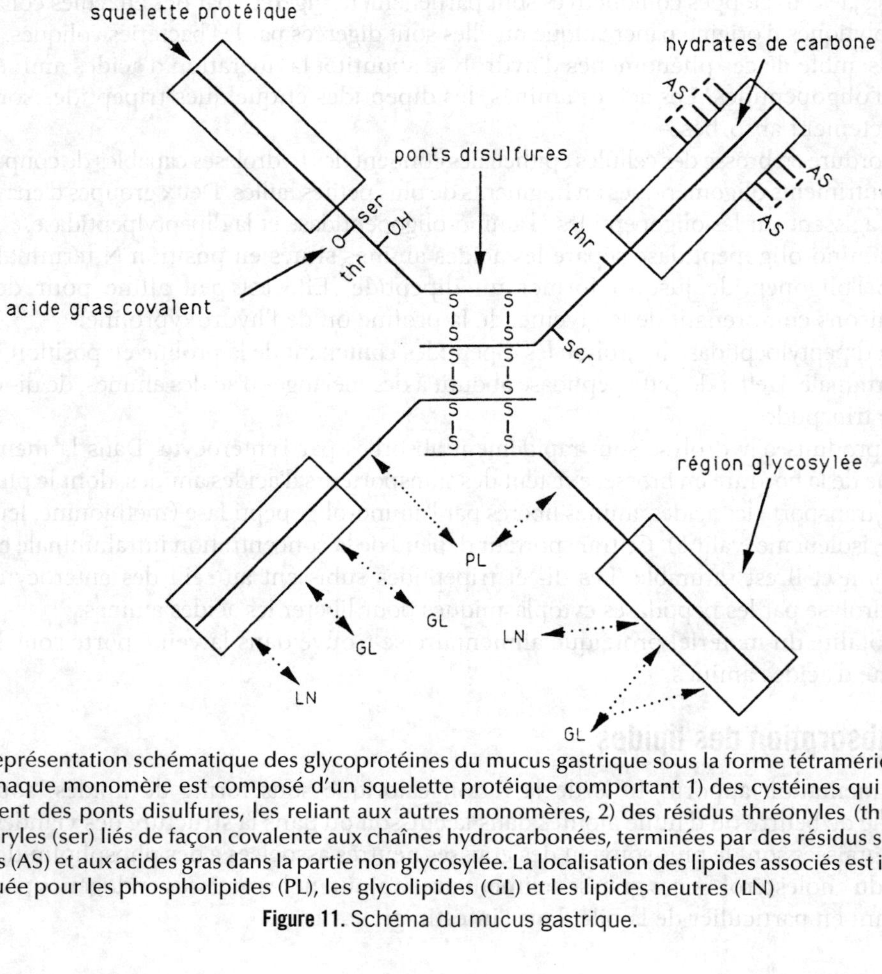

Représentation schématique des glycoprotéines du mucus gastrique sous la forme tétramérique. Chaque monomère est composé d'un squelette protéique comportant 1) des cystéines qui forment des ponts disulfures, les reliant aux autres monomères, 2) des résidus thréonyles (thr) et séryles (ser) liés de façon covalente aux chaînes hydrocarbonées, terminées par des résidus sialylés (AS) et aux acides gras dans la partie non glycosylée. La localisation des lipides associés est indiquée pour les phospholipides (PL), les glycolipides (GL) et les lipides neutres (LN)

Figure 11. Schéma du mucus gastrique.

Tissu de conduction automatisme cardiaque et hémodynamique

O.-F. LAVEZZI, Service des Explorations fonctionnelles,
CHU Bichat Claude-Bernard, Paris.

I. Tissu de conduction et automatisme cardiaque

- **A.** Organisation du tissu de conduction
- **B.** Nœud sinusal et faisceau de His.
  Séquence d'activation dans le système His-Purkinje
- **C.** Automatisme
- **D.** Différentes phases du potentiel d'action et leurs déterminants
- **E.** Modulation de l'automatisme

II. Hémodynamique cardiaque

- **A.** Cycle cardiaque
- **B.** Débit cardiaque et résistances vasculaires systémiques

I. Tissu de conduction et automatisme cardiaque

A. Organisation du tissu de conduction

Le *nœud sinusal* est constitué de l'épaississement de la jonction entre la veine cave supérieure et le sinus venosus. Il est limité au quadrant antéro-médian de la jonction entre la veine cave supérieure et l'oreillette. Il est vascularisé par l'artère du nœud sinusal, branche de la coronaire droite dans 55 % des cas et de l'artère coronaire gauche dans 45 % des cas.
Le tissu nodal s'entrelace avec le tissu atrial.
Le *nœud auriculo-ventriculaire* est situé dans l'oreillette droite, juste en dessous de l'endocarde, entre le sinus coronaire et le feuillet septal de la valve tricuspide. Ses fibres sont entrelacées déterminant un retard de conduction AV. Le rôle de ce délai est important pour achever la contraction auriculaire et donc le remplissage ventriculaire et la distension des ventricules. Le NAV constitue une voie de triage des influx.
Le *faisceau de His* prend son origine dans le prolongement du NAV. Ce faisceau se divise en deux branches gauche (destinée au ventricule gauche) et droite (destinée au ventricule droit). La branche gauche du faisceau de His se divise schématiquement en deux hémi branches antérieure et postérieure.
Le *réseau de Purkinje* détermine des ramifications sous-endocardiques et constitue la partie la plus distale du tissu de conduction.
La *figure 1* illustre l'organisation des voies de conduction.

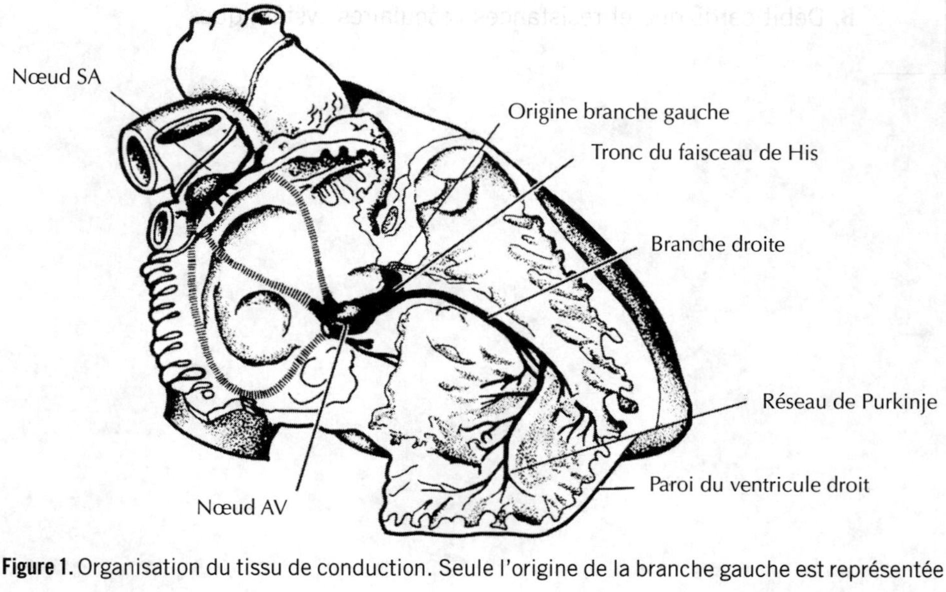

Figure 1. Organisation du tissu de conduction. Seule l'origine de la branche gauche est représentée

B. Nœud sinusal et faisceau de His. Séquence d'activation dans le système His-Purkinje

La *dépolarisation du nœud sinusal* (SA) n'est pas détectable par l'ECG de surface, l'amplitude d'activité électrique étant insuffisante. Il s'agit d'une activité automatique dite de *pacemaker*.

De même, l'activité du nœud AV et du faisceau de His ne sont pas détectables. L'*intervalle PR* sur l'ECG de surface est cependant la résultante de cette cascade de dépolarisations successives. C'est le reflet de la conduction auriculo-ventriculaire en faisant abstraction du temps de conduction sino-auriculaire qui précède l'onde P qui n'est pas détecté.

La *figure* 2 représente la relation entre les événements électriques au niveau du cœur, l'ECG de surface et l'enregistrement endocavitaire.

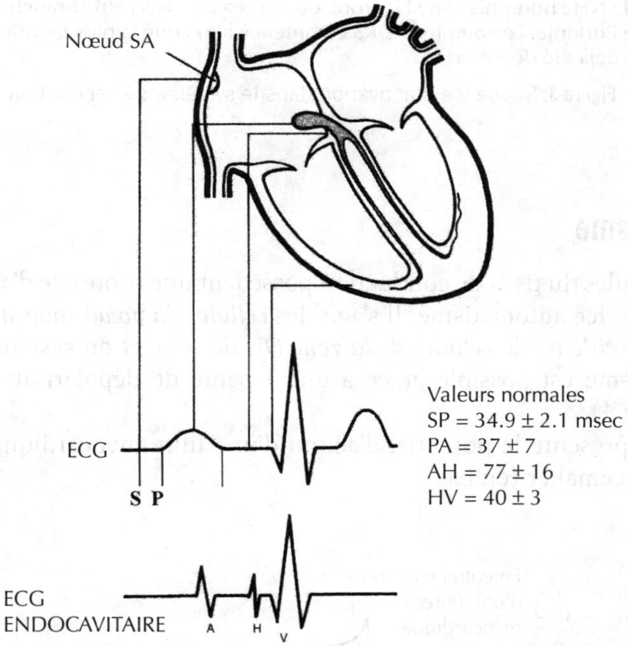

SP : temps de conduction sino-atrial ; PA : temps de conduction intra-atrial ; AH : temps de conduction nodal ; HV : temps de conduction His-Purkinje.

Figure 2. Évènements électriques, ECG et ECG endocavitaire

Les différents potentiels A, H et V sont enregistrés grâce à un cathéter d'enregistrement placé à la base de la valve tricuspide :

- l'*onde A* est la première déflexion et représente la dépolarisation auriculaire ou plus précisément l'activation auriculaire droite basse ;
- la *déflexion H* représente l'activité électrique du tronc du faisceau de His ;
- la *déflexion V* représente l'activation ventriculaire et elle est contemporaine du complexe QRS de l'ECG de surface.

La *figure* 3 représente la séquence d'activation dans le système de conduction et sa relation avec l'ECG de surface.

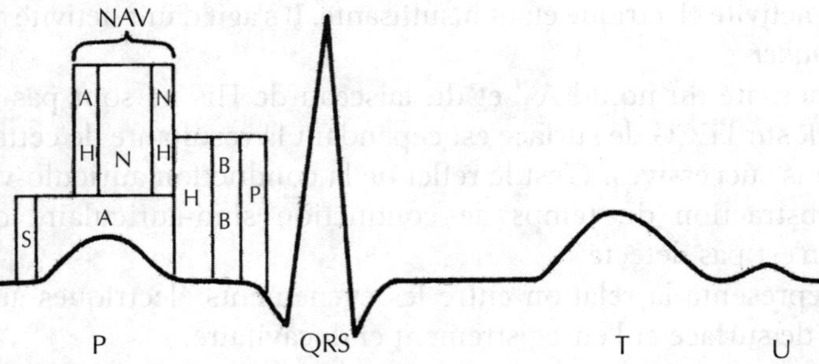

S : conduction sino-auriculaire ; A : oreillette ; NAV : nœud auriculo-ventriculaire ; AN : atrio-nodal ; N : nodal ; NH : nodo-hissien ; H : tronc du faisceau de His ; HB : branches du faisceau de His ; P : fibres de Purkinje. Le complexe QRS commence alors que la plus grande part du système de conduction a déjà été dépolarisée.

Figure 3. Séquence d'activation dans le système de conduction

C. Automatisme

Certaines cellules du tissu de conduction possèdent une propriété d'auto-excitation spontanée appelée automatisme. Il s'agit des *cellules du nœud sinusal*, de *fibres spécialisées de l'oreillette*, de *cellules de la zone NH du NAV et* du système *His-Pukinje*. Cet automatisme est possible grâce à une « pente de dépolarisation diastolique lente » (phase 4).

La *figure 4* représente le potentiel d'action d'une fibre myocardique (en haut) et d'une fibre pacemaker (en bas).

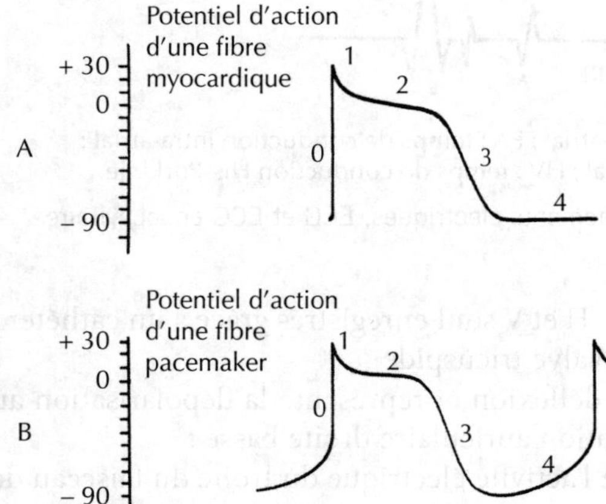

Figure 4. Diastole plus lente du PA d'une fibre pacemaker par rapport à une fibre myocardique

Les phases de 0 à 3 du potentiel d'action correspondent à la systole électrique et la phase 4 est celle de la diastole. On observe une *différence dans la phase 4* pour une cellule pacemaker et une cellule non pacemaker : la cellule non pacemaker doit attendre une stimulation externe pour atteindre son potentiel seuil alors que la cellule pacemaker l'atteint d'elle-même.
Le potentiel seuil des cellules myocardiques d'un cœur normal va de – 70 à – 80 mV, excepté dans le nœud sinusal et le NAV pour lesquels ce seuil est d'environ – 40 mV.
Dans une cellule douée d'automatisme, le niveau du potentiel diastolique se trouve de plus en plus dépolarisé en fonction du temps (c'est-à-dire tend vers 0) jusqu'à une valeur critique appelée seuil de potentiel à partir duquel un nouveau potentiel d'action est initié.
Le groupe de cellules qui décharge le plus rapidement (pacemaker dominant = nœud sinusal) force la dépolarisation des autres structures douées d'automatisme (pacemakers latents). Il y a recyclage des pacemakers latents avant qu'ils n'aient pu atteindre leur propre potentiel seuil automatique. La dépolarisation de ces pacemakers latents est déprimée par les influx d'origine sinusale : c'est l'« overdrive suppression ».
La *figure* 5 représente les potentiels d'action des différentes structures cardiaques et leur participation à l'ECG. À noter que le potentiel hissien H est artificiellement représenté sur l'ECG alors qu'il ne peut être enregistré par ce moyen.

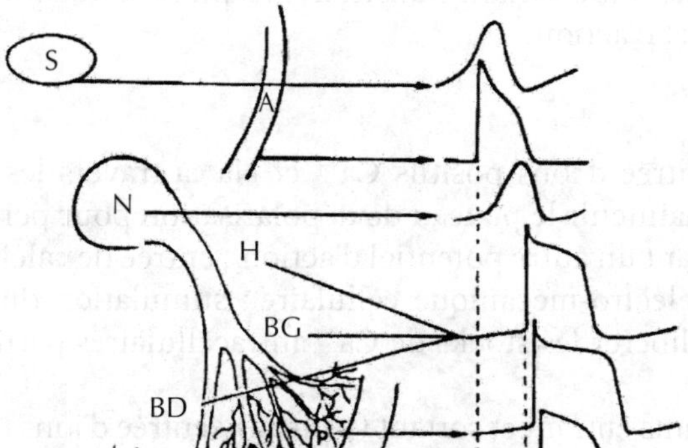

L'impulsion électrique naît dans le nœud sinusal (S), se propage aux oreillettes (A) puis au nœud auriculo-ventriculaire (N) où sa conduction est ralentie. Puis par l'intermédiaire du faisceau de His (H) et ses branches (BD, BG) et du réseau de Purkinje (P), il dépolarise l'ensemble du myocarde ventriculaire. Les cellules du nœud sinusal et auriculo-ventriculaires sont dites « à réponse lente » (leur phase ascendante dépend du courant calcique), alors que toutes les autres cellules sont dites « à réponse rapide » (leur phase ascendante dépend du courant sodique). S et N ont un automatisme rapide qui est essentiellement lié à l'inactivation d'un courant potassique alors que H, BD, BG et P ont un automatisme lent très sensible à l'« overdrive » qui est lié à un courant If (courant pacemaker).

Figure 5. Potentiels d'action des structures cardiaques

D. Différentes phases du potentiel d'action et leurs déterminants *(fig. 4)*

1. Phase 0 de la dépolarisation

Montée rapide de grande amplitude du potentiel d'action survenant lorsque la valeur seuil de – 70 mV est atteinte. L'ouverture des canaux sodiques rapides permet l'irruption de Na^+ dans la cellule. Le nombre d'ions sodium disponibles ainsi que le nombre de canaux Na^+ rapides ouverts sont déterminants et sous la dépendance de la négativité du potentiel de membrane constitué pendant la phase de repos. Un second courant entrant calcique et sodique survient pendant cette phase vers – 30 à – 40 mV ; il est plus lent que la réponse rapide et on l'appelle « potentiel d'action lent » pour les cellules qui ne possèdent pas de canaux sodiques rapides. La phase 0 est suivie de la phase de repolarisation.

2. Repolarisation

Elle correspond à la restauration du potentiel diastolique maximal et commence après la phase 0 avec la fermeture des canaux sodiques rapides. Les canaux calciques lents restent ouverts jusqu'au début de la phase 3.

a) Phase 1

Brève et rapide de repolarisation suite à la fermeture des canaux sodiques rapides et à un courant potassique sortant transitoire. La phase 1 s'achève avec le début du plateau du potentiel d'action.

b) Phase 2

Maintenue par l'entrée d'ions positifs Ca^{++} et Na^+ à travers les canaux calciques lents. Objectifs : maintenir le plateau de dépolarisation pour permettre la contraction musculaire avant un autre potentiel d'action ; entrée de calcium dans la cellule pour le couplage électro-mécanique cellulaire ; stimulation du réticulum sarcoplasmique afin de libérer les stocks de Ca^{++} intracellulaires participant au processus de contraction.
Équilibre des courants entrant et sortant (plateau) : entrée d'ions Cl^- et Ca^{++} et sortie de K^+. La pompe à Na^+ détermine un bilan de sortie net d'ions positifs.

c) Phase 3

Repolarisation rapide déterminée par la fermeture des canaux calciques lents. La sortie des ions K^+ augmente et la pompe à Na^+ restaure le potentiel de membrane négatif maximal. À – 30 mV certains canaux calciques lents peuvent répondre à un nouveau stimulus. De même, certains canaux sodiques rapides à – 70 mV. On est entré dans la période réfractaire relative par rapport à la période réfractaire absolue précédente pendant laquelle aucun stimulus quelle que soit l'intensité ne peut pénétrer le NAV.

d) Phase 4

Cf. fig. 4.

E. Modulation de l'automatisme

1. Système nerveux autonome

Il innerve aussi bien le nœud auriculaire que le nœud auriculo-ventriculaire.

2. Système nerveux sympathique ou cardio-accélérateur

Il se caractérise par trois effets :

- effet chronotrope positif avec un tonus permanent modeste inférieur à celui du parasympathique (fréquence cardiaque) ;
- effet inotrope positif (contractilité) ;
- effet dromotrope positif (conductibilité).

L'effet total sera une augmentation du débit cardiaque et une élévation de la pression artérielle. L'action du système sympathique se fait par l'intermédiaire des catécholamines, adrénaline et noradrénaline. La noradrénaline augmente la pente de la phase 4 par modification de la conductance potassique

3. Système cardio-inhibiteur ou parasympathique

Il se caractérise par cinq effets :

- effet chronotrope négatif avec un tonus permanent ;
- effet dromotrope négatif ;
- effet bathmotrope positif (augmentation de l'excitabilité par diminution de la période réfractaire) ;
- effet inotrope négatif (réduction du plateau du potentiel d'action), surtout sur les oreillettes en raison de la faible innervation parasympathique du ventricule ;
- effet tonotrope négatif.

L'effet total sera une diminution du débit cardiaque et de la pression artérielle. Le neuromédiateur sera, ici, l'acétylcholine qui agit en augmentant la conductance potassique ; la pente de dépolarisation spontanée de la phase 4 est diminuée, la phase 2 est diminuée, la polarisation diastolique est majorée.
Ces deux systèmes interagissent modulant en particulier l'automatisme cardiaque.

II. Hémodynamique cardiaque

A. Cycle cardiaque

On peut enregistrer par cathétérisme invasif les pressions auriculaires, ventriculaires et artérielles permettant de mettre en évidence l'activité cyclique du cœur.
Cette activité cyclique est sous la dépendance de l'activation électrique du cœur et donc de la contraction myocardique, mais aussi des variations de pression dans les cavités qui en découlent.

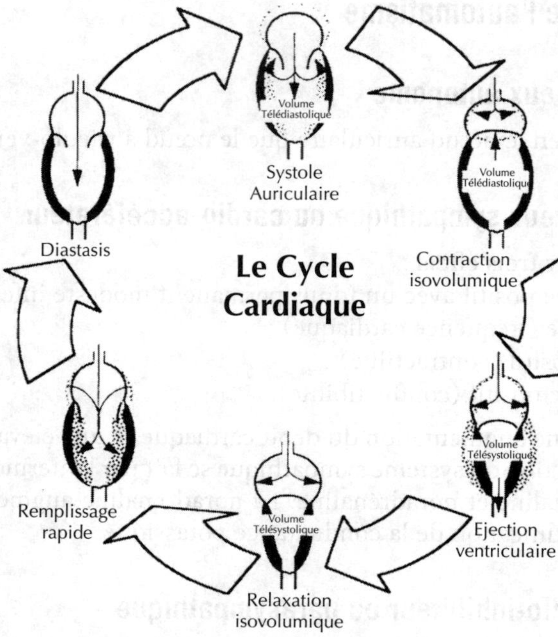

Figure 6. Le cycle cardiaque

1. Remplissage ventriculaire lent (diastasis) et contraction auriculaire, phase de contraction ventriculaire pré isovolumétrique

Communication entre l'oreillette et le ventricule avec valve auriculo-ventriculaire ouverte. La voie d'admission assure un remplissage ventriculaire continu tandis que la voie d'éjection est fermée. C'est la différence de pression entre les deux cavités qui assurent l'ouverture de la valve auriculo-ventriculaire et l'afflux de sang de l'oreillette vers le ventricule (phase de remplissage ventriculaire lent). L'oreillette finit d'assurer sa vidange dans le ventricule en se contractant (phase de contraction auriculaire). Le ventricule entre en tension et commence sa contraction tandis que les valves auriculo-ventriculaires vont se refermer (c'est la phase de contraction ventriculaire pré-isovolumétrique).

2. Contraction ventriculaire isovolumétrique

Pendant cette phase, le ventricule se contracte en gardant son volume constant alors que toutes les valves sont refermées. La pression ventriculaire s'élève et va finir par ouvrir les valves sigmoïdes de la voie d'éjection.

3. Phase d'éjection ventriculaire

Lorsque la pression ventriculaire devient suffisante, les valves sigmoïdes s'ouvrent permettant l'écoulement du sang vers les artères. À cette contraction succède une relaxation ventriculaire pendant laquelle la pression baisse jusqu'à la fermeture des valves sigmoïdes, la pression artérielle devenant supérieure à la pression intraventriculaire.

4. Phase de relaxation ventriculaire isovolumétrique

Avec la baisse de la pression ventriculaire à volume constant, toutes valves fermées, les valves auriculo-ventriculaires finissent par s'ouvrir du fait d'une pression auriculaire devenant supérieure. L'ouverture de ces valves marque la fin de cette phase.

5. Phase de remplissage ventriculaire rapide

L'oreillette s'est remplie pendant les phases précédentes et se vide rapidement dans le ventricule une fois les valves auriculo-ventriculaires ouvertes.

La systole ventriculaire comporte la contraction pré-isovolumétrique, la contraction isovolumétrique et l'éjection ventriculaire. La diastole ventriculaire comporte la relaxation isovolumétrique, le remplissage ventriculaire lent et rapide et le remplissage systolique auriculaire. La systole auriculaire se résume à sa contraction. La diastole auriculaire correspond à tout le temps où elle ne se contracte pas.

Les courbes de pression du cycle cardiaque dans les différentes cavités (oreillettes, ventricules et artères) sont représentées *figure 7*.

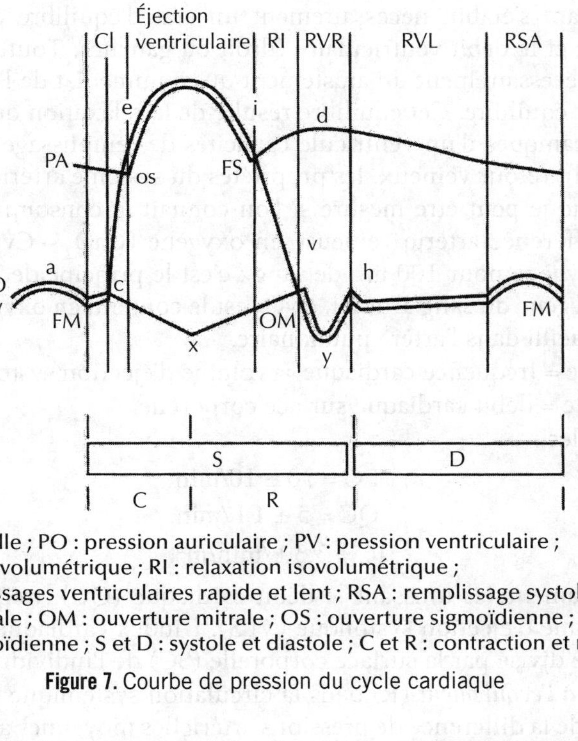

PA : pression artérielle ; PO : pression auriculaire ; PV : pression ventriculaire ;
CI : contraction iso- volumétrique ; RI : relaxation isovolumétrique ;
RVR et RVL : remplissages ventriculaires rapide et lent ; RSA : remplissage systolique auriculaire ;
FM : fermeture mitrale ; OM : ouverture mitrale ; OS : ouverture sigmoïdienne ;
FS : fermeture sigmoïdienne ; S et D : systole et diastole ; C et R : contraction et relaxation.

Figure 7. Courbe de pression du cycle cardiaque

B. Débit cardiaque et résistances vasculaires systémiques

Le système circulatoire est un circuit fermé. Le cœur droit propulse le sang désaturé en oxygène vers la circulation pulmonaire où il est oxygéné dans les capillaires pulmonaires avant de parvenir au cœur gauche par les veines pulmonaires. Le ventricule gauche propulse le sang dans la circulation systémique où il est désaturé en oxygène dans les capillaires systémiques avant de revenir dans l'oreillette droite par les veines caves.

Le *système à haute pression* comprend le ventricule gauche en systole et les artères et les artérioles systémiques.
Le *système à basse pression* comprend les capillaires systémiques, les veines périphériques, le cœur droit, la circulation pulmonaire, les veines pulmonaires, l'oreillette gauche et le ventricule gauche en diastole.
La *grande circulation* peut être schématiquement représentée par un système de résistances variables en parallèle. La résistance à l'écoulement dans chaque territoire dépend essentiellement de sa demande métabolique (et de son activité). La pression artérielle peut être ajustée par le débit cardiaque et les variations des différentes résistances locales.
Le contrôle de la circulation capillaire dans les circulations locales est réalisé d'une part par l'action du système orthosympathique sur le muscle lisse des artérioles des sphincters précapillaires et des veinules, d'autre part par l'action locale des métabolites (ions H^+, CO_2, O_2), de la température, etc.
Le *débit cardiaque* est la quantité de sang qui a parcouru le système circulatoire en une minute. C'est également le débit de sang éjecté par un ventricule en une minute.
À chaque instant s'établit nécessairement un état d'équilibre entre le débit de retour veineux et le débit ventriculaire (droit ou gauche). Toute modification de l'un entraîne nécessairement un ajustement quasi immédiat de l'autre de manière à maintenir cet équilibre. Cet équilibre résulte de la relaxation qui existe entre les propriétés mécaniques d'un ventricule capacités de remplissage et d'éjection, les déterminants du retour veineux, les propriétés du système artériel.
Le débit cardiaque peut être mesuré si l'on connaît la consommation d'oxygène (VO_2) et la différence artério-veineuse en oxygène ($CaO_2 - CvO_2$) exprimée en millilitres d'oxygène pour 100 mL de sang : c'est le principe de Fick. CaO_2 est le contenu en oxygène du sang artériel. CvO_2 est le contenu en oxygène du sang veineux mêlé recueilli dans l'artère pulmonaire.
Débit cardiaque = fréquence cardiaque ∞ volume d'éjection systolique.
Index cardiaque = débit cardiaque/surface corporelle.
Valeurs normales :

$$FC = 70 \pm 10/\text{min}$$
$$QC = 5 \pm 1 \text{ L/min}$$
$$IC = 3{,}3 \text{ L/min/m}^2.$$

Relations fondamentales unissant le débit cardiaque (QC), fréquence cardiaque (FC) et le volume d'éjection systolique (VES). L'index cardiaque (IC) est égal au débit cardiaque divisé par la surface corporelle (SC) de l'individu.
Les *résistances à l'écoulement* (R) dans la circulation systémique peuvent être calculées à partir de la différence de pressions artérielles moyennes aortiques (Pao) et de l'oreillette droite (Pod) et du débit cardiaque.

$$VO_2 = QC \times DAVO_2$$

L'augmentation de la demande en oxygène de l'organisme (VO_2) est satisfaite par l'augmentation du débit cardiaque (QC) et la diminution du contenu en oxygène du sang veineux mêlé (CvO_2) avec élargissement de la différence artério-veineuse en oxygène ($DAVO_2$).

Au repos plus de la moitié du débit cardiaque passe dans la circulation rénale et dans la circulation hépato-splanchnique.
Lors d'un exercice musculaire intense, cette répartition est considérablement modifiée. Les débits rénal et hépato-splanchnique diminuent, le débit cérébral ne varie pas, le débit cutané, le débit myocardique (coronaire) et surtout le débit musculaire sont nettement augmentés. Seul le débit musculaire augmente en valeur absolue et en valeur relative.

L'essentiel de la question

L'automatisme cardiaque est une propriété essentielle à la physiologie cardiovasculaire. Il permet la genèse d'une excitation en l'absence de tout stimulus externe. Le cœur ne possède ni innervation motrice ni innervation sensitive (un cœur isolé de l'organisme et convenablement perfusé continue à battre). Le nœud sinusal est doué de cette propriété d'automatisme : c'est le chef d'orchestre qui va impulser le rythme cardiaque. Le tissu de conduction est situé en aval du nœud sinusal et va permettre la propagation de cette impulsion. La chronologie de contraction des cellules myocardiques est déterminée par les propriétés particulières du tissu de conduction qui transmet l'impulsion avec un certain retard (nœud auriculo-ventriculaire). L'ensemble d'un cycle cardiaque et ses différentes phases sont sous la dépendance de l'organisation anatomique et des propriétés électro-physiologiques du tissu de conduction.
Bien que l'automatisme cardiaque soit parfaitement autonome, il peut être modulé par le « climat hormonal » déterminé par le système nerveux autonome expliquant les variations du rythme cardiaque en fonction des efforts, des émotions, du repos, de l'endormissement... Les systèmes nerveux sympathique et parasympathique permettent au myocarde de s'adapter aux influences extérieures.
In fine, c'est le couplage excitation/contraction qui permet le relais de l'impulsion électrique en contraction des cellules myocardiques. C'est ainsi que se fait la révolution cardiaque qui comporte schématiquement une période de contraction, appelée la systole, et une période de relâchement, appelée la diastole. La répétition des cycles cardiaque permet le maintien d'un débit cardiaque dans le système circulatoire qui schématiquement est un circuit fermé.

Pour en savoir plus

- Comité scientifique : Pr Touboul P., Pr Lekieffre J., Dr FontaineG. Les troubles du rythme cardiaque. Acquisitions actuelles par le Groupe de rythmologie française de cardiologie. Paris, Maloine, 1993.
- *Encyclopédie médico-chirurgicale de cardiologie.* Paris, Éditions Scientifiques et Médicales Elsevier.
- Guenard H. *Physiologie humaine.* Swynghedauw B, Carre F. Chapitre 4 « Cœur ». Paris, Pradel, 2001.
- Marriot Henri J.-L., Boudreau Conover M. *Approche raisonnée des troubles du rythme cardiaque.* Paris, éd. Frison-Roche, 1995.
- Slama R., Motte G. *Aide-mémoire de rythmologie.* Paris, Flammarion, 1992.

Pression artérielle et régulation

J.-C. DUMAS, CH. NAVARRO, G. ROUX
Laboratoire de Physiologie, faculté des Sciences pharmaceutiques, Toulouse.
B. LACOUR, Laboratoire de Physiologie, faculté des Sciences pharmaceutiques et biologiques, Châtenay-Malabry (révision 2007)

La pression artérielle, communément appelée tension artérielle, correspond à la pression exercée par le sang sur la paroi des artères. Elle oscille au cours du cycle cardiaque entre 2 extrêmes, la pression systolique et la pression diastolique, et elle n'est pas uniforme dans l'ensemble du réseau vasculaire. Il est important que le niveau de pression reste adapté en permanence à la situation momentanée. Cette régulation fait appel à des mécanismes nerveux, humoraux et hormonaux qui permettent de maintenir constante la pression systémique et qui permettent des adaptations des pressions locales aux différents besoins particuliers.

I. Pression artérielle

A. Définitions

1. Pression artérielle (PA)

La PA est la pression du sang dans le système artériel, système à haute pression constitué par l'ensemble des vaisseaux issus du cœur gauche et dont les derniers rameaux constituent les artérioles (vaisseaux résistifs). Elle dépend du débit cardiaque et de la résistance vasculaire systémique.
C'est une force par unité de surface qui s'exerce perpendiculairement à la paroi artérielle. Elle sollicite l'élasticité de la paroi qui se distend et crée dès lors une force élastique pariétale s'exerçant dans le plan de la paroi : tension artérielle. Celle-ci fait pratiquement équilibre à la pression liquidienne de telle sorte que dans le langage clinique pression et tension artérielles sont devenues synonymes.

2. Pressions artérielles systolique, diastolique, pulsée et moyenne

L'enregistrement de la pression artérielle dans les artères de gros et moyen calibres montre que celle-ci constitue un paramètre hémodynamique variable autour d'une valeur moyenne, avec des oscillations synchrones aux contractions cardiaques.
La pression oscille entre :
- une valeur maximale : *pression systolique (PAS)* ;
- une valeur minimale : *pression diastolique (PAD)*.

En effet, la PA augmente de façon abrupte dès l'ouverture des valvules sigmoïdes aortiques pour atteindre un maximum : *pression systolique*, identique à la pression systolique maximale du ventricule gauche. Ensuite, elle chute rapidement, puis plus lentement après la fermeture des valvules sigmoïdes, pour atteindre sa valeur minimale : *pression diastolique*, qui reste supérieure à la pression diastolique du ventricule gauche.
L'amplitude de l'oscillation représente la pression différentielle ou *pression pulsée (PP)*, c'est-à-dire la différence entre la pression systolique et la pression diastolique (*PP = PAS – PAD*). Cette amplitude détermine une sensation tactile lors de la palpation artérielle : le pouls artériel.
La *pression artérielle moyenne (PAM)*, principale force motrice responsable de l'écoulement du sang, est une pression théorique qui assurerait le même débit dans un sys-

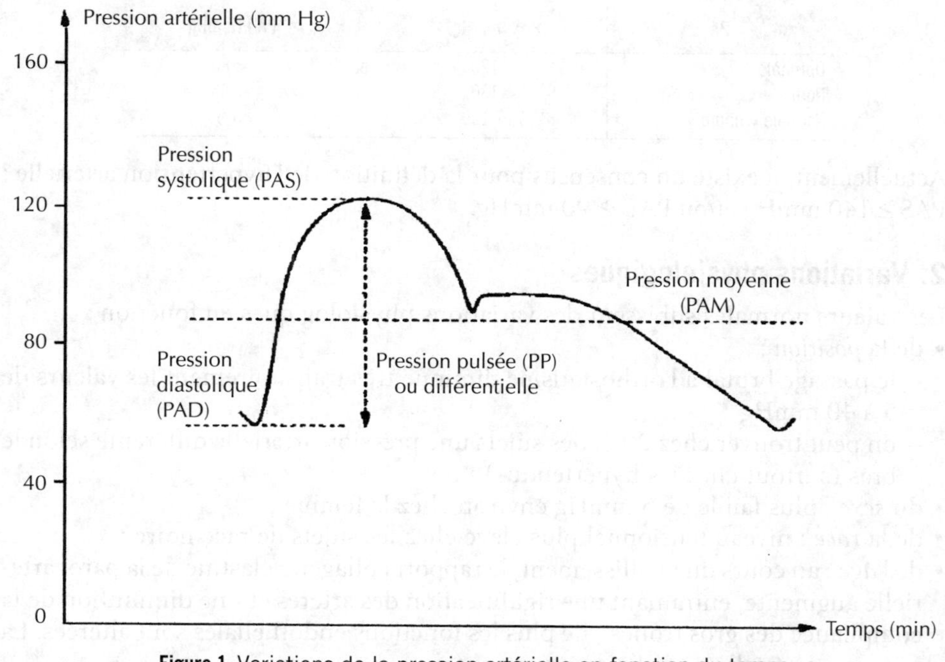

Figure 1. Variations de la pression artérielle en fonction du temps

tème à débit continu et non pulsatile. Elle n'est autre que l'intégration de la courbe de pression (aire sous la courbe). On peut la calculer approximativement par la formule :

$$PAM = PAD + \frac{1}{3}PP$$

Le principal déterminant de la PAS et de la PP est l'état de la paroi des artères de gros et moyen calibres qui retentit sur la compliance artérielle ; celui de la PAD est la résistance périphérique artériolaire.

B. Valeurs

1. Valeurs normales

La PA est classiquement exprimée en mm de Hg (1 mmHg = 0,133 kPa).
Chez un patient adulte d'âge moyen, au repos, allongé depuis plus de dix minutes, les valeurs normales au niveau de l'artère humérale sont :

PAS = 110 à 139 mmHg (< 140 mmHg)

PAD = 60 à 89 mmHg (< 90 mmHg).

Mais la définition de valeurs « normales » est difficile pour plusieurs raisons : la PA a une distribution continue dans la population ; elle est influencée par de nombreux facteurs (cf. variations physiologiques) et les artéfacts de mesure sont nombreux. Des nuances sur la « normalité » sont apparues dans le 6e rapport du Joint National Commitee (JNC VI, 1997) avec la notion de tension « optimale », « normale » et « normale haute », notions reprises par l'OMS (1999).

PA	PAS (mmHg)		PAD (mmHg)
Optimale	< 120	et	< 80
Normale	< 130	et	< 85
Normale « haute »	130-139	ou	85-89

Actuellement, il existe un consensus pour la définition de l'hypertension artérielle : PAS ≥ 140 mmHg et/ou PAD ≥ 90 mmHg.

2. Variations physiologiques

Les valeurs normales subissent des variations physiologiques en fonction :

- de la *position* :
  - le passage brutal à l'orthostatisme diminue très transitoirement les valeurs de 5 à 40 mmHg,
  - on peut trouver chez 20 % des sujets une pression artérielle différente selon le bras (surtout chez les hypertendus) ;
- du *sexe* : plus faible de 5 mmHg environ chez la femme ;
- de la *race* : niveau tensionnel plus élevé chez les sujets de race noire ;
- de l'*âge* : au cours du vieillissement, le rapport collagène/élastine de la paroi artérielle augmente, entraînant une rigidification des artères et une diminution de la compliance des gros troncs ; de plus les fonctions endothéliales sont altérées. La pression artérielle a tendance à augmenter ;
- de la *digestion* : élévation pendant la digestion ;
- de l'*alimentation* : une augmentation du rapport sodium/potassium dans l'alimentation est reconnu faciliter une augmentation de la PA. Cependant la sensibilité individuelle est très variable ;
- des *efforts musculaires* : augmentation, surtout de la PAS ;
- des *émotions* : augmentation ;
- du *nycthémère* : plus élevée au réveil et le matin que le soir, minimale pendant le sommeil (surtout le sommeil lent).

C. Mesure

La mesure de la pression artérielle fait partie de tout examen clinique. Les méthodes de détermination sont de deux types :

1. Méthodes directes

- Ponction ou cathétérisme d'une grosse artère périphérique (fémorale, humérale) et capteur relié à un appareil de mesure avec visualisation de la courbe (méthodes par voie sanglante).
- Fournissent des résultats précis.
- Utilisées en expérimentation et en réanimation.

2. Méthodes indirectes

- Un brassard gonflable relié à un manomètre (= sphygmomanomètre) permet d'exercer sur la paroi de l'artère une contre-pression variable (paramètre réellement mesuré). Le signal détecté en aval du brassard (palpation, auscultation, oscillations...) correspond en fait aux modifications du passage du sang lors du dégonflage du brassard.

- Moins précises mais non invasives, reproductibles.
- Utilisées régulièrement en clinique.

Actuellement trois procédés permettent la mesure indirecte de la PA :

- la méthode auscultatoire avec sphygmomanomètre, par le médecin ;
- l'automesure, par le patient ;
- la mesure ambulatoire ou MAPA.

a) Méthode auscultatoire

La mesure de la PA par auscultation à l'aide d'un stéthoscope et d'un sphygmomanomètre à mercure est la méthode de référence. Les appareils à cadran, dits anéroïdes, moins précis mais moins fragiles et plus faciles à transporter demeurent utiles au domicile des patients ; ils nécessitent un étalonnage régulier.

Les battements de l'artère humérale perçus grâce au stéthoscope, vont permettre de saisir les chiffres de la PA. La poche du brassard est gonflée jusqu'à ce que les battements artériels ne soient plus détectés, puis on dégonfle progressivement tandis que cinq phases audibles successives se révèlent à une écoute attentive (bruits de Korotkoff) :

- apparition de premiers bruits faibles mais bien frappés : on peut alors lire le chiffre de la *PAS* sur le manomètre ;
- modification des bruits (trois phases) ;
- disparition totale des bruits (phase V) ; on peut alors lire la *PAD* ; dans certains cas (enfants, femme enceinte...), c'est la phase IV, assourdissement brutal des bruits, qui est prise en compte.

La mesure doit être réalisée dans des conditions très précises (patient au repos, en position assise ou couchée – complétée par une mesure en position debout –, brassard adapté à la circonférence du bras...). Pour porter le diagnostic d'hypertension, celle-ci doit être confirmée au cours de trois consultations différentes avec une moyenne de deux mesures au moins par consultation.

b) Automesure

Sont actuellement proposés des appareils d'automesure par le patient lui-même, à son domicile, avec lecture directe (tensiomètres électroniques). L'appareillage doit être validé, capable de mesurer au moins la PA et la fréquence cardiaque, et capable de mémoriser les valeurs obtenues et les horaires de mesure. C'est un moyen de surveillance et non de diagnostic.

c) Mesure ambulatoire (MAPA)

Elle permet d'avoir un chronogramme sur 24 heures, appréciant ainsi le niveau réel de PA d'un sujet dans ses conditions de vie habituelle (élimination de l'effet « blouse blanche », recherche d'éventuelles poussées tensionnelles liées à l'activité...). Les appareils les plus utilisés mesurent la PA de manière discontinue par une méthode oscillométrique ou auscultatoire. Les mesures sont réalisées à des moments préprogrammés et à la demande en présence de symptômes.

Valeurs normales proposées par le JNC VI :

- en période d'activité : ≤ 135/85 mmHg ;
- en période de repos : ≤ 120/75 mmHg.

D. Facteurs

La pression artérielle est conditionnée par trois facteurs :

1. Débit cardiaque

Si le *débit cardiaque* varie, la pression artérielle varie dans le même sens.

2. Résistance vasculaire systémique

La *résistance vasculaire systémique* (ou résistance périphérique totale) constitue un facteur majeur. Plus que la diminution progressive du calibre des artères, aux propriétés viscoélastiques, la résistance à l'écoulement sanguin est surtout le fait des artérioles dont les variations de diamètre (*vasomotricité*) sont relativement très importantes (présence dans leur paroi de fibres musculaires lisses).
La résistance vasculaire dépend de trois paramètres :
- la viscosité du sang = η (3 à 4 fois celle de l'eau) ;
- la longueur du vaisseau = l ;
- le calibre du vaisseau : r (rayon).

$$R = \frac{8}{3,14}\eta\frac{1}{r^4}$$

Ainsi une diminution de moitié du rayon multiplie la résistance par 16.

3. Volémie

Outre la viscosité déjà signalée, un autre facteur sanguin intervient : la volémie. En effet, toute modification du volume sanguin retentira sur le débit cardiaque, donc sur la pression artérielle.
En fonction de ces divers facteurs, la pression artérielle moyenne peut s'exprimer :

$$\begin{aligned} PAM &= Dc \times RVS \\ &= VES \times Fc \times RVS \end{aligned}$$

Dc = débit cardiaque
VES = volume d'éjection systolique
Fc = fréquence cardiaque
RVS = résistance vasculaire systémique (résistance périphérique totale).

II. Régulation de la pression artérielle

Les variations physiologiques de la pression artérielle sont limitées et un équilibre s'établit autour d'une position stable permettant d'assurer une perfusion correcte des organes. La pression artérielle est donc étroitement régulée par des mécanismes qui interfèrent entre eux et qui agissent sur les différentes composantes.
Il est classique de présenter ces mécanismes selon leur délai de mise en jeu.

A. Régulation à court terme

1. Mécanismes nerveux

a) Baroréflexe

C'est un mécanisme rapide, pratiquement immédiat (quelques secondes) qui sollicite le système nerveux autonome.

Il met en jeu un arc réflexe : barorécepteurs ou chémorécepteurs, voies afférentes, centres bulbaires d'intégration, voies efférentes sympathiques et parasympathiques et organes effecteurs (cœur et paroi vasculaire).

Les barorécepteurs sont situés pour la majorité dans les sinus carotidiens (dilatation des carotides internes) et la crosse de l'aorte.

Les influx issus de ces barorécepteurs empruntent respectivement des fibres afférentes des nerfs crâniens glossopharyngiens (IX) et vagues (X), dites nerfs de Hering et de Ludwig-Cyon chez le chien. Ils sont projetés au niveau du bulbe sur le noyau du tractus solitaire qui alerte le centre cardio-inhibiteur (ou cardiomodérateur) parasympathique (noyau dorsal du vague) et les centres cardio-accélérateur et vasomoteur sympathiques (dans la formation réticulée).

Les efférences vagales et sympathiques permettent d'induire une réponse cardiaque (récepteurs M2 cholinergiques ou β1 adrénergiques) et vasomotrice (récepteurs α1 adrénergiques).

Les barorécepteurs sont stimulés par l'étirement pariétal (= tenso-récepteurs). Ils donnent naissance en permanence à des potentiels d'action fournissant continuellement des informations sur la PA. Quand elle augmente, la fréquence des potentiels d'action augmente dans les nerfs afférents. Inversement, la fréquence des potentiels d'action diminue quand elle baisse. Ils sont très sensibles, répondant dès une variation de PA de 2 mmHg ; en revanche, ils deviennent relativement inefficaces lors d'un changement de pression prolongé. Dans ce cas, si la pression artérielle subit une variation rapide, le baroréflexe la ramènera uniquement à la nouvelle valeur de base.

Lors d'une augmentation de la PA, des influx plus fréquents sont transmis au noyau du tractus solitaire où le relais est pris :

- par des neurones stimulateurs atteignant le centre cardio-inhibiteur : la réponse, *via* le X, consiste en une diminution de la fréquence et du débit cardiaques, ce qui concourt à une diminution de la pression artérielle ;
- par des neurones inhibiteurs en relation avec le centre vasoconstricteur : la réponse, véhiculée par la systématisation nerveuse sympathique, consiste en une diminution de l'état de vasoconstriction générale, ce qui concourt à une réduction de la pression artérielle.

Cette inhibition de l'activité sympathique agit aussi sur le facteur cardiaque ; elle s'exerce sur le centre cardio-accélérateur, ce qui induit un ralentissement cardiaque. Mais cette réponse inhibitrice cardiaque est moins importante que la réponse vasomotrice et que la réponse cardiaque vagale.

Inversement, une diminution de la PA suscite une augmentation du débit cardiaque et une vasoconstriction réflexe, la pression s'élève.

Ce mécanisme agit donc sur deux des facteurs de la PA : *cardiaque et vasculaire*. On peut considérer que chez l'homme la réponse vasomotrice périphérique est prépondérante (2/3) par rapport à la réponse cardiaque (1/3).

Les *chémorécepteurs*, situés au niveau du glomus carotidien et de la crosse de l'aorte, sensibles à la composition chimique du sang (Pa O_2, Pa CO_2, H^+), n'interviennent dans la régulation de la PA qu'en cas d'hypoxie ou d'hypercapnie importante. Le circuit nerveux est semblable : la réponse vasoconstrictrice se manifeste rapidement, la réponse cardiaque est peu affectée.

b) Réflexe ischémique central

Le réflexe ischémique central correspond à l'activité autonome du bulbe avec réponse vasoconstrictrice intense résultant d'une libération massive et brutale des catécholamines médullosurrénaliennes.
Ce mécanisme exceptionnel ne peut être considéré comme un élément régulateur de la pression artérielle, mais bien d'ultime alternative lors de perturbations accidentelles (insuffisance circulatoire aiguë).

c) Centres cérébraux supérieurs

Dans ces mécanismes nerveux de régulation, d'autres centres que bulbaires – hypothalamiques, corticaux, sous-corticaux – peuvent aussi intervenir soit par l'intermédiaire des centres bulbaires, soit directement. Leur mise en jeu est rapide, mais correspond à des états aigus.

2. Mécanismes humoraux et hormonaux

a) Contrôle locorégional du tonus vasomoteur

Interface cellulaire entre le flux sanguin et la paroi artérielle, l'endothélium joue un rôle important dans la transmission et la transduction de l'information à partir du sang vers la paroi artérielle sous-jacente.
Considéré comme un véritable organe régulant de nombreuses fonctions vasculaires, l'endothélium peut synthétiser et sécréter, sous l'action de différents stimuli, des substances vasoactives qui diffusent vers le muscle lisse sous-jacent (effet paracrine) et provoquent sa contraction ou sa relaxation.
Parmi ces nombreuses substances, citons :

- l'*endothéline 1 (ET-1)*. Libérée dans certaines conditions (diminution du débit sanguin par exemple) par les cellules endothéliales, elle induit une vasoconstriction ;
- l'*oxyde nitrique (NO)*. Sa production, par action d'une NO-synthase sur la L-arginine, est stimulée par les contraintes pariétales mais également par des composés biologiques tels que l'acétylcholine, la bradykinine.
  Il entraîne une vasodilatation par l'intermédiaire du GMP cyclique cytosolique. Mais cet effet est bref car il est rapidement détruit ;
- des *substances vasodilatatrices* : histamine, prostacycline, kinines et autres, libérées lors d'une réaction inflammatoire et de certaines réactions allergiques.

b) Régulation hormonale

Pour faire face à des hypotensions sévères ou lors d'un stress, la médullosurrénale libère une grande quantité de catécholamines – adrénaline essentiellement – à pouvoir vasoconstricteur puissant.

B. Régulation à moyen terme

Elle est assurée par d'autres mécanismes agissant sur la *résistance vasculaire systémique* et également sur le troisième facteur de la PA : la *volémie* ; leur mise en action demande quelques minutes, l'effet se manifestant durant quelques heures et même jours.

1. Mécanismes passifs

a) Tension-relaxation vasculaire

Des variations aiguës de la volémie affectent dans un premier temps le secteur veineux (vaisseaux capacitifs). La relaxation ou au contraire l'augmentation de la tension pariétale veineuse, du fait d'une grande compliance, pallie des variations volumiques de + 30 % ou de – 20 %, amortissant les variations tensionnelles du secteur artériel.

b) Échanges liquidiens dans les capillaires

L'augmentation de la pression artérielle retentit très légèrement sur la pression hydrostatique capillaire. Elle est cependant capable de provoquer en une dizaine de minutes une élévation des transferts liquidiens du secteur capillaire vers le secteur interstitiel (modulée par l'autorégulation de la résistance périphérique), et inversement.
Ces échanges tendent à corriger les variations de pression par modifications du volume circulant et de la viscosité sanguine (facteur de résistance à l'écoulement sanguin).

2. Mécanisme actif

a) Système rénine-angiotensine (SRA)

Un fléchissement de la pression dans l'artériole glomérulaire afférente, une baisse de la concentration sodique au niveau de la macula densa, l'activation du système nerveux sympathique (récepteurs β1), provoquent la sécrétion de *rénine* par les cellules musculaires lisses pariétales transformées en cellules endocrines, au niveau de l'appareil juxtaglomérulaire.
Cette enzyme agit sur une alphaglobuline plasmatique d'origine hépatique : l'angiotensinogène, pour former l'angiotensine I encore inactive. Celle-ci est soumise à l'action de l'*enzyme de conversion (ECA)* sécrétée par l'endothélium vasculaire surtout au niveau pulmonaire.

ANGIOTENSINOGÈNE
↓ ← *RENINE*
ANGIOTENSINE I
(décapeptide)
↓ ← *ENZYME DE CONVERSION (ECA)*
ANGIOTENSINE II
(octapeptide)
↓ ← ANGIOTENSINASE
ANGIOTENSINE III
(heptapeptide)
↓ ← ANGIOTENSINASE
Petits peptides

L'*angiotensine II formée* intervient dans la régulation de la PA :
- *par effet direct sur le muscle lisse vasculaire,* provoquant une vasoconstriction. Cette action va se traduire par une élévation progressive de la pression ;
- *par effet indirect sur la volémie* par action de l'aldostérone dont elle stimule la sécrétion (cf. régulation à long terme).

L'angiotensine II a d'autres effets qui peuvent se répercuter au niveau tensionnel :
- augmentation de l'activité nerveuse sympathique :
  - au niveau central : l'angiotensine II circulante peut atteindre les noyaux du tronc cérébral par des zones dénuées de barrière hémato-encéphalique (*area postrema*),
  - au niveau périphérique : en activant des récepteurs présynaptiques de la terminaison nerveuse, elle augmente la quantité de noradrénaline libérée pour une décharge nerveuse donnée ;
- effet dipsique, au niveau central ;
- vasoconstriction préférentielle des artérioles glomérulaires efférentes.

L'enzyme de conversion intervient également dans le système kallicréine-kinine dont l'organisation est calquée sur celle du système rénine-angiotensine. La substance active est la bradykinine à propriété vasodilatatrice. L'ECA la dégrade en produits inactifs.
L'enzyme de conversion est donc doublement vasoconstrictrice :
- d'une part en favorisant la production d'angiotensine II, puissant vasoconstricteur ;
- d'autre part en dégradant la bradykinine vasodilatatrice.

C. Régulation à long terme

Les mécanismes impliqués vont tendre à modifier le *volume sanguin circulant* ; leurs effets ne se manifestent qu'après un temps de latence de l'ordre de quelques heures mais persistent durant quelques jours. La régulation volémique met en cause la fonction rénale, l'excrétion du sodium et de l'eau.

1. Contrôle rénal direct

La filtration glomérulaire est conditionnée par la pression dans les capillaires glomérulaires, donc par la pression artérielle systémique : une diminution de celle-ci aura un effet sur la filtration, permettant une régulation volémique et indirectement de la pression artérielle.

2. Mécanismes hormonaux

a) Aldostérone

L'angiotensine II agit sur la régulation de la pression artérielle surtout en stimulant directement la sécrétion, par les cellules de la zone glomérulée de la corticosurrénale (récepteurs AT1), d'aldostérone.
Cette hormone favorise au niveau du tube distal du néphron, la réabsorption de sodium (Na^+) en échange d'ions potassium (K^+) ou de protons (H^+) excrétés.
Cette rétention de sodium provoque une rétention d'eau. L'aldostérone assure donc l'homéostasie du sodium et du volume sanguin.
Le système rénine-angiotensine est le principal stimulus de la synthèse de l'aldostérone (système rénine-angiotensine-aldostérone : SRAA). Les facteurs déclenchant la

mise en jeu de l'angiotensine II, comme la baisse de la pression artérielle systémique ou de la pression de perfusion rénale résultant d'une hypovolémie ou d'une déplétion sodée, accroîtront donc cette synthèse.
Mais l'hyperkaliémie aura aussi un effet stimulant direct sur la corticosurrénale.

b) Peptides natriurétique cardiaques (ANP et BNP)

Ces 2 peptides stockés sous forme de granules dans les cardiomyocytes sont libérés lors d'une augmentation de la pression artérielle, en réponse à l'étirement des parois des oreillettes pour l'ANP et des ventricules pour le BNP. Ils ont des effets opposés au système rénine-angiotensine-aldostérone tant dans le rein que sur les vaisseaux. Dans le rein, ils agissent en augmentant la diurèse et surtout la natriurèse, à la suite d'une augmentation de la filtration glomérulaire et d'une diminution des réabsorptions sodée (effet anti-aldostérone) et hydrique (effet anti-ADH). Sur les vaisseaux, ils agissent directement en augmentant la perméabilité des capillaires et ont des effets vasodilatateurs. Ils participent donc très activement à la régulation de la pression artérielle.

c) Hormone antidiurétique (ADH)

Cet octapeptide neurohypophysaire participe, en synergie avec l'aldostérone, à la régulation de la volémie ; ceci par réabsorption de l'eau libre au niveau du tube distal et du tube collecteur (récepteurs V2) du néphron et modification de la diurèse.
Sa sécrétion est influencée par :
- l'osmolarité plasmatique dont les variations sont détectées au niveau d'osmorécepteurs hypothalamiques très sensibles ;
- la volémie dont les variations sont détectées au niveau de volorécepteurs auriculaires qui informent par voie réflexe les noyaux hypothalamiques.

L'ADH (ou vasopressine) a aussi une action vasoconstrictrice puissante (récepteurs V1) dans des conditions exceptionnelles (hémorragie par exemple).

Conclusion

La pression artérielle est très étroitement contrôlée par des mécanismes modifiant la fonction cardiaque, le tonus du muscle lisse vasculaire et la volémie.
De l'analyse de ces mécanismes régulateurs se dégagent les notions suivantes :
- le baroréflexe est prépondérant pour pallier immédiatement des perturbations pressives perçues en des lieux circulatoires essentiels (aorte, carotide) et réguler le flux sanguin, en particulier assurer la protection de l'arbre artériel encéphalique ;
- mais son efficacité est transitoire et ne permet pas la correction d'une dysrégulation persistante de la pression artérielle ; alors l'effet vasomoteur du système rénine- angiotensine intervient ;
- le relais à long terme est assuré par les éléments hormonaux à action rénale, agissant sur la volémie, avec prédominance de l'aldostérone sur les peptides natriurétiques cardiaques et l'hormone antidiurétique.

La pression artérielle est donc contrôlée par l'encéphale, le cœur, le rein et l'artère elle-même, qui sont également les principaux organes cibles de l'hypertension artérielle et des thérapeutiques utilisées dans son traitement.

L'essentiel de la question

- La pression artérielle (PA) oscille, de façon synchrone aux contractions cardiaques, entre une maxima : *pression artérielle systolique (PAS)* et une minima : *pression artérielle diastolique (PAD).* La différence entre les deux est la *pression pulsée* – ou différentielle – *(PP).* La *pression artérielle moyenne (PAM)* – pression de perfusion – est la pression théorique qui assurerait le même débit dans un système à débit continu et non pulsatile (PAM = PAD + PP/3).
- Chez l'adulte d'âge moyen au repos, la PA humérale est normalement < 140 mmHg pour la PAS et < 90 mmHg pour la PAD. Mais la notion de « normalité » est difficile pour plusieurs raisons : distribution continue de la PA dans la population, influence de l'âge, du sexe, du nycthémère...
- La mesure de la PA, dans des conditions bien définies, fait essentiellement appel aux mesures indirectes : méthode auscultatoire avec sphygmomanomètre – à mercure (référence) ou anéroïde –, automesure, mesure ambulatoire (MAPA).

  PAM = Dc × RVS
  = VES × Fc × RVS

  Dc = débit cardiaque ; Fc = fréquence cardiaque
  VES = volume d'éjection systolique
  RVS = résistance vasculaire systémique

  La PAM, fonction du débit cardiaque, de la résistance vasculaire systémique donc de la vasomotricité, et de la volémie, est étroitement contrôlée par des mécanismes jouant sur ces facteurs.
- Selon le délai de mise en jeu de ces mécanismes compensateurs, on distingue une régulation immédiate (à court terme), d'action rapide (à moyen terme) et d'action retardée (à long terme) :
  – à court terme, le *baroréflexe*, mettant en jeu le système nerveux autonome, agit sur le *cœur* et le *tonus vasomoteur* ;
  – à moyen terme, le système rénine-angiotensine (SRA) agit essentiellement sur la vasomotricité ;
  – à long terme, une régulation hormonale, mettant en jeu essentiellement l'*aldostérone*, mais également les *peptides natriurétiques cardiaques* et l'*hormone antidiurétique*, agit au niveau du rein, modifiant les mouvements d'ions et d'eau, donc la volémie ;
  – À côté de ces mécanismes généraux existent des adaptations locales au niveau vasculaire et rénal.
- La régulation de la PA, grâce à ces boucles de rétroaction négative, assurera à chaque organe une perfusion constante.

Pour en savoir plus

- Asmar R. Pression artérielle. Régulation et épidémiologie Mesures et valeurs normales. *Encycl Méd Chir* (Elsevier, Paris), Cardiologie-Angéiologie, 11-301-A-10, 1996, 1-11.
- Chemla D, Lecarpentier Y. La pression artérielle systémique. *Med Ther* 2001 ; 7(6) : 477-80.
- D'Alche EP. *Comprendre la physiologie cardiovasculaire.* Paris, Flammarion Médecine-Sciences, 1999.
- Guenard H. *Physiologie humaine* (3e édition). Paris, Pradel, 2001.
- Sherwood L. *Physiologie humaine.* Paris, De Boeck Université, 2000.

Physiologie des neurotransmetteurs

F. GOIRAND, B. LACOUR
laboratoire de physiologie, faculté des sciences pharmaceutiques,
université de Paris XI, Châtenay-Malabry.

I. Généralités sur les neurotransmetteurs et la neurotransmission
- **A.** Définition d'un neurotransmetteur
- **B.** Description des différentes étapes de la transmission synaptique
- **C.** Modulation de la transmission synaptique par les médicaments

II. Acétylcholine
- **A.** Synthèse
- **B.** Dégradation
- **C.** Localisation et fonctions des noyaux et des voies cholinergiques
- **D.** Récepteurs

III. Catécholamines
- **A.** Structure
- **B.** Synthèse
- **C.** Dégradation
- **D.** Localisation et fonction des noyaux et des voies nerveuses adrénergiques et noradrénergiques
- **E.** Récepteurs de l'adrénaline et de la noradrénaline
- **F.** Localisation et fonction des noyaux et des voies dopaminergiques
- **G.** Récepteurs dopaminergiques

IV. Sérotonine
- **A.** Synthèse
- **B.** Localisation et fonction des noyaux et des voies sérotoninergiques
- **C.** Récepteurs

V. Acide gamma-amino butyrique (GABA)
- **A.** Synthèse
- **B.** Dégradation
- **C.** Récepteurs
- **D.** Les fonctions des neurones GABAergiques

La transmission des influx nerveux par les neurones est assurée par différentes molécules chimiques ou neurotransmetteurs qui permettent de franchir l'espace synaptique situé entre l'extrémité axonale de ces neurones et leurs cibles. La transmission synaptique est bien codifiée. Elle s'opère en plusieurs étapes, qu'il est possible de moduler, en particulier par de nombreux médicaments.
Les principaux neurotransmetteurs sont l'acétylcholine, les catécholamines, la sérotonine et l'acide gamma-amino butyrique ou GABA.

I. Généralités sur les neurotransmetteurs et la neurotransmission

A. Définition d'un neurotransmetteur

Un neurotransmetteur (ou neuromédiateur) est une substance chimique libérée par un neurone au niveau d'une synapse. Il modifie de façon spécifique l'activité d'une autre cellule, neurone ou cellule de l'organe cible (fibre musculaire, cellule glandulaire).
Pour qu'une molécule soit considérée comme un neurotransmetteur, elle doit répondre aux critères suivants (Eccles, 1951) :
- être synthétisée par le neurone ;
- être présente dans la terminaison présynaptique ;
- être libérée en quantité suffisante pour exercer une action sur l'élément postsynaptique ;
- reproduire l'effet du neurotransmetteur endogène, lorsqu'on l'applique directement sur le tissu cible ;
- être inactivée de façon spécifique.

B. Description des différentes étapes de la transmission synaptique

1. Synthèse et stockage des neurotransmetteurs

Le corps cellulaire des neurones assure la synthèse des neuromédiateurs peptidiques (neuropeptides) ainsi que celle des enzymes nécessaires à leur synthèse dans la terminaison axonale (amines biogènes). L'ADN neuronal est activement transcrit dans le noyau, l'ARNm se lie aux ribosomes et le complexe s'associe au réticulum endoplasmique rugueux, où s'effectue l'assemblage des peptides. Le neuropeptide, sous sa forme précurseur, est stocké dans des vésicules issues de l'appareil de Golgi par un mécanisme de transport actif. Il y subit les étapes finales de maturation. Ces granules de sécrétion progressent du corps cellulaire vers l'extrémité axonale, guidés par le système des microtubules.
Les médiateurs non peptidiques sont synthétisés dans la terminaison nerveuse, par des enzymes acheminées depuis leur lieu de synthèse (le corps cellulaire du neurone) par les vésicules de sécrétion. Les précurseurs du neurotransmetteur sont

quant à eux captés à partir du milieu extracellulaire dans la terminaison nerveuse par un transport actif. Les médiateurs synthétisés sont stockés dans des vésicules grâce à des transporteurs transmembranaires vésiculaires (VMAT : *vesicular monoamine transporter* ; VAchT : *vesicular acetylcholine transporter*), dont le fonctionnement nécessite un couplage avec des ATPases vésiculaires (V-ATPases, H^+-ATPase) qui assurent un courant entrant de protons.

2. Exocytose des neurotransmetteurs

a) Mécanismes de libération des neurotransmetteurs

La stimulation du neurone présynaptique induit *la formation de PA qui se propage le long de l'axone*. Au niveau du bouton synaptique, la phase de dépolarisation *ouvre les canaux calciques voltage-dépendants*, ce qui produit une augmentation de la concentration de calcium. Celle-ci déclenche la fusion des membranes vésiculaire et axonale, l'ouverture des vésicules et la libération de plusieurs centaines de quanta de neurotransmetteurs dans la fente synaptique (*fig. 1*). Pour déclencher l'exocytose, le calcium interagit avec des protéines transmembranaires, les *synapsines*, la synaptotagmine et la synaptobrévine étant situées sur la membrane de la vésicule, les *neurexines et synthaxines* sur la membrane plasmique de la terminai-

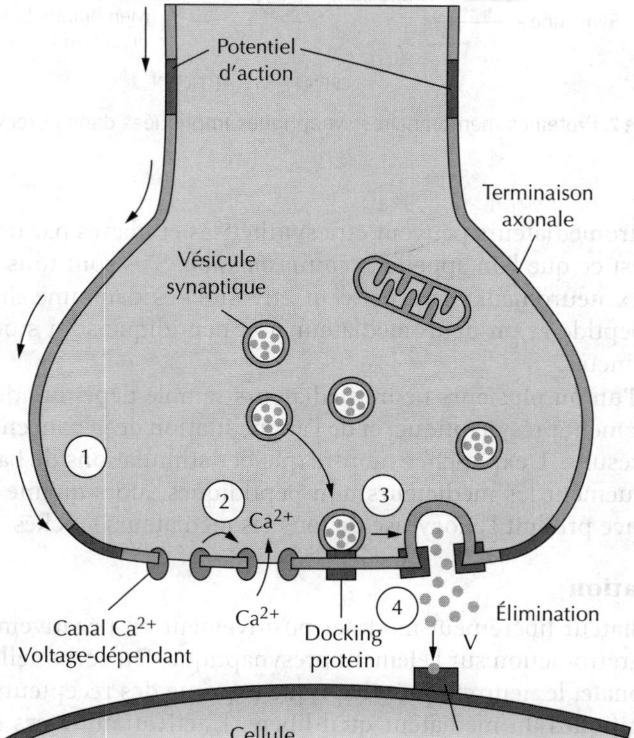

Figure 1. Principales étapes de la transmission synaptique

son nerveuse présynaptique. La présence de calcium permet leur interaction avec des composés phospholipidiques et d'autres protéines membranaires regroupées sous le terme de protéines SNARE (*soluble N-ethylmaleimide-sensitive-factor attachment protein receptor*), la fusion des membranes et l'exocytose des neurotransmetteurs (*fig.* 2).

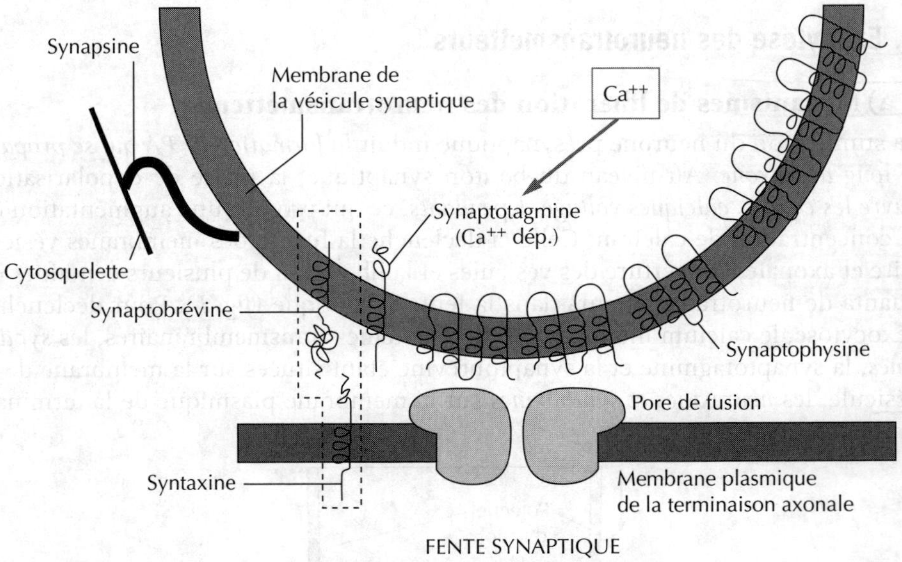

Figure 2. Protéines membranaires synaptiques impliquées dans l'exocytose

Plusieurs neuromédiateurs peuvent être synthétisés et libérés par une même fibre nerveuse : c'est ce que l'on appelle la *cotransmission*. S'ils sont tous deux peptidiques, les deux neuromédiateurs peuvent être stockés dans une même vésicule, alors qu'un peptide et un neuromédiateur non peptidique sont stockés dans des vésicules distinctes.

L'exocytose d'un ou plusieurs neuromédiateurs semble dépendre de la fréquence des PA de l'élément présynaptique, et de l'augmentation de la concentration de calcium qui en résulte. L'expérience montre que des stimulations de basse fréquence libèrent uniquement les médiateurs non peptidiques, alors qu'une stimulation à haute fréquence produit l'exocytose de tous les médiateurs stockés.

b) Modulation

Le neuromédiateur libéré peut moduler positivement ou négativement sa propre sécrétion par rétro-action sur l'élément présynaptique. Du corps cellulaire à la terminaison axonale, le neurone présynaptique exprime des récepteurs et des transporteurs spécifiques du médiateur qu'il libère. L'activation de ces *autorécepteurs* peut moduler les mécanismes d'exocytose et la génération de PA sur l'élément présynaptique. L'activité neuronale est aussi modulée par l'activation d'*hétérorécepteurs*, récepteurs activés par d'autres neuromédiateurs que celui libéré par le neurone. C'est au niveau du système nerveux central que les interactions interneuronales sont les plus complexes et que ces hétéro-récepteurs jouent un rôle majeur.

3. Récepteurs cibles des neurotransmetteurs

La transmission du signal engendré par le neurone présynaptique implique la diffusion du neurotransmetteur dans la fente synaptique et sa fixation sur des récepteurs membranaires de l'élément postsynaptique. C'est la nature des récepteurs postsynaptiques et les voies de transduction qui leur sont couplées qui définissent l'action du neurotransmetteur. Si le neurotransmetteur induit une augmentation de la perméabilité aux cations (Na^+ et plus rarement Ca^{2+}), il provoque localement une dépolarisation de l'élément postsynaptique, rapprochant le potentiel de membrane du seuil de génération d'un potentiel d'action. On parle alors de *PPSE* (potentiels postsynaptiques excitateurs). Au contraire, si le neuromédiateur induit une augmentation de la perméabilité membranaire aux anions (Cl^-), il provoque une hyperpolarisation de la membrane postsynaptique, éloignant le potentiel de membrane du seuil de dépolarisation. On parle alors de *PPSI* (potentiels postsynaptiques inhibiteurs). Si la sommation des PPSE et PPSI générés par les neuromédiateurs sur l'élément postsynaptique atteint le seuil d'excitation, il y a génération d'un PA et transmission de l'information.

Ces mécanismes concernent principalement les transmissions neuroneuronales et neuromusculaires. Au niveau d'une synapse neuroglandulaire, la fixation du neuromédiateur sur son récepteur cible peut activer d'autres voies de transduction métabotropes.

4. Élimination des neurotransmetteurs

L'élimination du neurotransmetteur de la fente synaptique est essentielle à une fonction synaptique normale. Trois types de mécanismes sont responsables de l'élimination du neurotransmetteur de la fente synaptique :

- *sa diffusion* dans l'espace extracellulaire est associée à une diminution de sa concentration à proximité des récepteurs cibles ;
- *sa dégradation* enzymatique dans la fente synaptique est extrêmement rapide. Les produits de dégradation sont ensuite recaptés par l'extrémité présynaptique ;
- *sa recapture* par le neurone qui l'a libéré. Elle implique le fonctionnement de *transporteurs membranaires présynaptiques*. On en distingue deux types : les récepteurs à 12 hélices transmembranaires et les transporteurs à 8 hélices transmembranaires. Les premiers assurent la recapture des catécholamines, des acides aminés, de la sérotonine, de l'histamine et de la choline, conjointement à un influx de sodium et de chlore et un efflux de potassium. Les seconds permettent le transport du glutamate, associé en fonction du type cellulaire, à une entrée de sodium, de chlore et de protons et à un efflux de potassium. Une Na^+/K^+-ATPase assure le gradient ionique nécessaire à l'efflux de potassium. Une fois le neurotransmetteur dans le cytosol de l'élément présynaptique, il est dégradé par des enzymes intracellulaires.

C. Modulation de la transmission synaptique par les médicaments

Une bonne compréhension de l'anatomie et de la physiologie de la neurotransmission est essentielle à l'étude de la pharmacologie de nombreux médicaments. En effet, les récepteurs et transporteurs des neuromédiateurs ainsi que les enzymes responsables de leur métabolisme en sont souvent la cible.

Pour palier le déficit de libération synaptique d'un neuromédiateur, un médicament peut :

- stimuler les récepteurs postsynaptiques, en se substituant au neuromédiateur, en tant qu'agoniste de ses récepteurs et reproduire les effets du neuromédiateur ;
- inhiber les enzymes de dégradation du neuromédiateur ainsi que les systèmes de recapture, pour augmenter sa concentration dans la fente synaptique ;
- antagoniser les récepteurs présynaptiques exerçant un rétrocontrôle négatif sur son exocytose, ou être agoniste des récepteurs présynaptiques régulant positivement l'exocytose.

Dans le cas contraire d'hyperactivité neuronale, le médicament peut freiner la transmission synaptique, en :

- inhibant les enzymes de synthèse du neuromédiateur ;
- antagonisant les récepteurs postsynaptiques ;
- activant les récepteurs présynaptiques exerçant un rétrocontrôle négatif ou en inhibant les récepteurs présynaptiques régulant positivement l'exocytose.

II. Acétylcholine

A. Synthèse

La biosynthèse de l'acétylcholine s'effectue dans les terminaisons nerveuses à partir de deux précurseurs, la choline et l'acétylcoenzyme A, sous l'action de la choline-acétyl-transférase, elle-même synthétisée dans le corps cellulaire puis conduite par transport axonal vers les terminaisons nerveuses, où s'effectuent la synthèse et le stockage de l'acétylcholine. L'acétyl-CoA provient principalement du métabolisme des glucides. La choline a une origine à la fois exogène par l'alimentation, et endogène par biosynthèse à partir de la glycine. Elle est captée à partir du milieu extracellulaire dans l'axone présynaptique par un transporteur membranaire présynaptique à 12 hélices transmembranaires.

B. Dégradation

Très rapidement après l'exocytose, la concentration d'acétylcholine au niveau des récepteurs est réduite par sa simple diffusion loin des sites de fixation. L'acétylcholine est dégradée par l'acétylcholinestérase, présente dans la fente synaptique, associée à la face externe des membranes pré- et postsynaptiques. Elle hydrolyse l'acétylcholine en acétate et en choline. La choline est ensuite captée *via* son transporteur par la cellule présynaptique, où elle est réutilisée pour la synthèse d'acétylcholine.

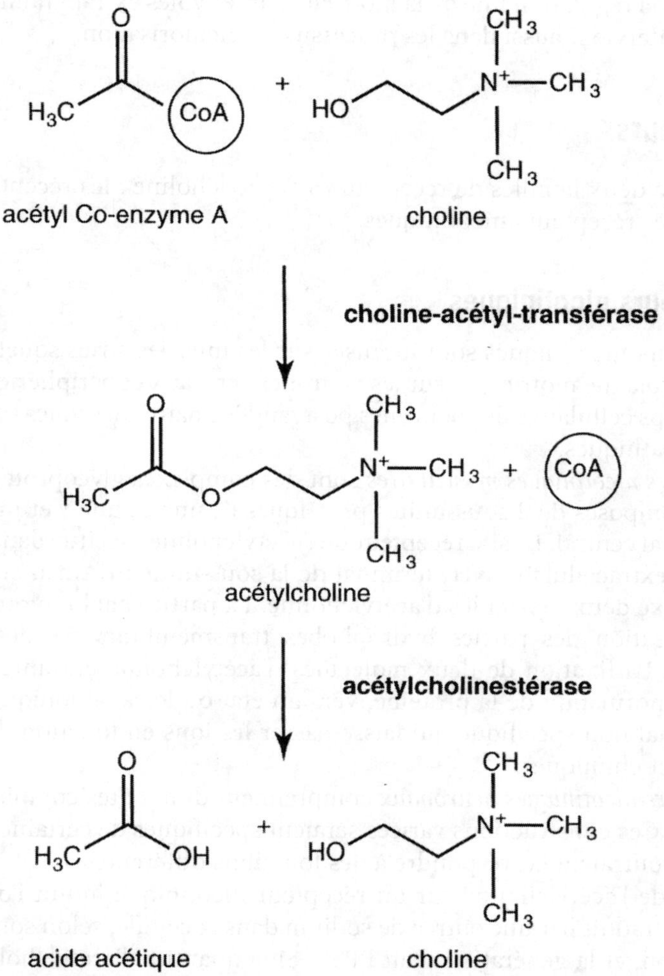

Figure 3. Voies de synthèse et de dégradation de l'acétylcholine (Landry et Gies, 2003)

C. Localisation et fonctions des noyaux et des voies cholinergiques

L'acétylcholine est utilisée comme neurotransmetteur par les motoneurones médullaires, les neurones préganglionnaires des deux composantes du système nerveux végétatif et les neurones postganglionnaires du système nerveux parasympathique. Les corps cellulaires des fibres préganglionnaires parasympathiques se situent dans la partie supérieure du bulbe rachidien et dans la région sacrée de la moelle. Elles font synapses avec les fibres cholinergiques postganglionnaires dans des ganglions inclus dans l'organe innervé. Dans le système nerveux central, le principal noyau synthétisant l'acétylcholine est le noyau basal de Meynert, situé dans le cerveau antérieur, qui envoie des projections dans le cortex cérébral et le système limbique. Ces voies cholinergiques participent à la régulation des comportements émotionnels. Les interneurones cholinergiques striataux ont un rôle majeur dans la régulation fine de la motricité par les voies extrapyramidales. L'acétylcholine intervient aussi dans les processus de mémorisation.

D. Récepteurs

On distingue deux familles de récepteurs à l'acétylcholine : les récepteurs muscariniques et les récepteurs nicotiniques.

1. Récepteurs nicotiniques

Les récepteurs nicotiniques sont localisés sur les muscles striés squelettiques (au niveau de la plaque motrice) et sur les neurones centraux et périphériques, notamment les corps cellulaires des neurones postganglionnaires des voies sympathiques et parasympathiques.

Les récepteurs nicotiniques musculaires sont des complexes glycoprotéiques pentamériques composés de 2 sous-unités protéiques α, une β, une γ et une δ qui forment un canal central. Le site récepteur de l'acétylcholine est situé dans le domaine hydrophile extracellulaire NH_2 terminal de la sous-unité α. Ainsi, chaque récepteur canal fixe deux molécules d'acétylcholine. La partie canal ionique est formée par l'organisation des parties hydrophobes transmembranaires des différentes sous-unités. La fixation de deux molécules d'acétylcholine entraîne un changement de conformation de la protéine, vers un état où le canal ionique est ouvert. C'est un canal non spécifique qui laisse passer les ions en fonction des gradients électriques et chimiques.

Les récepteurs nicotiniques neuronaux comprennent différentes combinaisons pentamériques. Ces constructions variées seraient spécifiques de certaines régions du cerveau et pourraient correspondre à des fonctions différentes.

La fixation de l'acétylcholine sur un récepteur nicotinique induit l'ouverture du canal qui se traduit par une entrée de sodium dans la cellule, selon son gradient de concentration, et la génération d'un PPSE. Si la quantité d'acétylcholine fixée est suffisante, la sommation des PPSE générés peut permettre le déclenchement d'un potentiel d'action.

2. Récepteurs muscariniques

À ce jour, 5 récepteurs muscariniques, M1 à M5 ont été clonés.

Les récepteurs muscariniques sont tous couplés aux protéines G avec une homologie de séquence très importante de l'un à l'autre. Ils appartiennent à la famille des récepteurs à 7 hélices transmembranaires.

Les récepteurs M1, M3 et M5 sont couplés par une protéine Gq à une phospholipase C qu'ils activent. Il en résulte une libération de DAG (diacylglycérol) et d'IP3 (inositol triphosphate), une augmentation des concentrations intracellulaires de calcium et une activation des protéines kinases C (PKC).

Les récepteurs M2 et M4 sont couplés principalement par des protéines Gi aux adénylcyclases qu'ils inhibent. Il en résulte une diminution de la concentration d'AMPc et de l'activité des protéines kinases A (PKA).

Sur les muscles lisses, bronchiques ou intestinaux, on trouve principalement des récepteurs M2 et M3, dont la stimulation induit la contraction.
Au niveau vasculaire, les effets cholinergiques dépendent de la localisation du récepteur stimulé. La stimulation des récepteurs M2 des cellules musculaires lisses induit la contraction, alors que la stimulation des récepteurs endothéliaux M1 induit une vasodilatation *via* la stimulation d'une libération endothéliale de NO.
La stimulation des récepteurs M2 au niveau cardiaque diminue la force de contraction et la fréquence cardiaque.
La stimulation des récepteurs muscariniques (principalement M3) au niveau des glandes sécrétrices (salivaires, sudoripares, digestives) active les mécanismes de sécrétion.

III. Catécholamines

A. Structure

Le groupe des catécholamines comprend l'adrénaline, la noradrénaline et la dopamine, toutes trois synthétisées à partir de la tyrosine, elle-même fruit de l'hydroxylation de la phénylalanine.

B. Synthèse

La tyrosine est transformée en dihydroxyphénylalanine (L-DOPA) par la tyrosine-hydroxylase, présente dans les neurones catécholaminergiques et les cellules chromaffines des glandes surrénales. L'intervention de cette enzyme constitue l'étape limitante dans la synthèse des catécholamines. L'enzyme est d'une part rapidement saturée, et d'autre part, son activité est modulable par exemple par phosphorylation ou à plus long terme, par rétrocontrôle négatif de la noradrénaline et de l'adrénaline sur son expression génique. La L-DOPA est ensuite transformée en dopamine (DA) par la dopa-décarboxylase, une enzyme présente dans le cytosol d'un grand nombre de cellules. La dopamine synthétisée est stockée dans des granules de sécrétion *via* les transporteurs VMAT. Dans les cellules chromaffines, les neurones noradrénergiques et adrénergiques, la dopamine subit l'action d'une bêtahydroxylase, présente dans les vésicules de sécrétion, qui catalyse la synthèse de la noradrénaline.
Enfin, dans les neurones adrénergiques du système nerveux central et les cellules chromaffines de la médullosurrénale, la noradrénaline peut être N-méthylée en adrénaline, par une enzyme cytosolique, la phenyléthanolamine-N-méthyl transférase (PNMT). La synthèse s'effectue à partir de la noradrénaline qui a quitté par diffusion les granules de sécrétion. L'adrénaline synthétisée dans le cytosol est ensuite concentrée dans les vésicules par l'action de transporteurs spécifiques.

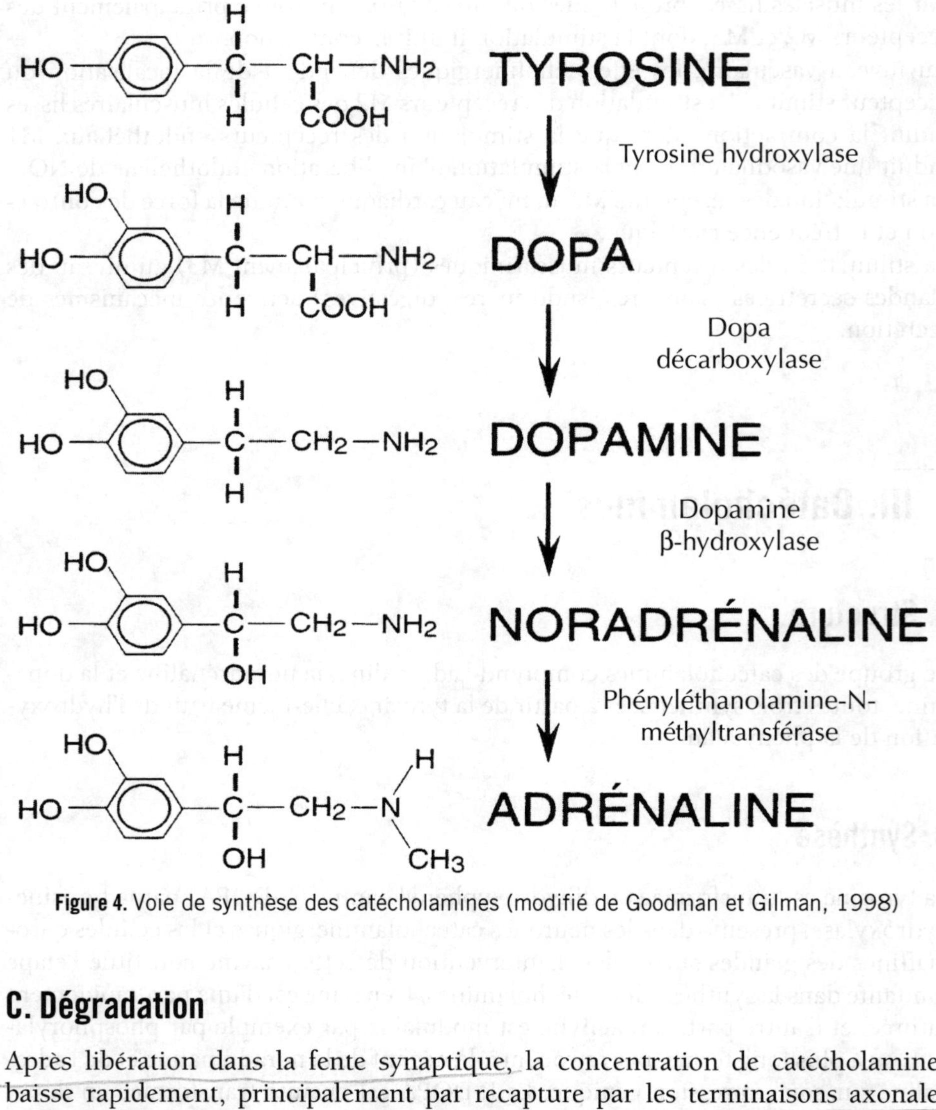

Figure 4. Voie de synthèse des catécholamines (modifié de Goodman et Gilman, 1998)

C. Dégradation

Après libération dans la fente synaptique, la concentration de catécholamines baisse rapidement, principalement par recapture par les terminaisons axonales présynaptiques sous l'action de transporteurs spécifiques (*norepinephrine transporter*, NET et *dopamine transporter*, DAT). Les catécholamines disparaissent dans une moindre mesure par dégradation enzymatique, sous l'action des mono-amino-oxydases (MAO) de l'élément présynaptique et des catéchol-O-méthyl transférases (COMT) présents dans le liquide extracellulaire de la fente synaptique. La dégradation de l'adrénaline par ces enzymes, couplée à l'action d'une déshydrogénase ou d'une réductase, conduit principalement aux métabolites 3-méthoxy-4-hydroxy-phényléthylène glycol (MOPEG) et à l'acide vanillylmandélique (VMA). Quant à la dopamine, sa dégradation par la MAO dans la fente synaptique libère l'acide dihydroxyphénylacétique (DOPAC). La COMT de localisation essentiellement synaptique transforme la dopamine en composés méthylés, principalement l'acide homovanillique (HVA).

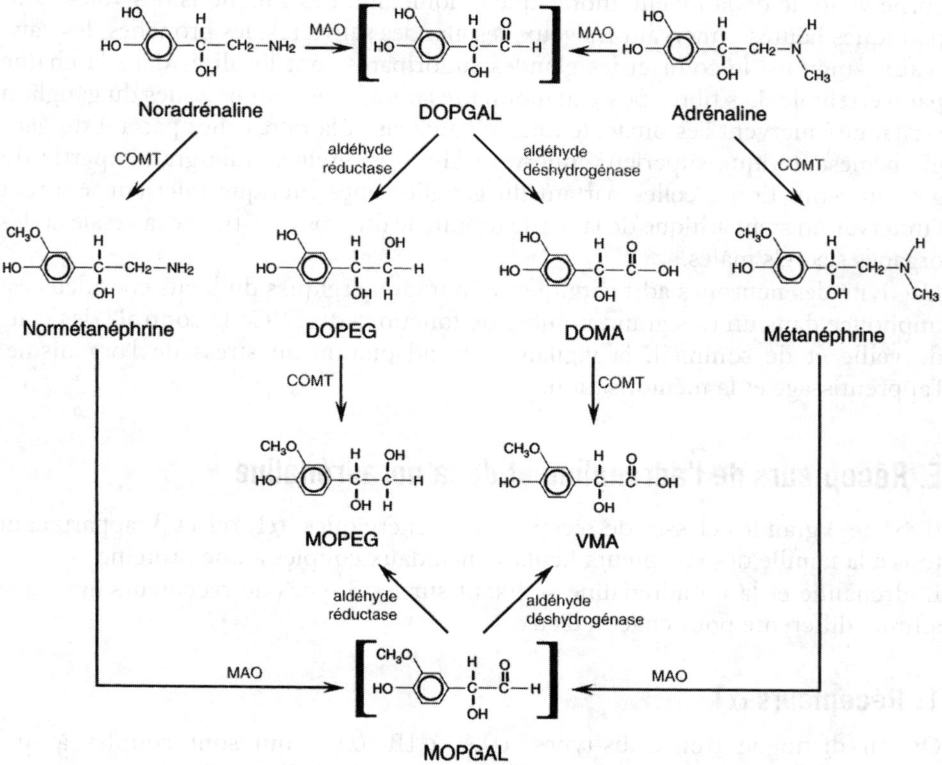

Figure 5. Dégradation des catécholamines (Goodman et Gilman, 1998)

D. Localisation et fonction des noyaux et des voies nerveuses adrénergiques et noradrénergiques

L'*adrénaline* est à la fois une *hormone* synthétisée par la glande médullosurrénale et libérée dans le sang, et un *neuromédiateur* du système nerveux central. Les noyaux des neurones adrénergiques se situent principalement dans deux zones du bulbe rachidien : le *noyau réticulaire ventrolatéral et le noyau du faisceau solitaire.* Du noyau réticulaire ventrolatéral partent des axones innervant notamment le thalamus et l'hypothalamus. Du noyau du faisceau solitaire partent des axones innervant le locus coeruleus. Les fibres adrénergiques descendantes issues de ces noyaux innervent les fibres sympathiques préganglionnaires.

La noradrénaline est synthétisée à la fois par des neurones du système nerveux central et du système nerveux périphérique, et par la médullosurrénale. À ce niveau, la synthèse de noradrénaline est 4 fois moins importante que celle d'adrénaline. Au niveau du SNC, les corps cellulaires des voies noradrénergiques sont localisés dans la région latérale du bulbe et de la région pontique. Le noyau noradrénergique principal se situe dans le locus coeruleus. Dans le système nerveux périphérique, la noradrénaline est libérée par les neurones postganglionnaires du système nerveux sympathique. Les fibres préganglionnaires sympathiques sont issues de la

corne ventrale de la moelle thoracique et lombaire. Les ganglions des voies sympathiques hautes, innervant les yeux, les glandes salivaires, les bronches, les vaisseaux sanguins, le cœur et les glandes sudoripares sont localisés dans la chaîne paravertébrale. Les fibres postganglionnaires noradrénergiques issues du ganglion cœliaque innervent l'estomac, le foie, le pancréas et la rate, celles partant du ganglion mésentérique supérieur innervent l'intestin grêle et une grande partie du gros intestin. Enfin, celles partant du ganglion mésentérique inférieur assurent l'innervation sympathique de la partie terminale du gros intestin, de la vessie et des organes sexuels mâles.
L'activité des neurones adrénergiques et noradrénergiques du locus coeruleus est impliquée dans un très grand nombre de fonctions du SNC : le contrôle des états de veille et de sommeil, la vigilance et l'adaptation au stress de l'organisme, l'apprentissage et la mémorisation.

E. Récepteurs de l'adrénaline et de la noradrénaline

Il existe 3 grandes classes de récepteurs adrénergiques, $\alpha 1$, $\alpha 2$ et β, appartenant tous à la famille des récepteurs hepta-hélicoïdaux couplés à une protéine G.
L'adrénaline et la noradrénaline se fixent sur les 3 types de récepteurs avec une affinité différente pour chacun d'eux.

1. Récepteurs $\alpha 1$

On en distingue trois sous-types, $\alpha 1A$, $\alpha 1B$, $\alpha 1C$, qui sont couplés à une protéine Gq. La fixation de la noradrénaline ou de l'adrénaline sur le récepteur induit la stimulation de la protéine Gq, qui active la phospholipase Cβ. Cette enzyme catalyse la transformation du phosphatidyl inositol diphosphate (PIP2) en diacylglycérol (DAG) et inositol triphosphate (IP3), conduisant à la libération de calcium à partir du réticulum endoplasmique et à l'activation de PKC.
Les récepteurs $\alpha 1$ sont particulièrement nombreux au niveau des cellules musculaires lisses, où leur stimulation induit une contraction. Les récepteurs $\alpha 1$ modulent le tonus de la paroi des vaisseaux, des tractus digestif et urogénital.

2. Récepteurs $\alpha 2$

On distingue les sous-types $\alpha 2A$, $\alpha 2B$, $\alpha 2C$, couplés à une protéine Gi ou Go. Les récepteurs $\alpha 2$ peuvent être couplés à diverses voies de transduction, selon leur localisation cellulaire. La voie de couplage la plus répandue associe le récepteur à une protéine Giα. La stimulation du récepteur inactive une adénylcyclase, diminue ainsi la concentration en AMPc dans la cellule et inactive les PKA. La localisation majeure des récepteurs $\alpha 2$ est présynaptique, aussi bien au niveau du SNC qu'au niveau des fibres nerveuses périphériques. La stimulation de ces auto ou hétérorécepteurs est associée à une inhibition de la libération du neuromédiateur, soit par une augmentation de la conductance potassique et une hyperpolarisation de la cellule présynaptique, soit par une diminution de l'état de phosphorylation des canaux calciques. Ces deux mécanismes diminuent l'entrée de calcium dans la cellule et inhibent ainsi les mécanismes d'exocytose.

3. Récepteurs β

Ils comprennent 3 sous-types β1, β2 et β3, qui sont principalement couplés à une protéine Gs, activant une adénylcyclase, ce qui augmente la production d'AMPc et sa concentration intracellulaire et stimule des PKA.
Les récepteurs β1 sont principalement localisés dans le cœur. Leur stimulation induit une augmentation de la phosphorylation des récepteurs à la ryanodine, du phospholamban et de la troponine C. La phosphorylation des récepteurs à la ryanodine augmente la sortie de calcium du réticulum sarcoplasmique et celle de la troponine C diminue son affinité pour le calcium. Enfin, la phosphorylation du phospholamban accélère la recapture du calcium dans le réticulum sarcoplasmique. En conséquence, la stimulation des récepteurs bêtacardiaques induit une augmentation de la force de contraction cardiaque (effet inotrope positif) et de la fréquence cardiaque (effet chronotrope positif).
Les récepteurs β2 sont localisés sur les cellules musculaires lisses des voies aériennes, des vaisseaux, du tractus digestif et urogénital. À ce niveau, l'activation de la PKA induit la phosphorylation de la phosphatase des chaînes légères de la myosine (PCLM), qui sous cette forme déphosphoryle les chaînes légères de la myosine, conduisant à la relaxation des cellules musculaires lisses.
Les récepteurs β3 adrénergiques sont de découverte plus récente. On les retrouve au niveau du tissu adipeux, où ils stimulent la lipolyse. Leur localisation dans d'autres territoires comme les muscles lisses vasculaires, génitaux ou du tractus digestif reste discutée, notamment en fonction des espèces considérées. En fonction du tissu considéré, ces récepteurs semblent pouvoir être couplés à une protéine Gs, Gi ou Go.
La répartition exhaustive des récepteurs adrénergiques est beaucoup plus compliquée que celle précédemment décrite. Par exemple, bien que les récepteurs β prédominent au niveau cardiaque, on retrouve aussi des récepteurs β2 et β1 myocardiques impliqués dans les mécanismes régulateurs de l'inotropisme cardiaque.

F. Localisation et fonction des noyaux et des voies dopaminergiques

La dopamine est synthétisée par les neurones de la substance noire (pars compacta), encore appelée locus niger. Des faisceaux dopaminergiques issus du locus niger se projettent sur le striatum, formant les voies nigro-striatales, qui constituent 80 % des voies dopaminergiques impliquées dans le contrôle de la motricité automatique.
La dopamine est dans une moindre mesure synthétisée par les corps cellulaires de neurones de l'aire tegmento-ventrale, qui se projettent sur différentes structures limbiques. Ce sont les voies méso-limbiques, impliquées dans des réactions comportementales telles que l'anxiété ou l'émotivité. Enfin, on retrouve des noyaux dopaminergiques dans l'hypothalamus, les axones de ces fibres se projetant au niveau de l'éminence médiane. À ce niveau, la dopamine est libérée dans le sang irriguant l'hypophyse antérieure, où elle freine la libération de prolactine.
La dopamine peut également être synthétisée par diverses cellules périphériques, par décarboxylation de la L-DOPA d'origine digestive, et véhiculée sous forme conjuguée dans le sang.

G. Récepteurs dopaminergiques

Il existe 5 sous-types de récepteurs à la dopamine. Ils appartiennent tous à la famille des récepteurs à 7 hélices transmembranaires couplés à une protéine G. On peut les classer en deux groupes, selon leur mode de couplage à l'adénylcyclase : les récepteurs D1-like (D1 et D5), couplés à une protéine Gs qui active l'adénylcyclase, et les récepteurs D2-like (D2, D3, D4), couplés à une protéine Gi/o qui inhibe l'adénylcyclase.

Au niveau central, la stimulation des récepteurs D1 et D5, présents sur les corps cellulaires d'autres neurones, amplifie le PA par diminution de la conductance potassique.

Au niveau périphérique, on retrouve des récepteurs D1 dans différents tissus et particulièrement les vaisseaux. Leur stimulation induit une vasodilatation.

Les récepteurs D2 et plus accessoirement D1 sont répandus dans le système nerveux central. On les trouve principalement dans le striatum, le noyau accumbens, les tubercules olfactifs. Dans le striatum, des récepteurs D2 sont localisés sur les fibres présynaptiques dopaminergiques en tant qu'autorécepteurs, leur stimulation induisant un rétrocontrôle négatif de la libération de dopamine, par diminution de l'influx de calcium dans l'élément présynaptique. Les neurones dopaminergiques de la substance noire se projettent sur différentes zones du striatum, en particulier sur les neurones inhibiteurs Gaba-substance P qui expriment D1 et Gaba-enképhaline du putamen qui expriment D2. L'action de la dopamine à ce niveau est facilitatrice du mouvement et des ajustements posturaux. La dégénérescence de ces voies dopaminergiques est responsable des troubles observés dans la maladie de Parkinson.

IV. Sérotonine

A. Synthèse

La sérotonine, ou 5-hydroxytryptamine, est une mono-amine, retrouvée dans les plaquettes sanguines, les cellules entérochromaffines intestinales et dans plusieurs noyaux centraux.

Dans les cellules entérochromaffines et les neurones sérotoninergiques, la synthèse est cytosolique et débute par l'hydroxylation du tryptophane par la tryptophane hydroxylase, dont l'activité est régulée positivement par la disponibilité en substrat. Le 5-hydroxytryptophane est ensuite décarboxylé par une enzyme non sélective, catalysant la décarboxylation de l'ensemble des acides aminés aromatiques. Comme les autres neuromédiateurs mono-aminergiques, la sérotonine synthétisée dans le cytosol est stockée dans des granules de sécrétion grâce aux transporteurs sélectifs VMAT.

Dans la fente synaptique des neurones sérotoninergiques, la sérotonine est recaptée par les fibres présynaptiques par des transporteurs membranaires sélectifs, les SERT. Une fois recaptée, la sérotonine est dégradée par les MAO A et B, localisées sur la membrane externe des mitochondries. La MAO A est majoritaire dans les neurones, la MAO B prédomine dans les plaquettes sanguines. Le métabolite dominant de la sérotonine est l'acide 5-hydroxy-indole-acétique (5-HIAA). Il résulte de l'action couplée de la MAO et d'une aldéhyde déshydrogénase.

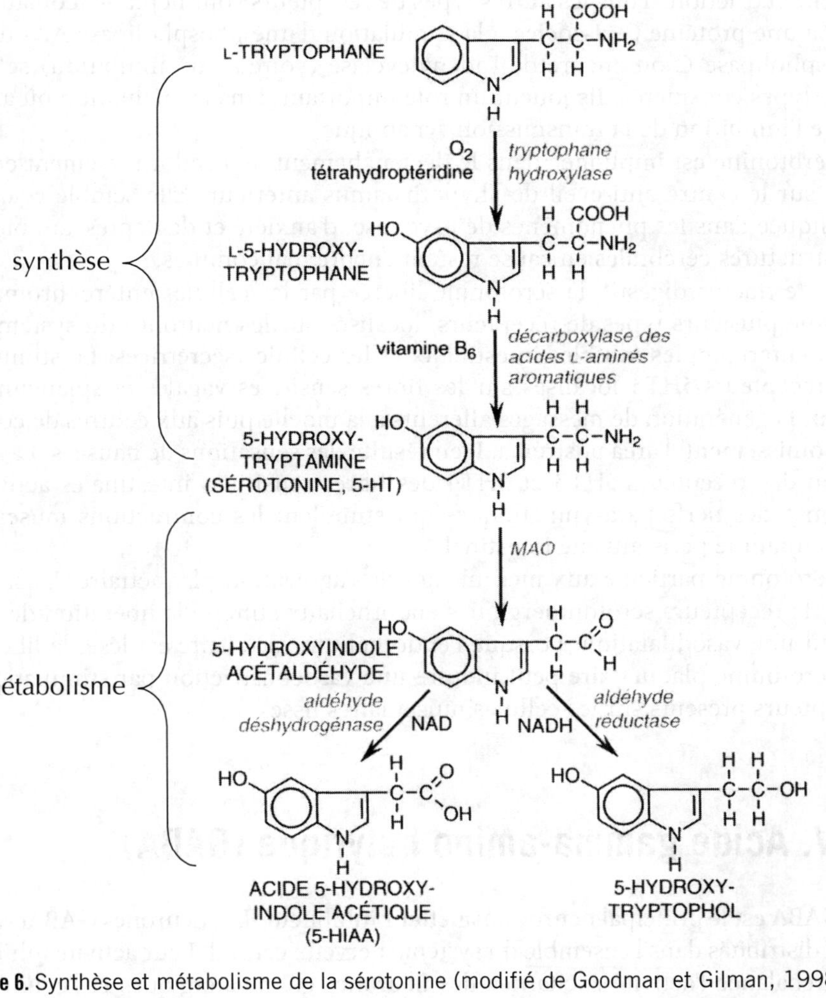

Figure 6. Synthèse et métabolisme de la sérotonine (modifié de Goodman et Gilman, 1998)

B. Localisation et fonction des noyaux et des voies sérotoninergiques

Les corps cellulaires des neurones sérotoninergiques sont situés dans les noyaux du raphé dans le tronc cérébral. Les neurones se projettent dans l'ensemble du cerveau et de la moelle épinière.

Dans le tube digestif, la sérotonine est synthétisée par les cellules entérochromaffines. Les plaquettes sanguines ne synthétisent pas la sérotonine. Elle est absorbée depuis le plasma par un transporteur membranaire plaquettaire et est stockée dans des vésicules denses.

C. Récepteurs

Les récepteurs à la sérotonine comprennent au moins 7 sous-types, 5HT1 à 5HT7. Seul le récepteur 5HT3 est couplé à un canal cationique. Sa stimulation induit l'ouverture du canal, la dépolarisation de la cellule concernée et la génération d'un potentiel d'action. Tous les autres types de récepteurs sont heptahélicoïdaux couplés à une protéine G, associée à la stimulation d'une phospholipase A2 ou d'une phospholipase C ou encore de l'adénylcyclase (voire à son inhibition) selon les sous-types considérés. Ils jouent un rôle important dans la facilitation ou au contraire l'inhibition de la transmission synaptique.

La sérotonine est impliquée dans le déclenchement de l'endormissement en agissant sur le centre anti-éveil de l'hypothalamus antérieur. Elle semble également impliquée dans les phénomènes de psychose, d'anxiété et de dépression bien que les structures cérébrales en cause restent encore mal connues.

Dans le tractus digestif, la sérotonine libérée par les cellules entérochromaffines stimule plusieurs types de récepteurs, localisés sur les neurones du système nerveux entérique, les muscles intestinaux et les cellules sécrétrices. La stimulation des récepteurs 5HT3 localisés sur les fibres sensitives vagales et splanchniques, induit la génération de messages afférents à la moelle puis aux centres de contrôle du vomissement, l'area postrema. Il en résulte des sensations de nausées. La stimulation des récepteurs 5HT3 et 5HT4 des fibres sensitives intestinales active une réponse des nerfs parasympathiques qui stimulent les contractions musculaires constituant le péristaltisme intestinal.

La sérotonine participe aux mécanismes de l'agrégation plaquettaire. La stimulation de récepteurs sérotoninergiques endothéliaux stimule la libération de NO et induit une vasodilatation. Lorsque l'endothélium vasculaire est lésé, la libération de sérotonine plaquettaire peut induire une vasoconstriction par stimulation des récepteurs présents sur les cellules musculaires lisses.

V. Acide gamma-amino butyrique (GABA)

Le GABA est le principal neurotransmetteur inhibiteur. Les neurones GABAergiques sont distribués dans l'ensemble du système nerveux central. Leur activité inhibitrice contrebalance l'activité excitatrice des neurones glutamatergiques et l'équilibre de ces deux systèmes permet le maintien des fonctions physiologiques du système nerveux central. Les neurones GABAergiques sont majoritairement des interneurones courts, modulant d'autres transmissions neuronales. Le déséquilibre de la balance GABA/glutamate en faveur de la transmission glutamatergique serait impliqué dans des situations pathologiques comme l'épilepsie, ou l'ischémie cérébrale.

A. Synthèse

Le GABA est synthétisé par la glutamate-décarboxylase, à partir du glutamate cytosolique des terminaisons neuronales. La principale source de glutamate est la

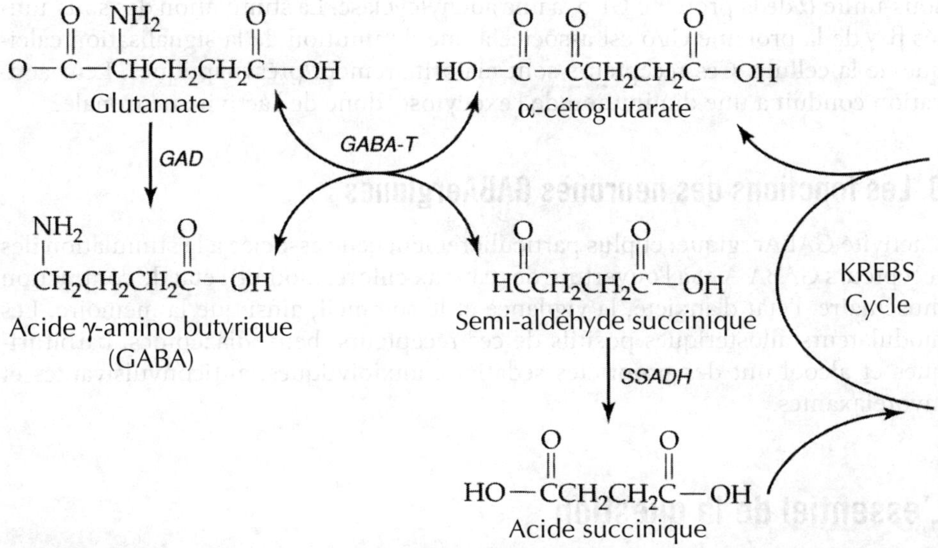

Figure 7. Métabolisme de l'acide γ-amino butyrique (GABA) (modifié de Nestler et al., 2001)

transformation de l'α-cétoglutarate issu du cycle de Krebs par une transaminase, encore appelée GABA transaminase.

B. Dégradation

Le GABA présent dans la fente synaptique est recapté par l'élément présynaptique et par les cellules gliales par des transporteurs membranaires spécifiques (GAT). Dans les mitochondries des cellules nerveuses, le GABA est pris en charge par la GABA transaminase, et transformé en succinate semi-aldéhydique puis en acide succinique.

C. Récepteurs

Il existe 2 types de récepteurs au GABA : les récepteurs GABA A, couplés à un canal chlore, et les récepteurs GABA B, heptahélicoïdaux couplés à une protéine G.
Les récepteurs GABA A sont constitués de l'association hétéropentamérique de différentes sous-unités, présentant elles-mêmes plusieurs isoformes. Le nombre de récepteurs GABA A potentiel est infini. La fixation du GABA induit l'ouverture du canal chlore, l'hyperpolarisation de la cellule et la diminution de l'activité neuronale.
Certains récepteurs GABA A présentent des sites allostériques, sur lesquels se fixent des substances actives, modulatrices de l'activité du récepteur. Les plus importants sont ceux des benzodiazépines, des barbituriques, de l'alcool et des neurostéroïdes.
Les récepteurs GABA B appartiennent à la famille des récepteurs à 7 hélices transmembranaires, dont le site de liaison du GABA se situe sur la chaîne N-terminale extracellulaire. Les récepteurs sont principalement couplés négativement, *via* la

sous-unité α de la protéine Gi/o, à une adénylcyclase. La stimulation des sous-unités β/γ de la protéine Gi/o est associée à une diminution de la signalisation calcique de la cellule. Ces récepteurs sont majoritairement présynaptiques. Leur activation conduit à une diminution de l'exocytose, donc de l'activité neuronale.

D. Les fonctions des neurones GABAergiques

L'activité GABAergique, et plus particulièrement celle associée à la stimulation des récepteurs GABA A et à l'ouverture des canaux chlore, module l'état de contraction musculaire, l'état d'anxiété, la vigilance et le sommeil, ainsi que la mémoire. Les modulateurs allostériques positifs de ces récepteurs, benzodiazépines, barbituriques et alcool ont des propriétés sédatives, anxiolytiques, anticonvulsivantes et myorelaxantes.

L'essentiel de la question

Un neuromédiateur est une substance chimique libérée par un neurone au niveau d'une synapse. Il modifie de façon spécifique l'activité d'une autre cellule (neurone, fibre musculaire ou cellule glandulaire). Il est stocké dans les vésicules de sécrétion de l'extrémité axonale, grâce à des transporteurs transmembranaires vésiculaires. L'arrivée du potentiel d'action dans la terminaison axonale, induit l'augmentation du calcium intracellulaire, qui déclenche l'exocytose de quanta de neuromédiateurs. L'action du neurotransmetteur implique sa fixation sur des récepteurs membranaires de l'élément postsynaptique. Leur nature et les voies de transduction qui leur sont couplées définissent la spécificité de l'action du neuromédiateur.

L'acétylcholine est un neuromediateur pour les motoneurones médullaires, les neurones préganglionnaires du système nerveux végétatif et les neurones postganglionnaires du système nerveux parasympathique. Le noyau basal de Meynert est le principal noyau synthétisant l'acétylcholine au niveau du système nerveux central. L'acétylcholine agit par stimulation de récepteurs nicotiniques ou muscariniques.

Les catécholamines comprennent l'adrénaline, la noradrénaline et la dopamine. L'adrénaline est à la fois une hormone synthétisée par la glande médullosurrénale et un neuromédiateur du système nerveux central. La noradrénaline est synthétisée dans le locus coeruleus et dans les neurones postganglionnaires du système nerveux sympathique. Leurs effets passent par la stimulation de récepteurs α1-, α2- ou β-adrénergiques. La dopamine est synthétisée par les neurones de la substance noire, encore appelée locus niger, qui se projettent sur le striatum, formant les voies nigro-striatales, impliquées dans le contrôle de la motricité automatique. Les effets de la dopamine passent par la stimulation de 5 types de récepteurs, classés en deux groupes selon qu'ils stimulent ou inhibent l'adenylcyclase.

La sérotonine est une monoamine synthétisée dans les noyaux du raphé et dans les cellules entérochromaffines intestinales. Les effets de la sérotonine passent par la stimulation d'au moins 7 sous-types de récepteurs décrits.

Le GABA est le principal neuromédiateur inhibiteur, distribué dans l'ensemble du système nerveux central. Le GABA stimule deux types de récepteurs, GABA A et GABA B.

Pour en savoir plus

- Goodman et Gilman. Les bases pharmacologiques de l'utilisation des médicaments. 9e éd. Londres, McGraw-Hill International, 1998.
- Landry Y., Gies J.-P. *Pharmacologie, des cibles vers l'indication thérapeutique*. Paris, éd. Dunod, 2003 : 250-485.
- Nestler E. J., Hyman S. E., Malenka R. C. *Molecular Pharmacology: A Foundation for Clinical Neuroscience*. International Édition, 2001: Part 2: 141-251.

Physiologie de la respiration

S. VICCA, B. LACOUR
Laboratoire de Physiologie, faculté des Sciences pharmaceutiques, université de Paris XI, Châtenay-Malabry.

Chez l'Homme, comme chez les Mammifères, la respiration est pulmonaire. Elle fait intervenir le système ventilatoire qui permet des échanges gazeux avec l'atmosphère (absorption de O_2 et rejet de CO_2) et le système cardiovasculaire qui permet le transport de ces gaz entre les tissus (cellules) et les poumons.
La respiration suppose quatre processus :
- *la ventilation pulmonaire qui correspond à l'inspiration et à l'expiration de l'air dans les poumons à partir de l'atmosphère ;*
- *la respiration externe, pulmonaire, qui correspond à l'échange de gaz entre les poumons et le sang. C'est l'hématose ;*
- *la respiration interne, qui correspond à l'échange de gaz entre le sang et les cellules ;*
- *le transport des gaz dans le sang.*

I. Anatomie du système ventilatoire

Le système ventilatoire correspond à l'ensemble des structures qui assurent la ventilation, c'est-à-dire le renouvellement de l'air dans les alvéoles pulmonaires. Il comprend des structures passives (les voies aériennes, les poumons, la paroi thoraco-abdominale) et des structures actives (les muscles ventilatoires).

A. Voies aériennes

1. Voies aériennes supérieures

Elles comprennent le nez, les fosses nasales, puis le pharynx et le larynx et définissent la voie de passage de l'air en ventilation normale, calme. Les muscles du pharynx doivent avoir une activité coordonnée avec celle du diaphragme pendant l'inspiration, si l'on veut éviter le hoquet. Le rôle de ces voies aériennes supérieures est de réchauffer l'air inspiré, de le saturer en humidité et d'arrêter les poussières et particules étrangères grâce au mucus.

2. Voies aériennes inférieures : l'arbre bronchique

a) Anatomie de l'arbre bronchique

La trachée prend naissance à partir du larynx. C'est un conduit tubulaire rigide de 2 à 2,5 cm de diamètre, qui descend dans le thorax devant l'œsophage sur 10 à 12 cm de long, jusqu'à la 5e vertèbre thoracique, où il se divise en deux bronches souches, qui pénètrent dans les poumons. Ensuite, on distingue :

- les voies aériennes centrales qui vont des bronches souches, lobaires, segmentaires, sous-segmentaires aux petites bronches (10e division), et qui ont un diamètre de 1 à 2 mm. Compte tenu de leur nombre limité, elles ont une surface totale faible de 10 cm^2. Cette partie contient une armature cartilagineuse fragmentée avec des fibres musculaires lisses transverses de Reissessen et du tissu conjonctif élastique ;

- les voies aériennes périphériques qui comprennent les bronchioles intralobulaires puis les bronchioles terminales et les bronchioles respiratoires qui sont les premiers éléments du parenchyme respiratoire. Le diamètre diminue jusqu'à 0,5 mm, alors que la surface totale atteint 1 m^2 compte tenu de la multiplication des conduits (1 million). Dans cette partie, il n'y a pas de cartilage, les voies aériennes ne sont entourées que par les fibres musculaires lisses de Reissessen.

b) Écoulement de l'air

Les voies aériennes exercent une résistance à l'écoulement de l'air. L'essentiel de cette résistance (80 %) provient des voies aériennes centrales car la section totale est faible, la vitesse des gaz est grande et l'écoulement devient facilement turbulent. En revanche, les voies aériennes périphériques offrent une résistance faible, car la section totale est grande et l'écoulement laminaire.
Ainsi, une augmentation de la résistance des voies aériennes indique une atteinte des voies aériennes supérieures ou centrales, alors qu'une atteinte des voies aériennes périphériques peut s'accompagner d'une résistance normale.

c) Muqueuse de l'arbre bronchique

La paroi de la trachée et des bronches comporte une muqueuse dont l'épithélium pseudo-stratifié cylindrique comprend des cellules ciliées et des cellules caliciformes (cellules à mucus), et une sous-muqueuse comprenant des glandes en grappe. Dans les bronchioles, l'épithélium perd ses cils et les cellules caliciformes et devient un épithélium cubique, au sein duquel on voit apparaître les cellules de Clara, ou cellules en dôme, qui possèdent des grains de sécrétion.
La fonction essentielle de l'épithélium des voies aériennes est d'assurer, grâce au mucus et aux mouvements coordonnés des cils vibratiles, la protection biochimique et mécanique de la muqueuse respiratoire, c'est-à-dire de piéger les aéro-contaminants et d'assurer leur élimination en les faisant remonter dans l'arbre bronchique jusqu'au larynx.
Le mucus respiratoire joue un rôle important en recouvrant la surface de toutes les voies aériennes depuis les voies aériennes supérieures jusqu'aux bronchioles terminales. L'épaisseur de cette couche et sa viscosité doivent être bien contrôlées pour le bon fonctionnement du mécanisme de clairance mucociliaire. Le mucus est composé à 95 % d'eau et contient des protéines assurant des fonctions de défense (comme les antiprotéases, le lysozyme, les immunoglobulines A) et des mucines de structure géliforme.
La sécrétion est assurée essentiellement par les glandes sous-muqueuses, par les cellules sécrétoires caliciformes de surface et les cellules de Clara au niveau des bronchioles. La réabsorption du liquide est assurée par les cellules épithéliales polarisées, *via* la réabsorption transcellulaire de Na^+.
La mucoviscidose se caractérise par des anomalies majeures du mucus qui est très épais avec une diminution de la clairance mucociliaire, ce qui entraîne des obstructions bronchiques et des infections à répétition. À la base de cette maladie, on a des anomalies des transports ioniques avec une diminution de la sécrétion des Cl^- (protéine CFTR anormale) et une augmentation de la réabsorption du Na^+ qui est responsable de la déshydratation du mucus.

d) Bronchomotricité et innervation des voies aériennes

La trachée, les bronches et les bronchioles ont un diamètre qui peut varier sous l'action des muscles lisses péribronchiques : c'est la bronchomotricité.

■ ***Voies afférentes sensitives***

Les voies afférentes sensitives véhiculent des informations qui vont modifier le mode ventilatoire et le diamètre bronchique. Les structures sensitives comprennent :

- des mécanorécepteurs, qui sont des terminaisons libres à adaptation lente, situées dans la paroi de la trachée et des grosses bronches, sensibles à l'étirement ;
- et surtout des récepteurs polymodaux, à adaptation rapide, situés dans tout l'arbre bronchique, dans l'épithélium et près des vaisseaux, qui sont sensibles à l'irritation mécanique ou chimique, à l'arrivée d'air froid et sec, et à un engorgement local par sortie d'eau hors des capillaires.

D'une façon générale, la stimulation de ces différents récepteurs entraîne une bronchoconstriction.

■ ***Voies efférentes motrices***

Les voies efférentes motrices sont de trois types :

- *les voies parasympathiques cholinergiques,* dont la stimulation libère de l'acétylcholine qui se fixe sur des récepteurs muscariniques du muscle lisse bronchique et entraîne une bronchoconstriction. Il existe un tonus parasympathique de repos, donc un état de constriction basale et ce tonus varie au cours du nycthémère, la constriction maximale se situant vers 6 heures, ce qui explique le maximum de gravité des crises d'asthme au petit matin. En plus de son action sur le muscle lisse bronchique, la stimulation parasympathique augmente la sécrétion du mucus par les glandes de la sous-muqueuse ;
- *les voies sympathiques adrénergiques,* dont la stimulation libère localement de la Noradrénaline, se terminent surtout à proximité des vaisseaux. C'est l'adrénaline circulante libérée essentiellement dans la circulation générale à partir de la médullo-surrénale qui agit sur les nombreux récepteurs β2 présents sur le muscle lisse bronchique, et provoque une bronchodilatation par relâchement des fibres musculaires. Tous les agonistes β2 sont donc largement utilisés dans le traitement de l'asthme ;
- *l'innervation NANC, non adrénergique et non cholinergique* fait intervenir des neurotransmetteurs de nature peptidique, dont les tachykinines, qui ont un effet bronchoconstricteur, augmentent la sécrétion du mucus et entraînent une réaction de type inflammatoire.

B. Poumons et paroi thoraco-abdominale

1. Poumons

Les deux poumons ont un poids moyen de 1,2 kg. Ils sont situés dans la cavité thoracique, reposent sur le diaphragme par leur base et forment deux pyramides séparées par le cœur qui limite le volume du poumon gauche.

Les poumons isolés sont distensibles, donc lorsqu'on insuffle de l'air dans le poumon son volume augmente de façon linéaire avec la pression appliquée.

2. Plèvre

Chaque poumon est recouvert par la plèvre, séreuse composée de deux feuillets, un feuillet interne viscéral qui adhère aux poumons eux-mêmes et un feuillet externe pariétal solidaire de la paroi thoraco-abdominale.
Ces deux feuillets sont presque jointifs, séparés par un espace virtuel, la cavité pleurale qui permet le glissement des deux feuillets l'un sur l'autre. Les deux feuillets sont maintenus accolés l'un à l'autre grâce à une pression intrapleurale qui est inférieure à la pression atmosphérique pulmonaire, aussi bien pendant l'inspiration que l'expiration. Tout mouvement de la paroi thoraco-abdominale entraîne donc un mouvement des poumons.
La pénétration d'air entre les deux feuillets de la plèvre à la suite d'un traumatisme entraîne un pneumothorax qui se caractérise par une vive douleur en coup de poignard et une gêne respiratoire.

3. Paroi thoraco-abdominale

Elle est distensible comme le sont les poumons. Et comme la plèvre solidarise les poumons et la paroi, la courbe de distensibilité pression/volume total est un compromis entre les deux structures. L'équilibre correspond à la capacité résiduelle fonctionnelle. Pour qu'un sujet amène son système respiratoire à un volume supérieur à la capacité résiduelle fonctionnelle, il faut que les muscles inspiratoires créent une dépression. Le retour à l'état d'équilibre se fait spontanément. Pour que le volume soit inférieur, il faut qu'interviennent les muscles expiratoires. Ensuite, il y aura un retour spontané à l'état d'équilibre. La facilité de distension de cette structure pour une pression donnée correspond à la compliance ($\Delta V/\Delta P$, normale : 0,22 L/cm d'eau).

4. Lobules et alvéoles pulmonaires

Le parenchyme respiratoire correspond aux lobules pulmonaires qui se trouvent à l'extrémité des bronchioles terminales. Au sein du lobule, la bronchiole terminale se divise en plusieurs bronchioles respiratoires qui aboutissent chacune à un groupe d'alvéoles appelé acinus.
Un alvéole est un tout petit sac ayant une paroi très élastique, très distensible et entièrement entouré par un réseau de capillaires.

a) Structure de la paroi des alvéoles

La paroi d'un alvéole est constituée par un épithélium soutenu par une très fine membrane. La membrane alvéolaire est élastique grâce aux fibres d'élastine, de collagène, aux glycoprotéines et protéoglycanes qui la composent. Cette élasticité intrinsèque est maintenue grâce à un équilibre entre l'élastase et l'α1-antitrypsine. Tout déséquilibre peut entraîner un emphysème, c'est-à-dire la destruction des fibres élastiques du poumon.
L'épithélium comprend deux types principaux de cellules épithéliales réunies par des jonctions serrées, qui reposent sur cette membrane basale. Les pneumocytes de type I, ou cellules pavimenteuses pulmonaires couvrent 95 % de la surface alvéolaire. Ce sont de grandes cellules épithéliales aplaties, pauvres en organites et

en réticulum qui forment un revêtement continu sur la paroi alvéolaire avec, par endroits quelques pneumocytes de type II granuleux, cuboïdes.
La paroi des alvéoles contient également :
- des macrophages alvéolaires qui ont une fonction phagocytaire permettant d'éliminer les particules de poussière et autres déchets contenus dans les espaces alvéolaires ;
- des monocytes, à l'origine des macrophages ;
- des fibroblastes qui produisent les fibres réticulées et les fibres élastiques des parois ;
- quelques mastocytes susceptibles d'intervenir dans des réactions allergiques.

Autour des alvéoles, on trouve un réseau très dense de capillaires.

b) Films de fluide et de surfactant

La surface de l'épithélium alvéolaire est entièrement recouverte par une couche mince de liquide qui crée en soi une tension de surface élevée liée à la force d'attraction des molécules d'eau entre elles. Cette tension tend à collaber les alvéoles.
Le surfactant recouvre le liquide et forme un film de surface à l'interface liquide/air. C'est un véritable détergent, un mélange complexe de substances tensioactives comprenant 85 % de phospholipides (principalement de la phosphatidylcholine) et des protéines (surfactant protein A, B, C et D). Il est synthétisé par les pneumocytes II et joue un rôle très important en diminuant la tension de surface dans les alvéoles, évitant qu'ils ne se collabent en fin d'expiration, en permettant la coexistence d'alvéoles de tailles différentes, en permettant au poumon de rester sec et en assurant une activité antibactérienne.

c) Distensibilité pulmonaire

Chaque alvéole est distensible, s'étirant pendant l'inspiration puis se rétractant pendant l'expiration, mais ne se collabant jamais en raison du surfactant.
Les alvéoles des bases pulmonaires sont moins distendus que les alvéoles du sommet chez le sujet assis ou debout, en raison des variations de la pression pleurale avec la hauteur. Donc les alvéoles des bases pulmonaires bénéficient d'une ventilation supérieure à celles des alvéoles des sommets des poumons.

5. Barrière alvéolo-capillaire

C'est cette structure qui permet les échanges de gaz entre l'air de l'alvéole et le sang du capillaire. C'est donc la membrane respiratoire. Elle est constituée par plusieurs couches que les gaz vont devoir traverser :

- *pour l'épithélium* :
  - un film tensioactif de surfactant en surface,
  - un film liquidien ultra-mince et qui doit le rester,
  - une couche de pneumocytes I et II correspondant à la paroi épithéliale alvéolaire,
  - la membrane basale épithéliale sous la paroi alvéolaire ;
- *pour l'endothélium* :
  - la membrane basale capillaire,
  - une couche de cellules endothéliales du capillaire.

L'ensemble a une épaisseur d'environ 0,4 à 0,5 µm ce qui va permettre une diffusion très rapide des gaz. La surface totale d'échange est très grande, environ 70 à 100 m^2.

II. Circulation du sang dans les poumons

Il existe deux systèmes différents :
- un système d'oxygénation du sang ;
- un système nourricier.

A. Système d'oxygénation du sang

1. Circuit du sang

Le sang désoxygéné est conduit aux poumons par les deux artères pulmonaires, droite et gauche, qui naissent à partir du tronc pulmonaire issu du ventricule droit. Chaque artère se ramifie et les ramifications suivent les bronches, puis les bronchioles et les lobules pour donner un réseau de capillaires en contact étroit avec la face externe des cellules épithéliales. Le diamètre des capillaires est très faible puisqu'ils ne laissent passer les globules rouges qu'un à un, facilitant beaucoup la diffusion des gaz. Au niveau des alvéoles, le sang s'oxygène ; il est collecté dans les veinules pulmonaires qui cheminent à la périphérie de chaque lobule, pour former les quatre veines pulmonaires. Elles font retour dans l'oreillette gauche.
Le volume de sang contenu dans la circulation pulmonaire est faible (500 mL) dont 75 mL contenus dans les capillaires, ce qui correspond au volume d'une éjection systolique.

2. Particularités des vaisseaux pulmonaires

C'est la seule circulation d'organe qui voit transiter la totalité du débit cardiaque. C'est une circulation à basse pression : 15 mm Hg à l'entrée comme pression dans l'artère pulmonaire et 5 mm Hg à la sortie comme pression dans l'oreillette gauche. Il existe donc une très faible résistance pulmonaire, car le tonus vasculaire de base est faible à cause de l'état de relaxation des cellules musculaires lisses et il n'existe pas de sphincter précapillaire.
La résistance vasculaire pulmonaire déjà faible au repos peut diminuer encore lorsque le débit cardiaque s'élève, par exemple pendant l'exercice musculaire, en raison du recrutement des zones des sommets des poumons qui ne sont pas perfusées au repos et le deviennent alors, ce qui revient à dire que la distribution du sang au sein d'un poumon est hétérogène.
La circulation pulmonaire est la seule circulation d'organe capable de réagir à une hypoxie par une vasoconstriction. Le stimulus semble être la pO_2 du gaz alvéolaire (< 60 mm Hg). Cette réponse est un mécanisme d'auto-adaptation.

B. Système nourricier

Il est indispensable pour nourrir et oxygéner le tissu pulmonaire. Le sang est apporté par les artères bronchiques nées de l'aorte thoracique descendante. Il quitte les poumons après avoir perdu son O_2, une partie importante retournant au cœur par les veines pulmonaires et une partie étant drainée par les veines du système azygos.

Ainsi, le sang oxygéné qui arrive dans l'oreillette gauche est un peu dilué par du sang désoxygéné. Ce shunt physiologique explique que le sang dans la circulation générale contient moins d'O_2/100 mL que le sang équilibré avec l'air alvéolaire.

III. Physiologie de la respiration

A. Ventilation pulmonaire

1. Mouvements respiratoires *(fig. 1)*

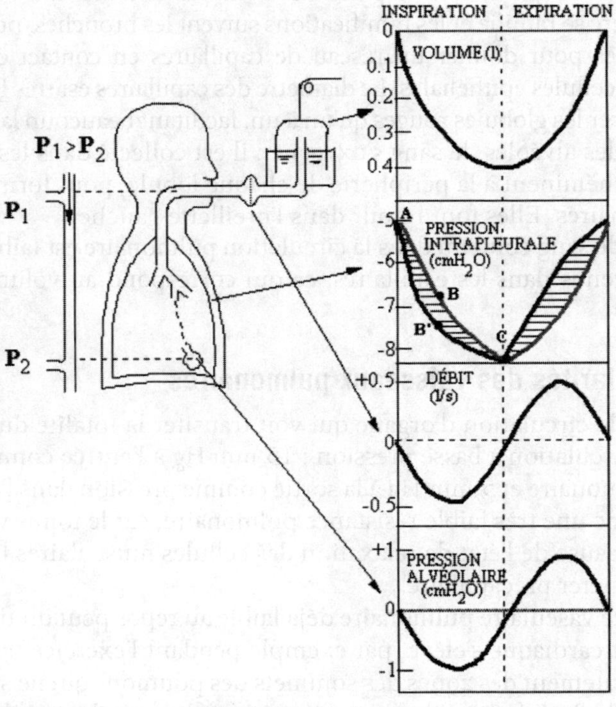

La pression atmosphérique est supposée égale à zéro, il en résulte que pendant l'inspiration la pression alvéolaire est négative et que, pendant l'expiration, elle est positive. Pour atteindre ces pressions, le volume pulmonaire augmente lors de l'inspiration et diminue lors de l'expiration. La pression intrapleurale est inférieure à la pression atmosphérique. Après inspiration d'un volume courant, la valeur de cette dépression atteint 8 cm d'eau (C), à la fin d'une expiration normale, elle est d'environ 5 cm d'eau (A). Dans le cas d'une respiration théorique avec palier d'équilibre de pression entre les alvéoles et la bouche, la pression intrapleurale suit la ligne ABC. L'action des résistances aériennes au cours de la respiration dynamique normale se traduit par le passage de B à B'.

Figure 1. Évolution des pressions intrapleurales et alvéolaires pendant le cycle respiratoire

Le moteur des échanges gazeux entre les alvéoles et l'air ambiant, donc le moteur de la ventilation, est constitué par les différences de pression qui existent entre ces deux milieux. Lors de l'inspiration, la pression dans les alvéoles doit être inférieure à la pression (atmosphérique) de l'air ambiant ; lors de l'expiration, c'est l'inverse qui doit se produire. Si l'on suppose que la pression atmosphérique est égale à zéro, il s'ensuit que pendant l'inspiration, la pression alvéolaire est négative et que, pendant l'expiration, elle est positive. Pour atteindre ces pressions, le volume pulmonaire doit augmenter lors de l'inspiration et diminuer lors de l'expiration. Ceci est assuré, d'une part, directement grâce aux mouvements du diaphragme et, d'autre part, indirectement grâce aux autres muscles respiratoires qui agissent sur la cage thoracique.

L'inspiration normale est un processus actif qui repose sur la contraction des principaux muscles inspiratoires : avant tout le diaphragme mais aussi les muscles intercostaux externes qui vont créer une dépression importante en se contractant. Lorsque le diaphragme se contracte, il s'aplatit en refoulant les viscères vers le bas, ce qui augmente le diamètre vertical de la cavité thoracique et est responsable de 75 % du déplacement de l'air. Simultanément à la contraction du diaphragme, la contraction des muscles intercostaux externes soulève les côtes, poussant le sternum vers l'avant et augmentant le diamètre antéro-postérieur de la cage thoracique.

L'inspiration forcée nécessite la contraction des muscles inspiratoires accessoires afin d'augmenter au maximum le volume de la cavité thoracique. Ce sont les muscles sterno-cléido-mastoïdiens, les muscles scalènes et le petit pectoral.

Les mécanismes intervenant au cours de l'expiration normale sont entièrement passifs. En effet l'inspiration a placé les structures élastiques pulmonaires au-dessus du point d'équilibre. Elles vont retourner spontanément à leur position d'équilibre. Et l'expiration débute par le relâchement des muscles inspiratoires, ce qui entraîne un abaissement des côtes pour les muscles intercostaux externes et une élévation du dôme pour le diaphragme.

L'expiration forcée est en revanche un processus actif qui a pour but de faire passer le volume pulmonaire en dessous de son point d'équilibre. Interviennent alors :

- la contraction des muscles abdominaux qui, en se contractant, déplacent les côtes inférieures vers le bas et compriment les viscères abdominaux, élevant le diaphragme ;
- la contraction des muscles intercostaux internes qui tirent les côtes vers le bas.

Pour que les mouvements du diaphragme et de la cage thoracique puissent être utilisés pour la ventilation, il faut que les poumons suivent ces mouvements, grâce à la plèvre qui solidarise les deux structures. On peut noter que la pression intrapleurale qui est négative par rapport à la pression alvéolaire évolue pendant les mouvements respiratoires pour se négativer davantage pendant l'inspiration et, au contraire, revenir à des valeurs moins négatives pendant l'expiration.

2. Fréquence respiratoire

La fréquence normale est de 16 à 18 battements/min chez l'adulte. Elle est plus lente au repos complet (12 battements/min). Cette fréquence de base est très sensible aux émotions.

Elle est beaucoup plus rapide chez l'enfant : 50 à la naissance et encore de 25 à 5 ans.

La fréquence normale est l'eupnée, une fréquence accélérée, une polypnée, ralentie une bradypnée, arrêtée une apnée. Lorsque la respiration est difficile et irrégulière, on parle de dyspnée.

3. Volumes et capacités pulmonaires (fig. 2)

La mesure des volumes d'air ou spirométrie est réalisée avec un spiromètre.

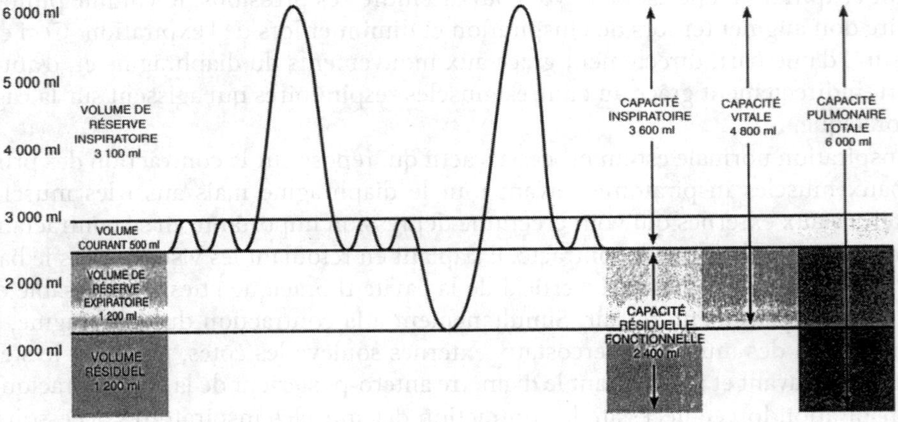

Figure 2. Volumes et capacités pulmonaires

a) Volumes pulmonaires

• *Le volume courant* est d'environ 500 mL.

C'est le volume d'air qui pénètre dans les voies respiratoires à chaque inspiration pendant la respiration normale. Le même volume est expiré. Sur ces 500 mL, 350 mL atteignent les alvéoles et 150 mL restent donc dans les conduits (nez, pharynx, larynx, trachée, bronches, bronchioles) et correspondent à l'espace mort anatomique.

• La ventilation-minute.

C'est le volume d'air qui pénètre dans les poumons en 1 minute = vol. courant × fréquence respiratoire. Au repos, il est donc de 500 × 16 = 8 000 mL/min.

• *Le volume de réserve inspiratoire* est d'environ 3 000 mL.

C'est le volume d'air complémentaire que l'on peut inspirer en plus du volume courant pendant une inspiration forcée. Ce volume est plus faible chez les femmes que chez les hommes. Il est plus grand si l'inspiration forcée suit une expiration forcée.

• *Le volume de réserve expiratoire* est d'environ 1 200 mL.

C'est le volume d'air supplémentaire que l'on peut expirer après une inspiration normale lorsqu'on réalise une expiration forcée, volume en plus des 500 mL du volume courant.

• *Le volume résiduel* est d'environ 1 200 mL.

C'est le volume d'air qui reste dans les poumons, même après une expiration forcée. Cela correspond à l'air retenu dans les alvéoles et l'air contenu dans les voies respiratoires (espace mort).

• Le volume expiratoire maximum seconde ou VEMS.

Le VEMS correspond au volume d'air expulsé au cours de la première seconde qui suit une inspiration forcée. Il explore la conduction aérienne de la trachée et des grosses bronches et reflète la résistance bronchique.

• Le rapport de Tiffeneau.
Le rapport VEMS/CV, ou coefficient de Tiffeneau, est égal à 80 % à 20 ans. Il permet de faire la différence entre :
- un trouble respiratoire restrictif (rigidités ou déformations thoraciques, tuberculose pulmonaire...) : diminution parallèle du VEMS et de la CV, donc le rapport de Tiffeneau demeure constant ;
- un trouble respiratoire obstructif (obstacle à l'écoulement de l'air par spasme ou compression des voies aériennes) : diminution du VEMS avec CV normale, ce qui entraîne une diminution du rapport de Tiffeneau.

• Le débit expiratoire de pointe DEP ou peak flow.
Le DEP mesure le plus grand débit instantané en expiration forcée. Sa mesure permet de quantifier de façon pratique la gravité d'une crise d'asthme.
Le débit de pointe est « effort-dépendant ». Plus le patient souffle fort, plus le DEP est élevé, ceci jusqu'à son débit maximal. Si l'on effectue une expiration sans « trop forcer » pendant une seconde, on obtient un DEP abaissé alors que le VEMS, qui est moins « effort dépendant », est peu modifié. En effet, le VEMS est un débit établi en une seconde alors que le DEP est un débit instantané.
Pour conclure, le DEP est moins sensible que le VEMS pour détecter l'obstruction des voies aériennes, bien que pour une forte augmentation des résistances bronchiques, le DEP soit un bon index d'appréciation du calibre bronchique. Dans les services d'accueil des urgences, il est préférable de mesurer le VEMS plutôt que le DEP, puisque le VEMS est moins effort-dépendant et plus reproductible, et permet donc d'évaluer avec plus de sûreté l'efficacité d'un traitement.

b) Capacités pulmonaires

• La capacité inspiratoire
Volume courant + volume de réserve inspiratoire = 3 600 mL.

• La capacité résiduelle fonctionnelle
Volume résiduel + volume de réserve expiratoire = 2 400 mL.

• La capacité vitale
Volume de réserve inspiratoire + volume courant + volume de réserve expiratoire = 4 800 mL.
C'est le volume d'air expiré par expiration forcée après une inspiration forcée. En d'autres termes, c'est le volume maximum qu'un sujet peut mobiliser volontairement au cours d'un seul mouvement ventilatoire.

• La capacité pulmonaire totale
C'est la somme de tous les volumes = 6 000 mL.

B. Échanges gazeux

Ils ont lieu dans les poumons (respiration externe) et dans les tissus (respiration interne). Dans les deux cas, les gaz respiratoires, O_2 et CO_2, diffusent de la pression la plus élevée à la pression la moins élevée. Chaque gaz dans un mélange exerce sa propre pression indépendamment des autres et diffuse selon sa pression partielle.

1. Composition de l'air et du sang

La composition de l'air varie selon qu'il s'agit de l'air atmosphérique inspiré, de l'air alvéolaire ou de l'air expiré (*tab. 1*).

Tableau 1. Composition de l'air (%)

	Air inspiré Air atmosphérique	Air alvéolaire	Air expiré
Teneur en O_2	21	14	16 à 17,5
Teneur en CO_2	0,04	5,5	3,5 à 4,5
Vapeur H_2O	Variable	Saturation	Saturation
Teneur en N_2	79	80,5	79,5

La composition de l'air atmosphérique ne change pas avec l'altitude. L'air expiré est un mélange entre l'air alvéolaire et l'air inspiré.

Tableau 2. Pressions partielles (mm Hg) dans l'air et le sang

	Air atmosphérique	Air alvéolaire	Sang désoxygéné	Sang oxygéné	Tissu au repos
pO_2	160	100	40	95	40
pCO_2	0,3	40	45	40	45
pN_2	573	573	573	573	573
pH_2O	47	47	47	47	47

Remarque : mm Hg × 0,13 = kPa.

Si l'on considère la pression atmosphérique au niveau de la mer à 760 mm Hg ou 100 kPa, on peut facilement calculer les pressions partielles de chaque gaz, que l'on peut ensuite comparer aux pressions des mêmes gaz dans le sang et les tissus (*tab. 2*), sachant que :
Pression partielle mm Hg = (pression totale – 47) × fraction.

2. Respiration externe, pulmonaire

C'est l'échange d'O_2 et de CO_2 entre les alvéoles et les capillaires pulmonaires. Elle entraîne la transformation du sang désoxygéné, pauvre en O_2, en provenance du ventricule droit, *via* l'artère pulmonaire en sang oxygéné, saturé en O_2 qui va retourner au cœur *via* les veines pulmonaires.

a) Modifications de pression des gaz

Pendant l'inspiration, l'air atmosphérique contenant de l'O_2 pénètre dans les alvéoles. Le sang désoxygéné est dans les capillaires situés autour des alvéoles.
La pO_2 de l'air alvéolaire est de 100 mm Hg et celle du sang pénétrant dans les capillaires est de 40 mm Hg au repos ; O_2 diffuse des alvéoles vers le sang jusqu'à ce que l'équilibre soit atteint, donc jusqu'à une pO_2 de 100 mm Hg.

Pendant que O_2 diffuse des alvéoles vers le sang, CO_2 diffuse à l'opposé du sang où la pCO_2 est de 45 mm Hg jusque dans les alvéoles où elle est de 40 mm Hg. Cette diffusion s'effectue jusqu'à ce que l'équilibre soit atteint, c'est-à-dire une pCO_2 du sang à 40 mm Hg. Puis le CO_2 qui a diffusé est éliminé dans l'air pendant l'expiration.
Ainsi, la pO_2 et la pCO_2 du sang réoxygéné qui quitte les poumons sont presque égales à celles de l'air alvéolaire (pCO_2 de 40 et pO_2 de 95 mm Hg en raison du shunt physiologique).

b) Temps de contact

Le temps de contact du sang avec la surface d'échange est de 0,75 s. Les processus d'échange doivent donc être rapides : il y a d'abord passage à travers la membrane alvéolo-capillaire qui est proportionnel à la solubilité du gaz et ensuite diffusion et fixation dans le sang au niveau des hématies qui est alors inversement proportionnel à la solubilité du gaz.
Les transferts d'O_2 et de CO_2 se font finalement dans le même temps, même si CO_2 est 25 fois plus diffusible qu'O_2. Il faut 0,2 à 0,3 s pour que l'équilibre d'O_2 soit atteint, correspondant au tiers du trajet capillaire. En d'autres termes, il existe une grande réserve diffusionnelle. Ceci peut être mis à profit au cours d'un exercice physique important.

c) Facteurs de modification des échanges gazeux dans les poumons

■ *Différence de pression partielle*

Dès que la pO_2 de l'air est supérieure à celle du sang, O_2 diffuse des alvéoles dans le sang et ceci proportionnellement à la variation ΔpO_2. Avec l'altitude, la pO_2 diminue, la pO_2 alvéolaire diminue et moins d'O_2 diffuse. C'est la pression atmosphérique qui varie.
Par exemple, au niveau de la mer :
pO_2 = 160 mm Hg ; à 3 000 m : pO_2 = 110 mm Hg et à 6 000 m : pO_2 = 73 mm Hg.
Cela correspond au mal d'altitude ou mal des montagnes. Un faible taux d'O_2 dans le sang se traduit par un essoufflement, des migraines, de la fatigue, de l'insomnie, des nausées et des étourdissements.

■ *Surface d'échange disponible*

La surface totale est d'environ 70 m^2. On observe une diminution de la respiration pulmonaire dans toutes les affections pulmonaires où existe une diminution de la surface fonctionnelle disponible, par exemple l'emphysème au cours duquel on observe une désintégration des parois des alvéoles, diminuant la surface d'échange.

■ *Distance de diffusion*

L'épaisseur totale de la membrane alvéolo-capillaire est de 0,5 µm. Toute augmentation de cette épaisseur diminue le taux de diffusion. De même, l'accumulation de liquide (ex. : œdème des poumons) diminue le taux des échanges gazeux en augmentant la distance.

■ *Fréquence et amplitude des mouvements respiratoires*

Lorsque la fréquence respiratoire est trop rapide, l'amplitude des mouvements est faible, le volume d'air qui atteint les alvéoles est très faible et l'oxygénation du sang diminue.

3. Respiration interne, tissulaire entre les capillaires et les cellules

Le sang oxygéné dans les poumons retourne au cœur, puis il est distribué aux tissus *via* le système artériel et les capillaires périphériques.
La respiration interne est l'échange d'O_2 et de CO_2 entre les capillaires sanguins et les cellules, entraînant la désoxygénation du sang et l'augmentation de sa teneur en CO_2.
La pO_2 du sang oxygéné contenu dans les capillaires tissulaires est de 95 mm Hg alors que la pO_2 des tissus au repos est de 40. Il y a donc diffusion d'O_2 dans le liquide interstitiel puis dans les cellules jusqu'à ce que l'équilibre soit atteint. La pO_2 du sang est alors de 40 mm Hg, ce qui correspond au sang désoxygéné en période de repos.
L'O_2 qui diffuse dans les tissus est l'O_2 dissous dans le plasma. Il provient de l'hémoglobine oxygénée (HbO_2) qui cède son O_2 au fur et à mesure que ce dernier diffuse dans les tissus. Finalement, seuls 25 % d'O_2 disponible dans le sang oxygéné pénètre dans les cellules des tissus, couvrant les besoins au repos. Cela signifie aussi que le sang désoxygéné contient encore beaucoup d'O_2. Pendant les exercices physiques, un volume accru d'O_2 pourra diffuser vers les cellules et couvrir les besoins alors accrus de l'organisme.
Pendant que l'O_2 diffuse dans un sens, le CO_2 diffuse dans l'autre sens. En effet, la pCO_2 moyenne des cellules est de 45 mm Hg alors que la pCO_2 du sang oxygéné est de 40 mm Hg, donc CO_2 diffuse des tissus vers le sang jusqu'à ce que l'équilibre soit atteint (45 mm Hg). Elle correspond à la pCO_2 du sang désoxygéné dans les capillaires tissulaires. Ce sang désoxygéné retourne au cœur, puis dans les capillaires pulmonaires où le CO_2 pourra être éliminé dans l'air et le sang pourra se réoxygéner.

C. Transport des gaz O_2 et CO_2 dans le sang

La capacité d'un gaz de rester en solution dépend de sa pression partielle et de son coefficient de solubilité : 0,57 pour le CO_2, 0,024 pour l'O_2 et 0,012 pour le N_2.

1. Transport de l'oxygène

a) Formes de transport

L'oxygène étant peu soluble dans l'eau, seule une très faible quantité (1,5 %) est transportée à l'état dissous dans le plasma. Le volume dissous n'est fonction que de la pression partielle en O_2. Les 98,5 % restant sont transportés sous une forme combinée avec l'Hb dans les globules rouges.
Ainsi, dans 100 mL de sang artériel oxygéné on trouve 20 mL d'O_2 répartis en 0,3 mL d'O_2 dissous dans le plasma et 19,7 mL fixés à Hb sous forme d'HbO_2 (1 g d'Hb fixe 1,34 mL d'O_2).
Dans 100 mL de sang veineux, on a seulement 15 mL d'O_2. La différence artério-veineuse est donc de 5 mL d'O_2 pour 100 mL de sang.
D'un point de vue physiologique, la forme la plus importante est l'O_2 dissous car lui seul peut diffuser des capillaires dans les tissus pour y apporter l'O_2 immédiatement utilisable. Cette forme est responsable de la pression partielle d'O_2 ou pO_2 du sang. Cette partie de l'O_2 se libère à partir de la forme de réserve que constitue HbO_2.

b) Courbe de dissociation de HbO_2 (*fig.* 3)

C'est la courbe de Barcroft. Elle traduit le degré de saturation de l'Hb en O_2 en fonction de la pO_2 du sang.

On observe que plus la pO_2 s'élève, plus le degré de saturation de l'Hb en O_2 est élevé. Le pourcentage de saturation de l'Hb est le pourcentage de HbO_2 dans l'hémoglobine totale. Ce mode d'expression ne tient pas compte du taux d'Hb et présente l'intérêt d'être utilisable dans les anémies. L'allure particulière de la courbe, une sigmoïde, a des conséquences importantes :

- le point artériel a une pO_2 de 100 mm Hg et une saturation à 98 %. En ce point, d'importantes variations de la pO_2 sont possibles sans que la saturation ne varie beaucoup. La ventilation alvéolaire peut ainsi varier dans des proportions importantes sans affecter la saturation en O_2.
- le point veineux a une pO_2 de 40 mm Hg et une saturation à 75 %. En ce point, de petites variations de la pO_2 entraînent de grandes variations de la saturation O_2. Ceci favorise le fonctionnement musculaire. La moindre diminution de pO_2 libère une quantité importante d'O_2.

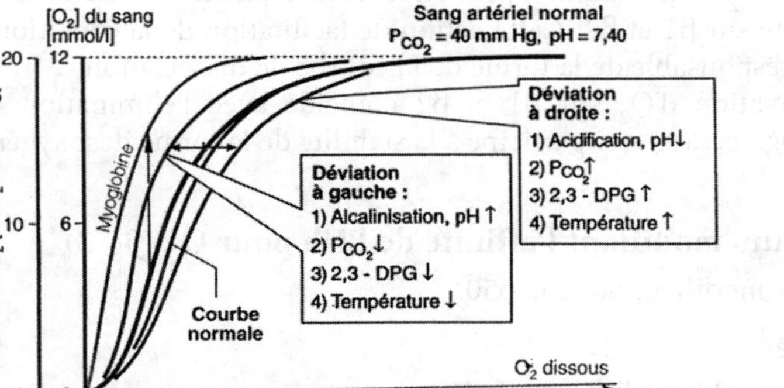

Figure 3. Déviations de la courbe de saturation de l'hémoglobine

Ceci signifie qu'au repos, pour le fonctionnement des tissus, seuls 25 % (98 – 75) de l'O_2 disponibles dans l'HbO_2 se séparent de Hb. Lorsque les besoins tissulaires en O_2 sont accrus, par exemple dans l'exercice physique intense, la pO_2 est plus basse (20 mm Hg) libérant de très grandes quantités d'O_2 à partir d'HbO_2. Il existe donc une libération supplémentaire d'O_2 directement disponible en fonction des besoins.

c) Définition de l'affinité de Hb pour l'O_2

L'allure sigmoïde de la courbe de dissociation signifie que l'affinité de l'Hb vis-à-vis de l'O_2 varie en fonction de la pO_2. On peut caractériser cette courbe par la p50, c'est-à-dire la pression partielle d'O_2 nécessaire pour saturer 50 % de l'hémoglobine. Dans les conditions standards, à un pH de 7,40 pour une pCO_2 de 40 mm Hg et une température de 37 °C, la p50 est de 27 mm Hg.

La p50 diminue lorsque l'affinité de l'Hb augmente et la courbe est déviée à gauche. À l'opposé, la p50 augmente lorsque l'affinité de Hb diminue et la courbe est déviée à droite.

d) Structure et stéréochimie de l'hémoglobine

Chez l'adulte, l'HbA se présente comme un tétraèdre formé de 4 sous-unités, 2α (α1 et α2 ; chaîne polypeptidique de 141 acides aminés) et 2β (β1 et β2 ; chaîne polypeptidique de 146 acides aminés formant la globine).
Ces chaînes ont une conformation hélicoïdale qui aménage une poche à la surface de la molécule, dans laquelle se loge l'hème, composé d'un atome de Fer ferreux et d'un noyau porphyrique. L'atome de fer est relié aux 4 atomes d'azote du noyau porphyrique, à un azote d'une histidine de la globine et à O_2.
En absence d'O_2, les 4 sous-unités sont reliées entre elles par des ponts salins et l'affinité de Hb pour O_2 est nulle. C'est la forme stable de l'Hb.
Lorsqu'une molécule d'O_2 se fixe sur le fer de l'Hb, il y a rupture des ponts salins. La fixation de la première molécule d'O_2 sur α1 est difficile, mais sa fixation entraîne après rupture des premiers ponts salins une accessibilité beaucoup plus grande pour O_2 et une fixation plus aisée de la deuxième molécule d'O_2 sur α2, et ainsi de suite sur β1 et β2. Cette action de facilitation de la captation ou du rejet de l'O_2 est responsable de la forme de la courbe de dissociation.
Enfin, la fixation d'O_2 sur β1 et β2 coïncide avec l'élimination du 2,3-DPG (diphosphoglycérate) qui participe à la stabilité de la forme désoxygénée veineuse de l'Hb.

e) Facteurs modifiant l'affinité de l'Hb pour O_2 (*fig. 3*)

Ces facteurs modifient donc la p50.

■ *Acidité*

Les ions H^+ modifient l'affinité de Hb pour O_2 en agissant sur les ponts salins qui relient les différentes unités entre elles. Donc, en milieu acide, lorsque le pH diminue, l'affinité de Hb pour O_2 diminue et pour une même pO_2, l'Hb libère davantage d'O_2. C'est l'effet Bohr, qui joue un rôle très important au niveau tissulaire en facilitant la libération d'O_2 utilisable par les tissus puisque le pH est localement plus bas.

■ *pCO_2*

Le CO_2 peut se fixer directement sur Hb en s'associant à des groupes aminés terminaux non chargés de la globine. Après fixation de CO_2, l'Hb a une affinité plus faible pour l'O_2, elle libère davantage d'O2 pour une même pO_2.
De plus, une augmentation de pCO_2 va entraîner une augmentation des ions H^+ et une diminution du pH. On a une potentialisation de ces deux facteurs au niveau des tissus où le sang récupère du CO_2 (augmentation de pCO_2) qui va être converti localement dans les globules rouges en HCO_3^- et H^+ avec diminution du pH.

■ *Température*

Lorsque la température augmente, l'affinité de Hb pour l'O_2 diminue avec libération d'une plus grande quantité d'O_2 pour une même pO_2. Or les tissus en activité libèrent de la chaleur, contribuant à libérer plus d'O_2 à partir de l'HbO_2 pour une même pO_2.

■ ***2,3 diphosphoglycérate***

Le 2,3-DPG, formé pendant la glycolyse cellulaire, s'accumule dans le globule rouge. Il sert de trait d'union entre les chaînes β1 et β 2 de la globine. Lorsque le taux de 2,3-DPG intra-érythrocytaire augmente, la quantité d'O_2 fixée sur Hb est plus faible. L'acidose inhibe la production de 2,3-DPG, alors que l'alcalose la stimule, correspondant à une augmentation et une diminution de l'O_2 libéré. L'action du 2,3-DPG est lente (6 à 8 h) et ne s'accompagne d'une réelle déviation vers la droite ou la gauche de la courbe de Barcroft que dans les situations chroniques.
En conclusion, on doit retenir qu'au niveau des tissus, la diminution du pH, l'augmentation de la pCO_2 et l'augmentation de la température favorisent tous la libération d'O_2 dont les tissus ont besoin. Dans les poumons, le phénomène est inverse et facilite la fixation de l'O_2 sur Hb.

f) Cas particuliers

La myoglobine, contenue dans les muscles, a une affinité beaucoup plus grande pour l'O_2 que Hb et donc une p50 plus faible, facilitant la diffusion de O_2 du sang vers les tissus. La myoglobine ne libère O_2 que lorsque la pO_2 est très faible (*fig.* 3). Ainsi, il existe une réserve musculaire d'O_2 utilisable lorsque la libération d'O_2 par Hb devient insuffisante pour couvrir les besoins tissulaires.
L'Hb fœtale a une affinité plus grande pour O_2 car elle contient moins de 2,3-DPG. Avec une pO_2 faible, elle est capable d'assurer un transport supplémentaire d'O_2, d'environ 30 %. Ceci est important car la saturation en O_2 du sang maternel dans le placenta est faible. Cette disposition permet malgré tout le passage d'O_2 chez le fœtus.
Certaines Hb pathologiques ont une affinité différente pour O_2 de celle de l'HbA normale de l'adulte et peuvent être à l'origine d'hypoxie tissulaire (par exemple, l'HbS).

2. Transport du gaz carbonique

a) Formes de transport du CO_2 dans le sang

Dans les conditions normales au repos, 100 mL de sang contiennent environ 50 mL de CO_2 transportés sous trois formes : 5 % à l'état dissous, 5 % à l'état carbaminé et 90 % sous forme de bicarbonates.

- *Le CO_2 dissous ou pCO_2* est le CO_2 qui diffuse en fonction des différences de pression au niveau des tissus et des poumons. La pCO_2 du sang artériel est en équilibre avec celle du gaz alvéolaire tandis que la pCO_2 du sang veineux l'est avec celle des tissus. Les mouvements de CO_2 sont liés aux différences de pression tant au niveau pulmonaire que tissulaire.
- *La carbhémoglobine* résulte de la liaison carbaminique du CO_2 avec des groupes aminés terminaux non chargés de la globine selon l'équation :

$$HbNH_2 + CO_2 \rightleftarrows HbNH\text{-}COOH$$

Le CO_2 se fixe directement sur Hb et de façon linéaire en fonction de la pCO_2.

- *Les bicarbonates* représentent la forme de transport du CO_2 quantitativement la plus importante. Même si les bicarbonates sont essentiellement présents dans le plasma, le globule rouge élabore les bicarbonates et de ce fait joue un rôle clé. Les différentes étapes de la formation des bicarbonates, représentées sur la *figure 4*, sont donc :

– une diffusion du CO_2 dans le plasma depuis les tissus où la pCO_2 est plus élevée que dans le plasma ;
– une petite partie est hydratée dans le plasma par une réaction très lente, la majeure partie diffuse dans les hématies où une fraction faible se lie directement avec les groupes aminés de l'Hb pour former des complexes carbaminés. Et cette réaction est plus importante lorsque Hb n'est pas oxygénée ;
– dans les hématies, la majeure partie du CO_2 subit une hydratation rapide, grâce à la présence d'une anhydrase carbonique. Il y a formation d'acide carbonique H_2CO_3 qui se dissocie spontanément en HCO_3^- et H^+ ;
– les ions HCO_3^- migrent hors des hématies vers le plasma selon le gradient de concentration hématies/plasma. En contrepartie, on observe un mouvement inverse de Cl^-, qui compense la sortie des bicarbonates et maintient l'équilibre ionique (effet Hamburger). Il n'existe aucun mouvement concomitant des ions Na^+, K^+ ou H^+ car la membrane des hématies n'est pas perméable à ces ions.

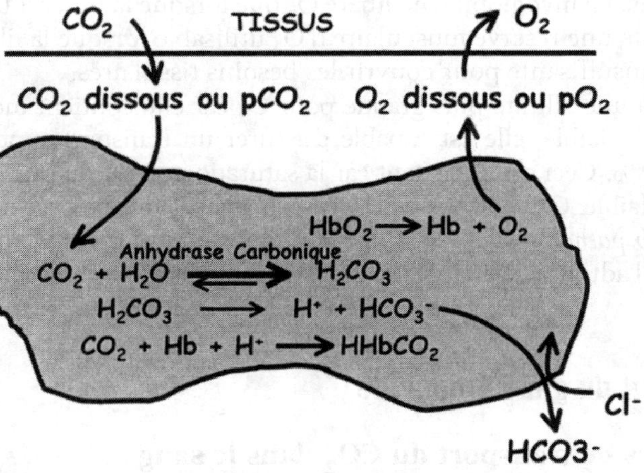

Figure 4. Formation des bicarbonates dans les hématies

b) Rôle de Hb au cours de la formation des bicarbonates

L'hémoglobine joue un rôle essentiel dans le maintien du pH intra-érythrocytaire. Au niveau des tissus, l'Hb accepte d'autant mieux de récupérer les ions H^+ générés par la dissociation de H_2CO_3 qu'elle perd simultanément son O_2. Dans les tissus, la transformation de HbO_2 en Hb permet de fixer 0,7 mmol d'ions H^+ et dans les poumons ces 0,7 mmol d'ions H^+ sont libérés.

Lorsque le quotient respiratoire (QR) est de 0,7, c'est-à-dire lorsque 0,7 mmol de CO_2 est rejeté pour 1 mmol d'O_2 captée, la totalité du CO_2 est transportée sans aucune variation du pH. En réalité, la production du CO_2, de 4 mL/100 mL de sang (différence artério-veineuse du CO_2 total), et la consommation d'O_2, de 5 mL/100 mL de sang (différence artério-veineuse de O_2 total), permettent d'établir que le QR chez le sujet normal au repos est de 0,8. De ce fait, la totalité des ions H^+ générés au niveau tissulaire par la respiration n'est pas tamponnée par l'Hb et il existe une faible différence de pH entre le sang artériel et veineux.

c) Effet Haldane

On peut schématiquement retenir que l'effet Haldane est l'homologue pour le CO_2 de l'effet Bohr pour l'O_2.
Il correspond au fait que, pour une même pression partielle de CO_2, la quantité de CO_2 transportée est supérieure lorsque l'Hb est réduite, donc dans le sang veineux.
Dans les poumons, l'oxygénation de l'Hb facilite la dissociation de $HbCO_2$ et le passage de CO_2 dans l'air alvéolaire pour être éliminé.
Dans les tissus, c'est l'inverse. La libération de O_2 entraîne la formation d'Hb réduite qui fixe bien plus facilement le CO_2 et permet de transporter plus de CO_2.

IV. Régulation de la respiration

Le système de contrôle de la ventilation est complexe. Il est capable de modifier la ventilation en fonction des besoins métaboliques de l'organisme, en maintenant les gaz du sang artériel, c'est-à-dire la pCO_2 et la pO_2 dans des limites très étroites au cours de la plupart des circonstances physiologiques.
Ce système comprend des centres doués d'auto-rythmicité localisés dans le tronc cérébral qui commandent les muscles respiratoires et donc la mécanique ventilatoire.

A. Centres nerveux du tronc cérébral

Les centres de la ventilation spontanée, automatique sont situés dans la région bulbo-protubérantielle, du tronc cérébral. Ce sont des réseaux de neurones oscillateurs assez mal définis anatomiquement. On distingue toutefois différents centres nerveux.

1. Centres bulbaires respiratoires

Les neurones oscillateurs contrôlant la respiration sont rassemblés en deux groupes distincts. Le groupe dorsal correspond aux neurones inspiratoires situés dans le noyau du faisceau solitaire. Le groupe ventral comprend à la fois des neurones inspiratoires et des neurones expiratoires situés dans les noyaux ambigu et rétro ambigus. Le site primordial des oscillations respiratoires automatiques est lié au groupe dorsal. Les neurones sont capables spontanément de créer un rythme ventilatoire régulier et se projettent sur les motoneurones phréniques.

2. Centre pneumotaxique

Il correspond au noyau parabrachial situé au niveau du pont. Son rôle physiologique est encore mal connu. Il pourrait jouer un rôle dans le passage de l'inspiration à l'expiration.

B. Contrôle de l'activité des centres

Ces centres reçoivent de très nombreuses informations qui vont moduler l'état du système ventilatoire (fréquence respiratoire et/ou le diamètre des bronches). L'essentiel du contrôle de l'activité des centres respiratoires repose sur l'activité des chémorécepteurs.

1. Contrôle chimique de la ventilation par les chémorécepteurs

Le contrôle de la respiration implique deux types différents de chémorécepteurs :

- les chémorécepteurs centraux sensibles aux ions H^+ ;
- les chémorécepteurs périphériques sensibles à O_2, au CO_2 et aux ions H^+.

a) Chémorécepteurs centraux

Ils sont les plus importants dans le contrôle à court terme de la ventilation assurant 60 % du contrôle de la réponse ventilatoire à toute modification de la pCO_2 du sang. Ils sont situés à la surface ventrale du bulbe rachidien.

Les cellules chémosensibles baignent dans le liquide extracellulaire (LEC) dont la composition est directement influencée par celle du liquide céphalorachidien (LCR). Les chémorécepteurs répondent immédiatement à toute modification de la concentration en H^+ du LEC (absence de protéines pour tamponner les ions H^+), une augmentation des ions H^+ entraînant une hyperventilation. Le pH du LCR n'est déterminé que par la concentration en bicarbonates et par la pCO_2 selon l'équation d'Henderson-Hasselbach :

$$pH = pK + \log \frac{[\text{Bicarbonates}]}{apCO_2}$$

La réponse des chémorécepteurs centraux à une modification des bicarbonates plasmatiques n'est pas immédiate car elle fait intervenir des transporteurs de HCO_3^- au niveau de la barrière hémato-encéphalique. La modification des bicarbonates du LCR entraîne une modification du pH, modulant la ventilation. Il y a donc une compensation ventilatoire d'un trouble de l'équilibre acide/base d'origine métabolique.

En revanche, la réponse des chémorécepteurs centraux à une modification de la pCO_2 plasmatique est immédiate car le CO_2 diffuse immédiatement du sang dans le LCR. Le pH est immédiatement modifié. De faibles variations de pCO_2 entraînent ainsi de larges variations du pH du LCR.

b) Chémorécepteurs périphériques

Situés au niveau de la division des artères carotides communes et au niveau de la crosse de l'aorte, ils forment les corps (ou glomus) carotidiens et aortiques.

Ces chémorécepteurs périphériques répondent à une augmentation de la pCO_2 et à une diminution du pH du sang artériel (accumulation d'ions acides métaboliques). On estime qu'ils sont responsables de 40 % de la réponse ventilatoire au CO_2 en complément des chémorécepteurs centraux. Seul support de la sensibilité à une diminution de la pO_2 artérielle, ils sont surtout stimulés par une diminution de pO_2 inférieure à 70 mm Hg, entraînant alors une hyperventilation.

c) Réponses ventilatoires

- *Réponse au CO_2* : une augmentation de la paCO_2 stimule la ventilation tandis qu'une diminution de la paCO_2 diminue la ventilation.
- *Réponse à O_2* : la réponse ventilatoire à l'hypoxie est exclusivement le fait des corpuscules carotidiens. Elle nécessite une diminution de la paO_2 en dessous de 70 mm Hg. Toutefois, en cas d'hypoxie profonde, on observe une dépression respiratoire.
- *Réponse aux acidoses et alcaloses métaboliques* : l'acidose métabolique augmente la ventilation et l'alcalose métabolique la diminue.

2. Autres facteurs qui influencent la respiration

a) Réponses attribuables à une stimulation des récepteurs des voies respiratoires et des poumons

La stimulation des différents types de récepteurs situés tout au long des voies aériennes peut modifier la ventilation et le diamètre bronchique à travers des réflexes protecteurs :

- *les réflexes laryngo-trachéaux et la toux*. Ils résultent de la stimulation des terminaisons nerveuses du larynx, de la trachée et des grosses bronches par des particules inhalées, des gaz irritants, des sécrétions bronchiques excessives ou des corps étrangers. Ils entraînent le déclenchement de la toux et une constriction laryngée et bronchique ;
- *les réflexes des récepteurs à l'irritation*. La stimulation de ces récepteurs situés dans les bronchioles entraîne une hyperpnée, une bronchoconstriction, une contraction du larynx sans aucune toux ;
- *les récepteurs alvéolaires juxtacapillaires*. La stimulation de ces récepteurs par tout œdème pulmonaire entraîne une ventilation plus rapide et superficielle ;
- *les récepteurs pulmonaires des muscles lisses de Reissessen*. Ces mécanorécepteurs sensibles à l'étirement sont à la base du réflexe d'Héring-Breuer qui permet d'arrêter l'activité des centres inspiratoires en fin d'inspiration pour éviter toute dilatation excessive des alvéoles. Il n'a qu'une importance modeste chez l'homme.

b) Réponses attribuables au cortex

La ventilation est un acte involontaire réalisé par des muscles qui sont sous le contrôle de la volonté. De nombreuses interférences des réactions comportementales volontaires ou émotionnelles dépendent des cortex somatomoteur et limbique sur les centres bulbaires.

c) Réponses attribuables à une stimulation des propriocepteurs

Les propriocepteurs situés dans la cage thoracique informent les centres bulbaires des mouvements du système respiratoire, ne modifiant en rien le niveau de ventilation, mais permettent de définir la combinaison optimale entre le volume courant et la fréquence ventilatoire pour une ventilation totale donnée.
Les propriocepteurs des muscles, des tendons et des articulations sont impliqués dans l'augmentation de la ventilation observée en début de tout exercice musculaire.

d) Effets respiratoires d'une stimulation des barorécepteurs

Les barorécepteurs artériels sont également impliqués dans les modifications de fréquence respiratoire observées lors des modifications de pression artérielle. Ainsi, une augmentation de pression artérielle peut entraîner une hypoventilation réflexe et une diminution de pression artérielle une hyperventilation

L'essentiel de la question

La fonction principale des poumons est la respiration. Elle fait intervenir le système ventilatoire qui permet des échanges gazeux avec l'atmosphère et le système cardiovasculaire qui permet le transport de ces gaz entre les tissus et les poumons.
Le moteur des échanges gazeux entre les alvéoles et l'air ambiant, donc le moteur de la ventilation, est constitué par les différences de pression qui existent entre ces deux milieux. Lors de l'inspiration, la pression alvéolaire doit être inférieure à la pression atmosphérique ; lors de l'expiration, c'est l'inverse qui doit se produire. L'inspiration normale est active et repose sur la contraction du diaphragme et des muscles intercostaux externes. Au contraire, l'expiration normale est entièrement passive, liée à l'élasticité de la structure pulmonaire.
Les échanges gazeux entre les alvéoles et le sang permettent d'oxygéner le sang et d'éliminer le CO_2. Dans le sang, le CO_2 est surtout véhiculé sous forme de bicarbonates, mais c'est le CO_2 dissous (pCO_2) qui assure les échanges entre les tissus et le sang et entre le sang et l'air alvéolaire. En très grande majorité, O_2 est transporté sous forme combinée avec l'hémoglobine dans les hématies, mais là aussi c'est O_2 dissous (pO_2) qui assure les échanges. Au niveau des tissus, la diminution du pH, l'augmentation de la pCO_2 et l'augmentation de la température favorisent la libération d'O_2 dont les tissus ont besoin. Dans les poumons, c'est l'inverse.
La régulation de la respiration repose surtout sur l'intervention des chémorécepteurs centraux et périphériques qui vont permettre de maintenir constants les gaz du sang. D'autres stimuli centraux et périphériques, en particulier au niveau de l'ensemble de l'arbre bronchique, interviennent pour optimiser la ventilation par rapport aux besoins de l'organisme.

Pour en savoir plus

- Guénard H. Physiologie humaine, (3e éd.). Pradel, Paris, 2001.
- Ganong W.F. Physiologie médicale (19e éd.). De Boeck, Bruxelles, 2001.

Sort des xénobiotiques

D. RICHARD, pharmacien-chef, centre hospitalier Henri Laborit, faculté de pharmacie, Poitiers.

I. Principales étapes du devenir des xénobiotiques
- **A.** Absorption
- **B.** Distribution
- **C.** Métabolisme
- **D.** Élimination

II. Facteurs influençant le sort des principes actifs
- **A.** Facteurs génétiques
- **B.** Facteurs physiologiques
- **C.** Facteurs pathologiques
- **D.** Facteurs environnementaux

III. Biodisponibilité

IV. Principaux paramètres pharmacocinétiques

C'est dans les années 1960 que s'est véritablement développée l'étude du devenir des médicaments au sein de l'organisme, avec l'essor important de la pharmacologie moderne. La création par les industriels de formes galéniques innovantes (formes à libération retardée ou prolongée, formes inhalées, etc.) mais aussi la prise en compte de facteurs génétiques ou environnementaux influant le métabolisme des médicaments a souvent permis d'optimiser leur activité, d'en personnaliser la posologie, d'en réduire la toxicité : en un mot, d'améliorer leur index thérapeutique. Ce sont ces aspects qu'envisage d'une façon schématique ce chapitre.

I. Principales étapes du devenir des xénobiotiques

Les médicaments sont des produits étrangers à l'organisme (xénobiotiques). Contrairement aux métabolites physiologiques, formés pour la majorité d'entre eux en permanence et éliminés de même, ils sont administrés d'une façon plus ou moins discontinue dans le temps. L'étude de leur devenir dans l'organisme (résorption, fixation tissulaire, voies d'élimination, durée de l'action, etc.) est donc indispensable pour optimiser leur prescription.

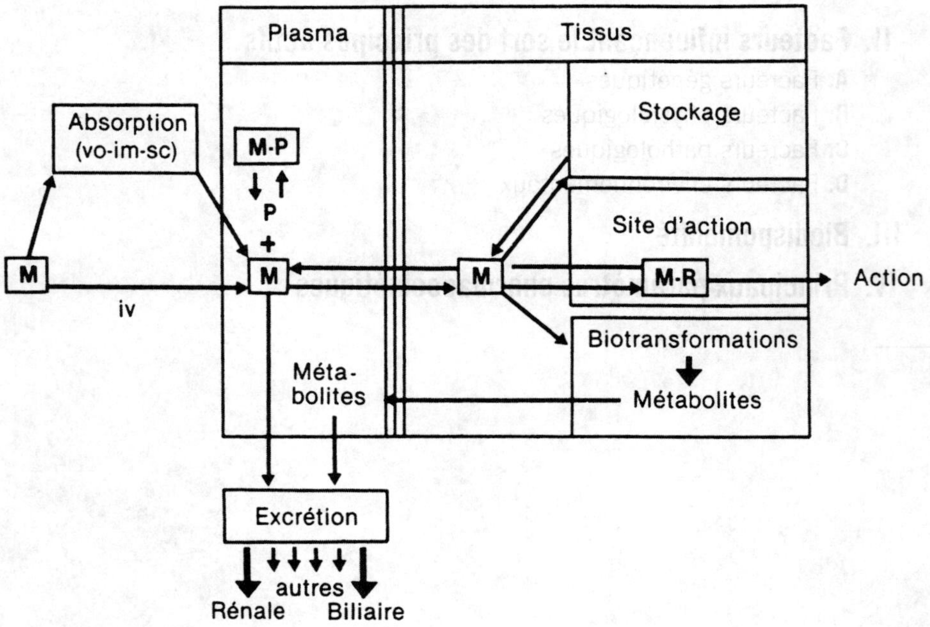

M = médicament ; P = protéines ; R = récepteurs ; vo = voie orale ; im = voie intra-musculaire ; sc = voie sous-cutanée ; iv = voie intraveineuse.

Figure 1. Représentation schématique des étapes du devenir d'un médicament dans l'organisme

A. Absorption

L'absorption est l'étape permettant au principe actif de gagner la circulation générale à partir de son site d'administration. Elle est notamment conditionnée par des propriétés physico-chimiques propres au principe actif, par la présentation galénique du produit et par des paramètres propres au patient.

1. Administration directe dans le flux sanguin

Une administration intraveineuse directe (ou intra-artérielle ce qui est bien plus rare), sous forme de « bolus », ne pose pas de problème d'absorption. Si l'équilibre entre le sang et les tissus est très rapide, le principe actif commence immédiatement à être éliminé. La modélisation est simple : il s'agit d'un compartiment [1] ouvert unique régi par une fonction exponentielle.

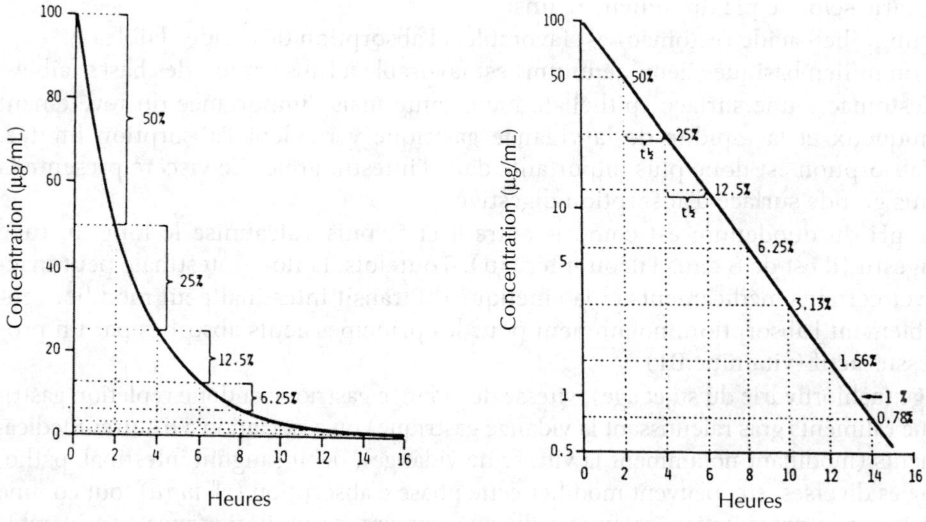

Figure 2. Concentrations plasmatiques obtenues après une injection intraveineuse en bolus (à gauche : coordonnées cartésiennes ; à droite : coordonnées semi-logarithmiques)

2. Administration parentérale extravasculaire

L'exemple le plus courant est celui de l'injection intramusculaire (IM). Le muscle constitue en effet une manière de réservoir, à partir duquel les principes actifs injectés diffusent dans la circulation. Le modèle mathématique est encore composé d'une combinaison d'exponentielles.
Une administration sous-cutanée (SC) constitue un modèle identique, mais la vitesse de distribution est ralentie car la perfusion sanguine locale est inférieure à celle des muscles.

1. Compartiment : espace virtuel dans lequel le(s) principe(s) actif(s) est(sont) instantanément réparti(s) de façon homogène (ici le sang) : c'est un ensemble homogène quant à son devenir cinétique.

3. Absorption digestive

L'administration par voie orale est la plus fréquemment employée : elle est sûre, rapide et économique. En revanche, elle ne s'adresse pas à tous les principes actifs (certains sont dégradés dans le tube digestif, ou ne franchissent pas l'épithélium, ou sont trop dégradés lors du premier passage hépatique – cf. *infra* –, etc.) ou ne peut être mise en œuvre dans toutes les situations (patients dans le coma, vomissements récurrents, etc.).

Après dissolution, les médicaments franchissent l'épithélium digestif essentiellement par diffusion passive, secondairement par un autre mode : diffusion facilitée, transport actif, etc.

Cette phase est conditionnée par les propriétés physico-chimiques du produit (principes actifs mais aussi excipients). L'hydrophilie du principe actif facilite sa solubilisation dans les liquides de la lumière digestive alors que sa lipophilie facilite son passage à travers l'épithélium. Le rapport des concentrations de la forme ionisée sur celle de la forme non-ionisée est le coefficient de partage octanol/eau. Il varie selon le pH du milieu, et ainsi :

- un milieu acide (estomac) est favorable à l'absorption des acides faibles ;
- un milieu basique (iléon, jéjunum) est favorable à l'absorption des bases faibles.

L'estomac a une surface épithéliale importante mais l'importance du revêtement muqueux et la rapidité de la vidange gastrique y rendent l'absorption limitée. L'absorption est donc plus importante dans l'intestin grêle. Ce viscère présente la plus grande surface d'absorption digestive.

Le pH du duodénum est compris entre 4 et 5, puis s'alcalinise le long du tube digestif (il est de 8 dans l'iléon inférieur). Toutefois, la flore intestinale peut inactiver certains médicaments et la cinétique du transit intestinal peut modifier sensiblement l'absorption, notamment pour les principes actifs absorbés par un processus actif (vitamine B1).

Âge (achlorhydrie du sujet âgé), vitesse de vidange gastrique et donc réplétion gastrique (aliments gras ralentissant la vidange gastrique) ou association à d'autres médicaments (modifiant notamment la vitesse de vidange), débit sanguin intestinal, pathologies diverses, etc. peuvent modifier cette phase d'absorption (cf. *infra*) tout comme bien sûr la présentation galénique du médicament a une importance considérable (dossier sur les formes à libération prolongée destinées à la voie orale par exemple).

La diffusion passive est régie par une loi exponentielle. Le modèle correspondant à une absorption digestive suivie d'une élimination correspond encore à un modèle ouvert à un compartiment, mais avec une phase d'augmentation des taux plasmatiques (liée à l'absorption elle-même) jusqu'à un certain seuil (pic plasmatique ou pic sérique) au-delà duquel dominent les phases de distribution puis d'élimination, avec de ce fait diminution plus ou moins rapide des taux plasmatiques.

On définit une demi-vie d'absorption, temps constant (pour un principe actif donné dans des conditions d'administration données, sur un terrain donné) au terme duquel la moitié de la dose administrée a été absorbée.

Note : certains médicaments s'administrent par voie orale mais ont une action locale, sans passer dans la circulation générale en raison de leurs propriétés physico-chimiques, au niveau oropharyngé (antibiotiques destinés à traiter des infections ORL par exemple), au niveau gastrique (pansements gastriques, etc.), au niveau intestinal (antiseptiques intestinaux).

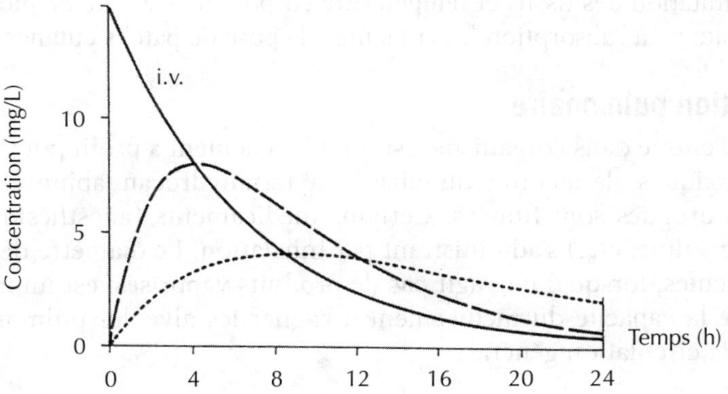

Figure 3. Concentrations plasmatiques en fonction du temps après administration intraveineuse (courbe continue), administration orale avec absorption rapide (pointillés) ou absorption orale lente (points). La surface sous la courbe des concentrations est indépendante de la cinétique d'absorption. La concentration maximale après administration orale coïncide avec l'intersection avec la courbe obtenue après administration intraveineuse

4. Absorption sublinguale ou buccale

La muqueuse buccale a un épithélium mince et une riche vascularisation qui favorisent la résorption des médicaments pourvu que le temps de contact soit suffisant. Un médicament placé entre la gencive et la joue (administration buccale : nicotine dans certains médicaments de substitution tabagique par exemple) ou sous la langue (administration sublinguale : buprénorphine du Subutex®, dérivés nitrés d'action immédiate dans le traitement de la crise d'angor, etc.) est retenu suffisamment longtemps pour que l'absorption soit complète.

L'absorption buccale ou perlinguale permet d'administrer des principes actifs qui seraient dénaturés par les sécrétions et les enzymes gastro-intestinales. Elle évite aussi l'effet de premier passage hépatique (les veines linguales et maxillaires internes irriguant l'ensemble de la muqueuse buccale rejoignent le cœur par la veine cave supérieure sans passer donc par le foie). Cependant, il n'est pas toujours aisé de conserver ainsi le médicament dans la bouche et on ne peut proposer de traitement comportant des produits irritants pour les muqueuses.

5. Absorption rectale

La voie rectale peut être utilisée dans le but de réaliser une action locale (lavements, anti-inflammatoires) ou pour obtenir une action systémique, lorsque les principes actifs peuvent franchir l'épithélium. Elle ne permet pas de court-circuiter totalement l'effet de premier passage hépatique.

6. Absorption transcutanée

Le passage des substances exogènes de l'extérieur vers l'intérieur de l'organisme suit les lois de la diffusion (lois de Fick). La quantité qui diffuse du site de dépôt du médicament jusqu'à une distance donnée dans la peau est proportionnelle à la racine carrée du temps de diffusion : la migration s'effectue à vitesse décroissante. L'application de modèles mathématiques reste approximative car les paramètres susceptibles d'interagir sont nombreux : épaisseur et intégrité du stratum corneum, métabolisme cutané, hydratation des tissus et température corporelle. Ce type de modèle correspond entre autres à l'absorption faisant suite à la pose de patchs cutanés.

7. Absorption pulmonaire

Cette voie d'entrée dans l'organisme est mise banalement à profit pour deux xénobiotiques toxiques : la nicotine du tabac et le tétrahydrocannabinol du cannabis, lorsque ces drogues sont fumées. Certains médicaments (anesthésiques volatils vaporisés, insuline, etc.) s'administrent par inhalation. Le diamètre des gouttelettes ou particules, lorsqu'il ne s'agit pas de produits vaporisés, est important car il conditionne la capacité du médicament à gagner les alvéoles pulmonaires où il passe dans la circulation générale.

8. Absorption nasale

La muqueuse nasale autorise l'absorption de principes actifs subissant un métabolisme hépatique important s'ils sont administrés par voie orale. Les médicaments sont alors administrés sous forme de pulvérisations, mais leur résorption est moins régulière. On administre ainsi par cette voie des hormones dans le traitement post-ménopausique (Aérodiol®), de la dihydroergotamine dans le traitement de la migraine (Diergospray®), etc.

B. Distribution

Cette phase correspond à l'ensemble des processus de répartition des principes actifs dans l'organisme à partir de la circulation systémique. Elle est évidemment dépendante des caractéristiques physico-chimiques du produit.
La phase de distribution est conditionnée par la différence d'affinité du principe actif pour les protéines plasmatiques (notion de liaison plasmatique) et tissulaires (récepteurs membranaires par exemple), par sa liposolubilité, par l'irrigation des organes.
On définit une demi-vie de distribution qui correspond au temps requis pour que la moitié d'une dose d'un principe actif donné soit distribuée dans l'organisme. Au plan mathématique, cette demi-vie est reliée à la constante de vitesse de distribution (cf. IV. Principaux paramètres pharmacocinétiques).

1. Liaison plasmatique

Les principes actifs se fixent sur les protéines circulantes du plasma de façon aspécifique, réversible et parfois saturable dans une proportion variable (les produits très hydrophiles ne se fixent d'ailleurs pas ou peu). Ce phénomène répond à la loi d'action de masse : il existe donc un équilibre entre la forme libre du médicament, active, et la forme liée aux protéines, inactive, constituant une forme de transport ou de stockage. À l'exclusion de l'albumine, qui fixe de nombreux médicaments, les protéines impliquées dans ce phénomène sont essentiellement les lipoprotéines, les glycoprotéines (notamment l'α-1 glycoprotéine acide) et les γ-globulines.
Seule la fraction libre (fu, u pour « unbound ») est pharmacologiquement active.
La fixation plasmatique dépend de la nature de la protéine fixatrice et du nombre de ses sites de fixation, de la concentration molaire de ces diverses protéines, de la force de la liaison protéine-médicament – constante d'affinité) et de la nature physico-chimique du médicament (degré d'ionisation au pH plasmatique, lipophilie).

Les modalités de fixation sont donc différentes suivant les produits. Le valproate de sodium (Dépakine®) se fixe avec une affinité forte sur l'albumine, mais les sites de fixation sont peu nombreux. Le propranolol (Avlocardyl®) est fixé avec une affinité plus faible, mais sur un nombre de sites plus important. Globalement, on distingue deux types de fixation protéique dans le plasma en fonction de la nature acide ou basique de la molécule.

La connaissance du taux de liaison protéique dans le plasma (noté « l » ou « F » et exprimé en %) ne permet pas à lui seul de prédire le devenir du médicament (la connaissance du volume de distribution doit lui être associée). À fixation initialement égale, certains produits demeurent dans le compartiment sanguin (valproate de sodium) alors que d'autres diffusent rapidement dans les tissus du fait d'une affinité supérieure pour d'autres types de protéines (protéines tissulaires, enzymes hépatiques dans l'exemple du propranolol). De ce fait, une très forte liaison plasmatique ne constitue pas un obstacle à une bonne diffusion tissulaire si l'affinité du médicament pour ses récepteurs tissulaires est supérieure à son affinité pour les protéines plasmatiques. Ainsi les hétérosides cardiotoniques ont une action identique alors que la liaison plasmatique de la digoxine est de 30 % lorsque celle de la digitaline est de 98 %.

La fixation protéique n'a d'incidence cinétique que si elle excède 90 % et si le principe actif a une marge thérapeutique étroite : le déplacement de l'équilibre entre forme libre et forme liée par compétition entre plusieurs principes actifs peut entraîner un relargage brutal de la forme libre du médicament.

La fixation érythrocytaire (sur les hématies) est relativement importante pour quelques produits, mais demeure mal évaluée dans la plupart des cas. Elle n'a que peu d'incidence clinique.

Tableau 1. Caractéristiques des deux types de liaison plasmatiques

	Liaison de type 1	Liaison de type 2
Nature du médicament	Acide faible	Base faible ou substance non ionisable
Ionisation au pH plasmatique	Oui	Oui/non
Protéines fixatrices	Albumine	Albumine, lipoprotéines, globulines
Affinité	Forte	Faible
Nombre de sites (sur l'albumine)	Faible (< 4)	Important (souvent > 30)
Possibilité de saturation	Oui	Non
Risque d'interactions	Oui	Improbable

2. Diffusion tissulaire

Au niveau des tissus, le médicament peut se fixer sur :

- des récepteurs spécifiques ;
- de simples accepteurs non spécifiques ;
- des enzymes.

Ces divers sites peuvent coexister sur une même cellule.

Les taux tissulaires varient suivant la nature physico-chimique du produit et selon les caractéristiques propres du tissu considéré : nombre de sites récepteurs, densité des molécules simplement accepteurs, affinité pour ces sites, perfusion sanguine de l'organe ou du tissu, etc. Il est ainsi possible de distinguer :

- des tissus très vascularisés : cœur, poumons, foie, reins, cerveau, glandes endocrines ;
- des tissus moins vascularisés : peau, muscles ;

- des tissus peu vascularisés : tissu adipeux ;
- des tissus non vascularisés : os, dents, tendons, phanères, etc.

À titre indicatif, le débit sanguin dans les poumons est d'environ 5 L/min, de 1,3 L/min dans le foie, de 0,2 L/min dans les tissus du cœur, de 0,7 L dans le cerveau contre 0,75 L/min pour l'ensemble des muscles squelettiques de l'organisme.

Un phénomène d'inflammation (lors d'une infection par exemple) modifie sensiblement les caractéristiques propres des tissus et favorise parfois la diffusion.

Certains principes actifs se fixent de façon hautement spécifique sur des tissus où ils agissent : par exemple, la digoxine sur les fibres musculaires cardiaques. D'autres principes actifs se fixent de façon pratiquement irréversible sur les protéines cellulaires : par exemple la chloroquine (Nivaquine®).

Le cerveau demeure cependant peu accessible aux médicaments qui doivent diffuser à travers la barrière hématoencéphalique (BHE). La BHE est une barrière physique et fonctionnelle limitée par la paroi des capillaires cérébraux. Elle est constituée d'une couche de cellules endothéliales et empêche le passage cérébral de certaines molécules. Le passage oculaire est également difficile, d'où la nécessité de recourir parfois à des administrations intra-oculaires directes.

La détermination quantitative de la diffusion tissulaire est réalisée grâce à la notion de « volume apparent de distribution » (Vd). Il s'agit du volume fictif, exprimé en litres ou en litres/kilogramme de masse corporelle, dans lequel devrait se distribuer uniformément la dose totale du médicament résorbé, pour être à la même concentration que dans le plasma. Plus ce volume est élevé, meilleure est la diffusion tissulaire du médicament. Ce paramètre ne permet pas à lui seul bien sûr de connaître le(s) tissu(s) où se trouve distribué le produit. Rappelons que notre organisme contient entre 29 et 49 litres d'eau au total, dont 20 à 35 litres d'eau intracellulaire, 2,8 à 4,2 litres d'eau plasmatique et 6,2 à 9,8 litres d'eau interstitielle.

Ce volume varie en fonction de :

- l'âge : il peut y avoir augmentation de la fraction plasmatique libre chez le nouveau-né (par compétition entre le principe actif et la bilirubine au niveau des sites de fixation) ou chez le vieillard (augmentation de la fraction libre par hypoalbuminémie) avec augmentation du volume de distribution ;
- l'état pathologique : hypoalbuminémie, modification de la structure des protéines acceptrices, compétition avec divers métabolites endogènes peuvent augmenter la fraction libre et donc le volume de distribution ;
- les traitements médicamenteux associés : il y a parfois compétition entre divers médicaments ayant une forte affinité pour les sites de la fixation (exemple : interaction tissulaire entre la digoxine et la quinidine).

Le volume de distribution d'un médicament peut être très supérieur au volume total de l'organisme : ceci témoigne d'une fixation particulièrement importante dans un organe ou sur un tissu donné. La digoxine a ainsi un volume de distribution de 200 litres traduisant sa fixation sur le myocarde, et le propranolol un volume de distribution de 250 litres traduisant son affinité pour le foie. Les médicaments dont le volume de distribution est très réduit (< 0,1 L/kg) sont confinés au secteur vasculaire et diffusent très peu.

Chez la femme enceinte, la diffusion dans les tissus fœtaux des médicaments, qui franchissent souvent aisément le placenta, doit être prise en compte. Certaines molécules sont tératogènes (thalidomide), d'autres vont perturber les apports en

Tableau 2. Exemples de volumes apparents de distribution

Principes actifs	Volume apparent de distribution (L/kg)
Nortriptyline	40
Halopéridol	20
Chlorpromazine	15
Digoxine	6
Propranolol	4
Diazépam	1,5 à 2
Digitaline	1
Gentamicine, valproate	0,3
Phénylbutazone	0,1

oxygène des tissus fœtaux (effet vasoconstricteur). Il importe de restreindre au maximum le recours aux médicaments pendant le premier et le troisième trimestre de la grossesse et de ne les employer que sous un contrôle médical strict.

C. Métabolisme

L'élimination d'un principe actif est généralement précédée de réactions métaboliques ayant notamment, mais non exclusivement, pour siège le foie. Ces réactions sont destinées à le rendre plus hydrophile avant son élimination urinaire.

1. Métabolisme hépatique

Les réactions de biotransformation hépatiques sont catalysées par des systèmes enzymatiques complexes localisés essentiellement au niveau du réticulum endoplasmique. Ces réactions sont divisées en deux phases successives, dites I et II.

Tableau 3. Phases de biotransformation hépatique des médicaments

Phase I	Phase II
– Catalysée par les enzymes (monooxygénases) du cytochrome P450 (réticulum endoplasmique) – Formation d'un métabolite plus hydrosoluble	– Catalysée par des transférases (acétyl, sulfo, glucuronyl) – Fixation d'un groupe polaire rendant le métabolite inactif avant son élimination

a) Réactions de phase I

La phase I dépend essentiellement des monooxygénases des cytochromes P450. Les composés alors formés sont transformés en composés encore plus hydrosolubles par des réactions de phase II qui catalysent le transfert de groupes polaires sur le principe actif modifié lors de la phase I.

En plus des cytochromes P450, d'autres enzymes participent à la métabolisation :

- phase I : les flavines monooxygènases catalysent l'oxydation de nombreux psychotropes ayant des cycles aromatiques (clozapine) ;
- phase II : de fortes variabilités interindividuelles (activité des époxydes hydrolases expliquant la variation du taux d'époxy-carbamazépine selon les patients) ou du polymorphisme (acétyl transférases).

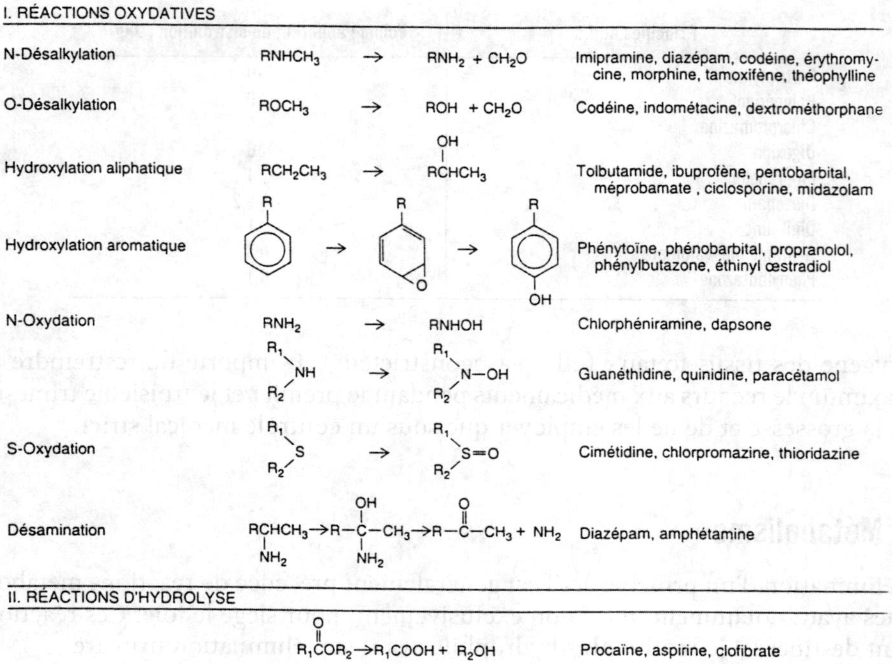

Figure 4. Principaux types de réactions métaboliques mises en œuvre au niveau hépatique

Pour optimiser les traitements, il importe de connaître les règles de sélectivité des substrats de ces enzymes (on connaît 17 familles et sous-familles de monooxygénases cytochrome P450 dépendantes capables d'agir de façon spécifique sur certains motifs chimiques, constituant autant d'isoenzymes), les substances inductrices et inhibitrices de ces enzymes, et, enfin, les isoformes présentant un polymorphisme. La sélectivité des enzymes P450 est fondée sur les propriétés physico-chimiques des principes actifs. La métabolisation est préférentielle avec les cytochromes :

- CYP 1A2 : pour des molécules neutres ou basiques, planes avec un site donneur d'hydrogène ;
- CYP 2C9 : pour des molécules neutres ou acides possédant un site d'oxydation à distance d'un site donneur d'hydrogène ou ayant un hétéroatome anionique ;
- CYP 2D6 : pour des aryl-alkyl amines (basiques) ayant un site d'oxydation à distance d'un azote protoné (site d'oxydation) ; les substrats sont lipophiles surtout quand ils sont sous forme neutre ;
- CYP 3A4 : pour les molécules lipophiles, neutres ou basiques, possédant un site d'oxydation souvent un azote ;
- CYP 2E1 : pour des petites molécules (< 200 daltons) lipophiles.

Tableau 4. Quelques exemples de substrats d'isoenzymes du cytochrome P450 choisis parmi les psychotropes

1A2	2C19	2C9	2D6	3A4
Clozapine Imipramine et tricycliques Mirtazapine	Amitriptylline Clomipramine et tricycliques Clozapine	Diazépam Olanzapine Phénobarbital Phénytoïne Phénytoïne	Amitriptyline Citalopram Clomipramine Clozapine Désipramine Fluoxétine Halopéridol Imipramine Mirtazapine Nortriptyline Olanzapine Paroxétine Rispéridone Thioridazine Venlafaxine	Alprazolam Buspirone Clozapine Diazépam Halopéridol Méthadone Midazolam Mirtazapine Olanzapine Pimozide Rispéridone

En plus de ces caractéristiques, il existe des niveaux de variabilité hépatique : deux sont liés à l'environnement (induction et inhibition enzymatiques) et un est d'origine génétique (polymorphisme).

Tableau 5. Facteurs de variabilité dans le métabolisme hépatique

Induction enzymatique	Inhibition enzymatique	Polymorphisme génétique
Non génétique Phénomène lent (2-3 semaines) Retour à la normale lent également (3 semaines)	Non génétique Phénomène rapide (2-3 jours) Risque de conséquences brutales	Génétique Explique la variabilité de certains effets secondaires en fonction des populations

■ *Induction enzymatique*

L'induction est un phénomène non génétique qui se caractérise par une prolifération du réticulum endoplasmique dans la cellule hépatique, entraînant une augmentation de la masse – et donc de l'activité – des cytochromes P450 (notamment

du 1A2, du 2C9 et surtout du 3A4) sous l'effet d'une stimulation de la synthèse des protéines. Il faut donc un délai pour que cet effet soit stabilisé (le plus souvent 2 à 3 semaines). À l'arrêt du traitement inducteur, l'effet se poursuit jusqu'à la normalisation de l'activité en l'absence de stimulation. L'induction accélère le métabolisme : si le métabolite formé est actif ou toxique, il y a augmentation d'activité ou de toxicité ; si le métabolite est inactif, il y a diminution de l'effet du médicament. Certaines molécules sont inductrices de leur propre métabolisme.
Les médicaments cités classiquement comme inducteurs sont le phénobarbital, la phénytoïne, ou encore la rifampicine. Les inducteurs peuvent, notamment, augmenter le métabolisme de l'éthinyl-estradiol (contraceptif oral) ou de la warfarine (anticoagulant oral). L'induction explique, par exemple, la diminution d'efficacité de la rispéridone (Risperdal®) en présence de carbamazépine (Tégrétol®). De nombreux xénobiotiques inducteurs sont connus des pharmacologues : produits de combustion aromatiques du tabac (1A2), rifampicine (2C19), carbamazépine, phénobarbital, phénytoïne, millepertuis (3A4). L'alcool est également un inducteur enzymatique.

■ *Inhibition enzymatique*

Par opposition, l'inhibition enzymatique, un phénomène également non génétique, est une modification allostérique résultant de la fixation d'un xénobiotique sur l'enzyme rendant celle-ci moins affine pour les produits qu'elle métabolise (exemples : le valproate inhibe l'hydroxylation du phénobarbital, la cimétidine inhibe les hydroxylations de nombreuses substances telles la warfarine, la théophylline, etc., l'érythromycine inhibe le métabolisme de la théophylline ou de la carbamazépine).
L'inhibition enzymatique est de survenue plus rapide que l'induction (2 à 3 jours), ce qui explique les modifications brutales des concentrations plasmatiques lorsque l'inhibition se produit, avec risque éventuel de toxicité (l'exemple type est l'augmentation des concentrations de carbamazépine en présence, par exemple, de fluoxétine). Sont connus comme inhibiteurs : fluvoxamine (1A2, 2C19, 3A4), fluoxétine (2C19, 2D6, 3A4), sertraline (2C19, 2D6, 3A4), isoniazide (2C9), clomipramine (2D6), paroxétine (2D6, 3A4), venlafaxine (2D6, 3A4), méthadone (2D6). Le phénomène de compétition est à prendre en compte dès que l'on administre deux médicaments suivant les mêmes voies de métabolisation.

b) Réactions de phase II

Les réactions de phase II sont avant tout des réactions de conjugaison, qui permettent de greffer par une liaison covalente une molécule endogène (acide glucuronique, glutathion, sulfate, acétyl, etc.) sur la molécule exogène de façon à augmenter son hydrosolubilité pour faciliter son excrétion urinaire et/ou biliaire.
Les produits ainsi éliminés sont en général pharmacologiquement inactivés (réactions de phase I). Il existe cependant de nombreuses exceptions. Par exemple, les formes hydroxylées des bêtabloquants ou les métabolites du diazépam (Valium®) sont actives. De même, certains métabolites sont toxiques, notamment lorsque le processus normal de détoxification est saturé (*fig. 5*).

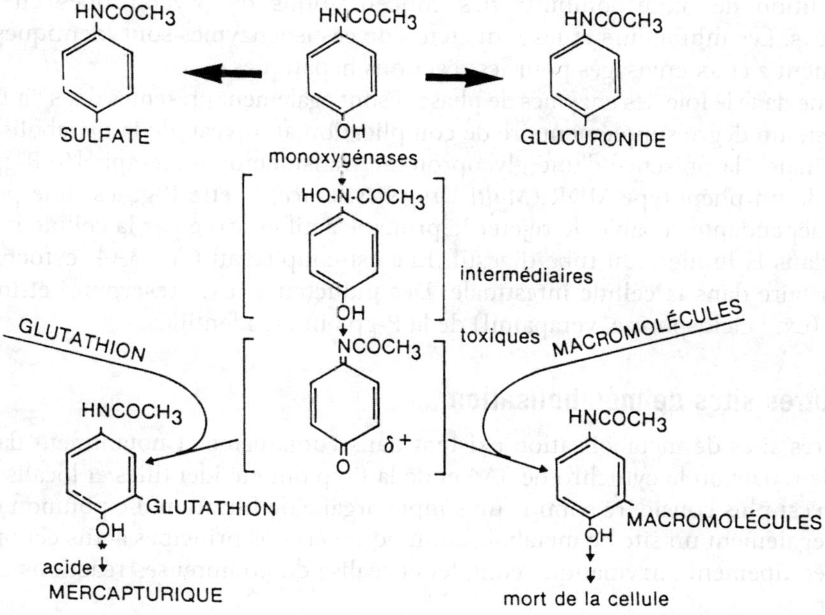

Lorsqu'il est utilisé à une posologie usuelle, le paracétamol est éliminé sous forme de dérivés conjugués inactifs (sulfate, glucuronide). Après ingestion massive en revanche, un processus normalement mineur de détoxification, voyant la fixation d'intermédiaires toxiques sur le glutathion est débordé par déplétion en stocks de glutathion. Les métabolites réactifs qui ne sont plus fixés par le glutathion peuvent librement se lier par covalence avec des macromolécules et induire la formation de composés létaux pour la cellule hépatique. C'est la raison pour laquelle l'antidote de l'intoxication aiguë par le paracétamol n'est autre que l'acétylcystéine qui fournit en suffisance du glutathion qui fixe les radicaux toxiques.

Figure 5. Métabolisme du paracétamol

2. Métabolisme intestinal

Des sites de métabolisation ont été découverts dans la muqueuse intestinale où plusieurs cytochromes ont été identifiés : 1A1, 2C8-10, 2D6, 2E1, 3A4 et 3A5. La variabilité individuelle sur les concentrations de cytochromes y est similaire à celle du foie.

La biotransformation intestinale fluctue donc autant que celle du foie et concerne toutes les molécules qui diffusent à travers la muqueuse. Ce phénomène explique la biodisponibilité réduite de certaines molécules. De plus, la régulation des cytochromes intestinaux est indépendante de celle réalisée par le foie.

Tout ceci contribue à accroître la variabilité des réponses vis-à-vis d'un traitement. Encore peu de travaux ont été réalisés pour tenter d'évaluer l'impact de la biotransformation intestinale sur l'efficacité des thérapeutiques. À titre d'exemple, des travaux sur des benzodiazépines (et plus particulièrement sur le midazolam) ont montré que l'inhibition du CYP3A4 par le jus de pamplemousse – actif de façon spécifique sur les cytochromes intestinaux – induisait une augmentation de 11 % de la biodisponibilité des benzodiazépines. Le CYP1A2, également présent dans l'intestin, est fortement induit par la fumée de cigarette : ceci pourrait expliquer la

diminution de biodisponibilité des concentrations de psychotropes chez les fumeurs. Les inhibiteurs et les inducteurs de ces isoenzymes sont identiques évidemment à ceux envisagés pour les réactions hépatiques.
Comme dans le foie, les enzymes de phase II sont également présentes dans l'intestin. Il existe un degré supplémentaire de complication au niveau de la métabolisation intestinale : la présence d'une glycoprotéine transmembranaire appelée P-gp qui possède un phénotype MDR (*Multi Drug Résistance*). Cette P-gp est une pompe ATP-dépendante capable de rejeter le principe actif absorbé par la cellule intestinale dans la lumière du tube digestif. Elle est couplée au CYP 3A4, cytochrome majoritaire dans la cellule intestinale. Des inducteurs (ex. : réserpine) et inhibiteurs (ex. : ciclosporine, vérapamil) de la P-gp ont été identifiés.

3. Autres sites de métabolisation

D'autres sites de métabolisation existent dans l'organisme et notamment dans la cellule rénale où le cytochrome 3A4 et de la P-gp ont été identifiés et localisés : le rein n'est plus considéré comme un simple organe de filtration. Le poumon constitue également un site de métabolisation pour certains principes actifs cet organe a un équipement enzymatique complet et réalise de nombreuses réactions d'oxydation.

D. Élimination

La clairance totale (plasmatique ou corporelle) quantifie l'élimination globale du médicament, quelle que soit la voie d'élimination (urinaire, biliaire, ou autre). Il s'agit du volume de plasma totalement épuré du principe actif par unité de temps :

$$\text{vitesse instantanée d'élimination} = (\text{clairance}) \times (\text{concentration plasmatique instantanée})$$

Cette clairance totale est la somme des clairances partielles (propres à chacun des modes d'élimination du principe actif) (en général, il s'agit de la somme des clairances rénale et hépatique).
La clairance propre à un organe donné est définie par :

$$\text{clairance de l'organe} = (\text{débit de perfusion sanguine dans l'organe}) \times (\text{coefficient d'extraction})$$

$$\text{coefficient d'extraction} = \frac{\text{concentration à l'entrée de l'organe} - \text{concentration à la sortie de l'organe}}{\text{concentration à l'entrée de l'organe}}$$

1. Élimination rénale

Le médicament ou son(ses) métabolite(s) sous forme libre subissent généralement :

- une filtration glomérulaire dès que leur masse demeure inférieure à celle de l'albumine. Une éventuelle réabsorption tubulaire fait suite à cette filtration. Le plus souvent passive, elle est d'autant facilitée que la molécule est plus lipophile. On conçoit que l'élimination de certains médicaments soit donc dépendante du pH urinaire qui conditionne leur éventuelle ionisation. Les acides faibles sont, au pH normal de l'urine (5 à 6, donc acide) non ionisés et donc aisément réabsorbés. Ceci explique qu'il soit nécessaire d'alcaliniser l'urine en cas d'intoxication par les barbituriques ou les salicylés (on administre pour cela de l'Alcaphor®) ;

- une sécrétion tubulaire, un phénomène actif localisé dans le tube proximal contrôlé par des transporteurs peu spécifiques (dont l'activité est inhibée par le probénécide, jadis associé à certains antibiotiques pour en limiter l'excrétion et en favoriser l'action, et toujours utilisé de façon clandestine par les sportifs comme agent masquant les substances dopantes en en retardant l'élimination urinaire) ;
- une réabsorption tubulaire passive, concernant les molécules non ionisées et donc très lipophiles. Elle est tributaire du débit et du pH urinaires.

L'efficacité de l'émonctoire rénal est globalement plus limitée chez le sujet âgé et la filtration glomérulaire est faible chez le nourrisson. Par ailleurs, le simple fait de déplacer un médicament de ses sites de fixation sur les protéines plasmatiques augmente le taux de sa forme libre et donc son élimination par filtration. De même, il peut exister des phénomènes de compétition au niveau des protéines permettant la sécrétion.

L'efficacité de la fonction rénale, appréciée par la clairance à la créatinine, conditionne évidemment l'adaptation posologique.

2. Élimination biliaire

Divers médicaments polaires, de masse moléculaire plutôt élevée (rifampicine, céfopérazone, etc.) sont sécrétés de façon active par les hépatocytes dans les canalicules biliaires. Une fois parvenu dans l'intestin, le médicament peut être réabsorbé et regagner la circulation générale : c'est le cycle entérohépatique. Dans certains cas, l'élimination biliaire augmente lorsque l'élimination rénale est réduite.

3. Autres modes d'élimination

Divers médicaments peuvent être éliminés de façon accessoire par la salive, les larmes, la sueur, les sécrétions bronchiques. Certains sont éliminés dans l'air expiré (anesthésiques généraux gazeux, 5-fluoro-uracile = 5-FU, éliminé pour 60 % de la dose administrée par voie pulmonaire en une heure, éthanol quantifié dans les éthylotests).

L'élimination dans le lait maternel explique que la plupart des médicaments soit déconseillés ou contre-indiqués chez la femme qui allaite.

II. Facteurs influençant le sort des principes actifs

A. Facteurs génétiques

Le polymorphisme génétique affectant les systèmes enzymatiques doit être pris en compte dans l'abord de la variabilité du métabolisme des xénobiotiques : dans une population, certains patients expriment une ou plusieurs mutations génétiques qui modifient la capacité de leurs enzymes à métaboliser les principes actifs.

Ce phénomène a été observé initialement pour l'isoniazide, administré dans le traitement de la tuberculose. En raison d'une modification de la N-acétyltransférase, les orientaux comme les inuits métabolisent plus rapidement la molécule que les sujets européens, avec risque d'accumulation du dérivé N-acétyl hépatotoxique. En revanche, un métabolisme lent expose plus au risque de neuropathie périphérique.
Les cytochromes 2D6 et 2C19, principalement, présentent un polymorphisme désormais bien connu. En ce qui concerne le cytochrome 2D6, les métaboliseurs lents représentent 5 à 10 % de la population caucasienne mais leur fréquence est nettement plus faible dans la population asiatique (< 1 %). À l'opposé, les métaboliseurs lents du cytochrome 2C19 sont beaucoup plus fréquents dans la population asiatique (20 à 30 %) que dans la population caucasienne (< 5 %).
De plus, ces mutations rendent les patients plus susceptibles à diverses pathologies (cancers par exemple mais on a également montré l'existence d'une relation entre le polymorphisme du CYP 2D6 et l'apparition du syndrome malin aux antipsychotiques, ou encore entre l'apparition des dyskinésies tardives et le polymorphisme du CYP 1A2). Certains isotypes du 2D6, notamment chez les métaboliseurs lents, semblent corrélés à la survenue d'effets extrapyramidaux lors d'un traitement pour psychose.

B. Facteurs physiologiques

1. Âge

Les modifications cinétiques liées à l'âge sont complexes et encore mal évaluées chez le nourrisson. Il est possible de dégager quelques lignes directrices :

- les enzymes du métabolisme des médicaments ne sont pas encore exprimées chez le fœtus ou le prématuré (il est extrêmement difficile d'adapter le traitement chez ce dernier) ;
- les enfants (aux environs de deux ans) peuvent métaboliser de nombreux médicaments plus rapidement que les adultes ;
- la cinétique des médicaments chez l'adolescent proche de la puberté se rapproche de celle de l'adulte ;
- le vieillissement de l'organisme doit être pris en compte dans toute prescription.

Les diverses étapes du devenir d'un médicament dans l'organisme subissent donc des modifications parfois importantes en fonction de l'âge.

a) Absorption

L'absorption varie considérablement chez le nouveau-né après administration orale et peut être augmentée (β-lactamines qui ne sont pas dégradées dans l'estomac par immaturité de son pH) ou diminuée (anticonvulsivants, paracétamol). L'absorption ralentit ensuite avec l'âge. L'effet de premier passage hépatique est moins important chez l'enfant, ce qui augmente la biodisponibilité.

b) Distribution

Le débit de perfusion sanguine ainsi que l'hydratation des tissus varient avec l'âge et expliquent la variabilité importante des paramètres de distribution selon l'âge.

Le volume d'eau extracellulaire est proportionnellement très supérieur chez le nourrisson à celui de l'adulte.
L'hypoalbuminémie des premiers jours de l'existence (en fait, il s'agit plutôt de la persistance de l'albumine fœtale), l'acidose plasmatique, des taux sériques plus élevés en acides gras libres ou l'hyperbilirubinémie expliquent chez le nourrisson une liaison plasmatique plus réduite (exemple : pour la phénytoïne, l = 95 % chez l'adulte contre 80 % chez le nouveau-né). Le volume de distribution, variable chez le nourrisson, est difficilement extrapolable des données acquises chez l'adulte. Chez le sujet âgé, le volume de distribution fluctue aussi en raison de la diminution de la fixation aux protéines plasmatiques, de la diminution des flux sanguins et de la déshydratation.

c) Métabolisme

L'activité de conjugaison augmente avec l'âge. Elle est très faible chez le prématuré, un peu moins faible chez le nourrisson et beaucoup plus élevée chez l'adulte. On considère qu'elle atteint un niveau suffisant à partir de l'âge de deux mois et un niveau comparable à celui de l'adulte vers trois ans. Il en va de même pour l'activité d'hydroxylation. De nombreux autres types d'activité microsomiale sont en revanche optimisés chez l'enfant pour ensuite diminuer légèrement chez l'adulte.
Par ailleurs, certaines voies métaboliques sont favorisées chez le nourrisson alors qu'elles disparaissent à l'âge adulte : ainsi la théophylline est transformée en caféine chez le nouveau-né et non chez l'adulte car sa N-déméthylation est fortement réduite.
Chez le sujet âgé, le métabolisme est fortement réduit notamment en raison du déficit de la perfusion sanguine hépatique et de la baisse de l'activité des enzymes microsomiaux. De ce fait, la demi-vie des médicaments est donc souvent augmentée, indépendamment même de tout processus pathologique.

d) Élimination

La clairance néonatale des médicaments est faible mais s'accélère rapidement. À titre d'exemple, celle de la gentamicine passe d'environ 25 mL/min/1,73 m^2 chez le nouveau-né à 100 chez l'adulte. La demi-vie d'élimination, fonction du volume de distribution et de la clairance, est généralement augmentée chez le nouveau-né. Elle peut ensuite diminuer chez l'enfant, à cause d'une activité supérieure des enzymes de phase I, pour augmenter secondairement chez l'adulte. Ainsi, la demi-vie du diazépam passe de 70-80 heures (prématuré) ou 35-40 heures (nouveau-né à terme) à 10-15 heures (nourrisson), puis 25 heures (adulte jeune) et environ 60 heures (adulte âgé). L'insuffisance rénale du sujet âgé entraîne une diminution de l'élimination rénale.

2. Sexe

Des observations traduisant une moindre oxydation des œstrogènes et des benzodiazépines chez les femmes par rapport aux hommes ou encore une clairance de l'amantadine plus faible chez la femme prouvent qu'il existe bien des différences dans le métabolisme de certains médicaments selon le sexe, mais il n'existe pas d'études générales sur cette question.

3. Ethnie

Cf. chapitre II.A. « Facteurs génétiques ».

4. Grossesse

La plupart des femmes enceintes utilisent des médicaments, et une majorité d'entre elles a recours à l'automédication. Pourtant, les modifications physiologiques qui accompagnent la grossesse ont des répercussions nombreuses sur les paramètres cinétiques.
La sécrétion acide gastrique diminue significativement pendant les deux premiers trimestres de la grossesse alors que la sécrétion de mucus augmente. La motilité digestive est augmentée au niveau de l'estomac, mais diminuée à celui de l'intestin. Le débit sanguin intestinal est accru. Ces modifications influent sur la cinétique de résorption de nombreux médicaments mais il est impossible de dégager une règle générale.
Le fœtus en développement constitue un nouveau compartiment et le liquide amniotique contribue à l'augmentation du volume d'eau totale dans l'organisme (+ 8 litres environ), dont la majeure partie est extracellulaire. Le débit cardiaque est augmenté pour répondre aux besoins nouveaux de l'utérus. L'albuminémie diminue fortement. Au total, la fixation plasmatique est réduite et le volume de distribution des molécules lipophiles est augmenté.
Les stéroïdes sont connus pour stimuler l'activité microsomiale, de même d'ailleurs que les hormones thyroïdiennes (d'où l'action stimulante sur le métabolisme hépatique de l'hyperthyroïdie) ou l'insuline. Le rôle de ces hormones peut expliquer partiellement les variations nycthémérales du métabolisme. La progestérone inhibe la glucuronyl-transférase et donc les réactions de conjugaison : conséquence en est la diminution des conjugaisons en fin de grossesse.
La grossesse perturbe le métabolisme hépatique : les réactions d'oxydation sont réduites mais les hormones stéroïdiennes contribuent à augmenter l'activité de certains isotypes du cytochrome P450.
Le débit sanguin rénal est augmenté, avec comme conséquence l'accélération parallèle de certains médicaments.

5. Toxicomanies et polluants industriels

L'usage abusif ou la dépendance à des drogues diverses (cannabis, opiacés, cocaïne mais aussi tabac et alcool) peuvent évidemment modifier la cinétique des médicaments : il s'agit d'interactions cinétiques ou pharmacologiques relevant évidemment des mêmes processus que lorsqu'il s'agit d'interactions entre médicaments… Le cannabis se révèle être un inducteur enzymatique puissant par exemple. La fumée des cigarettes est également un inducteur de la famille des CYP1A (foie, intestin). Cependant, la majorité des études publiées portent sur l'alcool compte tenu de son impact sur le métabolisme hépatique. Une ingestion massive d'alcool mobilise simultanément toutes les voies de métabolisation enzymatiques : il y a alors retard au métabolisme d'où risque de majoration des effets et potentialisation de certains effets indésirables (psychotropes par exemple). Une consommation chronique d'alcool a un effet puissamment inducteur sur les enzymes

métaboliques : l'effet des médicaments peut être réduit si les catabolites sont inactifs ou très majoré si les catabolites sont actifs.
L'inhalation ou le contact avec des polluants divers (exposition professionnelle ou non, zones carbonisées des viandes grillées au feu de bois, etc.) modifie les réactions de biotransformation des xénobiotiques.

6. État nutritionnel

La masse du tissu adipeux conditionne la quantité de substances lipophiles retenues dans l'organisme. De même, l'hydratation modifie le volume de distribution. Un régime déficitaire en protéines ou trop enrichi en sucres diminue l'activité enzymatique du foie et l'activité du cytochrome P450.

C. Facteurs pathologiques

1. Insuffisance hépatique

L'insuffisance hépatique regroupe un ensemble de pathologies complexes, allant de la cirrhose aux hépatites virales ou alcooliques. Il demeure souvent difficile de quantifier avec précision son degré : on se base en général sur l'albuminémie, la prothrombinémie ou encore la bilirubinémie. Les conséquences de cette pathologie retentissent sur toutes les étapes de la cinétique d'un médicament.
L'insuffisance hépatique entraîne une diminution du métabolisme, notamment de l'effet de premier passage hépatique, particulièrement sensible chez le patient cirrhotique ou souffrant d'une hépatite chronique active. De ce fait, la biodisponibilité des produits fortement métabolisés dans le foie est très augmentée, passant de 20 % en moyenne pour le vérapamil (Isoptine®) chez le sujet normal à près de 60 % chez le sujet cirrhotique. Le pic plasmatique est également plus précoce.
L'insuffisance hépatique diminue fortement la liaison plasmatique car elle induit, par défaut de synthèse, une hypoalbuminémie. Elle entraîne aussi une hyperbilirubinémie. Au total, le volume de distribution est augmenté.
L'élimination est influencée de façon souvent variable car elle dépend de trois facteurs modifiés de façon indépendante : débit sanguin (fortement diminué en cas de cirrhose), fraction libre du produit, clairance hépatique liée aux possibilités de métabolisme (les réactions de conjugaison sont peu perturbées alors que les oxygénations le sont sensiblement). Les médicaments à clairance hépatique élevée voient leur volume de distribution augmenté et leur demi-vie d'élimination allongée.
Les anastomoses porto-cave développées chez le cirrhotique diminuent la métabolisation (c'est le cas par exemple avec l'amitryptiline et son métabolite principal la nortriptyline) d'où risque d'encéphalopathie hépatique. Mais à côté de cet effet de shunt, il est prouvé chez ces patients que l'activité enzymatique hépatique est directement perturbée : elle est réduite pour les cytochromes 1A, 2D et 3A alors que l'activité 2C n'est pas affectée. Ces variations enzymatiques modifient de façon importante les cinétiques des médicaments (par exemple, le midazolam - Hypnovel®- voit sa biodisponibilité augmenter de 100 % !).

2. Insuffisance rénale

Une insuffisance rénale s'accompagne avant tout d'une diminution plus ou moins conséquente du débit de filtration glomérulaire. Mais l'insuffisance rénale a d'autres conséquences : les œdèmes et l'insuffisance circulatoire fréquemment observés chez l'insuffisant rénal ralentissent la résorption des produits administrés en intramusculaire ou en sous-cutanée. De même, un syndrome néphrotique entraîne souvent une hypoalbuminémie (fuite urinaire, modification de la structure des protéines plasmatiques) qui fait diminuer la liaison aux protéines plasmatiques et tend à augmenter le volume de distribution (sans incidence clinique patente).

La clairance rénale des médicaments diminue avec l'atteinte de la filtration glomérulaire, la sécrétion tubulaire ne pouvant compenser. Il est généralement indispensable d'adapter la posologie chez l'insuffisant rénal, surtout pour les médicaments à émonctoire rénal prépondérant, dès que la clairance à la créatinine (qui constitue un paramètre biologique simple pour quantifier l'importance de l'insuffisance rénale) chute en dessous de 30 mL/min (une clairance normale est comprise entre 80 et 125 mL/min ; il y a insuffisance rénale légère entre 30 et 50 mL/min, importante entre 10 et 30 mL/min et sévère lorsque la clairance chute en dessous de 10 mL/min).

Il faut veiller aussi à l'éventuelle toxicité des métabolites qui s'accumulent, faute d'être éliminés dans l'urine. Dans certains cas, une augmentation de la captation hépatique et/ou de l'excrétion biliaire peut compenser partiellement la diminution de l'excrétion urinaire (cas de la céfopérazone par exemple). Dans d'autres cas, l'insuffisance rénale peut par contre induire une diminution de la captation hépatique par diminution du catabolisme hépatique (propranolol).

3. Pathologies diverses

De nombreuses pathologies sont évidemment susceptibles de modifier profondément la cinétique des médicaments. Citons ici, à titre d'exemples :

- la maladie cœliaque qui diminue le nombre de cytochromes P450 3A dans l'intestin grêle alors qu'au contraire un régime sans gluten l'augmente ;
- l'obésité qui diminue l'activité 3A4 mais non celle des autres psychotropes. Compte tenu de l'importance du cytochrome 3A4 dans le métabolisme des molécules liposolubles, notamment des psychotropes, il importe de prendre en compte ce facteur dans la prescription ;
- les infections virales qui inhibent l'activité des cytochromes P450 par induction de la synthèse d'interférons physiologiques.
- l'inhibition de la synthèse des prostaglandines rénales par administration d'AINS (classiques comme coxibs) peut aggraver un syndrome d'insuffisance rénale, car les prostaglandines contribuent au maintien d'une fonction rénale résiduelle.

D. Facteurs environnementaux

Le stress sous toutes ses formes est susceptible d'interagir avec le métabolisme des médicaments. Une exposition au froid augmente l'activité microsomiale, ainsi qu'un séjour prolongé à l'obscurité. On retient surtout, pour son intérêt hospitalier, l'action de la photothérapie sur l'hyperbilirubinémie du nouveau-né prématuré. Le bébé étant exposé aux ultraviolets, la bilirubine véhiculée par le sang dans les couches superficielles de la peau est photo-oxydée en composés hydrophiles éliminés par voie urinaire.

III. Biodisponibilité

La biodisponibilité d'un médicament (F) est définie comme la fraction de la dose du médicament administré qui atteint la circulation générale.

Lorsqu'il s'agit d'une administration par voie orale, la quantité du médicament atteignant la circulation systémique est fonction non seulement de la dose administrée et de la forme galénique (forme effervescente, ou principe actif micronisé par exemple), mais aussi de nombreux autres facteurs tels la dégradation dans la lumière intestinale, le métabolisme par les entérocytes, l'effet de premier passage hépatique (*first pass effect*).

L'effet de premier passage est tout particulièrement important : lorsque le principe actif est fortement capté par les hépatocytes, une part notable de la dose administrée initialement est directement détruite par les enzymes du foie lors de son premier passage dans cet organe, ce qui diminue parfois considérablement son activité thérapeutique et oblige à administrer une dose initiale dite « de charge » de façon à saturer les systèmes enzymatiques. Il est possible de prévenir l'effet de premier passage en administrant le médicament, lorsque cela s'avère possible, par voie sublinguale (comprimés de Subutex®, diverses présentations de trinitrine pour calmer une crise d'angor, etc.), nasale, rectale (résultat relatif) ou encore transdermique. On associe généralement une faible biodisponibilité à une grande variation individuelle dans la cinétique, ce qui complique évidemment encore le suivi thérapeutique du médicament.

Néanmoins, un effet de premier passage, même s'il diminue la biodisponibilité, peut parfois améliorer l'action du produit dans la mesure où les métabolites sont actifs (exemple : le propranolol a une biodisponibilité absolue de 30 % environ, mais est transformé en hydroxy-propranolol aussi actif que le produit mère).

L'aspect quantitatif de la biodisponibilité ne saurait bien sûr être évalué que par rapport à une référence. Lorsque cette référence est la voie veineuse, la biodisponibilité est dite « absolue ». Lorsque cette référence est une voie ou une autre forme galénique, elle est dite « relative ».

La biodisponibilité est appréciée au plan mathématique par le rapport des aires sous la courbe (AUC) de la concentration plasmatique en fonction du temps pour les deux modes d'administration ou les deux formes. Il faut prendre en compte la vitesse d'action, appréciée par le T_{max}, temps nécessaire pour atteindre la concentration maximale (C_{max}).

Exemple :

L'hydroxylation de l'ampicilline (Totapen®, etc.) en amoxicilline (Hiconcil®, Clamoxyl®, etc.) fait passer la biodisponibilité absolue de la forme orale de 50 à 95 %, ce qui permet de réduire la posologie de l'antibiotique. Pour rester dans la même famille chimique, la bacampicilline (Penglobe®, retiré du commerce en

2005), un ester de l'ampicilline, libère celle-ci au sein même de la paroi intestinale, portant sa biodisponibilité à 90 %. Il s'agit en ce cas de ce que l'on appelle un précurseur du médicament, une prodrogue (*prodrug* des anglo-saxons).

IV. Principaux paramètres pharmacocinétiques

Le dosage des concentrations plasmatiques d'un principe actif en fonction du temps après administration unique permet de bâtir (généralement par informatique !) une courbe représentative de l'évolution continue de ces concentrations (ordonnées) au cours du temps (abscisse). Elle est à la base du calcul de diverses grandeurs cinétiques caractérisant le système principe actif/organisme.

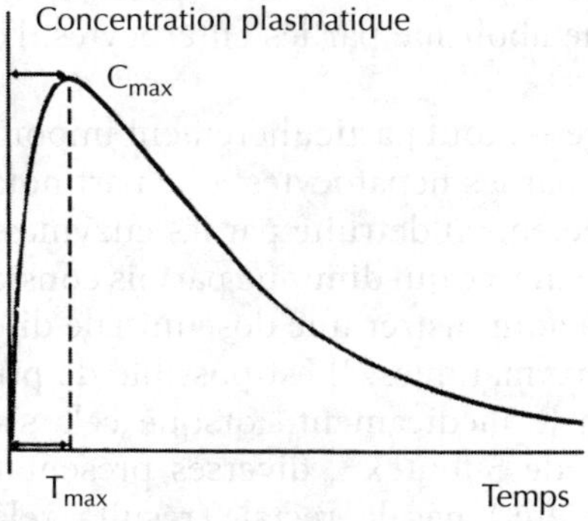

Figure 6. Évaluation des concentrations plasmatiques d'un médicament au cours du temps après prise orale exemple type de courbe

■ *Concentration maximale C_{max} (pic plasmatique)*

■ *T_{max}*

En cas d'administration intraveineuse brève par injection, C_{max} survient immédiatement et T_{max} est également instantané.

■ *Surface (aire) sous la courbe SSC (AUC* = area under curve)

Quantité de médicament présente dans la circulation générale associée à la vitesse de son élimination, exprimée par le produit d'une unité de temps par une unité de concentration. Extrapolée à l'infini, l'aire sous la courbe permet de calculer la clairance plasmatique totale à partir de la dose administrée et de la biodisponibilité :

$$AUC(0 \rightarrow \infty) = AUC(0 \rightarrow t) + \frac{C(t)}{k}$$

k = pente de la phase terminale de décroissance de $C(t) = \frac{\ln 2}{t\ 1/2}$

$$Clt = \frac{F \times dose}{AUC}$$

Car $$Cl = 1\ Vd$$

donc : $$Vd = \frac{Cl}{k}$$

et : $$Vd = \frac{F \times dose}{AUC \times k}$$

Elle permet également de calculer le volume apparent de distribution :

$$\text{Volume de distribution } V_D = \frac{(\text{biodisponibilité})\ (\text{dose})}{AUC(0, \infty) \times k}$$

Demi-vie d'élimination (T 1/2)

Temps nécessaire pour que la concentration du principe actif diminue de moitié pendant la phase d'élimination (= temps nécessaire à l'élimination de la moitié de la quantité du principe actif présent dans l'organisme).

$$T_{1/2} = \frac{\ln 2}{k}$$

$$T_{1/2} = \frac{\ln 2}{cl} V_D$$

ln 2 # 0,693

k représente la pente de la phase terminale de décroissance de la courbe concentration = f(temps).

On considère qu'il faut environ 5 demi-vies d'élimination pour éliminer presque totalement un principe actif de l'organisme. Le calcul de cette demi-vie permet de comprendre pourquoi elle varie avec le volume de distribution (chez un nourrisson ou un grand brûlé par exemple) ou en cas d'insuffisance rénale et/ou hépatique perturbant la clairance totale. La demi-vie varie de quelques minutes à plusieurs jours selon le principe actif.

État d'équilibre cinétique (« steady-state »)

Il y a équilibre cinétique lorsqu'une administration répétée d'un médicament permet d'obtenir une concentration plasmatique équilibrée dans le temps ou sujette à des fluctuations stables entre une concentration minimale (supérieure au seuil minimal d'efficacité) et une concentration maximale (inférieure au seuil minimal de toxicité). Au plan cinétique, cet équilibre traduit l'égalité des apports et de l'élimination du médicament et donc l'adéquation de la dose et du rythme des administrations à la cinétique d'élimination. Le temps nécessaire pour atteindre le plateau à l'état d'équilibre ne dépend que de la demi-vie : on considère qu'il faut en général 5 demi-vies (si l'on administre à chaque fois une dose identique à intervalle d'une demi-vie).

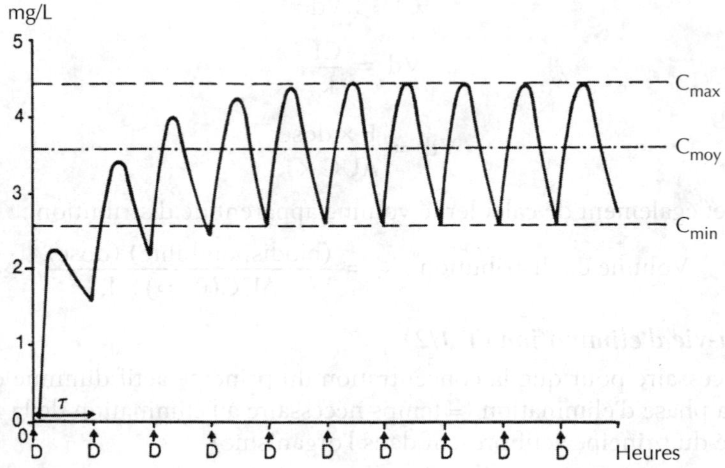

Figure 7. Évolution des concentrations plasmatiques d'un médicament administré de façon réitérée à une dose D tous les intervalles de temps τ. Au plateau (équilibre), les concentrations évoluent entre C_{min} et C_{max}

L'essentiel de la question

La pharmacocinétique est la science ayant pour objet l'étude du devenir des médicaments dans l'organisme.
Plusieurs étapes fondamentales dans le devenir des principes actifs doivent être prises en compte : absorption, distribution, métabolisme, élimination. Chacune de ces étapes est susceptible de variations selon la nature du médicament et selon le terrain (âge, pathologies ou traitements associés).
Les étapes de métabolisation sont importantes à prendre en compte car elles expliquent la formation de composés parfois toxiques pour l'organisme (cf. « Question de toxicologie »).
La pharmacocinétique permet d'adapter le schéma posologique au médicament mais aussi au patient.

Pour en savoir plus

- Benet L.Z. « Pharmacocinétique », in Goodman et Gilmar ed., *Les bases pharmacologiques de l'utilisation des médicaments* ; Mc Graw Hill, pages 3 à 28 (édition française), 1998.
- Bouquet S. « Pharmacocinétique », in Sechter D., Senon J.-L., Richard D (eds), *Thérapeutique psychiatrique*. Paris, Hermann, 1995.
- *Pharmacie clinique générale*, Sado P. A (eds). Paris, Medsi/Mc Graw Hill, 1990.
- Schorderet M. (eds), *Pharmacologie*, 3e éd. Paris et Genève, Frison-Roche et Slatkine, 1998.
- Singlas E., Taburet A. M. *Pharmacocinétique*. Hoechst Biologie, 1987.

Pharmacométrie

J.-P. GIES, Y. LANDRY
UMR-CNRS 7175 faculté de pharmacie, université Louis Pasteur, Illkirch.

La caractérisation préclinique de l'effet d'un nouveau ligand, médicament potentiel, comprend la mesure de l'affinité de ce ligand pour sa cible (récepteur d'un médiateur ou autre macromolécule de l'organisme), la définition qualitative et quantitative de la réponse biologique induite, correspondant à l'effet ou activité du ligand, et l'approche de la sélectivité de cette nouvelle molécule. Ceci correspond aux études de base de pharmacométrie exposées dans ce chapitre.

I. Sites de liaison des médicaments

A. Effet du médicament et réponse cellulaire

L'effet, ou activité, d'un médicament correspond à la modification d'une fonction de l'organisme auquel il est administré. Le médicament modifie le fonctionnement intime d'un ensemble de cellules, c'est-à-dire induit une réponse cellulaire. Cette réponse est traduite par une modification de la fonction de l'organisme considérée comme perturbée dans la pathologie en cause.

L'effet du médicament est initié par sa liaison à une macromolécule de l'organisme, très généralement une protéine cellulaire. Cette liaison modifie les propriétés de cette protéine et module son rôle physiologique conduisant à la réponse cellulaire.

Toutes les cellules de l'organisme ont un fonctionnement de base commun (synthèse protéinique, métabolisme énergétique, grandes voies métaboliques), mais chaque type cellulaire a développé au cours des processus de différenciation l'une ou l'autre potentialité correspondant à son rôle particulier dans l'organisme. Cette potentialité peut être plus particulièrement métabolique (mise en réserve de lipides ou de glucides…), contractile (muscles squelettiques, muscle cardiaque, muscles lisses), ou sécrétoire (cellules sécrétrices exocrines et endocrines, neurones, cellules immunitaires…). Ce sont souvent ces propriétés particulières, régulées par les médiateurs endogènes, qui sont modifiées par le médicament. Ce principe est à la base de la sélectivité du médicament, qui, modifiant une fonction caractéristique d'une cellule, ne va pas induire de réponse des autres cellules. Au contraire l'atteinte du fonctionnement de base, commun à toutes les cellules, conduit à une réponse généralisée à l'ensemble de l'organisme, comme dans le cas des anticancéreux.

Les récepteurs des médiateurs sont la cible de nombreux médicaments. Nous envisagerons particulièrement ces protéines puis nous citerons d'autres cibles importantes, protéines extracellulaires, membranaires ou intracellulaires.

B. Médicament et récepteurs des médiateurs

Les médiateurs de l'organisme assurent les interactions entre les divers types cellulaires qui le composent, pour une bonne harmonie de ses diverses fonctions. Les médiateurs régulent les propriétés caractéristiques de chaque type cellulaire. Se liant à leurs récepteurs spécifiques, les médiateurs entraînent une réponse cellulaire par l'intermédiaire d'une voie de signalisation constituée d'un ensemble de processus biochimiques intracellulaires. C'est en interférant avec ces récepteurs des médiateurs, ou leurs voies de signalisation, qu'agissent la plupart des médicaments.

Les médiateurs peuvent être :

- des *neuromédiateurs* ou neurotransmetteurs, sécrétés par les neurones centraux ou périphériques ; ils agissent pendant un temps court sur des cellules très proches du neurone d'origine ;
- des *hormones sécrétées* par les cellules endocrines ; elles circulent dans le courant sanguin et agissent pendant un temps plus ou moins long et plus ou moins loin du lieu de sécrétion ;
- des *hormones locales* ou « autacoïdes », elles assurent les mécanismes de régulation autocrine et paracrine ; sécrétées par des cellules non-neuronales elles agissent sur des cellules proches. On peut y inclure les multiples *facteurs de croissance cellulaire* associés aux processus de différenciation, et les nombreux *messagers du système immunitaire* comme les interleukines.

Le médicament peut se lier au récepteur d'un médiateur :

- si le médicament mime l'effet du médiateur, c'est-à-dire conduit à la même réponse cellulaire, il est dit *agoniste du récepteur* de ce médiateur. Le médiateur est donc considéré comme l'agoniste physiologique. Les médicaments agonistes sont souvent des analogues de structure du médiateur et se lient au même site que le médiateur. Un agoniste peut être *entier* lorsqu'il induit une réponse cellulaire maximale, ou *partiel* si la réponse cellulaire est quantitativement faible (*fig. 1*) ;

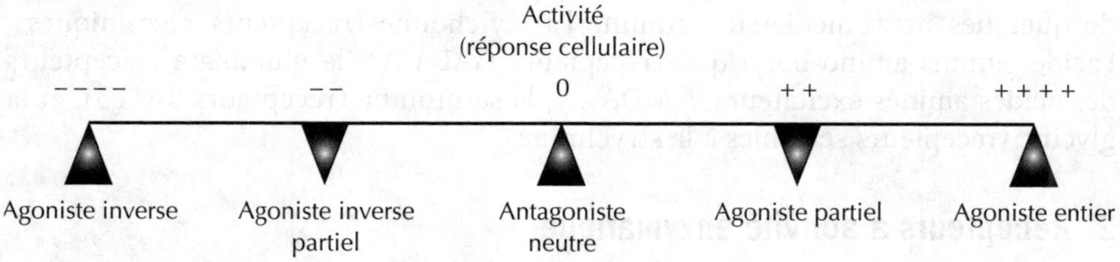

Figure 1. Différents types de ligands des récepteurs des médiateurs en fonction de leur activité

- si le médicament s'oppose à la liaison du médiateur à son récepteur, mais sans entraîner de réponse cellulaire, il est dit *antagoniste neutre du récepteur*. « L'effet » attribué à un médicament antagoniste neutre n'est donc que la diminution de l'effet du médiateur correspondant. L'antagoniste est dit *compétitif* si le médicament se lie au même site que le médiateur. Il est dit *non-compétitif* s'il se lie à un autre site du récepteur avec pour conséquence une diminution de l'affinité du récepteur pour son médiateur ;
- si le médicament entraîne une réponse opposée à celle d'un agoniste, il est dit *agoniste inverse* ou antagoniste négatif du récepteur. Il s'agit d'un concept récent vérifié pour certains ligands des récepteurs GABA-A et pour les récepteurs couplés aux protéines G constitutivement actifs. Un agoniste inverse conserve des propriétés antagonistes vis-à-vis du médiateur endogène, et de plus entraîne une réponse propre du récepteur, contrairement au cas d'un antagoniste neutre.

Notons que le terme *ligand* regroupe les agonistes et les antagonistes et tout autre composé capable de se lier au récepteur, sans préjuger des conséquences de cette liaison.

C. Divers types de récepteurs des médiateurs

Les récepteurs des médiateurs sont des protéines ou glycoprotéines. Ils sont localisés, pour les *médiateurs lipophiles* comme les hormones stéroïdes, les rétinoïdes et les hormones thyroïdiennes, dans le noyau ou le cytosol de la cellule (*récepteurs-facteurs de transcription* = facteurs de transcription activés par liaison d'un médiateur).
Plus généralement, les récepteurs des *médiateurs non lipophiles* sont intégrés à la membrane plasmique avec une disposition transmembranaire.
Les récepteurs de la membrane plasmique peuvent être classés en quatre groupes.

1. Récepteurs à activité de canal ionique, ou canaux ioniques activés par un médiateur

Ils sont constitués de plusieurs peptides étroitement associés, présentant eux-mêmes plusieurs domaines transmembranaires. La liaison du médiateur entraîne une légère modification de la conformation de cet ensemble permettant le passage sélectif d'ions dans le sens de leur gradient électrochimique. La réponse cellulaire correspond à une dépolarisation (entrée de cations Na^+) ou à une hyperpolarisation (entrée d'anions Cl^-) de la membrane plasmique. Ces récepteurs sont sélectifs de quelques neuromédiateurs comme l'acétylcholine (récepteurs nicotiniques), l'acide gamma-amino-butyrique (récepteurs GABA-A), le glutamate (récepteurs des acides aminés excitateurs, NMDA…), la sérotonine (récepteurs 5-HT3), et la glycine (récepteurs sensibles à la strychnine).

2. Récepteurs à activité enzymatique

Ils sont constitués d'une protéine présentant un seul domaine transmembranaire, ou d'un ensemble plus complexe associant plusieurs protéines à un domaine transmembranaire et plusieurs protéines extracellulaires. La, ou les, extrémités glycoprotéiniques extracellulaires portent le site de liaison du médiateur. L'extrémité ou les extrémités intracellulaires sont douées d'une activité enzymatique.
Les récepteurs à activité guanylate-cyclase comprennent le récepteur du facteur natriurétique auriculaire, (ANF ou ANP). La signalisation correspond donc à une synthèse de GMP cyclique qui active les protéines-kinases de classe G (PKG). Notons que les guanylates-cyclases cytosoliques sont activées par le monoxyde d'azote (NO) considéré comme un médiateur. Ces guanylates-cyclases non-membranaires ont donc une propriété de récepteur. Les dérivés nitrés vasodilatateurs en sont les agonistes.
Les récepteurs à l'activité tyrosine-kinase comprennent le récepteur de l'insuline et les récepteurs de nombreux facteurs de croissance comme l'EGF, facteur de croissance de l'épiderme. Les voies de signalisation associées sont semblables à celles décrites dans le paragraphe suivant.

3. Récepteurs associés à une tyrosine-kinase cytosolique

Comme les précédents, ils peuvent être mono ou multimériques avec liaison du médiateur sur les extrémités extracellulaires. Cette liaison permet le recrutement de diverses tyrosines kinases cytosoliques et de nombreuses protéines adaptatrices, dites à domaines SH2 ou SH3, qui initient des voies de signalisation variées dont les voies des MAP-kinases aboutissant particulièrement à la régulation de facteurs de transcription. Les médiateurs concernés sont principalement des facteurs de croissance comme le TNFα, des interleukines et des anticorps comme les IgE.

4. Récepteurs associés à une protéine G

Ils sont monomériques avec 350 à 1 100 résidus amino-acyls et comportent 7 hélices transmembranaires (récepteurs heptahélicoïdaux). La liaison du médiateur, sur la partie extracellulaire ou dans une poche délimitée par les hélices transmembranaires, induit une interaction des segments intracellulaires avec diverses protéines G. Ces protéines sont trimériques avec des sous-unités α qui fixent le GDP et le GTP, associées à un dimère βγ. L'interaction récepteur-protéine G est suivie de la dissociation de la sous-unité α et du dimère βγ. Ces deux entités vont chacune interagir avec des « effecteurs », essentiellement des enzymes transmembranaires (adénylate-cyclases) ou cytosoliques (phosphodiestérases des nucléotides cycliques, phospholipases Cβ, PI3-kinases), et quelques canaux ioniques calciques ou potassiques (*fig. 2*). L'activation de ces effecteurs génère donc divers messagers intracellulaires (anciennement, seconds messagers) qui initient des voies de signalisation aboutissant à l'activation de systèmes enzymatiques par des protéines kinases (phosphorylations) ou par association avec des calciprotéines (calmoduline, troponine C).

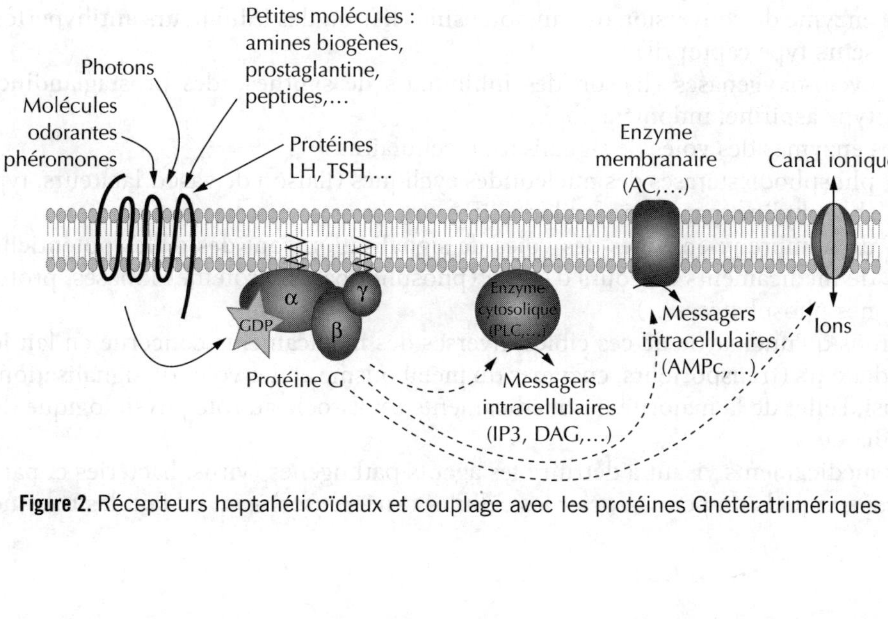

Figure 2. Récepteurs heptahélicoïdaux et couplage avec les protéines Ghétératrimériques

D. Autres sites de liaison des médicaments

On peut considérer que toute protéine de l'organisme, quelle que soit sa fonction, est un site de liaison potentiel de médicament. Si cette liaison modifie la fonction de cette protéine et que cette modification conduit à une réponse cellulaire à l'origine de l'effet recherché, elle peut être, par extension, considérée comme le « récepteur » de ce médicament. Ceci n'implique pas alors obligatoirement l'existence d'un médiateur endogène correspondant.

Parmi les exemples classiques, citons :

- les diverses protéines transmembranaires :
  - canaux calciques (liaison des dihydropyridines à effets cardiovasculaires) ;
  - canaux potassiques sensibles à l'ATP (liaison des sulfamides antidiabétiques) ;
  - canaux sodiques (liaison d'anesthésiques locaux, d'anti-arythmiques) ;
  - Na^+/K^+ ATPase ou pompe à sodium (liaison des digitaliques cardiotoniques) ;
  - H^+/K^+ ATPase ou pompe à protons (liaison d'inhibiteurs antiulcéreux type oméprazole) ;
  - cotransporteurs ioniques (liaison de diurétiques type furosémide) ;
  - transporteurs des neuromédiateurs (liaison d'antidépresseurs type imipramine et fluoxétine) ;
- les enzymes des grandes voies métaboliques et des protéines microtubulaires :
  - HMGCoA réductase (liaison des statines hypocholestérolémiantes) ;
  - xanthine oxydase (liaison des inhibiteurs de l'uricosynthèse type allopurinol) ;
  - dihydrofolate réductase (liaison d'anticancéreux type méthotrexate) ;
  - topoisomérase II (liaison d'anticancéreux type étoposide) ;
  - protéines microtubulaires (liaison de la colchicine et d'anticancéreux type vinblastine) ;
- les enzymes impliquées dans le métabolisme des médiateurs :
  - acétylcholinestérase, (enzyme extracellulaire, liaison d'inhibiteurs réversibles et irréversibles) ;
  - mono-amino-oxydase (enzyme mitochondriale, liaison des IMAO-A et -B) ;
  - enzyme de conversion de l'angiotensine (liaison des inhibiteurs antihypertenseurs type captopril) ;
  - cyclo-oxygènases (liaison des inhibiteurs de synthèse des prostaglandines, type aspirine, indométacine) ;
- les enzymes des voies de signalisation cellulaires :
  - phosphodiestérases des nucléotides cycliques (liaison de vasodilatateurs, type théophyline, papavérine, sildénafil) ;
  - de nombreux enzymes des voies de signalisation sont des cibles potentielles de médicaments en cours d'étude (phospholipases, protéines kinases, protéines phosphatases…).

Notons qu'une partie de ces cibles diverses des médicaments concerne en fait les médiateurs (transporteurs, enzymes du métabolisme et des voies de signalisation). Ainsi, l'effet de la majorité des médicaments est associé au rôle physiologique des médiateurs.

Les médicaments visant à détruire les agents pathogènes (virus, bactéries et parasites, auxquels on peut associer les cellules cancéreuses) sont en fait des toxiques pour ces agents, mais idéalement ne doivent pas altérer les fonctions de l'hôte. Ces médicaments particuliers doivent donc se lier sélectivement aux macromolécules (généralement des protéines) des agents pathogènes, et présenter une affinité faible, idéalement nulle, pour les protéines de l'hôte.

II. Paramètres et critères de caractérisation de l'effet des médicaments

A. Affinité

La puissance de l'interaction physico-chimique entre le médicament, plus généralement le ligand, et son récepteur correspond à l'affinité réciproque des deux partenaires. Cette affinité dépend de la structure chimique de chacun de ces partenaires permettant l'établissement de liaisons non-covalentes multiples, liaisons hydrophobes, liaisons ioniques, liaisons hydrogènes et forces de van der Walls. En dépit de cette complexité, l'analyse de la liaison des ligands aux récepteurs utilise un modèle mathématique simple dit « loi d'action de masse », équilibre dynamique entre les formes libres et associées du ligand et du récepteur. Ce modèle est en général suffisant pour les études de base.

$$L + R \underset{k_{-1}}{\overset{k_1}{\rightleftharpoons}} LR \qquad (1)$$

où,

L = concentration molaire de ligand libre,
R = concentration molaire de récepteur libre,
LR = concentration molaire du complexe ligand-récepteur,
k_1 = constante cinétique d'association, exprimée en $M^{-1} \times min^{-1}$
k_{-1} = constante cinétique de dissociation, exprimée en min^{-1}.

Pour définir l'équilibre de la réaction, on considère :

- la vitesse d'association (nombre de phénomènes de liaison par unité de temps) $= L \times R \times k_1$;
- la vitesse de dissociation (nombre de phénomènes de dissociation par unité de temps) $= LR \times k_{-1}$.

L'équilibre est atteint lorsque ces deux vitesses sont égales : $L \times R \times k_1 = LR \times k_{-1}$, soit :

$$L \times R/LR = k_{-1}/k_1 = K_D \qquad (2)$$

où K_D = constante de dissociation à l'équilibre exprimée en $min^{-1}/M^{-1} \times min^{-1} = 1/M^{-1} = M$.

Selon la nomenclature actuelle, la constante K_D est dénommée K_A pour les agonistes et K_B pour les antagonistes. On retiendra, constante de dissociation à l'équilibre :

$$K_D(K_A \text{ ou } K_B) = k_{-1}/k_1 \text{ exprimée en M} \quad (3)$$

Strictement, l'affinité est définie par la constante d'association à l'équilibre dénommée K_a pour les agonistes, et K_b pour les antagonistes :

$$\textit{affinité} = K_a \textit{ ou } K_b = k_1/k_{-1} = 1/K_D \quad (4)$$

Ces constantes d'affinité K_a et K_b ne sont pas utilisées en pratique. Leurs inverses K_A et $K_B(K_D)$ sont préférées car leur expression sous forme molaire (M) est plus parlante. On retiendra que *plus KD est faible plus l'affinité est élevée, et plus KD est élevé plus l'affinité est faible*. K_D ayant la grandeur d'une concentration, les ligands à forte affinité ne nécessitent qu'une *faible concentration* pour se lier à leur récepteur, notamment *in vitro*, notion suggérant la nécessité d'une dose faible *in vivo*.
La définition expérimentale de l'affinité fait appel, depuis 1970 environ, aux méthodes de liaison spécifique (*binding*) par lesquelles on mesure la liaison en fonction de la concentration du ligand. Nous verrons que *le KD est égal à la concentration de ligand nécessaire à l'occupation de 50 % des récepteurs à l'équilibre*.
Cependant, dès le début du XXe siècle, sur la base de la *théorie d'occupation des récepteurs*, la loi d'action de masse (équations ci-dessus) a été utilisée pour approcher l'affinité par méthode fonctionnelle. Ces approches restent valables pour les cas simples, et en absence de possibilité d'études de liaison spécifique, notamment pour les antagonistes neutres compétitifs où K_D, autrement dit K_B, est exprimé sous forme de $pK_B = pA_2$. Pour les agonistes, on définira par méthodes fonctionnelles d'autres paramètres, non assimilables, directement à l'affinité (voir ci-dessous : CE_{50}, DE_{50}).

B. Activité

Le terme « activité » n'est pas univoque. Concernant un médicament, ce terme peut être utilisé pour préciser son utilisation thérapeutique correspondant à l'effet global sur l'organisme (par exemple activité antalgique, et activité antihypertensive). Il est utilisé aussi pour préciser le mécanisme d'action (par exemple activité d'inhibiteur de cyclooxygénase ou activité d'agoniste des récepteurs opiacés pour un antalgique, et activité d'inhibiteur d'enzyme de conversion ou antagoniste bêta-adrénergique pour un antihypertenseur).
En se limitant aux ligands des récepteurs, l'activité du ligand évoque en premier lieu sa nature agoniste, antagoniste ou agoniste inverse. C'est une notion qualitative, complétée éventuellement par un terme quantitatif : par exemple agoniste entier ou agoniste partiel. Nous verrons que, dans ce sens, l'activité du ligand d'un récepteur peut être en partie suggérée par les méthodes de liaison spécifique. Cependant la définition de l'activité d'un ligand nécessite le recours aux approches fonctionnelles pour caractériser les étapes en aval de l'interaction ligand-récepteur c'est-à-dire de l'affinité. La notion d'*activité intrinsèque* des ligands sera évoquée ci-dessous dans l'approche fonctionnelle des propriétés des agonistes.
Ce sont les méthodes d'électrophysiologie (caractérisation des mouvements ioniques), de biochimie (mesure de la variation des taux de messagers intracellulaires,

de l'activité des systèmes enzymatiques), ou physiologiques (mesure des processus contractiles ou sécrétoires), qui seront mises en jeu pour apprécier *in vitro*, éventuellement *in vivo* chez l'animal, l'activité de nouveaux ligands. Ces méthodes permettront de définir les gammes de concentrations, ou de doses, actives, valeurs résumées par les concentrations ou doses nécessaires pour obtenir 50 % de l'effet maximum (CE_{50} ou DE_{50}).

C. Sélectivité

C'est une notion essentielle à la connaissance d'un médicament, ou de toute molécule utilisée comme réactif expérimental. Qu'il s'agisse du ligand d'un récepteur ou d'une autre protéine, la connaissance de sa sélectivité conditionne la pertinence et la fiabilité de son utilisation thérapeutique ou expérimentale. *« Sélectivité » est un terme relatif. « Spécificité » est un terme absolu qui ne souffre pas de qualificatif et dont l'utilisation doit être bannie.* En effet, aucun ligand n'est spécifique d'une cible biologique, il suffit d'augmenter sa concentration pour observer sa liaison à d'autres cibles, et en conséquence observer d'autres effets, activités ou réponses de la cellule ou de l'organisme, effets secondaires ou indésirables pour un médicament.

En pratique, la sélectivité d'un ligand L pour une cible X vis-à-vis de la cible Y correspond au rapport de son affinité pour X sur son affinité pour Y. *Selon la loi d'action de masse, la courbe liaison de L/concentration de L se répartit sur presque deux unités logarithmiques de concentration molaire (fig. 3).* En conséquence, *si le rapport des KD de L pour Y et X est égal ou supérieur à 100*, la concentration de L nécessaire à l'occupation de toutes les cibles X sera inférieure à la concentration minimale de L nécessaire pour sa liaison à Y. On admet alors que *L est sélectif de X vis-à-vis de Y, dans la gamme de concentrations précisée.* Dans le cas contraire les concentrations actives de L sur X sont susceptibles d'interférer avec Y.

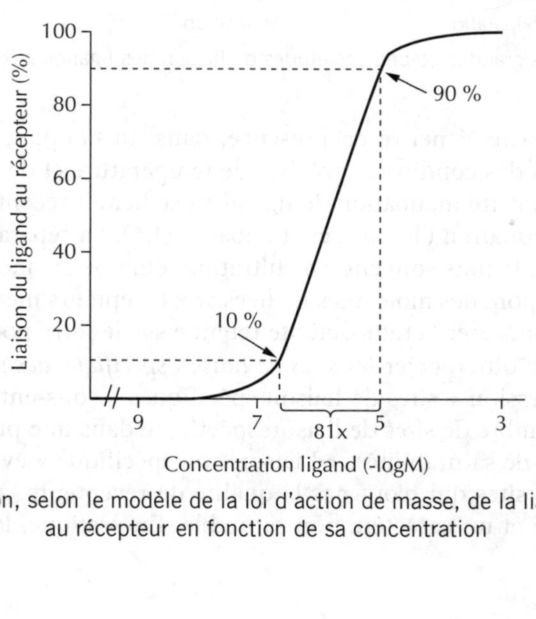

Figure 3. Répartition, selon le modèle de la loi d'action de masse, de la liaison d'un ligand au récepteur en fonction de sa concentration

Cette notion de sélectivité implique la connaissance de l'affinité d'un nouveau ligand pour de nombreuses cibles potentielles, d'où l'intérêt des méthodes automatisées de tri et d'étude. Notons que *de nombreux médicaments, ou réactifs expérimentaux, réputés sélectifs, sinon spécifiques, ne résistent pas à l'étude approfondie de cette propriété revendiquée sans précaution.*

III. Approches par liaison spécifique de l'affinité et de l'activité

A. Réalisation pratique des études, liaison spécifique et non spécifique

Les études de liaison spécifique de ligands aux récepteurs membranaires sont réalisées généralement sur des préparations subcellulaires plus ou moins enrichies en membrane plasmique.
La quantification de la liaison du radioligand sur les récepteurs se fait en trois étapes : incubation, séparation et mesure (*fig. 4*) :

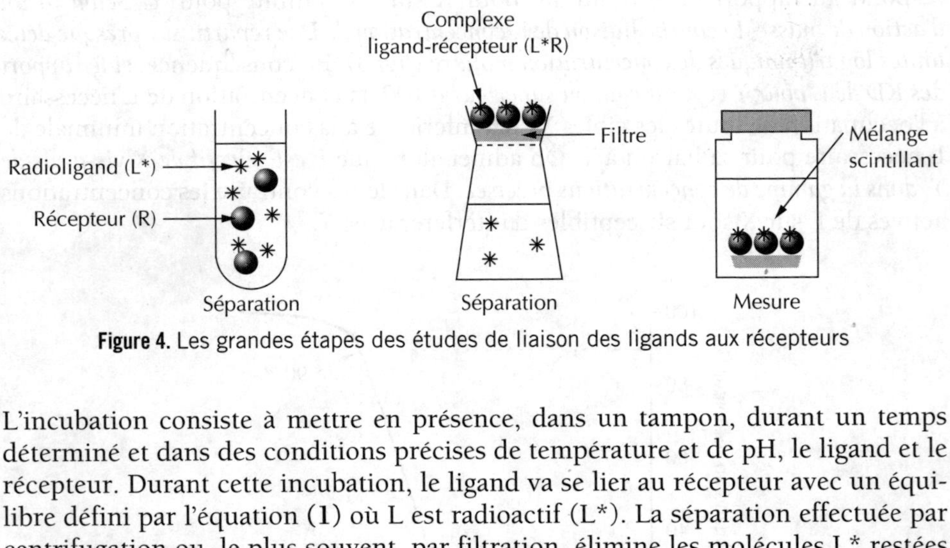

Figure 4. Les grandes étapes des études de liaison des ligands aux récepteurs

L'incubation consiste à mettre en présence, dans un tampon, durant un temps déterminé et dans des conditions précises de température et de pH, le ligand et le récepteur. Durant cette incubation, le ligand va se lier au récepteur avec un équilibre défini par l'équation (1) où L est radioactif (L*). La séparation effectuée par centrifugation ou, le plus souvent, par filtration, élimine les molécules L* restées libres dans le tampon, des molécules L* liées aux récepteurs membranaires (L*R). Il suffit alors, de mesurer la radioactivité retenue sur le filtre pour quantifier L*R. Il importe de bien différencier *les sites de liaison spécifique des sites de liaison non spécifique*. L'expression « sites de liaison spécifiques » sous-entend qu'il s'agit de récepteurs. Le nombre de sites de liaison spécifique dans une préparation donnée est limité (critère de saturabilité). « Liaison non spécifique » évoque la liaison du radioligand à des sites qui n'ont pas la qualité de récepteurs, avec généralement une affinité faible et un caractère non saturable. En pratique, la liaison totale du radioligand correspond à la somme de la liaison spécifique et de la liaison non spécifique. En considérant la haute affinité d'un radioligand pour son récepteur (par exemple K_D de $10^{-9}M$), un excès de ligand froid ($10^{-6}M$) pourra complètement masquer la liaison spécifique du radioligand sans affecter la liaison du radioligand aux sites de faible affinité considérés comme non spécifiques. La liaison spécifique peut être déterminée en soustrayant la liaison non spécifique de la liaison totale (*fig.* 5).

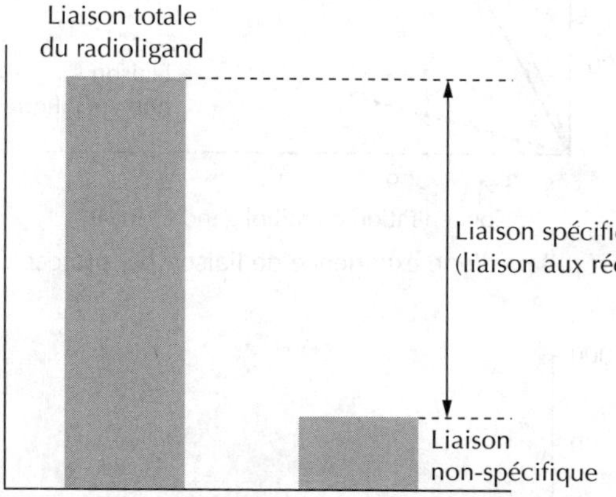

Figure 5. Principe de calcul de la liaison spécifique d'un ligand à son récepteur par différence entre liaison totale et liaison non spécifique

B. Mesure directe de l'affinité d'un ligand radiomarqué : méthode de saturation

Si le ligand (L*) dont on veut définir l'affinité peut être radiomarqué (^3H, ^{14}C, ^{125}I), ses caractéristiques de liaison sont déterminées par des expériences de saturation. Cette approche permet de définir :

- la constante de dissociation à l'équilibre du complexe ligand-récepteur (K_D) qui traduit l'affinité du radioligand pour le récepteur ;
- la densité de sites spécifiques dans la préparation étudiée (B_{max}) exprimée en moles par mg de protéines.

Lorsque le système décrit dans l'équation (1) est à l'équilibre, K_D peut être calculé en mesurant les valeurs de L*, R et L*R, puisque $K_D = L^* \times R/L^*R$ (2).

En pratique, une série de tubes comprenant une même quantité de préparation riche en récepteurs est additionnée de radioligand en concentration croissante (liaison totale). Une seconde série est préparée parallèlement mais surchargée en ligand froid (liaison non spécifique). Après incubation pour atteindre l'équilibre, le contenu de chaque tube est filtré rapidement, et la radioactivité retenue sur le filtre est mesurée à l'aide d'un compteur à scintillation. La liaison non spécifique est déduite de la liaison totale pour obtenir la liaison spécifique (*fig.* 6). À partir de la courbe de saturation les valeurs du K_D et de B_{max} peuvent être déduites graphiquement (*fig.* 7).

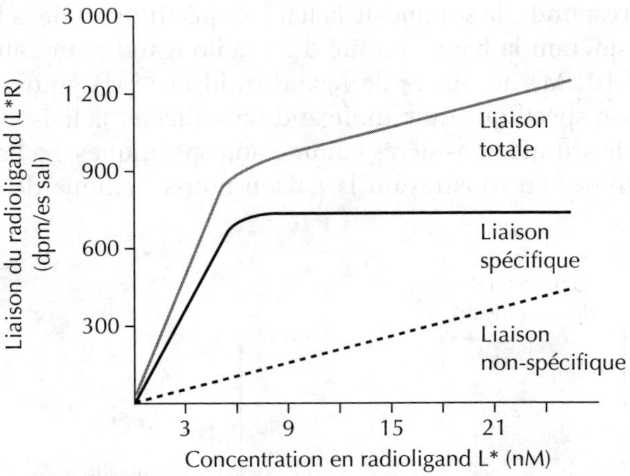

Figure 6. Illustration des résultats d'une expérience de liaison par protocole de saturation

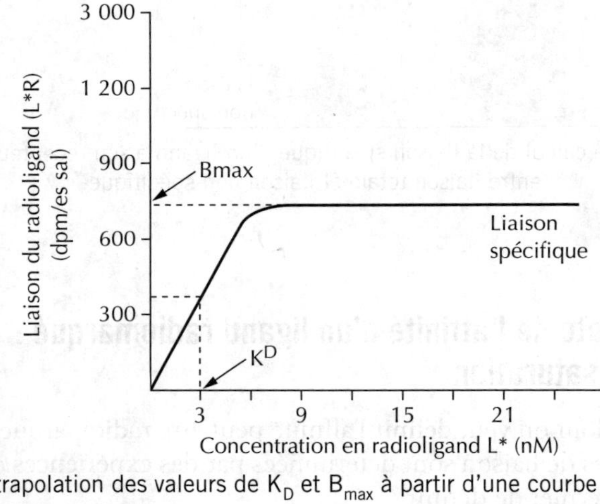

Figure 7. Extrapolation des valeurs de K_D et B_{max} à partir d'une courbe de saturation

K_D est défini comme la concentration de radioligand requise pour occuper 50 % de la population totale des récepteurs. En effet, à partir de l'équation (1), on peut déduire le pourcentage d'occupation du récepteur par le ligand (ou occupation fractionnelle des récepteurs), ρ :

$$\rho = L^*R/(R + L^*R)$$

en multipliant les 2 termes par [L*], puis en les divisant par L*R, on obtient :

$$\rho = L^*/(L^* + K_D)$$

En conséquence : – en absence de L*, p est nul

– si $L^* = K_D$; p = 50 % (caractérisant la détermination graphique de K_D).

La représentation graphique des résultats (*fig. 7*) est hyperbolique et ne permet pas une détermination précise des valeurs de K_D et B_{max}. La représentation de Scatchard est préférable.

La représentation de Scatchard exprime le rapport entre le ligand lié (B, *bound*), soit L*R, sur le ligand libre (F, *free*), soit L*, en ordonnée, en fonction du ligand lié B (L*R), en abscisse (*fig. 8*).

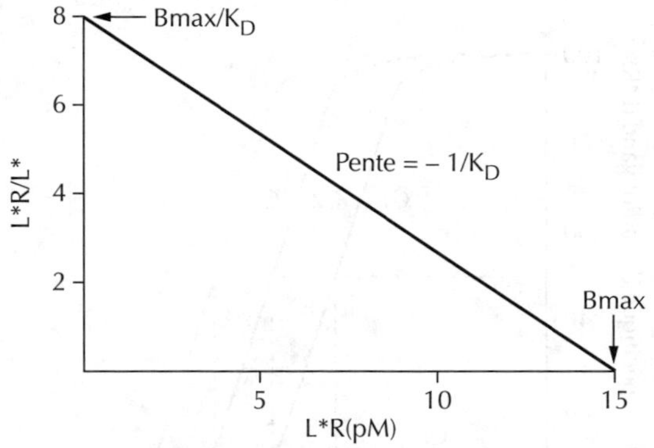

Figure 8. Représentation de Scatchard d'une courbe de saturation

$$B/F = (-\ 1/K_D \times B) + B_{max}/K_D \qquad (5)$$

B_{max} est alors lu en abscisse et K_D déterminé à partir de la pente de la courbe ($-\ 1/K_D$).
La précision de la détermination des paramètres dépend du respect de conditions expérimentales strictes, du nombre de points expérimentaux et de leur répartition judicieuse en fonction de la concentration de L* et de R.
En pratique, une courbe de Scatchard linéaire suggère la liaison du ligand à un seul type de récepteur, permettant de calculer un seul K_D. Une courbe non-linéaire peut correspondre à de mauvaises conditions expérimentales ou à l'intervention de phénomènes ne correspondant pas au modèle simple de la loi d'action de masse. L'analyse des résultats peut aussi faire appel à la représentation de Hill, développée dans le paragraphe suivant.
Notons que le K_D d'un ligand radiomarqué peut aussi être déterminé en mesurant les constantes cinétiques d'association et de dissociation puisque $K_D = k_{-1}/k_1$ (3). Ces mesures sont rarement effectuées (pour un exposé complet, voir Landry et Gies, 1993).

C. Mesure indirecte de l'affinité des ligands non marqués : déplacement du ligand radiomarqué

L'affinité de ligands non marqués pour leurs récepteurs peut être appréciée en quantifiant leur pouvoir de déplacement d'un radioligand dont les propriétés ont été déterminées préalablement par méthode de saturation. Ceci permet d'étudier de nombreuses molécules sans nécessité de les marquer.
En pratique ces expériences sont réalisées en présence d'une concentration fixe de récepteur et de radioligand à laquelle on ajoute des concentrations croissantes du ligand non marqué. On détermine la concentration de ligand non marqué inhibant 50 % de la liaison du radioligand (*CI50 ou IC50* : « concentration inhibitrice 50 »).

Pour déterminer ce paramètre, on construit un graphique comportant en abscisse (échelle logarithmique) les concentrations de ligand non marqué et en ordonnée la liaison spécifique du radioligand (exprimée en %). La valeur de la CI^{50} est déterminée sur l'abscisse (*fig. 9*).

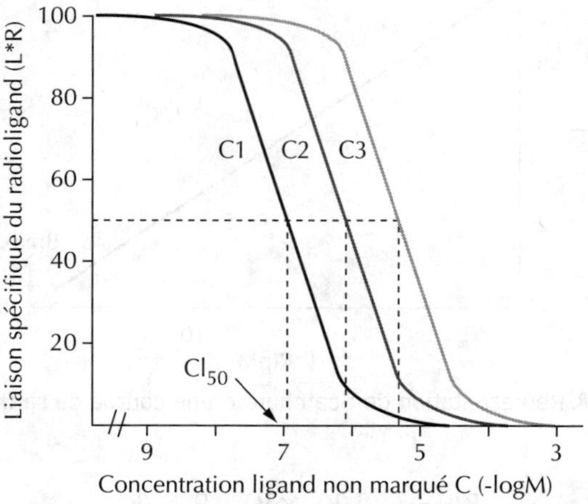

Figure 9. Courbes de compétition entre un ligand marqué et divers ligands non marqués C1, C2, C3. Extrapolation des CI_{50}

Plus la CI_{50} est petite, meilleure est l'affinité du ligand froid pour le récepteur. Ainsi les résultats résumés sur la *figure 9* permettent de définir la séquence d'affinité A > B > C.

Cependant les valeurs de CI_{50} sont sous la dépendance de la concentration de radioligand L* utilisée lors de l'essai. Les CI_{50} de divers ligands ne sont comparables que dans des conditions expérimentales strictement identiques. Pour toute comparaison, on calculera une valeur corrigée de la CI_{50}, dénommée K_I selon l'équation de Cheng et Prussof, supposant que la liaison du radioligand et la liaison du ligand non marqué sont compétitives :

$$K_I = CI_{50}/(1 + L^*/K_D) \tag{6}$$

où L* est la concentration du radioligand de référence et K_D l'affinité de ce radioligand définie par méthode de saturation. K_I est exprimé en concentration molaire. Comme pour K_D, les valeurs de K_I sont assimilables à l'affinité du ligand pour son récepteur. Les dénominations K_D et K_I dépendent uniquement du protocole utilisé, saturation ou déplacement. Leurs valeurs sont comparables.

La représentation de Hill peut être utilisée pour étudier les résultats des expériences de liaison spécifique en quantifiant la déviation éventuelle de l'interaction ligand-récepteur du modèle mathématique de la loi d'action de masse. Le nombre de sites théoriques de liaison du ligand par récepteur, n (dénommé nombre de Hill ou nH), est représenté par la pente de la droite lorsque les résultats expérimentaux de saturation sont représentés en ordonnée : log (B/B_{max} – B), c'est-à-dire log ($L^*R/B_{max} - L^*R$), et en abscisse la valeur logarithmique de L* (*fig. 10*). Pour les courbes de compétition, la liaison spécifique du radioligand en absence de compétiteur est utilisée comme B_{max}. La liaison en présence de compétiteurs est exprimée en pourcentage de B_{max} (*fig. 11*).

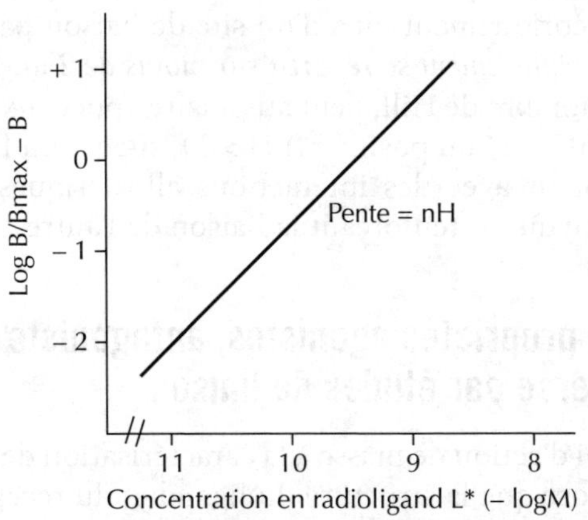

Figure 10. Représentation de Hill d'une courbe de saturation d'un ligand marqué

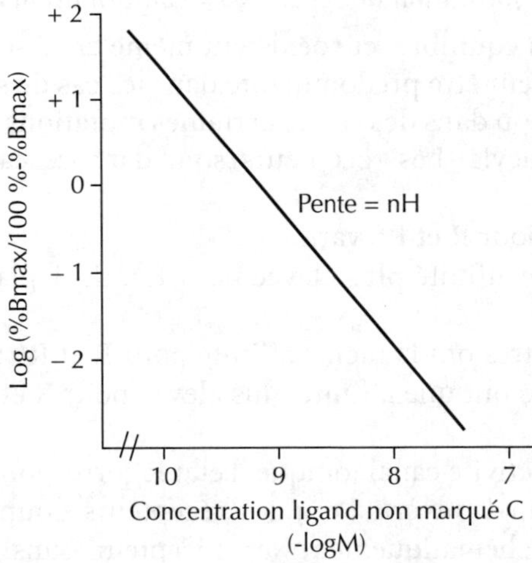

Figure 11. Représentation de Hill d'une courbe de déplacement d'un ligand marqué par un ligand non marqué (compétiteur)

- *Si nH = 1*, par définition on admet que la loi d'action de masse est respectée, une molécule de ligand se lie à une molécule de récepteur. Ceci suggère aussi qu'une molécule de ligand se lie à une population homogène de récepteurs (présence d'un seul type de récepteur liant le ligand dans la gamme de concentration étudiée). *La courbe de déplacement se répartit idéalement sur 2 unités logarithmiques (fig. 9).*
- *Si nH < 1*, il y a théoriquement moins d'un site de liaison par molécule de récepteur. *La courbe de déplacement se répartit sur plus de 2 unités logarithmiques.* Ceci correspond souvent à la présence de plusieurs sites d'affinité différente, c'est-à-dire plusieurs récepteurs d'affinité proche pour le ligand, ou un même récepteur

sous deux conformations différentes. Les courbes de liaison peuvent alors être analysées pour définir l'affinité de chaque site (haute et basse affinité avec un modèle à 2 sites par exemple).

- *Si nH > 1*, il y a théoriquement plus d'un site de liaison par molécule de récepteur. *La courbe de déplacement se répartit sur moins de 2 unités logarithmiques.*

L'interprétation du nombre de Hill, peut aussi faire appel aux phénomènes de *coopérativité* négative (nH < 1) ou positive (nH > 1), suggérant la liaison de 2 ligands sur un même récepteur avec des interactions allostériques entre les 2 sites, la liaison de l'un diminuant ou renforçant la liaison de l'autre.

D. Distinction des propriétés agonistes, antagoniste neutre et agoniste inverse par études de liaison

L'application de la loi d'action de masse à la caractérisation de la liaison des ligands aux récepteurs suppose que la structure du ligand et du récepteur n'est pas modifiée par le processus de liaison. En fait, on peut admettre que tout récepteur peut prendre deux conformations principales :

R = conformation de repos, R = conformation active*

Ces deux états sont en équilibre, et coexistent même en absence de médiateur. La proportion d'état R* peut être prédominante dans les cas de surexpression expérimentale de récepteurs ou dans des cas de certaines mutations spontanées ou induites de résidus aminoacyls. Les récepteurs sont dans ce cas « constitutivement actifs ».

L'affinité des ligands pour R et R* varie :

- les agonistes ont une affinité plus élevée pour R*, ils déplacent l'équilibre R-R* vers R* ;
- les antagonistes neutres ont la même affinité pour R et R* ;
- les agonistes inverses ont une affinité plus élevée pour R et déplacent l'équilibre R-R* vers R.

Pour les récepteurs à activité canal ionique, l'état R correspond à l'état canal fermé, et l'état R* à l'état canal ouvert. Pour les récepteurs couplés aux protéines G, l'état R correspond schématiquement au récepteur sans interaction avec la protéine G, et R* au récepteur interagissant avec la protéine G (*fig. 12*).

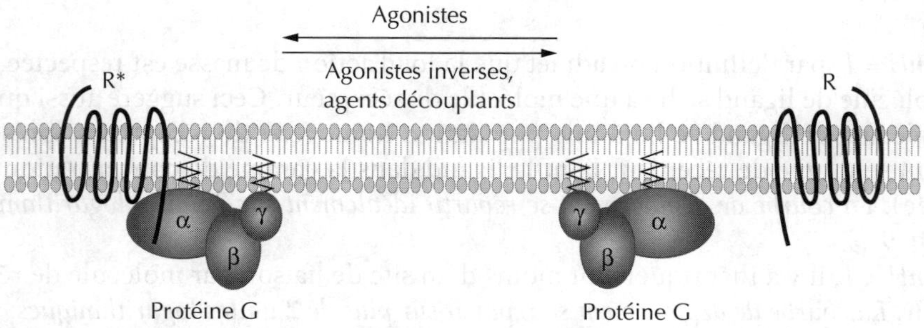

Figure 12. Équilibre entre la conformation de repos (R) et la conformation active (R*) dans le cas des récepteurs couplés aux protéines G

Ces caractéristiques sont mises à profit dans les études de liaison spécifique :

- *pour le choix du radioligand de référence dans les études de déplacement*, l'utilisation d'un radioligand de nature antagoniste neutre est souvent préférée car ce ligand se lie avec la même affinité à R et R*, et permet de distinguer la nature du ligand mis en compétition (cf. ci-dessous). L'utilisation d'un ligand marqué agoniste ne donne accès qu'aux récepteurs sous forme R*. Pour étudier la forme R séparément, on utilisera un antagoniste neutre marqué, mais la préparation de récepteur sera prétraitée par un agent induisant le découplage récepteur-protéine G (en pratique un analogue non-hydrolysable du GTP ou un large excès de GTP). Ceci a pour effet de placer tous les récepteurs présents sous forme R (*fig. 12*) ;
- *pour l'analyse des courbes de déplacement*, les courbes *antagoniste neutre* marqué/antagoniste neutre ont une pente = 1 (nH = 1) ; les courbes *antagoniste neutre marqué/agoniste* ont une pente inférieure à 1 (nH < 1), c'est-à-dire se répartissent sur plus de 2 unités logarithmiques de concentration, et peuvent être analysées comme représentative de la liaison de l'agoniste à deux sites de haute et basse affinité, correspondant à la liaison de l'agoniste à R* (haute affinité) et R (basse affinité).

Ainsi, *pour distinguer la nature d'un nouveau ligand de récepteurs couplés aux protéines G,* on se place dans des conditions expérimentales permettant de quantifier son affinité pour R et R* respectivement :

- le déplacement d'un agoniste marqué permet de calculer l'affinité du nouveau ligand pour R* ;
- le déplacement d'un antagoniste marqué donne accès à l'affinité du nouveau ligand pour R et R* ;
- le déplacement d'un antagoniste neutre marqué en présence de découplant du complexe récepteur-protéine G, permet de calculer l'affinité du nouveau ligand pour R.

La *figure 13* illustre ces deux dernières conditions. Nous voyons qu'en présence d'agent découplant :

- une courbe antagoniste neutre marqué/agoniste est déplacée vers la droite et devient monophasique (liaison uniquement à la forme R) par rapport à la courbe témoin (agoniste sans agent découplant) qui est diphasique (liaison à R et R*, basse et haute affinité de l'agoniste), le déplacement vers la droite correspondant à la plus faible affinité de l'agoniste pour R vis-à-vis de R* ;
- une courbe antagoniste neutre marqué/agoniste inverse est déplacée vers la gauche, correspondant à une plus grande affinité pour R que pour R* ;
- une courbe antagoniste neutre marqué/antagoniste neutre n'est pas modifiée par l'agent découplant correspondant à une affinité identique pour R et R*.

Ces indications sur la nature d'un nouveau ligand par méthode de liaison seront complétées par les expérimentations fonctionnelles ci-dessous.

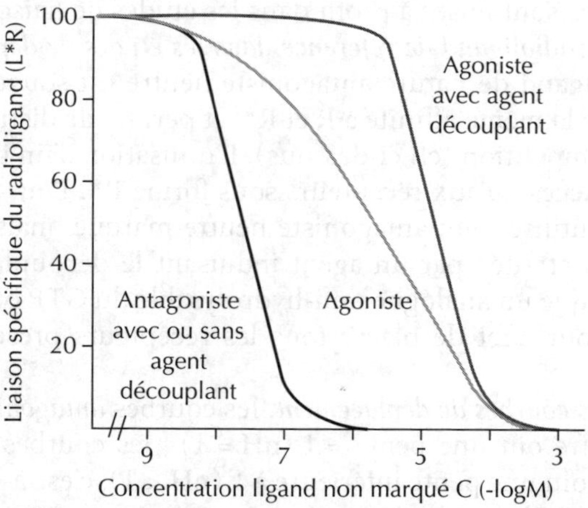

Figure 13. Déplacement par un agent découplant du complexe récepteur-protéine G des courbes de compétition antagoniste neutre marqué/antagoniste neutre et antagoniste neutre marqué/agoniste

IV. Approches fonctionnelles de l'activité et de l'affinité

Les études fonctionnelles peuvent être réalisées *in vitro* (organes isolés, cellules isolées, et exceptionnellement membranes) ou *in vivo* (organisme entier) (*fig. 14*). Elles ont pour but de caractériser la fonction modifiée par la liaison du ligand au récepteur. Cette modification peut être appréciée en mesurant la variation d'un élément de la voie de signalisation mise en jeu (mouvement ionique, messager intracellulaire, activité enzymatique), ou de manière plus distale, en mesurant la réponse plus globale de cellules (modification métabolique, sécrétoire…), d'organes isolés (modifications sécrétoires, contractile…), ou d'un organisme entier (modification de la pression artérielle, modifications comportementales…).

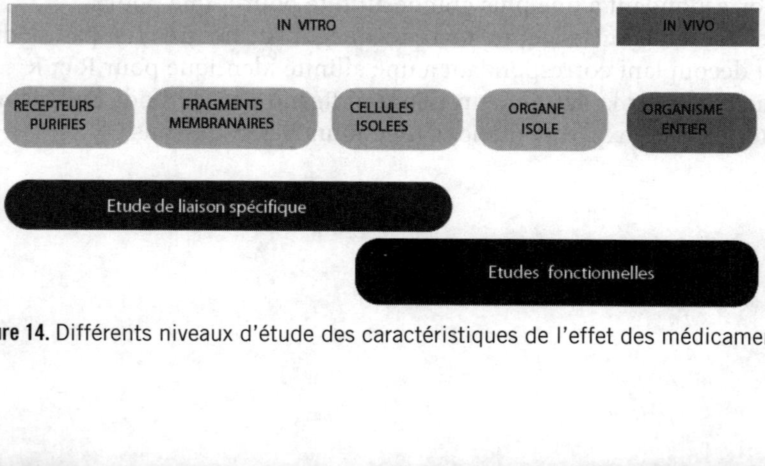

Figure 14. Différents niveaux d'étude des caractéristiques de l'effet des médicaments

A. Paramètres de quantification définis par approches fonctionnelles

Classiquement, deux types de réponses peuvent être observées : les réponses « quantales » et les réponses « graduelles ».

Les *réponses quantales* sont régies par le principe du tout ou rien et sont généralement observées chez l'animal entier. Ces réponses sont quantifiées par le paramètre DE_{50} (dose efficace 50), qui représente la dose nécessaire pour produire un effet chez 50 % des animaux. La dose létale 50 (DL_{50}) en est un exemple particulier.

Les *réponses graduelles* sont des réponses qui augmentent graduellement en fonction de la concentration, ou de la dose de ligand, mise en présence du système expérimental *(fig. 15)*. Dans ce cas, les paramètres de quantification sont la DE_{50} (dose efficace 50) ou la CE_{50} (concentration efficace 50) qui représentent la dose ou la concentration nécessaire pour observer 50 % de l'effet maximum de la molécule étudiée.

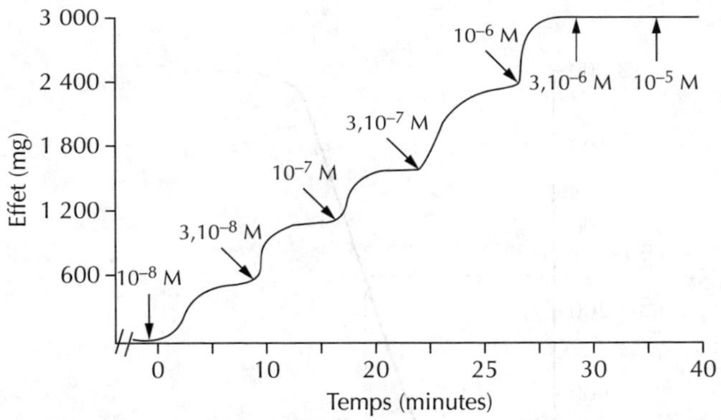

Figure 15. Réalisation pratique d'une courbe effet/concentrations cumulatives. Des concentrations croissantes sont obtenues en ajoutant des doses successives du ligand étudié. L'effet (par exemple une contraction musculaire) est enregistré en permanence permettant d'ajouter la dose suivante lorsque l'effet a atteint un maximum. La dernière concentration atteinte n'a plus d'effet, la concentration précédente a permis d'obtenir l'effet maximum du produit sur la préparation étudiée.

Ce type d'étude a été développé au début du XXe siècle. L'analyse quantitative a reposé d'abord sur la « théorie d'occupation des récepteurs » qui en fonction de la loi d'action de masse admettait que l'effet observé est proportionnel au nombre de récepteurs occupés et que l'effet maximum nécessite l'occupation de tous les récepteurs par le ligand.

Les expériences fonctionnelles préliminaires permettent en général de caractériser un nouveau ligand d'un récepteur comme « agoniste » (observation d'un effet propre du ligand en absence de médiateur endogène), ou « antagoniste » (observation de la diminution de l'effet du médiateur endogène ou d'un agoniste ajouté). On appliquera ensuite des protocoles expérimentaux différents dans chacun de ces cas.

B. Analyse quantitative de l'effet d'un agoniste

À chaque concentration d'agoniste correspond un effet qui peut être exprimé en valeur absolue (par exemple tension exprimée en mg pour un phénomène contractile, *fig. 15*) ou en pourcentage de la réponse maximale. Si on représente, à partir des observations rapportées sur la *figure 15*, l'effet en ordonnée, en fonction du logarithme de la dose (concentration) de l'agoniste, on obtient une sigmoïde (*fig. 16*) appelée *courbe effet-dose ou courbe effet-concentration.* Cette courbe dans sa partie médiane est linéaire, indiquant une proportionnalité entre l'effet et la concentration. Elle s'analyse en termes de pente et de répartition sur la gamme de concentrations comme les courbes de liaison, en fonction de la loi d'action de masse, mais avec beaucoup de prudence en tenant compte de la complexité des phénomènes biologiques en jeu. À partir de cette courbe, la valeur de la DE_{50} ou CE_{50} peut être extrapolée. En pratique, on ne définit comme paramètre de caractérisation fonctionnelle d'un agoniste que la valeur expérimentale CE_{50} (ou DE_{50}), sans l'assimiler à la constante de dissociation.

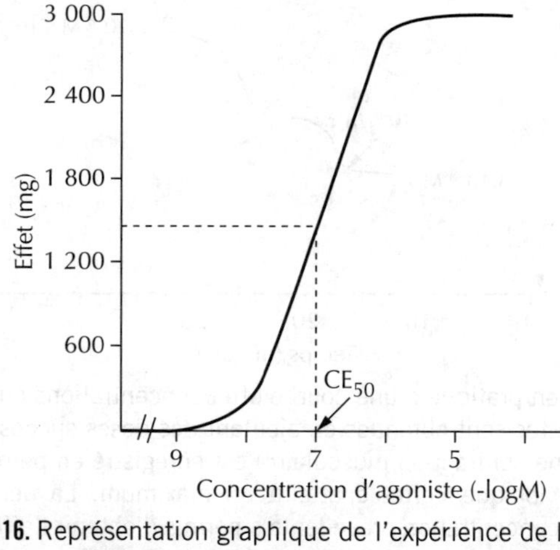

Figure 16. Représentation graphique de l'expérience de la *figure 15*. Définition de la concentration efficace 50

On retiendra :

- CE_{50} = concentration d'agoniste nécessaire pour obtenir la moitié de la réponse maximale ;
- le logarithme décimal négatif de la CE_{50} est dénommé pD_2.

CE_{50} et pD_2 sont des valeurs expérimentales empiriques et ne sont pas assimilables à des constantes d'affinité approchées par le paramètre K_D défini par méthode de liaison.

L'étude systématique des relations effets-concentrations pour des analogues chimiques d'agonistes permet classiquement de définir les relations structure-activité à l'intérieur d'une même série chimique. La comparaison des CE_{50} obtenues pour divers agonistes d'un même récepteur, permet de les classer par ordre d'activité croissante ou décroissante.

Dans une même série d'expérience, la comparaison des courbes effet-concentration ou effet-dose permet d'observer des phénomènes d'agonisme partiel (réponse maximale relativement faible), suggérant par exemple que la liaison agoniste-récepteur n'entraîne qu'un changement de conformation partiel du récepteur avec une signalisation quantitativement incomplète. Des études très approfondies sont nécessaires pour caractériser ces phénomènes.

En pratique, la capacité d'un ligand à induire un effet est dénommée « activité intrinsèque » du ligand symbolisée par la valeur empirique α (*fig. 17*) avec :

- agoniste entier : $\alpha = 1$;
- agoniste partiel : $1 > \alpha > 0$;
- antagoniste neutre : $\alpha = 0$;
- agoniste inverse : $\alpha < 0$.

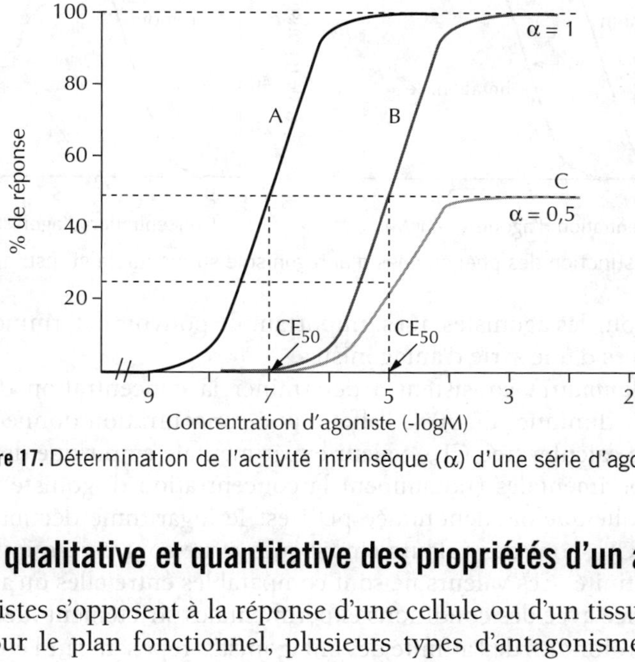

Figure 17. Détermination de l'activité intrinsèque (α) d'une série d'agonistes

C. Analyse qualitative et quantitative des propriétés d'un antagoniste

Les antagonistes s'opposent à la réponse d'une cellule ou d'un tissu au médiateur considéré. Sur le plan fonctionnel, plusieurs types d'antagonisme peuvent être distingués :

- l'*antagonisme compétitif* correspondant à la liaison de l'antagoniste au site de liaison de l'agoniste ;
- l'*antagonisme non-compétitif* correspondant à la liaison de l'antagoniste sur un site de liaison du récepteur distinct du site de liaison de l'agoniste (effet de type allostérique) ;
- l'*antagonisme fonctionnel* correspondant à une interaction résultant de processus biochimiques cellulaires distincts. Par exemple, sur une même cellule, l'agoniste d'un récepteur peut entraîner une contraction et l'agoniste d'un autre récepteur une relaxation ; les 2 agonistes ont des effets qui s'opposent, il y a antagonisme fonctionnel.

Les deux premiers types d'antagonistes ne présentent pas d'effet propre (à l'exception des antagonistes négatifs ou agonistes inverses). On ne peut donc les étudier qu'en observant la modification de l'effet de l'agoniste correspondant. En pratique, il s'agit de comparer 2 courbes effet-concentration d'un agoniste en absence et en présence d'une concentration donnée d'antagoniste. Schématiquement, deux cas peuvent se présenter (*fig. 18*) :

- l'*antagonisme « surmontable »* caractérisé par un déplacement vers la droite de la courbe effet-concentration de l'agoniste, sans diminution de l'effet maximum. Ceci est notamment observé avec des antagonistes compétitifs réversibles ;
- l'*antagonisme « insurmontable »* caractérisé par une diminution de l'effet maximum de l'agoniste. Ce profil est obtenu en utilisant des antagonistes non compétitifs ou dans le cas d'antagonisme fonctionnel.

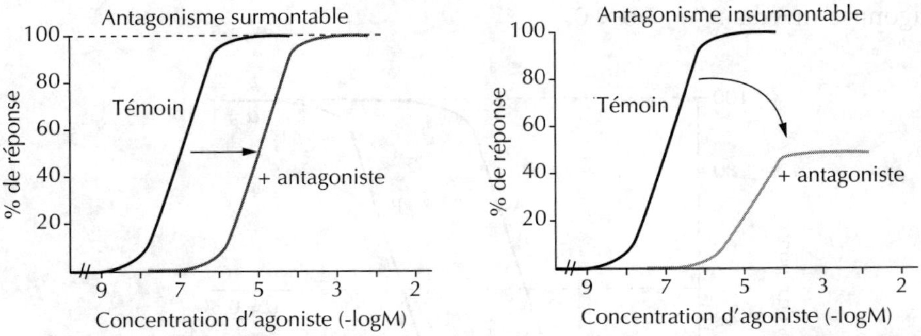

Figure 18. Distinction des phénomènes d'antagonisme surmontable et insurmontable

Tout comme pour les agonistes, il est important de pouvoir déterminer et comparer les puissances d'une série d'antagonistes.

Les études préliminaires consistent à déterminer la concentration d'antagoniste nécessaire pour diminuer de 50 % l'effet d'une concentration donnée d'agoniste. Ceci permet de calculer une CI_{50}, valeur expérimentale empirique dépendant des conditions expérimentales (notamment la concentration d'agoniste utilisée). La valeur pCI_{50} (quelquefois dénommée pD'_2) est le logarithme décimal négatif de CI_{50}. CI_{50} et pCI_{50} sont des valeurs empiriques et ne sont pas assimilables à des constantes d'affinité. Ces valeurs ne sont comparables entre elles qu'au sein d'une même expérience avec des conditions expérimentales strictement identiques.

Les études approfondies de l'affinité des antagonistes reposent sur l'étude de l'effet de plusieurs concentrations d'antagoniste sur une gamme de concentrations d'agoniste, permettant de déterminer la valeur dite « pA_2 » de l'antagoniste (*fig. 19*). Les courbes effet-concentration de l'agoniste sont déplacées vers la droite par l'antagoniste. Ce déplacement est une fonction de l'affinité et de la concentration de l'antagoniste. En considérant qu'une même réponse est due aux mêmes conditions d'occupation du récepteur par l'agoniste, on définit ce déplacement par le « rapport de doses » de l'agoniste, ou « dose-ratio » :

$$\text{« dose-ratio »} = A'/A = (B/K_B) + 1$$

A' = concentration d'agoniste nécessaire en présence d'antagoniste
A = concentration équiactive d'agoniste en absence d'antagoniste
B = concentration de l'antagoniste
K_B = constante de dissociation de l'antagoniste.

- pour une concentration A d'agoniste, une fraction des récepteurs (pA) est occupée en absence d'antagoniste ;
- en présence d'une concentration B d'antagoniste (qui occupe aussi une fraction des récepteurs) pA va diminuer et en conséquence la réponse va aussi diminuer ;
- pour que pA soit identique en présence d'antagonistes, il faut augmenter [A] pour atteindre une concentration A' de l'agoniste.

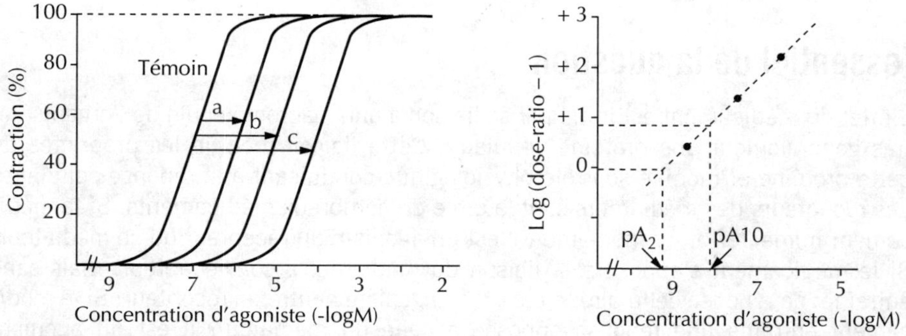

Figure 19. Effet de différentes concentration d'antagoniste sur la courbe effet concentration d'un agoniste (courbe témoin). La représentation de Schild (à droite) permet le calcul du pA_2

La relation ci-dessus peut s'écrire :
log (dose-ratio – 1) = log B – log K_B.
La représentation graphique de log (dose-ratio – 1) en fonction du log B est appelée graphique de Schild. L'intersection de la droite de Schild avec l'axe des abscisses, c'est-à-dire lorsque log (dose-ratio – 1) = 0, soit dose ratio = 2, est dénommée pA_2.
pA_2 correspond au logarithme changé de signe de la concentration molaire d'antagoniste qui nécessite le doublement de la concentration d'agoniste pour obtenir le même effet qu'en absence d'antagoniste, autrement dit un « dose-ratio » de 2. C'est une valeur empirique. Elle permet de caractériser l'affinité de l'antagoniste pour le récepteur et d'approcher la nature de l'antagonisme :

- si la droite de Schild est linéaire avec une pente égale à 1, l'antagonisme est considéré comme compétitif et la valeur pA_2 peut être assimilée à la constante d'affinité pK_B (– log de K_B) ;
- si la pente de la droite de Schild est différente de 1, l'antagonisme est considéré comme non compétitif. Dans ce cas, la valeur du pA_2 et ne doit pas être assimilée à une constante d'affinité.

De nombreux phénomènes peuvent être responsables d'une pente différente de 1 : l'accessibilité au récepteur du ligand, la présence dans le tissu de plusieurs sous-types de récepteurs d'affinités différentes…
Pour les antagonistes irréversibles, il est difficile de quantifier l'affinité puisqu'en absence d'équilibre la loi d'action de masse ne peut être appliquée. On peut éventuellement utiliser la grandeur pCI_{50} (pD'_2) définie ci-dessus.
Il faut être conscient des limites d'interprétation de ces approches fonctionnelles. L'interprétation des résultats doit tenir compte de l'hétérogénéité du tissu, de l'existence probable de sous-types de récepteurs au ligand considéré et de la pos-

sibilité de fonctions diverses assurées par ces sous-types de récepteurs au sein d'un organe. De plus, la possibilité d'action des ligands sur plusieurs types de récepteurs ou sur plusieurs cibles macromoléculaires doit être envisagée. Pour les ligands classiques, « l'étiquette » (c'est-à-dire leur propriété principale classiquement admise) ne doit pas cacher, dans l'esprit de l'expérimentateur, les autres propriétés éventuelles de ces ligands en fonction de la concentration utilisée.

L'essentiel de la question

L'effet du médicament est initié par sa liaison à une macromolécule de l'organisme, très généralement une protéine cellulaire. Cette liaison modifie les propriétés de cette protéine et module son rôle physiologique conduisant à la réponse cellulaire. Les récepteurs des médiateurs sont la cible de nombreux médicaments. Si le médicament mime l'effet du médiateur, c'est un agoniste du récepteur de ce médiateur. Si le médicament s'oppose à la liaison du médiateur à son récepteur, mais sans entraîner de réponse cellulaire, c'est un antagoniste neutre du récepteur. Si le médicament entraîne une réponse opposée à celle du médiateur, il est dit agoniste inverse. Ces divers ligands des récepteurs se caractérisent par leur affinité, leur activité et leur sélectivité.

L'affinité est déterminée strictement par méthode de liaison spécifique, méthode de saturation si le ligand est radiomarqué, ou méthode de déplacement. Les paramètres d'affinité déterminés sont le K_D (K_A pour les agonistes, K_B pour les antagonistes) ou le K_I, selon la méthode utilisée. En tenant compte des conformations de repos (R) ou d'activité (R*) du récepteur, les études de liaison peuvent permettre de préjuger de la nature agoniste, antagoniste neutre, ou agoniste inverse d'un ligand.

L'activité est déterminée strictement par méthode fonctionnelle, mesure de la réponse de la cellule, du tissu ou de l'organisme, au ligand.

Pour un agoniste, DE_{50} ou CE_{50} représentent la dose ou la concentration nécessaire pour observer 50 % de l'effet maximum. Le logarithme décimal négatif de la CE_{50} est dénommé pD_2.

Pour un antagoniste, CI_{50}, représente la concentration d'antagoniste nécessaire pour diminuer de 50 % l'effet d'une concentration donnée d'agoniste. La valeur pCI_{50} (ou pD_2') est le logarithme décimal négatif de CI_{50}. L'étude de l'effet de plusieurs concentrations d'antagoniste sur une gamme de concentrations d'agoniste, permet de déterminer la valeur dite « pA_2 » de l'antagoniste. Si l'antagonisme observé est compétitif, le pA_2 est assimilable au pK_B (– log K_B) défini par méthode de liaison et représentatif de l'affinité pour le récepteur.

La sélectivité d'un ligand L pour la cible X vis-à-vis de la cible Y correspond au rapport de son affinité pour X sur son affinité pour Y. De nombreux médicaments, ou réactifs expérimentaux, réputés sélectifs, sinon « spécifiques » (terme à bannir), ne résistent pas à l'étude approfondie de cette propriété revendiquée sans précaution.

Pour en savoir plus

• Landry Y., Gies J.-P. *Pharmacologie : des cibles vers l'indication thérapeutique*, 2e éd. Paris, Dunod : 2004.

Pharmacovigilance

H. LE LOUET, Service de pharmacologie clinique, centre régional de pharmacovigilance, hôpital Henri Mondor, AP-HP, Créteil.
A. LILLO, Service de pharmaco-toxicologie, centre régional de pharmacovigilance, hôpital européen Georges Pompidou, AP-HP, Paris.

I. Historique

Suite au drame engendré par les effets tératogènes du Thalidomide®, la France s'est dotée, dès 1973, d'un système de surveillance des effets indésirables médicamenteux. Mais ce n'est que 10 ans plus tard que celui-ci recevra une assise législative grâce au décret n° 82-682 du 30 juillet 1982 relatif à l'organisation de la pharmacovigilance.

En 1984 le décret n° 84-402 fait obligation à tout médecin, chirurgien-dentiste ou sage-femme de déclarer au Centre régional de pharmacovigilance (CRPV) les effets inattendus ou toxiques qu'il pense devoir être dû aux médicaments qu'il a prescrits.

Le 13 mars 1995 un nouveau décret (n° 95-278) prenant en compte les directives européennes est publié au journal officiel. Celui-ci fait obligation au pharmacien de déclarer les effets indésirables graves ou inattendus susceptibles d'être dus aux médicaments qu'il a délivrés.

Une mise à jour intervient le 31 janvier 2004, par la publication d'un nouveau décret (n° 2004-99), puis le 28 avril 2005 par la publication d'un arrêté relatif aux bonnes pratiques de pharmacovigilance.

II. Système national

Le système national de pharmacovigilance est un système centralisé pour les décisions administratives et politiques, et décentralisé pour les missions d'évaluation. Il repose sur un réseau de 31 CRPV répartis sur le territoire de façon à favoriser les échanges de proximité avec les professionnels de santé. L'ensemble de ce réseau est coordonné par l'Unité de pharmacovigilance de l'Agence française de sécurité sanitaire des produits de santé (Afssaps). Les données sont recueillies par les CRPV sur la base de la notification spontanée. Le CRPV doit alors documenter, valider ces données puis établir la relation de causalité entre la prise médicamenteuse et la manifestation indésirable sur la base de la méthode française d'imputabilité. Cette méthode est commune en France à l'ensemble des professionnels du médicament. Les observations d'effets indésirables sont alors saisies dans la banque nationale de données de l'Agence française de sécurité sanitaire des produits de santé.

Celle-ci regroupe à ce jour plus de deux cent quatre-vingt mille observations.

Les données issues des Centres régionaux de pharmacovigilance sont centralisées et évaluées au sein d'un groupe de travail appelé Comité technique, chargé de préparer les travaux de la Commission nationale de pharmacovigilance. Il est composé des représentants de tous les Centres, de représentants de l'Agence française de sécurité sanitaire des produits de santé, de l'INSERM, de la Direction générale de la santé et de la Direction des hôpitaux. Le Comité technique va coordonner et évaluer les enquêtes de pharmacovigilance et donner un avis sur le risque médicamenteux.

Ses conclusions sont transmises à la Commission nationale de pharmacovigilance constituée de cliniciens, de toxicologues ou pharmacologues, de pharmaciens, de représentants de l'industrie pharmaceutique, de deux experts compétents en pharmaco-épidémiologie, d'un représentant des associations de personnes malades et d'usagers du système de santé et d'un représentant des associations de consommateurs, proposé par le ministre chargé de la consommation. La Commission, qui est une instance consultative, évaluera le rapport bénéfice/risque du médicament et proposera au directeur général de l'Agence française de sécurité sanitaire des produits de santé et au Ministre, les mesures nécessaires pour prévenir ou faire cesser les incidents ou accidents liés au médicament. Il peut s'agir d'une modification de l'information médicale intégrée dans le résumé des caractéristiques du produit, de l'envoi d'une lettre d'information aux prescripteurs, voire du retrait du produit.

Les industriels du médicament ne sont pas absents du système puisqu'ils fournissent à l'Afssaps une partie des données de tolérance souvent recueillie à l'occasion de la visite médicale, et sont toujours associés aux travaux des enquêtes officielles concernant leur(s) produit(s).

La pharmacovigilance est en France le plus ancien système de vigilance sanitaire et son efficacité est attestée par une maîtrise correcte mais optimisable, du risque médicamenteux.

En revanche, le Système national de pharmacovigilance reste encore trop mal connu. Une étude réalisée au sein des hôpitaux de l'AP-HP montre que le déficit d'information des médecins sur les enjeux, modalités et circuits des vigilances est important. À ce jour, 50 % des médecins ne saurait pas où trouver les coordonnées du Centre régional de pharmacovigilance.

III. Pourquoi notifier ?

L'intérêt thérapeutique d'un médicament se mesure en grande partie à son rapport bénéfice/risque. Si l'obtention de l'autorisation de mise sur le marché (AMM) permet à une molécule de se diffuser très largement, il ne faut pas oublier que son rapport bénéfice/risque doit être évalué de façon permanente.

Les données obtenues avant l'AMM, c'est-à-dire issues des études précliniques et cliniques, permettent de prévoir un certain nombre d'effets dits « attendus » c'est-à-dire découlant d'une propriété pharmacologique connue du médicament. Il est en revanche quasiment impossible à ce stade, de mettre en évidence des effets inattendus, c'est-à-dire liés à un phénomène allergique ou à une manifestation d'expression différée.

Les études pré-AMM comportent les études expérimentales précliniques et les études cliniques de phase I, II et III.

Pour ce qui concerne la toxicité, les données obtenues à partir des études précliniques sont difficilement extrapolables à l'homme pour les raisons suivantes :

- le faible nombre d'animaux utilisés et la durée limitée de l'observation ;
- les différences animal/homme en termes de pharmacocinétique (notamment métabolique) ;

- l'impossibilité d'observer chez l'animal certaines manifestations nocives ou des effets plus subjectifs sans expression anatomique (douleurs, hallucinations, dépression) ;
- la difficulté de reproduire chez l'animal la maladie humaine, et donc d'étudier les interactions possibles entre celle-ci et le traitement.

En ce qui concerne les études cliniques, celles-ci n'ont pas pour objectif principal de détecter les effets indésirables d'un médicament mais celui d'affirmer son efficacité thérapeutique. Ces deux objectifs peuvent même être contradictoires dans la mesure où les conditions nécessaires pour démontrer l'efficacité conduisent à n'administrer le traitement qu'à une population standardisée et donc non représentative de la population générale et en excluant les associations médicamenteuses à risque.

Ainsi certains terrains propres à induire une susceptibilité particulière vis-à-vis du médicament ne sont pas pris en compte.

De plus, les études de phase III portent au maximum sur quelques milliers de patients traités. La probabilité d'observer des effets indésirables rares est donc réduite. Si les effets attendus, dont la fréquence oscille entre 1/100 et 1/1 000, ont des chances d'être détectés lors des essais de phase III, cela n'est pas le cas pour les effets rares dont la fréquence est de l'ordre de 1/500 à 1/50 000.

En effet, la probabilité d'observer au moins un cas d'un effet indésirable d'une fréquence de 1/10 000 nécessite d'inclure 100 000 sujets dans l'étude. Ceci est à l'évidence irréalisable.

Après obtention de l'AMM, le médicament mis à la disposition des prescripteurs sera utilisé par une population beaucoup plus large et de façon moins contrôlée. Le véritable profil de sécurité ne pourra donc être évalué qu'après l'AMM et c'est le rôle de la pharmacovigilance. Une étude menée en 1998 par le réseau des Centres régionaux de pharmacovigilance a estimé à 3,9 % l'incidence des hospitalisations liées à un effet indésirable médicamenteux, ce qui correspond par extrapolation à 1 146 035 journées d'hospitalisation en rapport avec un effet indésirable. Il faut cependant noter que le bon usage du médicament n'était respecté que dans 57 % des cas.

Au total, l'établissement du profil de sécurité d'un médicament nécessite une évaluation en situation réelle. Le rôle de la pharmacovigilance est donc de minimiser le risque en informant les prescripteurs, en rédigeant des contre-indications, précautions d'emploi, voire en retirant le produit du marché.

Mais si les premières phases d'évaluation du médicament ne concernent qu'un nombre réduit de spécialistes, l'évaluation permanente du rapport bénéfice/risque concerne l'ensemble des praticiens.

IV. Que notifier et qui doit notifier ?

L'alerte est la première fonction de la pharmacovigilance. La méthodologie adoptée doit donc pouvoir détecter des effets d'expression sémiologique imprévisible et de basse fréquence.

Cette approche repose sur la notification spontanée qui est une méthode de recueil par centralisation des cas d'effets indésirables survenus à l'échelon de la population générale. Le praticien observant un effet indésirable est censé le notifier au système

national de pharmacovigilance. Cette méthode est caractérisée par son faible coût et permet une surveillance large et sans *a priori* de toute la population et de tous les médicaments. C'est de ce point de vue un excellent générateur d'alerte qui a été rendu plus sensible par le législateur avec la déclaration obligatoire des effets indésirables graves et/ou inattendus. Ainsi en application de l'article R. 5 144-19 CSP du décret du 13 mars 1995 : « Tout médecin, chirurgien-dentiste ou sage-femme ayant constaté un effet indésirable grave ou inattendu susceptible d'être dû à un médicament… qu'il l'ait ou non prescrit, doit en faire la déclaration immédiate au centre régional de pharmacovigilance. De même tout pharmacien ayant eu connaissance d'un effet indésirable grave ou inattendu susceptible d'être dû à un médicament… qu'il a délivré doit également le déclarer aussitôt au centre régional de pharmacovigilance ».
De fait, dans la pratique quotidienne plusieurs circonstances vont inciter le praticien à notifier. Ce sont :

- la gravité de l'effet ;
- son caractère nouveau et/ou inattendu ;
- la gêne thérapeutique engendrée.

Toute caractéristique allant dans le sens de ce qui intéresse les autorités sanitaires.
Un effet indésirable est une réaction nocive et non voulue se produisant aux posologies normalement utilisées chez l'homme, pour la prophylaxie, le diagnostic ou le traitement d'une maladie ou la modification d'une fonction physiologique, ou résultant d'un *mésusage* du médicament. Le mésusage étant défini comme une utilisation non conforme aux recommandations du résumé des caractéristiques du produit, à l'exclusion de l'usage abusif. Le résumé des caractéristiques du produit (RCP) est un document officiel validé par l'Agence française de sécurité sanitaire des produits de santé. Il précise entre autres, les modalités d'utilisation du médicament avec ses indications, ses contre-indications, les précautions d'emploi et les effets secondaires. Toutes ces mentions légales sont en principe reproduites dans les monographies des dictionnaires de spécialités dont le plus connu est le Dictionnaire Vidal®.
Sont inclus dans le champ d'application de la pharmacovigilance les produits de contrastes utilisés en radiologie, les vaccins, l'opothérapie substitutive, les médicaments dérivés du sang humain. Les médicaments ayant une autorisation temporaire d'utilisation sont également concernés.
Un effet indésirable grave, c'est :

- un effet indésirable létal ;
- un effet indésirable susceptible de mettre la vie en danger ;
- un effet indésirable entraînant une invalidité ou une incapacité importantes ou durables ;
- un effet indésirable provoquant ou prolongeant une hospitalisation ;
- un effet indésirable se manifestant par une anomalie ou une malformation congénitale.

La loi définit donc précisément ce qu'il est obligatoire de notifier mais au-delà, il convient également de déclarer tout ce que le praticien juge pertinent, et notamment les interactions médicamenteuses et les problèmes de grossesse et d'allaitement.
Un effet indésirable inattendu est un effet indésirable dont la nature, la sévérité ou l'évolution ne correspondent pas aux informations contenues dans le résumé des caractéristiques du produit.

Il faut remarquer que la surveillance du risque médicamenteux basée sur la notification spontanée ne permet pas de calculer une incidence précise du risque, un risque relatif ou d'autres paramètres épidémiologiques usuels et ce pour deux raisons :

- la sous-notification : la notification spontanée suppose que le praticien a identifié l'événement indésirable, qu'il a suspecté un rôle possible du médicament et qu'enfin il le notifie. Toutes ces étapes expliquent qu'en fin de compte une partie seulement des cas survenus est transmise au système national de pharmacovigilance. La notification est donc entachée d'un coefficient de sous-notification qui va varier en fonction de plusieurs facteurs (événement de diagnostic plus ou moins facile, nouveauté du produit, marketing…) ;
- l'identification de la population-source : la notification spontanée ne fournit des informations que sur les cas (ou une partie des cas), sans savoir chez combien de sujets le traitement a été utilisé sans problème, quelles sont les conditions réelles d'utilisation du traitement, quelles sont les caractéristiques de l'ensemble des sujets traités présentant ou ne présentant pas l'effet indésirable. Mais il faut bien comprendre que l'objectif principal du réseau de surveillance est de générer une alerte et que le risque devra ensuite être validé et analysé plus précisément par différentes méthodes comme des études épidémiologiques ou un retour à des études expérimentales ou cliniques.

Place des patients dans la déclaration des effets indésirables médicamenteux : l'implication des patients, le plus souvent *via* des associations de patients, est importante depuis quelques années. L'Assaps a mis en place en juin 2006 un système pilote de déclaration des effets indésirables.

V. Comment notifier ?

Lorsque la manifestation indésirable a été identifiée et la liaison avec une prise médicamenteuse évoquée, il convient de notifier l'observation au Centre régional de pharmacovigilance. Deux questions se posent alors :

- quelle information doit figurer dans la notification ?
- dans quel délai notifier ?

A. Information

L'information contenue dans la déclaration doit permettre de déterminer la probabilité que le(s) médicament(s) pris par le patient soi(en)t responsable(s) de la manifestation indésirable. C'est la démarche d'imputabilité, elle sera réalisée par les professionnels de la pharmacovigilance.

Il existe en France une méthode d'imputabilité obligatoire commune à tous les professionnels du médicament. Cette méthode a deux caractéristiques principales :

- en cas de prise concomitante de plusieurs médicaments l'imputation est établie pour chaque médicament indépendamment des autres ;

- la connaissance bibliographique des effets indésirables du médicament suspecté n'intervient pas dans les premières étapes de l'imputation, mais fait secondairement l'objet d'un score bibliographique consistant à apprécier la nouveauté de l'effet indésirable suspecté.

La méthode repose sur des critères chronologiques et sémiologiques :

- les critères chronologiques prennent en compte le délai entre la prise du médicament et la survenue de l'effet indésirable, l'évolution de l'effet indésirable après arrêt du traitement, et l'évolution après une éventuelle ré-administration du produit ;
- les critères sémiologiques prennent en compte le rôle évocateur du médicament dans la survenue de l'effet indésirable, l'existence d'un test spécifique et fiable (biologie, explorations fonctionnelles, histologie…) en faveur du rôle causal du médicament et l'existence d'une autre cause possible non médicamenteuse.

Une table de décision couple la chronologie et la sémiologie pour donner l'imputabilité finale qui est qualifiée de « très vraisemblable », « vraisemblable », « plausible », « douteuse » ou « paraissant exclue ».

Les informations contenues dans la fiche de notification devront permettre dans la mesure du possible, de répondre à toutes ces questions.

Dans le but d'aider le praticien à notifier de manière efficace, une fiche de déclaration d'effet indésirable CERFA a été réalisée et constitue le support légal de la notification. Celle-ci est disponible sur demande dans tous les Centres régionaux de pharmacovigilance de France.

Elle comprend :

- une partie réservée à l'identification du patient et du médecin (l'anonymat du patient et du médecin étant respectée) ;
- une partie réservée à l'histoire de la maladie et aux antécédents du patient ;
- une partie relative à la chronologie de l'effet et de la prise médicamenteuse ;
- une partie dévolue à un texte libre qui permet de décrire le plus précisément possible la manifestation observée.

La fiche CERFA est un support utile car elle synthétise toutes les informations pertinentes pour déclarer un effet indésirable médicamenteux. Mais ce support n'est pas exclusif : une copie d'un compte rendu, un courrier peuvent permettre d'effectuer une déclaration.

B. Délai de notification

Le décret du 13 mars 1995 impose une déclaration immédiate des effets indésirables graves ou inattendus.

Ceci est bien évidemment à pondérer en fonction d'une situation donnée. Il est évident que trois décès successifs de survenue rapide avec le même médicament devront être déclarés immédiatement, avant même d'avoir entrepris des recherches complémentaires et ce dans le but de permettre aux autorités sanitaires de prendre toutes les mesures d 'urgence qu'elles jugeront nécessaires. À l'inverse, un effet moins grave et n'étant pas de nature à faire suspecter un danger important et immédiat pour la santé publique devra être documenté, afin de permettre une évaluation réaliste dont découlera une modification adaptée de l'information sur ce produit.

À l'évidence, la rapidité est de règle, mais il revient au praticien notificateur d'évaluer le danger potentiel de faire le point entre l'urgente nécessité d'alerter et la pertinence des données qu'il souhaite transmettre.
D'une façon générale, il est souhaitable dès l'effet repéré de se mettre en contact avec le Centre régional de pharmacovigilance qui pourra :

- informer le praticien sur le profil de sécurité du médicament ;
- l'aider à documenter le cas ;
- prendre si besoin des mesures d'alerte appropriées.

Cette prise de contact peut se faire soit :

- au lit du malade lors d'une visite du professionnel de pharmacovigilance dans les services ;
- par téléphone, au moins dans un premier temps* ;
- par courrier ;
- par télématique. Dans l'avenir, le développement de la télématique devrait permettre d'utiliser les fonctionnalités des réseaux intranet hospitaliers pour pouvoir déclarer les effets indésirables mais aussi diffuser l'information sur le médicament.

En conclusion, il faut :

- déclarer vite ;
- déclarer bien, c'est-à-dire avec des informations pertinentes et exploitables en vue d'établir le score d'imputabilité ;
- utiliser la fiche CERFA.

VI. À qui notifier ?

La déclaration doit être faite à l'un des 31 Centres régionaux de pharmacovigilance. Ces CRPV sont implantés dans un service de pharmacologie, au sein d'un Centre hospitalier universitaire. Il s'agit d'une structure légère, composée de médecins et de pharmaciens, ayant une expérience et des qualifications en pharmacovigilance et en pharmacologie.
Leur but est d'établir un contact avec tous les personnels de santé de la région couverte (plusieurs départements pour les 25 centres de province, plusieurs arrondissements et un département limitrophe pour les 6 centres parisiens). Plusieurs moyens sont utilisés, comme le passage régulier dans des services cliniques, la participation aux réunions de service, l'accueil de stagiaires médecins ou pharmaciens dans le centre, l'organisation de cours aux étudiants et de réunions de formation médicale continue.
Il faut bien comprendre que leur mission s'étend au-delà du seul recueil des effets indésirables, et concerne le médicament dans sa globalité.
Il peut s'agir d'une alternative thérapeutique, d'une aide à la prescription au cas par cas, de la mise à disposition d'informations validées sur le médicament (données pharmacocinétique, résultats d'études cliniques...), voire de simples recherches bibliographiques.
Les CRPV disposent de très nombreux documents officiels, de mises à jour, de banques de données, de revues spécialisées sur le médicament mais surtout peuvent interroger en permanence la Banque nationale de pharmacovigilance.

VII. Pharmacovigilance européenne

L'Europe du médicament aujourd'hui est une réalité et il est désormais impossible de parler de pharmacovigilance sans en évoquer la dimension européenne. Un grand nombre des dossiers de pharmacovigilance est traité au niveau européen et la possibilité de pouvoir bénéficier de l'expérience des autres États membres est à l'évidence un progrès indiscutable.
Nous ne décrirons pas en détail l'organisation de la pharmacovigilance au niveau européen mais celui-ci présente des similitudes avec le système français.
Lorsqu'un problème médicamenteux susceptible de mettre en danger la santé publique survient dans un pays de l'union européenne, celui-ci en avertit immédiatement les autres États membres. C'est la procédure d'alerte rapide qui a pour but de réaliser une évaluation commune du risque médicamenteux, voire de prendre des mesures applicables à l'ensemble des États membres.
En dehors de ces situations d'urgence, la pharmacovigilance européenne s'applique à tous les médicaments ayant obtenu une AMM selon une procédure européenne.

VIII. Cas particulier des médicaments dérivés du sang humain

Ce sont des médicaments préparés à partir du sang humain et de ses composants, la grande majorité de ces produits est issue du fractionnement du plasma.
Les principaux médicaments sont : l'albumine, les immunoglobulines polyvalentes ou spécifiques, les facteurs de la coagulation, les colles biologiques…
La pharmacovigilance de ces produits est soumise au décret du 13 mars 1995 (6) mais aussi à quelques dispositions particulières prévues dans le décret n° 95-556 du 6 mai 1995. Son fonctionnement est largement repris dans les bonnes pratiques de pharmacovigilance des médicaments dérivés du sang humain éditées par l'Afssaps.
Brièvement, cette pharmacovigilance spécifique est liée d'une part à la potentialité qu'ont ces produits de transmettre des agents infectieux ; et d'autre part au fait que les problèmes concernent essentiellement un lot de produit, et pas l'ensemble du produit.
Cette surveillance spécifique est basée sur :

- la déclaration immédiate et obligatoire de tous les effets indésirables afin de prendre rapidement des mesures correctives appropriées comme le retrait du lot de médicament, l'exploration des patients exposés et si possible la mise en route du traitement destiné à traiter la contamination éventuelle. L'obligation de déclarer l'ensemble des effets indésirables permet également de constituer une banque de données sur la tolérance de ces produits ;
- la centralisation pour réunir rapidement les signaux émanant de différents CRPV et donc sensibiliser le processus d'alerte ;
- la traçabilité du produit qui permet d'une part d'identifier les prélèvements sanguins à partir desquels les lots de médicaments ont été fabriqués (traçabilité ascendante) et d'autre part les patients auxquels les lots suspects ont été administrés (traçabilité descendante) ;

- l'échange de données permanent avec l'Agence française du sang. Le décret prévoit la nomination au sein de chaque établissement de santé d'un correspondant de pharmacovigilance (médecin ou pharmacien) pour les médicaments dérivés du sang. Celui-ci est chargé d'enregistrer et de conserver les informations relatives à la délivrance et à l'administration du produit mais aussi de déclarer les effets indésirables au CRPV, Il doit être différencié du correspondant d'hémovigilance qui a la responsabilité des problèmes transfusionnels.

En pratique, le praticien doit notifier sans délai, en transmettant si possible une information pertinente et exploitable, tout effet indésirable susceptible d'être dû à un médicament dérivé du sang humain. Cette déclaration doit se faire sur la fiche CERFA et doit être adressée soit au CRPV s'il est implanté au sein de l'établissement, soit au correspondant de pharmacovigilance dans les autres cas. Dès réception de l'information, le CRPV la transmet immédiatement à l'Unité de pharmacovigilance de l'Agence du médicament.

Conclusion

Au total, à l'issue de la phase III, on a surtout évalué le bénéfice d'un médicament. La pharmacovigilance permet en situation thérapeutique réelle d'évaluer le risque de façon évolutive. Ceci permet, en cas d'identification d'un problème de santé publique, de réévaluer le rapport bénéfice/risque (rôle de la Commission nationale de pharmacovigilance) initialement établi lors de l'AMM et de prendre les décisions en conséquence.

Le but principal d'un réseau de surveillance est de générer l'alerte, la validation du risque se fera secondairement et fera appel aux méthodes épidémiologiques ou à un retour à des études expérimentales ou cliniques.

Ainsi le réseau constitué par les 31 CRPV et basé sur la notification spontanée est un réseau sensible, qui permet de détecter rapidement ces problèmes de santé publique. En ce sens, il ne se préoccupe pas de répertorier tous les effets indésirables et ses limites, sous notification, perte de certaines informations, ne sont pas un handicap. Mais il est clair que l'objectif de détection rapide d'un signal pertinent par ce système est lié à la qualité de la notification et à la participation du plus grand nombre.

L'essentiel de la question

L'intérêt thérapeutique d'un médicament se mesure à son rapport bénéfice/risque. Si l'obtention de l'autorisation de mise sur le marché (AMM) permet à une molécule de se diffuser très largement, il ne faut pas oublier que son rapport bénéfice/risque doit être évalué de façon permanente. Les données obtenues avant l'AMM, c'est-à-dire issues des études précliniques et cliniques, permettent de prévoir un certain nombre d'effets dits « attendus » c'est-à-dire découlant d'une propriété pharmacologique connue du médicament. Il est en revanche quasiment impossible à ce stade, de mettre en évidence des effets inattendus, c'est-à-dire liés à un phénomène allergique ou à une manifestation d'expression différée.

L'établissement du profil de sécurité d'un médicament nécessite une évaluation en situation réelle. Le rôle de la pharmacovigilance est donc de minimiser le risque en informant les prescripteurs, en rédigeant des contre-indications, précautions d'emploi, voire en retirant le produit du marché.
Le système de pharmacovigilance est basé sur la notification spontanée rendue obligatoire pour les effets graves et inattendus. Ainsi en application de l'article R. 5 144-19 CSP du décret du 13 mars 1995 :
« Tout médecin, chirurgien-dentiste ou sage-femme ayant constaté un effet indésirable grave ou inattendu susceptible d'être dû à un médicament... qu'il l'ait ou non prescrit, doit en faire la déclaration immédiate au centre régional de pharmacovigilance. De même tout pharmacien ayant eu connaissance d'un effet indésirable grave ou inattendu susceptible d'être dû à un médicament... qu'il a délivré doit également le déclarer aussitôt au centre régional de pharmacovigilance. »
L'information contenue dans la déclaration doit permettre de déterminer la probabilité que le(s) médicament(s) pris par le patient soi(en)t responsable(s) de la manifestation indésirable. C'est la démarche d'imputabilité, elle sera réalisée par les professionnels de la pharmacovigilance. Il existe en France une méthode d'imputabilité obligatoire commune à tous les professionnels du médicament.
Enfin la déclaration doit être faite à l'un des 31 Centres régionaux de pharmacovigilance.

Pour en savoir plus

- Décret n° 95-278 du 13 mars 1995 relatif à la pharmacovigilance.
- Décret n° 2004-99 du 29 janvier 2004 relatif à la pharmacovigilance et modifiant le code de la santé publique.
- Arrêté du 28 avril 2005 relatif aux bonnes pratiques de pharmacovigilance.
- Bégaud B., Evreux J.-C., Jouglard J., Lagier G. Imputabilité des effets inattendus ou toxiques des médicaments. Actualisation de la méthode utilisée en France. *Thérapie,* 1985 ; 40 : 111-8.
- Pouyanne P., Haramburu F., Imbs J.-L., Bégaud B. Admission to hospital caused by adverse drug reactions: cross sectional incidence study. *BMJ,* 2000 ; 320 (7241) : 1036.
- Décret n° 95-566 du 6 mai 1995 relatif à la pharmacovigilance exercée sur les médicaments dérivés du sang.

Stérilisation des médicaments

D. RICHARD, pharmacien-chef, centre hospitalier Henri Laborit, faculté de pharmacie, Poitiers.

Les opérations de stérilisation recouvrent un domaine particulièrement technique de la pharmacie hospitalière. Les enjeux de la qualité de ces opérations sont nombreux : il s'agit en effet non seulement de prévenir la transmission d'agents infectieux divers, parfois très résistants, mais encore de savoir adapter la chaîne des traitements aux caractéristiques techniques propres aux dispositifs médicaux ou médicaments destinés à être stérilisés. De fait, de nombreuses techniques de stérilisation sont aujourd'hui mises en œuvre : ce domaine constamment en évolution est envisagé ici sous un angle qui ne peut qu'être réducteur eut égard à la multiplicité des aspects méritant d'être pris en compte.

Note préliminaire : la rédaction de cette question n'inclut pas toutes les notions spécifiquement relatives à la stérilisation des dispositifs médicaux, pour lesquels les techniques et la réglementation peuvent différer de celles mises en œuvre pour les médicaments (mais nous donnons de nombreuses références bibliographiques sur ce domaine). Elle n'inclut pas la préparation aseptique des médicaments (notamment tout ce qui a trait à la reconstitution centralisée des anticancéreux et des poches de nutrition parentérale dans les hôpitaux, ce dernier thème faisant par ailleurs l'objet d'une question d'internat spécifique). Elle est donc restrictive par rapport au programme actuel.

I. Définition

La stérilisation a pour objet de détruire ou d'éliminer les micro-organismes de toute nature présents sur un objet ou contaminant un produit afin de prévenir la transmission d'agents infectieux. Ce résultat est obtenu par la mise en œuvre de divers procédés : action de la chaleur, action d'agents chimiques, action des rayonnements ou filtration dite « stérilisante » des liquides comme des gaz. Elle vise à obtenir des médicaments injectables ou destinés à la voie ophtalmique ; à réaliser des dispositifs médicaux ou des articles de pansement introduits dans l'organisme ou appliqués sur des zones lésées et également à conditionner des dispositifs destinés au recueil de certains prélèvements biologiques. Enfin, l'opération concerne évidemment les récipients destinés à contenir les objets ou produits une fois stérilisés.
Il ne faut pas confondre *stérilisation* et :

- *désinfection* : *opération* au résultat momentané visant à inactiver tout ou partie des micro-organismes d'une surface inerte ;
- *asepsie* : *ensemble* des mesures visant à empêcher tout apport exogène de micro-organismes ;
- *antisepsie* : *désinfection*, mais pour les tissus vivants ;
- *décontamination* : *simple* réduction du nombre de germes, avant une stérilisation par exemple.

Le résultat de l'opération résulte de la conjonction de nombreux paramètres :

- *tenue du matériau* à l'agent stérilisant ;
- *faible contamination initiale* de l'objet ou de la substance à stériliser expliquant la décontamination préalable de certains objets souillés par des matières organiques ;

- *qualité de l'emballage* permettant la conservation de l'état stérile et devant être perméable à l'agent stérilisant (vapeur d'eau, gaz, rayonnements) : la Pharmacopée précise certaines normes pour les papiers et gaines servant à emballer les objets destinés à la stérilisation ;
- qualité de l'agent stérilisant ;
- *inertie thermique* de l'objet à stériliser ;
- *répartition homogène* du principe stérilisant ;
- *optimisation* des paramètres physiques de l'opération (durée, température, hygrométrie) ;
- *siccité* du matériel utilisé.

La conformité de ces paramètres est contrôlée par des moyens adaptés et fait l'objet de protocoles précis et standardisés.

Les techniques de stérilisation font appel à des procédés physiques (chaleur sèche ou humide, rayons bêta, gamma, ou, plus rarement, ultraviolets), chimiques (gaz tels l'oxyde d'éthylène ou le formaldéhyde, liquides divers permettant de réaliser ce que l'on appelle par extension « stérilisation à froid ») ou mécaniques (filtration stérilisante). Nous verrons que ces techniques ne sont pas toutes équivalentes quant à la protection de la stabilité des principes actifs et ne sont d'ailleurs pas toutes utilisées dans l'industrie pharmaceutique. Dans tous les cas, le but à atteindre, à savoir la stérilité du matériel traité ou des produits (probabilité d'avoir au maximum une unité non stérile pour un million d'unités) pourra être évalué par l'application de l'essai de stérilité décrit à la Pharmacopée française. On notera à ce titre qu'il porte sur un échantillon et non sur un lot ; l'extrapolation ne sera possible que dans la mesure où l'on aura toutes les garanties que l'ensemble du lot a subi la stérilisation d'une façon uniforme.

II. Stérilisation par la chaleur humide

La stérilisation est obtenue par l'action de la vapeur d'eau à température supérieure à 100 °C et donc sous une pression supérieure à la pression atmosphérique.

L'eau forme des liaisons hydrogène avec les protéines bactériennes et modifie ainsi leur structure. C'est un agent efficace dans la mesure où c'est :

- un fluide caloriporteur idéal ;
- un fluide peu coûteux ;
- un agent non toxique.

Si l'autoclavage est la méthode la plus couramment utilisée en pratique pharmaceutique, d'autres techniques proches existent, telles la pasteurisation (lait) ou la tyndallisation (conserves alimentaires, certains collyres).

A. Paramètres de la stérilisation

- Vapeur saturée (équilibre avec l'eau liquide) capable de céder sa chaleur latente en se condensant à l'état liquide sur la charge qui est alors échauffée d'autant.
- Température : ébullition à 121 °C sous 1,05 bar.

• Temps : 20 minutes à 121 °C (conseillé), 15 minutes à 126 °C (Pharmacopée). Pour les agents transmissibles non conventionnels, l'autoclavage doit être réalisé pendant 18 minutes à 134 °C (DGS 2001).

B. Mise en œuvre du procédé

Un stérilisateur à vapeur d'eau ou autoclave est constitué d'une chambre de stérilisation, avec ses dispositifs d'ouverture et de fermeture, ainsi que d'accessoires permettant l'alimentation en vapeur, la mise sous vide et le retour à la pression atmosphérique à travers un filtre à air.
Si le principe de base demeure bien sûr toujours identique, il existe divers types de machines, verticales, horizontales et en continu, modèle intéressant dans le cadre de la pratique industrielle pour stériliser en grande quantité des flaconnages ou des bouchons.

1. Production de la vapeur

La vapeur est produite par des générateurs à chauffage électrique alimentés en eau filtrée et adoucie.

2. Production du vide

La purge de l'air évite la constitution de poches résiduelles où la température serait moindre et la stérilisation moins efficace. On utilise des pompes à anneau d'eau.

3. Portes

L'ouverture est manuelle ou automatique. Il est impossible d'ouvrir simultanément les deux portes lorsque l'appareil est pourvu de portes opposées.

4. Air

L'air utilisé pour la remise sous pression atmosphérique doit être filtré (filtre de 0,3 µm, efficacité de 99,9 %).

5. Conditionnement du matériel stérile

Il doit permettre le passage de l'agent stérilisant, garantir la conservation de l'état stérile, assurer l'intégrité des propriétés du matériel conservé et permettre l'extraction aseptique de l'objet stérile lorsqu'il s'agit de matériel médico-chirurgical ou de pansement. Il en va autrement dans l'industrie pharmaceutique, où l'autoclavage permet de stériliser le plus souvent des flaconnages ou des bouchons utilisés ensuite dans des chaînes de répartition aseptique des solutés ou suspensions, voire des flacons contenant déjà le soluté médicamenteux lorsque les principes actifs sont suffisamment stables.
Un conditionnement unitaire est préférable chaque fois que cela est possible : bien évidemment, cela concerne ici encore plutôt le matériel que les médicaments. La Pharmacopée française comporte des monographies sur les papiers de stérilisation dont il existe plusieurs qualités (papier crêpe, enduit sur les bords ou totalement enduit), ainsi que sur les sachets et gaines de stérilisation et définit ainsi :

- un protecteur individuel de stérilité pour l'unité d'emploi ;
- un emballage de protection pour l'unité protégée.

6. Divers

Les appareils doivent satisfaire à des normes d'isolement thermique et phonique.

7. Locaux

On doit individualiser trois zones : « sale », « propre », « stockage de matériel » autour des autoclaves. Généralement, ceux-ci donnent dans deux pièces distinctes par deux portes, l'une permettant d'introduire le matériel non stérile, l'autre de le récupérer après l'opération.

8. Normes concernant l'appareillage

Ce n'est que depuis la publication de la norme AFNOR NF 90320 du 20 février 1984 que les conditions de stérilisation ont fait l'objet d'une standardisation effective, valable pour tous les types d'appareils.

C. Cycle de stérilisation

Le cycle est l'ensemble des opérations permettant de stériliser une charge dans le stérilisateur. Il comprend diverses étapes successives :

- chargement et fermeture de la porte ;
- prétraitement :
  - évacuation de l'air :
    - succession d'admissions de vapeur et de détentes ;
    - mise sous vide ;
    - alternance de vide et d'injection de vapeur ;
  - chauffage de la charge ;
- exposition à la température : cette phase englobe le temps nécessaire à la destruction des micro-organismes et le temps supplémentaire de sécurité. La mesure de la température en continu pendant le cycle garantit sa qualité ;
- séchage et retour à la pression atmosphérique : l'eau de condensation est éliminée par diminution de la pression (mécanisme inverse de celui observé lors de la montée en température : ici, la charge chaude cède des calories à l'eau qui s'évapore). Un chauffage auxiliaire externe peut être utile. La charge est alors sèche et froide.
- S'agissant de la pression, on la diminue jusqu'à pression atmosphérique (ouverture d'une vanne purge), puis on met le stérilisateur sous vide (condensation de l'eau résiduelle sur un condenseur avec création d'un vide, ou usage d'une pompe à vide) ;
- rentrée de l'air filtré sur filtre HEPA (High Efficiency Particule Air filter) ;
- vérification et archivage de l'enregistrement du cycle, qui porte le numéro du stérilisateur, la date et le numéro du lot de stérilisation ;
- ouverture de la porte donnant sur la zone décontaminée ;
- déchargement du stérilisateur et vérification des indicateurs de stérilisation (indicateurs de passage, non d'efficacité).

D. Contrôles

1. Contrôle des installations

Il est réalisé à divers moments de la fabrication et de l'installation, avec notamment un essai à vide, une vérification de l'étanchéité, un essai en charge, un test de bonne évacuation de l'air (test de Bowie-Dick), un contrôle de la montée en température, un essai d'efficacité (spores de *Bacillus stearothermophilus*). Le fabricant est tenu de livrer avec l'appareil tous les certificats de conformité aux normes et essais.

2. Contrôles de stérilisation

Les appareils conformes aux normes en vigueur comportent obligatoirement un enregistreur de température et de pression en fonction du temps. Chaque charge est considérée comme un lot.

a) Indicateurs de passage

Ils révèlent uniquement que l'article a été soumis à un cycle de stérilisation, et non que celui-ci a été efficace.

- Papiers adhésifs ou non, éventuellement inclus dans la gaine ou l'enveloppe de stérilisation, changeant de couleur après avoir atteint une température déterminée. La notion de temps de passage n'est pas prise en compte.
- Tubes témoins contenant une poudre et un colorant dont la fusion à une température déterminée entraîne la coloration du tube (acétanilide, acide benzoïque, urée). Ces tubes sont imperméables à la vapeur d'eau.

b) Vérification de la pénétration de la vapeur

Elle s'effectue par le test de Bowie-Dick : on inclut un papier prêt à l'emploi dans un lot destiné à être stérilisé. Le changement de coloration du papier est uniforme si la vapeur pénètre au cœur de la charge à stériliser.

3. Contrôle de l'efficacité du traitement

- Indicateurs colorés : ils changent de couleur ou en acquièrent une sous l'influence simultanée de deux (tube de Brown) ou trois des paramètres gouvernant le cycle de stérilisation.
- Indicateurs à fusion-migration : ils intègrent les trois paramètres (temps, température et présence de vapeur d'eau) et sont constitués d'un mélange d'une cire et d'un pigment (Thermalog® par exemple).
- Indicateurs biologiques.

III. Stérilisation par la chaleur sèche

Il s'agit d'une technique de moins en moins employée, consistant à exposer à de l'air chaud (160 à 200 °C) les objets ou préparations pendant des périodes dépassant souvent une heure. La chaleur agit par dégradation des protéines des germes (oxydation).

L'opération est régie par la température et le temps. Le cycle est généralement de 30 minutes à 180 °C ou de 2 heures à 160 °C (Pharmacopée française), le temps étant compté à partir du moment où l'objet a atteint la température désirée. Ces notions sont excessivement variables suivant les pays et varient couramment du simple au double. On utilise un four Pasteur ou un stérilisateur Poupinel.
En pratique, cette technique expose trop les médicaments à la chaleur, nuisant à leur activité et favorisant dans certains cas la transformation des constituants en principe toxiques. Toutefois, elle demeure d'actualité pour stériliser quelques excipients utilisés ensuite dans le cadre d'une fabrication et d'une répartition aseptique des produits (exemple : certains excipients de pommades ophtalmiques). Ses résultats sont moins assurés qu'avec les appareillages permettant de stériliser par la chaleur humide. Cette technique est inefficace sur les prions (Afssaps, 27 décembre 2005).

IV. Stérilisation par l'oxyde d'éthylène

Cette technique est répandue dans l'industrie. Elle permet de travailler à une température inférieure à 70 °C. La mise en œuvre est délicate et le prix de revient est environ trois fois plus élevé qu'avec la vapeur d'eau.

A. Réactivité de l'oxyde d'éthylène

1. Propriétés physiques et chimiques

L'oxyde d'éthylène est aussi appelé époxyéthane ou oxyranne. Il s'agit d'un gaz incolore, d'odeur éthérée, plus lourd que l'air, explosif en mélange à celui-ci à partir d'une concentration de 3 % s'il y a ignition (d'où le recours à des mélanges avec des gaz inertes ou de l'azote). Il s'agit par ailleurs d'un agent alkylant extrêmement réactif, et c'est à ce titre qu'il agira sur les micro-organismes. Il peut se polymériser avec d'autres molécules d'oxyde d'éthylène, surtout si des particules métalliques catalysent la réaction (éviter les appareils en cuivre ou en bronze).

2. Toxicité

L'oxyde d'éthylène peut induire une violente irritation des muqueuses respiratoires et oculaires par contact ou s'il est inhalé. À forte dose, il s'agit d'un dépresseur du système nerveux central. Lorsque la teneur aérienne dépasse 1 g/m^3, on note des troubles légers (nausées, vertiges, vomissements). La teneur limite dans les locaux est de 10 ppm, et la teneur moyenne d'exposition du personnel de 5 ppm. Des mesures très strictes de sécurité doivent donc être mises en place dans les unités de stérilisation ; en particulier, les appareils sont installés dans des zones sans risque d'étincelle ou de flamme (luminaires et prises électriques protégées), suffisamment ventilées, munies de détecteurs d'oxyde d'éthylène installés à moins de un mètre du sol. On veille aussi à suivre scrupuleusement les protocoles de maintenance des installations et du matériel.

Compte tenu de sa toxicité par voie parentérale (fixation sur tous les hauts polymères de l'organisme, avec hémolyse par diminution du fibrinogène, thrombocytopénie, sténoses trachéales, collapsus cardiaques, hypersensibilité), il est impératif de veiller à ce que tout le gaz ait été relargué du matériel avant usage ou répartition aseptique des préparations. La Pharmacopée française fixe à 2 ppm la teneur résiduelle maximale du matériel lors de l'utilisation.
Des produits de réaction secondaires tels l'éthylène-glycol (action sur l'eau) ou l'éthylène-chlorhydrine (action sur les ions chlorures, du PVC par exemple) présentent une toxicité intrinsèque. Cette toxicité explique qu'il soit interdit de restériliser le matériel en PVC (circulaire de 1986).

B. Mise en œuvre du procédé

1. Technique en dépression

Le gaz stérilisant (oxyde pur ou mélange avec un fréon ou de l'anhydride carbonique) est introduit dans une enceinte où un vide relatif a été préalablement effectué, ce qui assure un « verrouillage physique » des portes, et protège au mieux le personnel des risques d'intoxication.

2. Technique en surpression

Les risques d'inflammation sont prévenus en mettant le gaz stérilisant sous forte pression dans l'enceinte. On utilise un mélange oxyde d'éthylène/gaz inerte non explosif, l'augmentation de pression compensant la dilution du gaz.
Seuls les appareils de grande contenance ou fonctionnant sous pression supérieure à quatre bars sont obligatoirement soumis à un contrôle du service des Mines.

C. Paramètres de la stérilisation

1. Concentration en oxyde d'éthylène

Le taux minimum efficace est de 600 mg/L dans l'enceinte (elle est appréciée par lecture sur le manomètre de l'appareil ou par mesure directe). Ceci correspond à une teneur de 100 % de gaz sous 0,3 bar, de 15 % sous 0,8 bar (dépression), ou de 10 % sous 3,3 bars (pression).
Note : lorsque l'on utilise un mélange oxyde d'éthylène/gaz carbonique, veiller à préchauffer le mélange au-dessus de 31 °C pour ne pas risquer d'introduire de l'oxyde pur – le gaz carbonique étant liquéfié sous cette pression –, puis ensuite du gaz carbonique pur.

2. Température

L'alkylation est favorisée par l'augmentation de la température, d'où diminution du temps d'exposition. La température efficace oscille entre 37 °C et 55 °C suivant les équipements. Elle doit concerner l'intérieur de la charge et non simplement son conditionnement. Cet apport calorique est effectué au moyen d'une résistance ou d'un manchon d'eau ou d'huile.

3. Humidité

Le taux optimal est compris entre 40 et 80 %. L'humidité dépend de la température. Certains appareils disposent d'un système automatique d'introduction de vapeur d'eau. Lorsque le milieu est trop sec, les germes peuvent sporuler et résister au cycle de stérilisation.

4. Durée d'exposition

Elle dépend des autres paramètres choisis. On préfère un cycle long à faible concentration à un cycle court à forte concentration.

D. Conduite de l'opération

1. Conditionnement

Il est imperméable aux divers gaz susceptibles d'être mélangés : air, oxyde, gaz carbonique, fréons, azote. Inversement, il est imperméable aux micro-organismes.

2. Cycle de stérilisation

- Conditionnement de la charge, mise à température et mise sous hygrométrie optimale (40 °C, 50 % dans une enceinte dite de préconditionnement).
- Chargement du stérilisateur.
- Fermeture de la porte.
- Mise sous vide de l'enceinte (facultatif).
- Humidification (éventuelle).
- Équilibrage des paramètres.
- Introduction du gaz stérilisant.
- Exposition au gaz (6 à 16 heures).
- Mise sous vide.
- Cycles de « rinçage » en gaz (variable : en général, deux purges à vide puis maintient du vide pendant cinq heures à 40 °C, puis deux vides).
- Retour à la pression atmosphérique.
- Ouverture de la porte.
- Déchargement de l'enceinte et fermeture de la porte.
- Vérification des témoins de passage.
- Vérification des diagrammes de stérilisation.
- Stockage dans la zone ou l'enceinte de désorption (dans un espace chauffé avec une circulation d'air suffisante, les objets étant disposés sans être entassés).
- Désorption.
- Contrôles de désorption.
- Stockage avant distribution.

E. Contrôles

1. Contrôles de stérilisation

a) Contrôles des paramètres physiques

Ils sont souvent indexés automatiquement en continu par l'appareil avec enregistrement.

b) Contrôles chimiques

- Indicateurs colorés ou témoins de passage (rubans ou bandelettes).
- Bandelettes visualisant par colorimétrie la pénétration effective de l'oxyde d'éthylène.

c) Contrôles biologiques

Ils sont effectués avec des spores bactériennes (*Bacillus subtilis niger* par exemple).

d) Contrôles de stérilité

Ils sont réalisés par ensemencement direct ou par filtration sur membrane après rinçage de l'objet par du sérum physiologique.

2. Dosage de l'oxyde l'éthylène résiduel

Rappelons que le taux limite résiduel est de 2 ppm.
La technique légale est celle décrite à la IXe édition de la Pharmacopée française (1976). Il s'agit d'une méthode d'extraction avec hydrolyse suivie d'une oxydation avec coloration, sous l'action de l'acide chromotropique. Sa mise en œuvre est délicate. Une autre méthode, plus précise, implique l'emploi d'une hydrazone (le HMBT). La chromatographie en phase gazeuse, enfin, permet de satisfaire les exigences légales avec précision et facilité, mais l'investissement relativement élevé en matériel la relègue à l'industrie.

V. Stérilisation par le formaldéhyde

Il s'agit d'une alternative intéressante à la technique précédente, mais d'un emploi beaucoup plus rare. Par contre, l'emploi du formol est répandu pour la décontamination des locaux industriels.

A. Réactivité du formaldéhyde

Le formaldéhyde ou formol est un gaz incolore, à odeur forte, très irritant, inflammable, facilement polymérisable. Il se présente sous forme solide (polymères) ou sous forme de solution aqueuse. Le gaz actif est obtenu extemporanément à partir de l'une ou l'autre de ces deux formes.

La stérilisation résulte de l'action conjointe de la vapeur d'eau et du formol, ce dernier ayant essentiellement une activité sporicide (taux supérieur à 1 mg/mL). Le gaz agit comme l'oxyde d'éthylène par alkylation et dénaturation des protéines. La vitesse de bactéricidie est directement proportionnelle à la concentration.

B. Mise en œuvre du procédé

- Préchauffage et évacuation de l'air résiduel (éviter la condensation et la polymérisation du formol sur les parois froides de l'enceinte).
- Phase de stérilisation avec injections d'un mélange vapeur d'eau/formol à température de 55 °C ou 80 °C suivant le cycle choisi (selon la thermosensibilité du matériel), alternées avec des phases de vide partiel (ce qui optimise au bout de quelques cycles la concentration en formaldéhyde) ; cette phase dure de une à deux heures suivant la température.
- Dégazage par alternance de vide et d'injections de vapeur d'eau puis d'air filtré.
- Retour à la pression atmosphérique.

C. Contrôles

1. Contrôle des paramètres physiques

Enregistrement graphique de la pression et de la température ; vérification de la durée du cycle et contrôle de la quantité de formol utilisée.

2. Contrôle de l'efficacité de la stérilisation

a) Pénétration du gaz et conditionnement du matériel

Il n'y a pas de réglementation quant au papier à utiliser ; on préférera le papier destiné aux autoclaves à vapeur d'eau. Les bandes témoins de passage ne sont évidemment d'aucune utilité car non adaptées. On peut introduire dans les unités de conditionnement des bandelettes de papier virant en présence de formol (papier imbibé de réactif de Schiff par exemple).

b) Diffusion du gaz

Le test Helix permet d'apprécier cette diffusion ; on dispose à l'extrémité fermée d'un tube de 4,55 m sur 0,003 m une capsule contenant un indicateur chimique ou biologique et l'on optimise le temps du cycle pour divers paramètres fixés jusqu'à ce que cet indicateur soit atteint par le gaz. En pratique, ce test est peu utilisé car non adapté aux besoins réels requis.

3. Contrôles biologiques

On utilise notamment des spores de *Bacillus subtilis* ou de *Bacillus stearothermophilus*, mises en culture 48 heures. Il existe des indicateurs biologiques spécialement mis au point par la pharmacie centrale des hôpitaux de Paris pour les autoclaves à formol.

4. Dosage du formaldéhyde résiduel

L'odeur du formol est perceptible dès le seuil de 0,2 ppm alors que sa toxicité n'est manifeste que pour des teneurs supérieures : cet avantage rend inutile l'installation d'un détecteur de fuites dans l'installation.

Si des manifestations allergiques, des nausées, des douleurs digestives, des manifestations asthmatiques sont fréquemment décrites dès que le taux dépasse 0,5 ppm, des symptômes plus graves apparaissent à partir de 10 ou 20 ppm, et des désordres irréversibles à partir de 50 ppm. Le formaldéhyde serait mutagène chez l'animal (agent alkylant) et ses propriétés n'ont pas été parfaitement évaluées encore chez l'homme en ce domaine.

Les techniques de dosage sont identiques dans les grandes lignes à celles envisagées pour l'oxyde d'éthylène (coloration par l'acide chromotropique ou l'HMBT).

Il n'y a pas de législation précise actuellement, mais l'on évite de stériliser des matériaux susceptibles de retenir le formol à long terme.

VI. Stérilisation par les rayonnements

Cette technique est essentiellement indiquée pour la stérilisation en continu des articles en matière plastique ou contenant des matières plastiques et dont la résistance à la température est limitée. On l'utilise aussi pour stériliser des poudres médicamenteuses dans des sachets double-enveloppe, avant qu'elles ne soient dissoutes dans des solutés stériles et réparties de façon aseptique dans les flaconnages.

Compte tenu de la législation particulièrement rigoureuse à laquelle sont soumis les établissements la réalisant, elle se cantonne au domaine industriel.

A. Types de rayonnements utilisés

Dans tous les cas, les rayons vont agir sur l'ADN des micro-organismes en lysant des liaisons hydrogène et en ionisant directement la molécule.

1. Rayonnements indirectement ionisants

Ils sont constitués de photons électriquement neutres et très énergisants, émis par du cobalt ou du césium (rayons gamma). Ces rayons sont très pénétrants : ils permettent de traiter des volumes importants ou des épaisseurs élevées.

2. Rayonnements directement ionisants

Ce sont des particules chargées : il s'agit donc d'un rayonnement corpusculaire (rayons bêta – électrons). Le temps d'exposition est beaucoup plus court qu'avec les rayons gamma.

Ces rayonnements sont produits par des irradiateurs au cobalt 60, au césium 137 ou encore des irradiateurs à faisceau d'électrons. Les électrons accélérés étant plus pénétrants, la durée du cycle de stérilisation sera moindre.

B. Action sur les polymères de synthèse

Les deux principales modifications à connaître sont la réticulation et la dégradation.

1. Polymères théoriquement réticulables (polyéthylène, polypropylène, polystyrène, polyamide, polyester, etc.)

Il se forme des chaînes et des ponts entre les chaînes principales, d'où création d'un réseau tridimensionnel, avec augmentation du poids moléculaire, diminution de la solubilité, augmentation du point de fusion. La réticulation peut parfois améliorer les qualités mécaniques d'un polymère.

2. Polymères théoriquement dégradables (polymétacrylate, cellulose et dérivés, etc.)

Il y a alors rupture de chaîne, avec diminution du poids moléculaire, de la solubilité et du point de fusion, augmentation de la viscosité ; la résistance au choc et à la traction est diminuée.
Les modifications consistent essentiellement en la formation de doubles liaisons, en proportion à la dose délivrée. Certains PVC irradiés changent de couleur. Un dégagement gazeux (HCI ou hydrogène) est possible aussi.
Ces réactions sont influencées par :
- la température d'irradiation ;
- la présence d'additifs ;
- le milieu d'irradiation (air, azote, vide) ;
- le débit et la dose.

C. Contrôles

1. Contrôles de l'irradiation

- *Dosimétrie de référence,* garantissant en tout point de l'unité de stérilisation la dose minimale administrée : 2,5 MRad (calorimètres adiabatiques à thermistance, réduction radiolytique des sels cériques en sels céreux en milieu acide, déplacement de la courbe d'absorption dans l'ultra-violet de films de triacétate de cellulose).
- *Dosimétrie de routine,* basée sur le fait qu'un film de PVC se colore sous les rayons et que la densité optique mesurée pour une longueur d'onde donnée est proportionnelle à la dose absorbée. La relation dose/densité optique est pratiquement linéaire dans la gamme 1 à 5 MRad. Les films dosimétriques sont exploités par un système automatisé, archivés et conservés cinq ans. On les étalonne avec un calorimètre à thermistance. Ils sont placés dans chaque unité de conditionnement d'un lot.

2. Contrôle biologique

Le nombre de germes contaminants devra être aussi limité que possible initialement (en pratique, inférieur à 100 germes/article).
Ces germes sont identifiés pour voir s'il s'agit bien d'espèces sensibles à la radiostérilisation (60 % de cocci gram positif, 10 % de levures et champignons). La Phar-

macopée précise les normes d'efficacité : pour un facteur d'inactivation de 8 (quotient du nombre de germes avant irradiation par le nombre de germes survivants), la dose minimale est d'environ 2,5 MRad.
La source de rayonnement est étalonnée au plan biologique par *Bacillus purnilus*, quelle que soit la source de rayonnement. Le débit de dose a un effet négligeable sur l'efficacité. En pratique, on dispose trois indicateurs dans trois unités de conditionnement différentes par lot de matériel : au début, au milieu et en fin de traitement. Compte tenu du principe du « tout ou rien », un lot stérilisé ne peut être agréé que lorsqu'aucune colonie ne se développe après incubation.

D. Législation

L'usage des rayonnements est contrôlé par la Commission internationale de production radiologique. La législation en vigueur concernera :
- les travailleurs et le public vis-à-vis des rayons ionisants de toute nature : les installations sont réglementées tant au niveau de la création que des conditions d'installation ;
- la production proprement pharmaceutique, dont la réalisation et la validation sont précisées dans divers documents internationaux et nationaux (Pharmacopée).
- L'étiquetage est conforme à la Pharmacopée :
  - nom et adresse du centre de radiostérilisation ;
  - numéro de loi du traitement ;
  - dose minimale de rayonnement délivré ;
  - date du traitement ;
  - pastille notificative de l'irradiation ainsi que numéro de contrôle dosimétrique individuel ;
  - mention : « Le délai de péremption ne peut excéder cinq ans comptés à partir de la date de stérilisation » (1982).

VII. Stérilisation par plasma gazeux

Cette technique permet d'obtenir une stérilisation par usage d'un plasma gazeux à basse température, constituée à partir de peroxyde d'hydrogène (radicaux libres). Il s'agit d'un procédé de mise en place relativement facile, requérant un autoclave spécifique. Il a l'avantage de ne pas laisser de résidus et permet notamment la stérilisation des endoscopes ou du matériel de microchirurgie. Ce procédé ne requiert pas non plus de phase de montée en vapeur et de séchage. Il est largement répandu dans l'industrie.

VIII. Filtration stérilisante

Les techniques de filtration stérilisante s'appliquent aux fluides liquides ou gazeux. La stérilisation des gaz n'est que peu ou pas employée, exception faite pour l'usage sous certaines hottes et enceintes à flux laminaire. Nous n'envisageons donc ici que la seule filtration stérilisante des liquides, méthode décrite à la Pharmacopée. Cette technique est importante dans la mesure où elle permet de stériliser la majeure partie des solutés fragiles utilisés comme médicaments, à l'exclusion des suspensions. Certaines pommades peuvent faire l'objet d'une filtration à chaud lorsque leurs propriétés physiques le permettent. Les produits ainsi traités font l'objet d'une répartition aseptique dans des flacons stériles (autoclavage généralement) dans des locaux soumis à des normes sanitaires strictes. Ceux-ci sont ensuite utilisés directement ou soumis à une lyophilisation. On note que cette technique permet non seulement d'éliminer les micro-organismes, mais aussi les particules (caoutchouc, verre, précipités divers) ainsi que l'air par dégazage.

A. Rappel technique

Une filtration permet de séparer par passage sur une surface poreuse et sous pression, divers constituants d'un mélange hétérogène quant à ses phases (liquide/solide ou liquide/gaz).

La filtration est régie par le gradient de pression, les caractéristiques du liquide (viscosité, température, débit), les caractéristiques des particules à éliminer (texture, concentration, répartition, granulométrie) et l'appareillage utilisé.

Le filtre en lui-même est caractérisé par :

- sa capacité de rétention (quantité totale de particules susceptibles d'être retenues) ;
- son efficacité de rétention (% de rétention de particules d'une taille déterminée) liée à la porosité, à la répartition du diamètre moyen, à la compatibilité chimique avec le soluté, aux résistances thermique et mécanique, au relargage de substances ou particules. Il existe deux types principaux de filtres : les filtres en profondeur et les filtres membranes, d'ailleurs fréquemment associés dans des systèmes préfiltration/filtration finale.

B. Membranes filtrantes

Elles sont constituées d'esters de cellulose ou de polymères divers (chlorure de polyvinyle, téflon, etc.). Il s'agit de structures microporeuses obtenues par évaporation du solvant d'une solution contenant un polymère. Suivant la nature de celui-ci et les conditions d'évaporation du solvant, la porosité variera de 0,1 à 10 µm. Le volume total de la membrane est occupé à 80 % par les pores.

Certaines membranes sont obtenues à partir d'un mélange de deux substances, initialement non poreux, que l'on étire en extrayant l'une des substances par un solvant *ad hoc*. La membrane est stérilisée une fois montée sur son support par autoclavage.

Les modèles utilisés en pratique courante sont des cartouches compactes ne nécessitant ni montage préalable, ni nettoyage ultérieur puisqu'elles sont à usage unique.

Pour prévenir un colmatage rapide, on adjoint des cartouches de préfiltration en fibre de verre ou en cellulose (filtration à étage).

C. Mise en œuvre du procédé

L'opération est effectuée sur une unité filtrante, généralement à usage unique, non susceptible de relarguer des fibres, d'un diamètre de 0,22 µm quant aux pores. Ces membranes sont contrôlées par des tests physiques précis.
Note : le contrôle de stérilité par filtration sur membrane décrit à la Pharmacopée s'effectue sur des membranes de 0,45 µm. L'installation est protégée, sous flux laminaire ou dans un local spécifique.

IX. Conditionnement aseptique

La plupart des médicaments ne peuvent être directement stérilisés dans leur conditionnement définitif. Ils sont donc stérilisés par l'un des moyens présentés ici, d'une part, et conditionnés dans des récipients eux aussi stérilisés par l'un de ces moyens, d'autre part, dans des zones où règne une asepsie aussi rigoureuse que possible.
Au niveau industriel, il s'agit le plus souvent de salles blanches stériles. Ces salles sont conçues d'une façon toute spécifique et munies de sas pour l'entrée du personnel, et d'un autre pour celle du matériel. Deux circuits de ventilation assurent la qualité de l'atmosphère stérile : un circuit correspond à la salle, l'autre à une zone plus protégée, dite « vitrine », où sont effectuées les manipulations. Certaines salles sont traversées par un flux d'air laminaire, vertical ou horizontal.
Les machines industrielles de conditionnement peuvent être directement installées dans de telles zones et ensuite régulièrement stérilisées sur place, à l'aide de formol vaporisé à 56 °C. Des rampes à rayons ultraviolets garantissent encore plus la stérilité.

X. Pratiques de bonne fabrication

Les préparations injectables ainsi que quelques autres types de préparations médicamenteuses pharmaceutiques doivent être stériles, c'est-à-dire que le produit une fois fini et prêt à l'usage ne doit contenir aucun micro-organisme ou aucune spore capable de reprendre vie après l'opération de stérilisation. La Pharmacopée précise d'ailleurs aussi que l'injectable doit être apyrogène et dépourvu de particules étrangères. Dans le but de satisfaire à ces exigences, un corpus de recommandations, directives, circulaires et textes officiels émanant quant à leur principe de l'expérience industrielle acquise, précisent les grands domaines sur lesquels doivent se porter les efforts de conception, utilisation et maintenance des locaux et matériels requis pour préparer des médicaments stériles. Ce corpus constitue les « Bonnes pratiques de fabrication » (BPF), applicables en milieu industriel comme en milieu hospitalier (fabrication de poches de nutrition parentérale par exemple). Il envisage notamment :

- les bâtiments et locaux ;
- la maintenance ;
- le matériel ;
- le personnel ;
- les méthodes de contrôle.

Depuis le 1er octobre 1985, des dispositions pénales sanctionnent tout manquement aux BPF. Elles permettent d'assurer la qualité des prestations ou produits, c'est-à-dire, selon l'AFNOR, l'aptitude du service ou du produit à satisfaire les besoins de l'utilisateur. S'agissant du médicament, sa qualité sera celle décrite dans le dossier d'AMM et présentée sur les prototypes. Des mesures d'auto-inspection et d'audit externe permettront de vérifier que les pratiques industrielles satisfont aux normes en vigueur.

L'intégralité du descriptif de ces pratiques peut être retrouvée dans la circulaire du 3 octobre 1978 relative à la mise en œuvre du système international de certification de la qualité des produits pharmaceutiques, qui demeure le document de référence.

L'essentiel de la question

La stérilisation a pour objet de détruire ou d'éliminer les micro-organismes présents sur un objet ou contaminant un produit afin de prévenir la transmission d'agents infectieux. Cette opération ne doit pas être confondue avec la désinfection ou la décontamination.

Plusieurs techniques peuvent être mises en œuvre selon la nature de l'objet à stériliser.

- Stérilisation par la chaleur humide : action de la vapeur d'eau à température supérieure à 100 °C, sous une pression supérieure à celle de la pression atmosphérique (ex. : 20 minutes à 121 °C sous une pression de 1,05 bar), dans un autoclave, selon un cycle de stérilisation mis en œuvre selon des séquences successives précises.
- Stérilisation par la chaleur sèche : cette méthode est tombée en désuétude.
- Stérilisation par l'oxyde d'éthylène : répandue dans l'industrie, elle est réalisée à température relativement basse, ce qui permet de respecter certains matériaux, mais expose à la toxicité de l'oxyde d'éthylène, d'où la nécessité de quantifier les résidus de gaz stérilisant adsorbés.
- Stérilisation par le formaldéhyde : cette alternative à la stérilisation par l'oxyde d'éthylène reste d'un emploi rare, et requiert un contrôle des résidus de formaldéhyde.
- Stérilisation par les rayonnements : ionisants de façon directe ou indirecte, les rayonnements sont avant tout mis en œuvre dans l'industrie.
- Stérilisation par plasma gazeux.
- Filtration stérilisante.

Pour en savoir plus

- Revue *Hygiène en Milieu Hospitalier* :
  Stérilisation : système de management de la qualité : n° 70 (janvier 2005).
  DP à stériliser : l'étape du conditionnement : n° 69 (décembre 2004).
  Validation de la stérilisation : n° 66 (mai 2004).
  Stérilisation à la vapeur : les alternatives : n° 63 (septembre 2003).
  La stérilisation à l'horizon 2002 : n° 41 (octobre 2001).
  Air et stérilisation : n° 36 (mars 2001).
  Stérilisation et matériovigilance : n° 33 (décembre 2000).
  Stérilisation et matériovigilance : n° 33 (décembre 2000).
  Externalisation de la stérilisation : n° 31 (octobre 2000).
  Matériaux et stérilisation : n° 30 (septembre 2000).
  Le test de BowieDick : n° 29 (juin-juillet 2000).
  Normes et stérilisation : n° 28 (mai 2000).
  Stérilisation et coût : n° 27 (avril 2000).
  Les locaux de stérilisation : n° 24 et2 5 (janvier-février 2000).
  La bibliothèque de stérilisation : n° 23 (décembre 1999).
  Les emballages de stérilisation à usage unique : n° 17 (avril 1999).
  Maintenance des équipements de stérilisation : n° 15 (février 1999).
  Analyse des risques en stérilisation : n° 13 (décembre 1998).
  Validation des procédés de stérilisation : n° 12 (novembre 1998).
  Stérilisation par gaz plasma : n° 7 (avril 1998).
  Les hottes à flux laminaire : n° 6 (mars 1998).
  Stériliser à la vapeur : n° 5 (février 1998).
  Stérilisation : les instruments métalliques : n° 4 (janvier 1998).
  Site de l'association française de stérilisation (AFS) : www.afs.asso.fr

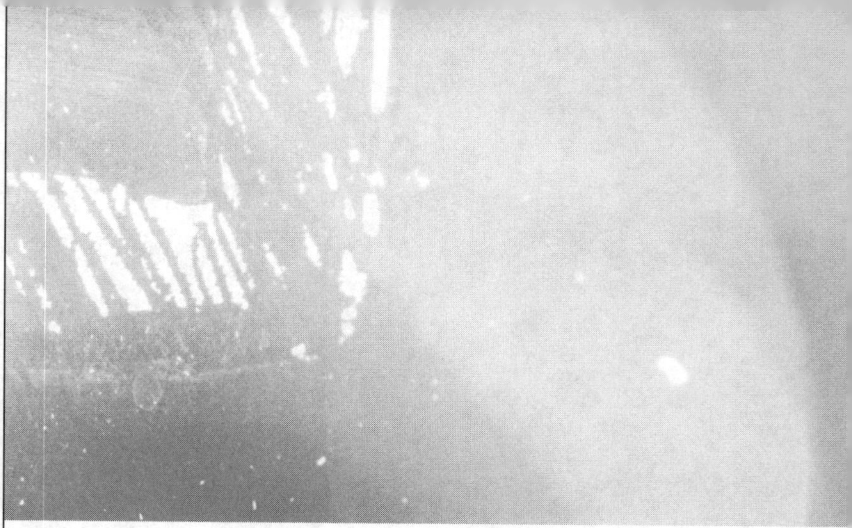

Pharmacie galénique

Préparations destinées à la voie orale : comprimés et capsules

D. RICHARD, pharmacien-chef, centre hospitalier Henri Laborit
et faculté de pharmacie, Poitiers.
N. TOURNIER, interne en pharmacie, AP-HP, Paris.

Comprimés et capsules dures (gélules) ou molles représentent des formes galéniques d'une particulière importance. De fait, elles constituent l'essentiel des médicaments administrés. Leur fabrication requiert des étapes qui doivent être connues de tout pharmacien, et le recours à des excipients et additifs permettant de faciliter la fabrication à l'échelle industrielle.
Note : cette question doit être complétée par la question suivante dans le programme « Formes à action prolongée destinée aux voies orale et parentérale ».

I. Comprimés

Les comprimés sont définis à la Pharmacopée française comme étant « des préparations de consistance solide contenant chacun une unité de prise d'une ou de plusieurs substances actives et obtenus en agglomérant par compression un volume constant de particules ». Cette présentation pharmaceutique a été mise au point dans le courant du XIXe siècle et les premières machines automatisées ont été brevetées vers 1875.
Les comprimés sont destinés le plus souvent à être absorbés par voie orale (*per os*) mais il en existe également qui sont destinés à un usage buccal. Il existe des comprimés stériles destinés à être implantés en sous-cutané appelés aussi *pellets* (jadis en France, les comprimés de disulfirame, Espéral®, chez le patient alcoolique). De même, il existe des comprimés destinés à l'usage gynécologique ou d'autres destinés à la préparation de solutés pour usage externe (nous n'envisageons pas ici ces cas spécifiques).
Le comprimé est donc une forme pharmaceutique particulièrement utilisée, ayant de nombreux avantages.

Tableau 1. Comprimés : avantages et inconvénients

Avantages des comprimés	Inconvénients des comprimés
– Dosage précis du (des) principe(s) actif(s) – Forme intéressante pour administrer des principes actifs peu solubles – Administration aisée – Possibilité de masquer une saveur désagréable – Nombreuses possibilités de contrôle de la libération – Conditionnement et stockage facile – Bonne conservation (produit sec) – Production industrielle à faible coût	– Incorporation possible de faibles quantités de principe(s) actif(s) liquide(s) – Formes concentrées parfois toxiques pour le tube digestif (ex. : aspirine), mais possibilité de limiter les effets indésirables locaux par des artifices galéniques – Difficultés d'administration chez les patients ayant des problèmes de déglutition (sujets âgés, enfants) – Problème parfois pour utilisation chez les patients porteurs de sonde gastrique ; risque d'adhérence à la paroi œsophagienne – Difficultés de formulation initiale

(D'après un polycopié de cours, laboratoire de pharmacie galénique, Pr Couet, faculté de pharmacie de Poitiers).

A. Comprimés non enrobés

1. Principe général de fabrication

Le comprimé est obtenu par la compression d'une poudre comprenant le ou les principe(s) actif(s) dont la granulométrie est d'ailleurs plus ou moins fine (diverses spécialités sont réalisées après micronisation du principe actif ; cette opération permet d'obtenir, après broyage sous l'action d'un jet d'air à vitesse suprasonique, des microparticules d'un diamètre < 2 µm améliorant la biodisponibilité des principes actifs). Cette poudre (le « grain ») doit posséder des propriétés granulométriques et mécaniques spécifiques de façon à assurer un remplissage optimisé de la chambre de compression, une agglutination suffisante des particules entre elles après compression, et garantissant un délitement aisé dans le tractus gastro-intestinal. Pour faciliter cette opération industrielle, des adjuvants (diluants, agglutinants, lubrifiants, etc.) sont ajoutés aux principes actifs. Avant la compression, adjuvants et principes actifs subissent un traitement préalable (granulation, cf. 3.). Le mélange prêt à être compressé doit présenter des garanties de fluidité (régularité du remplissage de la chambre de compression), d'homogénéité, de compressibilité.

2. Adjuvants

Les diluants permettent de compléter le volume lorsque celui de principe actif est insuffisant. Il s'agit de poudres inertes diverses : amidon, sels minéraux (NaCl, phosphate dicalcique), sucres (saccharose, glucose, lactose, mannitol), cellulose microcristalline, etc. Lactose et phosphate dicalcique sont particulièrement utilisés dans ce cadre.

Les liants servent à lier entre elles les particules qui ne le sont pas du fait de la compression seule : ils permettent de réduire la force de compression. On utilise sous forme d'une solution aqueuse ou alcoolique : gommes arabique ou adragante, mucilage d'acacia, dérivés cellulosiques, gélatine, amidons, PVP, polyéthylène-glycols PEG 4 000 et 6 000, glucose ou saccharose, etc.

Les lubrifiants (et/ou glissants) rendent le grain plus fluide, l'empêchent d'adhérer aux parois et transmettent les forces de compression. Ils sont ajoutés avant la compression en faible quantité (0,5 à 2 %), parfois sous forme d'une solution organique. Ils ne possèdent pas tous au même degré les propriétés citées : c'est ainsi que le talc, l'amidon, la silice colloïdale, l'acide stéarique sont essentiellement des agents de glissement, alors que l'huile de vaseline ou le polyéthylène-glycol sont utilisés comme agents glissants.

Les délitants (désintégrants) accélèrent la dispersion gastrique des principes actifs. Il peut s'agir de substances gonflant sous l'action de l'eau, incorporées à sec juste avant la compression (amidons modifiés, cellulose microcristalline ou modifiée, silicates, alginates, mélange sel + acide pour les formes effervescentes, etc.) ou de mélanges effervescents (carbonate + acide organique solide) réalisant alors une forme sensible à l'humidité.

Sont ajoutés de façon variable selon la formulation et les besoins propres à chaque forme : agents mouillants (surfactifs destinés à compenser les propriétés hydrofuges de certains constituants), substances tampons permettant de protéger les principes actifs des variations du pH pendant la conservation ou pour réduire les réactions d'irritation des muqueuses digestives (sels de calcium, acides aminés, etc.), colorants, aromatisants (comprimés à croquer ou à sucer).

3. Obtention du grain : granulation

Les divers constituants, sous forme de poudres, sont mélangés. On réalise très généralement ensuite une granulation destinée à augmenter la densité, à avoir un meilleur écoulement, à obtenir une porosité supérieure facilitant la dissolution ainsi qu'une meilleure compressibilité. Cette granulation est réalisée soit par voie humide, soit par voie sèche.

a) Granulation par voie humide

Le liquide de mouillage est souvent de l'eau, seule ou additionnée d'un liant, de l'alcool plus ou moins dilué. Le mouillage est assuré dans des malaxeurs, des mélangeurs planétaires, à vis ou autres types d'appareils. La granulation qui suit est réalisée dans des granulateurs rotatifs ou oscillants, avec séchage en étuve ou dans des séchoirs à lit fluidisé. Les granulés sont ensuite tamisés, mélangés aux adjuvants avant de faire l'objet de la compression définitive.

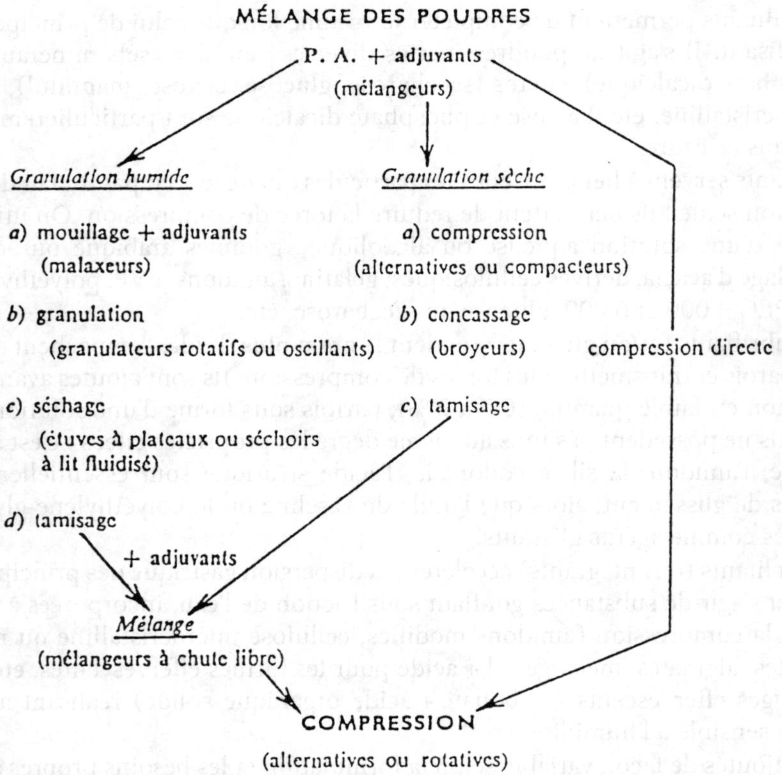

Figure 1. Fabrication des comprimés : différentes possibilités

b) Granulation par voie sèche

Plus rarement employée, elle est destinée à la formulation de principes actifs ne supportant pas l'humidité ni la chaleur du séchage. On réalise une compression préliminaire, avec obtention de briquettes qui sont ensuite concassées dans des broyeurs.

c) Compression directe

La cellulose microcristalline est directement compressible, avec certains excipients. Cette technique réduit le nombre d'opérations de fabrication et réduit donc les coûts d'obtention mais requiert des excipients plus onéreux et une technicité de mise au point supérieure. Elle ne peut être mise à profit qu'avec de très faibles teneurs en principe(s) actif(s).

4. Compression

La compression est réalisée sur deux types de machines : alternatives ou rotatives.

a) Compression sur machine alternative

Elle comprend une matrice percée d'un trou cylindrique vertical, de deux poinçons mobiles et d'un système (trémie et sabot) permettant d'approvisionner en grain la chambre de compression. L'opération est réalisée en quatre temps (*fig.* 2) : avance du sabot, arasage, compression, éjection.

Deux réglages préalables ont une importance particulière : celui du poinçon inférieur qui conditionne la masse du comprimé, celui du poinçon supérieur qui conditionne la dureté du comprimé. Le rendement d'une telle installation varie de 1 500 à 6 000 cp/h pour un seul jeu de poinçons.

b) Compression sur machine rotative

Dans ce cas, le système d'alimentation de la chambre demeure immobile, mais l'ensemble matrice + poinçons est en revanche mobilisé (*fig.* 3). Les poinçons font l'objet d'un réglage (plus délicat que sur machine alternative) par l'intermédiaire des galets. La compression est moins brutale que sur machine alternative et le rendement plus important : 20 000 à 50 000 cp/h.

Une fois réalisée la compression, les comprimés sont triés, dépoussiérés (par aspiration ou passage sur une grille très fine) puis conditionnés.

5. Contrôles

Lors de la fabrication, on contrôle le grain (homogénéité, humidité résiduelle, fluidité et quelques propriétés des comprimés obtenus telles la dureté ou la masse qui sont régulièrement reportées sur une carte de contrôle tout au long du cycle. On met ainsi en évidence une éventuelle dérive des paramètres.

On vérifie sur le produit fini :

- l'aspect macroscopique, les dimensions (épaisseur, diamètre) ;
- l'uniformité de masse (Pharmacopée) exigée pour les seules formes non enrobées, selon des limites variables en fonction du poids : l'écart est de ± 10 % si le comprimé a une masse inférieure ou égale à 80 mg, de 7,5 % si la masse est comprise entre 80 et 250 mg et de 5 % pour une masse excédant 250 mg ;

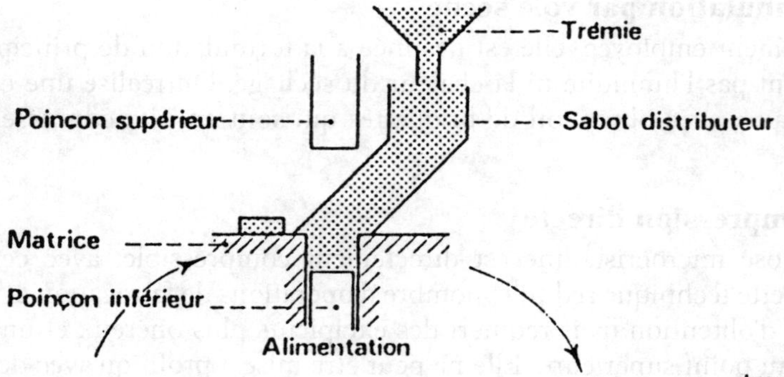

Figure 2. Différente phase de la compression sur machine alternative

- le temps de désagrégation ou de délitements (Pharmacopée, sauf pour les formes destinées à être croquées) : < 15 minutes (formes normales) et < 3 minutes (formes effervescentes) ;
- la vitesse de dissolution, appréciée par la technique de la palette tournante, du panier tournant ou de la dissolution sous flux continu (*fig. 4*) ;
- la dureté (résistance à la rupture) ;
- la friabilité et la résistance à l'usure.

Des essais de conservation sont réalisés en reconduisant ces divers contrôles après stockage des comprimés dans des conditions de température, d'humidité et d'exposition aux ultraviolets variables.

6. Conditionnement

Le meilleur des conditionnements est fait dans des enveloppes alvéolaires de plastique et d'aluminium (*blisters*), indiquant pour chacune des unités de prise la désignation du produit, la date de péremption, le nom du fabricant, etc. Cependant, de

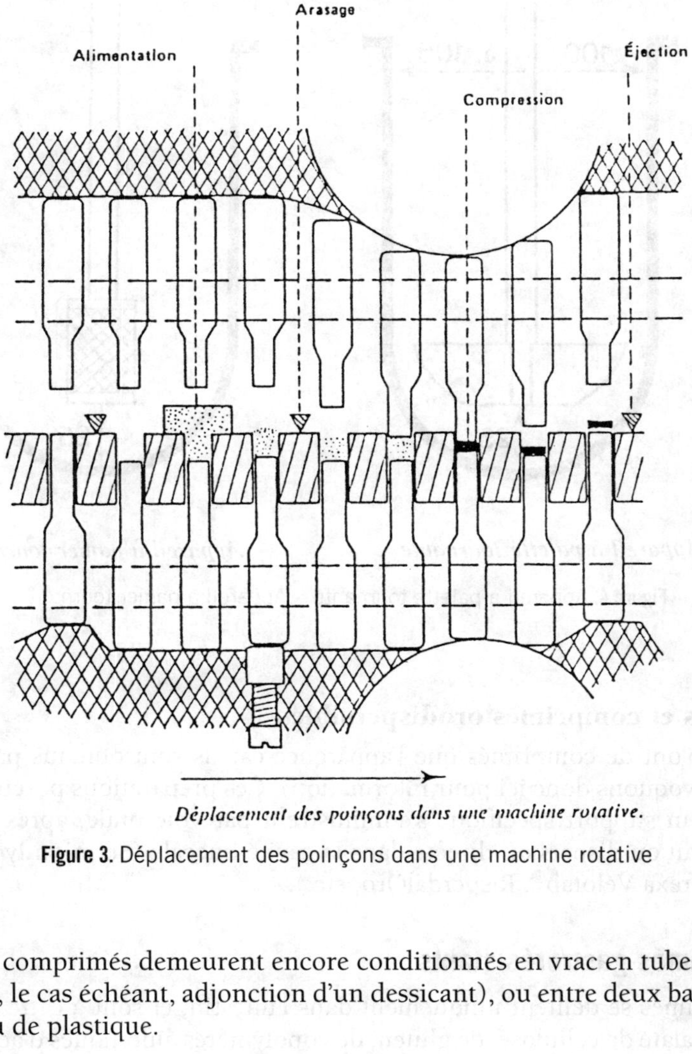

Figure 3. Déplacement des poinçons dans une machine rotative

nombreux comprimés demeurent encore conditionnés en vrac en tubes ou en flacons (avec, le cas échéant, adjonction d'un dessicant), ou entre deux bandes d'aluminium ou de plastique.

7. Comprimés à libération accélérée

Il s'agit de formes orales à libération accélérée permettant d'obtenir une vitesse d'absorption accrue faisant l'objet d'une monographie à la Pharmacopée française.

a) Comprimés effervescents

L'action d'un acide organique (acide tartrique ou citrique) sur un carbonate (bicarbonate de sodium, de calcium, de magnésium, carbonate de lysine, etc.) en présence d'eau libère du gaz carbonique. Les comprimés effervescents formulés avec un tel mélange sont donc dispersés avant que d'être administrés, ce qui rend la prise du médicament souvent plus plaisante et, surtout, réalise une solubilisation des principes actifs améliorant la tolérance et la cinétique de résorption (exemples nombreux : aspirine, paracétamol, vitamine C, glucocorticoïdes, etc.).

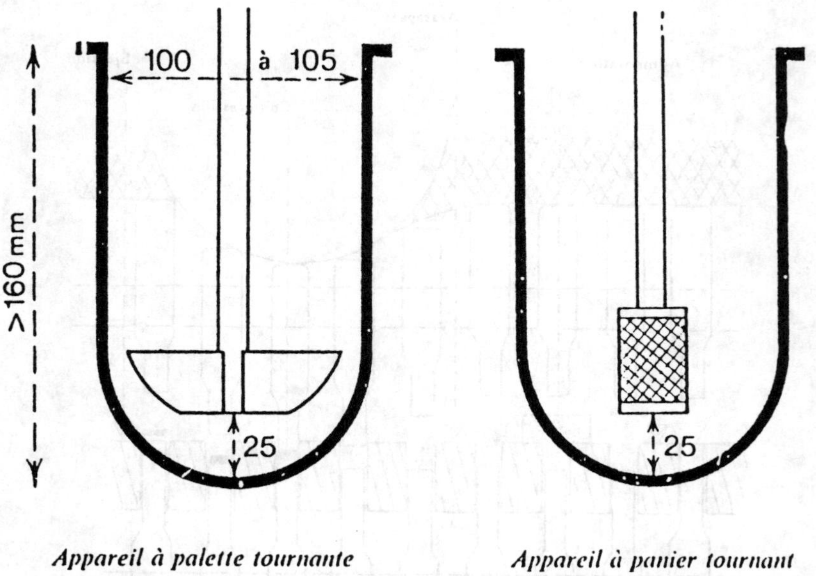

Figure 4. Appareil à palette tournante – Appareil à panier tournant

b) Lyocs et comprimés orodispersibles

Les lyocs n'ont de comprimés que l'apparence car ils sont obtenus par moulage (nous les évoquons donc ici pour information). Ces préparations poreuses dispersées dans un support spécifique s'administrent par voie orale, après dispersion dans de l'eau ou dispersion directe dans la cavité buccale (Sermion lyoc®, Zomigoro®, Zyprexa Vélotab®, RisperdalOro, etc.).

8. Comprimés gastrorésistants

Ces comprimés se délitent uniquement dans l'intestin, et sont à cette fin revêtus d'acétylphtalate de cellulose, de gluten, de copolymères anioniques d'acide méthacrylique ou de ses esters. La Pharmacopée prescrit un essai de résistance en milieu acide (HCl 0,1 N) pendant 2 heures.

9. Comprimés multicouches

Ce type de comprimé permet de pallier les problèmes d'incompatibilité et permet de réaliser une action multiphasique si chacune des fractions constituées par une couche a une cinétique de désagrégation différente des autres (exemple : Noctran®).

10. Comprimés à libération prolongée

Cf. chapitre « Formes à libération modifiée destinées aux voies orale et parentérale ».

B. Comprimés enrobés

Les comprimés enrobés sont des comprimés dont la surface est recouverte d'une ou de plusieurs couches de mélanges ou de substances divers (résines, gommes, agents plastifiants, sucres, polyols, cires, colorants autorisés). Le but de l'enrobage est de rendre le médicament plus agréable en masquant une saveur parfois désagréable, de protéger les principes actifs de la lumière ou de l'humidité ou encore des sucs digestifs, de prévenir certaines incompatibilités et d'éviter enfin les effets irritants des principes actifs s'ils s'avèrent caustiques ou agressifs. L'enrobage peut également permettre de prolonger la durée d'action ou de la retarder, et de faciliter l'identification du médicament par des symboles ou des inscriptions spécifiques.
Les comprimés enrobés sont obtenus par dragéification dans des turbines en cuivre ou en acier inoxydable, sous un flux d'air chaud ou froid. Le principe général est de répartir une solution sucrée sur les comprimés mis en mouvement dans la turbine, puis d'évaporer le solvant de façon à cristalliser le sucre avant de recommencer l'opération un certain nombre de fois.
Dans un premier temps, le comprimé nu (« noyau ») est verni de façon à être protégé de l'humidité des liquides d'enrobage grâce à une résine ou à un polymère organique appliqué sous forme de solution.
Fait suite à cette opération un « gommage » qui permet de fixer sur le noyau protégé une couche dite de « poudre à gommage » qui facilite l'adhésion des couches suivantes. Le « grossissage » qui suit, par addition de sirop de plus en plus dilué et éventuellement enrichi d'un colorant, permet de régulariser la surface de l'enrobage. L'opération est finie par une phase de lustrage ou de polissage à la cire dans des turbines tapissées de feutre. La dragéification peut être remplacée par un simple enrobage à base de poudres, le grossissage étant alors réalisé par des poudres insolubles ou par un enrobage par film, basé sur l'emploi de solutions (risque toxique parfois lors des manipulations à cause des solvants employés), de dérivés de la cellulose, de PEG de haut poids moléculaire, de dérivés acryliques, méthacryliques ou vinyliques, souvent enrichies par un plastifiant. Cette technique est peu coûteuse car elle est aisément automatisable, qu'il s'agisse d'un traitement en turbine ou par pulvérisation sur les comprimés maintenus en suspension dans un flux d'air comprimé. Les comprimés dont l'enrobage est très mince sont dits « pelliculés ».
L'essai d'uniformité de masse n'est pas requis pour les comprimés enrobés, mais celui de délitement le demeure.

II. Gélules (capsules dures) et capsules molles

Les capsules sont définies comme des préparations solides constituées par une enveloppe dure ou molle, de taille variable et généralement destinées à la voie orale (il existe cependant des capsules molles destinées à la voie rectale, vaginale ou topique – par exemple les ophtadoses de pommades opthalmiques – qui ne sont pas envisagées ici). Les capsules contiennent des principes actifs sous forme solide, liquide ou pâteuse.

Suivant leur mode d'obtention et leur destination, on distingue :
- les gélules dont l'enveloppe est dure ayant des avantages et inconvénients bien spécifiques par rapport aux comprimés. Il existe des gélules gastrorésistantes, des gélules à libération modifiée (cf. article suivant), etc. ;
- les capsules au sens strict ont en revanche une enveloppe molle : elles permettent la formulation de spécialités contenant des liquides ou des pâtes non aqueux, pourvu qu'ils ne réagissent pas avec la gélatine de l'enveloppe. De plus, cette enveloppe protège les principes actifs de l'oxygène de l'air ainsi que de la lumière si un agent opacifiant y a été adjoint. Ces capsules sont généralement destinées à la voie orale, mais parfois aussi à la voie rectale (par rapport aux suppositoires, elles ne se délitent qu'en présence d'humidité, sont stables à une température supérieure à 37 °C en l'absence d'humidité et leur contenu liquide recouvre aisément la muqueuse rectale).

Tableau 2. Avantages et inconvénients des gélules par rapport aux comprimés

Avantages	Inconvénients
– Mise au point plus simple – Fabrication à sec – Moins d'adjuvants (contrôles facilités) – Libération du principe actif plus facile – Ouverture souvent possible afin de disperser le contenu dans une boisson ou dans des aliments (passage possible dans une sonde d'alimentation), sous réserve de compatibilité du contenu avec le véhicule ainsi utilisé – Réalisable en officine (gélulier)	– Obtention plus coûteuse – Forme non fractionnable – Risque d'adhérence à la paroi de l'œsophage (irritation, voire perforation avec certains principes actifs : avaler avec beaucoup d'eau, en position assise de préférence)

A. Gélules (capsules dures)

Les gélules sont définies (Pharmacopée européenne) comme des capsules à enveloppe dure comportant une enveloppe préfabriquée constituée de parties cylindriques ouvertes à une extrémité et dont les fonds sont hémisphériques.

1. Fabrication

L'enveloppe des gélules est formée de deux cupules cylindriques destinées à être emboîtées. Leur contenance varie en général de 0,12 à 1,4 mL. Cette enveloppe est composée de gélatine pure, contenant très peu d'eau, ou, désormais surtout d'hydroxypropylméthylcellulose, ce qui permet d'éviter le recours à des produits d'origine animale. Opacifiants, colorants et conservateurs autorisés peuvent être ajoutés.
Les capsules sont obtenues en immergeant dans le bain de gélatine une barre sur laquelle sont fixés des moules cylindriques. Une fois recouverts de gélatine, ils sont séchés à 25 °C environ sous rotation horizontale garantissant une égale répartition de la gélatine. Les demi-capsules obtenues sont démoulées, ajustées à la longueur voulue puis emboîtées. L'ensemble de ces opérations s'effectue en atmosphère contrôlée. Les capsules sont conservées à l'abri de l'humidité comme de la dessiccation. Le rendement est supérieur à 800 000 capsules/jour par machine.
Les capsules sont ensuite remplies avec un mélange de poudre (obtenue en général par granulation par voie sèche) d'une fluidité suffisante, la granulométrie de la

poudre devant être adaptée à chaque taille de capsule. Une fluidité adaptée est obtenue par adjonction de talc, de stéarate de magnésium, de poudre de silice. On ajoute aussi un diluant inerte (lactose par exemple) destiné à compléter le volume total de poudre afin qu'une fois divisé, chaque fraction de poudre entrant dans une gélule contienne la quantité requise de principe(s) actif(s). Il existe des abaques de remplissage donnant, selon la taille de la capsule et le nombre d'unités à fabriquer, le volume global de poudre à obtenir.
Le remplissage des gélules est réalisé, en milieu industriel, sous des conditions d'hygrométrie (environ 45-50 %) et de température (environ 20-22 °C) strictes, de façon à garantir la régularité de la fabrication. Les remplisseuses sont de divers types, mais toutes réalisent successivement : l'alimentation de la machine en capsules vides, l'ouverture des capsules (par aspiration d'une des moitiés), le remplissage (compressodoseur ou plus rarement arasage) (*fig.* 5) puis la fermeture des capsules et l'éjection de celles-ci de leurs alvéoles (par un jet d'air comprimé).
Les capsules sont ensuite dépoussiérées et parfois scellées (points de soudure, application d'une petite bande de gélatine, usage de capsules dont la forme est dessinée de façon à permettre un emboîtement et un blocage des deux moitiés). La capsule peut enfin être enrobée d'un film d'acétylphtalate de cellulose destiné à la rendre gastrorésistante (mais on rend souvent aussi gastrorésistantes de petites particules contenues dans la capsule elle-même).

2. Contrôles

En plus des essais classiques pour toute forme pharmaceutique (identification, caractères organoleptiques, dosage des constituants, etc.), on procède à divers essais :

- uniformité de teneur ;
- uniformité de masse : sur 20 capsules pesées remplies puis vides, ce qui permet d'apprécier par différence la masse du contenu : écart limite de ± 10 % si le poids est < 300 mg, de 7,5 % autrement ;
- essai de temps de désagrégation : conduit comme pour les comprimés non enrobés, le temps limite étant ici de 30 minutes ; l'essai des capsules gastrorésistantes est conduit comme celui des comprimés gastrorésistants ;
- essai de vitesse de dissolution (Pharmacopée).

B. Capsules molles

La masse gélatineuse est obtenue en mettant de la gélatine à gonfler dans de l'eau purifiée avec un plastifiant (souvent de la glycérine et/ou une solution de sorbitol). L'ensemble est mélangé en proportions variables au bain-marie (généralement dans les proportions 1/0,3 à 1/0,7 voire 1/1,3) à 80 °C. On y ajoute parfois des gommes ou des sucres, des opacifiants (oxyde de titane ou autre), des colorants hydrosolubles ou insolubles (oxydes de fer, dioxyde de titane), des aromatisants, des conservateurs type paraben (on n'ajoute pas de conservateurs antibactériens car la gélatine est *a priori* indemne de contamination, les plastifiants sont en eux-mêmes bactériostatiques et la teneur en eau de la tunique des capsules molles est

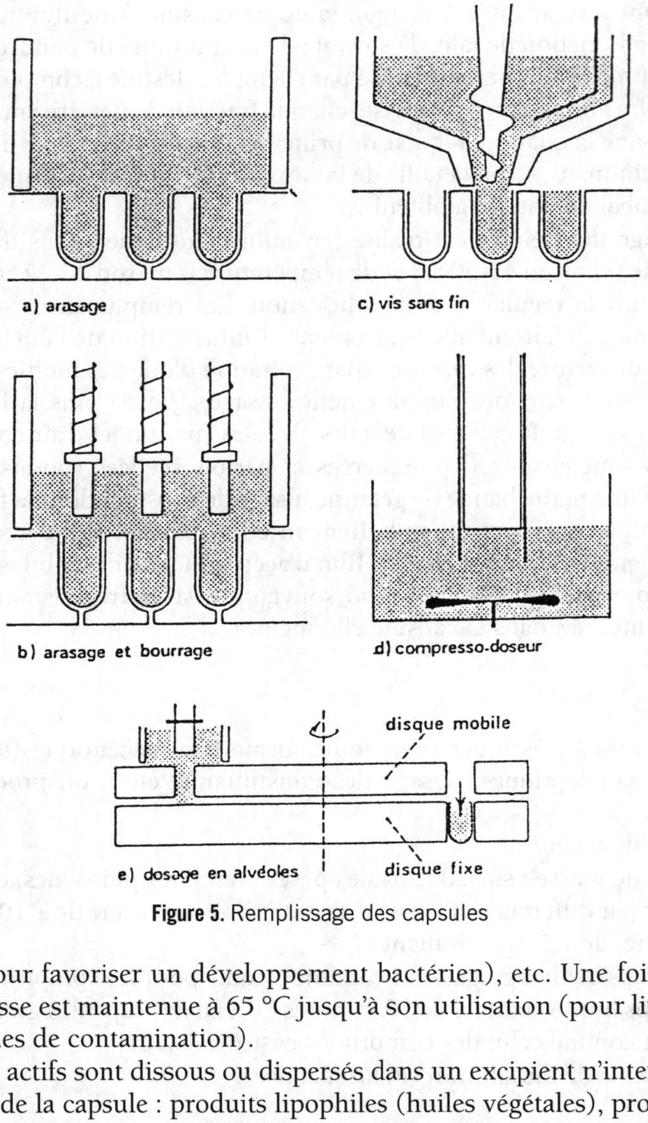

Figure 5. Remplissage des capsules

trop faible pour favoriser un développement bactérien), etc. Une fois le mélange réalisé, la masse est maintenue à 65 °C jusqu'à son utilisation (pour limiter encore plus les risques de contamination).

Les principes actifs sont dissous ou dispersés dans un excipient n'interagissant pas avec la paroi de la capsule : produits lipophiles (huiles végétales), produits hydrophiles (macrogols, propylène-glycol, etc.), produits amphiphiles (huiles polyoxyéthylénées). En général, les capsules molles ne contiennent pas d'eau, sauf si elles contiennent un excipient hydrophile (PEG). Cette forme galénique est particulièrement adaptée aux principes actifs ne supportant pas une compression, ou devant être présentés sous forme dissoute ou dispersée dans un liquide. Les principes actifs sensibles à l'oxydation ou à l'hydrolyse sont protégés par leur solubilisation ou suspension dans une huile. De plus, la biodisponibilité de la forme est améliorée.

On fabrique les capsules par injection et soudure simultanées (*fig.* 6). Cette technique a un rendement intéressant et une précision satisfaisante, mais requiert de travailler dans une enceinte bien conditionnée dont l'hygrométrie est constante. Une autre technique, dite « à la goutte », permet de fabriquer des capsules sphériques ou « perles » (*fig.* 7). Dans ce cas, le bain de paraffine est maintenu froid et

les perles arrivent durcies au bas de la colonne de préparation. Cette méthode a un bon rendement, n'expose pas à des pertes en gélatine, mais ne peut être utilisée que pour la formulation de liquides spécifiques (huiles notamment).
Il faut veiller à protéger les capsules molles de l'humidité et adapter leur conditionnement en conséquence.

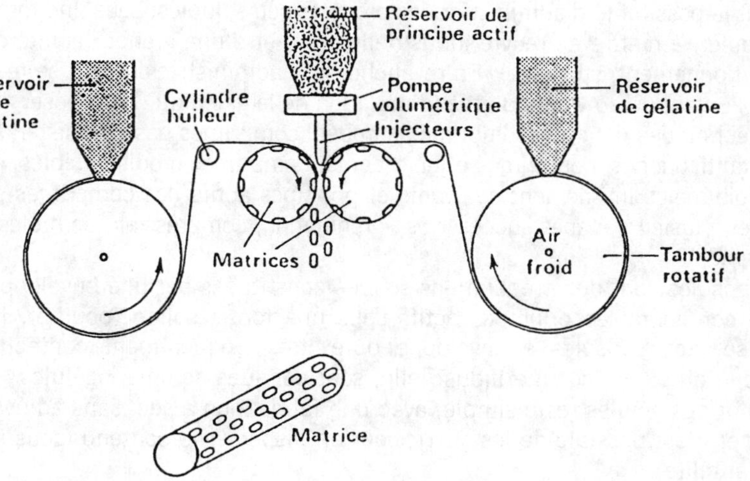

Figure 6. Fabrication des capsules molles selon le procédé par injection et soudure simultanées

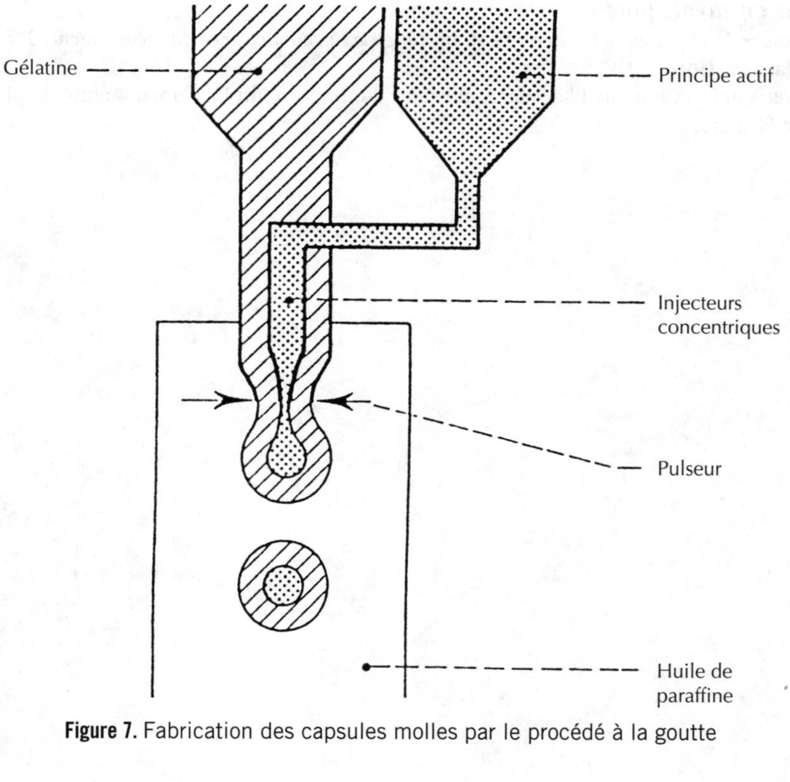

Figure 7. Fabrication des capsules molles par le procédé à la goutte

L'essentiel de la question

Préparations de consistance solide contenant chacun une unité de prise d'une ou de plusieurs substances actives et obtenues en agglomérant par compression un volume constant de particules, les comprimés sont essentiellement destinés à être administrés par voie orale. Ils ont comme avantage un dosage précis des principes actifs, offrant la possibilité d'administrer des produits peu solubles, sous une forme aisée à manipuler, à mettre en œuvre industriellement, et d'une grande facilité de gestion (conditionnement, stockage). En revanche, leur administration peut se révéler difficile à l'enfant ou au vieillard et la formulation de la galénique peut poser des problèmes techniques délicats (comprimés enrobés, comprimés gastro-résistants, comprimés multicouches, comprimés effervescents, comprimés orodispersibles, etc.).
Une fois mêlés intimement adjuvants et principes actifs, les comprimés sont fabriqués en plusieurs étapes successives : granulation, compression, contrôles et conditionnement.
Les capsules sont des préparations solides constituées par une enveloppe dure ou molle contenant les principes actifs sous une forme solide (poudre), liquide ou pâteuse. Les capsules à enveloppe dure, très fréquemment confectionnées à l'échelle officinale comme industrielle, sont connues comme « gélules ». La mise au point des gélules reste simple, avec une fabrication à sec, sans adjuvants nombreux et il est possible de les ouvrir pour en disperser le contenu (sous réserve de compatibilité).

Pour en savoir plus

- Aïache J.-M., Aïache S., Renoux R. *Initiation à la connaissance du médicament*, 3e éd. Paris, Masson, 1999.
- *Cours universitaire de Pharmacie galénique*, laboratoire du Pr Couet, faculté de pharmacie de Poitiers.

Formes à libération modifiée destinées aux voies orale et parentérale

J.-M. AIACHE, J.-M. CARDOT, E. BEYSSAC, V. HOFFART
Laboratoire de Biopharmacie, faculté de Pharmacie, Clermont-Ferrand.

Pour les galénistes modernes, le médicament (constitué d'un ou plusieurs principes actifs et d'excipients) est un système de délivrance du principe actif (drug delivery system des anglo-saxons) qui suit les étapes classiques du système LADMER (libération, absorption, distribution, métabolisme, excrétion, réponse thérapeutique).
En thérapeutique, une libération rapide du principe actif est généralement recherchée afin d'obtenir une activité thérapeutique dans un délai court et pour soulager le malade rapidement. Pour ce faire, une forme à libération conventionnelle ou accélérée sera choisie. Cependant, dans certains cas, une libération du principe actif ralentie ou différée peut être souhaitée afin de prolonger la durée de l'action thérapeutique. C'est dans cette optique, que les formes à libération modifiée ont été développées.

I. Définitions

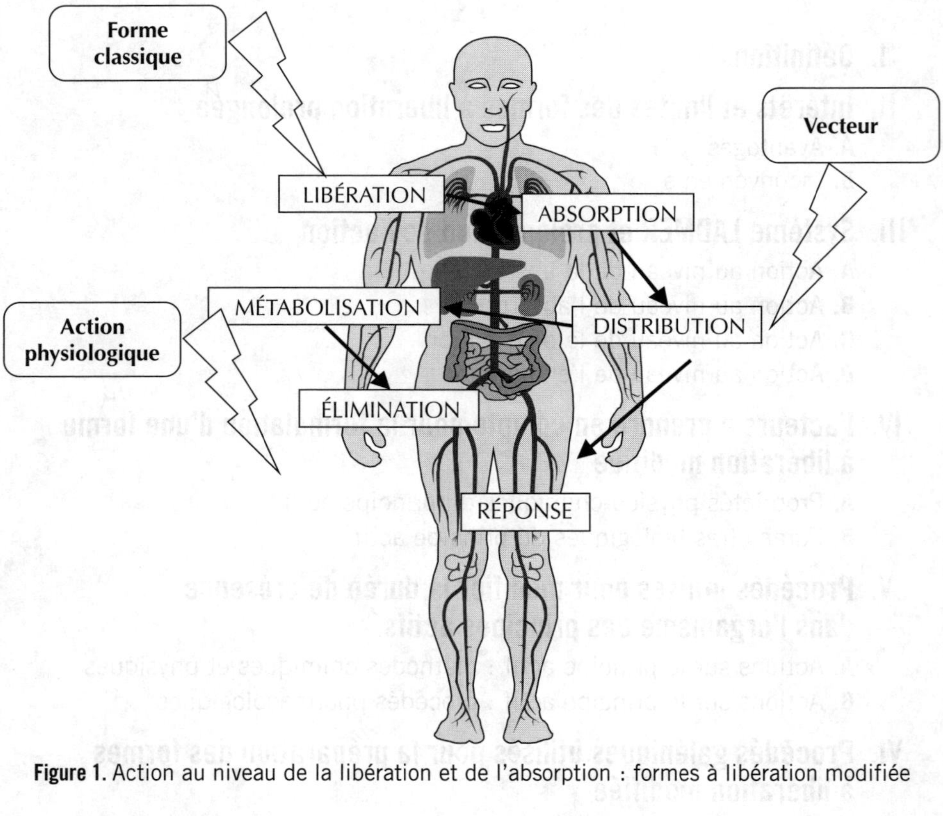

Figure 1. Action au niveau de la libération et de l'absorption : formes à libération modifiée

La pharmacopée européenne 5.0 (2005), dans son glossaire figurant page 637, indique les définitions des différents types de formes à savoir : forme à libération conventionnelle, modifiée, prolongée, retardée et séquentielle :

- **forme à libération conventionnelle** : « Préparation où la libération de la (ou des) substance(s) active(s) n'a pas fait l'objet d'une modification délibérée résultant de la mise en œuvre d'une formulation particulière et/ou d'un procédé de fabrication spécial. Dans le cas des formes solides, le profil de dissolution de la substance active dépend essentiellement de ses propriétés intrinsèques. Terme équivalent : forme à libération immédiate. » ;

- **forme à libération modifiée** : « Préparation où la libération de la (ou des) substance(s) active(s) a fait l'objet, quant à sa vitesse et/ou son lieu, d'une modification délibérée résultant d'une formulation particulière et/ou d'un procédé de fabrication spécial, et est donc différente de celle qu'assurerait la forme à libération conventionnelle administrée par la même voie. Les formes à libération modifiée comprennent les formes à libération prolongée, à libération retardée et à libération séquentielle. » ;

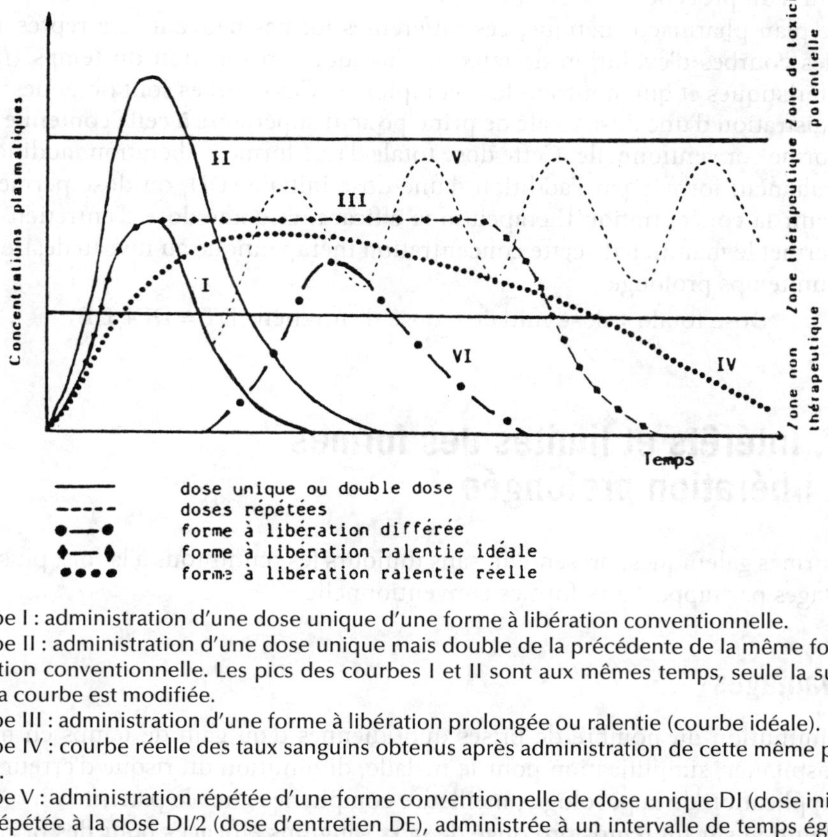

Courbe I : administration d'une dose unique d'une forme à libération conventionnelle.
Courbe II : administration d'une dose unique mais double de la précédente de la même forme à libération conventionnelle. Les pics des courbes I et II sont aux mêmes temps, seule la surface sous la courbe est modifiée.
Courbe III : administration d'une forme à libération prolongée ou ralentie (courbe idéale).
Courbe IV : courbe réelle des taux sanguins obtenus après administration de cette même préparation.
Courbe V : administration répetée d'une forme conventionnelle de dose unique DI (dose initiale), puis répetée à la dose DI/2 (dose d'entretien DE), administrée à un intervalle de temps égal à la demi-vie biologique du principe actif. Par cette administration répétée dans ces conditions, on obtient une courbe qui présente successivement des pics et des vallées, mais dont les concentrations peuvent être maintenues dans la zone des concentrations thérapeutiques et en dessous de celles des concentrations toxiques. C'est, également, théoriquement le type de courbe obtenu avec une forme à libération répétée parfaitement formulée.
Courbe VI : administration d'une forme à libération retardée ou différée.
L'association des courbes I et VI donne aussi une idée des formes à libération répetée simple ou encore d'une forme séquentielle.

Figure 2. Évolution des concentrations plasmatiques en fonction du type de forme et de la dose administrée par voie extravasculaire

- **forme à libération prolongée** : « Type particulier de forme à libération modifiée se caractérisant par une vitesse de libération de la (ou des) substance(s) active(s) inférieure à celle qu'assurerait la forme à libération conventionnelle administrée par la même voie. La libération prolongée est le résultat d'une formulation particulière et/ou d'un procédé de fabrication spécial. » ;
- **forme à libération retardée** : « Type particulier de forme à libération modifiée se caractérisant par une libération différée de la (ou des) substance(s) active(s). La libération retardée est le résultat d'une formulation particulière et/ou d'un procédé de fabrication spécial. » ;
- **forme à libération séquentielle** : « Type particulier de forme à libération modifiée se caractérisant par une libération séquentielle de la (ou des) substance(s) active(s). La libération séquentielle est le résultat d'une formulation particulière et/ou d'un procédé de fabrication spécial. »

Sur le plan pharmacocinétique, ces différentes formes peuvent être représentées par des courbes d'évolution de taux plasmatiques en fonction du temps (*fig.* 2) caractéristiques et qui montrent leur complexité. Ces courbes sont obtenues après administration d'une dose totale de principe actif supérieure à celle contenue dans une forme conventionnelle. Cette dose totale d'une forme à libération modifiée est généralement formée par l'addition d'une dose initiale (DI), ou dose permettant d'obtenir la concentration thérapeutique efficace, et d'une dose d'entretien (DE) qui permet le maintien de cette concentration thérapeutique au niveau désiré pendant un temps prolongé :

Dose totale = dose initiale + dose d'entretien (DT = DI + DE).

II. Intérêts et limites des formes à libération prolongée

Ces formes galéniques, présentent, sans toujours les réunir tous à la fois, plusieurs avantages par rapport aux formes conventionnelles.

A. Avantages

1. Diminution du nombre de prises quotidiennes d'où gain de temps en milieu hospitalier, simplification pour le malade, diminution du risque d'erreur dans l'application de la posologie, meilleure compliance chez le patient.
2. Maintien sur un temps prolongé de taux sanguins efficaces pour des principes actifs de demi-vie relativement courte permettant, par exemple, un traitement continu, même la nuit, sans réveiller le malade, la libération continuant pendant la période nocturne.
3. Diminution voire suppression des effets secondaires indésirables provoqués par de fortes concentrations de médicaments libérées rapidement au lieu d'administration ou d'absorption.
4. Amélioration des conditions de traitement par suppression ou diminution, dans les profils plasmatiques, de la succession de pics et vallées faisant suite à

chaque dose administrée. En effet, des effets secondaires indésirables correspondent, parfois, à l'apparition des pics plasmatiques alors que la réponse thérapeutique peut être insuffisante aux faibles concentrations des vallées.

B. Inconvénients

À côté de ces avantages, il ne faut cependant pas négliger de considérer certains inconvénients :

- risque d'accumulation de principe actif si la vitesse d'élimination est lente et si la présence du médicament dans l'organisme est nécessaire 24 heures par jour ;
- difficulté d'interrompre le traitement rapidement en cas d'intoxication grave ou d'intolérance ;
- efficacité faible ou nulle si le principe actif est mal absorbé au niveau du site d'administration ou de libération, comme par exemple au niveau de la muqueuse intestinale (faible solubilité ou degré d'ionisation trop élevé dans le suc intestinal) ou s'il est instable dans le milieu biologique considéré ;
- manque de reproductibilité ou de régularité de la réponse thérapeutique dans certaines conditions physiologiques avec, par exemple, l'influence de la vitesse de vidange gastrique ou de la température d'un muscle ;
- risque de toxicité dû au relargage de toute la dose pour les principes actifs de faible index thérapeutique et de toxicité élevée car les vitesses d'absorption, de biotransformation ou d'élimination varient souvent beaucoup d'un sujet à l'autre.

Cette énumération montre bien que toute substance médicamenteuse ne doit pas systématiquement faire l'objet d'une formulation en forme à libération prolongée.

III. Système LADMER et prolongation de l'action

Pour expliquer l'essor du développement des formes à libération prolongée, il faut en premier lieu revenir sur le devenir du médicament après administration dans l'organisme, devenir défini comme l'ensemble des phénomènes auxquels se trouve soumis la forme pharmaceutique après son introduction dans l'organisme. De manière générale, après son administration, le devenir biopharmaceutique d'un système thérapeutique quelconque et quelle que soit la voie d'administration, peut être décrit par le système LADMER (libération, absorption, distribution, métabolisation, élimination, réponse pharmacologique).

Le principe actif peut être administré soit directement dans la circulation générale, comme dans le cas de l'administration intraveineuse, soit par voie extravasculaire, comme dans le cas de la voie orale ou de la voie intramusculaire, par exemple.

Au cours d'une administration intraveineuse classique, le principe actif est directement introduit en solution dans la circulation générale. Le devenir du principe actif ainsi administré est lié à ses caractéristiques physico-chimiques et à ses propriétés pharmacocinétiques. Le principe actif sera véhiculé dans l'organisme et distribué vers les tissus et vers son site d'action. Pendant et après la phase de distribution, le principe actif sera éliminé. Dans ce cas, seules les phases de distribution, de métabolisation et d'élimination sont présentes.

Après administration extravasculaire et avant d'atteindre la circulation générale, le principe actif doit être libéré de la forme pharmaceutique, se dissoudre ou se solubiliser pour enfin être absorbé, c'est-à-dire qu'il doit franchir un certain nombre de barrières pour atteindre la circulation générale qui le véhiculera ensuite jusqu'à son site d'action [1]. Le médicament absorbé atteint le flux sanguin où son devenir est identique à un principe actif administré par une voie intraveineuse classique.
Afin de modifier l'entrée ou le devenir d'un principe actif dans l'organisme, il est possible d'agir classiquement à plusieurs niveaux *(cf. fig. 1)* :

- la libération ;
- l'absorption ;
- la distribution ;
- l'élimination (incluant métabolisme et excrétion).

A. Action au niveau de la libération

Les modifications à ce niveau portent sur les cinétiques de libération du principe actif. La vitesse d'absorption intrinsèque du principe actif doit être plus rapide que la libération qui devient alors le facteur limitant, contrôlant ainsi l'arrivée du principe actif au site d'absorption. Divers moyens chimiques ou galéniques sont utilisés pour modifier la libération à partir de la forme galénique ou éventuellement à partir d'un accessoire externe, comme par exemple une pompe (dispositif médical).

B. Action au niveau de l'absorption

La phase d'absorption peut être modifiée en changeant les caractéristiques physico-chimiques du principe actif ou par l'adjonction de substances au niveau de la forme galénique. Cette technique s'applique aux formes qui ne sont pas destinées à la voie intravasculaire.

C. Action au niveau de la distribution

La phase de distribution du principe actif est dépendante de l'affinité relative de la molécule pour chaque tissu et du flux sanguin. La molécule se distribue sans réelle distinction entre les cibles biologiques spécifiques où elle doit exercer son action thérapeutique et de nombreux autres sites sans intérêt pour la thérapeutique mais pour lesquels le principe actif présente une affinité.
Afin de modifier la distribution du principe actif et l'amener vers l'organe ou la cellule-cible, le principe actif peut être associé à un vecteur qui a pour mission

1. Il faut noter que le terme « absorption » au sens biopharmaceutique dans le système LADMER, est défini comme étant « l'ensemble des phénomènes qui conduisent à l'apparition du principe actif dans la circulation sanguine après une administration extravasculaire ». En revanche, dans un contexte purement pharmacocinétique et/ou physiologique, le terme « absorption » décrit le passage d'un principe actif dissous (donc à l'état moléculaire !) à travers des membranes. Cette absorption dite « intrinsèque » est réalisée à une vitesse constante pour un principe actif donné dissous dans un milieu donné baignant une membrane définie et est toujours plus courte que la vitesse observée après administration díune forme pharmaceutique ou les phases de libération et de dissolution précédent l'absorption proprement dite. Cependant, par facilité, l'ensemble des processus (biopharmaceutiques et pharmacocinétiques) est regroupé, dans ce chapitre, sous le seul terme d'« absorption ».

d'accroitre son affinité pour la cible à atteindre. Les vecteurs médicamenteux sont ainsi capables de modifier les facteurs qui déterminent la distribution dans l'organisme. Le principe actif est masqué par le vecteur et la phase de distribution n'est plus gouvernée par le principe actif lui-même mais par les caractéristiques de taille, de liposolubilité et de cytotropisme du vecteur qui lui est associé. Il est courant de parler alors de vectorisation du principe actif.

D. Action au niveau de l'élimination

Les phases de métabolisation et d'excrétion qui constituent l'élimination peuvent être ralenties par l'adjonction de substances associées au principe actif introduites ou non dans la forme galénique.

IV. Facteurs à prendre en compte pour la formulation d'une forme à libération modifiée

Le nombre de principes actifs incorporés à des formes à libération modifiée n'a de cesse de s'accroître. Il n'est pratiquement plus de classes pharmacologiques qui ne comptent plusieurs représentants dans ce type de formulations : anti-infectieux, antitussifs, antihistaminiques, barbituriques, psychotropes, sympathomimétiques, vasodilatateurs, analgésiques, anti-inflammatoires, diurétiques, hormones, hypolipidémiants.

La décision d'inclure un principe actif dans une forme à action modifiée dépend de ses propriétés physico-chimiques et biologiques. Dans une première phase, dite « phase biopharmaceutique », la libération du principe actif à partir de la forme pharmaceutique conditionne sa durée d'action et dépend essentiellement des interactions entre la substance, le système proposé et le milieu biologique dans lequel a lieu la libération et la dissolution, ce dernier pouvant varier en fonction de l'âge ou de l'état pathologique du patient. Les propriétés physico-chimiques du principe actif, sa dissolution, ses propriétés de diffusion, sa stabilité joueront à ce niveau un rôle déterminant. Commence ensuite la phase dite « phase pharmacocinétique » qui concerne le devenir du principe actif dans l'organisme, où les phénomènes d'absorption, de métabolisation, de distribution et d'élimination, liés eux-mêmes aux propriétés physico-chimiques du principe actif, influenceront directement sa durée d'action.

Le choix d'une formulation ne se fera donc qu'après avoir pris connaissance des principales propriétés intrinsèques du principe actif considéré pouvant être classés de la façon suivante :

- propriétés physico-chimiques : solubilité dans l'eau, coefficient de partage, stabilité, pKa, poids moléculaire, polymorphisme ;
- paramètres biologiques : liaison aux protéines, dose active, absorption, métabolisme, distribution, durée d'action (laquelle est fonction de la vitesse d'élimination), effets secondaires.

L'état physiologique et pathologique des patients tout comme le rythme circadien devra également être pris en considération.

A. Propriétés physico-chimiques du principe actif

1. Solubilité dans l'eau

D'après la loi de Noyes et Whitney (cf. Eq2), la vitesse de dissolution d'une substance est directement proportionnelle à sa solubilité dans le milieu de dissolution. Or, la vitesse de dissolution constitue très souvent la phase limitante de l'absorption du principe actif, particularité qui est mise à profit pour prolonger sa durée d'action. La solubilité du principe actif joue donc, à ce niveau, un rôle important.
Dans tous les systèmes mettant en jeu un mécanisme de diffusion pour libérer le principe actif (matrices non érodables, formes à enrobage barrière), l'élément « clé » du processus de libération est la concentration en principe actif dissous. Dans ces conditions, une libération satisfaisante ne peut être obtenue avec des substances peu solubles. Toutefois, une solution peut être envisagée à ce problème en recherchant des conditions d'amélioration de la solubilité du principe actif. Cet effet a notamment été exploité, par exemple, en incluant dans un support cellulosique, un complexe polyvinylpyrrolidone-drotavérine, complexe qui augmente fortement la solubilité du principe actif en milieu intestinal. De même, on a pu programmer la libération de la vincamine, pourtant très peu soluble aux pH physiologiques intestinaux, en améliorant sa solubilité par création d'un micro-environnement acide à l'intérieur d'une matrice hydrophile. C'est un procédé qui peut s'avérer particulièrement utile pour les substances médicamenteuses dont la solubilité se réduit en milieu intestinal sous l'effet de l'élévation progressive du pH.
Lorsqu'on ne peut améliorer la dissolution du principe actif par une méthode appropriée, on se trouve donc dans une impasse avec les formes mettant en jeu un mécanisme de diffusion. Ainsi, faut-il orienter la formulation de la forme à libération prolongée vers d'autres types de préparations, comme par exemple une matrice érodable ou une forme à enrobage désintégrable.
Une dépendance nette de la solubilité du principe actif vis-à-vis du pH, dans la gamme physiologique, constitue toujours une source de difficultés lors du développement de formes à libération prolongée. Si la substance est très peu soluble en milieu acide et qu'elle est incorporée dans une matrice indéformable, son temps d'apparition dans le sang sera largement dépendant de la durée de rétention de la forme en milieu gastrique. Cette durée, très variable, risque de rendre aléatoire le contrôle rigoureux de l'intervalle de temps entre les administrations successives. Si c'est en milieu intestinal que la substance présente une solubilité très faible, le risque d'une biodisponibilité médiocre est accru. Dans ce cas, il existe deux alternatives : augmenter la solubilité par un moyen approprié ou recourir au développement d'une forme bioadhésive gastrique, si la dissolution en milieu gastrique est plus favorable.

2. Coefficient de partage

Chacun sait que le coefficient de partage entre l'huile et l'eau (H/E) d'un principe actif est l'un des paramètres importants qui régit sa pénétration à travers les membranes biologiques. Il influence donc l'absorption, la distribution et l'élimination du médicament. Outre cet aspect, son rôle s'exerce également au niveau de la cinétique de libération de la substance active à partir de certaines formes galéniques.

Les coefficients de partage H/E, particulièrement élevés de différents esters d'hormones, favorisent notamment leur rétention dans l'huile et ralentissent leur diffusion vers le milieu aqueux. Cet effet est partiellement responsable de la prolongation de durée d'action subséquente à l'administration de ces esters en injectables huileux (IM).
Dans le cas de formes orales où la libération du principe actif inclut un processus de diffusion à travers des matières grasses (matrices hydrophobes, enrobages digestibles), l'affinité de la molécule pour une phase hydrophile ou hydrophobe est une propriété importante. Elles doivent être suffisantes pour favoriser la diffusion dans la matrice ou le film hydrophobe. Un coefficient de partage trop élevé pourrait par contre, provoquer une rétention du principe actif dans la forme.

3. Stabilité du principe actif

Certains principes actifs subissent une dégradation plus ou moins importante dans l'estomac ou l'intestin sous l'action du pH environnant ou des enzymes. Si l'on excepte les processus saturables, nombre de ces dégradations sont directement proportionnelles à la quantité de principe actif dissous dans le milieu.
En ne libérant que progressivement le principe actif tout au long de son parcours dans le tube digestif, les formes à libération prolongée n'exposent qu'une faible partie du principe actif à une dégradation éventuelle.

4. pKa

Dans l'hypothèse où seule la fraction non ionisée du principe actif est absorbable, l'incidence du pKa de la substance sera particulièrement complexe dans le cas des formes à libération prolongée destinée à la voie orale, le pH s'élevant progressivement dans le tube digestif. En effet, lorsqu'on souhaite établir une vitesse constante d'absorption pendant plusieurs heures, il faudra alors que la forme galénique libère le principe actif à une vitesse telle que sa fraction non ionisée soit constante au niveau des sites successifs d'absorption, ce qui est pratiquement irréalisable. Ainsi, les acides forts et les bases fortes sont sources de problèmes majeurs.

B. Paramètres biologiques du principe actif

1. Liaison aux protéines

La capacité du principe actif de se lier aux protéines peut en conditionner l'activité. En effet, seule la fraction de principe actif libre pourra exercer une activité pharmacologique. La liaison aux protéines plasmatiques est un paramètre important, surtout en cas de comédication pouvant modifier cette liaison protéique et provoquer un surdosage par ralentissement de son élimination. De même, la fixation du principe actif à des protéines gastro-intestinales comme les mucines, en particulier, est un facteur de réduction de biodisponibilité.

2. Dose active/administrée

La dose à administrer peut constituer un obstacle difficilement surmontable pour la mise en forme de préparations conventionnelles à libération prolongée comme des comprimés ou des gélules. Prenons l'exemple d'une substance dont le temps de demi-vie biologique est voisin d'une heure, avec une dose active de l'ordre du gramme. La dose initiale sera de 1 g, mais la dose d'entretien devra être d'au moins 8 g pour maintenir les concentrations plasmatiques à un niveau constant pendant 12 heures. La dose totale à administrer sera donc de 9 g, ce qui dépasse naturellement les limites de poids admissibles pour la réalisation de formes sèches traditionnelles (comprimés ou gélules), d'où la nécessité de recourir à d'autres types de préparations décrites comme des formes innovantes.

3. Absorption

Le concept le plus simple de prolongation de durée d'action consiste à compenser l'élimination globale du principe actif par l'apport d'une quantité biodisponible équivalente, produite par une dose d'entretien, et ceci dès que les concentrations d'équilibre atteintes dans l'organisme correspondent à l'effet thérapeutique souhaité. Ceci suppose que la vitesse d'absorption du principe actif amené par la dose d'entretien reste constante pendant tout le processus de libération.

Cette vue est évidemment idéalisée, car nombreux sont les paramètres capables d'interférer sur l'absorption du principe actif tout au long du transit gastro-intestinal. Parmi ces paramètres, retenons notamment la vitesse de transit, la dégradation chimique ou métabolique du médicament, les liaisons protéiques, la complexation (en particulier par les sels biliaires), le pH régissant la dissociation de la molécule, les variations des surfaces d'absorption, les réactions enzymatiques lors du transfert à travers la paroi intestinale (premier passage membranaire). Il suffirait que parmi ces paramètres, quelques conditions défavorables soient réunies, pour empêcher tout contrôle de l'absorption du médicament car, en pratique, il est impossible de programmer une dissolution qui tienne compte d'autant de facteurs.

La spécificité d'un site d'absorption peut constituer un autre obstacle à la réalisation de formes à libération prolongée. C'est le cas pour la riboflavine dont l'absorption s'effectue spécifiquement dans les premières portions de l'intestin grêle et qui ne présente aucun avantage à être incorporée à des formes à libération modifiée (c'est d'ailleurs le même problème avec les sels de fer).

Un dernier élément qui mérite d'être mis en exergue est le temps nécessaire à la forme pharmaceutique pour atteindre les sites intestinaux comme le côlon où l'absorption devient généralement faible et donc incomplète. Durant ce laps de temps qui peut être estimé, en moyenne, entre 6 et 8 heures, la totalité du principe actif devrait être libérée. Ce temps moyen permet une estimation des valeurs minimales des vitesses de libération du principe actif à partir de la forme pharmaceutique. Les substances qui présentent elles-mêmes une constante d'absorption intestinale faible doivent être évitées dans ce type de forme puisqu'une libération prolongée et lente limiterait encore leur biodisponibilité.

4. Métabolisme

Il existe deux situations dans lesquelles le métabolisme pourrait restreindre le champ d'application des formes à libération modifiée.

La première est celle où la substance active est capable de jouer le rôle d'inducteur ou d'inhibiteur enzymatique lors d'administration chronique, si bien qu'il serait

impossible de maintenir les concentrations dans l'organisme à un niveau constant sauf par un ajustement de la dose (cas de la carbamazépine).
La seconde situation est créée par la possibilité de saturation d'un processus hépatique qui rendrait la biodisponibilité de la substance dépendante de la dose administrée. En cas de libération lente de la substance active, la saturation du processus pourrait n'être jamais atteinte, de telle sorte que la molécule serait entièrement métabolisée et qu'une diminution de biodisponibilité en résulterait. Ce cas a été observé avec des formes à libération lente d'alprenolol.

5. Distribution

La distribution du principe actif dans l'organisme, sa fixation éventuelle au niveau tissulaire ou sur les protéines plasmatiques, l'intensité de ses liaisons, conditionnent sa vitesse d'élimination et par conséquent sa durée d'action.
Lorsque le devenir du médicament dans l'organisme s'intègre dans un modèle pharmacocinétique à un compartiment, le milieu tissulaire est en équilibre immédiat avec le milieu plasmatique : les vitesses d'apparition et d'élimination du principe actif aux deux niveaux coïncident. Dans ce cas, la distribution du principe actif peut être schématiquement représentée par son volume de distribution (Vd) :

Eq1 $$Vd = \text{Dose}/\text{Concentration plasmatique}$$

paramètre dont la signification est plus d'ordre mathématique que physiologique. Il n'est pas rare, en effet, de calculer des volumes de distribution aberrants par rapport au volume corporel car en fonction de l'équation 1, le volume de distribution correspond au volume de sang/liquide qu'il faut pour expliquer les concentrations observées en fonction de la dose administrée.
Dans d'autres cas, l'équilibre entre les concentrations plasmatiques et tissulaires n'est atteint que lentement : c'est le cas des substances s'intégrant dans un modèle à deux compartiments ou plus.

6. Durée d'action

Le temps de demi-vie biologique du principe actif est évidemment le premier critère à envisager avant le développement d'une forme à libération prolongée. En effet, les substances qui présentent un temps de demi-vie élevé ont peu d'intérêt à être incorporées à de telles formes (orales ou parentérales) puisque une forme conventionnelle permettra d'obtenir la durée de l'activité thérapeutique requise.
Ce sont les principes actifs dont les temps de demi-vie sont inférieurs à 6 heures qui constituent les candidats idéaux pour la formulation de formes à libération modifiée, car le rapport de dose initiale et de dose d'entretien qu'ils exigent reste favorable à leur mise en forme, même s'ils se prescrivent à doses relativement élevées. Par exemple, dans le cas d'une substance présentant un temps de demi-vie de 4 heures et se prescrivant à la dose de 325 mg, la dose totale de médicament que contiendrait une forme sera de 1 g pour obtenir un effet continu sur 12 heures. Au-delà de ce dosage, on se heurtera inévitablement au problème de mise en forme déjà évoqué précédemment pour les substances à élimination trop rapide.

7. Effets secondaires et index thérapeutique

De l'énumération des avantages des formes à libération modifiée, il est apparu clairement que la réduction des effets secondaires au niveau systémique comme au niveau local constitue une des applications les plus intéressantes. Cet avantage sera spécialement apprécié avec les substances qui présentent un index thérapeutique faible : théophylline, quinidine, propranolol, sels de lithium…
Le ralentissement de la vitesse d'absorption, contrôlé par la vitesse de libération et de dissolution du principe actif, permet d'atténuer l'effet de pic observé au niveau des concentrations plasmatiques, effet souvent lié à l'apparition des effets secondaires. Cet effet sera bénéfique aussi bien dans le cas de principes actifs à administration ponctuelle (*fig. 3*) qu'avec des principes actifs qui nécessitent des prises répétées pour atteindre dans le sang une concentration minimale thérapeutique (*fig. 4*). Dans ce dernier cas, la libération contrôlée du principe actif permet de réduire l'amplitude de l'effet « pics et vallées » (appelé aussi l'indice de fluctuation) et de réduire ainsi l'incidence d'effets secondaires.
Les paramètres qui viennent d'être discutés indiquent clairement qu'une connaissance préalable et précise des caractéristiques physico-chimiques et biologiques du principe actif est une condition indispensable à la décision de développer une nouvelle forme à action prolongée.
D'autre part, le devenir du médicament dans l'organisme est soumis aux influences de tant de paramètres, qu'il peut paraître improbable, à partir d'une forme administrée par voie extravasculaire ou même intravasculaire, d'atteindre un contrôle rigoureux des concentrations en principe actif au niveau de l'organe cible. Ces multiples influences expliquent d'ailleurs la variabilité souvent élevée entre les différents sujets dans les courbes de concentrations plasmatiques (variabilité interindividuelle). Néanmoins, bien étudiées, ces formes ont le mérite d'approcher, à défaut d'atteindre, un profil thérapeutique idéalisé et de contribuer grandement à l'efficacité du traitement et au confort du malade.

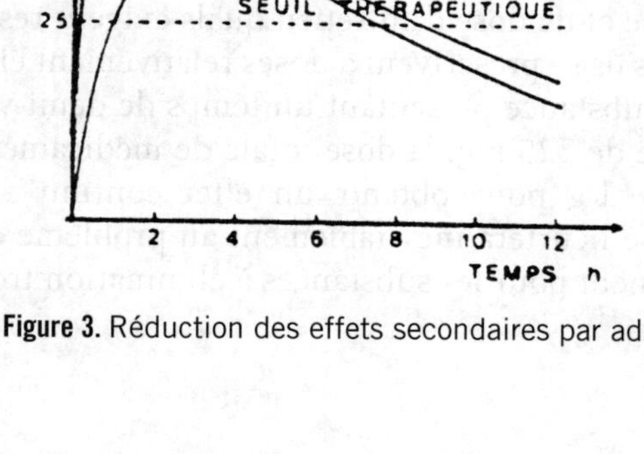

Courbe 1 : forme à libération rapide
Courbe 2 : forme à libération lente
Les paramètres utilisés sont :
- $D = 100$ mg
- $Ka = 2\ h^{-1}$ (1) ou $0{,}5\ h^{-1}$ (2)
- $K_{12} = 1\ h^{-1}$
- $K_{21} = 1{,}25\ h^{-1}$
- $K_{10} = 0{,}2\ h^{-1}$

Figure 3. Réduction des effets secondaires par administration d'une forme à libération lente

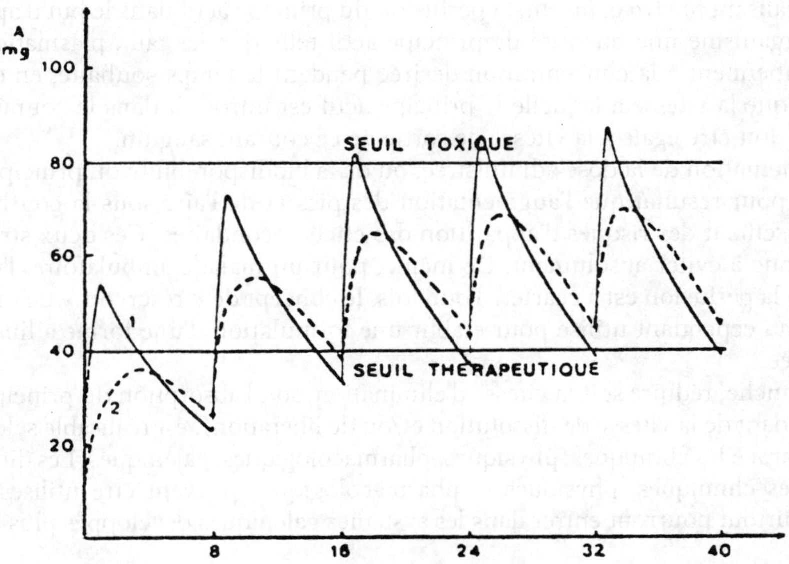

Figure 4. Réduction des effets secondaires par administration d'une forme à libération lente, approche par cumulation

V. Procédés utilisés pour modifier la durée de présence dans l'organisme des principes actifs

Certains médicaments sont administrés ponctuellement pour traiter une affection passagère (mal de tête, insomnie, mal de voyage…). Une prise unique de médicament permet d'atteindre l'effet thérapeutique pendant une durée variable. De plus, les prises sont espacées et il n'y a pas de risque d'accumulation dans l'organisme (*cf. fig.* 2 : courbes I et VI). Mais, dans d'autres cas, le traitement exige la prise répétée d'un médicament à intervalles de temps définis, afin d'atteindre et de maintenir le niveau des concentrations thérapeutiques par accumulation dans l'organisme (*cf. fig.* 2 : courbe V). Dans ce cas, le développement d'une forme à libération modifiée présente un intérêt certain.

De par les données pharmacocinétiques, les relations qui existent entre les concentrations sanguines à l'équilibre, l'intervalle entre les administrations, la dose administrée (et/ou la biodisponiblité du principe actif) et la demi-vie d'élimination du principe actif sont bien connues. Ainsi, pour augmenter la durée de présence dans l'organisme du principe actif et réduire, par conséquent, le rythme posologique, il est connu qu'il est possible d'agir, comme déjà signalé plus haut, à plusieurs niveaux, soit :

- en augmentant la dose administrée ;
- en augmentant la fraction biodisponible ;
- en diminuant la vitesse d'élimination du principe actif ;
- en diminuant la vitesse d'absorption du principe actif ;

- en réalisant *in vivo* et *in situ*, la perfusion du principe actif dans le but d'apporter à l'organisme une quantité de principe actif telle que les taux plasmatiques se maintiennent à la concentration désirée pendant le temps souhaité, en établissant que la vitesse à laquelle le principe actif est introduit dans le courant sanguin doit être égale à la vitesse de sortie de ce courant sanguin.

L'augmentation de la dose administrée, ou de la biodisponibilité du principe actif, n'aura pour résultat que l'augmentation des pics et de l'aire sous la courbe avec accroissement des risques d'apparition des effets secondaires. Ces deux stratégies sont donc à éviter absolument. De même, pour un malade ambulatoire, l'utilisation de la perfusion est à écarter. Toutefois, le concept de « réservoir » de principe actif sera cependant utilisé pour établir une formulation d'une forme à libération modifiée.

En revanche, réduire soit la vitesse d'élimination, soit l'absorption du principe actif (dépendant de la vitesse de dissolution et/ou de libération), est réalisable selon plusieurs procédés chimiques, physiques, pharmacologiques, galéniques. Les différents procédés chimiques, physiques et pharmacologiques peuvent être utilisés seuls, mais, surtout pourront entrer dans les systèmes galéniques développés plus loin.

A. Actions sur le principe actif : méthodes chimiques et physiques

Ces méthodes sont basées sur la solubilité et la vitesse de dissolution du principe actif régies par l'équation de Noyes-Withney (Eq2) ou par celle de Nerst-Bruner (Eq3). Il ne faut pas oublier que l'absorption est un phénomène dynamique : si le principe actif est peu soluble mais facilement absorbable, il sera absorbé dès sa dissolution, disparaîtra du milieu, permettant ainsi la dissolution d'une nouvelle fraction facilement absorbable. Pour tout principe actif absorbable, la vitesse de sa dissolution sera un des facteurs essentiels limitant son absorption.

Ces lois décrivent de manière approximative la vitesse de dissolution des particules de principe actif dans le véhicule ou les tissus qui entourent le point d'injection. Pour expliquer et comprendre l'importance relative des différents paramètres de la dissolution, il faut étudier l'équation classique développée par Noyes et Withney relative à la vitesse de dissolution d'une substance dans un solvant :

Eq2 $$\frac{dQ}{dt} = K \times S \times (Cs - C)$$

équation dans laquelle :

- dQ/dt est la vitesse de dissolution ;
- K est une constante de vitesse de dissolution liée au principe actif ;
- S est la surface de contact entre le principe actif et le solvant ;
- Cs est la concentration du principe actif à saturation (solubilité) ;
- C est la concentration du principe actif dans le solvant au temps t.

Pour mieux apprécier le phénomène, il est préférable d'utiliser l'équation développée par Nerst et Bruner où la dissolution se fait par l'intermédiaire d'une couche de diffusion :

Eq3 $$\frac{dQ}{dt} = \frac{D \times S \times (Cs - C)}{e}$$

équation dans laquelle :
- dQ/dt est la vitesse de dissolution ;
- D est le coefficient de diffusion des molécules de principe actif dans le solvant (fonction entre autres de la température, de l'agitation, etc.) ;
- S est la surface de contact entre le principe actif et le solvant ;
- Cs est la concentration du principe actif à saturation ;
- C est la concentration du principe actif dans le solvant au temps t ;
- e est l'épaisseur de la couche de diffusion formée par le solvant autour de la particule non dissoute.

Cette équation montre que le principe actif se dissout rapidement dans une couche très fine de solvant située autour de la particule jusqu'à obtention d'une solution saturée. À ce stade, le principe actif ne peut plus se dissoudre tant qu'une certaine fraction de produit dissous n'a pas quitté cette couche par diffusion dans le liquide environnant : cette diffusion permettant la poursuite de la dissolution pourra avoir lieu tant que le milieu liquide ambiant ne sera pas lui-même saturé.

Il faut noter, ici, l'importance de la surface spécifique des particules du principe actif en contact avec le solvant (plus précise que la taille des particules), qui sera l'un des premiers paramètres à évaluer pour déterminer la vitesse de dissolution et donc l'absorption potentielle d'un principe actif. En effet, plus la surface spécifique des particules augmentera, plus la surface de contact avec le solvant augmentera et plus par conséquent la vitesse de dissolution sera élevée.

Ces équations nous montrent aussi que la libération du principe actif après administration d'une suspension injectable ne sera pas d'ordre 0 pour plusieurs raisons dont la taille des particules qui varie de manière non linéaire.

En considérant les équations ci-dessus, on note l'influence importante de la différence entre la concentration à saturation et celle du milieu sur la vitesse de dissolution (différence considérée comme le facteur de potentialité de cette équation). En effet, si le principe actif n'est pas rapidement absorbé après dissolution, sa concentration dans le volume total va tendre vers la concentration de saturation et toute dissolution ultérieure sera retardée. L'absorption du principe actif sera alors limitée par sa vitesse de diffusion vers et dans les membranes biologiques. Si en revanche, le principe actif est absorbé plus vite qu'il ne se dissout, la concentration dans le milieu devient négligeable devant la concentration de saturation et la dissolution se produit dans des conditions de dilution telles que la vitesse d'absorption du principe actif sera limitée par sa vitesse de dissolution.

Si la valeur de la concentration de saturation peut être diminuée, la vitesse de dissolution suivra de façon parallèle, et on comprend alors tout l'intérêt des modifications physico-chimiques que l'on peut faire subir aux principes actifs pour atteindre une moindre dissolution.

Dans l'équation de Noyes et Withney, on a pu voir que la vitesse de dissolution est proportionnelle non seulement à la surface spécifique, mais aussi à la différence entre la concentration à saturation et la quantité de principe actif dissous au temps t. Il est donc intéressant de modifier la solubilité afin de diminuer la vitesse de dissolution. Ceci peut être obtenu par différentes voies :
- chimiques : formation de sels, d'esters, de complexes peu solubles ;
- physiques : modification de l'état cristallin des principes actifs ainsi que de la taille des cristaux.

1. Formation de sels, d'esters ou de complexes peu solubles

Il est bien connu que les substances ionisées sont plus solubles dans l'eau que celles non ionisées. La formation de sels à partir d'un principe actif a donc pour but de transformer une substance, acide ou base, peu ionisée et peu hydrosoluble, en un sel ionisé plus hydrosoluble. La répercussion sur la vitesse d'absorption a été mise en évidence par différents auteurs, en particulier avec la pénicilline, l'aspirine, le paracétamol, le tolbutamide, etc. Dans le cas de formes à libération modifiée, l'effet inverse est recherché et la formation de sels ou d'esters aura ici pour but de les rendre moins facilement solubles aux pH physiologiques. Ceci a été réalisé notamment pour la pénicilline G ou de nombreux sels ont été formés, tels celui de pénicilline G procaïne (Cs = 4 mg/mL) puis celui de benzathine pénicilline G (Cs = 0,2 mg/mL) qui sont moins solubles que les sels des agents alcalins classiques (Na, K) très solubles dans l'eau. Lorsque le sel de sodium soluble dans l'eau est à administrer usuellement par voie intramusculaire toutes les 4 heures, le sel de procaïne administré par la même voie permet le maintien d'une concentration sanguine efficace pendant 12 heures. Une libération lente du sel de benzathine à partir d'une injection intramusulaire permettra un maintien pendant 3 semaines.

La préparation d'esters à partir de certains principes actifs permet de modifier leur solubilité et leur vitesse de dissolution : d'une façon générale, les esters permettront de retarder la dissolution du principe actif pour en retarder ou prolonger l'action comme c'est le cas des esters qui modifient fortement le début et la durée d'action des hormones stéroïdes. Cette technique a notamment été appliquée à la naloxone où des pamoates ont été synthétisés.

Un cas particulier de la formation d'esters est celui des esters de haut poids moléculaire qui permettent de réaliser des composés qui, une fois mis en suspension, auront une libération fonction de l'interface entre le milieu de la suspension et les tissus qui l'entourent, mais aussi fonction de la vitesse de bio-érosion et de dégradation de l'ester considéré pour reformer le principe actif. Cette technique a été utilisée pour les décanoates de nandrolone et le cypionate de testostérone présentés sous forme de suspension huileuse.

Il est possible aussi de fixer un principe actif sur des résines échangeuses d'ions d'où le principe actif sera libéré en fonction des conditions environnantes et en particulier le pH du milieu. Aussi, par exemple, un médicament basique peut être fixé sur une résine acide. On obtient ainsi un résinate de principe actif qui, en milieu gastrique (en présence de HCl), libère le principe actif sous forme de chlorhydrate de principe actif, en restituant la résine acide. En milieu intestinal (en présence de NaCl), la résine se transforme en sel de sodium et le principe actif en chlorhydrate (exemple du résinate de diclofénac ou de nicotine).

Enfin, il faut citer l'exemple des sulfamides qui, grâce à l'augmentation du poids moléculaire de la chaîne latérale greffée sur le NH terminal, présentent une demi-vie biologique prolongée. Ainsi, le sulfathiazol a une demi-vie d'environ 10 heures, alors que la sulfamérazine a une demi-vie de 10 à 20 heures et le sulfaméthoxypyridazine, une demi-vie supérieure à 30 heures. Il en est de même pour les barbituriques : la demi-vie de l'hexobarbital est très inférieure à celle du phénobarbital (4-5 heures contre 90-100 heures chez l'adulte).

2. État cristallin et taille des cristaux

Cette section s'intéresse aux termes S et D ou K des équations précédentes (Eq2 et Eq3).

Les particules solides se présentent sous forme cristallisée ou amorphe. Les cristaux ont une forme définie selon les systèmes établis. Mais il est souvent difficile d'identifier le système cristallin des poudres utilisées en pharmacie si elles ont été pulvérisées finement. Cependant, les substances cristallines le demeurent même après un broyage fin, l'organisation des molécules en réseau subsistant. Les produits amorphes ne possèdent pas de structure définie : ils présentent une irrégularité dans les trois dimensions.

Il est donc important de connaître avec précision la structure, cristalline ou amorphe, des matières premières utilisées car on peut observer entre ces deux types des différences de propriétés physiques notables qui pourront se répercuter sur l'activité pharmacologique aussi bien que sur la stabilité chimique. Généralement, les substances amorphes sont plus solubles que les cristaux. En effet, il faut plus d'énergie pour arracher une molécule au réseau organisé d'un arrangement cristallin, que pour l'arracher à l'assemblage inorganisé d'un état amorphe. Pour avoir une action prolongée, l'état cristallin sera donc souvent recherché.

Rappelons l'exemple de l'insuline utilisée soit sous forme amorphe soit sous forme cristallisée pour obtenir des formes galéniques à disponibilité modifiée.

Si le principe actif se présente sous forme cristalline, la configuration et la taille des cristaux vont avoir une certaine importance lors de l'administration parentérale de suspensions ou de comprimés implantables. La présence d'arêtes aiguës ou d'aiguilles fines et longues, par exemple, peut provoquer douleurs et effets secondaires indésirables.

Les deux équations décrites précédemment (Eq2 et Eq3) montrent que la vitesse de dissolution est directement proportionnelle à la surface effective du principe actif en contact avec le solvant. Il est donc logique de penser que la diminution de cette taille est susceptible d'augmenter la solubilité du principe actif. Il a été démontré que la variation de la taille des particules n'a d'influence que sur la vitesse de dissolution, la solubilité ne variant que de 1 %.

Pour ralentir la mise à disposition du principe actif au site d'action, l'utilisation de particules assez volumineuses peut être envisagée. C'est le cas, par exemple, de suspensions cristallines d'hormones naturelles (benzoate d'œstradiol, benzoate de progestérone, propionate de testostérone) ou synthétiques (acétate de desoxycorticostérone, dipropionate de dinoestrol).

Cette règle n'est pas absolue, il existe en effet des suspensions de pénicilline micronisée qui ont une vitesse de mise à disposition du principe actif plus lente que les solutions en suspension macrocristalline (cf. V.B.2).

3. Complexes

Les complexes qui intéressent le galéniste sont une combinaison entre deux ou plusieurs ions ou molécules qui ne sont pas liés par des liaisons covalentes ou ioniques mais par des forces intermoléculaires, des liaisons hydrogènes, des forces de Vanı der Waals.

Leurs propriétés physico-chimiques telles que solubilité, poids moléculaire, diffusibilité et coefficient de partage huile dans eau, différent, en général, des propriétés des principes actifs libres. Ces différences peuvent être rendues responsables du fait que beaucoup de complexes ne peuvent traverser les membranes et donc, ne possèdent aucune activité biologique. Parfois le complexe est moins soluble que la substance libre. La complexation dans ce cas diminue la vitesse d'absorption du principe actif peu soluble.
L'interaction qui a donné naissance au complexe est réversible dans les liquides biologiques. L'équilibre entre le principe actif et le complexe peut donc s'écrire (Eq4) :

Eq4 Complexe D $\leftrightarrows$ agent complexant + principe actif $\rightarrow$ sang

Le principe actif qui a traversé la membrane biologique se trouve entraîné dans la circulation générale et il y a déplacement de l'équilibre, d'où une libération du principe actif.
La complexation peut être utilisée pour diminuer l'absorption par modification de la solubilité du principe actif.
Il faut noter qu'il existe des complexes particuliers dépourvus de forces intermoléculaires appelés « composés en cage » ou clathrates. Un clathrate est un composé chimique constitué par un complexe d'inclusion formé d'une ou plusieurs molécules hôtes qui emprisonnent une autre molécule. Ils sont obtenus par cristallisation à partir d'une solution contenant le produit à complexer. Des molécules comme les cyclodextrines l'acide gallique, l'urée, l'amylose, les zéolithes forment d'excellentes molécules hôtes (cholestérol, vitamine A, etc.).
Cette technique a été utilisée pour obtenir une action prolongée pour la naltrexone-Zn-tannate ou encore de l'insuline-Zn ou l'insuline-protamine-Zn.

4. Adsorption du principe actif

Cette méthode est très voisine de la précédente. L'action pharmacologique est prolongée par l'adsorption de la substance active sur un support inactif. Cette adsorption, comme dans le cas des complexes, n'est pas totale et un équilibre se forme entre les fractions libres et liées. Seule la fraction libre est susceptible d'être absorbée et d'avoir un effet.
L'équilibre entre les parties liées et libres est régi par l'équation de Langmuir (Eq5) :

Eq5 $$\frac{C_l}{C_a} = \frac{1}{bC_{a,m}} + \frac{C_l}{C_{a,m}}$$

équation dans laquelle :

- C_a est la quantité de principe actif lié à la substance adsorbante ;
- $C_{a,m}$ est la quantité maximum adsorbable ;
- b est une constante d'adsorption ;
- C_l est la partie libre.

Cette technique est notamment utilisée pour les solutions vaccinales où le principe actif est lié à un gel d'hydroxyde d'aluminium qui permet ainsi une libération plus lente et une augmentation de la durée de formation des anticorps.

B. Actions sur le principe actif : procédés pharmacologiques

Dans cette section les diverses méthodes utilisées font appel à des phénomènes physiologiques et peuvent agir soit sur l'absorption (A du système LADMER), soit sur l'élimination (E du système LADMER).
Il s'agit de ralentir :
- soit le processus d'absorption ;
- soit les processus d'élimination, par exemple par blocage des enzymes tubulaires ;
- soit le métabolisme ou l'inactivation du principe actif mais, ce dernier système est assez rare et délicat à maîtriser.

1. Action sur l'absorption

L'utilisation de vasoconstricteurs permet de diminuer la circulation aux abords du point d'injection et donc de permettre un passage dans le sang plus lent. Cette technique a été utilisée pour permettre une action locale plus longue des anesthésiques locaux, des vasoconstricteurs tels l'adrénaline ou ses dérivées étant utilisés en combinaison avec les anesthésiques locaux.

2. Action sur l'élimination

Des substances ont été associées à des principes actifs en vue de réduire leur élimination. Cela a été entre autre le cas des pénicillines qui ont une constante d'élimination rapide et uniquement rénale. Cette élimination est effectuée à 20 % par filtration glomérulaire et à 80 % par excrétion tubulaire. Le probénécide, un uricosurique, a été utilisé pour réduire cette excrétion tubulaire par phénomène de compétition. Il en est de même après administration concomitante de caronamide. Ces phénomènes de compétition existent aussi bien pour la métabolisation que pour l'élimination rénale et sont souvent à la source d'interactions médicamenteuses et d'effets secondaires. Nous ne citerons ici que la phénylbutazone, l'aspirine et l'indométacine qui ralentissent l'excrétion tubulaire de nombreux médicaments dont la pénicilline.
Les propriétés du probénécide ont par ailleurs été exploitées de façon moins glorieuse pour masquer la prise de produits dopants en limitant leur élimination et donc leur détection dans les urines.

VI. Procédés galéniques utilisés pour la préparation des formes à libération modifiée

Par procédés galéniques, on entend l'utilisation de formes galéniques particulières, dans lesquelles le principe actif peut être utilisé soit inchangé, soit modifié physiquement ou chimiquement comme mentionné auparavant.

Quel que soit le procédé galénique utilisé, la formulation doit répondre aux deux objectifs suivants (déjà évoqués dans les définitions) :

- elle doit permettre le maintien d'une concentration thérapeutique suffisante pendant une plus longue période que celle obtenue après administration soit du double de la dose habituelle, soit d'une dose normale répétée (ce qui laisse un temps de latence entre chaque prise) ;
- elle doit permettre l'obtention d'un début d'action thérapeutique rapide et le maintien de la concentration efficace le plus longtemps possible, en apportant à l'organisme, une quantité de principe actif égale à celle qui est éliminée et ce, à la même vitesse (principe de la perfusion).

Classiquement, les formes à libération modifiée peuvent être obtenues soit :

- par division de la dose unitaire totale en fractions libérant le principe actif à des délais différents ;
- par rétention de la dose unitaire totale au sein d'un système contrôlant la vitesse de libération ;
- par combinaison des deux procédés ;
- en combinant le principe actif avec des adjuvants macromoléculaires.

A. Formes galéniques à libération prolongée destinées à la voie orale

1. Division de la dose unitaire totale en fractions libérant le principe actif à des délais différents

Ces formes à libération modifiée libèrent théoriquement une dose initiale puis, par artifices technologiques, une ou plusieurs doses (doses d'entretien identiques ou non à la dose initiale), à des intervalles de temps définis, de telle sorte que les concentrations plasmatiques obtenues soient toujours dans la zone des concentrations efficaces. On les appelle aussi formes à libération séquentielle. Le principe de leur préparation est celui des enrobages barrière des systèmes enrobés ; le principe actif est enveloppé dans un enrobage qui contrôle sa libération :

- soit par dissolution de l'enrobage dans les différents milieux du tractus gastro-intestinal (milieu gastrique ou intestinal) ;
- soit par diffusion ou dialyse à travers l'enrobage qui joue alors le rôle d'une membrane perméable ou semi-perméable.

a) Enrobages imperméables destructibles

Ces enrobages permettent l'obtention de formes à libération modifiée de type « libération répétée » ou « retardée ». La dose de principe actif est divisée en plusieurs fractions enrobées individuellement par des substances possédant des caractéristiques physico-chimiques définies de telle sorte que le principe actif soit libéré en fonction des propriétés physiologiques du tractus gastro-intestinal (sécrétions, pH, activité enzymatique, vitesse de transit gastro-intestinal, etc.). Les substances utilisées pour réaliser ces enrobages sont des polymères entérosolubles qui peuvent être employés sur les comprimés à double noyau, par exemple, qui contiennent une couche externe avec une fraction de la dose à libération instantanée et un noyau interne enrobé renfermant la seconde fraction de la dose. On peut aussi utiliser ces enrobages sur des formes multiparticulaires constituées soit du principe actif cristallisé seul soit des sphères de sucre (« pellets » ou « non pareil » comme elles étaient inscrites à l'USP) recouvertes de principe actif puis enrobées. Des sphères chargées en principe actif et non enrobées pourront constituer la fraction à libération immédiate tandis que des sphères chargées en principe actif et enrobées constitueront la fraction à libération modifiée, les deux fractions pouvant être mélangées au sein d'une même gélule, par exemple.

On peut ainsi utiliser :

- soit un seul type d'enrobage dont l'épaisseur variable permettra une libération échelonnée en fonction de la vitesse de dissolution de l'enrobage dans les différents milieux du tractus ;
- soit plusieurs types d'enrobage se dissolvant à des pH différents dans le tractus gastro-intestinal.

Dans les deux cas, il faudra effectuer un mélange des supports enrobés pour obtenir une libération correctement échelonnée. Parmi les polymères entérosolubles les plus utilisées, il faut citer l'acétylphtalate de cellulose, les phtalates d'hydroxypropylméthyl cellulose, les copolymères méthacryliques (Eudragit®), les copolymères de l'acide maléique, la zéine et la gomme laque, bien que cette dernière possède de nombreux inconvénients.

La membrane polymérique est déposée sur le substrat par des techniques d'enrobage en turbine ou en lit d'air fluidisé.

b) Enrobages semi-perméables permettant une diffusion continue

Cette libération peut être obtenue en plaçant une membrane polymérique semi-perméable sur les mêmes substrats que ceux décrits précédemment, et par les mêmes méthodes. À côté de ces techniques classiques, la technique de micro-encapsulation par coacervation peut être aussi utilisée. Le contrôle de la vitesse de diffusion s'effectue par le film de polymère lui-même en fonction de sa composition et de son épaisseur. La diffusion du principe actif dépend de la perméabilité et de la porosité du film mais aussi de la solubilité du principe actif et il est possible d'obtenir une cinétique constante de libération car, aussi longtemps qu'une solution saturée subsiste à l'intérieur d'une telle préparation, la même quantité en est libérée par unité de temps (réaction d'ordre 0).

De nombreuses substances peuvent être employées pour réaliser des membranes semi-perméables :

- l'éthylcellulose pure ou additionnée de polymères hydrophiles (polyéthylène glycol, PEG ou hydroxypropylméthyl cellulose, HPMC) ;
- des dérivés méthacryliques, associés ou non entre eux (Eudragit®) ;
- des matières grasses, digestibles ou non (alcools gras, cires) ;
- pour la micro-encapsulation, l'éthylcellulose, l'acétylphtalate de cellulose, le triacétate de cellulose, les polyamides, la gélatine, les nylons, etc.

Il est possible de combiner les enrobages imperméables destructibles et les enrobages semi-perméables pour obtenir une libération échelonnée : premièrement par dissolution du principe actif non enrobé, puis par dissolution et diffusion du principe actif dissous à travers la membrane et enfin par dissolution de la membrane elle-même.

Le contrôle de la libération d'un principe actif par diffusion à travers un film non microporeux est réalisable et fiable, mais malheureusement limité par des vitesses de passage relativement faibles.

Pour pallier cet inconvénient, une firme américaine, Alza Corporation, a développé un système osmotique susceptible de libérer la substance active à une vitesse supérieure à celle de la diffusion. Ce système, appelé pompe osmotique élémentaire, est connu sous l'appellation système Oros® (Oral-Osmotic system).

La pompe osmotique est composée d'un noyau osmotique renfermant la substance active, entourée d'une membrane semi-perméable percée d'un orifice de libération (*fig.* 5).Introduit dans l'eau, le noyau s'imbibe d'eau par osmose à une vitesse contrôlée par la perméabilité de la membrane et par la pression osmotique exercée par le noyau imprégné. Si ce système possède un volume interne constant, il libère à chaque intervalle de temps, un volume de solution saturée en principe actif égal au volume d'eau capté. La vitesse de libération demeure donc constante tant que le solide reste en excès à l'intérieur du système. Lorsque sa quantité devient insuffisante pour réaliser la saturation du liquide, la vitesse de libération décline paraboliquement vers la valeur 0 (*fig.* 6).

La conception même de cette forme rend ses caractéristiques de libération totalement indépendantes des conditions extérieures et l'affranchie donc de la vitesse d'agitation, du pH du milieu ou encore de l'activité enzymatique. Seuls interviennent les paramètres physico-chimiques du système et du principe actif.

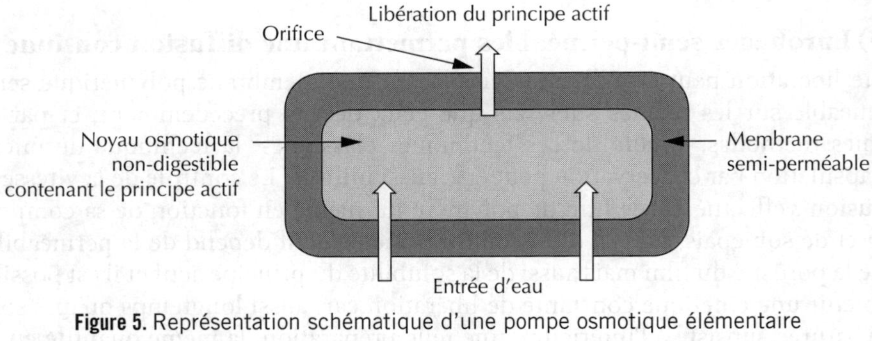

Figure 5. Représentation schématique d'une pompe osmotique élémentaire

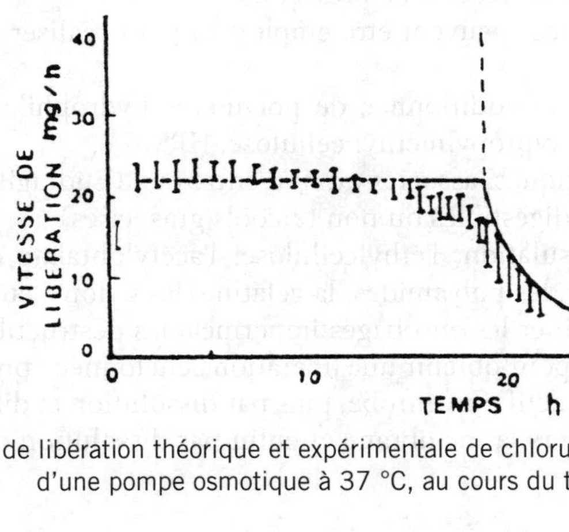

Figure 6. Vitesse de libération théorique et expérimentale de chlorure de potassium à partir d'une pompe osmotique à 37 °C, au cours du temps

Sur le plan de la réalisation, la membrane semi-perméable est composée d'acétate de cellulose ; l'orifice qui doit être parfaitement calibré est percé par un rayon laser. Un système plus perfectionné, de conception légèrement différente a également été décrit, le système Oros® Push-Pull™, dans lequel une séparation du noyau osmotique et de la substance active est réalisée par interposition d'une membrane flexible (*fig. 7*). Cependant, les difficultés techniques de préparation de cette dernière ont conduit le fabricant à préparer un système identique mais plus simple et sans membrane intermédiaire. Il est composé d'un comprimé à doubles couches : une couche contient le principe actif ou un mélange de principes actifs et d'excipients alors que l'autre couche contient les substances osmotiquement actives. Le comprimé est enrobé d'une membrane semi-perméable et un ou plusieurs trous sont percés au laser à travers la membrane du côté de la couche contenant le principe actif.

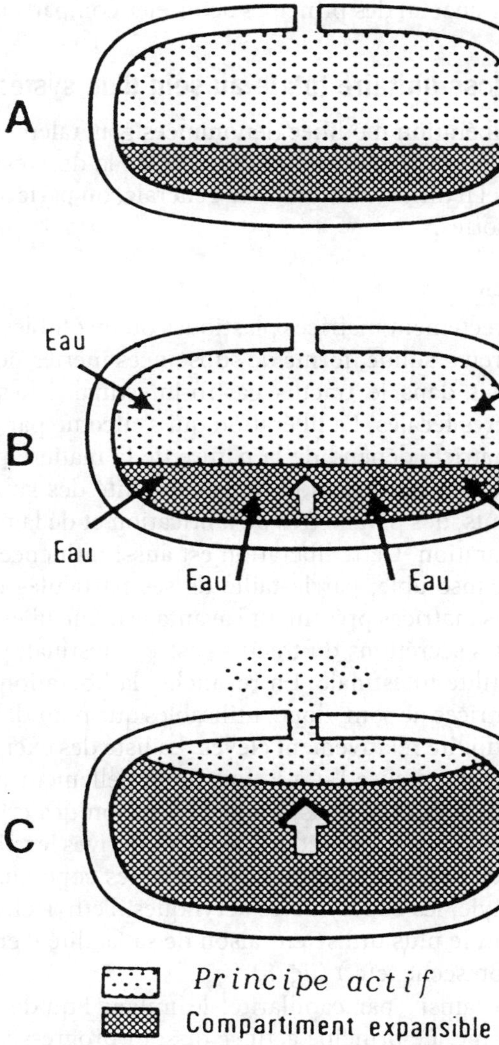

Figure 7. Schéma du comprimé osmotique

Placé dans un environnement aqueux, l'eau passe à travers la membrane du comprimé à une vitesse contrôlée par le gradient osmotique entre comprimé et tractus gastro-intestinal et par la composition et l'épaisseur de la membrane. Grâce à l'eau attirée à l'intérieur de la couche de principe actif, celui-ci passe en solution ou en suspension gélifiée en même temps que l'eau passe dans la deuxième couche d'excipients (osmotiques mais gonflants) qui s'hydratent et donc subissent une expansion dans la coque membranaire. La couche osmotique d'excipients gonflée expulse le principe actif à travers l'orifice de la membrane à une vitesse prédéterminée jusqu'à ce que le principe actif soit totalement expulsé et donc libéré.

Basées toujours sur le principe exposé, des capsules pompes osmotiques ont également vu le jour. Le système L-Oros® permet la libération d'un principe actif liquide à partir d'une capsule molle tandis que le système Oros® Tri-Layer permet la libération séquentielle de 2 principes actifs à partir d'une capsule dure à 3 compartiments (2 compartiments pour chacun des principes actifs et 1 compartiment expansible).

2. Rétention de la dose unitaire totale au sein d'un système

Ce sont des formes à libération modifiée dénommées généralement comme forme à libération prolongée ou soutenue, dont la totalité de la dose est piégée dans un adjuvant à partir duquel il diffuse : de manière générale, on parle alors de matrices. Il en existe plusieurs sortes.

a) Matrices inertes

Parfois appelées incorrectement matrices plastiques ou insolubles, elles sont constituées d'un réseau poreux, solide, formé de substances inertes non toxiques, non digestibles et insolubles dans le tractus gastro-intestinal. Elles sont éliminées intactes dans les matières fécales. La libération qui s'effectue par diffusion au travers des pores de la matrice, dépend de la nature de la matière plastique utilisée comme excipient, de la concentration et de la solubilité des substances médicamenteuses, des adjuvants, des paramètres de fabrication et de la nature du solvant qui a servi à leur préparation. Cette libération est aussi influencée par la concentration du constituant insoluble, par la taille de ses particules et par la surface totale de la matrice. Ces matrices présentent l'avantage d'une libération peu ou pas influencée par le pH des sécrétions du tractus gastro-intestinal, par la concentration ionique ou la motilité intestinale. En revanche, la libération est fonction du principe actif et ces matrices ne sont, donc, utilisables que pour des principes actifs qui présentent une solubilité relativement élevée. La liste des excipients utilisables pour cette forme médicamenteuse est à la fois potentiellement infinie grâce aux possibilités de la chimie moderne mais, limitée en raison des critères de toxicité que certaines substances peuvent posséder. Parmi les dérivés les plus employés, on peut citer le chlorure de polyvinyle, le polyéthylène, les copolymères d'acétate et de chlorure de polyvinyle, les copolymères acryliques, l'éthylcellulose, ce dernier produit étant l'excipient le plus utilisé en raison de sa facilité d'emploi (compression directe, granulation sèche, etc.) (*fig. 8*).

La libération s'effectue ainsi : par capillarité, le milieu liquide pénètre dans le réseau poreux du système. Le principe actif se dissout progressivement puis, diffuse vers l'extérieur par les canalicules remplis de solvant. Cette libération est fonction de la porosité du système, porosité qui est réglée, comme cela a été indiqué précédemment, par la nature de l'excipient, la méthode de fabrication de la matrice, en particulier les forces de compression utilisées pour leur réalisation.

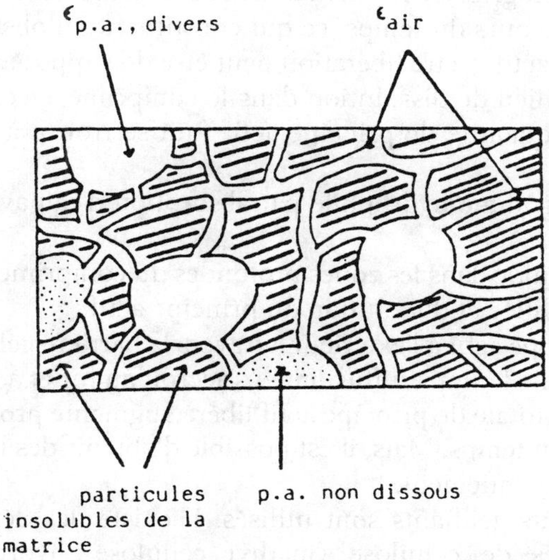

Figure 8. Porosité des matrices

b) Matrices lipidiques

Appelées parfois « matrices insolubles » et « matrices cireuses » par allusion à leur aspect ou encore « matrices érodables », les matrices lipidiques sont constituées de différents excipients lipidiques : mono-, di- et triglycérides, acides et alcools gras (en particulier l'alcool cétylique associé avec du diclofénac), esters divers, cires, etc.

La libération est obtenue, selon la nature des excipients, par deux mécanismes concomitants : la diffusion dans le réseau poreux et l'érosion de la matrice elle-même par hydrolyse enzymatique des glycérides due à la lipase ou par solubilisation lente des acides gras. Il semble cependant que l'érosion joue un rôle minime par rapport à la diffusion du principe actif dissous dans les canalicules de la matrice, l'action de la lipase se manifestant surtout au niveau des triglycérides.

La fabrication industrielle de ces matrices est quelquefois difficile à réaliser. Il faut noter cependant, que depuis peu une nouvelle génération de matrices lipidiques est apparue sur le marché obtenue avec des matières grasses à haut point de fusion introduites dans des gélules à l'état liquide mais elles se solidifient à froid (« Gélucires ») et libèrent le principe actif selon les principes déjà évoqués. Ceci ouvre une nouvelle voie dans le développement des matrices lipidiques car leur préparation en est facilitée.

c) Matrices hydrophiles

Il en existe deux types :

- les matrices hydrophiles à gonflement illimité ;
- les matrices hydrophiles à gonflement limité.

■ *Matrices hydrophiles comprimées à gonflement illimité*

Elles sont constituées d'un mélange du principe actif avec un agent gélifiant. Au premier contact avec le milieu de dissolution, les macromolécules vont s'hydrater et une gélification progressive formera une couche hautement visqueuse, augmentant d'épaisseur au cours du temps, ce qui constituera un obstacle à la libération rapide du principe actif. Cette libération peut être décomposée en quatre stades :

- *pénétration* du milieu de dissolution dans le comprimé avec libération simultanée d'une faible quantité de principe actif (qui se trouve à la périphérie de la matrice) ;
- *gonflement* de la gomme hydrophile par absorption d'eau avec formation d'une barrière gélifiée ;
- *pénétration* du liquide dans les zones profondes du comprimé par diffusion à travers la couche gélifiée et dissolution du principe actif ;
- *diffusion* du principe actif à l'extérieur à travers la barrière gélifiée. Dans la majorité des cas, comme le trajet diffusionnel s'accroît au fur et à mesure de l'épuisement, la quantité totale de principe actif libéré augmente proportionnellement à la racine carrée du temps. Mais, il est possible d'obtenir des libérations constantes en limitant le gonflement.

De nombreux agents gélifiants sont utilisés. Il existe des dérivés cellulosiques, comme les dérivés de cellulose (méthyl cellulose, hydroxyéthyl cellulose, hydroxypropylméthyl cellulose, carboxymethyl cellulose, hydroxypropylméthyl cellulose, carboxymethyl cellulose sodique), des polysaccharides non cellulosiques comme les galactomannanes (gomme guar, gomme de caroube), les alginates, l'agar-agar, le carragaheen, les gommes (gomme arabique, gomme de sterculia) et des polymères de l'acide acrylique comme le Carbopol®. Parmi les dérivés cellulosiques, c'est l'hydroxypropylméthyl cellulose (HPMC) qui est la plus utilisée car elle permet, d'une façon générale, d'obtenir des comprimés par compression directe et, quelquefois aussi, de créer un micro-pH au sein de la masse gélifiée par addition d'un acide organique. De plus, assez souvent, la libération du principe actif est indépendante du pH du tractus gastro-intestinal, tout comme cette libération n'est pas influencée par la motilité intestinale, la force ionique, les enzymes, et même, pour certaines, par le bol alimentaire.

■ *Matrices hydrophiles comprimées à gonflement limité*

Ce sont des formes médicamenteuses qui sont caractérisées par une vitesse de libération constante. En effet, dans celles-ci, on compense l'épuisement progressif des matrices, décrit précédemment, par une augmentation croissante de la surface d'échange grâce à une géométrie variable appropriée de la matrice. Ce sont, en général, des systèmes hémisphériques qui sont entourés d'un revêtement imperméable sauf au niveau de la cavité centrale. Les cinétiques de libération qui en résultent sont très proches de l'ordre 0.

Les conditions physiologiques (enzymes, pH, motilité, sels biliaires, aliments, etc.) peuvent exercer une influence importante sur le devenir et le comportement de la forme, en jouant à la fois sur les paramètres de libération du principe actif et le cheminement de la forme elle-même au niveau du tractus gastro-intestinal. Toutes ces considérations sur la formulation ont conduit à l'élaboration de nouvelles formes à partir du concept de matrice.

d) Matrices enrobées

L'enrobage d'un principe actif par un polymère plus ou moins imperméable en fonction du pH, par exemple, permet d'obtenir une vitesse constante de libération par rapport à la fabrication d'un système matriciel. Toutefois, ces systèmes « réservoirs » présentent le désavantage de pouvoir libérer d'un coup tout le principe actif. Ceci n'est pas possible avec les formes matricielles, aussi différents essais ont-ils été réalisés pour combiner ces deux systèmes et par conséquent, leurs avantages.

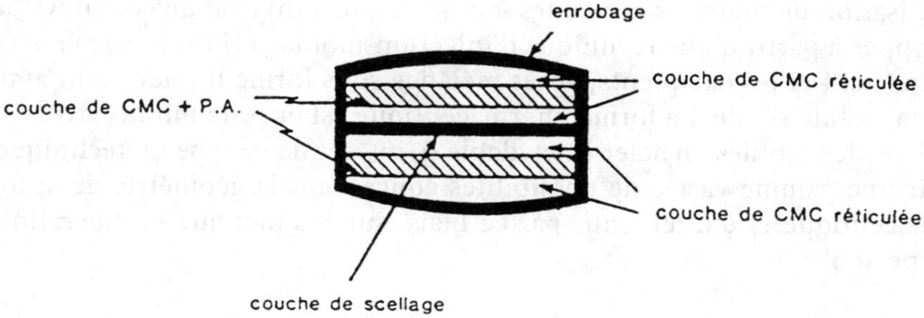

Figure 9. Comprimé multilamellaire à libération contrôlée

La *figure 9* montre le schéma d'un comprimé multilamellaire à libération contrôlée. Ce système est formé de couches de carboxyméthylcellulose sodique renfermant le principe actif, prises entre des couches du même dérivé cellulosique mais, cette fois réticulé donc insoluble. L'ensemble de ces lamelles est entouré d'un revêtement polymérique soluble. Ce concept d'enrobage de matrice est aussi utilisé dans le système Geomatrix®. Dans ces comprimés, un film moins perméable est appliqué sur une ou plusieurs des faces du comprimé afin de diminuer la quantité de principe actif libérée en fonction du temps, en réduisant la surface de libération disponible du système.

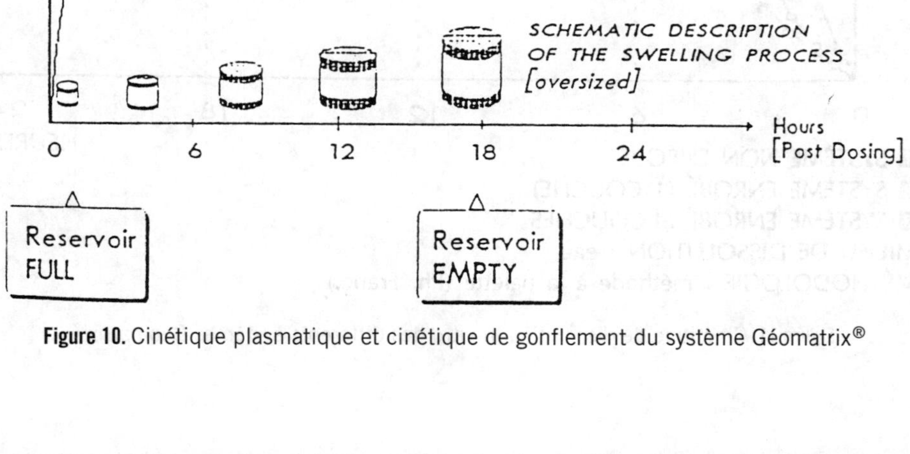

Figure 10. Cinétique plasmatique et cinétique de gonflement du système Géomatrix®

Les figures 10 et 11 montrent le comportement de cette matrice et les résultats obtenus *in vitro* sur la cinétique de dissolution. L'obtention d'une cinétique de dissolution définie, dans le cas le plus général, d'ordre 0, est fonction du polymère utilisé et du type de matrice, mais aussi de la surface en contact avec le milieu, c'est-à-dire de la géométrie de la forme. En effet, le calcul mathématique montre qu'il est impossible, avec une géométrie matricielle classique, d'obtenir une cinétique de dissolution d'ordre 0 avec un polymère inerte. Il faut donc utiliser une géométrie appropriée de la matrice.
La réalisation de matrices érodables à base de polyéthylène glycol (PEG) a été développée à partir d'une technique d'injection-moulage (*injection molding*). Le principe actif et les excipients, après mélange sous forme liquide, sont amenés à un état solide stable. La forme pharmaceutique est ensuite moulée avec précision dans des moules en acier inoxydable. L'intérêt de ce type de technique est d'offrir une gamme variée de possibilités concernant la géométrie de la forme pharmaceutique et d'intervenir, par ce biais, sur la cinétique de libération du principe actif.

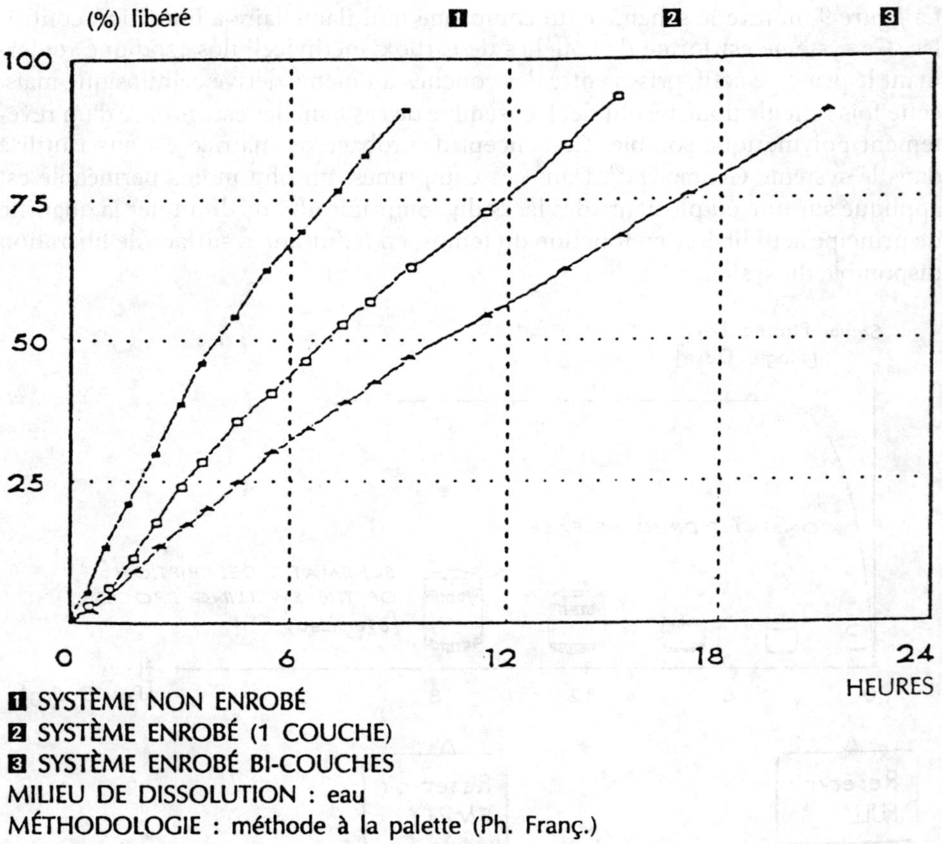

Figure 11. Cinétique de dissolution in vitro des différents systèmes Geomatrix®

e) Association de matrices

Le contrôle toujours plus poussé de la libération peut être entrepris par l'association d'une matrice lipidique à une matrice hydrophile (système « Contin »). Dans ce cas, il se crée un véritable réseau possédant les caractéristiques des deux matrices. Au contact des liquides digestifs, les sphères hydrophiles de la matrice créent, par gonflement, une barrière gélifiée de porosité définie. Le principe actif se dissout à l'intérieur des sphères et est libéré par diffusion à travers la barrière gélifiée et à travers les canalicules de l'excipient gras. Des essais associant des excipients hydrophiles (carboxyméthylcellulose) et hydrophobes (résines acryliques) ont été présentés.

f) Nouveaux systèmes

L'évolution des matrices a conduit à la recherche et au développement de micromatrices ou matrices homogènes de faible taille (200-600 µm). Les systèmes les plus développés sont les granulés et les microcapsules enrobés, les résines échangeuses d'ions (qu'on ne peut classer dans les systèmes matriciels), les minigranules lipidiques ou inertes (pellets) et les micromatrices hydrophiles dont les études sont encore limitées.

Enfin, il faut citer deux autres nouveaux types de systèmes :

- les systèmes flottants ;
- les systèmes bioadhésifs.

■ *Systèmes flottants*

Ils sont conçus pour « flotter » dans les fluides gastro-intestinaux et, plus particulièrement, dans l'estomac. Le gonflement du polymère, au contact des fluides aqueux, abaisse la densité du comprimé au-dessous de 1. Le système flotte dans l'estomac selon les variations de volume du contenu gastrique tout en libérant le principe actif selon une cinétique définie.

Ces systèmes sont constitués d'un mélange homogène de principe actif et de polymères hydrophiles. Sous l'action des sucs gastriques, la couche externe du comprimé s'hydrate formant une barrière gélifiée qui accroît la dimension du comprimé tout en maintenant sa forme et en évitant sa désagrégation. La flottabilité résulte de la combinaison de l'augmentation de volume lors du contact avec le milieu stomacal et le volume poreux maintenu au sein du comprimé non hydraté. Le système est aussi applicable à des gélules (HB capsules de diazépam, Valrelease® Roche). Une autre approche des systèmes flottants repose sur la création d'une « chambre de flottaison » remplie d'air ou de gaz inerte, qui permet à la forme de flotter à la surface des fluides biologiques.

■ *Systèmes bioadhésifs*

La bioadhésion d'un système médicamenteux constitue une alternative récente au prolongement du temps de séjour dans une partie donnée du tractus gastro-intestinal. Ce type de formulation permet d'immobiliser une forme galénique dans un site particulier. La bioadhésion est un phénomène interfacial entre le polymère bioadhésif et le mucus qui recouvre les tissus naturels.

Les polymères utilisables sont principalement des polymères cellulosiques, acryliques (réticulés ou non) et des polymères naturels (gommes, protéines de lait).

Ces formes sont destinées à une action locale pour la plupart. Par exemple, citons, le Loramyc® (BioAlliance Pharma), comprimé oral bioadhésif à libération prolongée, contenant 50 mg de miconazole dans une matrice de proteines de lait et, administré une fois par jour dans le traitement de la candidose buccale. Mais de nombreux essais de formulation en vue de développer l'administration systémique de principes actifs ont également été effectués (fluor ; codéine ; traitement de l'angine de poitrine, Susadrin® laboratoire Forest ; traitement des nausées et vomissements associés aux migraines, Buccastem®, Reckitt & Colmann).

B. Formes non particulaires destinées à la voie parentérale

La libération prolongée est obtenue pour la voie parentérale en retardant la diffusion du principe actif depuis le point d'injection. Ceci ne s'applique, en règle générale, qu'aux voies sous-cutanée et intramusculaire.
Plusieurs solutions sont possibles :

- utilisation d'excipients ralentissant la diffusion du principe actif : excipients huileux, viscosifiants par exemple ;
- formulations modifiant la libération du principe actif : implants, suspensions, émulsions, solutions hydrophobes.

Les formes galéniques non vectorisées et non implantables permettant une délivrance prolongée du principe actif peuvent être des solutions, des émulsions ou des suspensions. Dans la suite de cette section, nous traiterons les excipients et adjuvants qui sont les plus fréquemment utilisés dans les formes pharmaceutiques classiques.

1. Formes pharmaceutiques classiques

a) Solution hydrophobe

Cette forme a été une des premières employée, non pas pour avoir une libération ralentie, mais pour permettre l'administration de substances peu solubles dans des véhicules aqueux. Elle constitue en tant que telle une forme retard, le principe actif ayant plus d'affinité pour le véhicule que pour les tissus environnants.
La solution est issue d'une opération de dissolution où un ou plusieurs principes actifs sont mis en solution dans un solvant au moyen d'un agitateur adapté.

b) Émulsions

La forme émulsion est formée de deux phases non miscibles dont l'une est finement divisée en gouttelettes dans l'autre. L'une de ces phases contient le principe actif dissout. Une émulsion est composée de :

- une phase dispersée appelée encore phase interne ou discontinue ;
- une phase dispersante appelée encore phase externe ou continue.

Elle peut être de deux types suivant que la phase continue est hydrophile (H) ou lipophile (L) :

- émulsion de type lipophile dans hydrophile L/H ;
- émulsion de type hydrophile dans lipophile H/L.

La stabilité des émulsions est un des phénomènes les plus importants à étudier car elle doit perdurer dans le temps. Une émulsion peut se séparer par divers phénomènes dont la coalescence (séparation des phases), le crémage, la sédimentation des globules. Ces phénomènes sont fonction du rayon des globules, de la différence de densité, de la viscosité de la phase dispersante, de la gravité (utilisée pour les études de stabilité accélérée) et de la tension interfaciale (cf. les tensioactifs).
La viscosification d'une des deux phases permet de ralentir la diffusion du produit à partir de l'émulsion tout en assurant une meilleure stabilité.
La formule type d'une émulsion est la suivante :
- véhicule lipophile ;
- véhicule hydrophile ;
- agents mouillants ou tensioactifs ;
- agents viscosifiants ;
- agents isotonisants si besoin ;
- substances tampons si besoin ;
- agents conservateurs si besoin.

Les excipients utilisés doivent répondre aux exigences de ceux destinés à la voie parentérale. Les techniques de préparation des émulsions injectables sont classiques mais une stérilisation terminale n'étant pas possible, la préparation doit être préparée en conditions aseptiques.

c) Suspensions

La forme suspension injectable peut être à base d'un solvant aqueux ou huileux et représente un moyen galénique couramment employé.
Les suspensions sont des systèmes hétérogènes constitués par de fines particules solides dispersées dans un liquide dans lequel elles sont insolubles.
Le système comprend deux phases :
- une phase liquide, continue, dispersante ;
- une phase solide, discontinue, dispersée.

La composition classique d'une suspension injectable aqueuse est la suivante :
- véhicule (eau en général) ;
- agents mouillants ou tensioactifs si besoin ;
- agents de suspension ;
- agents isotonisants si besoin ;
- substances tampons si besoin ;
- agents conservateurs si besoin.

La composition classique d'une suspension injectable huileuse est la suivante :
- véhicule (une huile acceptable pour l'injection) ;
- agents mouillants ou tensioactifs si besoin ;
- agents de suspension ;
- agents conservateurs si besoin ;
- agents antioxydants si besoin.

Les points cruciaux à prendre en compte pour les suspensions injectables sont les suivants :
- la taille des particules du principe actif doit être comprise entre 0,1 et 10 µm et leur forme cristalline bien tolérée ;

- le solvant ne doit pas dissoudre le principe actif afin d'éviter la croissance cristalline ;
- l'ajout de divers agents peut être nécessaire (tampon, viscosifiant : PEG, MC, CMC, etc.) ;
- il faut que la suspension puisse être facilement remise en suspension en cas de sédimentation ;
- les excipients utilisés doivent répondre aux exigences de ceux destinées à la voie parentérale ;
- les techniques de préparation des suspensions injectables sont classiques mais la préparation doit être aseptique car la stérilisation terminale n'est pas possible.

De nombreuses formes existent en suspension dont par exemple la pénicilline G-procaïne ou encore la cyanocobalamine Zn-tannâte ou la suspension d'insuline zinc (ultra lente, lente).

2. Véhicules et adjuvants

Plusieurs types de véhicules peuvent êtres utilisés pour les préparations injectables. La liste suivante est non exhaustive :
- eau ppi ;
- solvants non aqueux :
  - huile de vaseline ;
  - alcools (éthanol, benzylique…) ;
  - polyols (éthylène ou propylène glycol…) ;
  - esters d'alcool (acétates, oléates, lactates d'éthyle…) ;
  - esters de polyol (acétate de glycol…) ;
  - éthers (phénoxyéthanol, PEG…) ;
  - huiles végétales ;
  - lanoline ;
  - méthyléthylcétone.

Les adjuvants sont entre autres les suivants :
- viscosifiants ;
- tensioactifs ;
- isotonisants ;
- substances d'ajustement de pH ;
- tampons ;
- conservateurs.

Nous allons maintenant étudier l'utilisation de certains véhicules non aqueux ainsi que les viscosifiants et tensioactifs. L'étude des viscosifiants se fera au travers d'exemples de suspensions et celui des tensioactifs à travers les émulsions.

a) Utilisation de véhicules huileux pour principe actif hydrosoluble

En association avec les techniques précédemment citées, il est possible de formuler une suspension injectable avec un excipient huileux.

L'utilisation de véhicules huileux a été largement utilisée pour de nombreux principes actifs dont la pénicilline. Les huiles utilisées sont des huiles à usages pharmaceutiques inscrites à la pharmacopée sur la liste des excipients pour préparations injectables. On peut citer entre autre, selon les pharmacopées, l'huile d'olive,

l'huile de sésame, l'huile d'arachide. L'injection de ces formes permet de créer un dépôt qui fait intervenir pour la libération du principe actif, les facteurs C, D et e de l'équation de Nernst (Eq3) la libération du produit à partir de ce dépôt étant fonction de l'affinité du produit pour les divers tissus, de la viscosité de la solution et de l'interface ou surface de contact.
Les suspensions ou solutions huileuses présentent de nombreux inconvénients au moment de la préparation mais sont aussi douloureuses lors de l'administration. Il existe néanmoins sur le marché des suspensions ou solutions huileuses de pénicilline G et d'hormones stéroïdiennes.

b) Utilisation de viscosifiants

Les viscosifiants sont des molécules qui augmentent la viscosité du milieu et permettent de maintenir stable une suspension ou une émulsion, mais aussi de ralentir la diffusion du principe actif à partir du site d'injection. Ils peuvent être utilisés aussi bien pour formuler des solutions, des émulsions et des suspensions aqueuses aussi bien que huileuses.

■ *Utilisation de viscosifiants pour véhicules huileux*

Prenons le cas des suspensions huileuses de principe actif hydrophile. Le viscosifiant permet de maintenir la suspension dans un état stable mais aussi de ralentir la mise à l'interface du principe actif avec le milieu hydrophile (tissus) qui entoure le site d'injection du produit. Les viscosifiants utilisés doivent être compatibles avec la voie injectable. Par exemple, pour les solutions huileuses, le monostéarate d'aluminium a été largement utilisé (à raison de 1 à 2 %) tout comme la gélatine. L'utilisation de viscosifiant doit être étudiée en relation avec la taille des cristaux. Ainsi, il a été remarqué un phénomène assez étrange déjà cité précédemment où de la pénicilline G micronisée avait une action plus prolongée dans un même véhicule (suspension huileuse) que des macro-cristaux. Ce phénomène, *a priori* aberrant, a en fait une explication simple qui a aussi été démontrée pour d'autres principes actifs : les cristaux micronisés en suspensions dans le véhicule huileux viscosifié mettent plus de temps à rejoindre l'interface tissus-huile que de gros cristaux (moindre influence de la gravité par rapport à la viscosité).

■ *Utilisation de viscosifiants pour véhicules aqueux*

Prenons l'exemple des suspensions aqueuses qui ont été développées afin de palier les inconvénients des suspensions huileuses. Pour obtenir un effet prolongé de hautes teneurs en viscosifiant sont utilisées pour former des « gels » thixotropes ou non. La partie solide de telles suspensions est importante et peut représenter entre 40 et 70 % du volume injecté. Son action prolongée est due à la formation d'un dépôt solide et compact au site d'injection, ceci pouvant être associé à un sel peu soluble du principe actif. Divers viscosifiants peuvent être employés, tels la gélatine, les dérivés de cellulose, etc.

c) Utilisation de tensioactifs

Les agents tensioactifs sont des molécules présentant une chaîne lipophile et une fraction hydrophile. Lorsqu'ils sont en solution aqueuse, ils s'associent au-dessus d'une certaine concentration appelée concentration micellaire critique (CMC) pour former des agrégats ou des micelles. La partie apolaire hydrophobe de la

molécule est dirigée en milieu aqueux vers le centre ce qui permet d'y incorporer une substance lipophile non hydrosoluble.
Les interactions principes actifs/tensioactifs varient considérablement selon que l'on se trouve au-dessus ou en dessous de la concentration micellaire critique. Il en est de même des propriétés physiques de la solution telles que la tension superficielle, la conductivité, la pression osmotique, la viscosité, l'abaissement du point de congélation, l'indice de réfraction, etc.
La solubilisation par les tensioactifs peut soit favoriser, soit inhiber l'absorption des principes actifs. La micellisation peut être assimilée à une complexation, ce qui permet d'expliquer le retard d'absorption de certains composés : les micelles, en effet, ne peuvent être absorbées car leur encombrement stérique ne leur permet pas de traverser les pores de la membrane biologique. Elles ne peuvent pas d'autre part, traverser par diffusion passive, étant donné le caractère polaire de leur périphérie. Les principes actifs micellisés ne seront donc pas directement biodisponibles. Mais, comme dans le cas des complexes, deux phases sont en équilibre dans la solution : le coefficient de partage du principe actif entre la phase aqueuse et la phase micellaire est constant, indépendant de la concentration en principe actif ce qui fait que l'absorption du principe actif est faible mais plus importante que si le principe actif n'était pas micellisé.

C. Formes particulaires destinées à la voie parentérale : les vecteurs de médicaments

1. Généralités

Les vecteurs sont parmi les seules formes injectables à action prolongées à pouvoir être administrées par voir intraveineuse comme par d'autres voies.
Un petit point de terminologie avant d'aborder la classification des vecteurs particulaires est nécessaire. On distingue suivant la taille des vecteurs, les microparticules avec des tailles de l'ordre du micromètre (mais jamais > à 2,8 mm) et les nanoparticules présentant des tailles de l'ordre du nanomètre. Suivant la structure de ces vecteurs, on distinguera les sphères à structure matricielle, des capsules à structure « réservoir » (*fig. 12*). Le mot sphère est toutefois souvent utilisé comme terme générique pour désigner aussi bien la structure de type sphère que la structure de type capsule.

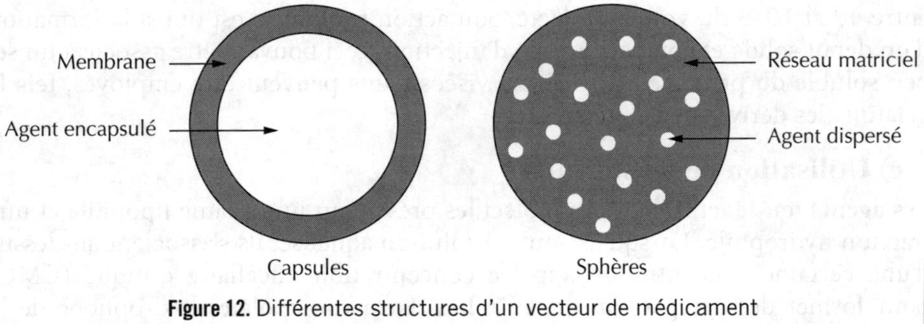

Figure 12. Différentes structures d'un vecteur de médicament

Les vecteurs particulaires peuvent agir à divers niveaux du système LADMER. Ils permettent d'agir soit sur la libération du principe actif et ils agissent, ici, en temps que forme à libération modifiée soit sur la distribution du principe actif et ils agissent, dans ce cas, comme vecteur de médicament à proprement dit.
Les vecteurs particulaires peuvent donc agir sur :

- **la durée d'action** : les vecteurs médicamenteux peuvent agir comme des réservoirs à partir desquels le principe actif encapsulé est libéré lentement en fonction du temps. Cette libération modifiée peut être mise à profit pour maintenir une concentration élevée mais non toxique, efficace et régulière au niveau du flux sanguin ou au niveau de la cible pendant une période de temps prolongée. Ainsi, avec une dose plus faible, l'activité thérapeutique peut être au moins identique, les effets secondaires minimisés et la fréquence d'administration diminuée ;
- **la direction de l'action** : le vecteur médicamenteux peut cibler un site d'action défini et améliorer ainsi l'efficacité thérapeutique. L'amélioration du transport des substances actives permet de cibler des sites difficiles à atteindre normalement et de pénétrer dans les cellules visées. De plus, les vecteurs médicamenteux peuvent aussi empêcher le principe actif d'atteindre des sites de l'organisme qui sont particulièrement sensibles à l'action toxique de celui-ci et focaliser l'action sur les sites recherchés ;
- **la protection du principe actif** : les principes actifs incorporés dans des vecteurs sont protégés contre l'inactivation chimique, enzymatique ou immunologique pendant la période précédant l'administration (fabrication, manutention) et après l'administration, c'est-à-dire entre le site d'administration et le site d'action. De la même manière, comme nous l'avons vu précédemment, le patient peut être protégé contre les effets toxiques préjudiciables du principe actif ;
- **la pénétration cellulaire** : le vecteur thérapeutique peut réagir avec les cellules cibles de différentes manières et, dans ces conditions, il est capable de réaliser une libération intracellulaire du principe actif qui sous sa forme libre, c'est-à-dire non encapsulée ne pourrait pas pénétrer à l'intérieur des cellules du fait de ses propriétés physico-chimiques défavorables.

Les vecteurs particulaires peuvent être classés en différents groupes en fonction de leur taille et de leur spécificité selon la classification galénique de Puisieux. On distingue :

- les vecteurs de première génération : microsphères (microparticules, microcapsules et micro-agrégats) de taille de l'ordre du micromètre pouvant permettre de cibler un type d'organes ;
- les vecteurs de deuxième génération : vecteurs colloïdaux (nanosphères, nanocapsules et liposomes) de taille de l'ordre du nanomètre permettant de cibler des tissus ;
- les vecteurs de troisième génération : association d'un vecteur de deuxième génération et d'un ligand spécifique (anticorps monoclonal, glycoprotéines, etc.) et ciblant un type de cellules.

2. Vecteurs de première génération : microsphères (microparticules)

a) Définition

Les microparticules sont des vecteurs de première génération de taille supérieure à 1 µm destinés à être placés par voie intravasculaire ou chirurgicale le plus près possible du tissu visé. Ce sont des systèmes capables de libérer un principe actif au niveau de la cible mais qui nécessitent un mode d'administration particulier, c'est-à-dire qu'il faut les acheminer jusqu'à la cible.

b) Préparation

Ce sont des particules généralement solides, approximativement sphériques contenant le principe actif sous forme de solution ou sous forme microcristalline (*fig. 12*).

L'incorporation des principes actifs est réalisée par piégeage de celui-ci lors de la fabrication dans la particule polymérique. Les capacités de charge de ces microparticules sont importantes généralement jusqu'à 50 %.

Elles sont obtenues à partir de polymères biodégradables naturels tels que la gélatine ou l'albumine et à partir de polymères synthétiques tels que les copolymères d'acide lactique et glycolique par différentes techniques de micro-encapsulation.

La sélection d'une méthode de micro-encapsulation se fait en considérant :

- d'une part les propriétés physico-chimiques du couple principe actif-polymère ;
- et d'autre part les caractéristiques souhaitées des microparticules.

Par ailleurs, les propriétés des microparticules obtenues, c'est-à-dire la granulométrie, la structure, la teneur en principe actif et le profil de libération dépendent, de leur méthode de préparation. Différentes techniques d'obtention des microsphères ont été proposées et nous citerons ici certaines d'entre elles.

■ *Coacervation – séparation de phase*

Le principe repose sur le phénomène de désolvatation ménagée d'un polymère en solution dans un solvant. La modification d'un ou de plusieurs paramètres (exemple : le pH dans le cas de la gélatine) entraîne une séparation de phases dans une solution d'un ou plusieurs polymères. Le phénomène se matérialise par l'apparition d'une phase riche en polymères : coacervat qui vient envelopper les particules de principe actif. L'autre phase est riche en solvant et constitue le milieu réactionnel.

L'ensemble des particules enrobées après élimination de ce milieu réactionnel constitue les microparticules. Si le solvant est l'eau, il s'agit d'une coacervation. Si le solvant est organique, on parle de séparation de phase.

■ *Réaction interfaciale*

Une réaction chimique est déclenchée à l'interface du principe actif à encapsuler et du liquide servant à la dispersion. Le polymère formé insoluble dans le milieu réactionnel enveloppe le principe actif.

On peut distinguer :

- la polymérisation interfaciale : polyaddition et polycondensation ;
- l'émulsification réticulation.

■ *Émulsification et évaporation de solvant*

Une phase organique contenant un polymère hydrophobe en solution et le principe actif (en solution ou dispersé) est émulsionnée avec un grand volume de phase aqueuse (phase continue) pour former des gouttelettes qui se solidifieront après évaporation du solvant et précipitation consécutive du polymère. Un principe actif hydrophile peut également être encapsulé par cette technique modifiée dite alors de double émulsion dans laquelle une phase aqueuse contenant le principe actif sera émulsionnée avec une phase organique non miscible contenant le polymère avant d'être versée dans une phase aqueuse continue permettant l'évaporation du solvant.

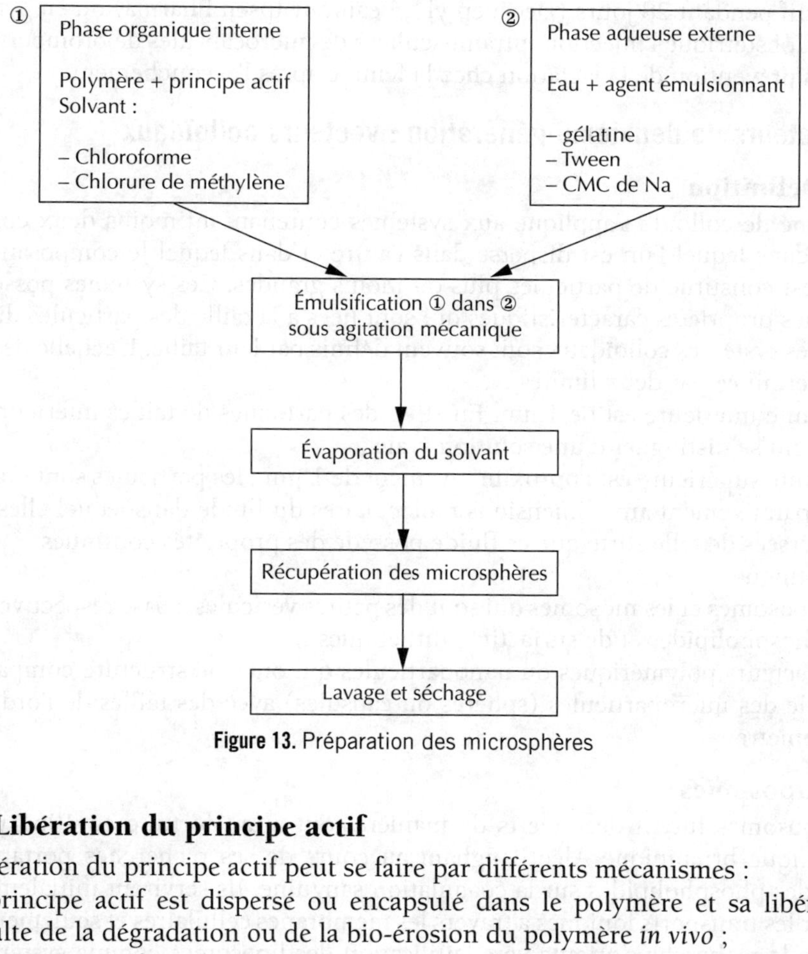

Figure 13. Préparation des microsphères

c) Libération du principe actif

La libération du principe actif peut se faire par différents mécanismes :

- le principe actif est dispersé ou encapsulé dans le polymère et sa libération résulte de la dégradation ou de la bio-érosion du polymère *in vivo* ;
- le principe actif est lié chimiquement au polymère par l'intermédiaire d'une liaison sensible à l'action des enzymes tissulaires ;
- le principe actif est libéré par diffusion à travers la matrice polymérique qui n'est résorbée qu'ensuite ;
- la libération est contrôlée par la dissolution et par la diffusion du principe actif à travers la matrice de la microsphère ou la membrane de la microcapsule.

d) Applications

L'application thérapeutique la plus ancienne des microsphères est la chimio-embolisation. Il s'agit de combiner deux techniques thérapeutiques : la chimiothérapie intra-artérielle et l'embolisation afin d'oblitérer les artères ou les artérioles irriguant une tumeur. Elle est réalisée à partir de microsphères véhiculant un agent anticancéreux. Ainsi, à un mécanisme d'obstruction est associé un effet chimiothérapeutique localisé en raison de la présence de l'agent anticancéreux.
Les plus récentes applications sont liées à la libération ralentie de principe actif. Comme exemple d'applications, on peut citer en urologie et néphrologie, des microparticules de PLGA encapsulant de la GnRH (*gonadotrophine releasing hormone*) qui, injectées en intramusculaire, forment un dépôt solide libérant le principe actif pendant 28 jours (Decapeptyl®, Beaufour Ipsen Pharma) ou en gynécologie et obstétrique l'injection intramusculaire de microcapsules de bromocriptine dans la prévention de la lactation chez la femme après l'accouchement.

3. Vecteurs de deuxième génération : vecteurs colloïdaux

a) Définition

Le terme de colloïde s'applique aux systèmes contenant au moins deux composants, dans lequel l'un est dispersé dans l'autre et dans lequel le composant dispersé est constitué de particules plus ou moins grandes. Ces systèmes possèdent certaines propriétés caractéristiques qui sont liées à la taille des particules dispersées. Les systèmes colloïdaux sont souvent définis par leur taille. L'échelle de taille est déterminée par deux limites :

- la limite inférieure est de 1 nm. En effet, des particules de tailles inférieures ne peuvent se distinguer d'une solution vraie ;
- la limite supérieure est approximativement de 1 µm ; les particules sont grandes comparativement aux dimensions moléculaires du fluide dans lequel elles sont dispersées de telle sorte que ce fluide possède des propriétés continues.

On distingue :

- les liposomes et les niosomes qui sont des petites vésicules à base respectivement de phospholipides et de surfactifs synthétiques ;
- les vecteurs polymériques ou nanoparticules qui ont une structure comparable à celle des microparticules (sphères ou capsules) avec des tailles de l'ordre du nanomètre.

b) Liposomes

Les liposomes furent découverts de manière tout à fait fortuite en 1961 par le scientifique britannique Alec Bangham au cours de ses recherches portant sur l'effet des phospholipides sur la coagulation sanguine. Ils servirent initialement à étudier les transports ioniques à travers les membranes cellulaires et seulement par la suite la recherche s'orienta vers l'utilisation des liposomes comme système de délivrance du médicament.
D'origine grecque, le mot liposome signifie littéralement « corps gras ».

■ *Définition et propriétés*

Les liposomes sont des vésicules sphériques constituées de molécules amphiphiles formant une ou plusieurs bicouches phospholipides (unilamellaires ou multilamellaires) autour d'un cœur occupé par une cavité aqueuse. Leur diamètre est très petit, voisin ou inférieur au micromètre et il leur permet d'être captés par les cellules vivantes. La structure en bicouche caractérise le liposome. Cette structure se forme spontanément lorsque certaines molécules présentant un caractère amphotère sont mises en contact avec un milieu liquide. Il s'agit d'une configuration qui découle de la dualité chimique des phospholipides : en présence d'eau, les chaînes hydrophobes des acides gras vont s'associer, excluant par la même occasion les molécules d'eau. Dans le même temps, les têtes polaires s'orientent vers l'extérieur de la structure lamellaire ainsi formée, et rentrent en contact avec l'eau extérieure au liposome et emprisonnée en son sein.

L'une des capacités des liposomes, et non des moindres, est de pouvoir encapsuler des principes actifs lors de leur préparation à l'intérieur de la structure liposomale. La répartition du principe actif sera fonction de ses propriétés physico-chimiques. Ainsi, les substances ayant un caractère hydrosoluble se localiseront dans le ou les compartiments aqueux, alors que les substances liposolubles s'inséreront dans les bicouches phospholipidiques. Toutefois peu de molécules obéissent à ce schéma de répartition et la plupart sont caractérisées par une répartition entre les bicouches lipidiques et les compartiments aqueux.

Les liposomes ont un avantage important vis-à-vis des autres vecteurs colloïdaux car ils offrent une possibilité presque infinie de modifier leurs caractéristiques physico-chimiques et structurales. Cette flexibilité permet au galéniste de modifier le comportement *in vivo* des liposomes et de façonner des formulations de liposomes pour des besoins thérapeutiques précis. Les liposomes peuvent présenter un nombre de bicouches lipidiques très variable en fonction de leur mode de préparation (de une à plusieurs centaines de bicouches), ceci conduisant à une très vaste échelle de taille de 20 nm à environ 1 µm.

■ *Classification*

On peut classer les liposomes en fonction du nombre de bicouches phospholipidiques. On distingue ainsi :

- les liposomes multilamellaires (MLV), qui présentent généralement plus de 5 lamelles concentriques, leur taille variant de 100 à 1 000 nm (1 µm) dépend du nombre de lamelles ;
- les liposomes oligolamellaires (OLV), qui présentent un large compartiment central entouré de 2 à 10 feuillets ;
- les liposomes unilamellaires, caractérisés par la présence d'un seul feuillet délimitant un compartiment aqueux central. Cette catégorie peut être sous classifiée en fonction des tailles obtenues et on distingue ainsi les petits liposomes unilamellaires (SUV) des grands liposomes unilamellaires (LUV).

Tableau 1. Classification des liposomes

	MLV ou OLV	SUV	LUV
Diamètre (nm)	400 à 3 500	20 à 50	200 à 1 000
Volume aqueux (µl/µmol)*	4,1	0,5	13,7
% d'encapsulation	5 à 15	0,5 à 1	35 à 65

* Le volume est généralement défini par rapport à une mole de lipide. Ce paramètre va varier entre 0,5 et 13,7 litres par mole de lipide, il est en général exprimé, comme dans ce tableau, en µl/µmol.

■ *Composition et fabrication des liposomes*

Le liposome n'existe pas. Les liposomes sont une famille de structures vésiculaires possédant des caractéristiques très différentes. Leurs propriétés de surface et leurs propriétés mécaniques peuvent être ajustées en sélectionnant le composant bicouche utilisé dans la préparation.

Pour la paroi liposomale, on utilise un ou plusieurs phospholipides, éventuellement un stérol et une substance ionique lorsque les liposomes doivent avoir une charge positive ou négative.

Pour les phospholipides, on utilise des glycérophospholipides et des sphingolipides. La phosphatidylcholine d'origine naturelle (provenant de la lécithine de jaune d'œuf ou de soja) ou d'origine synthétique est en fait le constituant le plus employé. La rigidité et la perméabilité de la bicouche formée dépendent du type et de la qualité de la phosphatidylcholine et des lipides additionnels utilisés. La présence de cholestérol tend à rigidifier la bicouche, la longueur de la chaîne alkyl et le degré d'insaturation jouent un rôle important.

Les caractéristiques physico-chimiques sont fonction du mode de préparation *(fig. 14)*, ces différences ont un impact sur le comportement *in vitro* et *in vivo*. Les liposomes sont habituellement présentés sous forme lyophilisée.

La stérilisation des liposomes est réalisée par irradiation au cobalt 60 qui risque d'augmenter la perméabilité des liposomes par peroxydation des lipides. Une stérilisation par filtration stérilisante avec des membranes en polycarbonate est parfois préférée car les liposomes peuvent passer dans certains cas à travers le filtre grâce à l'élasticité de leur paroi.

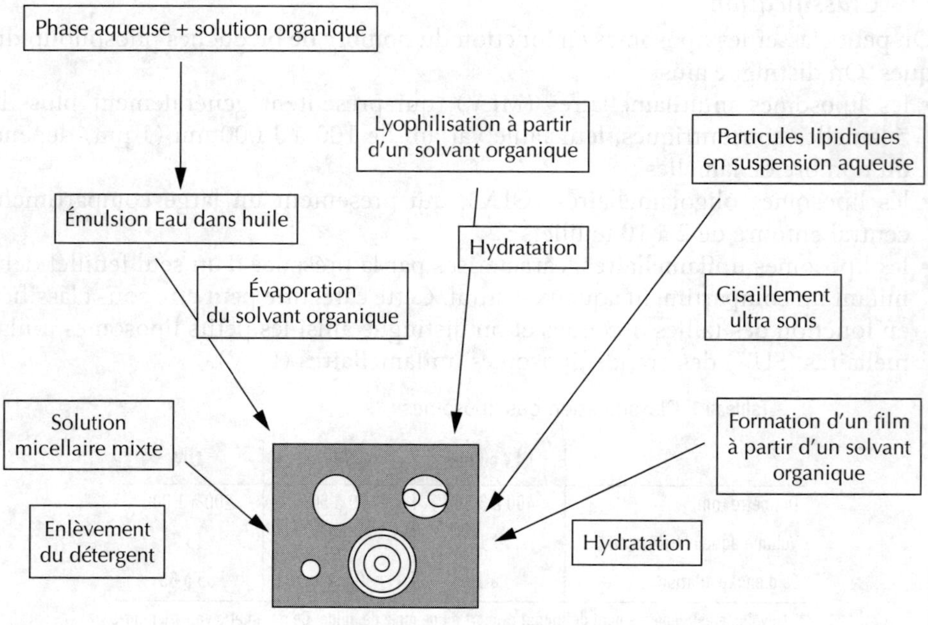

Figure 14. Préparation des liposomes

Devenir *in vivo*

Il est aussi possible et peut-être plus intéressant de classer les liposomes en fonction de leur composition et de leur application *in vivo* :

- *liposomes conventionnels* : ils peuvent être définis comme des liposomes composés d'un seul phospholipide et/ou cholestérol. Ils sont caractérisés par un temps de circulation au niveau sanguin relativement court. Après administration par voie parentérale (différentes voies parentérales et majoritairement la voie IV), ils présentent une forte tendance à s'accumuler rapidement dans les cellules du système réticulo-endothélial. Les organes principaux d'accumulation sont le foie et la rate. Une abondance des macrophages du système réticulo-endothélial et une vascularisation riche sont les premières raisons de l'accumulation dans ces organes. L'utilisation logique de cette propriété d'accumulation est donc d'utiliser ces liposomes pour amener du principe actif au niveau des macrophages du système réticulo-endothélial et ceci, dans le but de favoriser la vectorisation du principe actif par les macrophages vers la cible pathogène. De nombreuses études ont montré avec succès la potentialité des liposomes pour la libération d'agents antimicrobiens au niveau des macrophages infectés.

  Une autre application intéressante des macrophages est l'augmentation de leur capacité à tuer les cellules néoplasiques et de leur résistance vis-à-vis des microorganismes infectieux (exemple liposomes de MTP-PE).

  Les liposomes conventionnels ont aussi été utilisés afin d'administrer des antigènes. Les vaccins à base de liposomes ont montré leur efficacité sur des modèles expérimentaux pour des virus, des bactéries et de parasites ainsi que des tumeurs ;
- *liposomes à action prolongée* : la mise au point de liposomes capables de rester pendant une période de temps prolongé au niveau du flux sanguin (action supérieure à 48 heures) a relancé l'intérêt pour les liposomes. L'aspect le plus important de ces liposomes à libération prolongée ou à temps de résidence prolongé est qu'ils sont capables de s'épancher dans des sites où la perméabilité de la membrane est augmentée. Par chance, les régions où cette perméabilité capillaire est augmentée incluent les zones pathologiques telles que les tumeurs solides et les sites d'infection et d'inflammation.

  La méthode la plus employée pour obtenir des liposomes à action prolongée est de greffer un polymère hydrophile (polyéthylène glycol) de manière covalente sur la surface externe du liposome afin d'éviter l'adhésion des opsonines et donc leur élimination par les macrophages.

Applications

Les formulations disponibles actuellement sont fondées sur l'utilisation de liposomes à action prolongée.

Deux formulations contenant un anticancéreux, doxorubicine et daunorubicine, ont obtenu une autorisation d'utilisation chez l'homme dans le traitement du sarcome de Kaposi. Les liposomes « pegylés » de doxorubicine prolongent ainsi la demi-vie du principe actif de 2 heures à 27 heures en comparaison de la molécule libre (Doxil®, Ortho Biotech Health Care). L'amphotéricine B liposomale est réservée à l'usage hospitalier dans le traitement de la leishmaniose viscérale en cas de résistance prouvée ou probable aux antimoniés.

Plusieurs vaccins à base de liposomes ont été testés chez l'homme et l'un d'eux, un vaccin contre l'hépatite A, vient de recevoir une autorisation de mise sur le marché en Suisse.

c) Niosomes

Ils sont préparés à partir de lipides amphiphiles non ioniques.
Ces lipides amphiphiles se différencient par leur chaîne lipophile : ils présentent une chaîne linéaire en C12, C14 et C16, une chaîne insaturée en C18, une chaîne ramifiée, un squelette stéroïde. Ils se différencient également par leur groupe fonctionnel en possédant une fonction éther ou ester et par leur tête polaire qui est un condensat homogène d'oxyde d'éthylène, de glycérol et d'oses.
Ils sont présentés sous forme lyophilisée.

d) Nanoparticules

■ *Définition*

Ce sont des sphères d'un diamètre médian inférieur à 1 µm, elles sont voisines des microparticules mais elles leur répartition granulométrique est dans l'échelle du nanomètre, de 10 à 1 000 nm. Elles peuvent présenter des structures variables matricielles, réservoir ou mixte (*fig. 15*).

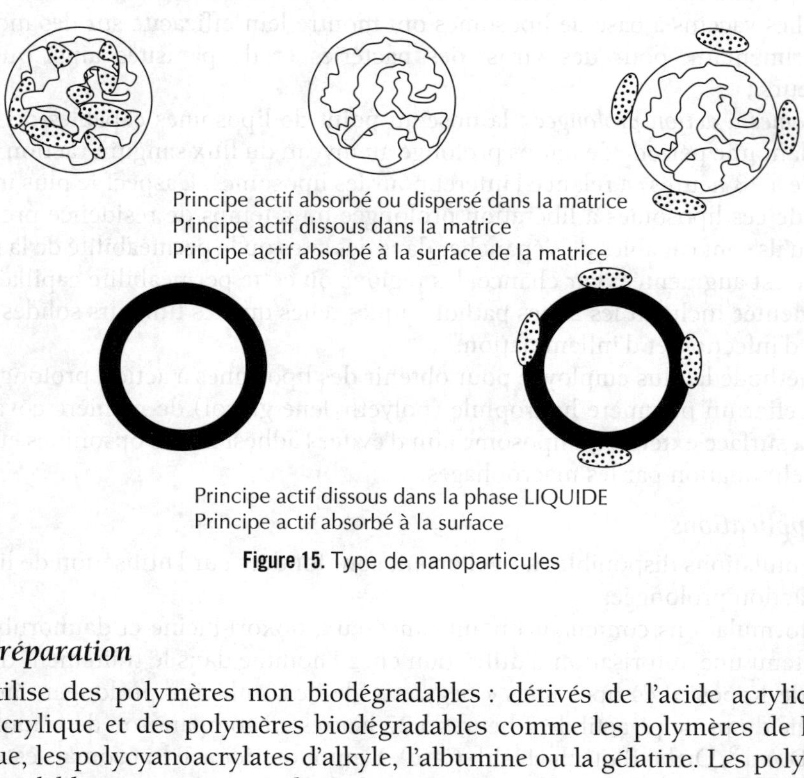

Figure 15. Type de nanoparticules

■ *Préparation*

On utilise des polymères non biodégradables : dérivés de l'acide acrylique et méthacrylique et des polymères biodégradables comme les polymères de l'acide lactique, les polycyanoacrylates d'alkyle, l'albumine ou la gélatine. Les polymères biodégradables ont un intérêt plus important puisqu'ils évitent l'accumulation du polymère dans l'organisme.

En fonction de sa solubilité, le principe actif peut être inclus soit dans le noyau de la capsule soit dans la paroi mais il peut aussi être emprisonné dans le réseau du polymère ou adsorbé sur la surface.
La préparation des nanoparticules est fonction du polymère et les techniques de préparation découlent souvent de celles utilisées dans la préparation des microparticules. Les réactions de polymérisation en milieu aqueux *in situ* d'un monomère préalablement émulsionné en présence de catalyseurs et d'agents tensioactifs appropriés permettent d'obtenir des nanoparticules de l'ordre de 100 à 300 nm. Elles peuvent également être préparées directement à partir d'une macromolécule naturelle ou d'un polymère synthétique préformé. Il s'agit d'une dispersion mécanique d'un polymère en solution dans un solvant organique volatil au sein d'une phase aqueuse contenant les émulsionnants et stabilisants de l'émulsion. Le solvant organique est ensuite éliminé par évaporation. Les nanoparticules obtenues sont alors souvent de l'ordre de 500 nm.
Les nanoparticules sont en général présentées sous forme de suspension aqueuse. Toutefois, la conservation des nanoparticules peut être réalisée, afin d'éviter la dégradation du polymère et du principe actif, en lyophilisant les suspensions. Les lyophilisats devront alors être facilement redispersibles dans l'eau sans variation de la répartition granulométrique.

■ *Devenir in vivo*

Le devenir *in vivo* des nanoparticules est identique à celui des liposomes.

4. Vecteurs de troisième génération

Ce sont des vecteurs de deuxième génération capables de reconnaître spécifiquement une cible visée. Ils comportent un élément de reconnaissance particulier pour la cible visée. Cet élément est un ligand spécifique des cellules comme par exemple un anticorps monoclonal, une glycoprotéine, une lectine ou encore un support moléculaire ou particulaire permettant l'adressage moléculaire du vecteur multi particulaire.
Les immunoliposomes, par exemple, sont constitués de liposomes auxquels sont associés à leur surface un anticorps spécifique ou un fragment d'anticorps leur permettant d'augmenter leur liaison avec le site cible.
Les premiers travaux menés concernent la vectorisation d'anticancéreux. Ainsi, un mode de vectorisation largement utilisé au cours du traitement des tumeurs est le recours à un anticorps monoclonal dirigé contre un antigène tumoral. Cet antigène peut être associé soit à un produit radioactif soit à une toxine, enfin idéalement l'anticorps peut être associé à la molécule cytotoxique elle-même. L'association anticorps monoclonal-médicament antitumoral, par exemple, permettrait de préserver les cellules saines.
De nombreuses recherches sont en cours incluant divers principes actifs et divers moyens d'adressage comme, par exemple, des nanoparticules contenant un anticancéreux recouvertes d'acide folique et ciblant les cellules cancéreuses qui possèdent à leur surface un plus grand nombre de récepteurs à l'acide folique les cellules saines.

5. Vecteurs médicamenteux et thérapie génique

Ce paragraphe présente très succinctement les bases sur laquelle repose, pour le galéniste, une approche de thérapie génique.

Compte tenu de ce que nous avons vu dans cette section, il apparaît que les vecteurs médicamenteux offrent une large variété de produits et d'axes de recherche. Leur action peut être concentrée sur une cible définie et notamment un groupe de cellules définies. En fait, la vectorisation ultime, dans la mesure où le vecteur réagit avec la structure cellulaire elle-même, serait la capacité de ce vecteur d'affecter la fonction génétique et de rectifier les défauts héréditaires ou congénitaux.

La thérapie génique repose sur deux axiomes :

- l'administration des gènes doit être dirigée vers des cellules qui restent en permanence chez l'homme mais qui ne sont pas des cellules porteuses impliquées dans le transfert d'information pour la génération suivante ;
- les gènes eux-mêmes ne sont pas le principe actif mais l'activité repose sur les cellules dans lesquelles ils vont être incorporés.

Tableau 2. Approches de la thérapie génique

Type de vecteur d'administration	Choix	Critère de choix
Vecteurs viraux	Retrovirus Virus herpès Adénovirus et Adénovirus associé	Facilité des gènes Facilité de division Intégration Sécurité
Vecteurs non viraux Liposomes	Injection directe Électro incorporation	Sécurité

Les vecteurs viraux demandent des mesures de sécurité pour leur manipulation et administration ainsi qu'une assurance sur une non-dissémination ultérieure.

D. Systèmes implantables destinés à la voie parentérale

À côté des systèmes précédents ont été développés des systèmes implantables qui permettent une libération sur plusieurs jours, mois ou années des principes actifs. Ces systèmes sont posés chirurgicalement en sous-cutané et doivent répondre aux besoins suivants :

- diminution de la fréquence d'injection tout en assurant une libération contrôlée du principe actif ;
- maintien de concentrations en principe actif constantes pendant un temps déterminé ;
- meilleure compliance sur une longue période ;
- diminution de certains effets secondaires ;
- diminution des risques de mauvaise utilisation ;
- pose et retrait par une équipe médicale de façon simple et aisée ;
- ne pas nécessiter, entre deux poses, d'intervention médicale.

Deux classes majeures de systèmes implantables existent :

- les pompes et systèmes apparentés ;
- les implants pharmaceutiques.

1. Implants

a) Introduction

Les implants ont été développés au départ pour permettre une administration prolongée d'hormones puis ont été développés pour d'autres types de principes actifs. Il n'en demeure pas moins que les implants sont encore actuellement surtout utilisés dans un but hormonal comme anticonceptionnel ou pour le traitement de l'hypogonadisme ou de certains cancers hormonodépendants.
Les implants ont des formes variables. Ils se présentent le plus souvent sous forme de petits cylindres de 0,25 cm de diamètre et de 1 à 2 cm de long.
L'implantation se fait chirurgicalement en sous-cutané dans le haut du bras le plus souvent et ce type de système est bien toléré car fabriqué à partir de polymères biocompatibles. Il peut, toutefois, quelquefois survenir un phénomène inflammatoire, une fibrose et un enkystement autour de l'implant qui modifient son action et nécessitent son retrait.

b) Implants matriciels

Ce type de système est fabriqué en incorporant le principe actif au sein d'une matrice polymérique non dégradable. La libération à partir de la matrice est classique par libération du produit solubilisé par les canalicules de la matrice.
Les polymères peuvent être :

- hydrophiles : composés à base de cellulose, polyacrylamide, copolymères d'acétate d'éthylène et de vinyl (EVA) par exemple ;
- lipophiles : réalisés, par exemple, à base de silicones.

De nombreuses substances peuvent être ajoutées au niveau de la matrice afin de faciliter le passage de l'eau (transporteur d'eau) tel le lactose, la gélatine, les alginates ou encore des tensioactifs.
La préparation des implants se fait par compression pour ceux à base de cellulose ou par extrusion pour les autres. Ces implants peuvent être pelliculés afin d'ajouter un film (à base de silicone, EVA, etc.) qui permet de régulariser la libération à partir de l'implant.
La libération à partir d'implant matriciel est généralement dépendante du temps et d'ordre 0.

c) Implants érodables

Ce type de système est fabriqué en incorporant le principe actif au sein d'une matrice polymérique dégradable ou érodable. La libération à partir de l'implant s'effectue par diffusion ou par érosion.
Les différents composés utilisés pour former de telles matrices sont des combinaisons de diverses substances dont les dérivées des acides lactique et glycolique, des peptides (leucine et acide glutamique), des glycérides (mono, di et/ou tripalmitates, stéarates) et des combinaisons glycéride (tristéarate)-cholestérol.
La libération à partir de ce type d'implant est généralement complexe car elle fait appel à deux phénomènes : l'érosion et la diffusion. Elle peut toutefois s'approximer par une cinétique d'ordre 1.

d) Implants membranaires

Ce type d'implant est réalisé en entourant d'un film, assurant la libération du produit, la source de principe actif qui sera solubilisé dans un polymère constituant le réservoir. La diffusion sera donc sous la dépendance de la composition et de l'épaisseur du film ainsi que des affinités réciproques du principe actif pour le polymère réservoir et les tissus environnants. Le film est composé le plus souvent de silicone.
La libération à partir de ce type d'implant est généralement dépendante du temps et suit une cinétique d'ordre 0.

e) Implants osmotiques

Ce type d'implant nommé Alzet® a été développé par Alza sur le même principe que les systèmes Oros push-pull®. Ils sont constitués d'un dispositif contenant deux compartiments séparés par une membrane flexible. Le compartiment pousseur contient une substance osmotique et le compartiment principe actif contient le principe actif en solution. L'ensemble est enveloppé d'une pellicule hémiperméable en ester de cellulose. Le compartiment principe actif est percé d'un trou de diamètre défini. Une fois implanté, le produit osmotique crée un appel d'eau qui va déformer la membrane séparant les deux compartiments et pousser le principe actif vers l'extérieur, la libération étant limitée par le diamètre de l'orifice et par le flux de liquide passant à travers la membrane hémiperméable.
La libération à partir de ce type d'implant est généralement dépendant du temps et d'ordre 0.

f) Exemples d'implants

Il existe des implants à la testostérone pour traiter l'hypogonadisme masculin (4 à 6 implants de 3 par 9 mm) qui libèrent une dose constante de testostérone durant 3 à 4 mois.
D'autres contiennent de la desoxycorticostérone pour le traitement de la maladie d'Addison. Ils ont une durée d'action de 8 à 12 mois.
Une troisième spécialité contient des œstrogènes pour les traitements des cancers de la prostate et a une durée d'action de 3 mois environ.
Il existe enfin tous les implants anticonceptionnels dont certains ont été développés pour avoir une efficacité sur 3 à 5 ans.

2. Pompes et réservoirs implantables

Ce système est constitué d'un système en titane contenant deux chambres, séparées par une membrane mobile. La chambre inférieure contient un gaz liquide qui se vaporise à la température du corps, la chambre supérieure contient le principe actif en solution. La vaporisation du gaz provoque une augmentation de pression qui déplace la membrane et propulse le liquide de la chambre supérieure vers une série de filtres et de systèmes de régulation du débit puis vers un cathéter implanté dans une veine.
Ce type de dispositif n'est pas un médicament mais un dispositif médical soumis au marquage CE.

Conclusion

L'ensemble des formes galéniques présentées dans ce chapitre est une synthèse de ce qui est commercialisé actuellement. Cependant, l'apparition sur le marché de nouvelles molécules issues des biotechnologies va imposer d'orienter les recherches vers d'autres voies d'administration comme la voie perlinguale, cutanée ou parentérale avec utilisation de dispositifs implantables pour des traitements de longue durée tout en protégeant ces principes actifs fragiles.

L'essentiel de la question

Les formes à libération prolongée sont définies à la Pharmacopée européenne, dans son glossaire, comme un type particulier de formes à libération modifiée se caractérisant par une vitesse de libération du ou des principes actifs inférieure à celle qu'assurait la forme à libération conventionnelle administrée par la même voie. La libération prolongée est le résultat d'une formulation particulière et/ou d'un procédé de fabrication spécial.

Leur préparation, quelle que soit leur voie d'administration, exige tout d'abord une connaissance parfaite des paramètres physico-chimiques et pharmacocinétiques du ou des principes actifs afin de réaliser une sélection des substances les mieux adaptées à ce type de forme. Ces paramètres sont principalement :

- la solubilité ;
- la vitesse de dissolution ;
- les caractéristiques d'absorption et d'élimination du produit.

La maîtrise de l'ensemble de ces paramètres permet d'envisager la prolongation de la durée d'action thérapeutique de ces substances par l'utilisation soit des techniques chimiques, physiques ou galéniques qui sont de loin les plus nombreuses aujourd'hui.

Les diverses techniques physico-chimiques utilisées vont de la modification de la taille et de la morphologie des cristaux à la formation de sels, d'esters ou de complexes peu solubles.

Pour la voie orale, deux grandes familles de formes galéniques peuvent être élaborées sur le plan technologique. La première consiste à placer autour du principe actif (libre ou déposé sur ou dans un support) un enrobage barrière qu'il devra traverser pour être libéré en fonction de la composition de cette barrière ou des sécrétions du tractus gastro-intestinal. La seconde technique consiste à enfermer le principe actif dans un réseau matriciel d'où il sera libéré en fonction des propriétés physico-chimiques de la substance utilisée pour cette rétention : polymères hydrophiles, polymères plastiques, matières grasses.

Pour la voie parentérale, les techniques sont plus diverses et l'on peut citer, agissant au niveau de la libération pour des voies non intravasculaires :

- formation de dépôt au point d'injection par utilisation d'un excipient hydrophobe (par exemple solution huileuse) ;
- augmentation de la viscosité pour limiter la diffusion à partir du point d'injection (utilisation de viscosifiants pour les solutions aqueuses ou huileuses) ;
- utilisation d'implants solides, matriciels ou non, libérant lentement le principe actif ;

- adsorption de l'élément actif sur une substance support pour une libération ralentie ;
- co-administration d'une substance ayant un effet pharmacologique ralentissant l'absorption (vasoconstricteur) ou l'élimination du produit (compétiteur rénal par exemple).

Pour les voies intra et extravasculaire, en agissant sur la libération et sur la distribution de la substance active :

– vectorisation de la substance active incorporée dans des liposomes, microsphères, nanoparticules.

Pour en savoir plus

- Aiache J.-M, Devissaguet J.-P., Guyot Hermann A.-M. *Galénica-Biopharmacie*. Coll. Technique et documentation, Lavoisier, 1978.
- Buri P., Puisieux F., Doelker E., Benoit J.-P. *Formes pharmaceutiques nouvelles*. Coll. Technique et documentation, Lavoisier, 1985.
- Le Hir A. *Pharmacie Galénique*. Paris : Masson, 2005.
- Leblanc P.-P., Aiache J.-M., Besner J.-G. *et al. Traité de biopharmacie et pharmacocinétique*. PUM-Vigot, 1997.
- Puisieux F., Roblot-Treupel L. Vectorisation et vecteurs médicamenteux. *STP Pharma*, 1989 ; 5 : 107-13.

Préparations injectables de grand volume

L. JALET-COUSIN, I. FEDERSPIEL, F. REYMOND, D. SCHMITT,
J. CALOP, Pôle pharmacie, CHU Grenoble.

I. Différentes préparations injectables présentées sous un volume important (supérieur à 50 mL) à l'hôpital

II. Caractéristiques des préparations injectables

- **A.** Limpidité
- **B.** pH
- **C.** Pression osmotique
- **D.** Pyrogènes
- **E.** Stérilité

III. Préparation des solutés injectables

- **A.** Matières premières
- **B.** Élaboration des solutés injectables

IV. Contrôles du produit fini

- **A.** Contrôle optique et de limpidité
- **B.** pH
- **C.** Contrôle de l'osmolalité
- **D.** Essai de stérilité
- **E.** Recherche des pyrogènes
- **F.** Contrôle du volume extractible

Les préparations injectables de grand volume relèvent de la sous-monographie Préparations pour perfusion, incluse dans « Préparations parentérales » de la Pharmacopée européenne Ve édition. Ce sont des solutions aqueuses ou des émulsions à phase externe aqueuse, destinées à être administrées en grand volume, stériles, exemptes de pyrogènes et normalement rendues isotoniques au sang, ne contenant pas de conservateur antimicrobien. Les solutions doivent être limpides et pratiquement exemptes de particules. Les émulsions ne doivent pas présenter de signe de séparation de phase. Il faut noter que la Pharmacopée ne précise pas numériquement la notion de grand volume. Il est seulement mentionné dans la sous-monographie Préparations injectables que les conservateurs antimicrobiens doivent être exclus dès lors que le volume à injecter en 1 fois est supérieur à 15 mL.

I. Différentes préparations injectables présentées sous un volume important (supérieur à 50 mL) à l'hôpital

Ces solutés de perfusion sont conditionnés en poche ou en flacon.
On trouve dans ce groupe :
- les solutés alcalinisants (bicarbonate de sodium à 1,4 et 4,2 %) ;
- les solutés acidifiants (soluté d'arginine) ;
- les solutés pour traiter les déshydratations (ex. : Ringer®) ;
- les solutés véhicules de perfusion (glucose 5 %, chlorure de sodium 0,9 %) ;
- les substituts du plasma ou solutés de remplissage (dextrans, gélatines modifiées) ;
- les mélanges de nutrition parentérale (primaires, binaires et tertiaires) ;
- les produits de contraste.

Remarque : les solutés de dialyse péritonéale sont considérés comme des « solutés injectables particuliers ». Ils entrent dans les définitions des préparations injectables de grand volume et doivent donc être préparés et contrôlés avec la même rigueur que les solutés injectables « classiques ».

II. Caractéristiques des préparations injectables

Les préparations injectables étant administrées directement dans l'organisme, elles doivent correspondre à certains critères de limpidité, de pH, de pression osmotique, être exemptes de substances pyrogènes et être stériles.

A. Limpidité

D'après la Pharmacopée, les solutions injectables examinées dans des conditions appropriées de visibilité, sont limpides et pratiquement exemptes de particules. En fait, un soluté totalement dépourvu de particules n'existe pas. Par voie veineuse, si l'injection est faite lentement, il n'y a généralement aucune réaction, mais des chocs mortels ont été signalés avec des substances ayant précipité sous forme de cristaux et des fragments de bouchon ont provoqué des granulomes et des microthrombi dans différents tissus.

B. pH

Le pH des liquides de l'organisme est proche de 7,4. On choisira donc, de préférence, pour les préparations injectables, un pH voisin de la neutralité, afin d'obtenir une bonne tolérance par l'organisme. Mais le pH conditionne également la stabilité de la préparation (qui est primordiale) et parfois son activité.
La stabilité et la tolérance optimale ne sont pas forcément obtenues pour le même pH. Dans ce cas, il faut avoir recours à un compromis permettant d'avoir une stabilité et une tolérance satisfaisante.
Remarque : la stabilité peut primer sur la tolérance. En effet, on peut injecter un soluté acide par voie veineuse centrale, très lentement, pour profiter au maximum du pouvoir de dilution et du pouvoir tampon du torrent circulatoire.

C. Pression osmotique

Les substances exerçant une pression osmotique peuvent être des molécules non ionisées, des ions, des macromolécules ou des agrégats (nanocapsules, nanosphères). Or, la notion de pression osmotique est appréhendée par des termes qui sont parfois mal employés parce que confondus.

1. Osmolalité

Nombre d'osmoles par kilo de solvant. Il s'agit d'une façon globale de mesurer la contribution des différents solutés présents dans une solution à la pression osmotique de cette solution. C'est la seule mesurable expérimentalement par cryoscopie notamment. Par conséquent, c'est le terme qui devrait être préférentiellement utilisé.

2. Osmolarité

Nombre d'osmoles par litre de solvant. Elle n'est pas mesurable, mais c'est la donnée utilisée par les cliniciens, car elle évoque mieux la notion de concentration. Elle est calculable à partir de l'osmolalité, par des formules qui deviennent rapidement trop complexes dès lors que le mélange contient plusieurs composants.

3. Hypo, iso et hypertonicité

Termes traduisant la pression osmotique d'un mélange par rapport aux cellules de l'organisme receveur, et appréciée par mesure de l'hématocrite ou de l'hémolyse, après contact avec les hématies. Les préparations doivent donc avoir une osmolalité aussi proche que possible des liquides tissulaires avec lesquels ils seront en contact. Rappelons que les limites physiologiques de l'osmolalité plasmatique sont : 290 à 310 mosmol/kg.
Cependant, les préparations pour nutrition parentérale et les produits de contraste (iodés et pour IRM) peuvent être largement hypertoniques : jusqu'à 2 000 mosmol/kg

par voie veineuse centrale. Selon certains auteurs, la voie veineuse périphérique est utilisable jusqu'à 800 mosmol/kg, au-delà, il est nécessaire de passer à la voie veineuse centrale. La connaissance de l'osmolalité permet d'adopter la voie d'administration et un débit de perfusion adéquats, afin d'exploiter au maximum les capacités de dilution du courant circulatoire.

D. Pyrogènes

Les préparations injectables d'un volume supérieur à 15 mL ne doivent pas renfermer de substances pyrogènes, c'est-à-dire de substances susceptibles de provoquer par injection, une brusque élévation de température. Les pyrogènes peuvent être de nature très différente : les endotoxines bactériennes des bactéries Gram négatif (fraction liposaccharidique) sont le plus souvent en cause, mais il existe aussi des pyrogènes chimiques (ex. : formol) et particulaires (ex. : particules de bouchon) qui entraînent (il est vrai, à un degré moindre) des réactions d'hyperthermie à l'injection.
Il existe une relation dose de pyrogènes/accès fébrile. La dose hyperthermisante étant très éloignée de la dose létale, les accidents sont généralement bénins. Les symptômes débutent généralement une heure après l'injection, ils se traduisent par des frissons intenses, une cyanose, un pouls rapide accompagné de dyspnée, une température à 40 °C, des céphalées et des douleurs lombaires. Ces symptômes disparaissent entre 4 à 12 h après l'injection.

E. Stérilité

Le terme de préparation injectable est synonyme de « préparation stérile », ce qui signifie que la forme finale doit correspondre à la définition d'un produit stérile : absence de micro-organismes viables avec une probabilité théorique de présence de micro-organismes égale à 10^{-6}. D'autre part le conditionnement et les conditions de conservation doivent permettre de maintenir cet état stérile.

III. Préparation des solutés injectables

Il s'agit d'une étape primordiale pour garantir les qualités requises du produit fini.

A. Matières premières

1. Solvants

Ce sont le ou les principes actifs qui, de part leur solubilité et leur nature chimique, guident le choix du solvant. Le solvant le plus utilisé pour préparer les solutés injectables est l'eau pour préparations injectables (EPPI). C'est une eau obtenue à partir de l'eau potable, de l'eau purifiée ou de l'eau distillée auxquelles on fait subir une distillation. Cette eau doit être fraîchement préparée et utilisée moins de 3 heures après obtention. On évite ainsi la dissolution du CO_2 de l'air qui fera baisser le pH et la contamination par des substances pyrogènes véhiculées par l'air ambiant. On peut avoir recours à d'autres solvants pour les principes actifs peu solubles dans l'eau, instables en milieu aqueux ou bien pour obtenir un effet prolongé. Les solvants non aqueux sont très variables. On peut citer plusieurs classes de solvants :

- des alcools (éthanol, alcool trichlorobutyrique tertiaire, alcool benzylique...) ;
- des glycols et des polyols (éthylène glycol, propylène glycol, butylène glycol, glycérol) ;
- des esters de ces alcools ;
- des éthers (oxyde d'éthyle, phénoxyéthanol, diéthylène glycol) ;
- des huiles végétales ;
- des véhicules divers (lanoline, méthyléthylcétone, dioxane...).

Les solvants non aqueux sont caractérisés par :

- leur pouvoir de solubilisation : elle est variable d'un solvant à l'autre. C'est ce caractère qui va déterminer la vitesse de diffusion du soluté et donc la rapidité d'action des principes actifs ;
- leur *viscosité* qui ralentit également la vitesse de diffusion, ce qui permet d'obtenir une action prolongée du produit. Mais la viscosité rend également l'injection plus douloureuse ;
- leur *pureté* :
  - microbiologique : les solvants non aqueux sont moins facilement contaminés par les micro-organismes que l'eau ;
  - chimique : les produits de synthèse peuvent être mélangés à des produits de structure très proche pour lesquels il faut vérifier l'absence de toxicité ;
- leur inocuité : le solvant, qui est un simple vecteur doit être atoxique, bien toléré, bien résorbé et ne doit pas avoir d'action physiologique propre. Mais en dehors de l'eau, aucun solvant ne correspond exactement à ces critères. Les solvants non aqueux sont assez peu utilisés pour les préparations injectables. Ils constituent la phase dispersée de certaines émulsions, les plus utilisés étant les huiles végétales (huile d'olive et d'arachide neutralisées pour préparations injectables) ; ils peuvent également servir de substances auxiliaires.

2. Substances auxiliaires

De nombreuses préparations pour usage parentéral nécessitent l'emploi de substances auxiliaires, par exemple pour ajuster le pH, assurer l'isotonie, augmenter la solubilité et la stabilité du principe actif, assurer la stabilité de l'émulsion.
Le cas des conservateurs antimicrobiens ne sera pas évoqué, car ils ne concernent que les préparations injectables de volume inférieur à 15 mL.

a) Mélanges tampons

S'il n'est pas indispensable de tamponner, on amènera la solution au pH souhaité à l'aide d'un acide ou d'une base. S'il est indispensable de tamponner, on choisira une solution à faible pouvoir tampon et à faible concentration. Les mélanges les plus utilisés sont les mélanges phosphates monosodiques et disodiques qui permettent

de tamponner à des valeurs de pH comprises entre 5,4 et 8, avec un maximum à 6,8. Le pH final est défini par la proportion de chacun des deux sels.
D'autres mélanges sont également utilisés :
- acide citrique-citrate trisodique : pour un pH de 3 à 6 ;
- acide acétique-acétate de sodium : pour un pH de 3,6 à 5,6 ;
- carbonate monosodique-carbonate trisodique pour un pH de 9,2 à 10,7.

Le mélange acide borique-borate de sodium n'est pas utilisé, à cause de ses propriétés hémolytiques.

b) Isotonisants

Les solutés injectables intraveineux, devant entrer en contact avec les globules rouges, doivent avoir une pression osmotique voisine de celle du plasma sanguin. En fait, c'est surtout l'hypotonie qui est à redouter à cause de l'hémolyse qu'elle provoque. Les solutés hypertoniques (ex. : glucose à 30 % ou à 50 %) sont tolérés car l'eau est retenue à l'intérieur du globule rouge par ses protéines.
Pour ramener les solutions hypotoniques à l'isotonie, il faut rajouter le nombre de millimoles d'isotonisant nécessaires. Les plus utilisés sont le glucose et le chlorure de sodium. Cependant, l'emploi des ions ne doit pas avoir d'effet sur la stabilité du mélange : rupture de l'émulsion par diminution du potentiel zêta, précipitation par effet d'ion commun.

c) Adjuvants de solubilisation

Par exemple, pour solubiliser la caféine peu soluble dans l'eau, on peut rajouter du benzoate de sodium.

d) Agents complexants et tensioactifs

On peut également citer les agents complexants tels que les bêtacyclodextrines ou encore les agents tensioactifs tel que le polysorbate 20 ou 80.

B. Élaboration des solutés injectables

La préparation des solutés suit les méthodes de dissolution classiques, en prenant des précautions pour éviter les contaminations par les micro-organismes et les substances pyrogènes.
On ajoute à la solution les adjuvants nécessaires pour obtenir le pH souhaité, isotoniser la solution et assurer une bonne conservation de la préparation.

1. pH

Les solutions qui sont stables à pH physiologique ne seront pas tamponnées si la zone de stabilité est large. Si elle est étroite, il sera préférable d'ajuster le pH avec une solution tampon. Pour les solutions dont la stabilité exige un pH non physiologique, il faut savoir que les liquides de l'organisme ayant un pouvoir tampon, tolèrent mieux les solutés non tamponnés, car ceux-ci sont plus rapidement ramenés à la neutralité dans l'organisme. Si la zone de pH de stabilité est large, le titre sera donc simplement ajusté à l'aide d'un acide ou d'une base. Si la zone de stabilité est étroite, on utilisera un tampon de faible pouvoir tampon.

2. Ajustement de l'isotonie

L'ajustement de l'isotonie peut se faire de différentes manières :

- en utilisant la formule de Lumière et Chevrotier :

  $X \% = \Delta T - \Delta 1/\Delta 2$;

  X : poids (en g) à rajouter à 100 mL de soluté ;

  ΔT : abaissement du point de congélation du milieu dans lequel se fait l'injection (pour le plasma = – 0,52 °C) ;

  $\Delta 1$: abaissement du point de congélation du soluté à isotoniser ;

  $\Delta 2$: abaissement du point de congélation d'une solution à 1 % d'isotonisant ;
- par la méthode des équivalents : en utilisant des tableaux qui donnent l'équivalence de pression osmotique, entre les substances couramment utilisées et le chlorure de sodium. Ex. : chlorhydrate de morphine = 0,15 (c'est-à-dire qu'un gramme de chlorhydrate de morphine a une pression osmotique équivalente à 0,15 g de chlorure de sodium) ;
- méthode par dilution : en déterminant la quantité d'eau nécessaire pour obtenir une solution isotonique, puis en complétant avec une solution à 0,9 % de NaCI, ou avec une solution tamponnée isotonique.

3. Procédés pour éviter ou éliminer les substances pyrogènes

Les substances pyrogènes peuvent provenir de différentes sources :

- les différents produits utilisés pour la préparation ;
- les manipulations ;
- les matériels utilisés pour la préparation et pour le conditionnement.

Les différents produits utilisés pourront être testés préalablement, pour s'assurer de leur apyrogénicité.

Le matériel doit être parfaitement lavé avec des solutions acides ou basiques, puis avec de l'eau apyrogène, puis soumis à un chauffage prolongé à une température supérieure à 160 °C.

Il doit être utilisé dans les 24 heures.

Il faut éviter toute contamination au cours de la manipulation et réduire les temps d'attente qui sont favorables à la multiplication des micro-organismes.

Les procédés d'élimination des pyrogènes sont nombreux, les principaux sont :

- l'adsorption sur charbon actif : cette technique présente l'inconvénient d'adsorber également une partie des principes actifs ;
- le traitement par des oxydants (eau oxygénée et hypochlorite de sodium), ne doit pas être utilisé pour des principes actifs oxydables ;
- la filtration par adsorption sur des filtres en profondeur ou par ultrafiltration ;
- par chauffage : en milieu acide ou alcalin.

4. Limpidité

La filtration clarifiante a pour but de retenir les particules inertes et conduit à l'obtention de liquides limpides. Elle n'arrête pas les germes. Elle élimine simplement les particules en suspension. Elle se fait à l'aide de filtres en profondeur constitués de fibres (cellulose, matières plastiques…) ou de filtres membranes. Les filtres peuvent être surmontés d'une couche poudreuse facilitant le dépôt des impuretés et évitant le colmatage. La filtration peut être conduite sous pression d'air ou d'un gaz inerte.

5. Stérilité

On utilise essentiellement la stérilisation à la chaleur humide. Dans la pratique, pour les préparations aqueuses injectables, on considère que 20 minutes à 121 °C constituent une sécurité suffisante.
Si le principe actif ne supporte pas une température supérieure à 100 °C, le soluté peut être stérilisé par tyndallisation : trois chauffages entre 56 °C et 100 °C (généralement 70 °C) d'une durée d'une heure chacun, séparés les uns des autres d'un repos de 24 h à température ordinaire. Il faut alors travailler aussi aseptiquement que possible. Si le principe actif est thermolabile, la stérilité sera assurée par une filtration stérilisante (filtre de 0,22 µm) suivie d'une répartition aseptique. On utilise des filtres en profondeur (plaques, cartouches et bougies filtrantes) et des filtres membranes écrans.
À l'hôpital, pour la préparation des poches nutritives et à degré moindre pour la préparation des cytostatiques, la stérilité est assurée par une préparation et une répartition aseptique sous hotte à flux laminaire ou en isolateur. On part donc de produits stériles et on met en forme le produit final de façon aseptique. L'isolateur est une enceinte close et stérile qui peut être souple (PVC translucide) ou rigide (polymétacrylate de méthyle et polycarbonate) et qui est utilisé pour la fabrication des préparations grâce à un système de manchettes équipées de gants, ou d'un ou plusieurs hémiscaphandres couplés ou non à des manchettes.

6. Conditionnements-récipients

Selon la Pharmacopée, les récipients destinés aux préparations pour usage parentéral sont fabriqués dans une matière :
- suffisamment transparente pour permettre à tout moment la vérification visuelle de l'aspect primitif de la solution ;
- inactive sur la préparation avec laquelle elle est en contact ;
- dont la nature ne permet pas la diffusion dans ou à travers la matière du récipient et l'introduction de matières étrangères dans la préparation.

a) Flacons

Les différentes tailles les plus fréquentes sont 125, 250, 500, 1 000 mL. Ces flacons peuvent être en verre pharmacopée type II, c'est-à-dire un verre sodocalcique ayant subi un traitement de surface permettant de diminuer les échanges ioniques, ou en plastique semi-rigide. Les flacons sont bouchés par un bouchon en caoutchouc serti par une bague en aluminium, elle-même recouverte d'une capsule de protection.

b) Poches en matière plastique

Elles présentent l'avantage d'être légères, peu fragiles, résistantes au gel et souples, ce qui évite l'utilisation de prise d'air lors de leur utilisation. Elles ont un site de perfusion trocardable et un site pour l'adjonction médicamenteuse. En revanche, les matières plastiques présentent l'inconvénient d'être moins transparentes que le verre, de ne pas résister à la chaleur, de ne pas être parfaitement inertes chimiquement (et notamment de permettre l'adsorption de certaines molécules, et d'être imperméables à certains gaz). Ces poches sont soit en PVC, soit en EVA (Éthyl

Vinyl Acétate) compatible avec les émulsions lipidiques, plus rarement en élastomère de silicone. À noter que le PVC interagit avec de nombreux principes actifs et notamment le diazépam, la nitroglycérine, l'isosorbide, le propofol et le paclitaxel. Il existe donc des poches sans PVC (en polyoléfine) utilisables lors de l'administration de ces produits. Ces poches vont, suivant les applications, d'une contenance de 50 mL jusqu'à 4 500 mL.
Signalons le concept de poches multicompartimentées, qui, en évitant le contact entre deux substances susceptibles de réagir entre elles, contribuent à augmenter la durée de stabilité, les compartiments étant mélangés au moment de l'administration (ex. : poches bi- ou tricompartimentées utilisées en nutrition parentérale).
Il existe également des poches multicomposants (type Viaflo®) dont l'enveloppe est constituée de trois couches : couche interne en polyéthylène, couche intermédiaire en polyamide et couche externe en polypropylène.

7. Application des bonnes pratiques de fabrication (BPF) et assurance qualité

Depuis 1978 en France, il est admis que le contrôle du produit fini est une chose importante mais pas suffisante. Il vaut mieux, en effet, définir avec précision le procédé de fabrication pour contrôler le produit fini. On a donc vu apparaître les concepts de validation de production et de bonnes pratiques de fabrication (BPF) et la mise en place de systèmes d'assurance qualité qui permettent de prévoir des méthodes pour atteindre la conformité du produit fini aux spécifications.
La fabrication d'un médicament (comme une spécialité parentérale) est régie, pas à pas, par des procédures générales de fabrication, et des instructions écrites pour la fabrication d'un médicament donné.
Dans les procédures générales de fabrication, des contrôles sont préconisés. Il s'agit, en fait, de tests, vérifications, mesures qui sont réalisés en cours de fabrication, afin de s'assurer que le produit répondra aux spécifications. Ces tests concerneront l'environnement, l'équipement et les produits entrant en jeu dans la fabrication.
Liste des divers paramètres contrôlés :

- Vérification des caractéristiques de l'appareillage utilisé.
- Contrôle de la qualité de l'eau.
- Contrôles des locaux à ambiance contrôlée ; qualité de l'air.
- Validation du nettoyage du matériel.
- Validation du lavage des récipients et des éléments de bouchage.
- Contrôles sur le produit lui-même :
  - contrôles des matières premières en cours de fabrication ;
  - contrôle du soluté avant répartition (valeurs admissibles) ;
  - contrôles physico-chimiques du soluté ;
  - contamination bactériologique et pyrogénique.
- Contrôle de la stérilisation.

Un système d'assurance qualité doit mettre en œuvre tout un ensemble de moyens en vue de garantir la qualité de ce type de préparations, en particulier leur caractère stérile, apyrogène et leur faible contamination particulaire. Ces moyens sont exactement définis par le ou les responsables du système d'assurance de la qualité, en collaboration avec les pharmaciens chargés de la fabrication et du contrôle. L'application des BPF et du système d'assurance qualité s'est tout d'abord développé au niveau industriel pour s'étendre progressivement au secteur hospitalier (deux exemples concrets pour les préparations injectables : la préparation des cytostatiques et les préparations destinées à l'alimentation parentérale).

IV. Contrôles du produit fini

Les contrôles sont indispensables pour vérifier que la qualité du produit fini est conforme à ce qui était attendu.
Les contrôles sur le produit fini peuvent être de deux types :
- contrôles destructifs : ex. : stérilité, volume… ;
- contrôles non destructifs : ex. : masse, limpidité…

Les contrôles destructifs ne peuvent être effectués sur l'ensemble d'un lot de fabrication. Ils seront donc réalisés sur quelques échantillons d'un produit fini. L'application des bonnes pratiques de fabrication est donc essentielle pour assurer que l'ensemble des unités d'un même lot a subi le même processus de fabrication, et que les échantillons contrôlés sont représentatifs de ce lot.

A. Contrôle optique et de limpidité

L'aspect du soluté donne une indication de son état de conservation. L'apparition d'une coloration anormale ou le changement de couleur indiqueront une altération de la préparation. Ces modifications seront mises en évidence par examen visuel du récipient sur fond blanc, ou par comparaison à un témoin ou à une gamme étalon. L'essai de la limpidité ne peut pas être codifié rigoureusement, car un soluté optiquement vide n'existe pas, et la limpidité dépend du système optique utilisé pour la détection des particules. Le contrôle optique effectué en routine a pour but d'éliminer tout récipient présentant la moindre anomalie visible. Un examen visuel est fait sur l'ensemble des flacons de chaque lot. Il doit se pratiquer dans les meilleures conditions d'observation. L'éclairage doit permettre une différence de brillance entre les particules en suspension et la solution, mais également entre les particules et le fond sur lequel sont observés les récipients. Pour cela, l'éclairage peut être latéral, les particules brillantes se détacheront alors sur un fond noir : ces techniques permettent de détecter des particules de l'ordre de 50 µm.
Il existe des appareils automatiques, utilisant des principes électroniques ou photoélectriques, pour détecter les particules : les flacons sont soumis à une rotation rapide, puis sont brusquement immobilisés au moment où ils sont traversés par un faisceau lumineux. Seules les particules en suspension sont détectées, celles qui adhèrent aux parois passent inaperçues.
Un examen plus approfondi est réalisé sur quelques échantillons. Les flacons peuvent être examinés sous visionneuse, ou le soluté peut être filtré sur une membrane et observé au microscope, ou bien encore le soluté peut être passé dans un appareil de comptage des particules, de type Coulter®.

B. pH

La mesure du pH se fait à l'aide de réactifs colorés ou plus fréquemment au pHmètre. Le pH d'une solution pouvant être modifié au cours de la préparation (filtration, stérilisation), il est souhaitable de le contrôler avant et après stérilisation. Pour évaluer le pouvoir tampon d'une solution, on mesure la quantité de soude ou d'acide chlorhydrique à ajouter pour faire virer le réactif coloré.

C. Contrôle de l'osmolalité

L'osmolalité est déterminée par la mesure de l'abaissement du point de congélation. C'est une méthode rapide, ne nécessitant qu'une petite quantité d'échantillon. Les méthodes de mesure de l'hématocrite ou de mesure du degré d'hémolyse sont désuètes car elles sont plus longues, moins précises, et nécessitent par ailleurs, des érythrocytes humains.

D. Essai de stérilité

1. Méthodologie

Quelques considérations doivent toujours rester à l'esprit avant de débuter un essai de stérilité. Cet essai ne peut pas garantir la stérilité de toutes les unités du lot si cet essai est effectué sur quelques unités. La stérilité d'un lot est donc définie en termes de probabilité. Pour aboutir à cette certitude, il doit être complété par les contrôles et validations sur les méthodes de fabrication et de stérilisation.
Le déroulement correct du traitement stérilisant, dans toute l'étendue d'un lot donné, est d'une fiabilité supérieure à l'essai de stérilité. L'essai de stérilité n'est que l'ultime sécurité, mais reste un élément important de la preuve de stérilité d'un lot. Les échantillons prélevés pour le contrôle de stérilité doivent être représentatifs de l'ensemble du lot, mais ils devraient en particulier comporter des échantillons provenant de certaines parties du lot que l'on considère plus à risque de contamination :

- pour les produits qui ont été remplis de façon aseptique, des échantillons doivent être pris parmi les récipients remplis au début et à la fin du lot, et après chaque interruption de travail importante ;
- pour les produits stérilisés par la chaleur dans leur récipient final, il faut envisager de prendre des échantillons qui ont été situés dans la charge, à la partie potentiellement la plus froide.

La Pharmacopée européenne décrit en détail le test de stérilité. Il est basé sur la filtration sur membrane du soluté injectable. Elle fournit les milieux de culture à utiliser : ils doivent permettre la recherche séparée ou simultanée des bactéries aérobies, des bactéries anaérobies et des champignons microscopiques. Il est précisé qu'un fabricant n'est pas tenu de réaliser cet essai.
Le milieu liquide au thioglycolate est recommandé pour la recherche de bactéries aérobies et anaérobies et le milieu à l'hydrolysat de caséine et de soja pour les champignons microscopiques et les bactéries aérobies. Ils sont ensemencés avec un inoculum de préparation ou avec une membrane sur laquelle a été filtré le

soluté, les quantités d'inoculum sont définies par la Pharmacopée en fonction de la quantité contenue dans le conditionnement unitaire (*tab. 1*). Puis, ils sont mis à incuber à 30-35 °C pour le contrôle de la contamination bactérienne (milieu liquide au thioglycolate) et à 20-25 °C pour le contrôle de la contamination fongique (milieu à l'hydrolysat de caséine et soja), pendant 14 jours au moins.

Tableau 1. Quantités du produit à examiner dans l'essai de stérilité pour les préparations pour usage parentéral (Pharmacopée européenne V[e] édition)

Quantité contenue dans chaque récipient	Quantité minimale à utiliser dans chaque milieu de culture pour la recherche de contaminations bactériennes et fongiques
Pour les liquides	
Inférieure à 1 mL	Le contenu entier du récipient.
Supérieure à 1 mL	La moitié du contenu de chaque récipient, mais l'emploi de plus de 20 mL est inutile

Remarques : pour le contrôle de stérilité des préparations injectables non aqueuses, l'échantillon à tester est filtré sur un filtre stérile qui est ensuite placé dans le milieu de culture, de sorte que l'interprétation ne soit pas gênée par la présence de solvant dans le milieu.
La méthode utilisant une membrane est recommandée, mais la méthode par ensemencement direct est toujours possible.
Signalons qu'il existe des équipements très appréciés pour le contrôle de stérilité de type Stéritest®. Ils ont permis de simplifier l'essai de stérilité.
Il s'agit de systèmes clos réduisant au maximum tout risque de contamination exogène. Une membrane de 0,45 µm de diamètre de pores est soudée dans chaque chambre de filtration/incubation. L'échantillon à contrôler est transféré par des tubulures à l'aide d'une pompe péristaltique vers les chambres où il est filtré sous pression. Les milieux de culture sont amenés par la même voie sur les membranes filtrantes. Il n'y a plus aucune manipulation de membrane. Une nouvelle pompe de transfert pilotée par un logiciel a été mise sur le marché. Elle permet une meilleure reproductibilité et une plus grande fiabilité du test. Cette méthode est conforme à la Pharmacopée européenne V[e] édition. De plus :

- chaque lot de milieu de culture doit être testé préalablement pour ses propriétés nutritives sur les souches recommandées ;
- les fluides de dilution des produits à tester ainsi que les fluides de rinçage des filtres doivent également être traités ;
- on peut être amené à contrôler l'éventuel pouvoir bactériostatique du soluté parentéral. Les solutés d'antibiotiques en sont l'exemple le plus parlant (on comprend la difficulté d'évaluer la stérilité d'une préparation antibactérienne).

2. Interprétation des résultats de l'essai de stérilité

S'il n'est pas observé de signes de croissance microbienne après plusieurs jours (environ 18), le produit à examiner satisfait à l'essai.
Si une croissance microbienne est observée, le produit à examiner ne satisfait pas à l'essai, sauf si on suspecte que la contamination est survenue au cours de l'essai. Dans ce cas, l'essai est répété sur le même nombre d'unités que l'essai initial. Ces conditions sont définies dans la Pharmacopée.

E. Recherche des pyrogènes

Cet essai est obligatoire pour tous les solutés injectables dont le volume de conditionnement est supérieur ou égal à 15 mL, et pour ceux portant la mention apyrogène. Il faut savoir que les pyrogènes endotoxiniques ne sont pas détruits par un cycle de stérilisation classique à 121 °C. Comme dans l'essai de stérilité, ce contrôle n'est qu'une sécurité supplémentaire, par rapport au système assurant la qualité du produit (pas de contamination tout au long de la chaîne de fabrication). Pour les produits injectables, il faut envisager de contrôler les pyrogènes dans l'eau et dans les produits intermédiaires et finis, par des méthodes validées pour chaque type de produit. Pour les grands volumes injectables, ce contrôle de l'eau et des produits intermédiaires doit toujours être effectué en plus de tous les tests sur le produit fini, tels qu'ils sont exigés dans l'autorisation de mise sur le marché.

1. Essai *in vivo*

Florence Seibert a utilisé le lapin dès 1882 pour détecter des substances hyperthermisantes.

L'essai inscrit à la Pharmacopée est basé sur l'élévation de température induite par l'injection de substances pyrogènes chez le lapin.

Le choix des lapins est dû à leur grande sensibilité à ces substances, qui est cependant inférieure à celle de l'homme. Comme tous les tests qui font appel à des animaux, ce test est rendu très lourd, par les précautions indispensables dont il faut s'entourer afin d'obtenir des résultats exploitables. L'essai est bien codifié par la Pharmacopée V[e] édition. Un grand nombre d'impératifs doivent être respectés afin de minimiser les aléas dus au lapin. La Pharmacopée décrit les conditions opératoires avec la plus grande précision, compte tenu de cette très importante variabilité.

Elle décrit :

- la sélection des animaux : les caractéristiques d'inclusion et d'exclusion des animaux sont définies ;
- la stabulation des animaux (environnement, nourriture, température de la pièce, etc.) ;
- les thermomètres à utiliser (précision de 0,1 °C) ;
- les conditions de réalisation du test : contention du lapin, régime calorique et hydrique à mettre en place ;
- la réalisation d'un essai préliminaire avec injection d'une solution de NaCl 0,9 % apyrogène afin d'exclure les animaux ayant une variation de température trop importante (1 à 3 jours avant l'essai du produit) et de l'essai définitif (injection durant 4 minutes dans la veine marginale de l'oreille du liquide préchauffé à 38,5 °C ; température rectale notée toutes les demi-heures, notation de la plus grande amplitude).

Interprétation des résultats

La Pharmacopée donne les intervalles de résultats et l'interprétation à en tirer. Si l'essai est douteux, il peut être recommencé jusqu'à 4 fois.

2. Essai *in vitro*

Les endotoxines bactériennes peuvent être recherchées par la méthode au lysat d'amoebocytes de limule (ou LAL-test ou test limulus).

Une monographie sur les endotoxines figure dans la Ve édition de la Pharmacopée européenne. Mais l'industriel est toujours tenu d'effectuer un contrôle *in vivo* sur le lapin, avant de conclure à l'absence de pyrogènes. Cette technique utilise un lysat de cellules sanguines du crabe limulus, qui a la propriété de floculer en présence d'endotoxines bactériennes de bactéries à Gram négatif. En cas de contamination endotoxinique, il se forme, suivant la technique utilisée, après des conditions précises d'incubation :

- soit un gel ferme au fond du tube ;
- soit un trouble qui peut être quantifié ;
- soit une coloration par clivage d'un complexe peptide chromogène synthétique qui peut être quantifiée.

Six méthodes sont décrites dans cette monographie :

- méthode A : gélification (essai limite) ;
- méthode B : gélification (essai semi-quantitatif) ;
- méthode C : turbidimétrie (cinétique) ;
- méthode D : colorimétrie (cinétique) ;
- méthode E : colorimétrie en point final ;
- méthode F : turbidimétrie en point final.

La réaction de floculation mise en œuvre est de type enzymatique et exige, à ce titre, des conditions opératoires précises de température, de pH, d'agitation et de milieu ionique (Ca^{2+} et Mg^{2+} indispensables à la réaction).

Les interférences spécifiques à chaque produit sur le test (le plus souvent de type inhibition du limulus-test), doivent être évaluées pour conclure si le test est réalisable ou non sur ce produit.

La Commission européenne de la Pharmacopée a estimé, que ce test est un moyen efficace et rentable pour le contrôle de la contamination par les endotoxines et pour réduire l'utilisation des animaux de laboratoire. Elle a défini les priorités de l'application de ce test aux diverses préparations parentérales (*tab.* 2).

Il faut bien noter que le LAL-test n'a pas pour objet de remplacer le test sur lapin. Chaque essai a ses mérites propres et son champ d'application.

Le test au lapin reste légal et un bon essai de toxicité générale. Le LAL-test est un plus dans l'assurance de qualité des injectables (par ses performances supérieures,

Tableau 2. Tableau défini par la Commission européenne de la Pharmacopée (6) des priorités dans l'application du test au Lysat d'Amoebocyte de Limule

Priorité élevée	– Radiopharmaceutiques (où l'essai des pyrogènes sur lapin n'est pas praticable). – Produits contenant potentiellement de l'endotoxine (certains vaccins, des produits préparés par génie génétique). – Eau pour préparation injectable (où l'essai LAL est directement applicable et potentiellement plus strict que l'essai des pyrogènes sur lapin, ce qui entraîne une plus grande sécurité). – Injections intraveineuses et intrarachidiennes de 15 mL ou moins. – Matériaux destinés à des préparations, en grands volumes, pour administration parentérale.
Priorité moyenne	– Préparations présentant une activité pharmacologique ou toxique marquée chez le lapin (insuline, hormones polypeptidiques, antipyrétiques). – Produits sanguins (ou l'essai des pyrogènes sur lapin s'est montré peu fiable). – Antibiotiques (où l'essai LAL pourrait s'avérer utile, si les difficultés habituelles pouvaient être surmontées).
Priorité faible	– Préparations injectables aqueuses et non aqueuses, de 15 mL ou moins, administrées autrement que par voie intraveineuse ou intrarachidienne. – Produits auxquels l'essai des pyrogènes sur lapin a été appliqué sans difficulté comme essai de routine et dont les résultats sont parallèles à la réaction chez l'homme. C'est là, la seule application incluse pour des raisons qui ne sont pas d'ordre pharmaceutique.

il permet d'obtenir un très haut niveau de qualité). Il connaît donc un intérêt croissant.
Le *test in vitro* est donc plus sévère, mais la réponse est équivalente au test *in vivo* dans 97,20 % des cas (Société française des sciences techniques et pharmaceutiques). Le *tableau 3* résume les avantages et inconvénients de chacun des tests.
Si le fabricant veut remplacer l'essai des pyrogènes sur lapin par un essai des endotoxines bactériennes, il doit démontrer sa faisabilité sur le produit concerné et éliminer les facteurs d'interférence avec le LAL-test.

Tableau 3. Avantages et inconvénients du test sur lapin et du test limulus

	Avantages	Inconvénients
Test sur lapin	– Son expérience (plus de 40 ans). – Sûr et fiable. – Réel indicateur de la toxicité du produit. – Prend en compte, tous les pyrogènes possibles (endotoxiniqiues, chimiques, particulaires).	– Sensibilité – Spécificité. – Utilisation de l'animal (contraintes et éthique). – Mise en œuvre difficile. – Coût : temps, main-d'œuvre, mise en œuvre. – Susceptibilité des animaux (âge, saison, position en stabulation, perception de l'environnement…). – Les animaux peuvent devenir tolérants aux pyrogènes. – Des produits sont impossibles à tester, exemples : antipyrétiques. – Les produits radio-pharmaceutiques sont trop toxiques pour le lapin. – Des produits sont trop allergisants : les dérivés sanguins produisent une réaction hyperthermique exagérée ou un choc.
Test limulus	– Peu astreignant. – Sensibilité (5 à 100 fois plus sensible que le lapin suivant la méthode retenue). – Très fiable et reproductible. – Simplicité relative. – Peu exigeant en place, personnel, matériel. – Coût : 3 fois moins cher que le lapin. – Volume d'échantillon à prélever plus faible.	– Ne teste que les endotoxines de bactéries Gram négatif (mais qui sont les substances pyrogènes prépondérantes). – Certaines substances inhibent le test et le rendent inutilisables. – Conditions opératoires strictes pour obtenir des résultats exploitables. – Les réactifs sont d'origine biologique et il est difficile de standardiser la méthode.

F. Contrôle du volume extractible

La Pharmacopée indique que les récipients utilisés pour les préparations injectables doivent contenir une quantité suffisante de préparation pour permettre l'administration de la dose nominale indiquée sur l'étiquette. Afin de satisfaire à l'exigence du volume nominal, les récipients sont remplis avec un volume légèrement supérieur au volume nominal. Ceci permet dans le cas des récipients unidoses, d'administrer la totalité du contenu sans qu'il y ait de risque.
Pour les solutés dont le volume est supérieur à 5 mL, le contenu est vidé dans une éprouvette graduée sèche. Le volume mesuré ne doit pas être inférieur au volume nominal.

Conclusion

Les préparations injectables de grand volume sont très utilisées à l'hôpital :
- en réanimation où rapidité d'action est souvent synonyme d'efficacité ;
- comme véhicules de très nombreux médicaments injectables (glucose à 5 % et chlorure de sodium à 0,9 %) ;

- enfin en nutrition parentérale, un secteur où le pharmacien hospitalier engage pleinement sa responsabilité aussi bien dans la préparation que dans le contrôle des mélanges nutritifs. Gardons en mémoire que ces préparations étant destinées à pénétrer directement dans l'organisme, par effraction des barrières protectrices naturelles que constituent la peau et les muqueuses, elles devront répondre à un certain nombre d'exigences et devront être préparées et contrôlées avec rigueur.

L'essentiel de la question

Les préparations injectables de grand volume sont décrites dans la Pharmacopée au chapitre « Préparations parentérales ».
Ce sont des solutions aqueuses ou des émulsions à phase externe aqueuse, stériles, exemptes de pyrogènes et ne contenant pas de conservateur (volume à perfuser > à 15 mL).
Les préparations injectables de grand volume présentées en poche ou en flacon répondent à de nombreuses formules à l'hôpital telles que des solutés alcalinisants, des mélanges de nutrition parentérale, etc.
Ces préparations doivent répondre à certaines caractéristiques. En plus de la stérilité et de l'apyrogénicité, elles doivent être limpides c'est-à-dire exemptes de particules décelables à l'œil nu, être d'un pH compatible avec une bonne stabilité et une bonne tolérance de la préparation, avoir une osmolalité la plus proche possible des liquides tissulaires en contact avec la préparation. Il faut savoir que l'administration par voie veineuse centrale tolère des chiffres d'osmolalité plus importants.
La préparation des solutés injectables se fait à partir de matières premières (ex. : solvants) et de substances auxiliaires (ex. : isotonisants, tampons) et nécessite de prendre des précautions pour éviter les contaminations dues aux micro-organismes (filtration stérilisante, stérilisation par chaleur humide, hotte à flux laminaire...) ou aux substances pyrogènes (adsorption, filtration...).
Les contrôles sur le produit fini ainsi que sur les matières premières sont indispensables pour garantir la conformité du produit fabriqué selon les BPF par rapport aux spécifications.
Différents contrôles sont réalisés tels que :

- un contrôle visuel de limpidité et de couleur réalisé par l'œil humain ou par des appareils ;
- un contrôle du pH avant et après stérilisation ;
- un contrôle de l'osmolalité ;
- un contrôle de stérilité par filtration sur membrane ou ensemencement direct ;
- une recherche de pyrogène basée sur des méthodes *in vivo* (lapin) ou *in vitro* (test limulus ne détectant que les endotoxines bactériennes). Il est important de retenir que chaque méthode possède des avantages et des inconvénients ;
- un contrôle du volume extractible.

Pour en savoir plus

- Pharmacopée européenne Ve Édition.
- Le Hir A. Abrégé de Pharmacie galénique, 8e éd. Éditions Masson, 2001.
- Martindale 33e éd. Edited by Kathleen Parfitt BSc, FRPharmS, 2000.
- Le vademecum des médicaments injectables MMI. Éditions Masson, 2001.
- Handbook on injectable drugs, 13th edition, 2005.

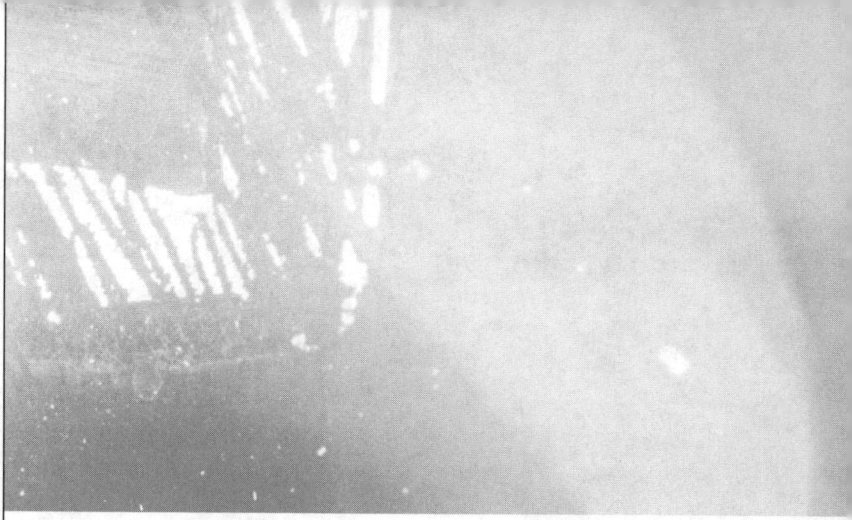

Médicaments

Morphine, morphinomimétiques et produits de substitution

N. SYLVOZ, C. AGOGUE, C. TRIVIN,
E. BRUDIEU, P. BEDOUCH, J. CALOP
Département pharmacie, CHU, Grenoble.

I. Chimie
- **A.** Structure
- **B.** Relations structure-activité
- **C.** Classification
- **D.** Propriétés physico-chimiques

II. Pharmacologie
- **A.** Rappels sur la douleur
- **B.** Mode d'action
- **C.** Classification
- **D.** Propriétés pharmacodynamiques
- **E.** Paramètres pharmacocinétiques

III. Pharmacie clinique
- **A.** Traitement de la douleur
- **B.** Indications
- **C.** Contre-indications
- **D.** Mise en garde
- **E.** Précautions d'emploi
- **F.** Effets indésirables
- **G.** Traitement adjuvant
- **H.** Toxicité
- **I.** Interactions médicamenteuses
- **J.** Incompatibilités physico-chimiques
- **K.** Voies d'administration - Formes galéniques - Posologies
- **L.** Modalités de prescription

IV. Toxicomanie et produits de substitution
- **A.** Méthadone
- **B.** Buprénorphine (Subutex®)

Depuis plus de 2 500 ans, l'extrait de la graine de pavot est utilisé à des fins thérapeutiques. En 1817, un des alcaloïdes de cette plante est purifié et dénommé « morphine » en raison de ses propriétés psychodysleptiques (de Morphée, dieu grec des songes). La morphine est aujourd'hui le chef de file de la classe thérapeutique des analgésiques centraux qui comporte de nombreuses molécules naturelles ou synthétiques, les morphinomimétiques. Les analgésiques centraux inhibent partiellement ou totalement l'intégration corticale de la douleur en agissant au niveau du système nerveux central. Leurs indications relèvent de cette propriété : analgésie et anesthésie. L'évolution de cette classe pharmacologique repose sur la découverte des peptides opioïdes endogènes (enképhalines et endomorphines) et de leurs récepteurs (μ, κ, δ, ε). Leur connaissance permet d'expliquer le mode d'action et les effets indésirables des opiacés. Elle permet également de développer la synthèse de nouvelles molécules : des agonistes présentant moins d'effets indésirables (dépression respiratoire et dépendance notamment) ou des propriétés pharmacologiques différentes (modification de la puissance analgésique, de la demi-vie...), ou des antagonistes pour supprimer les effets indésirables des morphinomimétiques en cas de surdosage. L'effet psychodysleptique des opiacés est recherché par les toxicomanes. Il existe un détournement de l'emploi de certaines spécialités à base de codéine, morphine, buprénorphine, etc. La dépendance physique et psychique que les opiacés entraînent, l'accoutumance, les problèmes d'overdose, de prise de drogue par voie veineuse (et, par conséquent, de risque de transmission des virus VIH et des hépatites) associés au nombre de toxicomanes en France (300 000 dont 160 000 héroïnomanes selon certaines sources), font de la toxicomanie un véritable problème de société et de santé publique. Dans le cadre de la prise en charge médicale, sociale et psychologique de la toxicomanie aux opiacés, certains morphinomimétiques sont susceptibles d'être utilisés comme produits de substitution. Le chlorhydrate de méthadone et la buprénorphine ont obtenu en 1995 une autorisation de mise sur le marché avec comme indication le traitement de la pharmacodépendance majeure aux opiacés. Cette voie « officielle » a modifié la prise en charge des toxicomanes.

Enfin, en ce qui concerne la prise en charge de la douleur, le gouvernement a lancé en 1998 le plan Kouchner pour le développement des soins palliatifs. Ainsi, la prise en charge de la douleur devient une priorité. Les patients indiquent l'intensité de leur douleur à l'aide d'échelles visuelles analogiques (EVA), la délivrance des antalgiques (la morphine notamment) est facilitée, les formes pédiatriques d'antalgiques majeurs sont mises sur le marché, et de nouvelles structures (comité de lutte contre de la douleur...) sont mises en place dans les établissements et les réseaux de soins.

I. Chimie

A. Structure

La morphine est un alcaloïde phénanthrénique caractérisé par une structure pentacyclique et un noyau pipéridique. Les agonistes et antagonistes morphiniques dérivent pour la plupart de la structure de base (*fig. 1*) :

- *par modification des substituants* (dérivés de la pipéridine pentacycliques et apparentés) :
  - en position 3 et 6 (codéine, héroïne…),
  - au niveau de l'azote tertiaire surtout (nalorphine), avec suppression de la double liaison 7-8 (nalbuphine et naloxone) ;
- *par la présence d'un cycle supplémentaire* (structure hexacyclique) : buprénorphine.

Un certain nombre de molécules dérivent d'une autre structure de base, la diphénylpropylamine : méthadone, dextropropoxyphène… (*fig. 2*).

B. Relations structure-activité

Les morphiniques (opiacés) et les opioïdes endogènes ont une structure stéréochimique identique ayant la forme d'un T et s'adaptant aux récepteurs. Seule la forme isomérique L a une activité analgésique : cette propriété est désignée sous le nom de stéréospécificité.

L'activité de la morphine semble en partie liée à la présence de certains groupements fonctionnels :

- *la fonction phénolique libre en 3* : support de l'action antalgique mais aussi dépressive respiratoire et toxicomanogène. Par éthérification (codéine, codéthyline) ou acétylation (héroïne) de cette fonction, on diminue le pouvoir antalgique ;
- *la double liaison en 7-8* ;
- *la fonction amine tertiaire*, en relation avec la dépression respiratoire. La chaîne allyl de la naloxone et de la nalorphine serait responsable de l'action antagoniste.

Par substitution apportée à la structure de base, on obtient :

- des molécules agonistes : substitutions en R1 ou R2 ;
- des molécules agonistes partielles ou antagonistes : substitution de R3.

C. Classification

1. Structure polycyclique (*fig. 1*)

- Structure hexacyclique : buprénorphine…
- Structure pentacyclique : morphine, codéine, nalbuphine, héroïne…
- Structure tétracyclique (dérivés du morphinane) : dextrométhorphane.

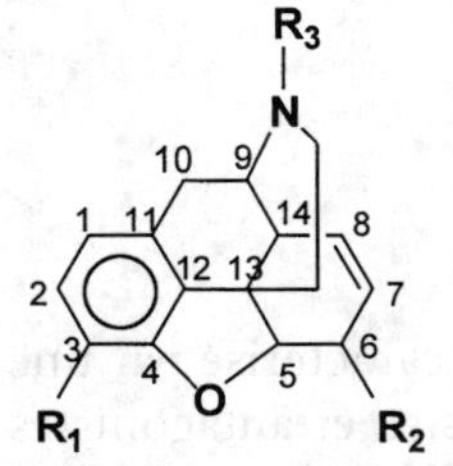

Structure de base des dérivés polycycliques de la pipéridine

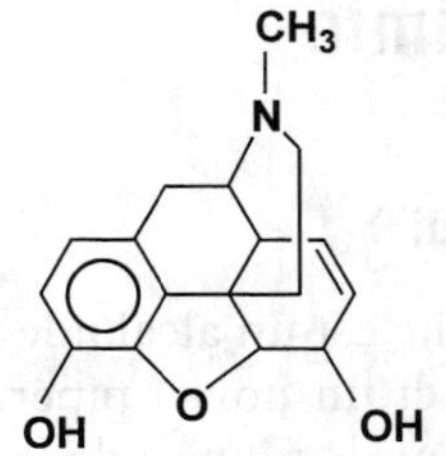

Morphine

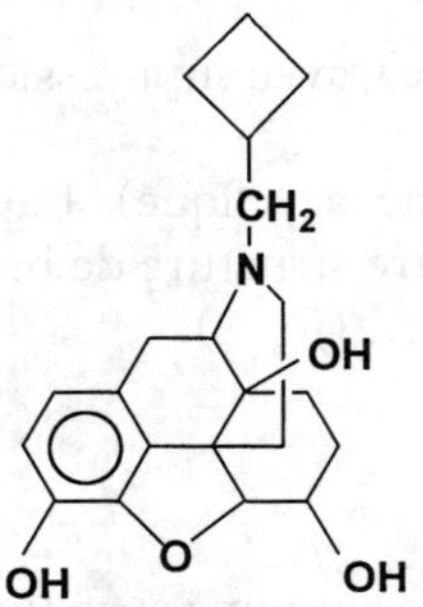

Nalbuphine : NALBUPHINE®

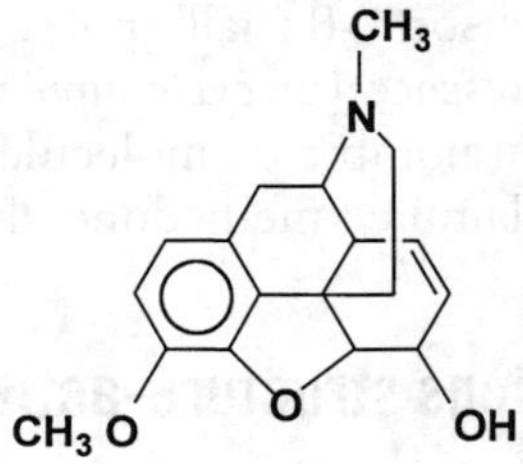

Codéine

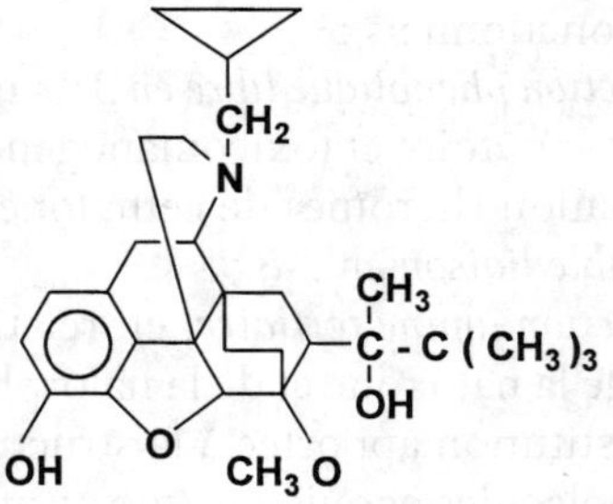

Buprénorphine : TEMGESIC®, SUBUTEX®

Figure 1. Structures polycycliques des morphiniques : dérivés de la pipéridine

2. Structure simple (*fig.* 2)

- Dérivés de la phénylpipéridine : péthidine, fentanyl.
- Dérivés de la diphénylpropylamine : méthadone, dextropropoxyphène.
- Dérivé du méthoxyphenyl-cyclohexanol : tramadol.

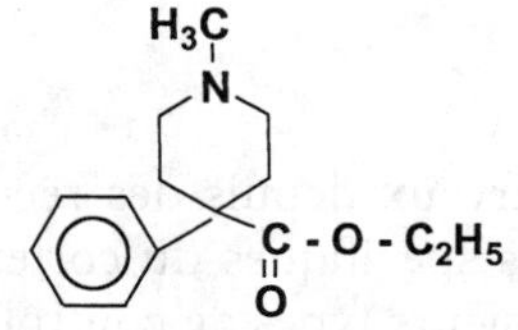

Péthidine : PÉTHIDINE®

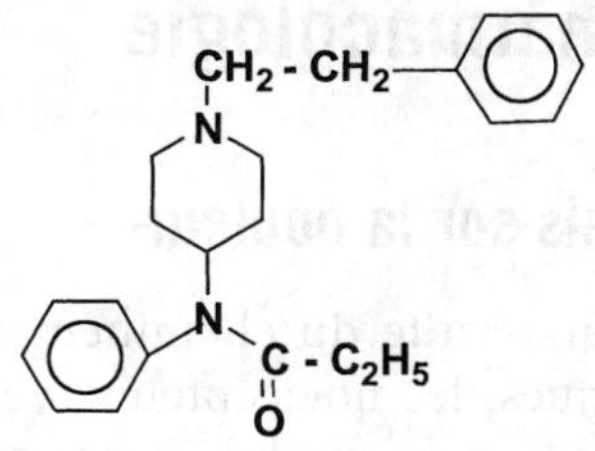

Fentanyl : FENTANYL®, DUROGESIC® et ACTIQ®

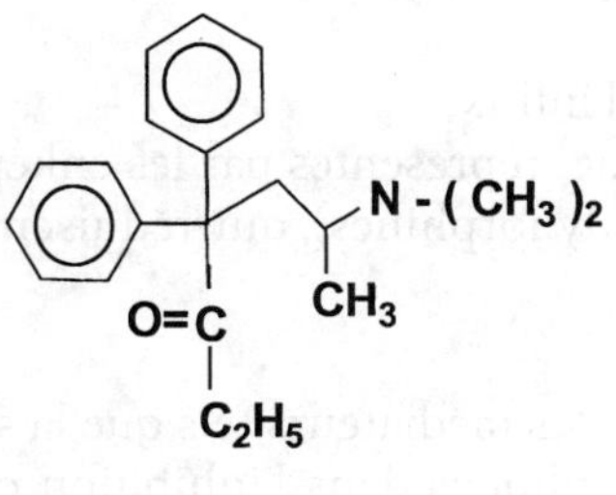

Méthadone

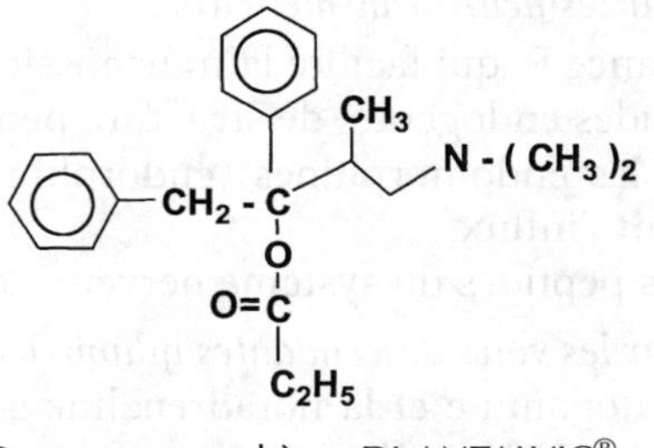

Dextropropoxyphène: DI-ANTALVIC®

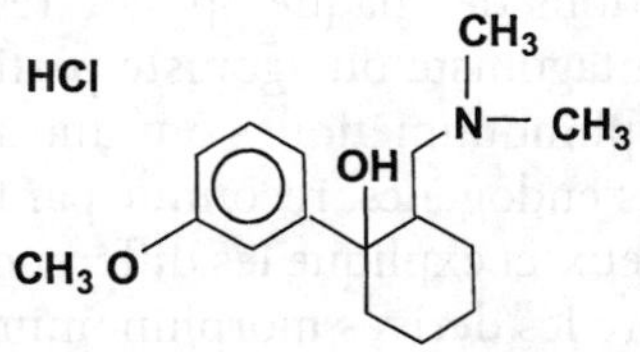

Tramadol: TOPALGIC®, CONTRAMAL®, TRAMADOL®, IXPRIM®et ZALDIAR®

Figure 2. Structure simple des morphiniques : dérivés de la pipéridine et dérivés de la méthadone

D. Propriétés physico-chimiques

La morphine est inscrite à la Pharmacopée européenne sous forme de chlorhydrate et de sulfate.

Elle est caractérisée par :

- sa solubilité dans l'eau et sa faible solubilité dans l'alcool ;
- son pouvoir rotatoire spécifique lévogyre.

La Pharmacopée préconise des essais classiques : solubilité, pH de la solution, perte à la dessiccation, teneur en eau, cendres sulfuriques et un dosage par anhydrotitrimétrie.

II. Pharmacologie

A. Rappels sur la douleur

La douleur résulte du cheminement d'un influx nerveux depuis des récepteurs périphériques, les nocicepteurs, vers certaines zones spécifiques du cortex cérébral. Cet influx est modulé par la mise en jeu de plusieurs types de contrôles :

- *contrôle par les fibres sensitives de gros calibre* qui inhibent la propagation de l'influx nociceptif lorsque celui-ci est de faible intensité (théorie du *gate control*) ;
- *contrôle par les neurotransmetteurs* :
  - la substance P, qui facilite la transmission de l'influx,
  - les opioïdes endogènes, de structure peptidique, représentés par les enképhalines et les endomorphines (endorphines et dynorphines) qui réduisent ou modulent l'influx,
  - et autres peptides du système nerveux central ;
- *contrôle par les voies descendantes inhibitrices*, où des médiateurs tels que la sérotonine, la dopamine et la noradrénaline sont impliqués dans l'inhibition ou la potentialisation de l'influx nociceptif.

On trouve pour les opioïdes endogènes quatre principaux types de récepteurs : mu, kappa, sigma, delta. Les actions de chaque opioïde résultent de l'activation particulière (comme agoniste, antagoniste ou agoniste partiel) d'un ou plusieurs types de ces récepteurs. Les morphinomimétiques ont une structure stéréochimique identique à celle des opioïdes endogènes, reconnue par les mêmes récepteurs. Mais leur affinité variable pour ceux-ci explique les différences dans les propriétés pharmacologiques observées entre les dérivés morphinomimétiques.

B. Mode d'action

La morphine est caractérisée par une action essentiellement centrale par l'intermédiaire de récepteurs spécifiques à trois niveaux :

- *au niveau médullaire* surtout :
  - en renforçant le rôle physiologique du système enképhalinergique,
  - en inhibant la libération de la substance P (neuromédiateur synaptique des fibres nociceptives) et probablement d'autres neuropeptides ;
- *au niveau du bulbe rachidien* : en activant les systèmes inhibiteurs descendants (bloquant l'action des neurones nociceptifs), vraisemblablement par l'intermédiaire des neurones sérotoninergiques ;
- *au niveau des sites suprabulbaires* : expliquant son action sur la composante psychomotrice de la douleur.

C. Classification

Le récepteur μ a permis de distinguer trois groupes de morphinomimétiques :

- *les agonistes purs*, qui reproduisent les principaux effets de la morphine (analgésie, dépression respiratoire, action psychodysleptique). On distingue les agonistes forts (sufentanil, alfentanyl, fentanyl, rémifentanil, péthidine, morphine, méthadone, oxycodone, chlorhydrate d'hydromorphone) et les agonistes faibles (dextropropoxyphène, dihydrocodéine, codéine, tramadol) ;
- l*es antagonistes purs*, sans action intrinsèque mais qui, administrés après un agoniste, s'opposent à ses effets par compétition spécifique sur les différents récepteurs, pour lesquels ils ont une affinité plus forte (naloxone, naltrexone) ;
- *les agonistes-antagonistes*. On distingue :
  - les agonistes partiels comme la buprénorphine. C'est un agoniste partiel des récepteurs μ. Employée seule, elle se comporte comme un agoniste pur. Très intensément fixée aux récepteurs, elle empêche partiellement la fixation d'autres agonistes purs qui ne peuvent agir que 8 à 30 heures après arrêt de la buprénorphine. Administrée après un agoniste, elle se comporte comme un antagoniste susceptible de provoquer un syndrome de sevrage,
  - les agonistes-antagonistes mixtes (nalorphine, nalbuphine) : agonistes pour certains récepteurs mais antagonistes pour d'autres.

D. Propriétés pharmacodynamiques

Les morphinomimétiques constituant un groupe relativement homogène, nous envisagerons :

- dans un premier temps, les propriétés communes, avec pour référence la morphine ;
- dans un deuxième temps, les différences tant sur le plan qualitatif que quantitatif. Ces différences quantitatives semblent essentiellement liées aux propriétés physicochimiques (liposolubilité) impliquant une pharmacocinétique variable suivant les dérivés, et à leur affinité relative pour les différents récepteurs morphiniques.

1. Propriétés communes

a) Action sur le système nerveux central

■ *Action analgésique*

La morphine entraîne une suppression élective de la douleur avec :

- augmentation du seuil de perception douloureuse quelle que soit son origine ;
- un état d'indifférence à la douleur (diminution des réactions affectives).

Il existe une relation entre la dose administrée et l'effet analgésique obtenu (pour une même voie d'administration et chez un même sujet), jusqu'à un plateau au niveau duquel l'antalgie est maximale. Ceci permet de définir la notion de « doses équi-analgésiques » entre les morphiniques agonistes et de les classer en fonction de leur puissance (*tab. 1*).

Tableau 1. Comparaison de la puissance analgésique des différents morphiniques

Morphiniques	Puissance analgésique	Doses (IM-IV) Équi-analgésiques (en mg)
Codéine	1/50	500
Dextropropoxyphène	1/10	240
Tramadol	1/10	240
Péthidine	1/5	100
Morphine	1	10
Méthadone	1	10
Nalbuphine	1	10
Oxycodone	× 2	5
Hydromorphone	× 8	1,3
Buprénorphine	× 25 à 50	0,1
Alfentanyl	× 25 à 50	0,1
Fentanyl	× 100	0,1
Rémifentanil	× 500	0,02
Sufentanil	1 000	0,01

■ ***Action psychomotrice***

Elle est variable suivant les individus et les espèces animales. Chez l'homme, phase d'excitation courte suivie d'une sédation (somnolence), avec diminution des facultés d'attention et de mémoire.

■ ***Action psychodysleptique***

- État d'euphorie, dysphorie avec hallucinations, délires, et à fortes doses convulsions.

■ ***Action dépressive respiratoire***

Par dépression des centres respiratoires (diminution de leur sensibilité au taux sanguin de CO_2) entraînant une dyspnée caractéristique (de Cheyne Stokes) dose-dépendante, avec diminution de la fréquence et de l'amplitude des mouvements respiratoires.

■ ***Autres actions***

- Dépression du centre de la toux à faibles doses : effet antitussif utilisé en thérapeutique, seulement pour la codéine.
- Action émétisante à faibles doses. À l'inverse, à fortes doses, dépression du centre du vomissement.
- Myosis (activation de la troisième paire de nerfs crâniens).
- Diminution de la sécrétion des hormones hypophysaires : FSH, LH, ACTH ; augmentation de la prolactine et des hormones de croissance.
- Hypothermie à fortes doses seulement.

b) Effets périphériques

- Antidiurétique (augmentation de l'ADH).
- Cardiovasculaires : hypotension et bradycardie (variables suivant les individus et les doses administrées).
- Contraction des muscles lisses.

- Digestifs : constipation, spasmes des sphincters et diminution des sécrétions digestives.
- Neurovégétatifs : parasympathomimétiques généralement.
- Bronchoconstriction liée à une histaminolibération.
- Diminution de l'amplitude des contractions utérines d'où un allongement de la durée du travail.

c) Toxicité

■ *Toxicité aiguë*

- Dépression respiratoire, myosis intense, hypotension et coma hypothermique.

■ *Toxicité chronique*

- Dépendance physique et psychique après quelques jours de traitement seulement. Il existe un syndrome de sevrage à l'arrêt du traitement (en 36 à 72 heures), caractérisé par des sueurs, larmoiements, rhinorrhée, mydriase, diarrhées, vomissements, crampes abdominales, céphalées, asthénie, anxiété, agitation, hypertension artérielle et tachycardie…
- Accoutumance, liée sans doute à une accélération du catabolisme, une diminution de la sensibilité du SNC ou à une modification de la répartition dans l'organisme. Certains effets ne sont cependant pas affectés par ce phénomène d'accoutumance : le myosis (permettant le dépistage des toxicomanes), la constipation, les effets excitants et la diminution des hormones hypophysaires.

2. Propriétés différentielles

a) Différences qualitatives

- Péthidine : euphorisante et parasympatholytique (d'où mydriase, tachycardie et sécheresse buccale).

b) Différences quantitatives

■ *Au niveau de la puissance analgésique* (*tab. 1*)

On trouve :

- parmi les dérivés moins actifs que la morphine : le dextropropoxyphène, la péthidine, la codéine et le tramadol ;
- parmi les dérivés les plus actifs : la buprénorphine, l'alfentanyl, le fentanyl, le rémifentanil et le sufentanil (le plus actif des morphinomimétiques à doses équi-analgésiques).

■ *Au niveau de la durée et de la rapidité d'action*

Ces deux paramètres dépendent de la voie d'administration et de la cinétique des différents morphiniques.

Les dérivés à action rapide et courte sont utilisés préférentiellement en anesthésiologie (fentanyl, alfentanyl, sufentanil, rémifentanil…) et dans les accès paroxystiques douloureux alors que les dérivés à action prolongée (morphine…) sont réservés au traitement des douleurs chroniques et postopératoires.

■ *Au niveau de la toxicité*

Les morphinomimétiques induisent tous les mêmes types d'effets indésirables, avec des intensités très variables, notamment sur les plans :

- cardiovasculaire : toxicité généralement inférieure pour les dérivés puissants à action courte ;
- respiratoire : dépression respiratoire très importante avec les dérivés puissants (nécessitant une ventilation assistée lors des anesthésies générales) mais très faible pour le dextropropoxyphène ;
- neurologique : la péthidine est particulièrement convulsivante à fortes doses ;
- chronique : tous les dérivés sont toxicomanogènes, sauf le dextropropoxyphène aux doses thérapeutiques ;
- musculaire : rigidité importante avec le fentanyl et ses dérivés ;
- allergique : histaminolibération importante avec la péthidine et le dextropropoxyphène (risques de rashs cutanés).

E. Paramètres pharmacocinétiques

1. Absorption

Elle est faible par voie orale en raison d'un effet de premier passage hépatique. La biodisponibilité varie de 20 % (buprénorphine) à 30 % (morphine, nalbuphine) ; plus rarement, elle atteint 70 % (dextropropoxyphène et méthadone). Il existe sur le marché des formes de morphine à action prolongée qui assurent des taux sanguins (C_{max}) moins élevés qu'une dose équivalente de solution buvable de morphine, avec un temps d'apparition du pic retardé (T_{max} = 2 à 3 heures au lieu de 30 minutes) mais avec une décroissance des taux plus progressive qui permet des administrations plus espacées (2 fois par jour pour Moscontin®, Skenan® et une fois par jour pour le Kapanol®).

Le fentanyl est une substance très lipophile.

- Actiq® : Il est absorbé très rapidement par la muqueuse buccale (25 % de la dose totale d'Actiq®) et plus lentement par le tractus gastro-intestinal (soit 75 %). Environ un tiers de cette fraction (soit 25 % de la dose totale) échappe à l'élimination lors du premier passage hépatique et intestinal et devient disponible sur le plan systémique. Autrement dit, la biodisponibilité d'Actiq® généralement observée (50 %) se répartit en parts égales entre l'absorption transmuqueuse rapide et l'absorption gastro-intestinale plus lente. La concentration plasmatique maximale est atteinte en médiane en 20 à 40 minutes (T_{max}, valeurs extrêmes : 20 et 480 minutes) après le début de la consommation d'Actiq®.
- Durogesic® : Durogesic® permet la délivrance systémique continue de fentanyl pendant 72 heures. Le fentanyl est libéré à vitesse relativement constante à travers la peau. Après application initiale de Durogesic®, les concentrations plasmatiques en fentanyl augmentent progressivement, atteignant généralement un plateau entre 24 et 72 heures et restant ensuite relativement constantes. Après applications réitérées pendant des périodes de 72 heures, l'état d'équilibre est atteint et se maintient lors des applications ultérieures de dispositif transdermique de même dimension.

Par voie sous-cutanée, intraveineuse ou intramusculaire, en revanche, les morphiniques sont rapidement absorbés.
Si on adopte la voie centrale, la pénétration est meilleure par voie péridurale que par voie intrathécale ou intraventriculaire.

2. Distribution

La distribution systémique est rapide dans le foie, les reins, le poumon et la rate. Au niveau du système nerveux, elle est variable en fonction du caractère lipophile des molécules qui conditionne le passage au travers de la barrière hémato-encéphalique ; ainsi, le fentanyl passe beaucoup mieux que la morphine. La fixation protéique varie de 35 % pour la morphine à 85 % pour le fentanyl, voire même 95 % pour la buprénorphine.

3. Métabolisme

Le métabolisme des morphiniques est rapide : au niveau du foie, ils sont inactivés par glycuro et sulfo-conjugaison, principalement et accessoirement par oxydation ou N-déméthylation. À noter toutefois que dans le cas de la péthidine on aboutit à la nor-péthidine qui est convulsivante.
Pour le fentanyl, plus de 90 % de la dose administrée sont éliminés par biotransformation en métabolites N-désalkylés et hydroxylés inactifs.

4. Élimination

L'élimination est essentiellement urinaire, sous forme conjuguée surtout et accessoirement sous forme libre. En 24 heures, on retrouve 80 à 90 % de la dose administrée dans l'urine. Une faible partie est normalement éliminée dans la bile (sauf pour la péthidine = 70 %) et passe dans les fécès (7 à 20 %).
La demi-vie d'élimination, après administration aiguë, oscille entre 3 et 4 heures (sauf pour le dextropropoxyphène où elle atteint 14 heures).
Pour le fentanyl transdermique : après retrait du patch, les concentrations plasmatiques diminuent progressivement (environ 50 % en 17 heures).

III. Pharmacie clinique

A. Traitement de la douleur

Les antalgiques font l'objet de différentes classifications. L'OMS propose une classification reposant sur une stratégie antalgique progressive comportant plusieurs niveaux en fonction de l'efficacité des antalgiques. Cette classification met en avant le site d'action de l'antalgique en distinguant les antalgiques opioïdes (morphine par exemple) ou centraux, et non opioïdes ou périphériques. L'utilisation des antalgiques doit être progressive par palier en fonction de l'intensité de la douleur.

Il existe trois paliers :
- palier 1 : antalgique non opioïde pour des « douleurs légères » ;
- palier 2 : antalgique opioïde faible pour des « douleurs modérées » ;
- palier 3 : antalgique opioïde fort pour des « douleurs sévères ».

Remarque :
- les antalgiques de palier 3 s'adaptent en fonction de l'efficacité du traitement et du rapport bénéfice/risque ;
- les antalgiques de palier 1 peuvent être associés à ceux du palier 2 ou du palier 3.

B. Indications

- *Douleurs chroniques intenses* (cancérologie, grands brûlés) : Moscontin®, Skenan®, Péthidine®, Temgésic®, Durogésic®.
- *Douleurs modérées à intenses* : Contramal®, Efferalgan-codéiné®, Di-Antalvic®.
- *Douleurs aiguës* : résistantes aux autres antalgiques (douleurs postopératoires, OAP, infarctus, coliques néphrétiques ou hépatiques) : morphine, Temgésic®, Propofan®.
- *Anesthésiologie* : Fentanyl®, Sufenta®, Rapifen®. Ce sont des morphinomimétiques majeurs réservés à cet usage. Suivant les produits, ils peuvent être utilisés en tant qu'analgésiques d'appoint au cours de l'entretien d'une anesthésie générale balancée (en association), en tant qu'agents anesthésiques principaux pour l'induction et l'entretien d'une anesthésie analgésique ou en administration péridurale.
- *Traitement des douleurs intenses d'origine cancéreuse en cas de résistance ou d'intolérance à la morphine* : Sophidone®.
- *Antidotes des morphiniques* (les antimorphiniques) : Nalone®, Narcan®, Naloxone® (naloxone : antagoniste morphinique) et Nalorphine® (agoniste-antagoniste morphinique) sont utilisés :
  - dans les dépressions respiratoires dues aux morphiniques, en anesthésiologie, réanimation et en obstétrique ;
  - dans les intoxications aiguës par les morphiniques.

La naltrexone (antagoniste morphinique) est, elle, indiquée :
- dans le traitement de soutien en consolidation après une cure de sevrage des opiacés et en prévention tertiaire pour éviter les rechutes sous le nom de spécialité Nalorex® ;
- dans le traitement de soutien dans le maintien de l'abstinence après sevrage de l'alcool chez les patients alcoolo-dépendants sous les noms de spécialités Revia® et Naltrexone®.

C. Contre-indications

- Insuffisance respiratoire grave (pneumopathie obstructive).
- Insuffisance hépatique ou rénale grave.
- Syndrome abdominal aigu d'étiologie inconnue.
- Traumatisme crânien et hypertension intracrânienne.
- États convulsifs.
- Intoxication alcoolique aiguë et delirium tremens.
- Porphyries.
- IMAO (intervalle de 15 jours nécessaire entre les deux traitements).
- Myasthénie (Fentanyl®, Rapifen®).

D. Mise en garde

Les morphinomimétiques sont des stupéfiants pouvant entraîner une toxicomanie, avec dépendance physique et psychique, et tolérance lors d'administrations répétées. L'arrêt brutal du traitement provoque un syndrome de sevrage.

E. Précautions d'emploi

- Conducteurs de véhicules (à cause des risques de somnolence).
- Sujets âgés (risque majoré de délires et hallucinations).
- Les morphiniques traversent la barrière placentaire, d'où risques chez la femme enceinte :
  – d'un syndrome de privation chez le nouveau-né avec convulsions et vomissements ;
  – d'une dépression respiratoire néonatale lors d'une injection pendant l'accouchement (si la dilatation du col est supérieure à 5 cm).
- Asthme, insuffisance respiratoire.
- Épilepsie, hypothyroïdie.
- Insuffisance cardiaque, hépatique, rénale ou surrénalienne.
- Coliques hépatiques ou néphrétiques (association indispensable avec un antispasmodique).
- Adénome prostatique (car rétention urinaire).
- État de choc.

F. Effets indésirables

1. Fréquents

- Constipation dose dépendante et constante.
- Nausées et vomissements inconstants et transitoires (8-10 jours).
- Dépression respiratoire dose-dépendante et quelle que soit la voie d'administration. Il est à noter que la dépression respiratoire est quasiment inexistante chez un patient douloureux traité de façon adéquate (bonne dose régulièrement évaluée).

La buprénorphine, du fait de son « effet plafond », diminuerait les risques de surdosage et donc de dépression respiratoire.

- Dépression cardiovasculaire (bradycardie, hypotension).
- Somnolence, vertiges, lipothymies.

2. Plus rarement

- Convulsions, hallucinations, confusion mentale, troubles visuels.
- Spasmes des voies biliaires.
- Rétention urinaire (si adénome prostatique).
- Dyspnée aiguë.
- Augmentation de la pression intracrânienne (aggravation de troubles cérébraux préexistants).

3. Cas particuliers

- Anorectites nécrosantes avec le Di-Antalvic® suppositoires (d'où une durée de traitement limitée à 10 jours).
- Allergies (urticaire, prurit) : Péthidine®.
- Tachycardie : Péthidine®.
- Mydriase, sécheresse buccale : Péthidine®.
- Rigidité musculaire et effets cholinergiques : Fentanyl®, Rapifen®, Ultiva® impliquant leur utilisation en association avec des curares et des anticholinergiques (atropine) lors des anesthésies générales.

G. Traitement adjuvant

- *Pour la constipation* : prescription quasiment systématique d'un laxatif osmotique (lactulose, macrogol) et/ou d'un laxatif péristaltique (docusate de sodium). Respect des règles hygiéno-diététiques.
- *Pour les nausées et vomissements* : métoclopramide.
- *Pour la somnolence, l'état confusionnel et les hallucinations* : adapter les posologies plus lentement.

H. Toxicité

1. Toxicité chronique – Toxicomanie

- Premiers signes : pâleur, amaigrissement, insomnie.
- Évolution : état de dépendance, déchéances physique et psychique rapides d'où l'inscription des morphinomimétiques sur la liste des stupéfiants.

2. Toxicité aiguë

- Première phase : excitation, avec nausées, vomissements et tachycardie.
- Deuxième phase : dépressive, avec dépression respiratoire, cyanose, myosis, hypotension, puis coma hypothermique et mort par défaillance respiratoire.
- Traitement : symptomatique et spécifique avec des antimorphiniques (naloxone et nalorphine).

I. Interactions médicamenteuses

- Alcool : diminution de la vigilance.
- Autres morphinomimétiques : majoration de la dépression respiratoire.
- Psychotropes :
  - IMAO : risques de convulsions et d'hypertension artérielle (particulièrement avec la péthidine) ;
  - dépresseurs du SNC (hypnotiques, barbituriques, benzodiazépines, tricycliques) : potentialisation et risques de dépression respiratoire ;
  - neuroleptiques : risques d'hypotension orthostatique.
- Bêtabloquants : risques de bradycardie, bronchoconstriction.

- Analeptiques respiratoires : risques de convulsions.
- Clonidine et antihistaminiques (anti-H1) : majoration de la dépression centrale.

1. Associations à surveiller

- Inhibiteur enzymatique (cimétidine, isoniazide…) : risques de surdosage.
- Inducteur enzymatique (primidone, rifampicine…) : risques d'inefficacité.
- Majoration de la dépression centrale par les dépresseurs du système nerveux central (antidépresseurs, alcool…).
- Curarisants : blocage neuromusculaire.
- Anticholinestérasiques (Prostigmine®) : majoration des effets dépresseurs respiratoires.
- Tramadol/anti-vitamine K : augmentation du risque hémmoragique

2. Associations déconseillées

- Dextropropoxyphène/carbamazépine (potentialisation de la carbamazépine).

3. Associations contre-indiquées

- Péthidine/IMAO (syndromes sérotoninergiques).
- Tramadol/IMAO et tramadol/linézolide (syndromes sérotoninergiques)

J. Incompatibilités physico-chimiques

- Barbituriques : phénobarbital, thiopental…
- Phénytoïnes.
- Théophylline.
- Diazépam injectable.

Les morphiniques ne présentent pas d'incompatibilités avec les solutés de perfusion classiques et les agents utilisés en anesthésie générale : anesthésiques généraux, anesthésiques locaux, neuroleptiques, curares…

K. Voies d'administration - Formes galéniques - Posologies (*tab. 2 et 3*)

1. Morphine et agonistes

a) Voie orale

■ *Formes liquides*

Des préparations magistrales à base de chlorhydrate de morphine, type soluté de Brompton ou de Saint Christopher's hospice (administrées toutes les 4 heures), pouvant contenir :

- du chlorhydrate de cocaïne ;
- de l'eau chloroformée ;
- de l'éthanol 95° et du sirop aromatisé ;
- sirop buvable (Morphine sulfate®) ;
- solution buvable en ampoule (durée action brève, toutes les 4 heures).

■ *Formes solides*

- Comprimés : Moscontin® (10 à 20 mg/j toutes les 12 heures), Sevredol®, Propofan®, Di-Antalvic®, Efferalgan-codéine®…
- Gélules : Skenan LP®, Actiskenan®, Kapanol®, Sophidone®. Ces formes galéniques sont particulièrement intéressantes pour les patients ne pouvant avaler. On peut en effet administrer le contenu des gélules directement dans une alimentation semi-solide ou dans des sondes gastriques ou de gastrostomie.
- Comprimés sublinguaux : Temgésic® (0,2 à 0,4 mg 3 fois/j).
- Dispositif transmuqueux : Actiq®.
- Des spécialités à base :
  – de poudre d'opium (Lamaline® au paracétamol, suppositoires et gélules appartenant à la liste II) ;
  – de phosphate de codéine associé au paracétamol, type Algisédal® (comprimés), Sédarène® (gélules) ou Efferalgan-codéine® (comprimés effervescents).

b) Voie parentérale

- IM, IV, SC.
- Modalités d'administration : perfusions continues (IV, SC) ou discontinues (IM, IV, SC) toutes les 4 heures permettant l'utilisation de pompes.
- Par voie IV, la biodisponibilité de la morphine est 3 fois supérieure à la voie orale. Lors du passage de la voie IV à la voie orale, la posologie doit donc être multipliée par 3.
- Par voie SC, la biodisponibilité de la morphine est 2 fois supérieure à la voie orale. Lors du passage de la voie SC à la voie orale, la posologie doit donc être multipliée par 2.

c) Voie rectale

Suppositoires Lamaline® à base de poudre d'opium (liste II).

d) Voie centrale

Les voies centrales sont essentiellement utilisées en anesthésiologie dans le cadre de l'analgésie au long cours, lorsque le traitement par la morphine orale bien conduit à doses suffisantes a échoué.

- Morphine : voie péridurale (2 à 4 mg toutes les 12 à 24 heures dans du sérum physiologique), intrathécale (1 à 2 mg toutes les 24 à 48 heures dans du glucosé à 10 %), et intraventriculaire, réservée en général aux douleurs ORL hautes situées (0,25 à 0,50 toutes les 24 heures dans du sérum physiologique).
- Temgésic® : voies épidurale et intrathécale.
- Fentanyl®, Sufenta® : voie péridurale.

L'utilisation particulière de sérum glucosé à 10 % comme véhicule pour la voie intrathécale est notamment dictée par le souci d'éviter les altérations spatiales des récepteurs aux opiacés.

e) Systèmes implantables

On dispose de sites d'accès implantables en SC permettant des injections en bolus, et de pompes implantables permettant trois types différents d'administration (perfusion continue, bolus par activation manuelle ou programmation électronique).

f) Dispositifs transdermiques

Durogésic® : délai d'action 24 à 72 heures, durée d'action 72 heures.

2. Antagonistes morphiniques

Les antagonistes morphiniques sont utilisés en cas de détresse respiratoire sévère aux opiacés.
Par voie parentérale :
- Naloxone, dans les dépressions respiratoires, 0,1 à 0,2 mg en IV toutes les 2 minutes, jusqu'à restauration du rythme respiratoire puis instauration d'une perfusion sur 12 heures d'au moins 0,8 mg dans 100 mL de NaCl 0,9 %. Dans les intoxications aiguës, 0,4 à 1,2 mg en IV (maximum 4 mg pour l'adulte) ;
- nalorphine : 5 à 10 mg en IV ou IM toutes les 10 à 15 minutes (40 mg maximum pour l'adulte) ; 0,5 à 1 mg dans du sérum physiologique pour le nouveau-né.

Remarque : chez l'insuffisant rénal et le sujet âgé, la demi-vie d'élimination peut être augmentée (par suite de la diminution de la clairance) d'où la nécessité d'espacer les prises ou de diminuer les doses.

L. Modalités de prescription

1. Prescription

La prescription de ces substances doit se faire sur des ordonnances sécurisées en ville. Il faut indiquer en toutes lettres la quantité prescrite, les unités thérapeutiques, les doses, concentration… (article R. 5 212 du Code de la santé publique).
- *Durée maximale de prescription de 7 jours* : Fentanyl®, Rapifen®, chlorhydrate de morphine®, Ultiva®, Sufenta®, Morphine® inj, Péthidine®.
- *Durée maximale de prescription de 14 jours* : Méthadone® (délivrance fractionnée pour 7 jours de délivrance maximum).
- *Durée maximale de prescription de 28 jours* : Subutex® (délivrance fractionnée de 7 jours), Durogesic® (prescription limitée à 28 jours avec délivrance fractionnée en 2 fois), Sophidone LP®, Morphine buvable, Sevredol®, Skenan® LP, Moscontin LP®, Kapanol® LP, Oxycontin®, Actiskenan®, Temgésic®, Oxynorm®, chlorhydrate de morphine pour une utilisation à l'aide d'un système actif pour perfusion, Actiq® (prescription limitée à 28 jours, délivrance limitée à 7 jours).

À l'hôpital, l'arrêté du 31 mars 1999 défini les modalités de prescription et de dispensation des stupéfiants. L'administration de stupéfiants doit être tracée sur un document spécial avec différentes données obligatoires. Les relevés d'administration sont signés par le médecin responsable de l'unité et adressés à la pharmacie. Le renouvellement de la dotation de stupéfiants est réalisé sur présentation d'un récapitulatif, accompagné des relevés d'administration concernant les médicaments qui ont été prélevés dans cette dotation (le conditionnement primaire peut être exigé par la pharmacie). Les médicaments sont remis au surveillant de l'unité de soin (ou à une infirmière désignée).

Tableau 2. Agonistes – antagonistes : spécialités et posologies

DCI	Spécialités	Liste	Formes dosages	Voie d'administration	Posologies
Nalorphine	Nalorphine Serb®	I	Sol. inj 10 mg/ 2 ml	IV-IM	5 à 10 mg/10 à 15 min maxi : 40 mg (adultes) 4 à 8 mg en IM ou perfusion (enfants)
Buprénorphine	Temgésic®	I	Sol. inj 0,3 mg/ml Glossettes 0,2	SC-IV-IM Sublinguale	0,3 mg 3 fois/j 0,2 à 0,4 mg 3 fois/j max : 16 mg/j en 1 prise Sujet âgé ou de plus de 65 ans : diminuer la posologie de moitié.
Nalbuphine	Nalbuphine®	I	Sol. inj 20 mg	IV, IM ET SC	10 à 20 mg sans dépasser 160 mg/j

Tableau 3. Morphinomimétiques

DCI	Spécialités	Liste	Formes dosages	Voie d'administration	Posologies
Morphine (sulfate)	Morphine aguettant 5 mg/mL sirop	Stup	Sirop 5 mg/mL	Orale	Poso initiale : 60 mg/j (adulte), 1 mg/kg/j (enfant). Puis adaptation poso en fonction de la douleur. Douleurs aiguës : - SC, IV : 1 à 3 mg toutes les 10 min, - péridurale : 2 à 6 mg/12-24 h, - intrathécale : 0.1 à 0,2 mg/12-24 h. Douleurs chroniques : - SC : 0,5 mg/kg/j en perf continue. - IV : 0,3 mg/kg/j en perf continue.
	Sulfate de morphine	Stup	Sol. inj. 1, 500 mg	Orale, SC, IV, péridurale, intrathécale	
Morphine (chlorhydrate)	Chlorhydrate de morphine	Stup	Sol. inj. 0.1, 1, 10, 20, 40, 100, 200, 400 mg	IM-IV-SC (Médullaire)	20 mg/dose 50 mg/j (IM) 200 mg/j (IV) 20 à 100 mg/j (toutes les 12 heures)
Morphine (sulfate)	Moscontin	Stup	Cp. enrobe 10, 30, 60, 100, 200 mg	Orale (LP)	1 gél. toutes les 12 heures
	Skenan LP	Stup	Gél. 10, 30, 60, 100, 200 mg		
	Kapanol LP	Stup	20, 50, 100 mg	Orale (LP)	1 gél. toutes les 24 heures Réservé à l'adulte
	Actiskenan	Stup	Gél. 5, 10, 20, 30 mg	Orale	6 prises par 24 heures Espacées de 4 heures
	Sevredol	Stup	Cp. pellicule sécable 10, 20 mg	Orale	6 prises par 24 heures Espacées de 4 heures
Péthidine	Péthidine	Stup	Sol inj 100 mg	IM, IV	250 mg/j
Hydromorphone	Sophidone LP	Stup	Gél. 4, 8, 16, 24 mg	Orale	1 gél. toutes les 12 heures
Oxycodone	Oxycontin LP	Stup	Cp. LP 5, 10, 20, 40, 80 mg	Orale	1 cp toutes les 12 heures.
	Oxynorm	Stup	Gél. 5, 10, 20 mg	Orale	6 prises/24 heures, espacées de 4 heures.
Codéine	Codenfan	I	Sirop 1 mg/mL	Orale	0,5 à 0,75 mg/kg 4 fois/j (réservé à l'enfant à partir de 1 an)

…/…

DCI	Spécialités	Liste	Formes dosages	Voie d'administration	Posologies
Dextropropoxyphene	Di-Antalvic, Di-Dolko, Dialgirex, Dioalgo Dextroref	I	Gél. 30 mg (+ 400 mg paracétamol)	Orale	max = 6 gél./j
	Propofan	I	Cp. 27 mg (+ 400 mg paracétamol et 30 mg caféine)	Orale	max = 6 cp/j, 2 cp/prise
Fentanyl	Fentanyl	Stup	Sol. Inj. 5 % Amp. 2 et 10 mL	IV perfusion voie péridurale	Induction : 0,5 mg IV Entretien : 0,1 mg IV toutes les 20 minutes
	Durogésic	Stup	Patch à 12 µg/h, 25 µg/h, 50 µg/h, 75 µg/h, 100 µg/h	Percutané	1 patch tous les 3 jours
	Actiq	Stup	Cp. avec applicateur buccal 200, 400, 600, 800, 1200, 1 600 µg	Transmuqueux	Titration en commençant par 200 µg.
Alfentanyl	Rapifen	Stup	Sol. inj. 5 % Amp 2 et 10 mL	IV perfusion	Induction : 20/120 µg/kg Entretien : 15 µg/kg toutes les 15 minutes IV
Sufentanil	Sufenta Sufentanil	Stup	Sol. inj. 0,5 % Amp. 2, 5 et 10 mL	IV perfusion Voie péridurale	Variable selon la technique d'anesthésie
Rémifentanil	Ultiva	Stup	Poudre pour solution injectable 1, 2, 5 mg.	IV perfusion	Induction : 1 µg/kg Entretien : 0,5 à 1 µg/kg…
Tramadol	Contramal Topalgic Tramadol Zamudol Orozamudol, Zumalgic Biodalgic Tramadol Trasedal	I	Gél. 50 mg	Orale	50 à 100 mg toutes les 4 à 6 heures sans dépasser 400 mg/24 h
	Contramal LP Topalgic LP Zamudol LP Monocrixo Zumalgic 100	I	Cp. 100, 150 ; 200 mg	Orale	100 mg matin et soir puis si besoin jusqu'à 200 mg matin et soir
	Contramal LP Topalgic LP Zamudol LP	I	100 mg/2 mL	IV	ttt d'attaque : 50 à 100 mg en IV lente puis 50 mg toutes les 10 à 20 minutes* Ultérieurement 50 à 100 mg en IV lente toutes les 4 à 6 heures**
	Topalgic Contramal	I	Sirop buvable 100 mg/mL	Orale	1 à 2 mg/kg/prise, 3 à 4 fois/j.
	Ixprim Zaldiar		Cp. 37,5 mg	Orale	2 cp. par prise, toutes les 6 heures max 3 fois/j.
Opium	Lamaline	II	Gél. 10 mg (+ 300 mg paracétamol et 30 mg caféine) et suppos 15 mg (+ 500 mg paracétamol et 50 mg caféine)	Orale et suppos	max : 10 gél./24 h max : 6 suppos/24 h

* : Sans dépasser 250 mg durant la première heure.
** : Sans dépasser 600 mg/24 h.

2. Titration

La douleur chronique doit être anticipée par un traitement régulier et préventif. Pour la douleur aiguë, le rythme d'administration se fait en fonction des besoins. L'augmentation des doses est faite en maintenant à la fois un état indolore et la conscience du sujet.

a) Pour la douleur aiguë postopératoire

- Dose de charge de morphine : 0,15 mg/kg SC ou IV.
- Dose d'entretien toutes les 3 à 4 heures : 0,1 à 0,2 mg/kg en SC ou 0,01 à 0,04 mg/kg en IV.

Les doses peuvent être très variables d'un patient à un autre. Chez le sujet âgé, la posologie de la morphine doit être diminuée de moitié.
Les voies péridurale et intrathécale sont aussi utilisées en aiguë.
La PCA (*Patient Controlled Analgesia*) est une technique consistant en l'administration intraveineuse de morphine par petits bolus déclenchés par le patient lui-même en fonction de l'intensité de sa douleur. Le principe est le suivant : lorsque la concentration sanguine de morphine est trop basse, la douleur du patient augmente et le patient doit déclencher le dispositif d'injection pour amener la concentration de morphine plasmatique dans la zone efficace. À l'inverse, lorsque la concentration est trop élevée, le patient est « sédaté » et n'est plus capable de déclencher l'administration des nouvelles injections. Cette technique permet donc d'individualiser la posologie et d'ajuster rapidement la quantité de morphine délivrée en fonction de la douleur du patient. Une période réfractaire est choisie par le médecin. Elle correspond à la durée durant laquelle le patient ne recevra pas d'injection de bolus, même si il déclenche le dispositif. Les bolus déclenchés par le patient peuvent être le seul mode d'administration de la morphine ou ils peuvent, si le médecin le décide, être accompagnés d'une perfusion continue de morphine (ceci peut éviter une diminution trop importante de taux sanguin de morphine pendant le sommeil).
La PCA permet également un certain contrôle sur les effets indésirables de la morphine tels que la sédation, les nausées, les vomissements et le prurit car le patient peut trouver un équilibre entre l'analgésie et les effets indésirables.

b) Pour la douleur chronique

■ *Opioïde faible*

- Codéine :
  - souvent associée au paracétamol ;
  - 20-30 mg toutes les 4 à 6 heures par voie orale ou rectale ;
  - dose maximale : 120 mg/j de codéine. Toutefois, cette dose maximale est aussi liée à la dose de paracétamol. En cas d'insuffisance rénale (clairance de la créatinine < 30 mL/min), les prises doivent être espacées de 8 heures.
- Dihydrocodéine : 60 mg/12 heures par voie orale.
- Dextropropoxyphène : 30 mg quand associé au paracétamol.

■ *Opioïde agoniste-antagoniste*

Buprénorphine :
- sublingual : 0,2 – 0,4 mg/8 heures ;

- IM, IV, SC : 0,3 – 0,6 mg/6-12 heures ;
- chez le sujet âgé : diminuer les doses de moitié ;
- effet plafond à partir de 1 mg.

■ *Opioïdes forts*

- Morphine :
  - SC, IV : dose initiale : 0,5 mg/kg/j ;
  - voies péridurale et intrathécale : peu utilisées en chronique ;
  - la voie orale est préférée car elle favorise l'autonomie du patient.

Forme à libération immédiate

- Permet de faire la titration initiale et ensuite d'ajuster le traitement.
- Calcul initial de la dose : méthode de la titration par voie orale. Elle a pour but de déterminer la posologie journalière efficace afin d'instaurer un traitement par morphine LP ou patch transdermique de Fentanyl®.

La titration s'effectue sur 24 heures au moyen de morphine à libération immédiate dont on augmente progressivement la posologie jusqu'à obtenir le soulagement de la douleur. La dose initiale est de 1 mg/kg/j ou 10 mg (diminuer de moitié et être prudent les 12 premières heures chez les personnes âgées).
On utilise le sulfate de morphine à libération immédiate : Sevredol® (comprimés sécables à 10 et 20 mg) et l'Actiskenan® (gélules à 10 et 20 mg).

Forme à libération prolongée

- À privilégier en traitement de fond.
- Dose initiale correspond à la somme des doses de libération immédiate données lors de la titration.
  Par exemple : LI : 10 mg/4 heures = > LP : 30 mg/12 heures.
- En cas de douleur instable, associer une forme à libération immédiate (= bolus, interdose).
- Augmentation de la dose par pallier de 30-50 % en cas de douleur.
- Diminution de la dose par palier de 25-50 % en cas de somnolence, dysphorie.

Le Kapanol® est peu utilisé en pratique.
Il n'existe pas de posologie maximale tant que la conscience est maintenue et que le traitement est bien toléré.

- Fentanyl® :
  - patch 1/72 heures ;
  - dose initiale : 25 µg sauf si patient sous morphine orale. Dans ce cas : diviser par 150 la dose de morphine orale quotidienne ;
  - adaptation par ajout de morphine SC ;
  - un ajout de 60 mg/j de morphine SC en 72 heures nécessite d'augmenter les doses de patch de 25 µg/h.

3. Passage d'une voie à l'autre et d'une forme à l'autre

La posologie de la morphine dépend de sa biodisponibilité, qui est meilleure par voie parentérale que par voie orale :

- de la voie IV à la voie orale : multiplier la posologie par 3 ;
- de la voie SC à la voie orale : multiplier la posologie par 2.

4. Rotation des opiacés

La morphine, le fentanyl, l'oxycodone et l'hydromorphone peuvent être utilisés pour réaliser une rotation des opiacées, c'est-à-dire le remplacement d'un opiacé par un autre.

Une rotation est réalisée dans le cas d'intolérance à l'opioïde fort utilisé ou d'inefficacité de cet opioïde après élimination d'autres causes d'inefficacité, mais aussi en cas de nécessité de changer la voie d'administration. La posologie de départ est calculée selon les règles d'équianalgésie.

En cas d'accès douloureux aigu, des interdoses de morphine ou d'oxycodone peuvent être utilisées. Le traitement de fond peut être réadapté en fonction du nombre d'interdoses reçues.

Équivalences :

Dose morphine po = 1/2 dose oxycodone po = 1/7,5 dose hydromorphine po = 1/2,4 dose Fentanyl transdermique.

Remarque en cas de rotation d'opiacés impliquant le Durogésic® :

- compte tenu de la pharmacocinétique de ce médicament, il est recommandé de poursuivre les antalgiques antérieurement utilisés pendant les 12 premières heures suivant la pose du premier patch ;
- arrêt du Durogésic® : il est recommandé de mettre en place progressivement un traitement de substitution par d'autres morphiniques en commençant par des doses faibles et en augmentant lentement les doses. Ceci est dû à la baisse progressive des concentrations systémiques après retrait du dispositif transdermique : on observe une diminution de 50 % après une période de temps égale ou supérieure à 17 heures. En règle générale, l'arrêt des morphiniques doit être progressif afin d'éviter un syndrome de sevrage.

IV. Toxicomanie et produits de substitution

Certains produits morphinomimétiques sont utilisés à des fins toxicomanogènes. Il existe un détournement de l'emploi de spécialités, mais l'héroïne, non utilisée en thérapeutique, est un opiacé très recherché pour cet usage. Ses effets neuropsychiques (euphorie, hallucinations…) sont appréciés, mais comme tous les opiacés, l'héroïne conduit à une dépendance physique et psychique avec un phénomène d'accoutumance. Elle est utilisée par voie intraveineuse et contribue à l'épidémie infectieuse des virus HIV et des hépatites.

Les surdosages (overdoses) peuvent être mortels par paralysie des centres respiratoires.

Le problème d'un traitement permettant de sortir de la toxicomanie aux opiacés existe depuis le développement de la morphinomanie, à la fin du siècle dernier. Il est abordé de manière très différente d'un pays à l'autre. En France, la prise en charge médicale des héroïnomanes peut maintenant s'envisager de deux manières : par un traitement de sevrage ou par un traitement de substitution. Un traitement de sevrage implique un arrêt plus ou moins brutal de l'héroïne. Il peut consister en la prise d'un médicament ayant des propriétés pharmacologiques proches de la drogue initiale, puis à réduire assez rapidement les doses pour arriver en quelques semaines à une abstinence totale à la fois de la drogue et du médicament ayant aidé au sevrage. Un traitement de substitution consiste à remplacer l'usage d'un stupéfiant à haut risque par un médicament prescrit au long cours, durant des mois voire des années, qui prévient le syndrome de manque et réduit le désir obsédant de drogue.

A. Méthadone

Le sirop de chlorhydrate de méthadone a obtenu son AMM en France, en mars 1995 dans l'indication de traitement de pharmacodépendance majeure aux opiacés. C'est le premier médicament qui est reconnu pour le traitement de substitution des opiacés.

a) Pharmacologie

Il s'agit d'un morphinomimétique de synthèse, agoniste pur et puissant des récepteurs μ.
Il reproduit donc les effets de la morphine : antalgie, dépression respiratoire, suppression de la toux… et pouvoir toxicomanogène (dépendance physique).
La pharmacocinétique de la molécule lui confère son intérêt comme produit de substitution :

- la méthadone est active par voie orale, ce qui supprime les injections intraveineuses. La biodisponibilité moyenne est, en effet, de 80 % du fait de sa liposolubilité ;
- elle supprime l'effet « flash » euphorisant de l'héroïne, de par un important stockage hépatique qui est suivi d'un relargage progressif. Ceci diminue la dépendance psychique. De plus, elle n'altère pas la vigilance et les fonctions intellectuelles au long cours ;
- elle possède une durée d'action suffisamment longue pour permettre une seule prise quotidienne, à l'exception d'un faible pourcentage de métaboliseurs rapides (demi-vie d'élimination voisine de 24 heures).

b) Effets indésirables

Ils sont de type morphinique et évolutif au cours du traitement : transitoires et intenses au début (nausées, vertiges, somnolence, dysurie…), puis persistant et modérés en traitement d'entretien (hypersudation, constipation, troubles du sommeil…). Elle peut provoquer une dépression respiratoire pouvant être létale par overdose. Un arrêt brutal du traitement conduit à l'apparition tardive (après 24 heures) d'un syndrome de sevrage, d'intensité équivalente à celui de la morphine.

c) Interactions médicamenteuses

Elles sont nombreuses : IMAO, psychotropes et antihistaminiques sédatifs (potentialisation de la neurosédation), inducteurs et inhibiteurs enzymatiques (perturbation de la métabolisation), alcool, mais aussi agonistes partiels et antagonistes de la morphine qui peuvent être à l'origine d'un syndrome de sevrage aigu.

d) Contre indications – Précautions d'emploi

Des précautions d'emploi sont nécessaires chez le diabétique (apport de sucre par la forme sirop) et les contre-indications sont classiquement celles des morphinomimétiques.

e) Posologie – Forme galénique – Voie d'administration

La posologie moyenne pour un patient stabilisé est de l'ordre de 60 à 100 mg par jour, pendant un temps suffisamment long pour assurer une stabilisation du toxicomane. Le médicament se présente sous la forme d'un sirop conditionné en flacons unidoses à cinq dosages différents : 5 mg, 10 mg, 20 mg, 40 mg, 60 mg.

f) Prescription – Délivrance

La méthadone est par décret un « médicament à prescription initiale hospitalière ». La première phase du traitement est toujours réalisée en centre spécialisé de soins aux toxicomanes. Le médicament est fourni par les pharmacies hospitalières. Lorsque le patient est stabilisé (bonne observance du traitement, absence de consommation d'autres toxiques vérifiée par des contrôles urinaires, conditions de réinsertion sociales favorables…), une sortie du centre peut être envisagée. Le patient est alors pris en charge par un réseau de professionnels : médecin généraliste et pharmacien d'officine. Le choix du pharmacien sera déterminé par le médecin et le patient. La prescription de méthadone est faite sur ordonnance sécurisée pour une durée maximale de 14 jours, avec demande de fractionnement des délivrances de 7 jours si nécessaire. Le pharmacien délivre le produit sur présentation de la prescription de ville et de la prescription initiale émanant du médecin du centre spécialisé de soins aux toxicomanes.

B. Buprénorphine (Subutex®)

a) Pharmacologie

La buprénorphine est connue sur le marché comme analgésique Temgésic®, mais ayant aussi été reconnue efficace dans le traitement de la pharmacodépendance aux opiacés, elle a été commercialisée en mai 1995 comme produit de substitution (Subutex®).

Il s'agit d'un opiacé de synthèse, agoniste partiel des récepteurs μ et antagoniste des récepteurs κ.

L'effet agoniste est responsable d'un effet analgésique puissant.

L'effet antagoniste a pour conséquence :

- l'effet antidépresseur ;
- le blocage des effets de l'héroïne ou d'autres opiacés en cas d'utilisation concomitante ;
- l'absence de risque de surdosage.

Sa cinétique, caractérisée par une très lente défixation des récepteurs morphiniques, lui permet une longue durée d'action et une administration quotidienne ou tous les deux jours. Elle est administrée par voie sublinguale et présente un effet plafond, ce qui entraîne une utilisation plus sûre même en cas de consommation abusive (l'augmentation des posologies s'accompagne d'une accentuation des effets jusqu'à l'obtention d'un effet maximal, suivi d'une diminution des effets si la posologie continue à être augmentée).

b) Effets indésirables

Les principaux effets indésirables décrits sont : insomnie, céphalées, constipation, somnolence.

c) Interactions médicamenteuses

- Alcool.
- IMAO non sélectifs.
- Autres dépresseurs du système nerveux central.
- Inhibiteurs du CYP3A4 : augmentation de la C_{max} et de l'aire sous la courbe de la buprénorphine.

d) Contre indications – Précautions d'emploi

Hypersensibilité, enfants de moins de 15 ans, insuffisance respiratoire, insuffisance hépatique, intoxication alcoolique aiguë et delirium tremens, grossesse et allaitement.

e) Posologie – Forme galénique – Voie d'administration

Il se présente sous forme de comprimés sublinguaux à 0,4 mg, 2 mg et 8 mg de buprénorphine. La forme sublinguale a été préférée à la forme orale afin d'éviter la dégradation intestinale de la molécule et le premier passage hépatique.
La stratégie thérapeutique est étroitement liée à l'existence des trois dosages. Ceux-ci vont permettre une adaptation posologique précise au cours des différentes phases du traitement. Le schéma thérapeutique se déroule en trois phases :

- phase d'induction, qui consiste à augmenter en quelques jours la posologie par palier de 2 mg pour obtenir celle qui convient le mieux au patient ;
- phase de stabilisation : on cherche à stabiliser le patient sur tous les plans au-delà même du traitement pharmacologique. La posologie moyenne de substitution est de 8 mg par jour avec des adaptations posologiques possibles entre 4 et 16 mg en fonction des événements intercurrents ;
- phase de réduction et d'arrêt du traitement qui permettra à terme, un sevrage du patient de tout opiacé. La réduction posologique se fait par palier de 2 mg puis de 0,4 mg progressivement, sans précipitation en plusieurs semaines voire plusieurs mois.

f) Prescription – Délivrance

La buprénorphine est inscrite sur la liste I des substances vénéneuses.
Tout médecin prescripteur peut prescrire Subutex® dans le cadre d'une stratégie globale de prise en charge d'un patient présentant une pharmacodépendance majeure aux opiacés. Il est toutefois préférable que le médecin travaille en réseau, avec des médecins exerçant en centre spécialisé de soins aux toxicomanes, des médecins libéraux, des pharmaciens d'officine et un centre hospitalier. La prescription se fait sur ordonnance sécurisée pour une durée ne pouvant excéder 28 jours. La délivrance de 7 jours consécutifs par le pharmacien est devenue fortement recommandée.

Conclusion

Les morphinomimétiques sont des dérivés indispensables dans la thérapeutique de la douleur. Du fait de leur toxicité, ils sont relativement difficiles à manier et doivent être réservés aux douleurs chroniques ou intenses Les antagonistes types naloxone permettent de combattre les surdosages et d'utiliser les agonistes avec plus de sécurité, notamment en anesthésiologie.
Une évolution dans la prise en charge des toxicomanes s'est amorcée. Mais la substitution ne consiste pas seulement au remplacement d'une drogue illégale par une drogue légale. Il faut garder à l'esprit qu'elle n'est qu'un outil qui ne peut être efficace que dans le cadre d'une prise en charge globale des toxicomanes : psychologique, sociale, médicale.

L'essentiel de la question

La morphine est le chef de file de la classe thérapeutique des analgésiques centraux comportant de nombreuses molécules naturelles ou synthétiques, les morphinomimétiques. Ces molécules ont une structure stéréochimique identique à celle des opioïdes endogènes, reconnue par les mêmes récepteurs. Parmi celles-ci, on dispose d'agonistes purs (forts ou faibles) qui reproduisent les principaux effets de la morphine, d'antagonistes purs qui s'opposent, de façon compétitive, aux effets des agonistes et enfin d'agonistes-antagonistes qui se comportent indifféremment, en agoniste ou antagoniste morphinique.
Les morphinomimétiques présentent une similitude sur le plan structural se traduisant par des effets thérapeutiques et iatrogènes communs. L'action thérapeutique commune, principalement recherchée, est la suppression élective de la douleur. Cette action antalgique centrale est dose dépendante. Parmi les événements indésirables communs, on relève des effets centraux (dépression respiratoire, ralentissement psychomoteur et action psychodysleptique...) et des effets périphériques (hypotension, bradycardie, bronchoconstriction et constipation...).
Néanmoins, certains effets iatrogènes sont spécifiques à certaines molécules (exemple : effets parasympatholytiques de la péthidine). Des différences existent également entre les morphiniques, au niveau de la puissance analgésique (agonistes faibles et forts), au niveau de la durée et de la rapidité d'action. Ainsi les dérivés à action rapide et courte sont utilisés préférentiellement en anesthésiologie (fentanyl et dérivés), alors que les dérivés à action prolongée (morphine, péthidine...) sont réservés au traitement des douleurs chroniques et postopératoires (douleurs intenses ou rebelles aux analgésiques de niveau le plus faible).
Certains dérivés morphiniques présentent des indications spécifiques : d'une part l'intoxication aiguë aux morphiniques (dépression respiratoire, hypotension, coma hypothermique...) traitée par des antagonistes morphiniques, d'autre part, la prise en charge de la pharmacodépendance majeure aux opiacés par le chlorhydrate de méthadone et la buprénorphine.

Pour en savoir plus

- Anonyme, Dossier du CNIMH, 2000, Tome XXI, 5-6 : Traitement de la douleur.
- Couturier M. La douleur : place des antalgiques. UPSA ; éditions de l'interligne.
- Schorderet M. et al. Pharmacologie. Des concepts fondamentaux aux applications thérapeutiques. Ed. Slatkine, Genève, 1998.
- Hardman G Joel, Limbird E Lee, Goodman et Gilman. Les bases pharmacologiques de l'utilisation des médicaments, 9e éd. McGraw-Hill édition, 1998.

Antipsychotiques

D. RICHARD, pharmacie centrale, centre hospitalier Henri Laborit, Poitiers.
J.-L. SENON, service de psychiatrie de l'adulte, centre hospitalier Henri Laborit, Poitiers.
C. CHARPENTIER, pharmacie centrale, centre hospitalier Henri Laborit, Poitiers.

Les psychoses constituent un ensemble de maladies mentales touchant la globalité de la personnalité. Elles modifient profondément le rapport du sujet à la réalité puisque les patients atteints n'en reconnaissent pas les modalités d'expression comme anormales (ce qui les distingue entre autres signes des névroses). Les manifestations psychotiques peuvent n'être que transitoires dans l'existence du sujet, induite par des événements extérieurs (prise de certaines drogues par exemple) ou évoluer sur un mode chronique, la schizophrénie étant alors l'expression la plus typique de cette pathologie mentale. Les antipsychotiques constituent un groupe de médicaments psycho-actifs permettant de contrôler la symptomatologie des manifestations psychotiques, aiguës comme chroniques.

I. Psychoses

Une psychose est un trouble mental qui atteint d'une façon globale et polymorphe le patient. Elle justifie une prise en charge thérapeutique intensive, passant souvent par l'hospitalisation contre le gré du malade. Toutefois, le terme de psychose désigne un ensemble de pathologies bien différentes, certaines étant d'évolution aiguë mais régressive, alors que d'autres évoluent sur un mode chronique.
Il est difficile de définir de façon univoque une psychose et, de fait, aucun manuel de psychiatrie ne propose de synthèse en ce sens. On peut noter toutefois, comme commun dénominateur à l'ensemble des troubles psychotiques, leur capacité à perturber de façon diffuse ou en secteur l'expérience de la réalité et à altérer le sentiment de l'identité de l'individu, ce qui permet de distinguer les troubles psychotiques des troubles névrotiques.

Tableau 1. Quelques exemples de manifestations psychotiques, aiguës ou chroniques

Types de psychoses	Entités cliniques	Définitions
Psychoses aiguës	Bouffée délirante	Délire temporaire dont l'évolution ultérieure est difficile à prévoir
	Syndrome confusionnel	Syndrome d'origine organique (toxique, infectieuse, traumatique…) ou émotionnelle associant : trouble de la vigilance, désorientation spatio-temporelle, amnésie, onirisme et hallucinations, déséquilibre biologique
	Psychose puerpérale	Maladie mentale survenant dans la période de puerpéralité, de façon précoce ou non, susceptible de revêtir une symptomatologie variée : troubles de l'humeur (dépression ou manie), décompensation psychotique aiguë faisant craindre une pathologie schizophrénique
Psychoses chroniques	Schizophrénie	Maladie mentale décrite par le psychiatre Eugen Bleuler en 1911 et correspondant à l'ancienne démence précoce. Ses expressions cliniques sont variables. On distingue la schizophrénie simple, paranoïde, l'hébéphrénie (où dominent les manifestations déficitaires), les formes pseudo-névrotiques, les formes dysthymiques (avec troubles de l'humeur dominants), l'héboïdophrénie (troubles du caractère et du comportement dominants)
	Psychose hallucinatoire chronique	Psychose délirante caractérisée par un syndrome hallucinatoire à type d'automatisme mental, de début tardif, dont l'évolution, progressive, est marquée par une relative conservation des facultés intellectuelles et du contact avec la réalité
	Paraphrénie	Délire partiel, où la bonne conservation de l'adaptation du sujet au réel contraste avec ses élaborations psychiques (à thèmes fantastiques ou cosmiques)
	Paranoïa et délires chroniques	Délire systématisé respectant souvent la personnalité, que caractérise une importante agressivité liée à des idées de persécution, de préjudice, de tromperie, de dépossession, de revendication, etc.

A. Un exemple de psychose aiguë : la bouffée délirante (BD)

La bouffée délirante (dite aussi psychose délirante aiguë, psychose hallucinatoire aiguë), constituant le modèle type de la psychose aiguë, survient brutalement à la suite parfois d'un événement de vie traumatisant, perturbant des repères affectifs ou spatio-temporels, ou, également, à la suite d'une consommation abusive de certaines substances psycho-actives (ex. : cannabis, amphétamines). Elle est parfois précédée de prodromes peu spécifiques : troubles du sommeil, troubles de l'humeur, anxiété sans objet.

Cette pathologie paroxystique, décrite notamment chez l'adolescent ou l'adulte jeune, se caractérise par un délire sans organisation, à type d'intuitions, d'interprétations, d'hallucinations et d'automatisme mental, sur des thèmes polymorphes où dominent un sentiment de toute-puissance, des idées mystiques, l'impression d'être possédé, persécuté. Cette crise suscite une réactivité importante et les passages à l'acte sont fréquents, car le patient adhère le plus souvent sans réserve à son délire. Un syndrome de dépersonnalisation est souvent associé, avec perte du sentiment de la réalité, sentiment de modifications de l'intégrité corporelle, vécu de dédoublement. Des troubles de l'humeur (euphorie, exaltation, dysphorie, dépression, état mixte), une insomnie, une anorexie, une hyperthermie, peuvent compléter le tableau clinique.

Dans ce contexte, la demande de soins émane en général de l'entourage du patient, inquiet de constater des modifications rapides de son comportement, l'existence d'idées qu'il juge étranges, bizarres, la survenue d'hallucinations parfois à l'origine d'agitation. Une hospitalisation en urgence s'impose face à ce tableau dont le diagnostic reste souvent aisé.

B. Un exemple de psychose chronique : la schizophrénie

La schizophrénie est une psychose d'évolution chronique émaillée d'épisodes aigus. Son évolution entraîne en quelques années une détérioration de la personnalité dont les conséquences affectives et sociales deviennent rapidement préoccupantes. La maladie débute chez l'adolescent ou l'adulte jeune, souvent entre 17 et 25 ans. Les formes cliniques décrites sont nombreuses mais tous les troubles schizophréniques sont caractérisés par des modifications de la pensée et de la perception, ainsi que par des affects émoussés et inappropriés, avec préservation de la conscience et des capacités intellectuelles dans la phase initiale. L'évolution de la maladie se fait vers une désagrégation totale de la personnalité mais des rémissions totales ou partielles sont parfois décrites. Cette maladie affecte plus de 20 millions d'individus au niveau mondial. Sa fréquence est quasiment identique dans les deux sexes et elle touche en France presque 1 % de la population générale.

La schizophrénie est caractérisée par :

- un syndrome dissociatif constant : manque de concordance entre le ton, la pensée, la cognition et l'exécution (alogie). Il se traduit par l'ambivalence, la bizarrerie, l'impénétrabilité et le détachement que l'on retrouve à tous les niveaux du fonctionnement mental d'un patient dont le comportement est volontiers dominé par des conduites négativistes (mutisme, refus du regard de l'autre, fugue, clinophilie, claustration) ;

- des manifestations positives (dites aussi productives ou encore florides) plus spectaculaires. Le « délire » est la croyance irréductible et inébranlable à une conception fausse de la réalité. Il se différencie de l'erreur par son côté systématique et incorrigible. On le définit par l'étrangeté des perceptions, la dépersonnalisation avec vécu de morcellement du corps (sentiment qu'il se désagrège, perd son unité), des idées d'influence par lesquelles le malade est soumis à des communications, des téléguidages de sa pensée, des paroles forcées, des hallucinations cénesthésiques (corporelles, visuelles ou auditives) sans rapport avec la réalité et angoissantes. L'évolution de la maladie se fait vers une désagrégation totale de la personnalité mais des rémissions totales ou partielles sont parfois décrites ;
- des symptômes déficitaires (ou négatifs) paraissant avoir une origine complexe. On distingue des signes primaires, persistants, et des signes secondaires, liés au trouble induit par les manifestations productives, par la dépression souvent associée, par l'akinésie induite par la plupart des traitements médicamenteux antipsychotiques, par l'hypostimulation liée à l'institutionnalisation. Il est parfois difficile d'établir une distinction entre les signes négatifs primaires et secondaires ;
- des troubles cognitifs importants et qui imposent d'être reconnus afin de bénéficier d'un traitement les intégrant à part entière.

Tableau 2. Manifestations symptomatologiques de la schizophrénie

Signes déficitaires ou négatifs	Signes productifs ou positifs
– Repli sur soi et apathie – Apragmatisme (absence d'activité efficace) – Athymhormie (absence d'élan vital) – Anhédonie (impossibilité à éprouver du plaisir) – Aboulie (diminution ou absence de volonté) – Retrait émotionnel – Appauvrissement de la pensée	– Délire – Hallucinations

Aucune lésion neurologique précise n'a été corrélée à la schizophrénie. Les hypothèses les plus vraisemblables évoquent un facteur biologique préalablement déterminé (génétique), à l'origine d'une dysrégulation de la neurotransmission cérébrale dont l'expression impliquerait l'intervention de facteurs acquis (biologiques comme l'hypoxie fœtale, psychologiques, sociaux-familiaux, etc.). Environnement et génotype agiraient dans ce cadre en covariation. 20 % environ des mères de schizophrènes ont eu une infection durant la grossesse, infection qui serait responsable de troubles dans la maturation cérébrale du fœtus. On retrouve une corrélation entre les infections observées entre le 5e et le 7e mois, notamment la grippe et la schizophrénie. Une rubéole congénitale pourrait augmenter aussi le risque de survenue d'une psychose infantile (autisme).

Toutefois, la découverte d'anomalies de la transmission neuronale chez les schizophrènes a permis d'avancer dans la compréhension de la pathogénie des psychoses :

- l'hypothèse dopaminergique fut avancée dès 1963 par A. Carlsson ;
- l'étude d'anomalies concernant la transmission sérotoninergique est aussi à l'origine de progrès déterminants dans la compréhension de cette maladie.

La schizophrénie semble résulter d'une hyperactivité dopaminergique affectant de façon plutôt sélective les voies mésolimbiques. Des substances connues pour stimuler cette voie (cocaïne, amphétamines) peuvent induire des manifestations psychotiques et les antipsychotiques dépriment cette voie.

Bien que l'activité antipsychotique des neuroleptiques soit corrélée à leur capacité à bloquer les récepteurs dopaminergiques du groupe D2 (D2, D3 et D4), les travaux portant sur une variation supposée de la densité des récepteurs dopaminergiques chez les schizophrènes demeurent objet de controverse : les variations rapportées sont faibles et il est difficile de les relier à la maladie plus qu'à l'imprégnation neuroleptique elle-même.

Il a été observé de longue date que des molécules sérotoninergiques comme certains hallucinogènes (LSD notamment) développaient une action psychotomimétique et que les schizophrènes avaient des taux centraux de sérotonine plus élevés que la population générale. Une diminution de la population des récepteurs 5-HT2 a été décrite dans le cortex frontal de schizophrènes suicidés, s'associant à une altération fonctionnelle de ces structures. La sérotonine module la transmission dopaminergique de façon variable selon les circuits concernés, mais plus importante au niveau du cortex préfrontal et du striatum qu'au niveau nigro-striatal. Les premiers essais réalisés avec la clozapine montrèrent qu'elle exerçait une puissante activité antagoniste 5-HT2, parallèlement à son activité antagoniste D2. Elle a servi de modèle conceptuel au développement de molécules à la fois dopaminergiques et sérotoninergiques, plus efficaces sur les symptômes négatifs et dépourvues d'effets parkinsoniens, du moins aux posologies usuelles (famille des antipsychotiques atypiques, cf. plus bas).

On s'oriente désormais vers une perspective élargie, où la schizophrénie résulterait d'une dysrégulation entre de multiples neurotransmetteurs en interactions mutuelles et non plus vers une simple hyperdopaminergie d'où découleraient d'autres perturbations.

II. Généralités sur les médicaments des psychoses

Il est désormais classique de distinguer deux générations d'antipsychotiques :

- les antipsychotiques typiques (appelés jusqu'à ces dernières années neuroleptiques) ;
- les antipsychotiques atypiques (parfois encore appelés neuroleptiques atypiques).

D'une façon très schématique, retenez que la différence entre ces deux ensembles repose essentiellement sur des critères cliniques que sous-tendent des arguments pharmacologiques complexes. Les molécules de deuxième génération, aux posologies usuelles, n'induisent que peu ou pas d'effets indésirables neurologiques et exercent une activité sur les signes déficitaires et cognitifs des schizophrénies.

La commercialisation d'antipsychotiques aisément maniables permet de traiter désormais les phases maniaques de la maladie bipolaire (cf. chapitre sur les normothymiques) et, hors AMM, des pathologies aussi diverses que le syndrome de Gilles de la Tourette, la chorée de Hutinghton, certains types de démences, les dyskinésies tardives, les troubles du comportement (agressivité notamment), certaines manifestations anxieuses, certaines formes de dépressions résistantes… : il s'agit d'une mutation thérapeutique dont l'enjeu dépasse la sémantique !

A. Neuroleptiques : la première vague

La psychopharmacologie fut inaugurée au début des années 1950 avec la découverte des propriétés de la chlorpromazine (Largactil®), dont les actions furent à l'origine de la description des propriétés princeps « neuroleptiques » (littéralement « qui saisit le nerf ») en 1955 par Jean Delay et Pierre Deniker. En 1958, Paul Janssen et son équipe synthétisèrent l'halopéridol (Haldol®), qui constitue toujours une molécule de référence pour les psychiatres puis, en 1970, mirent en évidence le motif structural commun aux neuroleptiques permettant de bloquer les récepteurs dopaminergiques. L'intérêt thérapeutique des neuroleptiques de première génération est considérable, mais leur action sur les manifestations négatives demeure réduite. De plus, lorsque Jean Delay et Pierre Deniker établirent les critères fondant l'activité neuroleptique, ils y intégrèrent directement l'existence d'effets secondaires extrapyramidaux. Une action massivement antidopaminergique explique ces manifestations neurologiques constituant un handicap majeur au traitement des psychoses (leur incidence moyenne de survenue est d'environ 60 %). Ces effets indésirables nombreux expliquent que la compliance ne soit généralement que de 30 à 50 % dans les traitements au long cours par les antipsychotiques de première génération et que l'usage de ces médicaments se réduise en psychiatrie.

B. Antipsychotiques atypiques : le second souffle

La dénomination d'« antipsychotique » est adoptée dans les textes des autorisations de mise sur le marché (AMM) comme dans ceux des références médicales opposables (RMO). Elle désigne des molécules psycho-actives de découverte généralement récente (la clozapine toutefois fut utilisée dès les années 1960 !), manifestant une affinité significative pour des récepteurs autres que les récepteurs D2, et notamment pour les récepteurs sérotoninergiques 5-HT2 [1].

Un antipsychotique atypique a ainsi :

- une efficacité aussi importante que celle des antipsychotiques conventionnels sur les manifestations productives des psychoses ;
- une action portant sur les symptômes déficitaires (une dépression nerveuse accompagne la maladie psychotique chez environ 10 % des patients et les troubles schizoaffectifs sont encore plus fréquents) ;
- une action sur les troubles cognitifs accompagnant la schizophrénie et très souvent fortement invalidants ;
- une bien meilleure tolérance neurologique aux posologies usuelles, qu'une molécule conventionnelle.

Les psychiatres cherchent aujourd'hui moins à obtenir la disparition totale des symptômes psychotiques qu'à optimiser l'insertion familiale et sociale des patients, en recourant aux molécules atypiques, moins « camisolantes », bien tolérées au plan neurologique, qui permettent de réduire les durées d'hospitalisation au profit de placements extrahospitaliers.

1. Le profil pharmacologique ne peut pourtant suffire à discriminer ces molécules : la thioridazine (Melleril®, retiré du marché) avait par exemple un profil proche de celui de la clozapine (Léponex®) mais une activité pourtant extrêmement différente. Il est clair que l'atypicité est un concept hétérogène recouvrant des propriétés (ou des absences de propriétés) spécifiques.

III. Antipsychotiques typiques (neuroleptiques)

La chlorpromazine (Largactil®) a été synthétisée en 1950. Elle devait, dès les premiers essais dans les psychoses aiguës en 1952 (Delay et Deniker) et dans diverses techniques d'hibernation artificielle pré-opératoire (Laborit), révolutionner le traitement de la maladie mentale et constituer les bases de la psychopharmacologie. C'est en 1957 que la définition psychophysiologique du neuroleptique (littéralement « qui saisit le nerf ») fut proposée, reposant sur cinq critères désormais classiques :
- activité psycholeptique dénuée de composante hypnotique (indifférence psychomotrice) ;
- efficacité dans les états d'excitation, d'agressivité et d'agitation ;
- action réductrice de certaines psychoses (action antipsychotique) ;
- induction de manifestations secondaires neurologiques et neurovégétatives ;
- action sous-corticale dominante.

A. Classification des neuroleptiques

1. Basée sur la structure chimique

Les neuroleptiques conventionnels sont classés en trois groupes principaux (phénothiazines, butyrophénones, anisamides ou benzamides), au sein desquels existent des sous-groupes isostères (thioxanthènes, dibenzothiazépines, dibenzo-oxazépines, etc.). La formule des neuroleptiques ne montre pas de similitude avec la formule de la dopamine, à l'inverse des agonistes dopaminergiques, et les structures chimiques des différents groupes sont dissemblables. Pourtant, Paul Janssen (1970) a mis en relief un dénominateur structural commun à l'ensemble des neuroleptiques, constitué par l'enchaînement présenté *figure 1*.

Un noyau benzénique par l'intermédiaire d'un segment diatomique (pouvant être constitué d'atomes de carbones, oxygène, soufre ou azote) est relié à un segment dicarboné, lié lui-même à un atome d'azote comportant deux substituants. Ce module, par ailleurs absent de quelques rares antagonistes de la dopamine, est parfois retrouvé dans la structure primaire de certaines molécules (antidépresseurs), pourtant dépourvues de propriétés antagonistes dopaminergiques. Ceci s'explique par le fait que cette structure primaire n'acquiert sa valeur de pharmacophore (structure chimique tridimensionnelle porteuse de la propriété neuroleptique) que pour autant qu'elle s'organise dans l'espace selon une conformation définie. Celle-ci serait superposable à l'une des conformations spatiales préférentielles de la dopamine (la distance entre un noyau benzénique et un azote de la molécule du neuroleptique paraît la même que celle entre le noyau benzénique et l'azote de la dopamine).

a) Dérivés des phénothiazines

Ces composés possèdent une structure tricyclique, correspondant à la fusion d'un cycle thiazine-1,4 avec deux cycles benzéniques (*fig. 1*). Deux substituants se greffent sur cette structure de base :
- R1 est une chaîne azotée, l'amine latérale étant toujours séparée par trois carbones de l'azote intranucléaire (sinon, il s'agit de phénothiazines antihistaminiques ou antiparkinsoniennes) (*fig. 1*) ;

- R2 est un reste de faible encombrement : Cl, OCH_3, $COCH_3$, CF_3, CN, etc. Les phénothiazines neuroleptiques sont classées en trois groupes, les formes aliphatiques étant les moins actives :

Tableau 3. Classification des principales phénothiazines neuroleptiques commercialisées en France (2007)

Phénothiazines aliphatiques	
Chlorpromazine Lévomépromazine Cyamémazine	Largactil® Nozinan® Tercian®
Phénothiazines pipérazinées	
Fluphénazine	Modécate®
Phénothiazines pipéridinées	
Pipotiazine Propériciazine	Piportil® Neuleptil®

La diversité des effets pharmacologiques pour un même type de structure peut sembler paradoxale. Néanmoins, il faut comprendre que le squelette tricyclique prend dans l'espace une conformation particulière et permet de définir un angle de pliage (angle d'intersection des plans contenant les deux cycles benzéniques adjacents). Cet angle est seulement de 25° pour les neuroleptiques, contre plus de 55° pour les antidépresseurs tricycliques. La géométrie de la chaîne latérale conditionne pour partie la composante hypnosédative de la molécule. S'agissant des neuroleptiques, il importe que cette chaîne se trouve à l'horizontale au-dessus du système polycyclique.

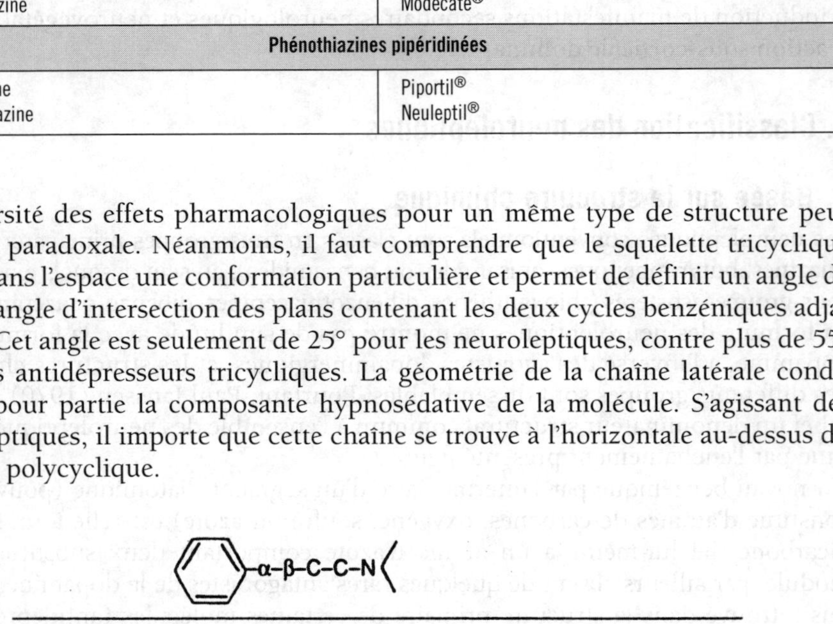

Figure 1. Motif de base de Janssen (1970)

À partir du squelette tricyclique, les recherches ont permis la synthèse d'analogues structuraux très variés ; nous citons à simple titre d'exemple :
- dérivés du thioxanthène : flupentixol (Fluanxol®) ;
- dérivés de la dibenzoxazépine : loxapine (Loxapac®) ;
- dérivés de la dibenzoazépine : carpipramine (Prazinil®) ;
- dérives de la dibenzodiazépine : clozapine (Leponex®)… en fait, un atypique !

b) Butyrophénones et dérivés

Ce sont des dérivés de l'amino-4 fluorobutyrophénone où l'azote aminé tertiaire est engagé dans un cycle pipéridiné résultant de travaux sur les analgésiques centraux analogues de la péthidine. Le chef de file en est l'halopéridol. On distingue deux groupes (*tab. 4*).

Tableau 4. Butyrophénones et apparentés

Butyrophénones pipéridinées	
Halopéridol Dropéridol Pipampérone	Haldol® Droleptan® Dipipéron®
Dérivés apparentés	
Pimozide	Orap®

c) Ortho-anisamides = orthopramides = benzamides substituées

Ces composés possèdent un noyau benzénique relié en C1 par une liaison amide à une chaîne latérale et présente en ortho un groupe méthoxy (*fig. 1*). Ils sont chimiquement affiliés à la procaïnamide. Trois molécules ont des propriétés neuroleptiques :
- sulpiride : Dogmatil®, Synédil®, Aiglonyl® ;
- amisulpride : Solian® (un atypique, cf. infra) ;
- tiapride : Tiapridal®.

Seules les deux premières exercent véritablement une activité puissante contre les psychoses. Ces produits développent de plus une action antiémétique supérieure à celle de la chlorpromazine. Certains dérivés sont plus spécifiquement administrés comme antiémétiques : métoclopramide (Vogalène®), alizapride (Plitican®). Une autre anisamide, le véralipride (Agréal®) est utilisée pour ses propriétés antiprolactine dans les troubles postménopausiques, retrouvées comme effet latéral des neuroleptiques de cette famille essentiellement.

2. Basée sur le mode d'action neurochimique

Les neuroleptiques bloquent les récepteurs centraux de la dopamine mais il faut demeurer attentif à leurs interactions avec d'autres neuromédiateurs :
- action adrénolytique (antinoradrénergique, en particulier α) ;
- action atropinique (anticholinergique, antimuscarinique M1 et M2) ;
- action antihistaminique, en particulier anti-H1 ;
- action antisérotoninergique (5-HT2 notamment).

Une classification biochimique des neuroleptiques, même ne reposant que sur l'action dopaminergique, s'avère difficile pour deux raisons :

- action différenciée, voire opposée selon la posologie en raison de la bipolarité de certaines molécules (désinhibitrice à faibles doses et réductrice à fortes doses) ;
- action différenciée selon le système dopaminergique considéré en raison des taux de dopamine sécrétée qui s'avèrent différents d'un système à l'autre (dopamine vis-à-vis de laquelle le neuroleptique doit entrer en compétition pour se fixer sur les récepteurs).

On note néanmoins, compte tenu de l'incidence clinique que :

- les neuroleptiques les plus antinoradrénergiques et antihistaminiques possèdent des propriétés sédatives marquées ; leurs effets anticholinergiques contrebalancent l'émergence des effets extrapyramidaux (cas général des phénothiazines) ;
- les butyrophénones et les phénothiazines pipérazinées, aux effets antidopaminergiques puissants, non compensés par leurs très faibles effets anticholinergiques, exercent des effets antipsychotiques réducteurs et neurologiques puissants ;
- les phénothiazines pipéridinées (exception faite de la pipotiazine) et les benzamides (exception faite de l'amisulpride) possèdent des effets antipsychotiques moyens, liés à des effets antidopaminergiques médiocres : elles sont réservées en général aux traitements d'entretien.

3. Basée sur l'activité thérapeutique

a) Classifications d'ensemble

Lambert et Revol (1960) répartissent les neuroleptiques selon un axe allant d'un pôle sédatif à un pôle « incisif » (ou antipsychotique). La chlorpromazine occupe une position médiane, les neuroleptiques dits « de gauche » (type Nozinan®) sont les plus actifs sur les manifestations d'anxiété et d'agitation, les neuroleptiques dits « de droite » (type Haldol®) sont les plus incisifs sur les manifestations délirantes des psychoses. Ce modèle ne tient pas compte de l'effet désinhibiteur.

Deniker et Ginestet (1975) conservent le principe d'une classification biaxiale en opposant les effets sédatifs aux effets désinhibiteurs, tout en intégrant une corrélation aux effets latéraux (*fig.* 2). Les neuroleptiques « moyens » sont dotés d'une action thérapeutique et d'effets secondaires modérés ; ils sont essentiellement anxiolytiques et peu antipsychotiques. Les neuroleptiques « polyvalents » ont une dominante antipsychotique, avec des propriétés sédatives (Haldol®) ou désinhibitrices.

b) Classifications spécifiques

Un regard propre sur chaque neuroleptique permet de considérer des paramètres plus singuliers et, contrairement aux classifications bipolaires, de faire figurer simultanément trois modalités d'action psychique de ces substances, évoquant de façon plus suggestive le « spectre thérapeutique » des différentes molécules. Deux modèles principaux ont été proposés.

Delay et Deniker (1961) quantifient sous forme d'« histogrammes », en les opposant de part et d'autre d'une ligne horizontale, les effets psychiques recherchés et certains effets latéraux.

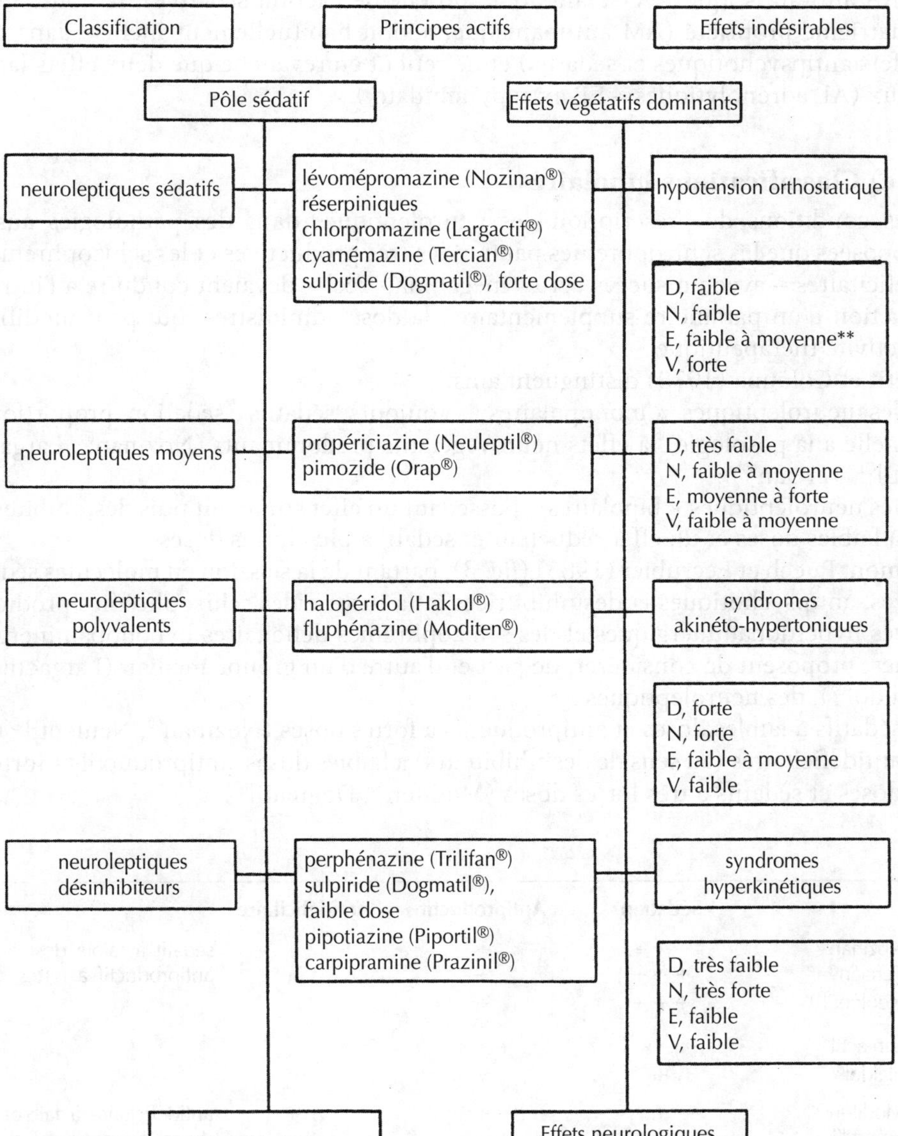

Actions : D, dépressogène ; N, neurologique ; E, endocrinienne ; V, neurovégétative.
*, sauf réserpiniques ; **, sauf réserpiniques et sulpiride où elle est marquée.
(D'après Deniker & Ginestet).

Figure 2. Classification bipolaire des neuroleptiques (molécules données à titre d'exemples)

Bobon (1972-1975) propose un modèle en étoile à six branches dont les longueurs sont proportionnelles de 0 à 5 à l'effet observé pour un neuroleptique prescrit à une posologie donnée. Aux actions psychiques classiques (AD antidélirant

– AA anti-autistique – AT ataraxique, proche de l'action sédative), il ajoute une quatrième propriété (AM antimaniaque, action habituellement incluse dans les effets antipsychotiques et sédatifs) et ne retient en revanche que deux effets latéraux (AL adrénolytiques – FP extrapyramidaux).

c) Classifications bipolaires

Les conditions de prescription des neuroleptiques dans des pathologies aussi opposées que les schizophrénies paranoïdes très productives et les schizophrénies déficitaires – avec un succès certes inégal mais réel – devaient conduire à l'introduction d'un paramètre supplémentaire : la dose administrée, qui peut modifier l'activité thérapeutique.
Petit et Colonna (1978) distinguent ainsi :

- les neuroleptiques « monopolaires », toujours sédatifs (sédation proportionnelle à la posologie), à effets neurovégétatifs prédominants (Nozinan®, Largactil®, Tercian®) ;
- les neuroleptiques « bipolaires » possédant un effet stimulant puis désinhibiteur à faibles doses et un effet réducteur et sédatif à plus fortes doses.

Simon, Puech et Lecrubier (1983) (*fig. 3*), partant de la scission en molécules sédatives, antipsychotiques et désinhibitrices et la théorie des schizophrénies productives hyperdopaminergiques et des schizophrénies déficitaires hypodopaminergiques, proposent de considérer, de part et d'autre d'un groupe médian (Largactil®, Haldol®), des neuroleptiques :

- sédatifs à faibles doses et antiproductifs à fortes doses (Nozinan®, Neuleptil®) ;
- antidéficitaires (au sens de désinhibiteurs) à faibles doses, antiproductifs à fortes doses et sédatifs à très fortes doses (Moditen®, Dogmatil®).

	Sédation	Antiproductif	Antidéficitaire	
Nozinan®	+ + +	+		sédatif à faible dose, antiproductif à fortes
Tercian®	+ + +	+		
Neuleptil®	+ + +	+		
Largactil®	+ +	+ + +		
Haldol®	+	+ + +	+	
Moditen®	+	+ + +	+ +	antidéficitaire à faibles doses, antiproductif à fortes doses, sédatif à très fortes doses
Piportil®	–	+ + +	+ +	
Fluanxol®	+	+ +	+ +	
Orap®		+ +	+ + +	
Dogmatil®		+ +	+ + +	

À l'intérieur de chaque groupe, la place d'un produit peut varier d'1 ou 2 degrés selon l'emploi et la posologie adoptés.
(D'après Lecrubier, Puech et Simon restreint aux molécules disponibles sur le marché.)

Figure 3. Classification des neuroleptiques de Simon, Puech et Lecrubier

B. Pharmacologie

1. Activité sur le système nerveux central

Le mécanisme d'action des neuroleptiques sur le système nerveux central demeure actuellement mal compris dans sa globalité à cause des régulations complexes entre les systèmes de neurotransmission (*tab.* 5).

Tableau 5. Activité des neuroleptiques sur le système nerveux central

Activité	Conséquences pratiques
Sédative	Indifférence psychomotrice avec relative conservation de la vigilance et des facultés intellectuelles ; survient en quelques jours
Antipsychotique	Diminution des manifestations psychosensorielles (hallucinations, délires)
Désinhibitrice	Amélioration de la passivité et de l'apragmatisme du schizophrène ou de l'autiste, avec reprise progressive des activités et des initiatives, restauration de la communication ; survient seulement du bout de plusieurs mois avec parallèlement réactivation de l'anxiété (dépression post-psychotique) et facilitation du passage, à l'acte suicidaire
Extrapyramidale	Manifestations d'akinésie et d'hypertonie (correspondant à la catalepsie sur modèle animal)
Hypothermisante	Activité sur les centres hypothalamiques
Anti-émétique	Activité sur la *triggerzone* de l'area postrema

Les molécules de neuroleptiques ont des affinités variables pour les divers types de récepteurs dopaminergiques. Sans entrer ici dans des détails complexes, soulignons que, sur un plan purement conceptuel, la classification des neuroleptiques séparant des produits bipolaires et monopolaires reposerait sur la capacité des molécules à bloquer ou non, à faible dose, les autorécepteurs présynaptiques inhibiteurs de type D2 et D3.

Les données actuelles ne permettent pas de préciser avec certitude quel récepteur est spécialement impliqué dans les psychoses. Il semble néanmoins que le blocage des récepteurs D1 ne participe pas à cette action. Le récepteur D2 est classiquement considéré comme la cible élective des neuroleptiques, puisque son blocage induit l'action antipsychotique. Toutefois, le récepteur D3 explique l'activité de l'amisulpride (Solian®). Le récepteur D4 est, quant à lui, cible élective de la clozapine (Leponex®). Un traitement neuroleptique prolongé ferait augmenter la population des récepteurs dopaminergiques, notamment des D2, pré- comme postsynaptiques striataux. Ce phénomène expliquerait la survenue des dyskinésies tardives.

Tous les neuroleptiques possèdent donc des propriétés antagonistes des récepteurs dopaminergiques centraux. Cette activité commune interfère avec la transmission dopaminergique dans le sens de l'induction d'une hypo-activité de certaines voies neuronales. La confirmation expérimentale de la corrélation de ce « blocage » dopaminergique par les neuroleptiques à leur activité antipsychotique repose sur plusieurs types d'observations :

- des composés ayant une parenté structurale avec certains neuroleptiques mais n'ayant pas d'impact sur le système dopaminergique sont dépourvus d'activité antipsychotique (prométhazine, isomère inactif du flupentixol) ;
- des agents pharmacologiques déprimant les transmissions dopaminergiques centrales améliorent les signes cliniques des états psychotiques ;
- à l'inverse, certains agents activant la transmission dopaminergique peuvent aggraver des états psychotiques, voire faire apparaître des troubles *de novo*, par exemple :
  - la L-DOPA, précurseur de la dopamine, peut provoquer des décompensations psychotiques chez des sujets soumis à une dopathérapie à forte dose,
  - l'amantadine, autre agent activateur du système dopaminergique, peut également induire des symptômes psychotiques,
  - certains psychostimulants, facilitant la libération synaptique des monoamines cérébrales (amphétamine, méthylphénidate) ou diminuant leur recapture (cocaïne), peuvent être à l'origine d'états délirants aigus chez des sujets sans antécédents psychotiques lorsqu'ils sont utilisés à forte dose en continu,
  - la bromocriptine, l'apomorphine, le lisuride et d'autres agonistes directs dopaminergiques causent parfois des réactions psychotiques à posologie élevée.

Un dysfonctionnement de certaines des voies de transmission dopaminergique corticales ou limbiques centrales apparaît probablement comme impliqué dans la physiopathologie des psychoses. Ceci ne permet pas de déterminer si l'anomalie primaire à l'origine des troubles est le fait du système dopaminergique lui-même ou si elle siège en amont des neurones dopaminergiques, au sein d'un (ou de plusieurs) autre(s) système(s) de neurotransmission le régulant :

- l'hyperactivité de diverses voies dopaminergiques est clairement en cause dans la plupart des productions psychotiques ; et dans cette hypothèse, les actions thérapeutiques inhibitrices de la neurotransmission dopaminergique devront s'exercer en amont, au niveau ou en aval de celles-ci ;
- l'hypo-activité d'autres voies dopaminergiques semble pouvoir se surajouter et sous-tendre les manifestations déficitaires de la schizophrénie ; selon cette perspective, les actions thérapeutiques porteront au niveau et en aval des transmissions dopaminergiques.

Il serait réducteur d'envisager les seules relations des neuroleptiques avec la médiation dopaminergique. Leur affinité pour d'autres types de récepteurs permet de comprendre certaines nuances d'activité et certains effets latéraux centraux couture périphériques (*tab. 6*). L'argumentation concernant l'action antipsychotique la plus étoffée demeure celle de l'antagonisme mixte des récepteurs dopaminergiques D2 et des récepteurs sérotoninergiques 5-HT2, avec une synergie entre ces deux blocages, synergie tant sur le plan de l'efficacité antipsychotique que sur celui de la tolérance neurologique (cf. antipsychotiques atypiques).

2. Autres actions

a) Perturbation de la neurotransmission nerveuse autonome

Les phénothiazines sont d'autant plus α-adrénolytiques qu'elles sont plus sédatives (risque d'hypotension orthostatique). La chlorpromazine a, plus que d'autres, des propriétés d'alphabloquant. Certaines butyrophénones ont une action faible sur le système nerveux autonome (halopéridol) ; d'autres développent un effet α-adrénolytique (dropéridol).

b) Modifications endocriniennes

La chlorpromazine diminue significativement la production de trois « releasing factors » hypothalamiques, d'où inhibition de la sécrétion de FSH et de LH (inhibition de l'ovulation et aménorrhée) ainsi que de prolactine (galactorrhée possible).

Tableau 6. Pharmacodynamie des neuroleptiques sur les grands systèmes de neuromédiation

Système concerné	Conséquences
Dopaminergique	– Action antipsychotique (système limbique, cortex frontal) – Action antiémétique (centre du vomissement et récepteurs périphériques) – Signes endocriniens (axe hypothalamo-hypophysaire)
Noradrénergique (action essentiellement sur récepteurs α-1)	– Hypotension orthostatique – Troubles de l'éjaculation – Ptôse palpébrale (?) – Corrélation avec effet sédatif, avec les altérations de la vigilance
Sérotoninergique (concerne les antipsychotiques atypiques)	– Diminution des effets indésirables neurologiques Action antipsychotique
Histaminergique (concerne essentiellement les phénothiazines)	– Sédation – Action antiallergique (faible, pour les phénothiazines neuroleptiques) – Prise de poids (avec action hormonale)
Cholinergique, avec double impact : – clozapine, phénothiazines pipéridinées, aliphatiques, pipérazinées et halopéridol sont des antagonistes directs des récepteurs cholinergiques centraux comme périphériques ; – levée du tonus inhibiteur sur les neurones cholinergiques normalement maintenu par des neurones dopaminergiques, d'où déséquilibre de la balance dopamine/acétylcholine ; avec le temps, cet effet tend à diminuer avec le développement de l'hyper sensibilité des récepteurs dopaminergiques	– Effets anticholinergiques (atropiniques) directs – Effets centraux antimuscariniques (impliquant la fonction motrice et la mémorisation) – Effets indésirables extrapyramidaux imposant parfois le recours a des correcteurs antiparkinsoniens (anticholinergiques)
GABAergique	• Diminution du seuil épileptogène • Participation aux mouvements anormaux

C. Interactions médicamenteuses

Tableau 7. Principales interactions des neuroleptiques

Association	Effet	Conduite à tenir
Médicaments allongeant l'intervalle QT dont la méthadone	Risque de torsade de pointe	Association déconseillée ou CI
Alcool, opiacés, anxiolytiques, hypnotiques, antihistaminiques, et tous dépresseurs du SNC	Potentialisation de la sédation	Éviter l'association
Lait, café, thé, jus de fruit	Modification du pH gastrique avec précipitation des phénothiazines	Laisser un intervalle de 2 h entre l'ingestion des produits et la prise des neuroleptiques
Anti-acides oraux, charbon, produits laitiers (phénothiazines, butyrophénones)	Inhibition de la résorption par alcanisation du bol alimentaire	Administration à distance
Anticholinergiques (antispasmodiques, antiparkinsoniens, antihistaminiques anciens)	– Inhibition de la motilité digestive : diminution de la résorption – Potentialisation des effets latéraux anticholinergiques	Éviter association aux neuroleptiques à effets anticholinergiques marqués (clozapine, phénothiazines pipéridinées et aliphatiques)
Antidépresseurs tricycliques	– Augmentation de l'incidence des troubles du rythme – Inhibition réciproque du métabolisme (phénothiazines, halopéridol)	Adapter la posologie en diminuant les doses d'antidépresseur et de neuroleptiques
Lithium	Diminution de la résorption de l'halopéridol, de la chloprimazine et de quelques autres molécules	
Inducteurs enzymatiques (carbamazépine, diphénylhydantoïne, barbituriques, phénylbutazone, doxycycline, rifampicine, griséofulvine, etc.)	Induction enzymatique avec diminution des taux de neuroleptiques du fait d'un catabolisme accéléré	Adapter la posologie
Inhibiteurs enzymatiques (cimétidine, paracétamol, contraceptifs oraux, isoniazide, disulfirame, etc.)	Inhibition enzymatique avec augmentation des taux sériques de neuroleptiques	Adapter la posologie
Antihypertenseurs (surtout avec phénothiazines)	Risque d'hypotension	Surveillance
IMAO (surtout avec phénothiazines)	Risque d'hypotension	Contre-indication
L-DOPA, bromocriptine	Antagonisme pharmacologique au niveau des récepteurs dopaminergiques	
Insuline, antidiabétique oraux (phénothiazines)	Diminution de l'effet hypoglycémiant	Ajuster le traitement antidiabétique
Digitalique, médicaments à effet quinidine-like (phénothiazines)	Diminution de l'effet inotrope	Éviter d'associer les produits
Médicaments leucopéniants (clozapine)	Potentialisation des effets hémotoxiques	

D. Pharmacocinétique

1. Absorption

Les neuroleptiques peuvent être administrés par voie orale ou parentérale (exclusivement intramusculaire en psychiatrie, la voie intraveineuse étant réservée à l'anesthésiologie).

a) Absorption par voie orale

Les neuroleptiques sont absorbés au niveau de l'intestin grêle (diffusion transépithéliale passive). Cette absorption dépend de la liposolubilité du produit (les phénothiazines les plus liposolubles sont les plus rapidement résorbées), de la fixation protéique dans la lumière intestinale et de la dégradation éventuelle au niveau de l'intestin grêle. Les rendements sont variables : faible pour la chlorpromazine (10 à 30 %), plus élevé pour l'halopéridol (40 à 70 %). Ils varient d'un sujet à l'autre. Les solutions sont souvent mieux absorbées que les comprimés. Des interactions intraluminales modifiant la résorption sont possibles avec certains aliments (*tab. 8*).

b) Absorption par voie parentérale

La résorption après IM est plus rapide et les taux plasmatiques sont obtenus plus rapidement qu'après administration *per os*. La résorption est totale, dans un délai variant de 3 à 4 h. La biodisponibilité est généralement supérieure à 90 %.

c) Neuroleptiques à action prolongée (NAP)

Constituant une manière d'équivalent d'implants à délitement progressif, le principe actif possédant une fonction alcool est estérifié par un acide gras à longue chaîne carbonée et inclus dans un soluté huileux. Une hydrolyse lente libère progressivement la molécule mère avec une régularité présumée plus qu'établie. Les durées d'action paraissent sensiblement proportionnelles à la longueur de la chaîne de l'acide gras.

2. Distribution

a) Fixation aux protéines circulantes

Cette fixation concerne l'albumine, accessoirement les lipoprotéines, dans une proportion variable selon les produits (90 % pour l'halopéridol, 90 à 99 % pour la chlorpromazine) ; ce pourcentage est plus faible pour les métabolites. Dans diverses pathologies, la fixation augmente du fait d'un accroissement du taux de certaines protéines circulantes : la fraction libre devient très basse, d'où résistance possible au traitement.

b) Volumes de distribution

Les volumes apparents de distribution (VAD) sont larges (5 à 20 L/kg) avec diffusion dans tous les tissus. Les concentrations sont plus importantes dans les tissus très vascularisés : cerveau, foie, reins, cœur et poumons. Les neuroleptiques passent la barrière fœto-placentaire et se retrouvent dans le lait maternel à des taux supérieurs à ceux du plasma. Seuls les neuroleptiques possédant une activité thérapeutique vis-à-vis des expressions psychotiques traversent la barrière hémato-encépliaIique. Leur concentration dans le LCR est corrélée à la fraction libre, plasmatique circulante. Certaines molécules comme le sulpiride (Dogmatil®) ont, même à très fortes doses, des concentrations centrales modérées.
L'affinité des neuroleptiques pour le tissu adipeux étant importante, un stockage prolongé, ainsi qu'un relargage tardif sont possibles. On a pu détecter des métabolites de la chlorpromazine dans l'urine de sujets plusieurs mois après suspension du traitement.

Tableau 8. Caractéristiques pharmacocinétiques de quelques neuroleptiques (en dehors des NAP)

Famille	DCI	Spécialités		Biodisponibilité (%)	T_{max} (h)	Demi-vie terminale d'élimination (h)	VAD (l/kg)	État d'équilibre (jours)	Métabolites éventuels
Phénothiazines	Chlorpromazine	Largactil®	Per os IM	30-70	2 à 4 0,5	23-37	8	8-15	Métabolites actifs multiples
	Lévomépromazine	Nozinan®	Per os	40-60	2-6	20-77	30	6-15	Métabolites actifs multiples
	Fluphénazine	Moditen®	Per os	N.c.	2-5	15-20	N.c.	3-5	Métabolites actifs
	Pipotiazine	Piportil®	Per os	40	0,5-1,5	7-12	5-15	2-3	
Thioxanthènes	Flupentixol	Fluanxol®	Per os	50-60	4	15-35	14	5	
	Pipotiazine	Clopixol®	Per os	45	4	15-25	12-24	3-5	Pas de métabolite actif
Dibenzoxazépine	Loxapine	Loxapac®	Per os	?	1-4	40 (avec métabolites actifs)		5	2 métabolites actifs
Butyrophénones	Halopéridol	Haldol®	Per os IM	60 80	2-6 0,5-3	24 30	20	5 à 7	Hydroxyhalopéridol actif
Benzamides	Amisulpride	Solian®	Per os	40	1,3-2	15-20	9-16	3-5	Pas de métabolite actif
	Sulpride	Dogmatil®	Per os IM	25-70	3-6 0,5	6-15 6,7	2,7 0,6	1-3	
	Tiapride	Tiapridal®	Per os IM	75	1 0,5	3-5	1,4	1	
Diphénylbutylpipéridines	Pimozide	Orap®	Per os	90	6-10	15-55	5-15	8-10	Pas de métabolite actif

3. Métabolisation

Le métabolisme des neuroleptiques varie quantitativement, et qualitativement selon l'espèce, l'individu, l'âge et le contexte de l'administration (associations thérapeutiques, pathologies intercurrentes, etc.).

Tableau 9. Paramètres cinétiques des neuroleptiques à action prolongée (NAP)

DCI	Spécialité	T_{max} (j)	t 1/2 adm aiguë (j)	t 1/2 adm chronique (j)	Intervalle administration (semaine)	Fluctuation C_{max}/chronique min
Fluphénazine décanoate	Modécate®	0,5-2	7-10	12-16	3-4	7,5-100
Pipotiazine palmitate	Piportil L4®	5-11	15		3-4	2,5-5
Flupentixol décanoate	Fluanxol retard®	7	3-8	17	2-4	2-3
Zuclopenthixol acétate	Clopixol action semi prolongée®	1-2	3-5		2-3 jours	
Zuclopenthixol décanoate	Clopixol action prolongée®	7-10		19	2-4	2,8-3
Halopéridol décanoate	Haldol décanoas®	1-2 (aigu) 7 (chronique)	3-9	18-30	3-4	2-3

Les neuroleptiques sont des molécules basiques, liposolubles, ne pouvant donc être éliminées telles quelles dans l'urine. Leur métabolisme livre des produits hydrosolubles non liés aux protéines plasmatiques, pouvant être rapidement éliminés par le rein.

La plupart des neuroleptiques subissent une dégradation hépatique avec effet de premier passage important pour les substances administrées *per os* notamment. Néanmoins, des réactions enzymatiques extrahépatiques (paroi intestinale) expliquent la faible biodisponibilité de certains produits (fluphénazine, etc.) et la moindre efficacité, en règle générale, de la voie orale comparée à la voie parentérale.

Les biotransformations se déroulant dans le réticulum endoplasmique des hépatocytes comprennent des réactions d'hydroxylation (aromatique, acyclique et alicyclique), de sulfoxydation, de désalkylation, de désamination, d'oxydation, de conjugaison, etc.

Plusieurs voies de dégradation peuvent concerner une seule molécule (*fig.* 5), d'où une multitude de métabolites dont certains seulement conservent une certaine efficacité, d'autres étant à l'origine d'effets indésirables adrénolytiques ou anticholinergiques.

Par ailleurs, après un certain temps d'administration, peut apparaître une auto-induction enzymatique expliquant la diminution de l'activité thérapeutique.

Enfin, les neuroleptiques peuvent subir un cycle entéro-hépatique, en raison de l'émonctoire biliaire de la molécule mère et/ou de ses catabolites.

Toute altération de la fonction hépatique modifie le catabolisme, notamment l'induction ou l'inhibition enzymatique par des médicaments associés (*tab.* 7).

4. Élimination

Les neuroleptiques sont essentiellement éliminés par voie rénale après biotransformation en métabolites hydrosolubles ; ils le sont aussi accessoirement par voie biliaire et sont retrouvés en faible quantité dans les fécès.
La clairance métabolique, rendant compte de la capacité de l'organisme à éliminer les neuroleptiques, élevée pour l'ensemble de ces produits, est principalement dépendante du catabolisme hépatique.
Les troubles fonctionnels rénaux ne retardent pas, en général, l'élimination des neuroleptiques car ceux-ci apparaissent en quantité minime dans l'urine sous forme inchangée.

E. Principaux effets indésirables

1. Effets psychiques

a) Syndrome d'indifférence psychomotrice

Comprenant un état de passivité, d'asthénie, de perte de l'affectivité, de refus des contacts, de désintérêt, quelquefois même d'un certain degré de somnolence diurne, il sera essentiellement net avec les phénothiazines sédatives ou avec les neuroleptiques polyvalents utilisés à dose élevée. Il peut être réduit par une diminution de la posologie journalière, par la répartition de la dose quotidienne en une prise vespérale unique, voire par le choix d'une molécule plus adaptée.

b) Symptômes dépressifs

Ils réalisent une éventualité fréquente au décours d'un état psychotique traité par neuroleptiques (incidence moyenne de 25 %), sans que l'on sache de façon indiscutable s'ils sont à rattacher directement au traitement.
Il faut dépister puis traiter un éventuel syndrome extrapyramidal passé inaperçu (réduction de la posologie ou ajout de correcteurs) et éviter de prescrire des antidépresseurs lors d'un état psychotique aigu pour ne pas majorer la symptomatologie productive (hallucinations, etc.). En cas de troubles dépressifs survenant sur un terrain psychotique chronique (en particulier schizophrénique), la coprescription d'antidépresseurs tricycliques peut amener un bénéfice.

c) Somnolence

Les neuroleptiques sédatifs mal choisis ou prescrits à trop forte dose induisent une diminution de la vigilance, imposant une réduction de la dose ou une modification de la répartition des prises, voire un changement de médicament.

d) Accès d'angoisse et réactivations délirantes

On les rencontre lorsqu'apparaissent des signes extrapyramidaux intégrés par le sujet à sa symptomatologie délirante et aggravant alors l'angoisse de dépersonnalisation, ou si l'on utilise à faible posologie un neuroleptique bipolaire.
Dans le premier cas, on administre un correcteur, dans le deuxième, on augmente la posologie ou l'on administre une molécule plus sédative.

e) Accès confuso-oniriques

Rares, ils concernent surtout le sujet âgé ou le sujet traité également par des sels de lithium. Ils imposent l'arrêt du traitement et de toute médication potentiellement susceptible d'entraîner des épisodes de confusion mentale.

2. Effets extrapyramidaux

Les manifestations extrapyramidales peuvent survenir précocement (dystonies aiguës, akathisie, parkinsonisme iatrogène associant akinésie, hypertonie, tremblements), ou tardivement (engendrant alors un tableau de dyskinésies tardives). Elles s'accompagnent d'angoisse, voire de signes dépressifs parfois susceptibles d'induire un passage à l'acte suicidaire. Ces signes constituent la cause la plus importante de troubles moteurs rencontrés en psychiatrie mais les corrélations exactes entre le traitement et leur intensité demeurent mal évaluées. L'identification de ces manifestations reste délicate :

- le syndrome peut se révéler avec une sévérité inusitée : tremblements aigus, akathisies et dyskinésies tardives ;
- la localisation des manifestations peut être inattendue : tremblements de la face, tremblements des seules extrémités des membres inférieurs ;
- plusieurs types de syndromes extrapyramidaux peuvent coexister (dyskinésies tardives et parkinsonisme, dyskinésies tardives et dystonies tardives, etc.), ou survenir dans deux localisations différentes, ou être localisés au même endroit mais se succéder dans le temps, ou se superposer anatomiquement et chronologiquement. Ainsi l'association dyskinésies tardives/akathisie est fréquente, alors que les formes sévères de dystonies tardives sont rares.

Les molécules anticholinergiques sont actives en prévention de ces troubles, mais leur action périphérique induit des manifestations indésirables elles-mêmes importantes (sécheresse buccale, troubles mictionnels, troubles de l'accommodation, troubles digestifs) et susceptibles d'imposer une correction ou de contre-indiquer le traitement chez certains patients (adénome prostatique, glaucome à angle fermé). Une trop forte imprégnation peut induire des troubles confusionnels ainsi qu'une altération des fonctions cognitives. Certains auteurs estiment que la prescription d'anticholinergiques favorise la survenue ultérieure de dyskinésies tardives. Il reste toutefois possible d'envisager une prophylaxie des réactions dystoniques aiguës, notamment chez un sujet jeune auquel on administre de fortes doses de neuroleptiques et qui a déjà présenté de semblables manifestations.

Le traitement des effets extrapyramidaux installés repose sur des mesures simples :

- réduction de la posologie du neuroleptique utilisé, notamment lors de la survenue de dyskinésies tardives, ou choix d'une autre molécule ;
- recours à des correcteurs (effet palliatif et transitoire : ils ne doivent pas représenter une fin en soi) ; ils ne sont pas prescrits pendant plus de quatre mois et leur administration est réduite progressivement, quitte à être reconduite si les signes extrapyramidaux réapparaissent.

Si les signes se pérennisent sans qu'il soit possible d'alléger plus le traitement neuroleptique, on doit recourir à une molécule atypique, notamment dans les dystonies tardives. De toute façon, il est désormais indiqué de prescrire en première intention une molécule bénéficiant d'une bonne tolérance neurologique (donc atypique, cf. infra) dès que le diagnostic laisse présager d'un traitement au long cours, afin d'optimiser l'observance.

a) Effets extrapyramidaux précoces

■ *Dystonies aiguës*

Survenant dans les 36 premières heures, elles sont plus fréquentes chez les hommes jeunes. Elles pourront parfois apparaître plus tardivement, lors d'une réduction de la posologie ou lors de l'instauration d'un traitement par un neuroleptique d'action prolongée. Les phénothiazines pipérazinées et les butyrophénones sont volontiers incriminées, ainsi que les molécules désinhibitrices ou bipolaires à faible dose.
Les signes cliniques sont caractéristiques, angoissants pour le malade comme pour son entourage, avec contractures et spasmes musculaires soudains et prolongés, dominant dans la région bucco-faciale. Il pourra y avoir protrusion linguale, blépharospasme, crises oculogyres, hyperextension de la tête, plafonnement du regard, hypersalivation, troubles de la déglutition, torticolis, opisthotonos, camptocormies, etc.

■ *Syndrome parkinsonien*

Il est caractérisé par une hypomimie, une akinésie d'intensité variable (le plus souvent simple difficulté à initier un mouvement), un tremblement lent, persistant au repos, un ralentissement moteur, une perte des mouvements automatiques associés à la marche (balancement des bras), une hypertonie musculaire de repos cédant par à-coups (syndrome de la roue dentée), une rare atteinte des réflexes de posture avec chutes.
Des formes discrètes existent, associant une apathie avec incapacité relative à entamer des activités en société (ne pas confondre avec l'apragmatisme du schizophrène ou avec un trouble dépressif secondaire).
Ce syndrome s'observe avec les molécules puissantes (halopéridol, etc.).

■ *Akathisie*

Elle caractérise un sujet qui ne peut conserver une quelconque position, même un temps très bref. Un sentiment d'inconfort avec impatience motrice en constitue une forme mineure ; la déambulation forcée (tasikinésie) en est la forme extrême. C'est un effet indésirable fréquent (près de 50 % des patients), précoce et alors aisément curable, ou tardif, et inaugurant alors des dyskinésies « tardives » de traitement délicat (cf. paragraphe suivant). L'akathisie est généralement aggravée par la majoration de la posologie. Elle sera parfois confondue avec l'agitation psychotique, mais, contrairement à celle-ci, elle s'accompagne toujours d'un vécu désagréable exprimé par le malade.
Le traitement immédiat, symptomatique, du syndrome parkinsonien et des dystonies aiguës implique l'administration de correcteurs anticholinergiques (*tab. 10*). Ceux-ci induisent une hypoactivité des neurones cholinergiques postsynaptiques « libérés » du contrôle inhibiteur dopaminergique par l'action des neuroleptiques. Ils agissent surtout sur le tremblement et l'hypertonie ou les dystonies. Ces médicaments, contre-indiqués en cas de glaucome à angle fermé ou de trouble urétro-prostatique, s'avèrent légèrement sédatifs ou, parfois, stimulants selon les molécules et participent éventuellement à l'installation d'un état confusionnel. Les effets indésirables propres sont de nature atropinique (sécheresse buccale, flou visuel, dysurie, constipation).

Tableau 10. Correcteurs antiparkinsoniens anticholinergiques

DCI	Spécialités	Présentations	Posologie (mg/j)	Particularités
Tropatépine	Lepticur®	Cp. 10 mg Amp. 10 mg	10-30 (1 à 2 prises) 10-30 en IM	Effet atropiniques marqués et sédation
Bipéridène	Akinéton retard®	Cp. 4 mg	4-8 (1 prise)	Risque confusionnel
Trihexyphénidyle	Artane®	Cp. 2 et 5 mg Buvable 0,4 % Amp. 10 mg	2-15 (2 à 3 prises) 7,5-15 5-30 en IM	Effets atropiniques marqués : peut donner lieu à abus toxicomaniaque Effets stimulants
	Parkinane retard®	Gél. 2 mg Gél. 5 mg	2-6 5-10 (1 prise)	Forme LP donnant moins lieu à abus

L'akathisie est résistante à ces produits : il faudra alors changer le traitement ou administrer des bêtabloquants qui ont, selon certains travaux, fait la preuve de leur efficacité dans cette indication singulière. Lorsqu'ils sont eux-mêmes contre-indiqués, on pourra recourir à des benzodiazépines à très faibles doses.

Le traitement préventif est sujet à controverses. Un consensus est établi en défaveur de l'emploi systématique des correcteurs, le rapport bénéfice/risque étant jugé trop défavorable (risque de survenue de dyskinésies tardives majoré).

b) Effets extrapyramidaux retardés

■ *Dyskinésies tardives*

Évoquées dès que sera envisagée l'instauration d'un traitement neuroleptique, elles sont graves, invalidantes et irréversibles. Le tableau clinique réalise un syndrome hyperkinétique avec mouvements involontaires, répétitifs, sans but, habituellement décrits selon deux modèles :

- le syndrome orofacial ou bucco-lingo masticateur, fréquent, avec mâchonnements, protrusion, mouvements vermiculaires de la langue, grimaces, claquement de la langue et des lèvres, soufflement, blépharospasme ;
- le syndrome axial et périphérique, assez rare, associé au précédent, avec mouvements choréo-athétosiques des membres, balancement, protrusion du bassin ou rotation du tronc, dandinement, voire anomalies œsopharyngées avec dysphagie, dysphonie, difficultés respiratoires.

Les dyskinésies tardives, permanentes en intermittentes, diminuent au repos et pendant le sommeil, lors de tout geste volontaire (parole, écriture). Le sujet demeure indifférent au trouble malgré la gêne sociale qu'il occasionne. La physiopathologie demeure méconnue : la théorie de l'hypersensibilité des récepteurs dopaminergiques D2 postsynaptiques, consécutive à leur blocage prolongé par les neuroleptiques au niveau nigrostriatal, s'avère insuffisante pour expliquer l'ensemble du tableau.

Toutes les molécules pourront être incriminées, mais les neuroleptiques sédatifs (lévomépromazine), les neuroleptiques « atypiques » et les benzamides (sulpiride, amisulpride) induiraient peu ou pas de dyskinésies tardives. Les formes à action prolongée sont plus volontiers concernées, du fait de l'observance « obligée » qu'elles engendrent. Les fenêtres thérapeutiques préventives, proposées naguère, feraient surtout peser un risque accru. Les facteurs de risque individuel demeurent le sexe féminin, l'âge, l'association de la pathologie psychotique à des troubles de l'humeur, l'existence de lésions cérébrales.

L'irréversibilité de l'évolution est difficile à affirmer : un tiers des dyskinésies tardives régresse après 3 mois d'interruption du traitement neuroleptique, la rémission complète pouvant demander jusqu'à 3 ou 7 ans. En aucun cas, les correcteurs antiparkinsoniens n'apportent de bénéfice thérapeutique ; au contraire, ils aggravent le plus souvent la symptomatologie. En l'absence actuelle de traitement, la prévention conserve tout son sens : il faut restreindre le recours aux neuroleptiques classiques pour privilégier celui des atypiques, limiter la durée de prescription, diminuer la posologie après la phase initiale et dépister les dyskinésies tardives dès leur début pour pouvoir arrêter, réduire ou changer la molécule en cause.

■ ***Autres troubles tardifs***

On a décrit des dystonies tardives, des akathisies tardives, améliorées respectivement par les correcteurs antiparkinsoniens et par les benzodiazépines.

c) Épilepsie

Bien que la plupart des neuroleptiques puissent abaisser le seuil épileptogène, la survenue de crise demeure exceptionnelle.

3. Effets neurovégétatifs

Les propriétés adrénolytiques de certaines molécules sont responsables d'une hypotension artérielle initiale accompagnée souvent d'une tachycardie, avec renforcement orthostatique imposant une surveillance, voire parfois un alitement en début de cure. Celle hypotension est surtout décrite avec les formes sédatives (phénothiazines aliphatiques et pipéridinées monopolaires). Elle contre-indique chez le sujet âgé l'usage de la lévomépromazine (Nozinan®). La symptomatologie disparaît spontanément en deux à trois semaines. Dans le cas contraire, elle sera traitée par des analeptiques cardiovasculaires (DHE, heptaminol, néosynéphrine).
Les effets anticholinergiques sont essentiellement le fait des molécules sédatives, notamment lorsqu'elles sont prescrites en association. Ils se traduisent par une sécheresse buccale élevant le risque cariogène et aboutissant parfois à un délabrement dentaire majeur, impliquant une surveillance stomatologique régulière ainsi qu'une correction de l'hyposialie (Sulfarlem S25®, salive artificielle).
La constipation est traitée par supplémentation en son et fibres, avec hydratation suffisante. On privilégie les mucilages doux plutôt que les laxatifs stimulants ou osmotiques. Une dysurie impose la recherche d'une coprescription (antiparkinsoniens, antidépresseurs tricycliques, etc.) et un bilan urologique (obstacle urétro-prostatique).

4. Effets endocriniens

Ils prédominent avec les benzamides et les phénothiazines pipéridinées. Dans les deux sexes, on retrouve souvent une anorgasmie, nécessitant une réduction de la posologie si l'état psychique du patient le permet et, en tout cas, une aide psychothérapique. On peut parfois tirer bénéfice de l'administration d'antidépresseurs imipraminiques à posologie faible. Cette absence de motivation sexuelle est liée à la maladie mentale et aux effets psychiques des neuroleptiques.

L'hyperprolactinémie engendrée par les neuroleptiques peut être à l'origine chez l'homme de gynécomastie avec éventuelle galactorrhée, imposant un bilan et le changement de molécule. Chez la femme, l'apparition de dysménorrhées ou d'un syndrome aménorrhée-galactorrhée justifie un bilan gynéco-endocrinien (dosages hormonaux, cytologie vaginale, radiographie voire scanner de la selle turcique). La bromocriptine (Parlodel®) améliore certains sujets, mais ses propres effets psychogènes ne sont pas négligeables.

5. Prise de poids

Observée essentiellement avec les molécules sédatives, en début de traitement, elle se limite à une dizaine de kilos et demeure généralement réversible. Elle est mal vécue par les patients (régime hypocalorique, activité physique, réduction posologique, changement de molécule).

6. Manifestations cutanées ou oculaires

Outre des réactions parfois aiguës de photosensibilisation, on a décrit jadis une coloration mauve violacée en ailes de papillon de la face (purple-people), chez des sujets traités par de trop fortes doses de phénothiazines ; ceci a surtout aujourd'hui un intérêt historique.
Des dépôts cornéens et cristalliniens ont été rapportés ; un examen ophtalmologique régulier est conseillé, notamment dans les régions à fort ensoleillement.

7. Accidents hématologiques

Des agranulocytoses très rares mais graves, voire mortelles, ont été décrites avec tous les neuroleptiques (1 cas sur 40 000 environ) ; des atteintes plus modérées, voire discrètes, avec leucopénie, sont fréquentes et ne devront pas faire suspendre le traitement.

8. Troubles digestifs

Nausées et vomissements sont décrits en début de traitement, ce qui peut sembler paradoxal pour des molécules connues comme anti-émétiques. La fréquence de ces effets étant égale à celle décrite avec placebo, l'explication est peut-être essentiellement d'ordre psychosomatique.
Des sécheresses buccales (hyposialie) auront des conséquences parotidiennes et dentaires (caries) (molécules sédatives avec composante atropinique forte).
Les occlusions intestinales par atonie sont à redouter chez le sujet âgé traité par une molécule à composante atropinique marquée ou auquel on administre trop de correcteurs antiparkinsoniens.
Les complications hépatiques sont dominées par l'hépatite cholestatique (1 à 5 % des patients traités par chlorpromazine). Elle demeure souvent infraclinique et réversible. Les formes cytolytiques sont plus rares. Une cytolyse biologique est décrite avec les butyrophénones (20 à 30 % des cas), avec : constitution d'un ictère (0,2 % des cas). Ces ictères résulteraient d'une modification de la viscosité biliaire jointe à une hypertonie du canal d'Oddi.

9. Troubles cardiaques

Au-delà des facteurs de risque connus (tabagisme, sédentarité, hygiène alimentaire), la plupart des morts subites inexpliquées survenues chez des sujets schizophrènes traités par des antipsychotiques auraient pour origine une arythmie ventriculaire iatrogène, une hypothèse que suggère l'analogie observée entre ces décès et des décès retrouvés chez des sujets présentant un syndrome du QT long congénital. Cette théorie iatrogène est renforcée par le fait que la plupart des antipsychotiques possèdent des effets électrophysiologiques sur la cellule myocardique similaires à ceux induits par les antiarythmiques de classe Ia (effet quinidine-like) ; on observe de plus des torsades de pointe chez des sujets intoxiqués par des antipsychotiques.
Des modifications préalables des tracés de l'ECG permettent d'anticiper ce risque vital : parmi elles, l'allongement de l'intervalle QT calculé (Qtc). De nombreuses molécules administrées en thérapeutique sont susceptibles d'allonger le Qtc chez certains patients, dont les antipsychotiques, notamment lorsqu'ils sont prescrits à de fortes posologies : phénothiazines, butyrophénones, benzamides substituées, pimozide. Il s'agit d'un effet secondaire général, qui peut s'avérer grave en raison du risque d'évolution en arythmie ventriculaire. Cette évolution potentielle a focalisé l'attention sur ce qui est désormais appelé « syndrome de QT long acquis médicamenteux », à l'origine du retrait du marché du sultopride (Barnétil) en 2006 comme, précédemment, de celui de la thioridazine (Melleril).

■ *Origine de l'allongement du QT*

L'allongement de l'espace QT résulte de l'inhibition d'un ou de plusieurs courants ioniques repolarisants, à l'origine d'une hétérogénéité des périodes réfractaires : l'induction de postdépolarisations précoces qui en découle favorise la genèse d'arythmies ventriculaires. Si le canal potassique IK est le canal principalement impliqué dans l'allongement de l'intervalle QT, il n'est pas le seul avec lequel les antipsychotiques puissent interagir. Cependant, les disparités observées entre les diverses molécules prouvent que le potentiel d'allongement du QT n'est pas étroitement lié à leur seul pouvoir inhibiteur des courants potassiques : des propriétés inhibitrices des canaux calciques, $\alpha 1$ ou bêtabloquantes peuvent rendre compte de leur potentiel à induire des troubles cardiaques et il reste difficile de prédire, en phase préclinique, la survenue potentielle d'arythmie.
En cas d'anomalie congénitale préexistante, l'administration d'un antipsychotique peut révéler une pathologie souvent cliniquement silencieuse. En revanche, le risque lié à l'association de médicaments connus comme modifiant le QT – ou faisant augmenter le taux plasmatique de l'antipsychotique – est, lui, prévisible. Il faut ainsi veiller au risque d'interaction cinétique chez les sujets insuffisants rénaux et/ou hépatiques ainsi que chez les sujets exprimant un phénotype particulier d'isoenzymes hépatiques (métaboliseurs lents).
Allongement du QT n'est pas obligatoirement synonyme de survenue de torsades de pointes et, à ce niveau également, des facteurs de risque ont été identifiés : déficit enzymatique, âge élevé, sexe féminin, bradycardie, hypokaliémie ou hypomagnésémie, insuffisance hépatique et/ou rénale, anomalies génétiques des canaux potassiques et/ou sodiques, cardiopathie sous-jacente, hypothyroïdie, stimulation majeure du système sympathique, forte posologie d'antipsychotiques.

■ *Allongement du QT et interactions médicamenteuses*

Le risque d'arythmies ventriculaires lors de l'utilisation des antipsychotiques est surtout important s'il existe un ou plusieurs facteurs de risque et s'il s'agit de patients métaboliseurs lents au niveau de l'isoforme 2D6 du cytochrome P450 (5 à 10 % des sujets caucasiens). L'association à un antipsychotique connu comme susceptible d'entraîner un allongement de l'intervalle QT de certaines molécules est contre-indiquée (de façon absolue ou relative selon l'incidence des facteurs de risque) en raison de la survenue possible de torsades de pointes (ex. : quinidine, disopyramide, amiodarone, sotalol, bépridil, nombreux diurétiques, astémizole, terfénadine, cotrimoxazole, érythromycine IV, imipramine, désipramine, amitryptyline, maprotiline, doxépine, etc.). Pour d'autres molécules, cette association reste seulement déconseillée car l'intervalle est allongé sans pour autant que des torsades aient été décrites (ex. : nombreux anti-H1, macrolides, triptans, salmétérol, tamoxifène, venlafaxine, lithium, etc.). L'association de certains antipsychotiques entre eux est de ce fait contre-indiquée (chlorpromazine, dropéridol, halopéridol, pimozide). L'association entre elles de phénothiazines ou de butyrophénones est déconseillée.

■ *Traitement des anomalies cardiaques*

Comme il est généralement associé à l'administration de médicaments qui allongent l'intervalle QT, l'arrêt du médicament en cause est la règle essentielle du traitement. Il faut également équilibrer les anomalies hydro-électrolytiques (administration de chlorure de potassium et/ou de sulfate de magnésium). En cas de bradycardie excessive, administrer de l'atropine et réaliser une stimulation cardiaque par sonde d'entraînement pour éviter les torsades de pointes.

■ *Prévention du risque de torsade lors de la prescription d'un antipsychotique*

La prévention des torsades de pointes qui peuvent être fatales (même si elles ne sont pas symptomatiques) impose le dépistage des allongements de l'intervalle QT. Idéalement, tous les patients doivent bénéficier d'un ECG avant l'instauration du traitement par antipsychotique de façon à opérer un choix judicieux de la molécule et à instaurer l'adaptation du traitement ainsi que sa surveillance en fonction de l'intervalle QT révélé par l'examen. Tous les patients devraient, de plus, être surveillés par des ECG itératifs pour dépister une augmentation anormale du QT qui impose une diminution, voire une suspension du traitement. De même, il importe de repérer et de corriger d'éventuels désordres ioniques, sauf évidemment en situation d'urgence (agitation, refus des soins).

Tableau 11. Recommandations pratiques pour l'instauration d'un traitement antipsychotique

Recommandations pratiques pour l'instauration d'un traitement antipsychotique
1. Dépister un syndrome du QT long congénital ou acquis : • faire un ECG préalable (et à plusieurs reprises si possible…) ; • est considéré comme pathologique un Qtc > 500 ms ou allongé de plus de 10 % par rapport à un tracé antérieur ; • attention : un ECG ponctuel normal n'élimine pas le risque, mais le réduit : l'allongement du QT peut en effet être fluctuant.
2. Dépister et corriger les autres facteurs de risque : • l'hypokaliémie (prise de diurétiques, de laxatifs, vomissements…) ou l'hypomagnésémie ; • les interactions médicamenteuses et notamment celles des antipsychotiques associés ; • éviter les posologies trop élevées ; • être particulièrement prudent en cas de comorbidité cardiovasculaire.

10. Troubles urinaires

Une dysurie rapportée aux effets atropiniques des neuroleptiques ou des correcteurs pourra aboutir à une rétention aiguë d'urine.

11. Syndrome malin des neuroleptiques

Accident le plus redouté, son exceptionnelle gravité engage le pronostic vital (mortalité de 20 % sans traitement, de 10 % avec). Son incidence est assez faible (< 0,5 %). Il survient essentiellement en début de traitement, lors de l'usage de la voie parentérale, chez un sujet jeune (20-40 ans), avec une molécule incisive ou lors de l'administration en première intention d'une forme à libération prolongée. Il a cependant été décrit avec toutes les molécules (y compris celles sans indications psychiatriques, comme les neuroleptiques anti-émétiques) – la chlorpromazine semblant la moins impliquée en ce cas –, toutes les posologies, toutes les voies d'administration.

La physiopathologie de ce syndrome demeure méconnue. Elle est de toute façon polyfactorielle et implique :

- un trouble central de la thermorégulation par blocage des récepteurs dopaminergiques hypothalamiques entraînant une production accrue de chaleur ;
- un blocage cellulaire dopaminergique air niveau de la jonction neuromusculaire périphérique avec augmentation du tonus vasomoteur inhibant la thermolyse ;
- une dysrégulation dopaminergique D1/D2 ;
- des perturbations du métabolisme cellulaire du calcium et de l'AMP cyclique dans les libres musculaires.

L'expression clinique du syndrome malin associe une hyperthermie inexpliquée avec sueurs profuses, pâleur, troubles du tonus, rigidité extrapyramidale, hébétude, déshydratation, hypotension, tachycardie. Le bilan biologique montrera volontiers une élévation de la CPK et de la LDH, des SGOT et des SGPT, une hyperleucocytose supérieure à 15 000 globules blancs par litre avec polynucléose. Des troubles de la vigilance s'installent en 24 à 48 heures, avec ascension thermique, troubles cardio-respiratoires et neurologiques si le traitement n'est pas suspendu à temps. Des formes plus frustres, avec simplement fièvre et état confusionnel ne sont pas rares.

Toute hyperthermie inexpliquée chez un sujet neuroleptisé doit faire suspendre le traitement immédiatement. Le sujet sera transféré en réanimation où l'on instaurera un traitement symptomatique (réhydratation, lutte contre l'hyperthermie, administration de dantrolène – Dantrium® – en IV, de bromocriptine – Parlodel®, d'amantadine – Mantadix® – *per os*, etc.).

Une prévention systématique par surveillance quotidienne de la température du sujet et par essai de la tolérance *per os* préalable de tout NAP s'impose.

À la suite d'un épisode de syndrome malin, la possibilité d'une éventuelle reprise d'un traitement neuroleptique demeure objet de controverse (risque de récidive voisin de 50 %). Certains auteurs, toutefois, initieront après un délai de deux à trois semaines, un nouveau traitement avec une molécule appartenant à une autre famille chimique, avec éventuelle association préventive de bromocriptine (Parlodel®) pendant quelques semaines.

D'autres types de variations thermiques (notamment une hypothermie), survenant fréquemment sous neuroleptiques, restent en revanche sans gravité.

F. Contre-indications et précautions d'emploi des neuroleptiques

Les neuroleptiques n'ont en principe pas de contre-indications absolues, exception faite du phéochromocytome pour les benzamides, des comas toxico-alcooliques (et jadis de l'association sultopride + médicaments allongeant l'intervalle QT.)

Tableau 12. Effets indésirables non extrapyramidaux des antipsychotiques (neuroleptiques et atypiques)

Propriétés	Commentaires
Sédation	Chlorpromazine et clozapine sont très sédatives en début de traitement, contrairement à l'halopéridol ou à la rispéridone ; cet effet, gênant en traitement d'entretien, peut imposer un ajustement posologique ou le choix d'une molécule mieux adaptée.
Convulsions	Elles sont rares, sauf prédisposition ; la rispéridone ne modifie pas le seuil épileptogène mais la clozapine facilite la survenue des crises (l'association de valproate peut être nécessaire dès que la posologie excède 600 mg/j).
Hypotension orthostatique	Toutes les molécules semblent donner lieu à cet effet en début de traitement, notamment les phénothiazines : il importe d'augmenter la posologie progressivement, notamment chez le sujet âgé.
Cardiotoxicité	Clozapine et pimozide doivent être évités si antécédents cardiopathiques. Des arythmies sont fréquentes en cas de surdosage avec la clozapine. Veiller aux interactions médicamenteuses (allongement du QT, cf. plus haut).
Effets anticholinergiques	Clozapine et olanzapine sont de puissants anticholinergiques ; l'effet de la rispéridone ou de l'aripiprazoleest nul. Les mesures limitant les effets anticholinergiques sont d'une efficacité limitée. On veillera en cas d'arrêt brutal d'un neuroleptique anticholinergique, à la survenue d'un « rebond cholinergique » avec nausées, vomissements, anorexie, hypersudation, diarrhées, agitation, anxiété, insomnie.
Prise de poids	Exception faite de la loxapine, de l'aripiprazole et, dans une certaine mesure de la rispéridone, les antipsychotiques exposent tous à un risque de prise de poids. La seule stratégie thérapeutique possible reste la prévention par l'activité physique et un conseil diététique.
Troubles sexuels	Nombreux et mal évalués en raison de la réticence du patient à les évoquer, ils résulteraient notamment des effets anticholinergiques de certains neuroleptiques.
Effets hématologiques	Une leucopénie transitoire est fréquente avec les phénothiazines. Des agranulocytoses graves ont été décrites sous clozapine : elles imposent un suivi hématologique régulier.
Autres effets hormonaux	Le blocage des récepteurs D2 lactotrophes de l'hypophyse induit une augmentation de la prolactinémie. Le phénomène est transitoire sous clozapine et très discret avec les molécules les plus récentes. Les dysménorrhées sont fréquentes avec les benzamides et parfois traitées par administration de bromocriptine (Parlodel®).

- Maladies neurologiques :
  - antécédents d'arriération ou d'encéphalite (risque de syndrome malin accru) ;
  - myasthénie ;
  - épilepsie (prudence avec certaines molécules, cf. supra) ;
  - autres maladies neurologiques évolutives (sclérose en plaque, parkinson, sauf impossibilité majeure).
- Porphyrie : contre-indication discutée ; préférer la chlorpromazine.
- Glaucome à angle fermé et troubles urétro-prostatiques (adénome, cancer) éviter les phénothiazines aliphatiques ou la clozapine.
- Neutropénies, antécédents d'agranulocytose toxique, d'hémopathie toxique proscrire la clozapine.
- Insuffisance hépatocellulaire : réduire la posologie ou espacer les administrations.
- Sujet âgé : éviter les molécules trop sédatives, trop incisives ou trop anticholinergiques.

- Femme enceinte : ne pas administrer de phénothiazines aliphatiques, mais, de toute façon, réduire au maximum la posologie des neuroleptiques durant la grossesse et renoncer à l'allaitement maternel.

IV. Antipsychotiques atypiques

Le profil pharmacologique caractérisant les antipsychotiques atypiques se caractérise par :
- une action inhibitrice D2 expliquant l'efficacité sur les signes productifs ;
- une action inhibitrice 5-HT2 expliquant l'efficacité sur les signes négatifs ;
- un respect de la transmission dopaminergique nigrostriée expliquant la moindre incidence des effets extrapyramidaux : ce respect peut avoir trois origines, vraisemblablement intriquées :
  - du fait des interactions entre neurones sérotoninergiques et dopaminergiques, le blocage 5-HT2 induit une augmentation de la libération de dopamine endogène dans le striatum. Le neurotransmetteur entre alors en compétition avec le neuroleptique (antagoniste dopaminergique) au niveau des récepteurs D2 et tend à en limiter le blocage fonctionnel : les effets extrapyramidaux résultant d'un antagonisme D2 striatal se trouvent donc limités (cas de la rispéridone),
  - la molécule est directement active de façon préférentielle sur les neurones dopaminergiques mésolimbiques (aire A10), et ménage la transmission dopaminergique striatale (aire A9) impliquée dans le contrôle de la motricité, d'où moindre incidence des effets extrapyramidaux (cas de l'olanzapine).

forte activité anticholinergique réalisant en quelque sorte un neuroleptique doté de sa propre activité correctrice au niveau nigro-strié (cas de la clozapine).

A. Principales molécules

1. Clozapine (Léponex®)

La clozapine a une action inhibitrice préférentielle sur les neurones dopaminergiques mésolimbiques, là où les neuroleptiques de première génération provoquent des blocs de dépolarisation englobant le système striatal. Son profil dopaminergique est unique : elle agit de façon dominante sur les récepteurs D4, puis D1 et D2. On ignore encore la participation exacte de ce profil singulier à son action clinique. Certains auteurs ont suggéré que l'action anti-α1 pourrait expliquer l'action antipsychotique de la clozapine, hypothèse encore non suffisamment étayée. L'arrêt brutal du traitement peut s'accompagner de nausées, de vomissements, de diarrhées, de sueurs (symptômes de rebond cholinergique).
L'emploi de cette molécule, commercialisée en France depuis 1991, est réservé aux schizophrènes résistants aux traitements classiques ou intolérants à ceux-ci. Les résultats d'une enquête de pharmacovigilance (1991-1996), portant sur près de 3 000 patients, ont montré que l'incidence des neutropénies était de 2,1 % dont

0,46 % d'agranulocytoses : ces chiffres sont éloignés des données publiées en Finlande dans les années 1970, alors que la clozapine y était administrée sans suivi hématologique.

Contrairement à une idée répandue, les dyskinésies tardives induites par les neuroleptiques conventionnels peuvent disparaître, notamment lorsque le patient est traité par la clozapine. Cette molécule induit une atténuation de la symptomatologie assez rapide, mais une disparition complète des signes requiert souvent plus d'une année de traitement. Inversement, des dyskinésies dites « émergentes » peuvent survenir chez des sujets traités par clozapine et jusqu'alors indemnes de dyskinésie tardive : de symptomatologie frustre, elles disparaissent en quelques mois.

Tableau 13. Relations entre effets thérapeutiques, effets indésirables et profil pharmacologique de la clozapine

Effets thérapeutiques	
Activité antipsychotique	Antagonisme D2, D4, D1 et 5-HT2
Activité anxiolytique	Antagonisme 5-HT2 ?
Activité antidépressive	Antagonisme 5-HT2, 5-HT3, D3, α1 et/ou α2
Effets indésirables	
Sialorrhée	↗ turn-over de l'acétylcholine ?
Sédation, somnolence	Antagonisme α1 et H1
Tachycardie	Antagonisme α1
Énurésie	Antagonisme α1
Hypotension orthostatique	Antagonisme α1
Constipation	Antagonisme muscarinique
Nausées	Antagonisme H1
Prise de poids	Antagonisme H1
Dysrégulation thermique	Antagonisme D1 et D2
Sécheresse buccale	Antagonisme muscarinique
Troubles de l'accommodation	Antagonisme muscarinique
Vertiges, céphalées	Toxicité de la clozapine ou de la desméthyl-clozapine ou réaction
Agranulocytoses	immunologique ; rôle probable d'une prédisposition génétique

2. Amisulpride (Solian®)

L'amisulpride est une benzamide proche du sulpiride. Cet antagoniste sélectif des récepteurs D2 et D3 se caractérise par son tropisme pour le système limbique et sa faible activité au niveau striatal. Il exerce à faible dose une inhibition préférentielle des autorécepteurs présynaptiques de la dopamine – et facilite la transmission dopaminergique – alors que des doses plus élevées entraînent également un blocage des récepteurs dopaminergiques post-synaptiques comme pour les autres neuroleptiques. L'amisulpride a un profil atypique, par référence non à son profil pharmacologique mais à la bipolarité de son activité : il est efficace dans les manifestations productives à *forte* posologie (600-1 200 mg/j), efficace vis-à-vis des signes déficitaires à dose *faible* (50-300 mg/j), et expose à moins d'effets extrapyramidaux que les molécules classiques (leur incidence augmente à partir de 800 mg/j).

3. Aripiprazole (Abilify®)

L'aripiprazole est un antipsychotique atypique, agoniste partiel des récepteurs dopaminergiques D2 et sérotoninergiques 5-HT1, exerçant de plus une activité antagoniste sur les récepteurs 5-HT2. Son affinité pour les récepteurs D4, 5-HT2c et 5-HT7, comme pour les récepteurs α1-adrénergiques et histaminergiques H1 reste faible et il n'a pas d'affinité significative pour les récepteurs cholinergiques.
L'efficacité de l'aripiprazole a été démontrée cliniquement en phase aiguë sur l'ensemble de la symptomatologie psychotique, incluant les manifestations déficitaires (notamment dépressives) associées. L'une des particularités de cette molécule est l'absence de composante sédative : le clinicien peut traiter de façon indépendante, si besoin, l'anxiété du patient, sans que le traitement antipsychotique limite les capacités de resocialisation du patient schizophrène.
Mais c'est son profil de tolérance métabolique et cardiaque qui distingue surtout l'aripiprazole des antipsychotiques atypiques déjà commercialisés. Son administration induit peu ou pas de prise de poids, ne modifie guère le profil lipidique, et n'entraîne pas de modification de l'espace QT. De plus, il semble que cette molécule n'induise pas d'hyperprolactinémie. Les effets indésirables rapportés à court terme diffèrent de ceux décrits avec d'autres antipsychotiques atypiques : insomnies, nausées, constipation, céphalées surviennent de façon transitoire pour s'abolir au terme de deux semaines environ de traitement.
La molécule, bien absorbée par voie orale (biodisponibilité de 87 %, indépendante de la réplétion gastrique) subit un métabolisme hépatique important impliquant les cytochromes CYP3A4 et CYP2D6, avant d'être éliminée avec une demi-vie variable selon le phénotype du CYP2D6 (demi-vie d'environ 75 heures pour les métaboliseurs rapides contre 146 heures pour les métaboliseurs lents).

4. Olanzapine (Zyprexa® oral et injectable IM, Zyprexa Vélotab®)

L'olanzapine est une thiénobenzodiazépine, structurellement apparentée à la clozapine. Elle manifeste une forte affinité pour de nombreux types de récepteurs sérotoninergiques (5-HT2 mais aussi 5-HT6), pour les récepteurs D2 mais aussi D1 et D4, α1, histaminergiques et muscariniques. Ce profil rappelle celui de la clozapine, mais l'action α2 est sensiblement réduite pour l'olanzapine.
Une faible inhibition des isoenzymes CYP2D6 et 3A explique l'absence probable d'interactions médicamenteuses significatives (exception notable : carbamazépine dont les taux sanguins sont diminués lors d'une association à l'olanzapine).
Les effets indésirables sont réduits (prise de poids, parfois importante, somnolence et vertiges transitoires, élévation des transaminases transitoire). L'olanzapine, contrairement à la clozapine, n'a aucune toxicité hématologique. Elle est contre-indiquée en cas de glaucome à angle fermé. La molécule s'est révélée active sur les signes positifs comme négatifs de la schizophrénie à partir d'une dose de 10 mg/j. L'olanzapine est aussi indiquée dans la maladie bipolaire.

5. Rispéridone (Risperdal®, RisperdalOro®, RisperdalConsta®)

La rispéridone est un dérivé du benzisoxazole ayant une affinité pour les récepteurs 5-HT2 dix fois supérieure à son affinité pour les récepteurs D2. Son affinité $\alpha1$, importante, expose à un risque d'hypotension orthostatique si le traitement n'est pas instauré progressivement. Son affinité $\alpha2$ pourrait expliquer sa composante antidépressive. Contrairement à la plupart des autres antipsychotiques, l'affinité H1 de la rispéridone est limitée chez l'homme, d'où sa faible composante sédative.

La rispéridone manifeste une action antidyskinétique marquée. Elle peut être administrée à tous les patients nécessitant un traitement antipsychotique, qu'il s'agisse d'un épisode inaugural, d'un accès aigu, d'une psychose chronique (forme injectable à libération prolongée sur deux semaines : RisperdalConsta®), d'une schizophrénie productive ou déficitaire. Elle n'a aucune indication dans les formes résistantes, contrairement à la clozapine. La posologie est variable, comprise entre 2 et 12 mg/j.

La rispéridone bénéficie aussi d'indications dans la maladie bipolaire et dans les états d'agressivité.

B. Principaux effets indésirables des antipsychotiques atypiques

La prescription des nouvelles molécules doit être relativement adaptée au terrain afin que le patient bénéficie au maximum de leur bonne tolérance. Quoique bien tolérés, ces produits exposent cependant le patient à des effets indésirables qu'il importe de connaître. Certains sont propres à une molécule (agranulocytoses sous clozapine) alors que d'autres sont communs à tous les antipsychotiques atypiques à des degrés variables (prise de poids, risque de troubles tensionnels, etc.).

Le problème des conséquences neurologiques du traitement antipsychotique étant aujourd'hui réduit, et le cas particulier du risque d'agranulocytose sous clozapine étant encadré, l'attention des cliniciens s'est portée sur d'autres types d'effets indésirables qui prennent, sur fond de tolérance globale améliorée, un relief particulier : il s'agit des effets cardiaques (allongement du QT) et des effets métaboliques. Les particularités propres à chacune des molécules méritent d'être connues car elles concourent à personnaliser chaque traitement.

1. Risques cardiaques

La clozapine est à l'origine d'anomalies électrocardiographiques chez environ 25 % des patients traités ; aucun cas d'arythmie ventriculaire n'a été rapporté chez des patients sous clozapine (bien qu'elle inhibe les canaux potassiques tout comme la thioridazine ou l'halopéridol). L'amisulpride est un antipsychotique sûr au plan cardiovasculaire et aucun trouble du rythme n'a été décrit avec cette molécule. Quelques cas d'allongement du QT ont été décrits sous rispéridone, mais chez des sujets présentant une hypokaliémie et une pathologie cardiaque préexistante, ce qui rend délicate l'imputabilité des effets aux médicaments. Il s'agit donc d'une molécule sûre en l'absence de facteurs de risques associés. Le risque est également quasiment nul avec l'olanzapine, puisque cette molécule, aux concentrations cliniques, bloque moins de 15 % des canaux potassiques.

2. Élévation de la prolactinémie

Une élévation des taux de prolactine est extrêmement fréquente chez les patients traités par des antipsychotiques conventionnels, notamment chez les sujets de sexe féminin. Ce risque existe également avec les molécules plus récentes. La rispéridone, notamment, expose à un risque d'augmentation de la prolactine plus important que l'olanzapine (ou même que les antipsychotiques conventionnels, probablement pour des raisons cinétiques expliquant qu'elle « imprègne » plus les voies tubéroinfundibulaires) avec risque de galactorrhée, d'aménorrhée, de dysfonction sexuelle et de prédisposition à l'ostéoporose : de fait, un switch rispéridone/olanzapine peut, chez la femme, améliorer les cycles menstruels et réduire les effets indésirables sexuels. Toutefois, les conséquences cliniques à long terme de cette élévation de la prolactine demeurent inconnues.

3. Prise de poids

L'apparition d'une surcharge pondérale et d'anomalies du profil lipidique chez les patients traités par antipsychotiques a été observée dès les années 1950 : elle concerne jusqu'à 40 % des sujets traités par une molécule conventionnelle. L'incidence de l'administration d'une molécule atypique, initialement sous-estimée, est également significative. Cette prise de poids constitue un problème médical important car, au-delà de la question esthétique (et, indirectement, de la compliance au traitement !), l'obésité est associée à diverses pathologies chroniques graves : hypertension, angor, diabète, arthrose, apnée du sommeil, problèmes respiratoires, probablement certains cancers, etc.
L'augmentation iatrogène de la masse pondérale des patients schizophrènes a une origine multiple où se conjuguent aspects génétiques et phénotypiques (métabolisme, masse pondérale, profil lipidique initial), âge, inactivité, symptomatologie déficitaire, environnement socio-économique défavorable, habitudes alimentaires néfastes, etc. La participation pharmacologique des antipsychotiques reste évidente : action sur les récepteurs 5-HT2C de l'hypothalamus, antagonisme histaminergique sur l'hypothalamus également (molécules conventionnelles), action sur la prolactinémie (rispéridone) ainsi que d'autres actions se conjuguent également, avec une incidence potentialisée par le profil génétique du patient. Au total, les diverses molécules atypiques ont un profil de tolérance variable :

- la clozapine est la molécule la plus susceptible d'induire une obésité : entre 10 % et 50 % des patients traités deviennent obèses. La prise de poids est d'environ 2,4 kg en 4 mois, mais elle peut aller jusqu'à plus de 12 kg sur la même période : les sujets ayant un index de masse corporelle bas grossissent proportionnellement le plus ;
- la prise de poids sous olanzapine est généralement supérieure à celle observée sous rispéridone et parfois comparable à celle induite par la clozapine ;
- la rispéridone ou l'aripiprazole sont à l'origine de faibles prises de poids, non dose-dépendantes ;
- la pratique régulière d'un exercice physique adapté et un régime diététique contribuent à réduire la masse pondérale. Dans les situations les plus péjoratives, un traitement de l'obésité symptomatique (orlistat = Xénical, sibutramine = Sibutral) ou curatif (chirurgie) peut être mis en œuvre.

4. Diabète de type II

Une prévalence accrue de l'intolérance au glucose (par diminution de la sensibilité tissulaire à l'insuline ou insulino-résistance) a été décrite chez les patients schizophrènes depuis les années 1920, donc avant l'introduction en thérapeutique des antipsychotiques. L'usage des neuroleptiques a fait augmenter cette prévalence dès les années 1950 (« diabète phénothiazinique »). Des études ont suggéré, dès la fin des années 1990, que l'utilisation de molécules atypiques pouvait également induire, ou au moins exacerber, la survenue d'un diabète de type II. Comme pour l'obésité, plusieurs facteurs probablement conjugués expliquent cette iatrogénie :

- le contrôle de la glycémie est dominé par l'hypothalamus et l'interaction entre les antipsychotiques et la transmission dopaminergique hypothalamique pourrait expliquer ce phénomène ; pour autant, l'implication des récepteurs sérotoninergiques et histaminergiques est également suggérée, l'action des antipsychotiques à ce niveau pouvant être à l'origine d'une inhibition du relargage de l'insuline ou d'une insulino-résistance ;
- l'augmentation du poids, évoquée précédemment, est par elle-même un facteur de diabète non-insulino-dépendant en perturbant l'homéostasie glucidique ;
- le mode de vie des patients schizophrènes est inadapté à une bonne gestion de leur santé (insuffisance d'activité physique régulière) ;
- l'âge des patients et l'utilisation d'autres types de psychotropes méritent d'être pris en compte car ces paramètres peuvent par eux-mêmes favoriser l'apparition ou la décompensation d'un diabète de type II.

Il existe des différences significatives dans le profil des divers antipsychotiques atypiques : la rispéridone ou l'aripiprazole comme l'amisulpride ont des effets prodiabétiques limités ou nuls, contrairement à la clozapine ou à l'olanzapine (ou aux molécules conventionnelles), molécules pour lesquelles des troubles de l'homéostasie glucidique dose-dépendants peuvent s'observer au terme de quelque huit mois de traitement.

Il semble que les mécanismes expliquant le retentissement potentiel sur le métabolisme glucidique des antipsychotiques soient distincts selon les molécules : prise de poids et insulino-résistance pour la clozapine ou l'olanzapine, antagonisme dopaminergique hypothalamique pour les antipsychotiques conventionnels.

Les antipsychotiques atypiques, notamment la clozapine et l'olanzapine, ont pu être associés à la survenue d'un diabète acidocétosique ou d'un coma hyperosmolaire, des complications rares et dangereuses, observées chez ces patients parfois sans diabète annonciateur.

Au vu de ces travaux encore incomplets (absence d'études contrôlées), il importe de privilégier l'administration de molécules bénéficiant d'une bonne tolérance métabolique chez les sujets connus pour leurs antécédents diabétiques et de surveiller étroitement la glycémie des patients sous antipsychotiques atypiques (surveillance continue sur six mois en début de traitement et surveillance tous les trois mois ensuite chez les patients à risque). Les mesures diététiques élémentaires doivent être appliquées avec rigueur.

V. Traitement des psychoses

Deux situations doivent être distinguées :
- celle de l'urgence, dans le cadre d'un accès psychotique aigu, où le médicament, administré à court terme, doit avant tout entraîner une sédation suffisante du patient ;
- celle du traitement d'une psychose chronique (schizophrénie), où le traitement doit à la fois être actif sur l'ensemble de la symptomatologie et être bien toléré, notamment au niveau neurologique (on privilégie désormais dans ce contexte l'administration de neuroleptiques atypiques). Soulignons que le traitement d'une psychose chronique est loin de reposer sur la seule chimiothérapie : il englobe toujours une prise en charge institutionnelle à long terme (hôpital, appartement thérapeutique, hôpital de jour ou de nuit, etc.) et une prise en charge sociale.

A. Accès psychotique aigu

Le traitement, en urgence, repose sur la prescription d'un antipsychotique polyvalent qui peut être prescrit initialement sous forme de gouttes, ou, si la situation l'impose, sous forme injectable pendant quelques jours. Un relais par voie orale est ensuite instauré sur une durée variable selon la situation.

Le recours au dropéridol injectable (Droleptan®) a longtemps constitué une référence : les formes injectables de chlorpromazine, d'halopéridol, de cyamémazine ou de lévomépromazine avaient pour inconvénient un délai d'action assez long. Mais l'administration du dropéridol, est limitée par sa mauvaise tolérance cardiaque. Dans ce contexte, la loxapine (Loxapac®) ou la cyamémazine (Tercian®) constituent des alternatives désormais privilégiées dans l'urgence psychiatrique.

À titre d'exemple, s'agissant de la loxapine, la posologie initiale varie selon le terrain entre 150 et 300 mg en IM ou *per os* – les posologies fortes étant réservées à des agitations sévères ou des délires intenses survenant chez des individus corpulents. Une deuxième administration, de 100 mg, peut suivre une heure plus tard si besoin (ne pas excéder cependant la dose cumulée de 300 mg sur 24 heures). Le relais est pris au bout d'un ou deux jours *per os* ou par un autre neuroleptique. Crise d'agitation et angoisse associée sont calmées en dix à quinze minutes, avec une durée de sédation de 8 à 15 heures, laissant au patient un niveau de conscience tel qu'il permette de poursuivre le dialogue voire d'engager immédiatement un travail psychothérapique. L'olanzapine (Zyprexa®) injectable en IM, constitue une autre alternative.

Par la suite, sur les quelques jours faisant suite à l'accès aigu, il est habituel de prescrire de l'halopéridol (5-15 mg/j), de la loxapine (100-300 mg/j), du zuclopenthixol (10-100 mg/j) ou surtout un antipsychotique atypique. Si l'agitation est importante, on peut associer de façon temporaire un neuroleptique sédatif (lévomépromazine) ou un anxiolytique. Le recours à un correcteur des effets extrapyramidaux ne doit *a priori* pas être systématique : il faut attendre l'éventuelle survenue des effets indésirables neurologiques ou plutôt choisir initialement une molécule donnant lieu à peu d'effets secondaires de ce type. De même, le fractionnement posologique dans la journée, en gommant les effets de pics, peut permettre de réduire les risques de survenue d'une hypotension orthostatique et une meilleure surveillance du patient.

L'efficacité du traitement est sensible dès la première semaine. On diminue alors progressivement les doses, en accompagnant ainsi l'abrasion du délire du patient. Cette étape constitue l'occasion de mettre en place, par le biais d'entretiens répétés, une relation thérapeutique, voire une approche psychothérapeutique. Le traitement médicamenteux est cependant poursuivi, en consolidation, sur une durée de trois à six mois. S'il est inefficace, on change de molécule, en optant pour un produit appartenant à une classe bien différente du premier et/ou l'on se repose la question de la pertinence du diagnostic : il peut s'agir en effet d'un trouble de l'humeur à traiter par un thymorégulateur, voire par électroconvulsivothérapie.

B. Schizophrénie

Les décennies 1990 puis 2000 ont vu la multiplication de recommandations concernant le traitement des schizophrénies, du fait d'une mutation qui, en moins de dix ans, a vu tourner la page des anciens « neuroleptiques » en faveur des antipsychotiques dits « atypiques ». Ces Recommandations intègrent l'utilisation des antipsychotiques atypiques en première intention.

1. Épisode inaugural

La schizophrénie est inaugurée par une phase prodromique que caractérise une symptomatologie aspécifique : difficultés de concentration, manque de motivation, troubles dépressifs, troubles du sommeil, anxiété fréquente, tendance à l'isolement, au repli sur soi, méfiance vis-à-vis d'autrui, irritabilité, détérioration des relations sociales, etc. Cette phase s'étend sur plusieurs années avant que n'apparaissent les manifestations typiques de la psychose qu'inaugure généralement un accès productif (idées délirantes, hallucinations, etc.). Ce premier épisode constitue pour le patient comme une expérience hautement traumatisante : son psychisme est envahi par des pensées qu'il ne peut contrôler, au contenu puissamment angoissant, accompagnées d'hallucinations sensorielles. S'y ajoutent un sentiment de fragmentation psychique (d'où le terme de schizophrénie désignant la maladie) et un sentiment de perte de l'identité. La souffrance de l'entourage est également considérable, d'autant que les épisodes psychotiques s'accompagnent fréquemment de conduites à risques diverses et d'actes répréhensibles. Le risque suicidaire est important : entre 25 % et 35 % des patients psychotiques décèdent par suicide et, précisément, les premières années d'évolution de la maladie s'avèrent les plus à risque en ce domaine. De plus, la schizophrénie entraîne des troubles de la communication (repli sur soi, méfiance, désorganisation psychique, altérations cognitives) qui expliquent que le malade ne soit pas demandeur de soins ou d'aide, ou que ses demandes restent inadaptées. Il en va de même pour l'entourage : ne connaissant pas la maladie et ses manifestations, et, souvent, vivant les troubles psychiatriques comme socialement stigmatisants, les proches du patient tardent à pousser ce dernier à consulter.

Un épisode psychiatrique inaugural évocateur d'une schizophrénie ne doit pas faire courir le risque d'une systématisation de principe du diagnostic de cette affection : les pistes qui méritent alors d'être explorées sont nombreuses et aucune d'entre elles ne devrait être négligée. L'identification précoce d'une psychose débutante, purement clinique (il n'existe aucun marqueur fiable et validé) soulève plusieurs difficultés :

- il ne faut pas confondre pathologie et simple originalité de la personnalité chez un adolescent : les signes précurseurs d'une schizophrénie étant fréquents en population générale adolescente, il n'est pas possible de baser un diagnostic sur des signes isolés. Pour autant, lorsque l'existence de manifestations psychotiques est suspectée à l'examen ou à la suite d'informations livrées par les proches, il ne faut jamais les négliger ou se replier sur une attitude attentiste. Idées « bizarres » et comportements inadaptés ne doivent pas être portés systématiquement au compte de la crise d'adolescence, surtout lorsque le repli du sujet sur lui-même est à l'origine de difficultés scolaires. Ce type de comportement impose un examen psychiatrique rapide ;
- il ne faut pas non plus confondre psychose et autres pathologies dont les signes cliniques sont fort voisins (maladie bipolaire par exemple) ;
- il ne faut pas attribuer l'apparition de signes psychotiques à l'usage de psychotropes (cannabis, amphétamines, ecstasy, etc.).

Ce premier épisode impose une évaluation médicale systématique incluant un bilan métabolique et hydro-électrolytique, la recherche de substances toxiques, voire, si l'examen clinique y invite, un scanner cérébral ou une IRM à la recherche d'une étiologie organique (en pratique, 5 % des « schizophrénies » diagnostiquées initialement sans soin suffisant doivent faire l'objet d'une réorientation diagnostique ultérieure).

2. Traitements atypiques à l'ordre du jour

Privilégier les antipsychotiques atypiques. Tous les antipsychotiques présentent une efficacité globalement comparable sur les manifestations productives de la schizophrénie. Pour autant, les Recommandations invitent à prescrire en première intention un antipsychotique atypique en raison de la bonne tolérance neurologique de ces molécules, de la réduction de la symptomatologie négative iatrogène, de l'absence de dépression kinétique et d'anhédonie, autant de facteurs tendant à améliorer de façon parfois importante l'observance du traitement et à permettre de gagner la confiance du patient, gage d'une alliance thérapeutique de qualité : ce point a d'autant plus d'importance que le sujet traité pour premier épisode de schizophrénie se révèle plus sensible aux effets adverses de la prescription.

En cas d'échec de cette première prescription, les experts sont partagés : certains recommandent d'essayer une autre molécule atypique, d'autres d'administrer une molécule conventionnelle. La prescription de clozapine est recommandée après échec successif de deux antipsychotiques (atypique/conventionnel ou atypique/atypique).

a) Limiter la posologie

L'impératif tolérance passant par la nécessaire réduction du risque toxique des antipsychotiques, i.e. par celle du risque d'effets extrapyramidaux, a eu pour conséquence, non seulement de faire privilégier aujourd'hui le recours aux molécules atypiques, mais encore de permettre une réduction substantielle des posologies des molécules conventionnelles usuellement prescrites dans le traitement des diverses phases de la schizophrénie. Ainsi, les Recommandations préconisent-elles l'administration de doses souvent réduites par rapport à celles mises en œuvre jusqu'au début des années 1990, ce qui limite un risque neurologique corrélé à la posologie – certains auteurs ne manquent pas de faire observer que les comparaisons molécules atypiques versus molécules conventionnelles telles qu'elles sont réalisées aujourd'hui ne sont en ce sens plus valides puisque l'on compare des molécules récentes à des posologies obsolètes de molécules conventionnelles !
S'agissant du traitement d'un premier épisode de schizophrénie, il n'est pas nécessaire de recourir à des doses importantes d'antipsychotiques : toutes les Recommandations convergent sur ce point. De plus, la posologie doit être augmentée progressivement, sur une semaine environ, pour atteindre les doses moyennes recommandées : l'action proprement antipsychotique ne s'installe pas directement, mais requiert une certaine patience. Les éventuels ajustements posologiques ultérieurs doivent être réfléchis et ne pas être trop rapprochés : le TMAP recommande de n'y recourir qu'une fois par semaine au maximum.

b) Privilégier une monothérapie

La monothérapie constitue la règle dans le traitement du premier accès : elle facilite l'observance et limite le risque de survenue d'effets indésirables. L'administration de formes à libération prolongée ne peut trouver évidemment de place dans le traitement initial d'une schizophrénie, sauf, si la molécule s'est avérée préalablement bien tolérée lors d'une administration orale, lorsque la compliance au traitement s'impose comme problématique.

c) Une réponse au traitement différée

Une absence totale de réponse clinique au traitement ne peut être évoquée qu'au terme de trois semaines à huit semaines d'administration régulière de l'antipsychotique à posologie stable. Ce n'est que passé ce délai qu'une évaluation clinique peut être réalisée : elle implique le traitement symptomatique des signes morbides persistants (tels qu'une anxiété, des troubles du sommeil, une agitation, etc., avec recours fréquent à l'administration de benzodiazépines ou d'antipsychotiques sédatifs à faible posologie), la prise en compte d'éventuels effets indésirables (adaptation posologique, prescription de médicaments correcteurs, etc.).
En cas de réponse clinique partielle, le traitement doit être poursuivi pendant deux à neuf semaines, sans tomber dans le piège d'une escalade posologique. Au terme de cette nouvelle attente, l'absence de réponse, ou une réponse insuffisante, fait envisager la prescription d'une autre molécule. En cas de réponse, le traitement est poursuivi jusqu'à rémission des symptômes : en pratique, la posologie est progressivement réduite toutes les deux à quatre semaines, sur une période de plusieurs

mois. Au bout d'une année de traitement environ, lorsque la rémission obtenue semble de qualité, il est possible d'envisager l'arrêt du traitement antipsychotique, sous surveillance étroite. Si la rémission est de qualité inégale, fluctuante, le traitement est poursuivi, indéfiniment, jusqu'à rémission suffisamment durable.

d) Ne jamais systématiser l'hospitalisation

En lui-même, un premier épisode de psychose n'impose une hospitalisation que lorsque les manifestations morbides sont importantes et donc susceptibles de mettre en jeu la sécurité du malade (tentative de suicide, automutilations, etc.), de ses proches ou de tiers. L'absence de compliance au traitement, un contexte défavorable (isolement social, absence de soutien, difficultés cognitives importantes, etc.) peuvent aussi inviter le psychiatre à faire hospitaliser le patient. Souvent traumatisante par elle-même, l'hospitalisation dans un établissement spécialisé, vécue par le patient comme par ses proches comme hautement stigmatisante, doit être expliquée et justifiée avec rigueur, d'autant qu'il s'agit par nature du premier contact avec le milieu de la psychiatrie institutionnelle.

Tableau 14. Antipsychotiques atypiques commercialisés en France (février 2007)

DCI	Spécialités	Présentations orales	Posologie orale moyenne/j (adulte) (Dictionnaire Vidal® 2007)	Présentations injectables
Amisulpride	Solian	Cp. 100 mg Cp. 200 mg Cp. 400 mg Soluté buvable	50-800 mg	Ampoule pour injection
Aripiprazole	Abilify	Cp. et lyoc 10 mg Cp. et lyoc 15 mg	15-30 mg	
Clozapine	Léponex	Cp. 25 mg Cp. 100 mg	300-600 mg	
Olanzapine	Zyprexa	Cp. et vélo tab® 5 mg Cp. 7,5 mg Cp. et vélo tab ®10 mg Vélo tab ® 15 mg (*) Vélo tab® 20 mg (*)	5-20 mg	Ampoule pour injection IM 10 mg
Rispéridone	Risperdal	Cp. 1 mg Cp. 2 mg Cp. 4 mg Soluté buvable	4-8 mg	
	RisperdalOro	Cp. 0,5 mg Cp. 1 mg Cp. 2 mg Cp. 3 mg Cp. 4 mg		
	RisperdalConsta			Dispositif 25 mg Dispositif 37,5 mg Dispositif 50 mg

(*) Forme orodispersible VéloTab® réservée à l'usage hospitalier

Tableau 15. Antipsychotiques conventionnels commercialisés en France (voie orale) (juin 2007)

DCI	Spécialités	Présentations	Posologie moyenne/j (traitement des psychoses)
Carpipramine	Prazinil	Cp. 50 mg	50 – 400 mg
Chlorpromazine	Largactil	Cp. 25 mg Cp. 100 mg Gouttes buvables 4 %	25 – 500 mg
Cyamémazine	Tercian	Cp. 25 mg Cp. 100 mg Gouttes buvables 4 %	25 – 600 mg
Flupentixol	Fluanxol	Gouttes buvables 4 %	80 – 200 mg
Fluphénazine	Moditen	Cp. 25 mg Cp. 100 mg	25 – 300 mg
Halopéridol	Haldol	Cp. 5 mg Gouttes buvables 2 mg/mL	5 – 40 mg
	Haldol Faible	Cp. 1 mg (*)	1 mg, sans excéder 4 semaines de traitement
Lévomépromazine	Nozinan	Cp. 25 mg Cp. 100 mg Gouttes buvables 4 %	25 – 400 mg
Loxapine	Loxapac	Cp. 25 mg Cp. 50 mg Cp. 100 mg Gouttes buvables 4 %	75 – 200 mg
Pimozide	Orap	Cp. 1 mg Cp. 4 mg	6 – 10 mg
Pipampérone	Dipipéron	Cp. 40 mg Gouttes buvables 2 %	40 – 120 mg
Pipotiazine	Piportil	Cp. 10 mg Gouttes buvables 4 %	5 – 30 mg
Propériciazine	Neuleptil	Gél. 10 mg Cp. 25 mg Gouttes buvables 1 % Gouttes buvables 4 %	30 – 100 mg
Sulpiride	Dogmatil Synédil, etc.	Gél. 50 mg (*) Soluté buvable 0,5 % (*) Cp. 200 mg	200 – 1 000 mg
Zuclopenthixol	Clopixol	Cp. 10 mg Cp. 25 mg Gouttes buvables 2 %	20 – 200 mg

3. Traitement au long cours

Les Recommandations soulignent la nécessité, une fois la stabilisation obtenue, lorsque le patient est en phase d'état, d'optimiser la qualité de sa vie, sociale notamment, en veillant à prévenir la survenue de rechutes et en minimisant l'incidence des effets indésirables aigus ou chroniques. Le maintien d'un traitement médicamenteux, au moins *a minima*, est hautement conseillé, mais la stratégie à mettre en œuvre demeure discutée : il n'est pas possible de prédire quelle est, pour un patient donné, la posologie minimale requise pour prévenir les rechutes. Les antipsychotiques atypiques ont l'avantage de pouvoir être prescrits à des doses thérapeutiques sans risque de conséquences neurologiques.

a) Rechute

La rechute se caractérise par la réémergence de la symptomatologie caractéristique. La décision d'hospitaliser le patient est incontournable si un risque suicidaire existe, en cas de troubles du comportement, de pathologies somatiques associées, d'usage habituel de drogues, d'isolement social ou, évidemment, face à une symptomatologie sévère. En pratique, des rechutes, plus ou moins aiguës, émaillent de façon souvent récurrente les phases d'état de la maladie. La rechute est donc une phase habituelle dans l'histoire de la schizophrénie, chacun des épisodes pouvant répondre parfaitement ou non au traitement. Cette notion doit donc être distinguée de celle de résistance, qui voit le traitement rester insuffisamment actif sur une phase processuelle, qu'elle soit inaugurale de la pathologie ou qu'elle survienne chez un patient déjà connu comme schizophrène. On estime qu'environ 75 % des sujets schizophrènes présentent des rechutes régulières en l'absence de traitement régulier, que 15 % d'entre eux ne rechutent pas et que 10 % ne présentent, en revanche, aucune période de rémission.

- Des rechutes s'observent fréquemment lors de la phase de stabilisation du patient, au décours d'un épisode processuel : elles ont alors pour origine une réduction trop rapide de la posologie de l'antipsychotique, à la demande du patient qui supporte parfois mal son traitement. Il est conseillé en ce cas de changer de molécule, en introduisant si ce n'est déjà fait une molécule atypique, notamment si des signes prodromiques évocateurs d'une résurgence symptomatologique sont détectés. Si la molécule est bien tolérée mais si des doutes surgissent quant à l'observance du traitement, une forme retard peut être intéressante (RisperdalConsta®, s'agissant d'une molécule atypique).
- D'autres rechutes s'observent en phase d'état, à la suite de l'usage de drogues (alcool, cannabis, etc.) mais, ici encore, à la suite d'une compliance insuffisante à un traitement dont les effets indésirables sont mal vécus ou trop complexe, d'un véritable déni de la pathologie psychiatrique, d'une incapacité sociale et intellectuelle à suivre régulièrement la prescription, ou d'une résistance de la maladie au traitement.

b) Résistance

La clozapine (Léponex®) est le seul antipsychotique bénéficiant d'une indication dans le traitement des schizophrénies résistantes (ou en cas d'intolérance aux autres molécules). Il n'existe pas de consensus quant à la période où, face à un épisode réfractaire, il convient d'introduire cette molécule. Toutefois, l'administration préalable de deux autres molécules, dont une au moins atypique, pendant six à huit semaines constitue un minimum. L'efficacité de la clozapine s'apprécie au terme de quelque quatre à six mois de traitement : un délai donc de loin supérieur à celui requis par les autres antipsychotiques.

Environ 20 % des patients s'avèrent réfractaires aux antipsychotiques autres que la clozapine. Sur ces 20 %, la moitié répond favorablement à cette molécule. 10 % de l'ensemble des patients, de ce fait, restent non répondeurs : c'est dans cette situation que peut s'imposer la nécessité de réaliser l'association de plusieurs molécules antipsychotiques ou de réaliser une électroconvulsivothérapie (ECT, anciennement les « électrochocs »).

c) Rémission chez le patient schizophrène

S'agissant de schizophrénie, le terme de rémission a été utilisé par l'inventeur du terme de « schizophrénie », le psychiatre suisse Eugen Bleuler (1857-1939) lui-même, lorsqu'il souligna en 1911 que cette maladie pouvait « *évoluer temporellement et qualitativement sans guère de règles : progression continue, stabilisation, poussées, rémissions sont possibles à tout moment* ». Depuis lors, tous les spécialistes s'accordent à reconnaître la place des rémissions dans l'histoire évolutive des psychoses chroniques, distinguant toutefois souvent entre des rémissions stables ou émaillées de rechutes, et des rémissions accompagnées de symptômes résiduels ou traduites par une rémission totale.

L'*American Psychiatric Association* distingue parmi les modalités d'évolution de la maladie l'« épisode isolé en rémission complète », spécification appliquée lorsqu'il y a eu un seul épisode au cours duquel les critères cliniques caractérisant la schizophrénie étaient remplis mais lorsqu'il ne persiste aucun symptôme résiduel. La survenue d'une rémission « *complète* », avec retour complet au fonctionnement prémorbide, demeure cependant inhabituelle puisque l'évolution classique de la schizophrénie se caractérise par des exacerbations aiguës, avec handicap résiduel entre les épisodes. Il reste donc impossible de distinguer entre rémission et guérison chez le patient schizophrène. Certains auteurs, cependant, voient dans la rémission l'inverse de la survenue d'une rechute et la définisse par l'absence de signes et de symptômes morbides durant trois mois consécutifs ; la rechute est, dans ce contexte, caractérisée par la survenue d'un symptôme dans le mois faisant suite à la rémission.

Les critères permettant de définir l'existence d'une rémission doivent satisfaire à plusieurs impératifs :

- être cliniquement observables et aisément quantifiables quelque soit le génie évolutif de l'affection ;
- correspondre à des critères symptomatiques et évolutifs déjà identifiés comme corrélés à l'amélioration du sujet ;
- être suffisamment spécifiques de la notion de rémission ;
- se traduire par un retentissement en termes de qualité de voie pour le patient, pour ses proches et pour les soignants.

La rémission constitue une composante fondamentale du sentiment de guérison (dont elle constitue un stade proche) et donc du bien-être du patient. Elle a valeur d'étape intermédiaire entre résolution symptomatique initiale et guérison éventuelle. Si une guérison définitive et totale ne peut, du moins en l'état actuel des connaissances, être envisagée dans la schizophrénie, une rémission symptomatique et syndromique constitue en revanche un objectif réaliste au regard de l'évolution des pratiques thérapeutiques et des résultats cliniques obtenus. En tenant pour caractéristiques d'une rémission complète l'absence d'hospitalisation, l'absence de symptomatologie productive, l'adaptation sociale et familiale du patient, on estime qu'entre 20 % et 30 % des sujets schizophrènes peuvent être considérés comme étant en rémission totale.

L'essentiel de la question

Les antipsychotiques constituent une famille de médicaments avant tout destinés au traitement des formes aiguës comme chroniques des psychoses. Deux générations se sont succédées :

- les antipsychotiques conventionnels (ou typiques), jadis appelés « neuroleptiques », sont actifs avant tout sur les manifestations productives (délirantes) des psychoses et sur l'agitation. Ces médicaments antagonistes dopaminergiques ont révolutionné dans les années 1950 le traitement des maladies mentales mais ils exposent à des effets indésirables importants, notamment d'ordre neurologique, cardiaque et métabolique, expliquant que l'observance du traitement reste très défavorable, ce qui multiplie des rechutes et complique le traitement des patients. La commercialisation de formes injectables à libération prolongée a cependant permis de palier au défaut d'observance pour de nombreux patients schizophrènes ;
- les antipsychotiques atypiques sont actifs sur l'ensemble des manifestations symptomatiques des psychoses (signes productifs, signes déficitaires, troubles cognitifs). Leur mode d'action est différent des précédents : il implique la transmission dopaminergique et sérotoninergique, voire encore d'autres neuromédiateurs. La tolérance neurologique de ces molécules est satisfaisante aux posologies usuelles, mais, pour autant, ils n'en exposent pas moins à d'autres types d'effets indésirables (cardiaques, endocriniens, métaboliques) variables en intensité selon les molécules.
  Amisulpride (Solian®), aripiprazole (Abilify®), clozapine (Léponex®), olanzapine (Zyprexa®), rispéridone (Risperdal®, RisperdalOro®, RisperdalConsta®) constituent ainsi désormais les médicaments des psychoses prescrits en première intention. Le profil d'activité et de tolérance de ces molécules explique que leurs indications soient élargies vers l'agressivité du sujet âgé ou surtout la maladie bipolaire. Toutefois, seule la rispéridone est actuellement disponible sous une forme injectable à libération prolongée (RisperdalConsta®).

Pour en savoir plus

- Olié J.-P., Daléry J., J.-M. Azorin (2001). *Médicaments antipsychotiques : évolution ou révolution ?* Éditions Acanthe, Paris.
- Saoud M., D'Amato Th. *La schizophrénie de l'adulte : des causes aux traitements*. Éditions Masson, Paris, 2006.
- Stahl S.M. *Psychopharmacologie essentielle*. Éditions Flammarion, Paris, 2002.
- Revue *L'Encéphale*, éditions Masson, Paris.

Antidépresseurs

D. RICHARD, pharmacien-chef, centre hospitalier Henri Laborit, faculté de pharmacie, Poitiers.
J.-L. SENON, service de psychiatrie et de psychologie médicale d'adultes, centre hospitalier Henri Laborit et université, Poitiers.

I. Dépression, une clinique complexe

A. Troubles de l'humeur
B. Troubles dépressifs
C. Classification des dépressions

II. Grands groupes d'antidépresseurs

A. IMAO
B. Tricycliques (TC)
C. Apparentés aux tricycliques et atypiques
D. Inhibiteurs de la recapture de la sérotonine (IRS)
E. Antidépresseurs d'action duale

III. Traitement antidépresseur

A. Conduite du traitement
B. Choix d'une molécule
C. Monitoring du traitement antidépresseur
D. Rémission et arrêt du traitement antidépresseur
E. Syndrome d'interruption du traitement antidépresseur
F. Résistance au traitement antidépresseur
G. Tolérance du traitement antidépresseur
H. Interactions médicamenteuses

IV. Exemples d'extension des indications des antidépresseurs en psychiatrie

A. Trouble obsessionnel compulsif (TOC)
B. Trouble panique (TP) et trouble anxieux généralisé (TAG)
C. Tabagisme

Les antidépresseurs sont des psychotropes appartenant au groupe des psychoanaleptiques selon la classification de Jean Delay et Pierre Deniker (1953). Il s'agit de médicaments améliorant l'humeur déprimée en agissant sur l'ensemble du syndrome dépressif. Le psychiatre reconnaît aujourd'hui divers groupes d'antidépresseurs :

- *les tricycliques (TC) et apparentés, analogues plus ou moins proches de l'imipramine découverte en 1957 ;*
- *les inhibiteurs de la mono-amine oxydase (IMAO), un groupe aujourd'hui désuet ;*
- *les antidépresseurs atypiques, hétérogènes au plan structural et ne présentant pas toutes les propriétés pharmacologiques des tricycliques (effets indésirables réduits mais efficacité clinique souvent moindre) ;*
- *les inhibiteurs de la recapture de la sérotonine (IRS), développés plus récemment, bénéficiant d'une excellente tolérance et dont les indications se sont désormais largement étendues à d'autres domaines de la psychiatrie ;*
- *les antidépresseurs d'action duale, dernier groupe commercialisé, rassemblant quelques molécules inhibant de façon sélective la recapture de deux neuromédiateurs.*

L'augmentation de la consommation des antidépresseurs dans les pays occidentalisés est de constatation récente : cette classe a connu un accroissement de plus de 5 % de ses ventes par an dans les années 1990 et la dépense générée par l'inflation de la prescription des médicaments destinés à traiter la dépression se majore de 10 % par an. Face à ce constat et de façon paradoxale, les données de la littérature médicale demeurent identiques : seulement 70 % des malades déprimés sont améliorés par un traitement antidépresseur et les dépressions résistantes ou chroniques restent une préoccupation majeure de santé publique, de même que le taux particulièrement élevé des suicides. Les épidémiologistes rappellent que de nombreuses dépressions ne sont pas diagnostiquées et traitées. Si l'on considère que cette pathologie concerne sensiblement 5 à 6 % de la population des pays occidentalisés, il faut souligner que seulement 3 % des malades sont traités médicalement en France dont plus de la moitié ne bénéficient pas d'un traitement adapté.

I. Dépression, une clinique complexe

A. Troubles de l'humeur

Pour le clinicien, l'humeur du patient est reflétée par ses attitudes, son expression corporelle, son discours. Les troubles de l'humeur (ou dysthymies) constituent les pathologies les plus fréquemment observées par le psychiatre comme par le généraliste. Ils correspondent à la perte plus ou moins momentanée, pour un individu, de contrôler ses affects. Les variations de l'humeur, dans leur qualité et leur intensité, vont de la dépression mélancolique la plus profonde à l'accès d'excitation maniaque en passant par tous les états intermédiaires et mixtes.

Les patients d'humeur maniaque se caractérisent par leur expansivité, l'accélération de leur pensée, l'augmentation de l'estime d'eux-mêmes – sur fond d'idées souvent mégalomaniaques – et un sommeil diminué.

En revanche, les patients déprimés vivent douloureusement une perte d'énergie psychique, d'intérêt pour ce qui les entoure, sur fond de culpabilisation parfois importante, de difficultés à se concentrer, de perte de l'appétit et de pensées suicidaires.

Les troubles de l'humeur (dysthymies) constituent le plus souvent une expérience de détresse intense car la symptomatologie demeure avant tout centrée sur la tonalité dépressive. Ils s'accompagnent en général de modifications importantes de l'activité des patients, de leurs aptitudes cognitives, de leurs fonctions végétatives (sommeil, appétit, activité sexuelle), avec un retentissement social handicapant.

B. Troubles dépressifs

Les troubles dépressifs font partie, selon la classification internationale, des troubles de l'humeur, au même titre que les troubles bipolaires – rappelons que ces derniers sont caractérisés par la présence d'épisodes maniaques ou hypomaniaques et que l'expression la plus caricaturale au plan clinique fut longtemps appelée « psychose maniaco-dépressive ». L'humeur dépressive ne peut être réduite au simple constat d'une « tristesse » prolongée : il s'agit d'un ensemble complexe de perturbations affectives imprégnant de façon inégale et souvent variable le patient et retentissant de façon majeure sur ses activités et sa vie relationnelle.

Un diagnostic d'épisode dépressif peut être porté dès que sont réunis cinq symptômes.

1. Humeur dépressive

Le patient vit son existence douloureusement, avec tristesse, voire mélancolie, insatisfaction, pessimisme. Il se déprécie, perd toute estime de lui-même. De plus, et c'est un signe bien caractéristique, il ne manifeste plus la capacité à éprouver du plaisir : c'est l'anhédonie.

2. Ralentissement psychomoteur

L'économie gestuelle, la pauvreté des expressions, l'asthénie physique comme psychique du patient sont très caractéristiques et toujours bien repérées par l'entourage, du moins dans les formes symptomatiques où le sujet est effectivement ralenti (ce n'est pas le cas, loin s'en faut, de toutes les dépressions). Le patient se plaint de ne plus pouvoir penser de façon efficace, rapporte des difficultés à se concentrer ainsi qu'une perte de la mémoire.

3. Anxiété

Elle n'est pas par elle-même caractéristique de la dépression, mais, inversement, elle accompagne toujours un état dépressif. Selon les cas, l'anxiété participe à l'inhibition psychomotrice qu'elle vient renforcer ou, au contraire, induit une agitation motrice susceptible de minimiser l'inhibition liée à la dépression.

4. Troubles somatiques

Variables selon le terrain, on considère qu'ils sont constants chez tout sujet déprimé mais de sévérité inégale.

- Les troubles du sommeil se traduisent par une insomnie de fin de nuit ou, plus rarement, par une succession d'éveils nocturnes prolongés. L'insomnie d'endormissement est relativement rare.
- Divers troubles somatiques sont également rapportés : douleurs de localisation et d'intensité variables (céphalées, douleurs dorsales, crampes, etc.), troubles neuromusculaires (tremblements, paresthésies, etc.)
- Les troubles sexuels sont banals : diminution de la libido pour les deux sexes ou, parfois, hypersexualité parfois compulsive, dysérection chez l'homme, troubles de l'éjaculation, anorgasmie chez la femme. Le symptôme est amplifié par ses conséquences dans la vie relationnelle et, globalement, la satisfaction sexuelle du patient est largement diminuée.

5. Intentions suicidaires

Inconstamment exprimées, elles n'en constituent pas moins un signe d'appel majeur et doivent faire l'objet d'une évaluation minutieuse de la part du clinicien. Les passages à l'acte non prévisibles sont fréquents (raptus suicidaire), mais dans de nombreux cas également, le patient prépare de façon méthodique sa fin. Il ne faut pas perdre de vue certains comportements considérés comme des équivalents de suicide : anorexie, mutilations, conduites à risques, etc.

Ces cinq symptômes peuvent toutefois présenter une gravité variable. S'ils sont tous réunis, l'épisode dépressif est dit « majeur » (caractérisé), mais pour autant, sa sévérité est variable. Une dépression reconnue comme sévère est associée à une détresse importante et représente un handicap pour le patient. D'autres épisodes dépressifs ne correspondent pas au qualificatif de « majeur » car ils ne réunissent pas nécessairement les cinq critères : inversement, ils peuvent se révéler « sévères » car fortement handicapants ou exposant à une évolution péjorative. Il importe de distinguer ces notions : un épisode « majeur » ne signifie pas un épisode « sévère », et vice-versa.

C. Classification des dépressions

Une distinction historique entre les troubles dépressifs a amené le clinicien à distinguer des dépressions endogènes et des dépressions psychogènes. Cette bipartition, toujours opérante pour les cliniciens français, correspond à une approche intuitive de la clinique des troubles dépressifs :

- *dépressions endogènes* : les épisodes dépressifs endogènes correspondent à la définition clinique de l'épisode dépressif majeur (c'est-à-dire caractérisé). Ils sont moins fréquents que les épisodes psychogènes ;
- *dépressions psychogènes* (névrotiques, réactionnelles) : les troubles dépressifs d'origine psychogène sont fréquents (élaboration dépressive d'une névrose, décompensation dépressive à l'occasion d'un trauma, etc. : la pathologie est donc liée à l'histoire du sujet). Il ne faut pas confondre ces troubles de l'humeur avec

ceux consécutifs à une pathologie psychique (psychose et notamment schizophrénie) ou organique (atteinte neurologique, épilepsie) ni bien sûr avec les manifestations dépressives endogènes.
Tous les éléments classiques du syndrome dépressif se retrouvent dans la dépression psychogène : altération de l'humeur, sentiment de dévalorisation personnelle, anxiété, symptômes somatiques. Pour autant, ces éléments sont moins apparents que dans une dépression endogène mélancolique.
Toutefois, les classifications contemporaines ne prennent plus en compte les hypothèses étiopathogéniques pour mettre en revanche au premier plan la description symptomatologique de la maladie dépressive. La classification clinique repose désormais sur un ensemble de critères objectifs et précis que reflète – nous la proposons à titre d'exemple – la classification du DSM IV.

1. Trouble dépressif majeur

Il peut être réduit à un épisode isolé, caractérisé par la présence d'un épisode dépressif majeur (EDM) qui n'est pas expliqué par un trouble schizo-affectif et ne vient pas émailler l'évolution d'une schizophrénie, d'un délire ou de tout autre trouble psychotique, sans que le patient ait jamais présenté d'épisode maniaque, hypomaniaque ou mixte. La durée moyenne d'un accès dépressif est comprise entre 6 et 12 mois, mais il peut se prolonger bien plus longtemps, atteignant parfois plusieurs années (dépressions chroniques). Inversement, un épisode peut se réduire en quelques jours (dépressions récurrentes brèves). Les épisodes durent souvent plus longtemps lorsque l'âge augmente, et cette durée ne semble pas influencée par le sexe. On ne retrouve pas de relation entre la durée des accès et leur répétition, sauf chez les patients âgés de plus de 50 ans. Les accès plus sévères sont souvent plus longs.
Au plan épidémiologique, on peut relever quelques axes de réflexion :

- prévalence au moins deux fois plus importante chez la femme que chez l'homme ;
- deux fois plus de dépression chez les sujets divorcés ou séparés ;
- forte prévalence de la dépression chez les inactifs n'ayant pas choisi de l'être ;
- forte prévalence de la dépression chez les employés et les ouvriers ;
- moins forte prévalence chez les sujets ayant fait des études supérieures.

2. Trouble dépressif majeur récurrent

Il est identique au précédent mais avec multiplication des épisodes dépressifs majeurs (toutefois, deux seulement suffisent à porter le diagnostic) séparés par un intervalle critique d'au moins deux mois consécutifs pendant lesquels les critères de l'épisode dépressif majeur ne sont pas réunis. Ce trouble survient généralement chez l'homme vers la cinquantaine. La notion de récurrence impliquant qu'il y ait déjà eu un épisode dépressif majeur, la moitié environ de ces patients a déjà fait un EDM avant 50 ans, souvent entre 20 et 30 ans. Toutefois, des entrées plus précoces dans la maladie sont fréquentes, notamment dans les familles à risque.
La durée d'un cycle comprend toute la période écoulée entre le début de deux épisodes consécutifs : épisode dépressif + rémission intercritique. La durée du pre-

mier cycle est d'environ 65 mois. La durée des cycles diminue avec la répétition des épisodes. Le nombre médian d'épisodes varie de 4 à 6 chez des patients suivis sur 20 ans. Le rôle des événements de vie dans le déclenchement des récurrences paraît significatif.

Les dépressions récurrentes saisonnières se caractérisent par un lien permanent entre les phases de troubles thymique et les phases de rémission et les cycles saisonniers. Ainsi, dans notre hémisphère, la symptomatologie dépressive commencera en octobre-novembre pour s'abolir en mars-avril. Ce type singulier de dépression est sensible à un traitement spécifique, la photothérapie.

3. Trouble dysthymique

Le patient atteint d'un trouble dysthymique est caractérisé par une humeur constamment dépressive ou presque, sans pour autant qu'il satisfasse aux critères diagnostiques de l'épisode dépressif majeur et sans qu'il y ait des antécédents d'épisodes maniaques, hypomaniaques ou mixtes.

4. Troubles dépressifs non spécifiés

Ces troubles englobent tous les types de troubles dépressifs non évoqués encore comme :

- trouble dysphorique prémenstruel (symptomatologie dysphorique avec humeur dépressive, anxiété, irritabilité, corrélée à la phase lutéale et disparition des symptômes peu après le début de la menstruation) ;
- trouble dépressif mineur (moins de symptômes que pour l'EDM mais épisode durant au moins deux semaines) ;
- trouble dépressif bref récurrent (épisodes dépressifs variant entre 2 jours et 2 semaines, survenant au moins une fois par mois pendant 12 mois, sans lien avec les cycles menstruels ; le rapport entre cette pathologie et un trouble bipolaire à cycles rapides est probablement étroit) ;
- trouble dépressif postpsychotique de la schizophrénie, survenant en phase résiduelle de schizophrénie chez un patient en rémission ou traité, avec risque suicidaire souvent important ;
- trouble dépressif induit par une affection médicale générale ou induit par la consommation d'une substance psychoactive (les drogues et médicaments à potentiel dépressogène sont nombreux).

Depuis les années 1970, l'accent a été mis sur les dépressions masquées et les équivalents dépressifs : la dépression prend alors avant tout le masque de plaintes somatiques, de douleurs ou de fatigue chronique, sans que les altérations de l'humeur soient clairement visibles. Ces formes cliniques de dépression sont celles que rencontre le médecin généraliste. Souvent mineures par leur symptomatologie, elles peuvent être redoutables par leur pronostic si elles ne sont pas traitées. Le risque de passage à la chronicité de même que la possibilité d'un geste suicidaire ne doivent pas être méconnus.

II. Grands groupes d'antidépresseurs

La diffusion des antidépresseurs dans les pays industrialisés doit être reliée à une importante mutation pharmacologique. Ces médicaments n'ont longtemps appartenu qu'à deux familles : les tricycliques (TC) et les inhibiteurs de la monoamine oxydase (IMAO). D'autres groupes ont été commercialisés dans les années 1980 (IRS) puis 1990 (antidépresseurs d'action duale).

Tableau 1. Principales théories neurochimiques de la dépression

Théorie noradrénergique	Théorie sérotoninergique	Théorie dopaminergique
C'est la plus documentée. La dépression s'accompagne d'un déficit en noradrénaline, d'où dysrégulation du fonctionnement de ce système en tant que système neuromodulateur des autres types de transmission. La plupart des antidépresseurs auraient ainsi une activité finale de type β-postsynaptique. La perturbation de cette régulation expliquerait pour une large part les signes végétatifs et anxieux observés chez le sujet dépressif. Cette théorie expliquerait pour certains auteurs l'inhibition psychomotrice.	Une diminution de l'activité sérotoninergique témoignerait d'une vulnérabilité aux troubles thymiques susceptible d'induire une dépression. L'administration de précurseurs de la sérotonine (tryptophane) améliore l'humeur ; la sérotonine est antidépressive. Un hypofonctionnement a été mis en évidence chez certains sujets dépressifs. Des troubles psychologiques sont associés à diverses pathologies cérébrales organiques s'accompagnent de perturbations sérotoninergiques. Cette théorie expliquerait pour certains auteurs l'humeur triste.	L'activité dopaminergique est diminuée chez certains sujets déprimés ainsi que chez les parkinsoniens. Des patients déprimés répondent favorablement à l'administration d'agonistes de la dopamine.

La dépression résulte d'altérations complexes et simultanées des différents systèmes de neurotransmission centraux, avec diminution des taux synaptiques de noradrénaline, de dopamine et de sérotonine.

Une carence centrale en monoamines n'entraîne pas de dépression chez un sujet sain ni chez un sujet déprimé sous antidépresseurs : elles auraient donc seulement un rôle modulateur sur d'autres systèmes qui seraient impliqués plus directement dans la physiopathologie dépressive. Il est donc peu vraisemblable qu'un dysfonctionnement isolé des systèmes sérotoninergiques ou catécholaminergiques soit à l'origine de la dépression. Le mécanisme d'action des antidépresseurs le plus fréquemment retrouvé est essentiellement une inhibition de la recapture des monoamines (noradrénaline, sérotonine ou dopamine) plus ou moins spécifique d'un neuromédiateur. Quelques molécules atypiques (miansérine, trazodone, etc.) favorisent la libération des neuromédiateurs en inhibant les autorécepteurs α-2 présynaptiques. La viloxazine agit en stimulant directement les récepteurs β-postsynaptiques.

Au final, cependant, on estime que l'augmentation des concentrations synaptiques en monoamines, plus ou moins spécifique, débouche par une cascade de réactions complexes sur deux actions non mutuellement exclusives d'ailleurs :

- une action postsynaptique (*down-regulation* β ou 5-HT_2) constituant selon certains pharmacologues le terme ultime de l'action sur la neurotransmission des antidépresseurs ;

- une action au niveau du second messager (désensibilisation des systèmes enzymatiques membranaires liés au complexe protéine G/adénylate-cyclase), constituant probablement l'action commune de beaucoup d'antidépresseurs au niveau moléculaire.

A. IMAO

L'iproniazide, premier IMAO commercialisé, était administré comme antituberculeux dès 1951. Une stimulation du système nerveux central, rapportée comme effet secondaire fut mise à profit en thérapeutique. Nathan Kline, étudiant cette molécule sur des déprimés sévères, rapporta en 1957 des améliorations surprenantes, à l'origine du développement d'une famille qui comprit jusqu'à une douzaine de spécialités. Seuls quelques produits récents d'activité sélective et mieux tolérés sont demeurés prescrits en psychiatrie jusque dans les années 1990 – d'autres le sont toujours assez fréquemment en neurologie.

Les IMAO augmentent la concentration synaptique en monoamines par une diminution de leur dégradation. Ils inhibent les monoamines oxydases (MAO), enzymes actives sur les monoamines indoliques et aromatiques que l'on isole de la plupart des tissus, dont le cerveau où elles se concentrent dans les terminaisons présynaptiques. Il existe deux sous-types de cette enzyme caractérisés par leur réponse à divers agents inhibiteurs, par des substrats préférentiels, par une structure et une identité immunologique distinctes, et dits A et B.

La MAO A se trouve sur la membrane externe des mitochondries, en grand nombre dans les extrémités neuronales. Dégradant les amines recaptées dans la terminaison synaptique, elle a une influence essentielle sur le *pool* de neurotransmetteurs susceptible d'être libéré dans l'espace synaptique. Son action retentit simultanément sur les trois neurotransmetteurs impliqués dans l'état dépressif : dopamine, noradrénaline, sérotonine.

La première génération d'IMAO était constituée de médicaments peu spécifiques du système des MAO (ils perturbaient d'autres systèmes enzymatiques, notamment au niveau hépatique), peu sélectifs d'une MAO (ils bloquaient l'action de la MAO B indispensable au métabolisme de la tyramine et des sympathomimétiques exogènes), d'où risque d'hypertension fulminante (*cheese effect*) et exerçant une action irréversible sur l'enzyme (leur action durait aussi longtemps que la cellule n'avait pas synthétisé des enzymes nouveaux, ce qui explique la classique contre-indication à prescrire un nouvel antidépresseur avant un délai de 15 jours après arrêt de l'administration d'un IMAO).

Les molécules plus récentes (moclobémide : Moclamine®) sauvegardent en revanche l'action de la MAO B (comme une « soupape de sécurité »), et exercent une action réversible sur l'enzyme. L'effet des produits actuels, spécifiques, sélectifs et réversibles s'épuise en quelques heures, ce qui limite le risque de *cheese effect* et améliore sensiblement la tolérance.

Les IMAO non sélectifs ne sont plus commercialisés en France ; en pratique, seule la Moclamine® est disponible.

B. Tricycliques (TC)

L'imipramine (Tofranil®), chef de file des antidépresseurs tricycliques, a été découverte par Robert Kuhn en 1956 alors qu'il travaillait sur un dérivé de la chlorpromazine. Il confirma en 1957 son action antidépressive. Depuis, l'imipramine et surtout l'un de ses dérivés, la clomipramine (Anafranil®) font référence : aucun antidépresseur n'a fait preuve d'une efficacité supérieure. Autour de ces molécules, plus d'une douzaine de tricycliques sont largement utilisés. Ils ont des effets secondaires comparables et les malades non améliorés par l'un sont peu susceptibles de l'être par un autre de la même classe.

Les tricycliques sont homogènes au niveau de leur structure chimique, mais n'ont cependant pas tous les mêmes propriétés sur les neurotransmetteurs. Retenons qu'ils sont structurellement apparentés à certains neuroleptiques (noyau phénothiazine) et sont dérivés du noyau iminodibenzyle (imipramine, désipramine, clomipramine, trimipramine, quinupramine, etc.). Ils agissent en inhibant la recapture de la noradrénaline (maprotiline, désipramine), de la sérotonine (imipramine, clomipramine, etc.), d'où leur action thérapeutique, mais exercent aussi de nombreuses autres actions, en postsynaptique, par fixation directe sur certains récepteurs (H1, α, m, etc.) d'où leurs nombreux effets indésirables.

Les principales caractéristiques cinétiques des tricycliques sont les suivantes :

- une résorption prolongée, comparée à celle d'autres médicaments, attribuable notamment à leur potentiel parasympatholytique ;
- un effet de premier passage hépatique important ;
- une forte liaison aux protéines plasmatiques (molécules basiques) ;
- un degré important de fixation tissulaire, avec un volume apparent de distribution de l'ordre de 10 à 20 L/kg, un tropisme pour le système nerveux central, le foie, le cœur, les reins, les glandes surrénales et les poumons ;
- une élimination essentiellement hépatique après métabolisme impliquant le système du cytochrome P450, d'où des risques d'interactions médicamenteuses importants, avec un cycle entérohépatique leur conférant des demi-vies assez prolongées, très variables selon les patients. Par exemple, la demi-vie plasmatique de l'imipramine est comprise entre 6 et 20 h, celle de la nortriptyline entre 15 et 90 h, celle de la viloxazine, un atypique, variant entre 2 et 5 h ;
- certains métabolites sont en eux-mêmes actifs (désipramine = métabolite de l'imipramine) ;
- l'état d'équilibre est variable selon les individus, en raison d'importantes variations de la clairance hépatique ;
- les concentrations à l'équilibre sont stabilisées au bout de deux à quatre semaines.

C. Apparentés aux tricycliques et atypiques

Il s'agit d'un ensemble de molécules hétéroclites, dont les modes d'action sont variables, et que caractérise un profil de tolérance satisfaisant, même si leur efficacité clinique est parfois sensiblement plus faible que celle des tricycliques. On y trouve notamment :

- la maprotiline (Ludiomil®), un dérivé quadricyclique poche des tricycliques ;
- la miansérine (Athymil®), un quadricyclique de polarité sédative agit sur les récepteurs α2-présynaptiques ;

- la tianeptine (Stablon®), un antidépresseur prosérotoninergique, bénéficiant d'une bonne tolérance notamment chez le sujet âgé.

D. Inhibiteurs de la recapture de la sérotonine (IRS)

C'est en 1964 que les travaux de Glowinski et d'Axelrod ont démontré l'action inhibitrice des antidépresseurs sur la recapture des neuromédiateurs. Leur activité était expliquée jusqu'alors par la correction d'une défaillance de synthèse portant sur deux neuromédiateurs : noradrénaline et sérotonine. Un déficit noradrénergique était rendu responsable du ralentissement psychique et moteur de la dépression alors que la tristesse pathologique, constituant le trouble central de l'humeur, était envisagée comme secondaire à une défaillance du système sérotoninergique. La découverte des récepteurs sérotoninergiques fut à l'origine d'une nouvelle étape dans le concept pharmacologique de la dépression : pourquoi ne pas traiter cette pathologie par des médicaments capables de corriger sélectivement le dysfonctionnement sérotoninergique considéré comme responsable du trouble de l'humeur ? L'exploitation de cette hypothèse se traduisit des années plus tard par la commercialisation de spécialités revendiquant une activité exclusive sur la médiation sérotoninergique : les inhibiteurs sélectifs de la recapture de la sérotonine (IRS, en anglais SSRI). La recherche de produits « propres », c'est-à-dire dotés d'une action sélective sur un type de récepteurs cérébraux (qu'illustre par exemple la commercialisation du citalopram, le plus sélectif des sérotoninergiques et celle de son énantiomère actif, l'escitalpopram-Séroplex®) a constitué une démarche nouvelle de la psychopharmacologie dans le traitement des dépressions comme dans celui des psychoses.
Le site transporteur de la sérotonine permettant la recapture de ce médiateur par le neurone pré-synaptique constitue l'une des cibles principales de l'action de beaucoup d'antidépresseurs tricycliques comme des IRS, mais les premiers, rappelons-le, ne se limitent pas à cette cible, d'où leurs nombreux effets indésirables (ils bloquent les récepteurs adrénergiques, histaminergiques, muscariniques). Les IRS inhibent de façon beaucoup plus spécifique cette recapture, selon une hiérarchie que permet de quantifier *in vitro* l'évaluation du rapport de l'inhibition de la recapture de la noradrénaline sur celle de la sérotonine :

(produits moins sélectifs) fluoxétine < fluvoxamine < paroxétine < sertraline < citalopram ou escitalopram (produits très sélectifs)

Citalopram et exitalopram n'ont en pratique aucune activité sur la recapture de la noradrénaline. Cependant, l'activité clinique demeure sans corrélation avec le degré de sélectivité (témoin en est l'intérêt désormais aux antidépresseurs d'action duale, *cf. infra*) ou avec la puissance de l'action sur la recapture de la sérotonine. Toutefois, les IRS ont chacun un profil pharmacologique (et pharmacocinétique) singulier, expliquant que leur prescription soit souvent adaptée à chaque situation. D'une part, leur sélectivité sur les systèmes de recapture des neuromédiateurs est variable et, d'autre part, ils développent une activité intrinsèque faible comparativement aux tricycliques, mais réelle, à l'égard de divers types de récepteurs post-synaptiques. Par exemple :

- fluoxétine ou sertraline peuvent suffisamment inhiber à forte posologie la recapture de la dopamine pour induire, certes de façon rare, des signes extrapyramidaux ou des épisodes diarrhéiques ;

- sertraline et paroxétine manifestent des effets anticholinergiques plus sensibles, d'où notamment une xérostomie souvent rapportée par les patients ;
- le citalopram a une activité anti-H1 plus marquée que les autres IRS.

Les IRS donnent lieu à moins d'effets indésirables que les TC et améliorent donc l'observance du traitement. Leur efficacité est comparable à celle des TC sur les patients suivis en ambulatoire. On ignore cependant encore si la stimulation accrue des récepteurs sérotoninergiques postsynaptiques suivant l'inhibition de la recapture de la sérotonine, suffit à expliquer l'atténuation de la symptomatologie dépressive ou bien s'il ne s'agit là que d'une étape préliminaire dans une cascade d'événements impliquant d'autres types de récepteurs. Les effets cliniques positifs de ces antidépresseurs sont relativement limités par un *feedback* négatif impliquant l'activation d'autorécepteurs somatodendritiques jusqu'à désensibilisation de ceux-ci, lorsque l'imprégnation sérotoninergique se prolonge (en pratique deux à trois semaines).

Tableau 2. Principaux paramètres cinétiques des antidépresseurs IRS

	Fluvoxamine (Floxyfral®)	Fluoxétine (Prozac®)		Paroxétine (Déroxat®)	Citalopram (Séropram®)	Sertraline (Zoloft®)
		Molécule-mère	Norfluo-xétine			
Résorption (%)	94	80		64	80-100	44
Réplétion gastrique	Effets minimes	Effets minimes (diminue la vitesse mais non la quantité résorbée)		Effets minimes	Sans influence	Augmentation de la résorption
Biodisponibilité absolue (%)	60	85		50	100	
Pic plasmatique (h)	5 (2-8)	4-8		5 (0,5-11)	2-4	6-10
Liaison plasmatique (%)	77	95		95	80	95
Volume de distribution moyen (L/kg)	5-20	20-40	10-15	10-15	20-25	20-40
Clairance plasmatique (L/h/kg)		0,3	0,15	0,8	0,4	
Demi-vie terminale (h) (valeurs extrêmes)	15 (13-19)	48 (24-96) en prise unique 96 (48-170) en administration répétée	7 jours (4-15) après prise unique comme répétée	21 (4-65) Très variable car non linéaire	33-36	26
État d'équilibre (j)	10	30		7-14	7-14	5-12
Excrétion urinaire (% dose totale)	94 Dont moins de 4 de produit mère	80 Dont 11 de produit mère	64 Dont moins de 2 de produit mère	30 Dont 12 de molécule mère	44 sous forme de catabolites	80 Dont 11 de produit mère
Excrétion fécale totale		15	36	65	44	15

E. Antidépresseurs d'action duale

Ces molécules récentes ont simultanément un impact sur plusieurs neuromédiateurs et inaugurent de ce fait un groupe original, dit généralement des antidépresseurs d'action « duale ». Il s'agit de produits inhibant la recapture de deux neuromédiateurs (sérotonine + noradrénaline en général) et dépourvus d'action postsynaptique directe. Ils se rapprochent donc des tricycliques quant à leur activité thérapeutique, mais ont une tolérance bien meilleure, analogue à celle des inhibiteurs de la recapture de la sérotonine.

Si le rôle de la médiation sérotoninergique dans la physiopathologie des maladies dépressives est désormais établi, des observations cliniques et des études expérimentales prouvent l'importance des interactions noradrénaline/sérotonine. La sérotonine agirait en effet sur la composante impulsive et anxieuse de la dépression, alors que la noradrénaline agirait plus spécifiquement sur l'amotivation et la vigilance.

La venlafaxine (Effexor®) et le milnacipran (Ixel®) réalisent une action double en inhibant la recapture de la sérotonine et de la noradrénaline, avec une *down-regulation* β précoce. Ils ont inauguré une famille d'antidépresseurs, les IRSN (*serotonin-noradrenaline reuptake inhibitors*, SNRI en anglais). Cette « dualité » de cibles stratégiques au plan thérapeutique concerne les TC et atypiques, mais ces molécules agissent par ailleurs sur de nombreux récepteurs postsynaptiques (d'où leurs effets secondaires). La spécificité de la dualité des antidépresseurs nouveaux explique leur intérêt dans le traitement des dépressions sévères, leur profil différant aussi de celui des IRS et d'inhibiteurs orientés sur la recapture de la noradrénaline (désipramine, maprotiline). Cette activité ne s'accompagne d'aucune action directe sur des récepteurs susceptibles d'avoir une incidence clinique sur la transmission cholinergique ou histaminergique, ni d'effets α-adrénolytiques.

L'activité clinique de la mirtazapine (Norset®), une molécule proche de la miansérine (Athymil®), s'explique par l'augmentation simultanée du tonus noradrénergique et sérotoninergique : elle appartient à un groupe d'antidépresseurs d'action duale différent du précédent, les ASNS (*noradrenergic and serotonin specific antagonists*, NaSSA en anglais). Contrairement aux TC ou aux IRS, la mirtazapine n'inhibe pas la recapture des neurotransmetteurs. Elle potentialise la transmission noradrénergique en bloquant par antagonisme les autorécepteurs noradrénergiques α2 (le neurone « détecte » alors moins l'imprégnation noradrénergique environnante, et il n'y a plus d'effet freinateur sur la libération du médiateur).

D'autre part, elle potentialise la transmission sérotoninergique de façon indirecte (les neurones noradrénergiques du locus coeruleus ayant des afférences dans le raphé dorsal, la libération de noradrénaline à ce niveau stimule les récepteurs α1 portés par les neurones sérotoninergiques, d'où augmentation de la fréquence des décharges de sérotonine ; les terminaisons axonales des neurones sérotoninergiques portent des hétérorécepteurs α2 présynaptiques : leur blocage entraîne également une augmentation de la fréquence des décharges de sérotonine). La mirtazapine n'a qu'une affinité directe réduite pour les récepteurs α-1, contrairement à la miansérine, mais son action α1/α2, bien équilibrée, explique qu'elle n'induise pas d'effets indésirables cardiovasculaires. L'activité directe de la mirtazapine n'est toutefois pas limitée aux récepteurs noradrénergiques. Elle bloque également par antagonisme les récepteurs postsynaptiques $5\text{-}HT_2$ (de façon puissante) et $5\text{-}HT_3$, ce qui explique qu'elle n'engendre pas les mêmes effets indésirables que les IRS.

Tableau 3. Conséquences cliniques de l'action des antidépresseurs sur la neurotransmission

Noradrénaline		**Sérotonine**	**Acétylcholine**	**Histamine**	**Dopamine**	
Stimulation	Blocage α-1	Stimulation	Blocage	Blocage	Stimulation	Blocage
Activité thérapeutique						
Activité antidé- pressive		Stimulation 5-HT$_1$ Activité anti- dépressive et anxiolytique			Activité antidé- pressive	
Effets indésirables						
Tachycardie Tremblements	Hypotension orthostatique Tachycardie réflexe Étourdisse- ments Vertiges	Stimulation 5-HT$_2$ Agitation Nervosité Troubles du sommeil Troubles de l'éjaculation Stimulation 5-HT$_3$ Nausées Vomissements Migraines	Sécheresse buc- cale Constipation Rétention urinaire Tachycardie sinu- sale Troubles de la vision Étourdissements Vertiges Confusion mentale Troubles de la mémoire	Sédation Somnolence Prise de poids Potentialisa- tion des séda- tifs et des anal- gésiques centraux	Risque de dépendance en cas d'anté- cédents : surveiller le mésusage ou l'abus des produits	Troubles endocriniens Mouvements anormaux Troubles neurologiques divers

Tableau 4. Synthèse des principales données concernant les antidépresseurs d'action duale (commercialisés en juin 2007)

DC	**Milnacipran**	**Venlafaxine**	**Mirtazapine**
Spécialités	Ixel®	Effexor®	Norset®
Mode d'action	Snri		Nassa
Pharmacocinétique résorption (%) biodisponibilité (%) liaison plasmatique (%) métabolites actifs interactions cinétiques T1/2 élimination (h) émonctoire dominant délai d'équilibre (j)	 > 90 85 < 15 Non Non 8-10 Urine (90 %) 2-3	 25-30 Oui (desméthylvenlafaxine) Sans incidences cliniques 5 (venla.) 11 (métab.) Urine 3	 96 50 85 Oui Sans incidence clinique Non 20 Urine 3-5
Principaux effets indésirables	Nausées, tremblements, constipation, sécheresse buccale, céphalées, dysurie	Nausées, troubles du sommeil, vertiges, constipation, nervosité, troubles de l'éjaculation, hypotension orthostatique	Augmentation de l'appétit, nausées, tremblements, sécheresse buccale, granulocytopénie, rares agranuloses réversibles
Posologie moyenne (mg/j) à l'équilibre	100	150-350	15-45
Observations	Adapter posologie en cas d'insuffisance rénale sévère ; prudence en cas d'adénome prostatique	Adapter posologie en cas d'insuffisance rénale ou hépatique sévère	Adapter posologie en cas d'insuffisance rénale ou hépatique sévère

III. Traitement antidépresseur

Un traitement antidépresseur ne peut être conduit qu'après avoir porté un diagnostic avec certitude. Les médicaments antidépresseurs constituent le traitement essentiel de la majorité des épisodes dépressifs – il est logique de les associer parfois à d'autres types de médicaments : neuroleptiques, anxiolytiques, hypnotiques, thymorégulateurs dans des situations spécifiques que nous ne pouvons détailler ici. De nombreuses enquêtes font apparaître que le recours aux antidépresseurs n'est pas assez systématisé et que 70 % des patients déprimés sont mal soignés, voire pas soignés du tout. Pourtant, la nécessité de recourir à l'administration d'antidépresseurs ne fait aucun doute dans la plupart des formes de dépression. Mais réduire le traitement de la dépression à la seule prescription d'un antidépresseur reste souvent insuffisant : cette maladie multifactorielle ne saurait se résumer à sa dimension neurobiologique et la souffrance du déprimé doit être entendue, accompagnée et travaillée. Des troubles de la personnalité comme des événements conflictuels font indiquer une psychothérapie en association à l'administration de psychotropes. Enfin, dans les situations paroxystiques, on peut recourir à l'électroconvulsivothérapie (ECT ou sismothérapie) car la pratique des électrochocs, aujourd'hui bien codifiée, n'expose plus à risque.

A. Conduite du traitement

Le traitement idéal repose sur une monothérapie. Il est conduit en ambulatoire dans l'immense majorité des cas, du moins si la dépression est de sévérité médiocre, si le contexte environnemental est chaleureux et réconfortant, si le risque suicidaire est bien maîtrisé et si le patient a confiance dans son thérapeute. Les consultations doivent être nombreuses en début de traitement et le prescripteur doit veiller à ne pas offrir au patient la possibilité de disposer de quantités importantes de psychotropes (risque d'intoxication volontaire). L'hospitalisation s'impose dans trois situations :

- une composante suicidaire très importante ;
- un échec du traitement ambulatoire ;
- le besoin d'isoler le patient de son milieu familial (dépressions réactionnelles notamment).

Dans tous les cas, le traitement antidépresseur s'articule autour de trois étapes :

- le *traitement de la crise dépressive*, de l'épisode aigu de la maladie, vise à obtenir une rémission partielle puis une rémission complète. Ce traitement vise à raccourcir au maximum la durée de l'épisode, qui, en son absence, peut durer des années. Si cette rémission partielle n'évolue pas en rémission complète, il y a lieu de réviser la stratégie thérapeutique ;
- le *traitement de consolidation* vise à prévenir les rechutes ultérieures ;
- le *traitement de maintenance* (dit aussi de prévention) vise à prévenir les récidives.

Le traitement est institué de façon progressive, par paliers de deux à trois jours, avec une surveillance étroite des effets indésirables – il est cependant possible d'instituer directement la posologie supposée optimale avec les molécules récentes

(IRS, action duale), mieux tolérées. L'évolution favorable se traduit par la régression des signes dépressifs. Les antidépresseurs ne sont efficaces qu'après un délai de l'ordre de 3 à 6 semaines, sans que les connaissances actuelles sur leurs mécanismes d'action intracellulaire l'expliquent. Ce délai est donc nécessaire avant de conclure à l'inefficacité du traitement, en supposant celui-ci parfaitement suivi.

B. Choix d'une molécule

1. Adaptations particulières

- Un ralentissement psychomoteur fait privilégier le recours à une molécule stimulante (désipramine, fluoxétine) alors qu'une anxiété ou des troubles du sommeil associés font privilégier une molécule sédative (amitriptyline, miansérine et mirtazapine, doxépine, paroxétine… évitant d'associer un antipsychotique type cyamémazine ou un hypnotique) ; dans les autres cas, on administre une molécule plus neutre, dite « intermédiaire » (imipramine, clomipramine, sertraline, venlafaxine, milnacipran, tianeptine, etc.).
- Une comorbidité psychiatrique associée oriente vers l'usage d'antidépresseurs ayant par ailleurs des indications spécifiques (*cf. infra*) : tricycliques dans le trouble panique, IRS dans les troubles des conduites alimentaires et l'alcoolisme, etc.
- Une mauvaise observance ou le besoin de rassurer le patient justifie le recours à des formes injectables (qui n'ont pas d'avantages cinétiques par elles-mêmes mais permettent de faire un *nursing* du patient).
- Les contre-indications de certains groupes impliquent le recours à des produits mieux tolérés.
- La tolérance générale du traitement doit être excellente, tout particulièrement chez les patients suivis en ambulatoire et poursuivant leurs activités professionnelles (on privilégie dans cette optique les IRS ou les molécules d'action duale) ; dans le cas contraire, on corrige certains effets (hypotension, xérostomie, etc.) par un traitement symptomatique, ou, mieux, on change de molécule.

2. Contre-indications essentielles des antidépresseurs

- Tricycliques :
  - risque de glaucome par fermeture de l'angle ;
  - risque de rétention urinaire lié à des troubles urétroprostatiques ;
  - infarctus du myocarde récent ;
  - interactions médicamenteuses (IMAO non sélectif : risque de syndrome sérotoninergique ; sultopride : risque de troubles du rythme).
- IMAO réversibles (moclobémide) :
  - allaitement ;
  - interactions médicamenteuses (sumatriptan, péthidine, dextrométhorphane).
- Inhibiteurs de la recapture de la sérotonine (IRS) :
  - Interactions médicamenteuses :
  - IMAO sélectif B type sélégiline ;
  - IMAO sélectif A (sauf cas exceptionnel, avec surveillance hospitalière) ;

– sumatriptan.
• Inhibiteurs d'action duale :
– milnacipran :
- IMAO sélectif B type sélégiline ;
- association au sumatriptan ;
– venlafaxine :
- IMAO non sélectif ;
– mirtazapine :
- IMAO.

C. *Monitoring* du traitement antidépresseur

Des études prouvent l'existence d'une relation linéaire ou sigmoïde entre les taux sériques d'antidépresseurs et l'amélioration clinique pour l'imipramine, la nortriptyline, la désipramine, l'amitriptyline. Les concentrations préconisées sont d'environ 200 μg/mL pour l'imipramine et son métabolite déméthylé. Mais, au-delà de cet aspect thérapeutique, le dosage plasmatique des antidépresseurs a plusieurs buts :
• vérifier l'observance du traitement ;
• évaluer le degré d'une intoxication aiguë par tricycliques ;
• adapter le schéma posologique au métabolisme individuel ;
• suivre l'évolution des taux en cas d'association médicamenteuse à risque.
Dans la pratique, le dosage n'est mis en œuvre que pour les tricycliques. Les molécules récentes (IRS, action duale), mieux tolérées, ne donnant pas lieu au même risque d'accident aigu, ne sont pas dosées en routine.

D. Rémission et arrêt du traitement antidépresseur

La rémission, d'abord partielle puis complète, est une période difficile à définir au plan clinique, pendant laquelle le patient ne répond plus à l'ensemble des cinq critères symptomatiques de l'épisode dépressif. Le traitement est réduit progressivement au terme de quatre à six mois de traitement de consolidation, sous surveillance clinique étroite, nécessaire pour garantir une détection précoce des signes de rechute. On ne sait actuellement préciser la durée exacte de rémission au terme de laquelle il est possible de parler de « guérison ».
Les données de consensus vont donc dans le sens d'une chimiothérapie antidépressive de longue durée : en pratique, le traitement de consolidation est poursuivi pendant quatre à six mois à des posologies équivalentes aux posologies curatives. On peut ensuite décider d'arrêter progressivement l'administration du traitement antidépresseur, en veillant à la survenue d'un syndrome de sevrage décrit notamment, mais non exclusivement, avec les molécules dont la composante cholinergique est importante ou encore avec les molécules psychostimulantes. La rechute intervient alors que le patient est en rémission partielle, et que la récidive survient alors qu'il est en rémission complète ou « guéri ». Toutefois, entre 50 et 80 % des sujets ayant fait un épisode dépressif dans leur vie font un nouvel accès, dont 50 % dans les deux années suivant le premier épisode.

E. Syndrome d'interruption du traitement antidépresseur

L'arrêt brutal du traitement antidépresseur peut induire des signes cliniques d'interruption qu'il ne faut pas mésestimer (notamment anxiété, irritabilité, syndrome pseudogrippal, sensations de chocs électriques, signes digestifs, etc.) ni confondre avec les signes induits par une reprise éventuelle de la symptomatologie dépressive. Ce syndrome, souvent bénin, peut être handicapant chez un déprimé en voie de guérison. Il est notamment décrit avec les tricycliques et les IMAO. Les molécules à demi-vie prolongée ou métabolisées en produits également actifs permettent de minimiser ces signes comme également les fluctuations transitoires dues à une observance chaotique du traitement en raison de la rémanence de leurs effets thérapeutiques. Ainsi, des interruptions brèves de traitement par fluvoxamine, paroxétine ou venlafaxine induisent plus d'effets de « discontinuité » que l'interruption du traitement par fluoxétine (la demi-vie d'élimination de la fluoxétine est de 6 jours contre 21 heures pour la paroxétine). On peut probablement évoquer aussi la participation de facteurs pharmacologiques à ces effets, et notamment l'affinité des molécules pour les récepteurs muscariniques (paroxétine). Dans certains cas, ce syndrome, chez des patients observant mal leur traitement, pourra faire imposer un changement de molécule.

F. Résistance au traitement antidépresseur

Tous les antidépresseurs sont à peu près équivalents en termes d'efficacité sur un épisode dépressif majeur, en traitement aigu, toutes formes de dépressions confondues. Pourtant, il reste impossible d'obtenir une rémission complète en raison de résistances au traitement chez 10 à 40 % des patients déprimés pour lesquels aucune origine organique à la maladie n'a pu être retrouvée ; chez lesquels il n'y a pas usage de médicaments connus comme dépressogènes (nombreux antimitotiques, immunosuppresseurs, antihypertenseurs d'action centrale, bêtabloquants, chloroquine, cimétidine, corticothérapie, digoxine, phénytoïne, théophylline, etc.), chez lesquels deux traitements antidépresseurs (de mécanisme d'action différent dans la majorité des cas), suivis chacun pendant quatre à six semaines avec une observance rigoureuse, à une posologie suffisante (surveillance des taux plasmatiques dans certains cas), n'ont produit aucun résultat clinique. Les facteurs de résistance sont nombreux : dépression survenant dans le contexte d'une autre pathologie psychiatrique (trouble anxieux, etc.), dépression délirante, dépression chez un sujet habituellement dysthymique, facteurs environnementaux défavorables, association de troubles de la personnalité. Il y a donc en certains cas une limite à l'activité de tout traitement même correctement conduit. La stratégie face à une dépression résistante s'articule autour du remplacement de la molécule initialement prescrite par une autre, par l'association d'un traitement renforçant l'action antidépressive (thymorégulateurs, hormones thyroïdiennes ou… autre antidépresseur) voire par le recours à l'électroconvulsivothérapie.

G. Tolérance du traitement antidépresseur

Le rapport efficacité/tolérance doit désormais guider largement le choix du prescripteur, dans la mesure où la réussite du traitement long, implique une stricte observance – on estime à 20 ou 30 % la proportion des sujets déprimés suivis par un médecin mais observant mal leur prescription –. Les antidépresseurs les plus toxiques sont les tricycliques en raison de leur activité au niveau cardiaque, neurologique mais aussi hématologique. Les molécules atypiques, les IRS et les antidépresseurs d'action duale ont un index thérapeutique supérieur. Ils sont préférés chez les sujets à risque. Mais, dans tous les cas, la fréquence de survenue d'un effet indésirable demeure faible (environ 10 %). Les effets secondaires les plus fréquents, résultant de l'activité anticholinergique des molécules, peuvent être efficacement traités par prescription d'un traitement symptomatique.
Toutefois, à côté des effets plus ou moins spécifiquement liés à la prescription d'un groupe d'antidépresseurs, il ne faut pas méconnaître les nombreux effets liés à l'activité thérapeutique même des produits : survenue ou aggravation d'une insomnie traduisant une inversion de l'humeur (annonçant un épisode maniaque ou hypomaniaque) et permettant de diagnostiquer un trouble bipolaire (et, dans de nombreux cas, faisant indiquer un traitement prophylactique par thymorégulateur une fois la période de crise dépassée), levée trop brutale de l'inhibition motrice chez un patient encore mélancolique avec raptus suicidaire.

1. Antidépresseurs tricycliques

Ces antidépresseurs peuvent engendrer des effets indésirables mimant des symptômes de l'épisode dépressif majeur (hypersomnie, asthénie, ralentissement psychomoteur, difficultés de concentration, prise de poids) et imposant une consultation (en vue par exemple d'un suivi des taux plasmatiques).
Les molécules les plus anticholinergiques sont à l'origine d'une constipation impliquant des mesures hygiénodiététiques (boissons abondantes, activité physique), voire la prescription de laxatifs doux (huile de paraffine). Les troubles de l'accommodation, traduisant également une action anticholinergique, cèdent souvent à la poursuite du traitement ou à une adaptation posologique : il faut prévenir le patient de cette évolution afin qu'il ne sollicite pas le port de verres correcteurs. La sécheresse buccale doit être traitée pour éviter ses complications (candidose, carie dentaire, glossite, stomatite) : une prise unique vespérale, lorsqu'elle est possible, en limite l'incidence ainsi que la prise de boissons non sucrées associées ou non à des pastilles sans sucre ou à du chewing-gum. Les traitements stimulant la salivation ont une efficacité souvent relative (Sulfarlem®, Cantabiline®) et l'on préfère souvent les salives artificielles (Aequasyal®, etc.).
L'action anti-H1 et anti-$\alpha 1$ centrale est à l'origine d'une sédation cédant à la poursuite du traitement mais susceptible d'engendrer des risques chez les usagers de véhicules ou de machines. Dans ce cas, et si la somnolence diurne ne résulte pas d'une récupération encore insuffisante du sommeil nocturne, on choisit une molécule psychostimulante (moclobémide, fluoxétine, venlafaxine, etc.).
Les effets adrénolytiques périphériques induisent un risque d'hypotension artérielle orthostatique qui ne cède pas à la poursuite du traitement et explique une

fatigue intense et des vertiges fréquents, avec possibles complications graves (chutes chez la personne âgée notamment). On peut recommander de boire de façon abondante des eaux fortement minéralisées, de porter le cas échéant des bas de contention, de veiller au lever, et recourir à des traitements correcteurs d'une efficacité relative (dihydroergotamine, heptaminol, midodrine).

La survenue de tremblements digitaux d'origine sympathomimétique (effet observé avec de faibles posologies de tricycliques) est fréquente et parfois handicapante. Ils sont aggravés par la prise de café. On peut les réduire en fractionnant la prise ou en administrant de faibles posologies de bêtabloquants ou de benzodiazépines. Autres effets neurovégétaifs, les sueurs et bouffées de chaleur régressent après quelques semaines de traitement. La persistance de troubles sexuels (troubles éjaculatoires et/ou dysérection chez l'homme, anorgasmie chez la femme) peut régresser avec une adaptation posologique ou peut faire indiquer une modification de la molécule utilisée.

La prise de poids, liée notamment à une action anti-H1, peut poser de réels problèmes car elle ne cède pas avec la poursuite du traitement. Des conseils hygiénodiététiques simples peuvent être efficaces (réduire les apports de graisses et de sucres, pratiquer une activité physique régulière) ; dans le cas contraire, il faut envisager un changement de traitement.

Les intoxications aiguës par les tricycliques sont particulièrement sérieuses. Elles associent des troubles neurologiques (troubles de la conscience allant jusqu'au coma, convulsions précoces, signes pyramidaux, tremblements ou mouvements anormaux, hyperthermie) à des troubles cardiaques préoccupants. Les troubles du rythme dominent et peuvent s'accompagner d'une chute brutale de la tension artérielle. Il ne semble pas y avoir de corrélation entre les troubles de la conduction auriculo-ventriculaire et la dose de produit ingérée. Une acidose mixte, secondaire en général à l'hypoxie tissulaire par encombrement pulmonaire, coma (acidose métabolique) et à la dépression des centres respiratoires sous l'action des tricycliques ou d'autres produits associés, tels des barbituriques ou des carbamates (acidose gazeuse) est fréquente. Une alcalose signe une intoxication associant aux tricycliques d'autres types de médicaments.

En revanche, une dépression respiratoire n'est observée que lorsqu'il y a association à des médicaments dépresseurs respiratoires.

2. IMAO

Divers effets indésirables mineurs se retrouvent avec les IMAO comme avec les tricycliques : céphalées, troubles digestifs, troubles de la miction, tremblements, et cela malgré l'absence de composante anticholinergique. Les molécules anciennes ont donné lieu à des incidents ou accidents parfois alarmants : collapsus cardiovasculaire, instabilité tensionnelle grave avec hypertension paroxystique, troubles neurologiques (convulsions), troubles hépatiques et psychiques (insomnie, stimulation, etc.) Le moclobémide est bien mieux toléré que les molécules de première génération et expose moins à ce type d'effet (action réversible et spécifique).

3. Inhibiteurs de la recapture de la sérotonine (IRS)

Nausées, voire vomissements, banals, déclenchés par une stimulation de l'area postrema hypothalamique, cèdent rapidement à la poursuite du traitement. Le patient peut aussi se plaindre de céphalées, de migraines, probablement induites par une action 5-HT_2 centrale. Mais les effets indésirables sont dominés par le syndrome d'hypersérotoninergie, plus fréquent maintenant que les produits actifs sur la transmission sérotoninergique font l'objet d'une prescription élargie. On l'observe essentiellement :

- lors de l'association d'un inhibiteur du cytochrome P450 à un traitement prosérotoninergique ;
- après association d'antidépresseurs prosérotoninergiques (IMAO, IRS mais parfois aussi de tricycliques ou de molécules duales) ;
- après *wash-out* insuffisant entre deux prescriptions de produits sérotoninergiques (précautions particulières avec les molécules à demi-vie prolongée et/ou livrant des métabolites actifs comme la fluoxétine) : IRS ou IMAO + lithium, antipsychotiques sérotoninergiques (clozapine, rispéridone, olanzapine) ou triptans ;
- en cas d'intoxication aiguë, notamment avec les produits très sélectifs (citalopram, exitalopram, paroxétine, sertraline).

Ce syndrome peut nécessiter une hospitalisation, et évoluer, notamment en cas d'intoxication, de façon suraiguë. Le traitement est curatif : suppression du traitement sérotoninergique, éventuelle prescription de propranolol (Avlocardyl®), éventuelle prescription d'une benzodiazépine, mais surtout préventif : limiter la prescription d'associations de psychotropes prosérotoninergiques, adapter les posologies lors d'une monothérapie, prévoir un délai de deux semaines lors d'un relais IMAO par IRS, veiller à la totale élimination d'un IRS et de ses métabolites actifs éventuels avant tout relais par un IMAO (prévoir un délai de 5 semaines lors d'un relais fluoxétine par IMAO).

Tableau 5. Symptomatologie du syndrome sérotoninergique

	Signes fréquents	Signes moins documentés, probablement car plus frustres, et signes rares
Signes psychiques	Confusion mentale, hypomanie, agitation	Coma (rare)
Signes moteurs	Myoclonies	Hyper-réflexie, tremblements, rigidité, hyperactivité, incoordination motrice
Signes neurovégétatifs	Hypo- ou hypertension, tachycardie	Hyperthermie, sueurs, frissons
Signes digestifs	Nausées, vomissements Diarrhées	

L'activité sérotoninergique au niveau de l'aire tegmentale peut par ailleurs induire une inhibition de la libération de dopamine à l'origine de syndromes neurologiques (akathisie, dystonies, signes extrapyramidaux) notamment chez les patients âgés ou parkinsoniens. Le traitement alors préconisé est celui des akathisies induites par les neuroleptiques (propranolol ou clonazépam).

4. Antidépresseurs d'action duale

Ces molécules n'ont pas d'action directe sur les récepteurs et n'exposent donc que d'une façon limitée aux effets indésirables classiquement décrits pour les tricycliques. L'augmentation du poids par effet anti-H1 résiduel est généralement équilibrée par l'activité noradrénergique.

L'incidence des nausées est plus faible qu'avec les IRS, tout comme celle des insomnies ou de l'anxiété. L'incidence des dysuries chez des sujets sensibles ou prostatiques (dues à une composante noradrénergique puissante non compensée, contrairement aux tricycliques, par un antagonisme adrénergique) doit rendre la prescription prudente chez le patient porteur d'un adénome prostatique.

La mirtazapine peut exceptionnellement être à l'origine d'atteintes hématologiques réversibles (leucopénie, agranulocytose, neutropénie) ainsi que d'une augmentation du taux des enzymes hépatiques.

Tableau 6. Effets indésirables des antidépresseurs

Type d'effet	Manifestations	Mécanisme	Origine	Conduite à tenir
Atropiniques	– Sécheresse buccale – Constipation – Troubles urinaires (rétention, dysurie) – Troubles de l'accommodation, mydriase	Activité anticholinergique périphérique	Tricycliques anciens essentiellement (imipramine, clomipramine, désipramine, amitriptyline) Rares avec les molécules d'action duale et les IRS	– Prescription à visée symptomatique (cholérétiques, salive artificielle, laxatifs doux) – Régime, activité – Surveillance de la pression intra-oculaire
Cardiovasculaires	Hypotension orthostatique, sensation de fatigue intense	Action adrénolytique α-1, avec vasodilatation	Bonne tolérance des antidépresseurs nouveaux et des IRS	– Conseils de prudence lors des changements de position – Vasopresseurs
	Tachycardie	Action atropinique et réaction réflexe		
	Troubles du rythme et de la conduction	Allongement de la conduction auriculo-ventriculaire ; troubles du rythme	Effet quinidine-like des tricycliques	– Cause majeure de décès en cas d'intoxication – Éviter association aux produits ayant une activité quinidine-like
Psychiques	Excitation, insomnies, cauchemars	Réactivation probable de l'anxiété ou inversion de l'humeur	Tous produits mais surtout tricycliques	
	Levée de l'inhibition, acte suicidaire, inversion de l'humeur, délire	Effets inhérents à l'action thérapeutique		Hospitalisation si risque suicidaire
	Dépendance psychique	Liée aux effets stimulants et euphorisants	Moclobémide, IRS	
Neurologiques	Sédation	Activité anticholinergique et antih1	Antidépresseurs à polarité sédative, notamment la miansérine	Changer de molécule ou modifier le schéma posologique (administration vespérale unique)
	– Troubles mnésiques – Dysarthrie	Action anticholinergique centrale	Tricycliques	Tolérance rapide

…/…

Type d'effet	Manifestations	Mécanisme	Origine	Conduite à tenir
Neurologiques (suite)	Confusion mentale (onirisme vespéral, troubles de l'orientation),	Action anticholinergique centrale	Rare aux doses thérapeutiques, survenant chez sujet âgé	Arrêt immédiat du traitement ; reprise à discuter
	Céphalées	Probable vasodilatation	Rares	Traitement symptomatique
	Convulsions annoncées souvent par des myoclonies et des modifications de l'EEG	Abaissement du seuil épileptogène Probablement aussi action anticholinergique centrale	– Rares : antécédents de comitialité, associations médicamenteuses – Maprotiline et tricycliques anciens, miansérine	Veiller à certaines interactions – traitement anticomitial possible
	Tremblement fin, sans rigidité	Participation probable au syndrome sérotoninergique	Fréquent notamment avec les tricycliques chez le sujet âgé ou l'alcoolique, ou chez l'amateur de café (limiter la consommation)	– Souvent temporaire, parfois invalidant – Réduire la posologie – Prescrire éventuellement des BZD ou des β-bloquants – Éviter l'administration d'antiparkinsoniens
Digestifs	Nausées, vomissements, gastralgies	Action atropinique ou sérotoninergique	Tous produits, sur tout IRS, produits d'action duale	Effet temporaire
	Hépatites cytolytiques ou cholestatiques		Très rares (miansérine)	
Hématologiques	Leucopénies, agra nulocytoses, avec possible fièvre ou signes infectieux	Origine immunollargique	Très rares (miansérine, mitazapine, imipramine), avec sujet âgés de sexe féminin notamment	– NFS si suspicion de problème hématologique – Arrêt du traitement ; réversibilité totale
	Thrombopénies			
	Hyperéosinophilie		Isolées : clomipramine, désipramine, imipramine	
Cutanés	Rashs	Origine immuno-allergique	Très rares (IRS)	Suspendre le traitement
Divers	Prise de poids	– Modification du métabolisme glucidique – Blocage des H1 – Rétention hydrique – Augmentation de l'appétit	Tous produits, mais surtout amitriptyline et miansérine ; très rare avec IRS	– Conseils diététiques – Éviter boissons sucrées et notamment les sodas
	Ano-argasmie Retard à l'éjaculation	Participation noradrénergique possible (action α-bloquante)	Variables	– Indication des tricycliques dans l'éjaculation précoce – Réduire posologie
	Manifestations extrapyramidales	Variable et encore mal connu	Très rare : amoxapine, (dérivé de la loxapine, un antipsychotique), rarement IRS	
	Avitaminose B	Glossites, stomatites, polynévrites, névrite optique rétrobulbaire	Traitements prolongés par tricycliques chez sujet âgé ou dénutri	Vitaminothérapie B

H. Interactions médicamenteuses

Les associations de médicaments incluant un antidépresseur sont nombreuses. Il importe donc de privilégier, chez le patient polymédicamenté, des molécules maniables, limitant les risques d'interactions pharmacologiques comme d'interactions cinétiques (par déplacement des molécules très liées aux protéines plasmatiques ou par compétition métabolique).

Les tricycliques donnent lieu à des interactions cinétiques nombreuses du fait de leur métabolisme, impliquant les cytochromes P450, mais aussi à des interactions purement pharmacologiques. On peut relever à titre d'exemple :

- les médicaments anticholinergiques (certains antihistaminiques, neuroleptiques anciens, antiparkinsoniens) peuvent potentialiser les propriétés anticholinergiques des tricycliques ;
- les antidépresseurs tricycliques (comme les IMAO) peuvent potentialiser la survenue d'une hypotension orthostatique avec les neuroleptiques, mais aussi bien sûr avec les antihypertenseurs ;
- les tricycliques potentialisent l'effet anticoagulant des AVK ;
- la cimétidine (Tagamet®), par son action inhibitrice enzymatique, peut prolonger l'effet de nombreux antidépresseurs, et notamment des tricycliques.

Tableau 7. Prescription des antidépresseurs sur terrains particuliers

Terrain particulier	Conduite à tenir
Intolérance aux effets anticholinergiques (glaucome, adénome prostatique, troubles de la miction, etc.)	– Grande prudence dans la prescription – Préférer une molécule atypique ou un IRS – Surveillance étroite (ophtalmologue, urologique)
Insuffisant hépatique (IH)	– Posologie du moclobémide réduite d'un tiers ou de la moitié – Posologie des IRS adaptée (ex. : réduire de moitié celle de fluoxétine)
Insuffisant rénal (IR)	Pas de modification posologique sauf en cas d'insuffisance rénale majeure pour la plupart des molécules ; adaptation pour le minalcipran
Sujet âgé	Posologie adaptée en fonction d'une IH, IR ou de la masse corporelle
Insuffisant coronaire non équilibré	Une coronaropathie ischémique stabilisée ne représente pas une contre-indication au traitement antidépresseur
Bloc auriculo-ventriculaire complet	Nécessité d'appareiller le patient avant tout traitement par tricycliques
Épilepsie ou antécédents d'épilepsie	Les tricycliques abaissent le seuil épileptogène : surveillance étroite par l'EEG et rééquilibrage éventuel du traitement anticomitial
Grossesse	– Éviter la prescription pendant le premier trimestre de la grossesse tout spécialement pour les produits innovants – L'existence d'un risque tératogène n'a pas été prouvée – Risque de syndrome de « sevrage » chez le nouveau-né dont la mère a utilisé des tricycliques très anticholinergiques pendant les six derniers mois de la grossesse (détresse respiratoire, hyperexcitabilité, convulsions, tachycardie, rétention urinaire, troubles digestifs, etc.)
Allaitement	– Passage des molécules dans le lait maternel – Contre-indication souvent posée d'une façon formelle ou en raison du caractère innovant de la molécule – Possibilité d'usage chez la femme allaitante prise en compte par l'Académie américaine de pédiatrie pour de nombreuses molécules

Les IRS comme les nouveaux antidépresseurs interagissent de façon variable avec les isoenzymes du cytochrome P450. Citalopram et sertraline bénéficient à ce titre d'un profil intéressant, les interactions étant cliniquement non significatives ou faibles ; la fluvoxamine et la venlafaxine n'interagissent pas, contrairement à la fluoxétine ou à la paroxétine, avec l'isoenzyme 2D6, responsable du catabolisme d'un grand nombre de médicaments couramment prescrits (IRS et tricycliques, opiacés, bêtabloquants et anti-arythmiques). Milnacipran et mirtazapine n'interagissent pas avec le cytochrome P450 et ne donnent pas lieu à des interactions métaboliques significatives. En revanche, le risque de syndrome sérotoninergique est réel en cas d'association additive sur ce neurotransmetteur.

IV. Exemples d'extension des indications des antidépresseurs en psychiatrie

Les antidépresseurs voient leurs indications étendues en psychiatrie en dehors des états dépressifs (nous n'évoquons pas ici les indications non psychiatriques des antidépresseurs, comme par exemple le traitement de certaines douleurs ou le traitement de l'énurésie). Depuis les travaux de Donald Klein, il est confirmé qu'ils exercent une action indéniable dans les crises d'angoisse répétitives ou trouble panique. D'autres troubles anxieux sont améliorés par les antidépresseurs comme l'anxiété généralisée (TAG) ou les phobies. Les médias se sont fait l'écho de l'efficacité de ceux qui agissent sur la sérotonine dans les troubles obsessionnels (TOC), sur les troubles du comportement alimentaire, les dysmorphophobies, l'agressivité (la fluoxétine notamment développe une action anti-impulsivité intéressante), sur les phobies sociales ou sur le stress post-traumatique.

A. Trouble obsessionnel compulsif (TOC)

Les troubles obsessionnels compulsifs (TOC), anciennement névrose obsessionnelle, se caractérisent par la survenue de pensées intrusives, incoercibles et persistantes (obsessions), d'actes dérisoires et contraignants, souvent ritualisés, dont la répétition finit par envahir le champ d'existence du malade (compulsions) qui demeure lucide, jugeant ses propres actes absurdes. Les obsessions sont souvent axées sur la peur de contaminer ou de réaliser un acte immoral ou criminel ; les compulsions se traduisent par des lavages, des rituels de purification, de vérification, d'arrangement d'objets. Elles peuvent occuper la majeure partie du temps du malade. Cette pathologie concerne entre 2 et 3 % de la population générale. Elle débute à l'adolescence. Les patients cachent longtemps leur trouble puis consultent d'eux-même un psychiatre. L'évolution de la pathologie se fait sur un mode volontiers chronique, quoique fluctuant (volontiers saisonnier, ce qui laisse à penser qu'il s'agit d'un véritable trouble de l'humeur), et peut déboucher souvent sur un syndrome dépressif secondaire psychogène.
Les anomalies neurobiologiques du TOC sont désormais mieux cernées. La participation sérotoninergique est importante et les hypothèses actuelles reposent sur

une hyperactivité sérotoninergique avec hypersensibilité des récepteurs expliquant l'aggravation de la symptomatologie induite par administration d'agonistes sérotoninergiques. La chimiothérapie est efficace si elle est poursuivie suffisamment longtemps, l'amélioration ne survenant qu'au bout de deux à trois mois, et à une dose efficace plus élevée que pour la dépression. Les IRS sont alors aussi efficaces que la clomipramine, et la sertraline (Zoloft®) bénéficie d'une indication dans les TOC dès l'âge de 6 ans.

B. Trouble panique (TP) et trouble anxieux généralisé (TAG)

Les crises de panique correspondent aux anciennes crises d'angoisse aiguë émaillant la névrose d'angoisse. Lors de ces crises itératives et spontanées, le sujet se sent brutalement étouffé, avec palpitations, vertiges, angoisse extrême, sensation d'être au bord de la syncope et de vivre une catastrophe imminente. Tremblements ou contractures sont volontiers attribués à la spasmophilie. Ces crises, souvent vécues de façon honteuse et dissimulées, favorisent la consommation d'anxiolytiques et d'alcool susceptibles de limiter l'anxiété anticipatoire. Elles peuvent limiter l'activité du sujet qui redoute notamment les lieux clos (ascenseurs, voitures, magasins, salles de spectacles) puis hésite à s'éloigner de son domicile. Des préoccupations hypochondriaques surviennent, précédant juste la décompensation vers une dépression secondaire psychogène. La répétition des troubles caractérisant le trouble panique finit par induire une dépression avec risque de passage à l'acte suicidaire. L'état mixte anxio-dépressif est traité d'abord par association d'anxiolytiques et d'antidépresseurs ; les anxiolytiques sont ensuite progressivement abandonnés pour laisser place au traitement de fond, reposant sur l'administration d'antidépresseurs ayant une indication dans ce cadre (venlafaxine, certains IRS).

Tableau 8. Exemples d'élargissement du champ des indications validées par l'AMM de divers antidépresseurs

	Prévention des attaques de panique avec ou sans agoraphobie	Troubles obsessionnels compulsifs
Citalopram (Séropram)	20 m-30 mg/j (10 à 60 parfois)	
Clomipramine (Anafranil)	20-150 mg/j	75-150 mg/j
Fluoxétine (Prozac)		20-60 mg/j
Paroxétine (Déroxat)	40-60 mg/j	40-60 mg/j
Sertraline (Zoloft)		50-100 mg/j
Venlafaxine (Effexor)	150-225 mg/j	

C. Tabagisme

En dehors de toute pathologie psychiatrique, un antidépresseur bénéficie actuellement d'une indication dans le sevrage tabagique, le bupropion (Zyban®), un psychostimulant que sa structure rapproche des amphétamines. En inhibant la recapture de la dopamine et de la noradrénaline, il renforce le tonus des neurones

Tableau 9. Présentation des antidépresseurs commercialisés en France (Dictionnaire Vidal® 2007)

DC	Spécialités	Présentations orales		Présentations injectables
Tricycliques et apparentés				
Amitriptyline	Elavil	Cp. 25 mg		
	Laroxyl	Cp. 25 et 50 mg	Soluté 1 mg/goutte	Perfusion 50 mg
Amoxapine	Défanyl	Cp. sécable 50 et 100 mg	Soluté 50 mg/mL	
Clomipramine	Anafranil	Cp. 10 et 25 mg Cp. sécable 75 mg		IM ou perfusion 25 mg
Dosulépine	Prothiaden	Gél. 25 mg Cp. 75 mg		
Doxépine	Quitaxon	Cp. sécable 10 et 50 mg	Soluté 0,5 mg/goutte	IM ou perfusion 25 mg
Imipramine	Tofranil	Cp. 10 et 25 mg		
Maprotiline	Ludiomil	Cp. sécable 25 et 75 mg		Perfusion 25 mg
Miansérine	Athymil	Cp. 10 et 30 mg Cp. sécable 60 mg		
Tianeptine	Stablon	Cp. 12,5 mg		
Trimipramine	Surmontil	Cp. sécable 25 et 100 mg	Soluté 1 mg/goutte	IM 25 mg
IRS				
Citalopram	Séropram	Cp. sécable 20 mg	Soluté 40 mg/mL goutte	20 mg/0,5 mL 40 mg/1 mL
Escitalopram	Séroplex	Cp. Sécable 10 mg		
Fluoxétine	Prozac	Gél. 20 mg Cp. dispersible 20 mg	Soluté 20 mg/5 mL	
Fluvoxamine	Floxyfral	Cp. 50 et 100 mg		
Paroxétine	Déroxat	Cp. sécable 20 mg	Susp. buvable 20 mg/10 mL	
Sertraline	Zoloft	Gél. 25 et 50 mg		
Action duale				
Bupropion	Zyban (*)	Cp. LP 150 mg		
Duloxétine	Cymbalta (**)	Gél. 60 mg		
Milnacipran	Ixel	Gél. 25 et 50 mg		
Mirtazapine	Norset	Cp. 15 et 30 mg		
Venlafaxine	Effexor	Cp. 25 et 50 mg Gél. LP 37,5 et 75 mg		
IMAO				
Moclobémide	Moclamine	Cp. sécable 150 mg		

(*) non indiqué dans la dépression en France.
(**) non commercialisé en France en juin 2007.

dopaminergiques innervant les régions limbiques et limite les effets du sevrage en nicotine. Cependant, même si le taux d'abstinence à un an chez des fumeurs traités par bupropion (150 à 300 mg/j pendant 7 à 9 semaines) est le double de celui retrouvé après substitution (nicotine), il reste limité, puisque d'environ 23 %. Il importe d'accompagner le patient par une thérapie comportementale ou une psychothérapie, ou, au moins, de conseils individualisés et suivis. Il est fréquent, chez les fumeurs très dépendants, d'associer bupropion et substitution à la nicotine. Les effets indésirables du traitement sont essentiellement d'ordre dermatologique (éruptions cutanées et manifestations diverses d'hypersensibilité) et gastro-intestinaux (nausées, vomissements, douleurs abdominales, constipation). Des effets neurologiques sont banals eux aussi, et notamment une insomnie propre au traitement, à distinguer de l'insomnie observée en raison du sevrage tabagique. Des effets cardiovasculaires parfois sévères (notamment une élévation importante de la tension artérielle) s'expliquent par la parenté de la molécule avec les amphétamines. Le risque de survenue de convulsions et d'usage abusif ou de dépendance explique que ce médicament fasse l'objet d'une surveillance étroite par l'Afssaps et que certains tabacologues préfèrent attendre que l'on ait plus de recul avant de proposer ce type de traitement à leur patient.

L'élargissement de la prescription des antidépresseurs correspond donc en apparence à une meilleure prise en compte des états dépressifs par les médecins généralistes, comme à une meilleure connaissance clinique des troubles anxieux. Mais si la prescription médicamenteuse semble souvent plus précoce et adaptée, elle demeure trop volontiers la seule composante de la prise en charge du patient déprimé. Réduire le traitement de la dépression à la seule prescription d'un antidépresseur reste redoutable : cette maladie, multifactorielle, ne saurait être cernée par sa seule dimension biologique. La souffrance du déprimé doit être entendue, accompagnée et travaillée : c'est le champ des psychothérapies, de la simple psychothérapie d'écoute et de soutien à l'analyse ou aux thérapies cognitivo-comportementales.

L'essentiel de la question

Les antidépresseurs sont administrés pour traiter les troubles de l'humeur à polarité dépressive. Ce groupe s'est enrichi en cinquante ans de plusieurs familles, mais globalement, l'efficacité du traitement n'a pas été améliorée depuis la découverte des premiers tricycliques et IMAO. En revanche, les antidépresseurs les plus récents (IRS, antidépresseurs d'action duale), dont l'activité thérapeutique repose sur une inhibition spécifique de la recapture d'un ou de deux neuromédiateurs sans exercer d'activité postsynaptique intrinsèque, contrairement aux tricycliques, bénéficient d'une tolérance qui facilite leur administration, y compris à des patients fragiles (sujets âgés, insuffisants rénaux, hépatiques ou cardiaques). De fait, le champ de leurs indications est allé s'élargissant vers des pathologies comme les TOC, les TAG. Plus récemment encore, ils se trouvent administrés dans des pathologies relevant du spectre des addictions et notamment chez le sujet tabagique.

Pour en savoir plus

- Ginestet D., Kapsambelis V. Thérapeutique médicamenteuse des troubles psychiatriques de l'adulte, coll Médecine-Sciences. Flammarion, 1996.
- Raffaitin F. Le livre blanc de la dépression. Privat, Toulouse, 1997.
- Richard D., Senon J.-L., Tournier N. Médicaments en psychiatrie. Ed. Lamarre, 2005.
- Senon J.-L., Sechter D., Richard D. Thérapeutique psychiatrique. Hermann, Paris, 1995.

Les normothymiques et le traitement de la maladie bipolaire

D. RICHARD, Pharmacien, Centre Hospitalier Henri Laborit, Poitiers.
C. CHARPENTIER, Interne en Pharmacie, Centre Hospitalier Henri Laborit, Poitiers.

Les troubles affectifs bipolaires recouvrent un spectre syndromique très large que caractérise l'alternance, selon des séquences variables, d'épisodes d'hyperréactivité et d'hyporéactivité émotionnelles.
Le traitement des troubles bipolaires implique de plus en plus fréquemment le recours aux antipsychotiques atypiques et aux anticonvulsivants. Le divalproate constitue un traitement utilisé souvent en première ligne en curatif comme en prophylaxie.
Les stratégies de traitement pharmacologique des accès aigus comme les stratégies de prophylaxie font l'objet de Recommandations nombreuses dégageant des lignes successives de recours aux diverses alternatives selon la résistance de la maladie et le profil symptomatique du patient.

I. Rappel clinique

Décrits par le psychiatre allemand Emil Kraepelin (1856-1926) en 1899 sous la dénomination de « psychose maniaco-dépressive », les troubles affectifs bipolaires fédèrent un vaste ensemble pathologique dont l'unité pourrait confiner avec celle des psychoses. Ils se traduisent par l'existence d'épisodes maniaques et/ou hypomaniaques, alternant ou non avec des épisodes dépressifs. Ces états pathologiques de l'humeur (appelée par les psychiatres la « thymie »), se succédant de façon variable dans le temps, ne sont pas induits par la consommation de substances psychoactives, n'ont pas une origine iatrogène (corticothérapie par exemple) et ne révèlent pas une pathologie somatique (hyperthyroïdie par exemple). L'existence d'un épisode maniaque ou hypomaniaque, même isolé, permet à elle seule de porter un diagnostic de trouble bipolaire, même en cas d'absence d'épisode dépressif. L'inverse n'est pas exact car, depuis les années 1960, la maladie dépressive (en fait un trouble affectif unipolaire) est clairement distinguée de la maladie bipolaire.
Ces troubles sont très fréquents. Le risque de morbidité en population générale varie entre 0,6 et 1,6 % pour les formes typiques et va jusqu'à 8 % pour les présentations plus frustres. Le déterminisme de l'affection, complexe, intrique des facteurs de vulnérabilité génétique à des facteurs environnementaux (évènements de vie : carences affectives, agressions sexuelles dans l'enfance, conflits conjugaux, deuils, difficultés sociales et/ou professionnelles, stress continu, non respect des rythmes biologiques propres, etc.). Le sexe ratio de la prévalence des troubles bipolaires est voisin de 1. Le taux des récurrences est élevé : environ 85 % des patients ayant présenté un épisode maniaque ou dépressif connaîtront des récidives. Le taux de mortalité des sujets bipolaires non traités est deux à trois fois supérieur à celui de la population générale, notamment en raison de suicides nombreux.

A. De l'hyper- à l'hyporéactivité émotionnelle

La plupart des sujets bipolaires peuvent être simultanément euphoriques, irritables et ressentir des affects profondément tristes : c'est donc plutôt l'intensité des émotions ressenties que leur seule tonalité affective qui caractériserait la bipolarité, selon un continuum allant d'une hyperréactivité à une hyporéactivité émotionnelle.
Au plan neurobiochimique, des travaux suggèrent que la bipolarité et notamment

l'hyperréactivité émotionnelle résulteraient d'une insuffisance dans le contrôle sérotoninergique des stimuli noradrénergiques centraux en raison d'une dissociation fonctionnelle chronique du couplage des récepteurs alpha-1b et 5-HT2A. Le non contrôle de l'hyperadrénergie finirait par induire un épuisement noradrénergique avec perte de la réactivité émotionnelle traduit au plan clinique par un épisode dépressif. Le circuit dopaminergique ne joue, dans cette hypothèse, qu'un rôle secondaire, les variations des taux de dopamine ne faisant que dépendre de l'équilibre noradrénergique/sérotoninergique. Ce modèle pourrait constituer un rationnel neuropharmacologique congruent avec les observations thérapeutiques, expliquant l'emballement émotionnel susceptible d'être observé lors d'un sevrage brutal après traitement antidopaminergique, l'instabilité émotionnelle observée lors de traitements par des molécules trop puissamment et sélectivement sérotoninergiques ou noradrénergiques, l'action du lithium (qui agit sur la cellule via le phosphatidyl-inositol), et l'intérêt probable des molécules anti-5-HT2A ou anti-alpha-1b dans le traitement des troubles de l'humeur.

On conçoit aisément que les troubles bipolaires puissent revêtir de nombreux masques cliniques. Ils semblent bien plus, dans les faits, constituer un ensemble syndromique d'une extrême hétérogénéité selon le type de personnalité du patient. Aussi n'est-il pas étonnant que certains auteurs aillent jusqu'à distinguer aujourd'hui huit troubles bipolaires : quatre troubles principaux (de I à IV) et quatre troubles intermédiaires (de $^{1}/_{2}$ à III $^{1}/_{2}$).

B. Le trouble bipolaire I (BP I)

Le BP I constitue l'archétype du trouble bipolaire. Il se caractérise par l'alternance d'épisodes dysthymiques majeurs voyant se succéder de façon variable dans le temps des accès maniaques (§ II.1.) et des accès dépressifs mélancoliques (§ II.2.) justifiant tous deux souvent l'hospitalisation du patient. Le diagnostic de ces accès repose sur des critères évalués quantitativement par des échelles spécifiques. Ces phases paroxystiques sont entrecoupées de phases de rémission plus ou moins prolongées pendant lesquelles l'humeur du patient est normale ou presque.

1. Épisode maniaque

L'accès maniaque (« mania » désignant en grec un état de folie accompagné d'excitation) suit souvent une période dépressive ou subdépressive. Il se caractérise cliniquement par un état d'élation euphorique persistante de l'humeur, d'hyperexcitation (tachypsychie) accompagnée d'une exaltation affective et d'irritabilité. Cet épisode aigu s'installe d'une manière souvent brutale. L'agitation du patient augmente rapidement : il dort de moins en moins, multiplie ses activités, voit ses désirs sexuels augmentés, se lance dans des achats inconsidérés et inutiles (d'où danger social et familial, lorsque l'équilibre économique du foyer est mis en jeu), parle et/ou écrit beaucoup (logorrhée, graphorrhée), et il se révèle d'une familiarité inusitée et parfois déplacée. Se disant vivre plus intensément, il paraît infatigable, échafaude des projets d'envergure (avec souvent le sentiment d'être investi de missions dans le domaine de l'humanitaire ou du religieux) et se sent capable de tout réussir. Cependant, la versatilité de son humeur, la fuite de ses idées et sa distractibilité frappent autant l'observateur que son exaltation. La crise d'optimisme est entrecoupée de moments d'angoisse, voire de colère et d'agressivité. Il est fréquent que des incidents divers émaillent l'accès, même chez des sujets ordinairement réservés : tapage nocturne, outrage à la pudeur, scandales publics divers. Ces signes cliniques sont aggravés par la consommation de substances psychoactives : environ la moitié des sujets bipolaires sont concernés par des abus de drogue et notamment d'alcool. De plus, le patient ne reconnaît pas son état comme pathologique, ne se vit pas comme malade : une hospitalisation libre demeurant souvent difficile à faire accepter, le patient doit être hospitalisé de force sous couvert de la loi du 27 juin 1990.

Plus de la moitié des patients BP I présentent des idées délirantes et 20 à 25 % d'entre eux des hallucinations (auditives notamment). Ces signes d'allure psychotiques sont parfois diagnostiqués comme des bouffées délirantes, à tort car ces patients ne sont pas psychotiques (la manie n'est en effet pas un délire construit, systématisé). Il ne faut donc pas confondre un accès maniaque chez un patient BP I avec une ivresse excitomotrice, une phase d'excitation chez un sujet psychotique, un syndrome d'atteinte neurologique frontale (maladie de Pick par exemple) ou bien encore des états maniaques ayant une origine organique (maladie de Cushing, tumeurs) ou iatrogène (administration de certains traitements : isoniazide, ciclosérine, L-Dopa, etc.).

En l'absence de traitement, l'évolution spontanée de l'accès maniaque se fait vers sa résolution en quelques mois. Toutefois, certains accès se limitent à quelques semaines, alors que d'autres se prolongent plusieurs années notamment chez le sujet de plus de 50 ans. La chimiothérapie réduit considérablement l'intensité de l'accès, qui ne dure désormais pas plus de un à deux mois - la normalisation du sommeil constituant l'un des meilleurs critères de guérison -, mais un traitement d'entretien doit être poursuivi pendant une période prolongée. Pour autant, il est quasiment de règle qu'une phase dépressive fasse suite à échéance plus ou moins rapide à l'accès maniaque.

2. Épisode dépressif

La mélancolie est une dépression de l'humeur associant une sensation de douleur morale intense, une inhibition psychique et physique avec ralentissement et aboulie et de fréquentes perturbations des fonctions biologiques avec insomnie et anorexie. Dans seulement 25 % des cas, il est possible de retrouver un évènement à l'origine de l'accès (deuil, émotion, stress, maladie même bénigne, intervention chirurgicale, corticothérapie, etc.)

L'épisode dépressif est habituellement inauguré par de l'insomnie et une asthénie. La symptomatologie s'en précise en quelques semaines à quelques mois. Lorsque tous les signes caractérisant la dépression sont réunis (épisode dépressif dit « majeur »), le patient, incapable de toute activité, ne s'intéresse plus à ce qui l'entoure, à ses activités, à sa famille et ses proches. Vieilli, affaissé sur lui-même, le regard fixe, les sourcils froncés, il reste inerte, prostré, limitant ses gestes au maximum, parlant peu. Certaines formes anxieuses peuvent, en revanche, être caractérisées par une agitation importante. L'idéation est lente (bradypsychie), appauvrie et tout effort de concentration est impossible. Le patient se focalise sur des idées pessimistes, des préoccupations hypocondriaques, un sentiment de dévalorisation ou de culpabilité susceptible de l'entraîner au suicide. C'est ainsi que les troubles bipolaires constituent l'une des premières causes de mortalité par suicide en population générale : 25 % à 50 % des patients souffrant de cette affection font une tentative de suicide et plus de 60 % d'entre eux présentent régulièrement des idées suicidaires, indépendamment de la survenue d'épisodes dépressifs cliniquement caractérisés.

Les symptômes somatiques sont dominés par une insomnie constante, rebelle aux hypnotiques, survenant parfois en début de nuit mais, plus souvent, en fin de nuit. L'enregistrement E.E.G. présente souvent des anomalies. On repère par ailleurs des troubles digestifs avec anorexie, constipation et amaigrissement. Des troubles neurovégétatifs peuvent s'observer : ils associent crises sudorales, frilosité, lipothymie. La libido est fortement diminuée. Une aménorrhée est quasiment constante chez la femme.

C. Les autres troubles bipolaires

Les troubles affectifs bipolaires sont scindés en plusieurs entités distinctes : si le modèle clinique typique demeure le trouble bipolaire I (BP I), d'autres types de troubles, dont la symptomatologie maniaque est plus frustre, sont désormais autonomisés par la clinique psychiatrique. Ces présentations de troubles bipolaires « atténuées », intermédiaires entre maladie dépressive et BP I, bien plus fréquentes que le BP I (elles concerneraient entre 5 % et 8 % de la population), se caractérisent par la survenue d'accès hypomaniaques moins spectaculaires que les accès maniaques et dont le diagnostic peut d'ailleurs se révéler difficile. On retrouve en association : hyperthymie, excitation intellectuelle, hyperactivité, troubles du caractère, mais ces manifestations n'atteignent pas une intensité justifiant l'hospitalisation ou perturbant gravement les relations socio-professionnelles. Le symptôme d'alerte le plus fréquent demeure l'insomnie car l'entourage familial ou professionnel du patient peut méconnaître longtemps le caractère pathologique des signes purement thymiques.

- Le trouble bipolaire II est défini par la succession d'épisodes dépressifs majeurs et d'hypomanie (selon les critères du DSM) d'une durée d'au moins quatre jours ne nécessitant pas d'hospitalisation. Il peut, rarement, évoluer en trouble bipolaire I lorsque l'épisode maniaque impose une hospitalisation.
- Une forme apparentée, inaugurée chez l'adulte jeune, dite trouble bipolaire II $^1/_2$, associe dépression et tempérament cyclothymique (changements fréquents d'humeur), les épisodes hypomaniaques étant de courte durée (< 2 jours) mais intenses, associés fréquemment à un abus de psychotropes et à des tentatives de suicide récurrentes. Ce type de trouble affectif est particulièrement récidivant. Il importe de le diagnostiquer rapidement pour éviter de restreindre sa prise en charge à des traitements antidépresseurs inadaptés et inefficaces.
- Le trouble bipolaire III correspond à l'association d'épisodes dépressifs majeurs récurrents, d'épisodes maniaques ou hypomaniaques brefs (2 à 4 jours). La tonalité thymique générale est dépressive. Il reste encore mal défini en clinique.

- Le trouble bipolaire IV (appelé aussi « dépression hyperthymique ») associe des épisodes dépressifs majeurs, généralement de type mixte (par exemple : sensation de tristesse importante mais pulsions sexuelles irrépressibles), à un tempérament hyperthymique (expression presque permanente de traits hypomaniaques).
- Le trouble cyclothymique se défini par l'existence pendant au moins deux ans de variations de l'humeur n'atteignant pas l'intensité d'épisodes majeurs, sans que les rémissions excèdent deux mois.

Il existe également des troubles bipolaires non spécifiés ne répondant pas aux critères des troubles évoqués précédemment, que caractérise l'alternance très rapide (sur quelques jours !) de symptômes maniaques et dépressifs ou d'épisodes hypomaniaques récurrents sans symptomatologie dépressive, etc. Ces formes à cycles rapides, qui représenteraient quelques 20 % des cas, ont été individualisées notamment chez les femmes. Leur origine est controversée et l'on ne sait s'il s'agit d'un sous-groupe de troubles bipolaires ou d'une affection autonome (ces patients répondent inconstamment au lithium mais répondent de façon souvent satisfaisante à l'administration d'anticonvulsivants). Il existe même des sujets cycleurs ultra-rapides, avec alternance des cycles sur un ou deux jours.

D. Les troubles affectifs subsyndromiques

La clinique s'intéresse aujourd'hui à des formes encore moins repérables de la maladie bipolaire, dont les symptômes sont extrêmement discrets. Des troubles subsyndromiques caractérisent ce que l'on désigne comme des « tempéraments affectifs » ou « tempéraments maniaco-dépressifs » : tempérament cyclothymique, tempérament hyperthymique, tempérament dysthymique, tempérament hyperthymique, tempérament irritable. Le spectre maniaco-dépressif est ainsi élargi vers les troubles de la personnalité, ce qui augmente la prévalence des troubles de l'humeur et permet aussi de proposer des traitements médicamenteux ou psychothérapiques à ces patients.

L'intérêt des formes subsyndromiques des troubles bipolaires est longtemps demeuré négligé même si leur retentissement en terme de souffrance, d'invalidité et de morbidité est constaté au quotidien et si elles peuvent entraîner des conséquences psychosociales importantes, exposant à un risque toxicomaniaque et/ou suicidaire en l'absence de tout trouble bipolaire individualisé. De ce fait, la problématique de la thymorégulation englobe l'ensemble de l'existence du patient bipolaire, au-delà des simples accès aigus, qu'ils soient maniaques ou dépressifs, et au-delà des manifestations subaiguës. Cette dimension pathologique intercritique correspond précisément aux « tempéraments » évoqués : elle influe l'expression clinique des épisodes syndromiques (ainsi, par exemple, un patient ayant un tempérament plutôt dépressif en période subsyndromique présente des épisodes syndromiques moins volontiers purement maniaques) et se traduit par une hyperréactivité et une instabilité émotionnelles qu'accompagne une certaine labilité affective, voire par une dysthymie, une irritabilité et une tendance à la cyclothymie. Il semble que ces formes subsyndromiques constituent un facteur de risque de développer une maladie bipolaire caractérisée lorsqu'elles apparaissent précocement dans l'histoire psychique du sujet. Il n'est donc désormais possible d'évoquer de rémissions qu'en ce qui concerne les manifestations aiguës de la maladie, mais non en ce qui concerne la maladie elle-même.

E. De la psychose aux troubles bipolaire : l'éclatement des frontières

Postuler l'existence d'une gradation continue conduisant de la malade bipolaire à la schizophrénie n'est pas nouveau : cette hypothèse remonte au XIXe siècle avec les observations d'Emil Kraepelin. Effectivement, il existe de nombreux tableaux intermédiaires, difficiles à classer dans l'une ou dans l'autre de ces deux entités : ils sont caractérisés par une inauguration brutale, la conjonction de troubles dissociatifs et de troubles thymiques ainsi que par leur évolution cyclique. Leur pronostic reste toutefois moins péjoratif que celui de la schizophrénie. Si de nombreux facteurs déterminants ont pu être individualisés dans les troubles bipolaires comme dans les schizophrénies, aucun d'entre eux ne permet de différencier les deux pathologies. Au contraire, des considérations génétiques, des observations morphologiques cérébrales, des similarités entre les altérations cognitives des schizophrènes et des bipolaires, des déterminants étiologiques communs (antécédents obstétricaux, prédominance des naissances en hiver ou au printemps, probable participation infectieuse précoce) renforcent l'hypothèse d'un continuum entre ces deux maladies qui présenteraient une zone d'intersection symptomatique Toutefois, si la coexistence de symptômes négatifs, productifs, et d'une certaine désorganisation cognitive est avérée aussi bien chez le patient schizophrène que chez le patient bipolaire, notamment dans les phases aiguës des deux maladies, l'intensité des troubles demeure moins prononcée chez les patients bipolaires que chez les patients schizophrènes. En bref, ces données militent donc en faveur d'une théorie unitaire établissant un axe de gravité croissante allant des troubles bipolaires à la schizophrénie en passant par des formes cliniques intermédiaires réunissant les troubles schizo-affectifs.

Ces observations ont un retentissement important en thérapeutique. : aucune molécule, antipsychotique, thymorégulatrice ou antidépressive, ne se révèle réellement spécifique de l'une des deux entités pathologiques. Les troubles bipolaires comme les schizophrénies répondent aux antipsychotiques atypiques, ces derniers ayant un profil thérapeutique singulier sur les troubles thymiques associés à la symptomatologie psychotique. Inversement, les thymorégulateurs peuvent être d'une efficacité équivalente dans certaines formes de schizophrénies et dans les troubles bipolaires. Enfin, les anticonvulsivants de nouvelle génération mais aussi les acides gras de type oméga-3 s'avèrent actifs dans les deux types de pathologies. Ces considérations militent également en faveur de l'existence d'une gradation continue entre troubles bipolaires et schizophrénie, justifiant un rationnel nouveau dans l'indication et l'utilisation des familles de médicaments psychoactifs.

II. Médicaments du spectre bipolaire

Le traitement de la maladie bipolaire implique un recours à plusieurs familles de médicaments :

- des normothymiques, véritables régulateurs de l'humeur (= thymorégulateurs), et/ou des antipsychotiques dans le traitement ou la prophylaxie des accès maniaques ;
- des antidépresseurs dans le traitement des épisodes dépressifs.

- L'action thymorégulatrice pourrait être liée à des effets qui préviendraient l'« embrasement » du système limbique (effet "*antikindling*" dans les noyaux amygdaliens) [1].
- Modification de l'équilibre hydroélectrolytique et membranaire par le lithium, avec effet stabilisateur de membrane ; c'est également un mode d'action envisagé pour la carbamazépine.
- Inhibition par le lithium du système de l'AMPc et de l'inositol, l'ion bloquant les phosphatases dans les neurones, d'où une moindre réponse cellulaire aux neurotransmetteurs couplés au système du second messager.
- Les thymorégulateurs, lithium compris, augmentent le catabolisme de la sérotonine, avec élévation du 5HIAA (acide 5-hydroxyacétique), métabolite de la sérotonine, par activation de la désamination. Par ailleurs, le turn-over de la noradrénaline diminue. Lithium ; valpromide et carbamazépine facilitent l'activité GABAergique.

A. Les sels de lithium

L'activité anti-maniaque des sels de lithium fut démontrée en 1949 par un médecin australien, John Cade (1912-1980). Leur action préventive sur les troubles bipolaires fut prouvée plus tard, de 1963 à 1967, lorsque l'anglais G.P. Hartigan et les danois Paul Christian Baastrup et Mogens Schou constatèrent la disparition des phases maniaques mais aussi, à une moindre échelle, dépressives, chez les malades traités au long cours. Mogens Schou promut finalement l'utilisation en prophylaxie du lithium après avoir précisé la fourchette des taux sériques thérapeutiques.

1. Indications

Lors des épisodes maniaques typiques, les sels de lithium ont un effet curatif chez 60 à 95 % des patients pour une lithiémie comprise entre 0,8 et 1,2 mEq/l. Il faut cependant attendre une à trois semaines pour que la concentration utile ait un impact thérapeutique. On associe entre-temps soit un antipsychotique, soit un thymorégulateur anticonvulsivant, soit parfois une benzodiazépine.
L'activité demeure moindre dans les formes dysphoriques, mixtes, délirantes et chez les cycleurs rapides. L'efficacité est également plus inconstante quand les accès maniaques sont associés à des troubles addictifs, à un abus toxicomaniaque ou alcoolique, à des lésions cérébrales, ou à des troubles de la personnalité.
La réponse des épisodes dépressifs au lithium est bonne s'ils s'inscrivent dans l'évolution d'un trouble bipolaire. Il reste parfois nécessaire d'associer un antidépresseur, voire une électroconvulsivothérapie. L'avantage du lithium est d'éviter le

1. La théorie de l'« embrasement » (*kindling*) (par analogie avec le phénomène d'embrasement caractéristique des crises épileptiques) fait des stress répétés la cause d'une fragilisation progressive des structures sous-corticales. Les perturbations biochimiques survenant à court terme lors d'un stress induiraient des modifications dans l'expression des facteurs de transcription cellulaire, d'où, par conséquence, des modifications durables dans les processus de synthèse protéique. Chaque nouveau stress viendrait amplifier cette réaction, prédisposant ainsi le patient à une vulnérabilité accrue à l'égard des troubles thymiques. Il existerait un emballement progressif après chaque épisode, un « auto-allumage » qui accélérerait les cycles et rendrait le patient insensible aux thymorégulateurs. De plus, après l'interruption d'un traitement préventif par lithium, le patient risque une récidive rapide et de ne plus être sensible à une nouvelle administration du produit. Cette hypothèse corrobore l'intérêt d'un traitement précoce et souvent indéfini, efficace et d'une prophylaxie des rechutes même chez les bipolaires euthymiques.

virage maniaque pharmacologique observé dans plus de 35 % des cas avec les médicaments antidépresseurs.
Toutefois, le traitement prophylactique du BP I constitue l'indication classique du lithium. L'intérêt d'une lithiothérapie prophylactique se pose dès le premier épisode maniaque et ce d'autant plus que l'accès est brutal, d'intensité importante, sans facteurs précipitants, et qu'il existe des antécédents familiaux. Selon le modèle du "kindling" proposé par R. Post par analogie avec le phénomène d'embrasement dans les crises épileptiques, il existerait un emballement progressif après chaque épisode, un « auto-allumage » qui accélérerait les cycles et rendrait progressivement le patient insensible aux thymorégulateurs. De plus, après l'interruption d'un traitement préventif par lithium, le patient risquerait une récidive rapide et de ne plus être sensible à une réadministration du produit. C'est pour éviter cette résistance ultérieure que l'on tend vers une prescription précoce et ininterrompue du lithium.
Les autres troubles du spectre bipolaire peuvent constituer une indication d'un traitement prophylactique par le lithium, comme les troubles schizo-affectifs : le lithium est le seul thymorégulateur à bénéficier d'une AMM dans cette indication. Il est parfois utilisé pour la prévention des épisodes dépressifs majeurs récurrents, souvent en association à un traitement antidépresseur.

2. Instauration du traitement

Une fois l'indication posée, on élimine les contre-indications absolues, qui sont rares, et les contre-indications relatives. Il faut évaluer la capacité fonctionnelle du rein, une éventuelle fragilité digestive, cardiaque ou thyroïdienne. On effectue un dosage de l'urémie, de la créatininémie, de la glycémie, des électrolytes, des hormones thyroïdiennes ; on recherche une protéinurie et une glusosurie et, en l'absence de contraception chez la femme en âge de procréer, un test de grossesse. La grossesse pendant les trois premiers mois n'est plus une contre-indication absolue au traitement : le risque de malformation est comparé à celui qu'emporterait l'arrêt de la lithiothérapie mais, lorsque le traitement est poursuivi, il impose une surveillance anténatale stricte. Au-delà de 50 ans, on pratique un électrocardiogramme.
Le traitement est initié par deux ou trois administrations quotidiennes d'un sel de lithium (Neurolithium, Téralithe). L'administration du lithium est répartie sur le nycthémère, lors des repas (Téralithe 250 mg). L'observance est toutefois facilitée par l'utilisation de la forme à libération prolongée administrée en une prise unique vespérale (Téralithe LP 400 mg). La compliance au traitement demeure fréquente, et ce d'autant que le sujet dénie l'existence d'un trouble chronique et accepte mal les contraintes quotidiennes que son traitement impose. L'administration d'un antipsychotique à faible dose peut diminuer le vécu persécutoire dans l'attente que les effets préventifs de la lithiothérapie se manifestent.

3. Effets indésirables

Jusqu'à 75 % des patients sous lithium rapportent des effets indésirables de gravité variable, dont la plupart, bénins, sont supprimés par l'écrêtage des pics plasmatiques (forme LP) ou par une diminution des doses. Les effets secondaires les plus courants sont une polyurie et une polydipsie (limitées par administration de diurétiques ou par administration d'une dose vespérale unique), une prise de poids,

des troubles cognitifs (difficultés de concentration, perte de mémoire), un tremblement (limité par administration de bêtabloquants), une sédation, des troubles digestifs (limités par la prise lors des repas), une perte de cheveux, une leucocytose modérée, de l'acné, de l'œdème. La survenue de troubles cardiaques est plus rare. Un hypothyroïdisme est décrit chez 5 à 35 % des patients, notamment chez les femmes bipolaires à cycles rapides.
Toutefois, ces effets indésirables expliquent qu'il faille, une fois l'indication posée, évaluer la fonction rénale, une éventuelle fragilité digestive, cardiaque ou thyroïdienne. On effectue un dosage de l'urémie, de la créatininémie, de la glycémie, des électrolytes, des hormones thyroïdiennes ; on recherche une protéinurie et une glusosurie et, en l'absence de contraception chez la femme en âge de procréer, on réalise un test de grossesse (la grossesse pendant les trois premiers mois n'est plus une contre-indication absolue au traitement : le risque de malformation est comparable à celui qu'emporterait l'arrêt de la lithiothérapie mais, lorsque le traitement est poursuivi, il impose une surveillance anténatale stricte). Au-delà de 50 ans, on pratique de plus un électrocardiogramme.

4. Surveillance du traitement

Les dosages du lithium sérique, effectués toutes les semaines en début de traitement, sont progressivement espacés pour se limiter à un dosage tous les deux (si grossesse ou lithiémie élevée) à six mois. La fourchette de lithiémie minimale efficace se situe entre 0,5 et 0,8 mEq/L mais des taux plus élevés (1,2 mEq/L) sont nécessaires au traitement curatif des accès maniaques (la lithiémie tend à s'abaisser en phase maniaque) ou requis avec la forme LP. Les taux les plus bas (0,3 à 0,6 mEq/L), donnant moins d'effets latéraux et assurant une meilleure observance, sont de règle chez le sujet âgé mais sont aussi à l'origine de rechutes plus précoces et près de trois fois plus fréquentes.
En cas, d'inefficacité d'une prophylaxie par le lithium (après plusieurs mois d'un traitement parfaitement conduit) ou de résistance secondaire, on envisage : 1) d'augmenter la posologie en surveillant la tolérance et les taux plasmatique ; 2) de changer de thymorégulateur ; 3) d'associer le lithium à un autre anti-maniaque.
Outre l'état de l'humeur et des fonctions psychiques, il faut surveiller le poids (un régime diététique adapté doit être instauré dès le début du traitement par lithium), l'hydratation, les fonctions rénales, digestives, la thyroïde, et veiller aux interactions (AINS, carbamazépine, diurétiques, IEC diminuant l'excrétion rénale du lithium, antipsychotiques induisant parfois un syndrome confusionnel). Il faut effectuer annuellement un dosage de la créatinine sanguine, un ionogramme sanguin, une numération-formule sanguine, un contrôle de la TSH ultrasensible, un électrocardiogramme.

B. Les anticonvulsivants normothymiques

Les BP I, BP II et BP III, voire les troubles cyclothymiques, constituent une bonne indication des thymorégulateurs anti-convulsivants (qu'il s'agisse de la carbamazépine, de l'acide valproïque ou du valpromide). Ils sont mieux tolérés que les sels de lithium bien qu'ils nécessitent une surveillance régulière de la formule sanguine et de la fonction hépatique. Cependant, tous les anticonvulsivants ne se sont pas révélés suffisamment actifs dans le traitement du spectre bipolaire (ce qui ne signifie pas qu'ils soient dépourvus d'action psychotrope !) : c'est le cas, par exemple, du topiramate (actif dans les troubles des conduites alimentaires) ou de la gabapentine (avant tout anxiolytique), malgré tout proposés en dernière ligne dans le traitement des accès aigus de manie chez des sujets résistants aux associations plus classiques (hors AMM).

1. Le divalproate de sodium (Dépakote®)

Les propriétés thymorégulatrices du valproate furent mises en évidence dès 1964, mais la molécule demeura longtemps prescrite hors AMM en psychiatrie, étant indiquée seulement comme anti-épileptique. Un dérivé, l'acide divalproïque (ratio 1:1 d'acide valproïque et de valproate de sodium), a été commercialisé à la fin des années 1990 (Dépakote 250 mg et 500 mg). Son mécanisme d'action reste mal élucidé, mais il potentialise la transmission GABAergique, le principal neurotransmetteur inhibiteur du système nerveux central. Cette molécule constitue aujourd'hui la seule forme de valproate susceptible d'être prescrite en psychiatrie, où elle est indiquée dans le traitement curatif des épisodes maniaques de l'adulte, en cas de contre-indication ou d'échec au lithium. L'intérêt pour cette molécule est justifié par les limites fréquentes de la lithiothérapie, insuffisamment efficace ou mal tolérée chez plus d'un tiers des patients souffrant de troubles de l'humeur, et de la carbamazépine. Bien toléré en général, il expose cependant à un risque de somnolence (prudence en cas de conduite !), à des troubles digestifs transitoires, à une chute des cheveux, à une prise de poids, à des troubles du cycle menstruel. Exceptionnellement et notamment en cas d'antécédents, il peut induire des troubles hépatiques (signes prodromiques d'ictère : asthénie, anorexie, somnolence, voire parfois vomissements, douleurs abdominales, signes neurologiques ; une augmentation des transaminases invite à approfondir le bilan - taux de prothrombine - et à revoir la posologie à la baisse), hématologiques ou pancréatiques (le patient doit reconnaître les signes annonciateurs d'une pancréatite : syndrome abdominal douloureux aigu, nausées, vomissements anorexie, et interrompre immédiatement son traitement avant de consulter en urgence).
Contrairement à la plupart des anticonvulsivants, le divalproate n'est pas un inducteur enzymatique. Il n'accélère pas sa propre dégradation et son administration n'interfère pas avec celle des contraceptifs oraux ou celle des anti-vitamine K. La survenue potentielle d'incidents hépatiques fait recommander une surveillance des fonctions hépatiques (taux de prothrombine) ainsi qu'une surveillance hématologique (NFS, plaquettes, temps de coagulation). En cas d'hypoprothrombinémie accompagnée d'une diminution significative du taux de fibrinogène, des facteurs de la coagulation, d'une augmentation de la bilirubine et d'élévation des transaminases, il faut suspendre immédiatement le traitement (ainsi que l'administration de salicylés, s'ils sont aussi prescrits au même patient, car ils suivent la même voie métabolique que le valproate). Une élévation isolée des transaminases en début de traitement, en l'absence de signes cliniques hépatiques, est banale et bénigne.
Le divalproate bénéficie d'une bonne tolérance à la posologie de 20-30 mg/kg/jour, avec des taux sériques efficaces compris entre 50 et 125 µg/mL. Il est désormais recommandé en traitement de première ligne, au même titre que le lithium, dans le

traitement des épisodes sévères maniaques ou mixtes, en association avec un antipsychotique atypique ; sa prescription en monothérapie est suffisante dans les formes légères à modérées. Son efficacité est supérieure à celle du lithium dans les formes mixtes et il constitue une référence dans le traitement des épisodes maniaques chez les sujets à cycles rapides. Le divalproate peut aussi être prescrit au long terme, en prophylaxie, au même titre que le lithium avec lequel il peut d'ailleurs être associé.

2. Le valpromide (Dépamide®)

Le valpromide est presque complètement métabolisé en acide valproïque (toutefois, les deux produits auraient des propriétés différentes, peut-être dues aux 10 % de valpromide subsistant). Il franchit la barrière hémato-encéphalique : le ratio plasmatique valproate/valpromide est de l'ordre de 50 à 100, contre seulement 5 à 10 dans le LCR.

Le valpromide est indiqué dans le traitement du trouble bipolaire en cas de contre-indication ou d'intolérance au lithium et à la carbamazépine. Son efficacité n'a pas été démontrée dans le traitement des accès aigus. Inhibant l'époxyde-hydrolase microsomiale avec une puissance supérieure à celle du valproate, il prolonge la demi-vie du CBZ-E (métabolite actif de la carbamazépine) de 6 à 20 heures en moyenne, et diminue d'un facteur trois sa clairance. L'association carbamazépine/valpromide risque donc d'induire un syndrome confusionnel ou une hépatite. Par ailleurs, le valpromide potentialise l'effet de nombreux médicaments, notamment des psychotropes, en augmentant leurs taux plasmatiques.

3. La carbamazépine (Tégrétol®)

La carbamazépine a une action curative des épisodes maniaques aigus comparable à celle du lithium et à celle des antipsychotiques avec moins d'effets latéraux que ces derniers. L'hyperactivité et l'agitation répondent plus rapidement que les symptômes psychotiques.

Elle est efficace dans la prophylaxie des épisodes maniaques et dépressifs du BP I. L'efficacité globale concerne 50 à 70 % des patients et semble plus marquée pour la prévention des épisodes d'exaltation de l'humeur. La réponse est meilleure en cas de syndrome maniaque, de dysphorie, de cycles rapides, d'état mixte, d'absence d'antécédents familiaux, de troubles neurologiques, d'anomalies à l'ECG.

Elle a de plus une action prophylactique sur les épisodes dysthymiques de toute nature. La carbamazépine est indiquée en cas de résistance ou de contre-indication au lithium auquel elle peut être associée.

Après avoir éliminé les contre-indications (celles des tricycliques auxquels elle s'apparente : troubles du rythme cardiaque, glaucome par fermeture de l'angle, adénome prostatique notamment) et effectué une numération-formule sanguine, un bilan hépatique, un ionogramme, une créatininémie et un électrocardiogramme, la carbamazépine est administrée à doses progressives (paliers de deux à cinq jours), en évaluant la tolérance, en deux à trois prises quotidiennes, avant de passer à la forme à libération prolongée. La posologie est de 400 à 800 mg/j dans les indications préventives et de 600 à 1 200 mg/j dans le traitement curatif des états maniaques. L'évaluation de la carbamazépinémie permet d'adapter la posologie à une fourchette de taux plasmatiques de 4 à 12 µg/mL. Elle est effectuée après

une semaine de traitement, puis tous les mois au début, de même que la surveillance de la numération formule sanguine et des enzymes hépatiques, puis tous les deux à trois mois.
Les effets indésirables d'ordre neurologique (diplopie et autres troubles de la vision, fatigue, nausée, ataxie) sont souvent transitoires. Rashs cutanés, leucopénie, thrombocytopénie, hyponatrémie, hypo-osmolalité, prise de poids sont moins fréquents. La fonction hépatique peut être altérée.
L'oxcarbazépine (Trileptal) ne bénéficie pas d'une AMM dans le traitement des troubles psychiatriques mais est prescrite en lieu et place de la carbamazépine en raison de sa meilleure maniabilité (tolérance, interactions).

4. La lamotrigine (Lamictal®)

La lamotrigine (Lamictal) exerce essentiellement une activité prophylactique sur les récidives dépressives ou maniaques. Elle s'est avérée également active dans le traitement des épisodes dépressifs chez le sujet bipolaire. Elle ne bénéficie pas encore d'une AMM en psychiatrie en France.
Son administration expose à des effets indésirables cutanés, notamment en cas d'association au divalproate et l'instauration du traitement doit être très progressive. Son association au divalproate augmente ses taux sériques et donc le risque toxique.

C. Les antipsychotiques

1. Les antipsychotiques conventionnels (anciens « neuroleptiques »)

Bien que tous les neuroleptiques puissent être utilisés dans le traitement des accès maniaques ou hypomaniaques, deux molécules seulement bénéficient d'une AMM dans ce domaine, la loxapine (Loxapac®) et le zuclopenthixol (Clopixol®). Souvent prescrits en association au lithium ou à un anticonvulsivant, ils sont intéressants dans les accès avec agitation, agressivité ou illusions sensorielles, car ils agissent rapidement. Toutefois, les antipsychotiques conventionnels induisent des symptômes déficitaires ; de plus, ils exposent à des effets indésirables extrapyramidaux, à des dyskinésies tardives, à une prise de poids parfois importante et à des troubles sexuels, l'ensemble expliquant une mauvaise observance du traitement.
Actuellement donc, l'intérêt se porte sur les antipsychotiques atypiques, prescrits en première ligne, comme adjuvants aux thymorégulateurs ou encore comme alternative aux stratégies de traitement classiques. Cet usage, officialisé par des extensions d'AMM (olanzapine, rispéridone), n'implique pas de bilan préalable, ni de surveillance systématique, ni de contrôle du taux plasmatique.

2. Olanzapine (Zyprexa®, Zyprexa®, Vélotab®)

L'olanzapine est un antipsychotique proche de la clozapine (Léponex), ayant démontré une action antimaniaque et thymorégulatrice intrinsèque au moins similaire à celle du lithium. Elle est indiquée en première intention :

- sous forme orale dans le traitement des épisodes maniaques modérés à sévères, ainsi que dans la prévention des récidives chez les patients présentant un trouble

bipolaire, ayant déjà répondu au traitement par olanzapine lors d'un épisode maniaque ;
- sous forme injectable pour obtenir un contrôle rapide de l'agitation et des troubles du comportement chez les patients présentant des épisodes maniaques, lorsque le traitement oral n'est pas adapté.

L'intérêt de l'association de l'olanzapine à des normothymiques conventionnels est validé par plusieurs études : elle se révèle plus active qu'une monothérapie sur les épisodes maniaques ou mixtes.

3. Rispéridone (Risperdal®, RisperdalOro®)

Antagoniste mixte 5-HT2A et D2, la rispéridone manifeste une action antidépressive intrinsèque et exerce également une action antimaniaque aussi efficace que le lithium ou l'halopéridol à une posologie moyenne de 2 à 6 mg/jour (inférieure à la posologie habituellement requise chez le patient schizophrène). Ce médicament thymorégulateur est prescrit en monothérapie ou en association à un normothymique conventionnel ; il bénéficie d'une AMM, chez l'adulte, dans le traitement à court terme des épisodes maniaques aigus modérés à sévères. L'administration ne doit toutefois pas excéder 3 semaines.

4. Aripiprazole (Abilify®)

L'efficacité de cet antipsychotique dans le traitement des épisodes maniaques ou mixtes est démontrée et il bénéficiera prochainement d'une extension d'indication en France.

5. Clozapine (Léponex®)

La clozapine se révèle, outre son action sur les patients schizophrènes résistants, efficace sur les troubles schizo-affectifs ou bipolaires, y compris chez les sujets résistants ou intolérants au lithium, à la carbamazépine, au divalproate ou aux antipsychotiques conventionnels, ainsi que chez les sujets à cycles rapides. Pour autant, elle expose à un risque d'agranulocytose, à une hypersialorrhée et à une sédation. Sa prescription dans ce type d'indication demeure hors AMM.

D. Les antidépresseurs

Les antidépresseurs constituent le traitement de première intention de l'épisode dépressif. Il n'y a pas de raison théorique de privilégier une famille d'antidépresseur plutôt qu'une autre dans le contexte d'un accès dépressif chez un sujet bipolaire, mais un virage maniaque est plus fréquent avec les tricycliques ou les IMAO. Les antidépresseurs, parfois potentialisés par des hormones thyroïdiennes (Lévothyrox®) (hors AMM), sont généralement associés à un normothymique pour prévenir le risque de virage maniaque. Le traitement est poursuivi sur une période d'au moins six mois après la disparition totale de la symptomatologie dépressive pour prévenir les rechutes.

III. Stratégies de traitement de la maladie bipolaire

A. Traitement des accès dysthymiques

1. Traitement de accès dépressifs

Tous les antidépresseurs ou presque ont prouvé leur efficacité dans les épisodes dépressifs majeurs émaillant l'évolution d'un trouble bipolaire, mais le recours aux tricycliques ou aux IMAO doit être évité (risque de virage maniaque). Constituant le traitement de première intention de l'épisode dépressif sévère, notamment lorsqu'il y a un fort ralentissement psychomoteur et une importante hyporéactivité émotionnelle, ils restent cependant moins puissamment actifs chez les sujets à traits névrotiques ou lorsqu'une symptomatologie délirante est observée. En pratique, une monothérapie par un thymorégulateur est plutôt envisagée dans les épisodes dépressifs légers à modérés (lithium, divalproate, lamotrigine qui bénéficie d'une étude randomisée et contrôlée dans cette indication).

Chez un patient bipolaire (contrairement à ce qui est recommandé chez un patient dépressif unipolaire), la prescription d'un antidépresseur s'associe souvent à celle d'un antipsychotique ou d'un anxiolytique lorsque des signes psychotiques ou anxieux sont associés mais, surtout, à un normothymique pour minimiser le risque de virage maniaque (risque important lors de la prescription d'un tricyclique ou d'un IMAO qui doivent être évités dans ce contexte ; risque moindre avec les IRS ou les antidépresseurs d'action duale). On associe parfois à l'antidépresseur un anticonvulsivant normothymique : carbamazépine, divalproate, valpromide ou lamotrigine.

Contrairement au traitement recommandé chez le patient présentant une dépression unipolaire, poursuivie sur une période d'au moins six mois après disparition totale de la symptomatologie dépressive de façon à prévenir les rechutes, le traitement d'un épisode dépressif chez un sujet bipolaire n'est poursuivi que jusqu'à disparition des symptômes dépressifs de façon à limiter le risque de virage maniaque.

2. Traitement des accès maniaques, hypomaniaques ou mixtes

Si le traitement de référence demeure le lithium, actif dans un délai de dix à quinze jours, son activité est surtout importante dans le BP I ou le BP II ; elle est plus réduite dans les épisodes mixtes comme chez les sujets cyclothymiques.

L'administration de divalproate constitue une réponse thérapeutique aussi pertinente que le lithium et plus maniable. La carbamazépine est également préconisée notamment chez les sujets ayant des cycles rapides.

Les antipsychotiques atypiques (olanzapine, rispéridone) sont actifs en quelques heures ou quelques jours, y compris dans les formes caractérisées par une grande agressivité, une agitation importante ou une symptomatologie délirante.

Le recours à la clozapine est possible dans les formes résistantes à trois thymorégulateurs associés (notamment : lithium + divalproate + carbamazépine), mais son association à la carbamazépine doit être évitée.

L'agitation du patient peut être calmée par la prescription, à court terme, d'une benzodiazépine (clonazépam = Rivotril notamment).
Les anticonvulsivants type lamotrigine ou gabapentine ne sont pas recommandés en première ligne, probablement en raison de données encore insuffisantes et d'un profil de tolérance moins favorable.
Les associations entre médicaments anti-maniaques sont justifiées en première ligne face à un épisode maniaque particulièrement sévère (lithium ou divalproate + antipsychotique atypique), ou en cas de résistance à une monothérapie, sous couvert d'une surveillance neurologique rigoureuse.
Il faut prévoir un traitement antimaniaque de consolidation sur une période de six mois environ, en veillant à prévenir tout risque de virage dépressif. Dans la majorité des cas, ce traitement est réalisé par la seule prescription de lithium ou par celle d'un antipsychotique.

B. Traitement prophylactique des rechutes

Le traitement prophylactique est destiné à prévenir la récurrence de nouveaux épisodes dysthymiques chez un sujet redevenu euthymique. En pratique, on instaure souvent une prophylaxie après tout épisode maniaque ; dans les autres cas (épisode hypomaniaque, épisode dépressif), le bénéfice du traitement est évalué selon les antécédents familiaux et le contexte.

- La référence thérapeutique demeure le lithium, qui constitue la meilleure prophylaxie du trouble bipolaire, mais semble plus actif quant à la prévention des accès maniaques qu'à l'égard des accès dépressifs. Son rôle préventif sur le suicide est prouvé. En cas de survenue d'un épisode dépressif ou subdépressif, on augmente la posologie, on prescrit un antidépresseur en association ou on accroît le soutien psychothérapique. Toutefois, l'efficacité préventive du lithium n'est totale qu'au terme de deux ans de traitement, et celui-ci doit être conduit *a priori* indéfiniment. Un arrêt brutal de la lithiothérapie entraîne une rechute chez 50 % des patients dans les trois mois.
- Le divalproate constitue une alternative, notamment chez les sujets cycleurs rapides, lithio-résistants, intolérants au lithium, etc. Il prévient les récidives maniaques et dépressives.
- La carbamazépine est aussi efficace que le lithium ou le divalproate, mais ses nombreuses interactions médicamenteuses peuvent faire problème.
- L'olanzapine prévient les rechutes maniaques et, dans une mesure moindre, les récidives dépressives.
- La lamotrigine prévient plus les rechutes dépressives que maniaques (hors AMM).
- Le recours à une monothérapie antidépressive en prophylaxie fait courir un risque de virage maniaque.

C. L'intoxication aiguë par les normothymiques

L'intoxication aiguë par un thymorégulateur constitue une urgence médicale, impliquant une hospitalisation en service de réanimation.

- L'intoxication hyperlithiémique (taux > 1,5 mEq/L, avec menace vitale dès 2 mEq/L) se traduit par la survenue de tremblements, de vertiges, de troubles de la vision, de nausées et de diarrhées, d'une confusion mentale. Pouvant laisser des séquelles neurologiques parfois irréversibles, elle est particulièrement alarmante chez le sujet âgé. Elle est facilitée par diverses associations médicamenteuses (diurétiques, I.E.C., A.I.N.S. y compris coxibs, cyclines, 5-nitro-imidazoles), une insuffisance rénale, une pathologie cardiaque, une déshydratation, un régime désodé, un diabète, une hyperthermie, une rechute maniaque ou dépressive. Elle implique de suspendre l'administration de lithium, d'effectuer en urgence une lithiémie, d'alcaliniser l'urine, d'induire une diurèse osmotique (mannitol), d'administrer du chlorure de sodium. L'hémodialyse est recommandée si la lithiémie excède 2,5 mEq/L.
- L'intoxication par la carbamazépine, proche des tricycliques, est aggravée par l'alcool, les antidépresseurs tricycliques, le lithium, les barbituriques, les hydantoïnes (phénytoïne).
- L'intoxication par les dérivés de l'acide valproïque (divalproate, valpromide) est dominée par un coma calme avec hypotonie et hypréflexie, myosis, diminution de l'amplitude respiratoire. Après lavage gastrique, induire une diurèse osmotique (mannitol) puis procéder à une éventuelle dialyse ou à une exsanguino-transfusion.

Tableau 1. Principaux signes d'intoxication par le lithium et la carbamazépine

Sels de lithium (lithiémie > 1,5 - 3 mEq/l suivant le sujet)		Carbamazépine
Prodromes	**Intoxication confirmée**	
– Troubles de la concentration – Apathie – Somnolence – Nystagmus – Faiblesse musculaire – Incoordination motrice – Tremblements digitaux – Dysarthrie – Vertiges – Troubles de la vision – Troubles digestifs	Signes cardio-vasculaires – hypotension – perturbations de l'ECG – décès possible par collapsus cardio-vasculaire Signes neurologiques – confusion mentale avec hallucinations et onirisme – syndrome cérébelleux – mouvements choréo-athétosiques – perturbations de l'EEG – hyper-réflexie ostéo-tendineuse – hypotonie (signant un stade évolué de l'intoxication) – incontinence urinaire et rectale – coma vigile	Signes neuromusculaires – modifications de l'EEG – troubles de la conscience allant jusqu'au coma – convulsions – mouvements asthénoïdes – vertiges – ataxie – mydriase – nystagmus – hyper- puis hyporéflexie Signes cardio-vasculaires – tachycardie – hypotension – modifications de l'ECG – état de choc (doses > 60 g) Signes respiratoires Signes gastriques

Tableau 2. Principaux médicaments indiqués dans le traitement curatif ou prophylactique de la maladie bipolaire (antidépresseurs exclus)

D.C.I.	Spécialités	Présentations	Posologie moyenne chez l'adulte (par rapport aux libellés des AMM)		Observations
			Accès maniaques	Prophylaxie des accès	
Lithium (carbonate de)	Téralithe	• comprimé sécable 6,8 mEq	rigoureusement adaptée à la lithiémie	rigoureusement adaptée à la lithiémie	• prendre le médicament au cours des repas
	Téralithe 400 LP	• comprimé sécable 10,8 mEq			• LP : améliore l'observance • prise unique au cours du dîner • ne pas croquer ni sucer les comprimés
Lithium (gluconate de)	Neurolithium	• amp buv 4,95 mEq • amp buv 9,9 mEq	adaptée à la lithiémie	adaptée à la lithiémie	• prendre le soluté pur ou dilué dans un peu d'eau
Divalproate de sodium	Dépakote	• comprimé 250 mg • comprimé 500 mg	1 000-2 000 mg/j (CI ou intolérance au lithium)		• adaptation posologique chez l'insuffisant rénal • pas d'adaptation posologique en cas d'association à l'olanzapine
Carbamazépine	Tégrétol	• cp sécable 200 • cp sécable 400 mg • susp buv 100 mg/5 ml	600-1 200 mg/j (CI ou intolérance au lithium)	400-800 mg/j (CI ou intolérance au lithium)	• prise lors des repas préférable
	Tégrétol LP	• cp sécable 200 mg • cp sécable 400 mg			• LP : améliore l'observance • contient de l'huile de ricin
Valpromide	Dépamide	• comprimé gastrorésistant 300 mg		900-1 800 mg/j (CI ou intolérance au lithium)	• contient du saccharose
Loxapine	Loxapac	• cp 25, 50 et 100 mg • sol buv 25 mg/ml • sol inj 50 mg/2 ml	75- 200 mg/j		• posologie réduite par deux chez le sujet âgé
Zuclopenthixol	Clopixol	• cp 10 et 25 mg • sol buv 1 mg/goutte • injectable IM action semi-prolongée 50 mg	50-100 mg/j (oral) 50-150 mg/injection (injectable IM semi-prolongé)		• forme injectable LP : améliore l'observance • surveillance biologique si atteinte hépatique
Olanzapine	Zyprexa	• comprimés 5, 7,5 et 10 mg • lyocs (Vélo-Tabs) 5, 10, 15 (*) et 20 mg (*) • injectable IM 10 mg	15 mg/j (monothérapie) ou 10 mg/j (association) ne pas excéder 20 mg/j toutes formes confondues	10 mg/j	• contient du lactose
Rispéridone	Risperdal RisperdalOro	• cp 1, 2 et 4 mg • soluté buvable 1 mg/mL, flacon de 60 ml ou de 120 ml • lyocs 0,5, 1, 2, 3, 4 mg	2-6 mg/j		• lyoc : contient de l'aspartam (CI : phénylcétonurie) • forme injectable LP non indiquée dans la maladie bipolaire

(*) réservé aux hôpitaux.

Note importante : les indications et posologies sont ici celles des RCP (Vidal 2007) ; toutefois, la complexité clinique et nosographique du spectre bipolaire fait souvent prescrire, dans ce contexte, des psychotropes en association, hors du cadre de l'AMM : ce tableau est donc réducteur par rapport à la pratique de terrain où il est fréquent d'administrer un antidépresseur associé à un normothymique dans le traitement curatif d'un accès dépressif.

Tableau 3. Cinétique des principaux thymorégulateurs

	Lithium	Carbamazépine	Divalproate de sodium (métabolisé en valproate = Dépakine®)	Valpromide (dipropylacétamide) (métabolisé en valproate)
Spécialités	Neurolithium (gluconate) (amp buv 4,95 et 9,9 mEq) Téralithe (carbonate) (cp sécable 6,8 mEq) Téralithe 400 LP° (cp sécable 10,8 mEq)	Tégrétol° (cp séc 200 et 400 mg ; soluté buvable) Tégrétol LP° (cp séc 200 et 400 mg)	Dépakote® (comprimés gastro-résistants 250 mg et 500 mg)	Dépamide° (comprimés 300 mg)
Résorption orale moyenne (%)	100	75 à 85	90 à 100	90
Pic sérique (h)	2-4 (forme standard) 2,5-6 (forme L.P.)	0,5 à 3 (forme buvable) 4 à 24 (formes orales)	1 à 2 (forme standard)	4
Distribution moyenne (l/kg)	0,5 à 0,9	0,6 à 1,8	0,1 à 0,4	analogue au valproate
Liaison protéique (%)	0	70 à 80	85 à 95 dose-dépendante, saturable	analogue au valproate
Demi-vie d'élimination moyenne chez l'adulte (h)	10 à 50 la demi-vie moyenne chez un sujet ayant une fonction rénale normale est d'environ 24 heures	10 à 25 • auto-induction : diminution avec la prolongation du traitement • sensibilité à l'induction enzymatique • demi-vie très réduite chez l'enfant	15 à 17 pas de phénomène d'auto-induction, mais sensible à l'action des inducteurs enzymatiques ; les demi-vies courtes sont décrites chez des sujets polymédicamentés	1 transformation rapide *in vivo* en valproate
État d'équilibre/voie orale (j)	5 à 8	6 à 8	3 à 5	2 à 3
Métabolisme	aucun	98 % de la dose époxyde 10-11 actif	près de la totalité de la dose (β-oxydation)	acide valproïque actif (80-90 % de la dose)
Émonctoire dominant	urine (90 % de la dose) sueur, salive, fécès	urine (80 % de la dose) fécès (20 % de la dose)	urine (40 %) après conjugaison	urine

Tableau 4. Taux sériques efficaces et adaptation du schéma posologique des normothymiques

	Lithium	Carbamazépine	Divalproate	Valpromide
Adaptation de la posologie	– initier le traitement par 2 ou 3 × 250 mg/j de carbonate de lithium ou 2 × 1 g/j de gluconate de lithium – réduire de moitié cette posologie chez un sujet fragile (âge, insuffisance rénale, diabète, pathologie cardiaque) – si besoin, adapter la posologie par paliers tous les 5 jours selon lithiémie	– initier le traitement par 2 × 100 mg/j – augmenter la posologie de 100 mg tous les 2 à 5 jours – réduire la dose pour la réaugmenter plus progressivement si des effets secondaires surviennent ou sur terrain fragile	– initier le traitement à doses rapidement progressives à partir de 750 mg en 2 à 3 prises/j	– administrer des doses progressives (notamment en cas d'association à d'autres psychotropes) ou d'emblée une posologie utile (monothérapie)
Surveillance	– lithiémie deux fois par semaine jusqu'à obtention des concentrations optimales – premier dosage 5 jours après le début du traitement – lithiémie toutes les deux semaines pendant les deux premiers mois d'équilibre puis tous les 3 mois sauf s'il y a suspicion d'intoxication – créatininémie – contrôle annuel de la TSH ultrasensible	– carbamazépinémie tous les mois jusqu'à équilibre puis tous les 3 mois – bilan hépatique et NFS toutes les deux semaines pendant les deux premiers mois puis tous les 3 mois.	– bilan hématologique avant le traitement, à J15 et en fin de traitement – bilan hépatique avant le traitement, puis pendant – surveillance pancréatique	– bilan hématologique avant le traitement, à J15 et en fin de traitement – bilan hépatique avant le traitement, puis pendant – éventuelle surveillance pancréatique
Fourchette thérapeutique	0,5-0,8 mEq/l (préventif) 1,0-1,2 mEq/l (curatif) 0,3-0,6 mEq/l (sujet âgé) prise de sang matinale si administration unique vespérale (L.P.)	4-12 μg/ml	50-125 μg/ml	–

(sources : APA 2002, RCP selon dictionnaire Vidal 2007)

Tableau 5. Effets indésirables fréquents ou remarquables des principaux thymorégulateurs

	Sels de lithium		Carbamazépine	Divalproate	Valpromide (livrant *in situ* du valproate)
	effets latéraux précoces	effets latéraux retardés			
Digestifs	• nausées • sécheresse buccale • anorexie • soif	troubles du transit	• nausées, anorexie • troubles du transit • sécheresse buccale	• hépatopathies parfois graves • troubles du transit, • nausées, douleurs épigastriques	• hépatopathies parfois graves • troubles du transit
Neurologiques	• tremblement fin des extrémités • faiblesse musculaire • vertiges • sensation de malaise • asthénie • somnolence	• tremblements • syndrome extra-pyramidal	• vertiges • céphalées • somnolence (effet * transitoire, dose-dépendant)	• céphalées • somnolence (effet * transitoire, dose-dépendant)	• céphalées • somnolence (effet * transitoire, dose-dépendant)
Thyroïdiens		• hypothyroïdie biologique ou clinique • hyperthyroïdie (rare et discutée) • hyperparathyroïdie (très rare et discutée)			
Cardio-vasculaires	troubles de la repolarisation	• myocardites (rares mais graves) • troubles du rythme et de la conduction • bradycardie sinusale (très rare, réversible)	• tachycardie • hypotension • modifications de l'ECG avec blocs auriculo-ventriculaire		
Hématologiques	hyperleucocytose à polynucléaires neutrophiles (fréquente, bénigne, réversible)		• leucopénie dose-dépendante • thrombocytopénie (rare) • agranulocytose (exceptionnelle) • anémie aplasique • thromboembolie	• thrombopénie dose-dépendante (généralement asymptomatique) • hypofibrinogénémie à posologie élevée, sans retentissement clinique en général • allongement du temps de saignement à posologie élevée • anémie (rare) • leucopénie (rare) • aplasie médullaire (exceptionnelle)	• hypofibrinogénémie • thrombopénie • leucopénie (rare) • anémie (rare)
Rénaux, électrolytiques	syndrome polyuro-polydypsique (fréquent et bénin, survenant parfois en quelques heures)	• syndrome polyuro-polydypsique (réversible immédiatement ou en quelques mois) • syndrome néphrotique (rare)	hyponatrémie souvent dose-dépendante	trouble rénal (exceptionnel)	hyperammoniémie
Cutanés		• aggravation d'une acné (sujets séborrhéiques) • aggravation ou déclenchement d'un psoriasis • rash et prurit	• rash • alopécie • dermites exfoliatrices • épidermolyse bulleuse toxique	• rash exanthémateux • manifestations allergiques type syndrome de Lyell (parfois graves mais exceptionnelles)	
Psychiques		perturbations cognitives	• confusion (rare) • agitation (sujets âgés)	• confusion (rare) • crises convulsives (rares)	confusion (rare)
Divers		prise de poids (inconstante et variable)	troubles de l'accommodation diplopie	• alopécie • aménorrhée • prise de poids	• alopécie • aménorrhée • prise de poids

Tableau 6. Contre-indications des principaux thymorégulateurs

Absolues	Relatives
Sels de lithium (Téralithe, Neurolithium)	
– hyponatrémie (notamment par régime désodé) – allaitement sauf surveillance étroite : – insuffisance rénale grave – traitement salidiurétique	– insuffisance rénale modérée – insuffisance cardiaque majeure – hypothyroïdie – comitialité – troubles du rythme – grossesse – certains traitements médicamenteux (carbamazépine, IEC, AINS, sulfamides hypoglycémiants, insuline)
Carbamazépine (Tégrétol)	
– bloc auriculo-ventriculaire – antécédents d'hypoplasie médullaire – antécédents de porphyrie aiguë intermittente	– associations médicamenteuses – grossesse – allaitement
Divalproate de sodium (Dépakote)	
– âge < 18 ans – hépatite aiguë ou chronique – antécédents d'hépatite sévère – porphyrie hépatique – association à la méfloquine (Lariam®) : risque de survenue de crises convulsives par augmentation du métabolisme de l'acide valproïque et effet convulsivant direct de la méfloquine	– association à la lamotrigine (Lamictal®) : risque de réactions cutanées graves et diminution du métabolisme de la lamotrigine par le divalproate.
Valpromide (Dépamide)	
	– antécédents familiaux d'hépatites – absorption d'alcool – hépatite aiguë – hépatite chronique – grossesse (1er trimestre) – allaitement

L'essentiel de la question

La maladie bipolaire est constituée par l'alternance, selon un rythme variable permettant d'en définir de nombreux types, d'épisodes d'excitation psychique intense (épisodes maniaques) et d'épisodes dépressifs.
Le traitement pharmacologique de la maladie bipolaire repose sur l'administration de normothymiques (sels de lithium, anticonvulsivants type divalproate de sodium, valpromide, carbamazépine), d'antipsychotiques ou d'antidépresseurs. Ces médicaments peuvent être utilisés en curatif, lors d'un épisode aigu, ou en prophylaxie. Il s'agit d'un traitement dont la durée reste souvent indéterminée et qui nécessite parfois une étroite surveillance clinique et biologique (lithium, carbamazépine, divalproate).

Pour en savoir plus...

- American Psychiatric Association (2002), Practice Guideline for the treatment of patients with bipolar disorder, Am. J. Psychiatry, 159(4), supplément, 50 pages.
- Berk M., Dodd S. (2004), Efficacy of atypical antipsychotics in bipolar disorder. Drugs, 65(2), pp.257-269.
- Davis L.L., Williams R., Cates M. (2004), Divalproex sodium in the treatment of adults with bipolar disorder. Expert Rev. Neurotherapeutics, 4(3), pp.349-362.
- Fountoulakis K.N., Vieta E., Sanchez-Moreno J., Kaprinis S.G., Goikolea J.M., Kaprinis G.S. (2005), Treatment guidelines for bipolar disorder : a critical review. Journal of Affective Disorders, 86, pp.1-10.
- Gay Ch., Olié J.-P. (2005), Prise en charge des troubles bipolaires. La Revue du Praticien, 55, pp.513-522.
- Goldberg J.-F., Citrome L. (2005), Latest therapies for bipolar disorder : looking beyond lithium. Postgraduate Medicine, 117(2), 25-36.
- Goodwin G.M. (2003), Evidence-based guidelines for treating bipolar disorder : recommendations from the British Association for Psychopharmacology. Journal of Psychopharmacology, 17(2), pp.149-173.
- Grunze H., Kasper S., Goodwin G., Bowden C., Baldwin D., Licht R.W. et al. (2003)
- Guidelines for the Biological Treatment of Bipolar Disorders.
- World J. Biol. Psychiatry, 4, pp.5-13.
- Kasper S., Attarbashi T. (2004), Treatment options for bipolar mania. Clinical Approaches in Bipolar Disorders, 3, pp.24-32. www.bipolardisorders.net
- National Institute for Clinical Excellence NICE (2003)
- Olanzapine and valproate semi-sodium in the treatment of acute mania associated with bipolar I disorder. Summary of Guidelines. Technology Appraisal, 66. www.nice.org.uk
- National Institute for Clinical Excellence NICE (2006)
- Bipolar disorder : the management of bipolar disorder in adults, children and adolescents, in primary and secondary care. NICE clinical Guidelines, 38. www.nice.org.uk/CG038
- Sachs G.S., Printz D.J., Kahn D.A., Carpenter D., Docherty J.P. (2000), Medication treatment of bipolar disorder 2000. The Expert Consensus Guideline Series. Postgraduate Medicine, avril 2000. www.psyguides.com
- Sajatovic M., Madhusoodanan S., Coconcea N. (2005), Managing bipolar disorder in the elderly. Drugs Aging, 22(1), pp.39-54.
- Shastry B.S. (2005), Bipolar disorder : an update. Neurochemistry International, 46, pp.273-279.
- Vacheron-Trystram M.-N., Braitman A., Cheref S., Auffray L. (2004), Antipsychotiques et troubles bipolaires. L'Encéphale, XXX, pp.417-424.
- Vestergaard P. (2004), Guidelines for maintenance treatment of bipolar disorder : are there discrepancies between European and North American recommendations ? Bipolar Disorders, 6, pp.519-522.

Benzodiazépines et apparentés

N. BRION, thérapeutique, centre hospitalier, Versailles.
K. KOLLENBACH, O. VAROQUAUX, pharmacologie, centre hospitalier, Versailles.

Actuellement, plus de vingt spécialités sont utilisées en thérapeutique et plus de 3 000 dérivés de la structure des BZD ont été synthétisés.
La classe représente 30 % de la prescription médicamenteuse globale des pays occidentaux, soit 30 comprimés par an et par personne (d'après Ginestet et al. 1982).
En 1975, le diazépam et le nitrazépam ont été les deux médicaments les plus consommés dans la CEE, juste devant l'ampicilline.
L'utilisation des BZD repose sur 4 activités essentielles : anxiolytique, hypnosédative, myorelaxante et anticonvulsivante. Les différentes molécules possèdent toutes les mêmes propriétés pharmacologiques. Elles se distinguent par contre par leurs caractéristiques pharmacocinétiques sur lesquelles reposent certaines indications préférentielles en thérapeutique.

I. Historique

- 1891 : synthèse chimique de la première benzodiazépine (BZD) par Auwers et Von Meyenburg.
- 1933 et 1935 : Sternbach et Dzeiwonski reprennent ces travaux, rapidement abandonnés.
- 1957 : Sternbach, en poursuivant des recherches sur les colorants, synthétise le chlordiazépoxide. L'étude pharmacologique de cette molécule amorce la recherche thérapeutique sur les benzodiazépines.
- 1959 : synthèse du diazépam et essais cliniques du chlordiazépoxide aux USA.
- 1961 : commercialisation du chlordiazépoxide en France.
- 1965 : commercialisation du nitrazépam, premier hypnotique de la classe.
- 1977 : découverte des récepteurs spécifiques des BZD proches de ceux du GABA (acide γ aminobutyrique).

II. Classification et structure chimique

A. Classification

- Le terme « Azepine » désigne un cycle à 7 atomes. C'est un hétérocycle dont 2 sommets sont occupés par un azote aux sites 1 et 4 ou 5, ou 2 et 3 conduisant à 3 types de diazépines : 1-4 diazépine, 1-5 diazépine, 2-3 diazépine.
- Le terme « Benzo » désigne l'adjonction d'un cycle benzénique au noyau diazépine.

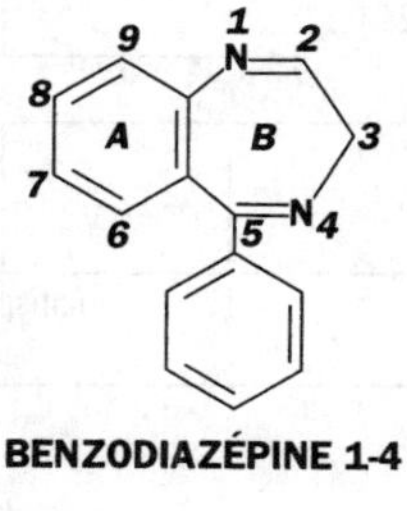

BENZODIAZÉPINE 1-4

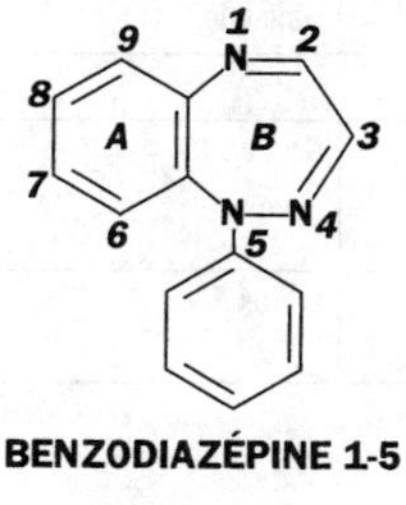

BENZODIAZÉPINE 1-5

Tableau 1. Classification des benzodiazépines par ordre alphabétique de dénomination commune internationale (DC)

DC	Nom de spécialité	Forme pharmaceutique	Dosage en milligrammes	Anxiolytique	Hypnotique
Alprazolam	Xanax	Comprimés	0,25-0,50	+	–
Bromazépam	Lexomil Quiétiline	Comprimés Comprimés	6 6	+ +	– –
Clobazam	Urbanyl	Comprimés Gélules	10-20 5	+	Anticonvulsivant Anti-épileptique
Clonazépam	Rivotril	Comprimés Gélules Gouttes	2 1 0,25 %	Anticonvulsivant Anti-épileptique	
Clorazépate	Tranxène (novazam)	Comprimés Gélules Gouttes	50 5-10 20-50-100	+	–
Clotiazépam	Veratran	Comprimés	10	+	–
Diazépam	Valium roche Diazépam Renaudin	Comprimés Gouttes Sirops Injectables	2-5-10 1 % 2 10	+	– Anticonvusivant Anti-épileptique
Estazolam	Nuctalon	Comprimés	2	+	–
Flunitrazépam	Narcozep	Sol. Injectable	1	Prémédication	
	Rohypnol	Comprimés	1		+
Loflazépate	Victan	Comprimés	2	+	
Loprazolam	Havlane	Comprimés	1		+
Lorazépam	Temesta	Comprimés	1-2,5	+	
Lormetazépam	Noctamide	Comprimés	1,2		+
Midazolam	Hypnovel	Sol. Injectable IM IV et rectale	1 mg/ml 5 mg/ml		Anesthésie
	Midazolam Aguettant	Sol. Injectable	1 mg/ml 5 mg/ml		
	Midazolam Dakota Pharm	Sol. Injectable	1 mg/ml 5 mg/ml		
	Midazolam Merck	Sol. Injectable	1 mg/ml 5 mg/ml		
Nitrazépam	Mogadon	Comprimés Suppos	5 10		+
Nordazépam	Nordaz	Comprimés	7,5-15	+	
Oxazépam	Seresta	Comprimés	10-50	+	
Prazépam	Lysanxia	Comprimés	10-40	+	
Temazépam	Normison	Comprimés	10-20		+
Tétrazépam	Myolastan Panos Cié	Capsules	50	Myorelaxant	
Triazolam	Halcion	Comprimés	0,25-0,125		+
Associations					
Chlorazépate Acepromazine Aceprometazine	Noctran 10	Comprimés	10		+
Chlordiazépoxide Clidinium bromur	Librax	Comprimés	5	Antispasmodique	

Tableau 2. Structure chimique des benzodiazépines

PRINCIPALES BENZODIAZÉPINES-1,4.

Phényl-5 benzodiazépines-1,4

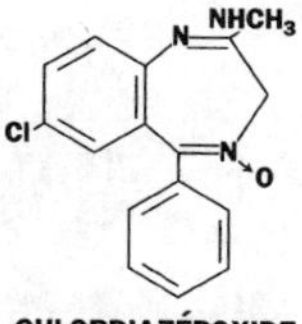
CHLORDIAZÉPOXIDE

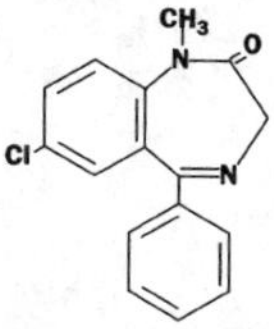
DIAZÉPAM

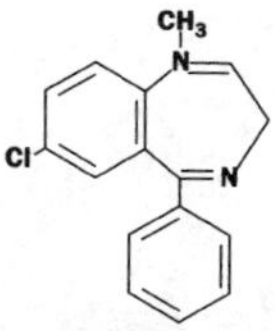
MÉDAZÉPAM

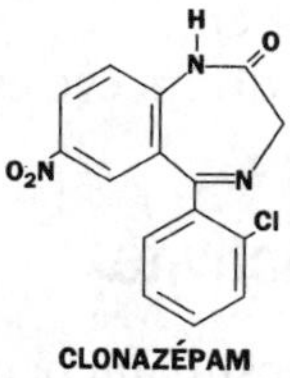
CLONAZÉPAM

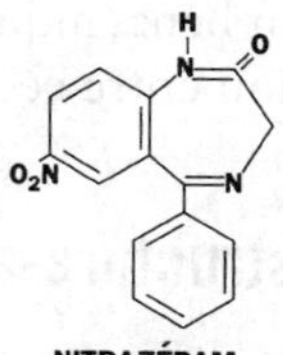
NITRAZÉPAM

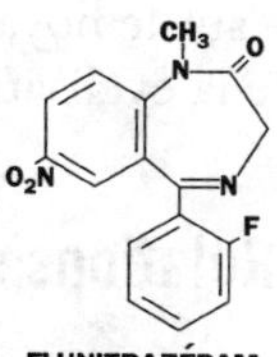
FLUNITRAZÉPAM

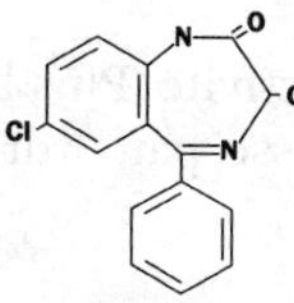
OXAZÉPAM

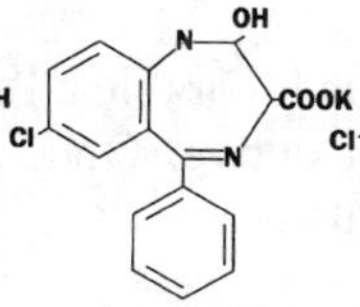
CLORAZÉPATE

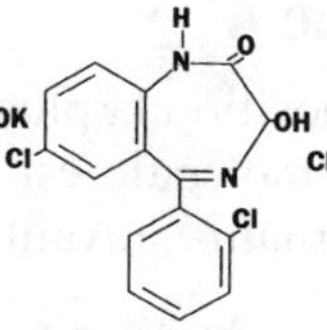
LORAZÉPAM

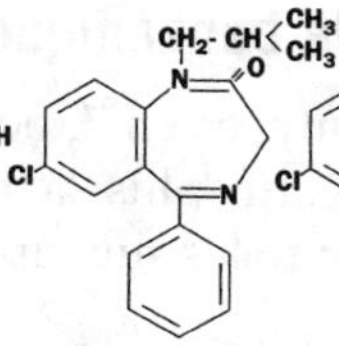
PRAZÉPAM

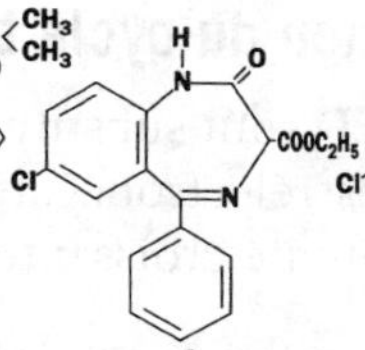
LOFLAZÉPATE

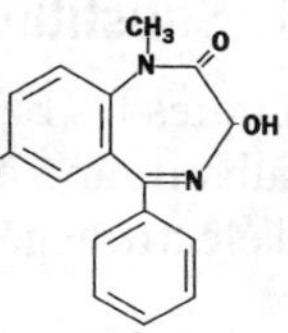
TEMAZÉPAM

Imidazo-phényl-5 benzodiazépine-1,4

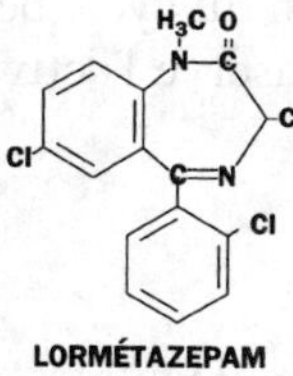
LORMÉTAZEPAM

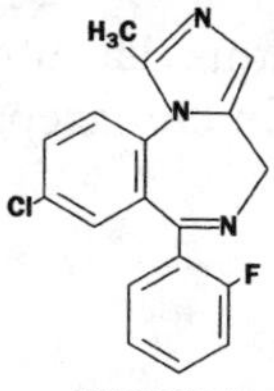
MIDAZOLAM

Triazolo-phényl-5 benzodiazépine-1,4

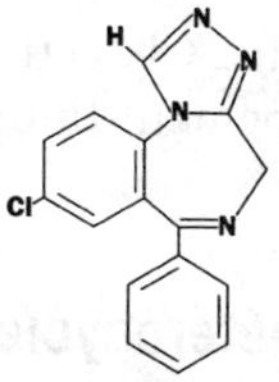
ESTAZOLAM

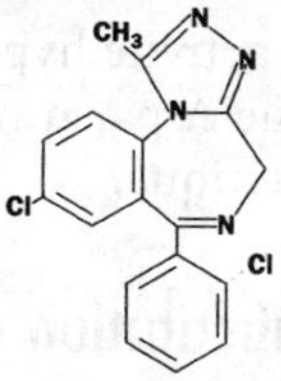
TRIAZOLAM

Cyclohexenyl-5 benzodiazépine-1,4

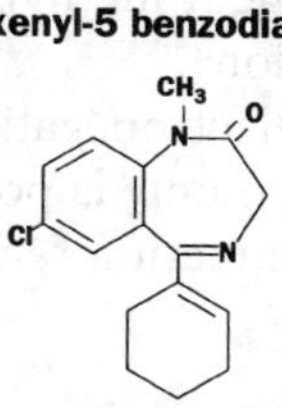
TETRAZÉPAM

Pyridyl-5 benzodiazépine-1,4

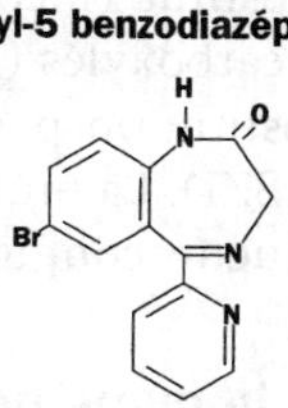
BROMAZÉPAM

PRINCIPALE THIÉNODIAZÉPINE-1,4.

Phényl-5 Thiénodiazépine-1,4

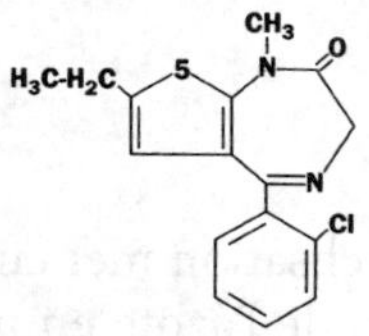
CLOTIAZÉPAM

PRINCIPALE BENZODIAZÉPINE-1,5.

Phényl-5 Benzodiazépine-1,5

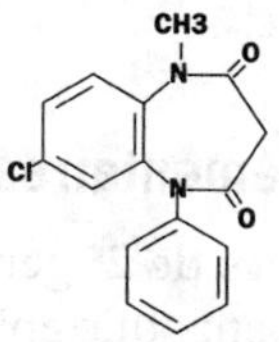
CLOBAZAM

L'activité pharmacologique des BZD dépend :

- de la substitution :
  - sur le cycle benzénique A ;
  - sur l'hétérocycle B ;
  - sur le noyau benzénique en 5 ;
- de la cyclisation entre ces divers cycles.

B. Relations structure-activité

La nature et la position du substituant peuvent conditionner l'activité de la molécule.

1. Substitution du cycle benzénique A

Toutes les BZD sont substituées en 7, position la plus favorable à l'activité. Plus le substituant est électronégatif, plus la molécule est active. On classe par ordre d'électronégativité croissante les substituants suivants :

$$CF_3 \;\; NO_2 > Br > Cl > OR > CH_3$$

$$+ \longleftarrow\!\!\!-\!\!\!-\!\!\!-\!\!\!-\!\!\!-\!\!\!-\!\!\!- \; -$$

Sens de l'électronégativité

NO_2 : activité hypnotique, Cl : activité anxiolytique. La substitution du cycle benzénique A par un groupement thiophène (cas du clotiazépam) conserve l'activité anxiolytique.

2. Substitution de l'hétérocycle B

- Position 1 : l'alkylation de l'atome d'azote accroît l'activité de la molécule.
- Position 2 : non substitué (médazéparn). Groupement méthylamino (chlordiazépoxide). Dérivés carboxylés (BZD de 1re génération).
- Position 3 : La substitution par un groupement électronégatif modifie la biotransformation des BZD. La présence d'un –OH augmente la polarité de la molécule et permet sa glucuroconjugaison d'où une élimination rénale plus rapide.

3. Substitution sur le cycle benzénique en 5

Deux cas :

- remplacement par un autre cycle : seul, le remplacement par un cycle isostère permet de conserver l'activité : cyclohexenyl (tétrazépam), pyridyl (bromazépam) ;
- substitution du cycle benzénique en ortho par un chlore (lorazépam et clonazépam), par un fluor (flunitrazéparn). La substitution en 2' (ortho) permet d'accroître l'activité de la molécule.

4. Introduction de cycles supplémentaires

Ces molécules constituent des dérivés de 2e génération. La cyclisation met en jeu l'un des 2 atomes d'azote (triazolobenzodiazépines : inclusion de l'azote en position 1, imidazolobenzodiazépines).

5. Atomes d'azote du cycle diazépine déplacés

Dérivés de 2e génération :
- 1-5 BZD : clobazam ;
- 2-3 BZD : tofisopam.

III. Principe de la synthèse

- *Préparation de la matière première* = amino-2-chloro benzophénone. Parachloroaniline + chlorure de benzoyle en présence de chlorure de zinc.
- *Synthèse du chlordiazépoxide* : action du chlorure d'acide chloracétique en présence d'hydroxylamine : obtention d'un dérivé quinazolique puis action de la méthylamine.
- *Synthèse du diazépam* : action du chlorure d'acide bromacétique en présence d'ammoniac : obtention du desméthyldiazépam par cyclisation puis une méthylation conduit au diazépam.
- *Synthèse de l'oxazépam* : l'action de peracides sur le desméthyldiazépam, puis l'action de l'acide acétique donnent un dérivé 3–acétoxylé. Une saponification de ce dérivé 3–acétoxylé conduit à l'oxazépam.

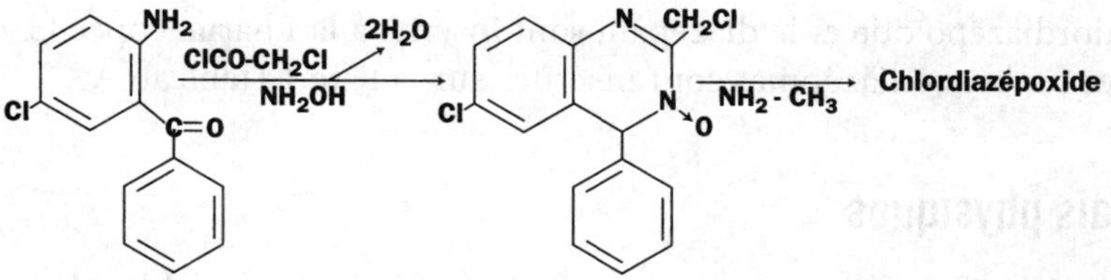

IV. Propriétés physico-chimiques

A. Propriétés physiques

- Les BZD sont des molécules basiques. Le chlordiazépoxide est une base forte.
- Solubilité : les bases sont insolubles dans l'eau, les sels se solubilisent. Les BZD sont en général solubles dans les solvants organiques (alcool, chloroforme, éther).
- Caractères organoleptiques : ce sont des poudres cristallines blanches ou jaunâtres, inodores, de saveur souvent amère.
- Elles possèdent un point de fusion caractéristique.
- Le spectre IR est caractéristique pour chaque molécule.
- Spectre UV : en solution alcoolique ou chlorhydrique, le spectre UV montre 2 maximums d'absorption (diazépam : 240 et 285 nm). Le maximum d'absorption

du noyau benzodiazépine se situe à 254 nm (utilisation en toxicologie dans la CCM : révélation UV à 254 nm).
- En CCM chaque molécule possède un Rf caractéristique (diazépam : Rf le plus haut, oxazépam : Rf le plus bas).

B. Propriétés chimiques

- L'hydrolyse acide en milieu chlorhydrique 6 M à 100 °C entraîne l'ouverture du cycle entre C2, et C3, libération de glycine et d'une amine aromatique primaire (exemples : chlordiazépoxide, nitrazépam, oxazépam, clonazépam) ou secondaire (exemples : diazépam, médazépam, prazépam, flunitrazépam) de type amino-2-chloro-5 benzophénone.
- L'amine primaire peut être caractérisée par une réaction de diazocopulation après extraction par les solvants organiques (réaction de Bratton-Marshall au chlorhydrate de naphtyl – éthylène diamine : coloration rose violacée).
- Pour le nitrazépam, réduction possible du groupement NO_2 (Zn en milieu acide ou hydrosulfite de sodium) en NH2, et diazotation.

V. Essais

- Le chlordiazépoxide et le diazépam sont inscrits à la Pharmacopée (1972).
- Toutes les benzodiazépines sont inscrites sur la liste 1 (tableau A).

A. Essais physiques

- Spectre UV : après extraction par les solvants organiques (chloroforme, éther), l'extrait est repris en milieu acide (HCl 2 N) et on étudie le spectre d'absorption dans l'UV. Les maxima et minima sont spécifiques de chaque molécule mais elles présentent toutes un maximum d'absorption vers 250 nm, caractéristique du noyau benzodiazépine.
- Spectre IR : permet leur identification.
- CCM : chaque BZD possède un Rf caractéristique.

B. Essais chimiques et dosages

- Après hydrolyse acide réaction de Bratton-Marshall.
- Dosage gravimétrique dans les spécialités pharmaceutiques après précipitation à l'état de silicotungstates.
- Grâce à leurs propriétés basiques, les BZD peuvent être dosées en milieu non aqueux par l'acide perchlorique dilué.
- Dosage par spectrophotométrie UV après extraction par les solvants organiques.
- Dosage du chlordiazépoxide et de l'oxazépam par fluorimétrie après hydrolyse douce dans des conditions bien contrôlées.

• Dosages des BZD par méthodes chromatographiques : chromatographie en phase gazeuse (CPG) et chromatographie liquide haute performance (HPLC).

VI. Propriétés pharmacologiques

La plupart des BZD sont douées chez l'homme comme chez l'animal de propriétés anxiolytiques, anticonvulsivantes, sédatives et/ou hypnotiques et myorelaxantes. Presque toutes ces molécules ont qualitativement les quatre mêmes activités fondamentales dont les intensités peuvent cependant varier entre elles, d'un produit à l'autre, principalement en fonction de leur pharmacocinétique.

A. Activité anxiolytique

Chez l'homme, les BZD sont des médicaments psychotropes utilisés dans le traitement de l'anxiété et des troubles psychosomatiques qui l'accompagnent. Elles n'ont pas d'activité à elles seules dans les états dépressifs et se différencient des neuroleptiques par leur inefficacité dans le traitement des psychoses et l'absence de manifestations extrapyramidales. L'évaluation clinique et pharmacologique de leur action est difficile.

Il faut en effet souligner les difficultés de mise en évidence des anxiolytiques chez l'animal lors d'un « screening » systématique par des méthodes classiques, les problèmes méthodologiques et théoriques de la création et de l'appréciation de l'anxiété chez l'animal, et les difficultés d'interprétation des modifications comportementales ainsi que la nécessité d'utiliser de nombreuses méthodes sophistiquées basées sur la suppression des réflexes conditionnés. Par ailleurs, il est qualitativement difficile de différencier d'un point de vue pharmacologique un tranquillisant d'un hypnotique : les anxiolytiques à doses fortes sont sédatifs et souvent hypnotiques et les hypnotiques à doses faibles sont anxiolytiques.

Pratiquement, la prévision de l'activité des anxiolytiques s'effectue à l'aide :

- d'une part, de tests reposant sur des propriétés peu spécifiques :
  - sédatives à doses élevées, décelées soit sur l'observation simple des animaux, soit sur des études de motilité ;
  - potentialisation des « dépresseurs » (en pratique des hypnotiques) ;
  - suppression de l'agressivité spontanée ou provoquée chez certains animaux, souvent à doses élevées, incapacitantes motrices.
  - Le terme de « tranquillisant », trop vague, tend à disparaître de la littérature ;
  - anticonvulsivantes sur les convulsions expérimentales induites par l'électrochoc ou par des convulsivants divers (pentétrazol, strychnine, flurothyl), propriétés des antiépileptiques ;
  - myorelaxantes révélées par l'étude du tonus musculaire, du test de la tige tournante (*rota-rod*), du test de la traction, du test de la cheminée ;
- d'autre part, de tests dits à situation anxiogène ou méthodes basées sur la notion du « comportement émotionnel » lors de conditionnements inhibiteurs. Par la longueur de leur protocole, leur reproductibilité difficile, toutes ces méthodes ne

se prêtent pas facilement à un tri avec une gamme de doses. Elles sont utilisées dans un deuxième temps lors d'études complémentaires. Elles font appel à l'antagonisme de deux motivations, l'une négative (choc électrique), l'autre positive (nourriture, boisson). Ce sont essentiellement :

– les tests dits à situation anxiogène (*open field*, escalier, labyrinthe en Y, hypophagie émotionnelle) ;
– le test des 4 plaques, test de conditionnement suppressif qui est plus facilement utilisable lors d'un screening systématique ;
– les réponses émotionnelles conditionnées basées sur l'arrêt de l'activité de l'animal au signal d'un choc imminent ;
– les situations de conflit, où l'activité récompensée est simultanément punie.

B. Activités sédative et hypnotique

L'action sédative est souvent un effet secondaire des BZD utilisées comme anxiolytiques. L'action hypnotique découle de l'anxiolyse et de l'effet sédatif. En effet, la plupart des insomnies d'endormissement sont sous-tendues par l'anxiété ; elles sont à distinguer des insomnies de milieu de nuit qui seraient plutôt le reflet d'un syndrome dépressif.

Les BZD plus spécifiquement commercialisées comme hypnotiques (nitrazépam, flunitrazépam, estazolam, triazolam) diminuent le délai d'endormissement, augmentent la durée totale du sommeil et les stades 1 et 2 du sommeil lent, alors qu'elles diminuent les stades 3 et 4 du sommeil. Elles interfèrent peu avec le sommeil paradoxal. On note une diminution de la fréquence des mouvements oculaires. Les caractéristiques du réveil varient d'une BZD à l'autre et l'effet résiduel est fonction de la durée de vie du produit et de ses métabolites actifs.

Pour obtenir un effet hypnotique, il est préférable d'employer une molécule à demi-vie courte et ne possédant pas de métabolite actif.

Après interruption du traitement, on peut observer une augmentation du sommeil paradoxal avec rêves et cauchemars pendant quelques nuits (effet rebond).

C. Activité myorelaxante

Parmi les benzodiazépines, seul le diazépam est prescrit pour son activité myorelaxante. Son effet serait lié à une activité au niveau médullaire. La posologie dans le traitement de la spasticité est de 4 à 60 mg. Le traitement du tétanos nécessite des doses plus importantes, par voie intraveineuse, en milieu spécialisé. Le tétrazépan est prescrit pour les courbatures musculaires.

D. Activité anticonvulsivante

Seules 3 benzodiazépines sont utilisées dans cette indication :

• le diazépam en soluté intraveineux ou par voie intrarectale pour le traitement d'urgence d'une crise d'épilepsie ou d'un état de mal épileptique ;
• le clonazépam (Rivotril®) n'est pratiquement pas utilisé comme anxiolytique et son usage est réservé au traitement de certaines formes rebelles d'épilepsie ;

- le clobazam (Urbanyl®) est utilisé dans le traitement de fond de certaines épilepsies en association avec un autre anticonvulsivant.

Leur efficacité peut diminuer ou disparaître après un traitement prolongé.

E. Autres propriétés

- Effet amnésiant touchant la mémoire à court terme et la fixation, utilisé en anesthésie.
- Diminution de la motilité digestive.

L'importance de chacune de ces propriétés des BZD est fonction de la dose, des propriétés pharmacocinétiques, de la présence de métabolites actifs et enfin de l'affinité pour les récepteurs spécifiques.

VII. Mécanisme d'action (*tab. 3*)

Le GABA (acide γ aminobutyrique) est l'un des principaux neuromédiateurs inhibiteurs du système nerveux central.

Le mécanisme d'action des BZD met en jeu une facilitation de la transmission inhibitrice GABAergique par interaction des sites de reconnaissance des BZD et des récepteurs au GABA. En 1977, presque simultanément, Braestrup et Squires d'une part, Möhler et Okada d'autre part, mirent en évidence, à l'aide de ligands radioactifs (3H-diazépam) des sites de fixation protéiques cérébraux saturables par les BZD. Des techniques immunocytochimiques ont démontré qu'au moins un tiers des récepteurs aux BZD était lié aux terminaisons GABAergiques. Les récepteurs aux BZD se répartissent au niveau du système nerveux central avec de grandes variations de concentration selon la région considérée. On les trouve principalement chez l'homme au niveau du système limbique, du cortex cérébral et cérébelleux, du tronc cérébral et des noyaux gris centraux.

Les BZD agissent sur le complexe GABA-A/canal chlore en modifiant la perméabilité membranaire au chlore. Le mode d'action de ces molécules est d'accroître l'affinité du GABA pour son récepteur en activant le site ω. Ceci entraîne une augmentation de la fréquence d'ouverture du canal chlorure, conduisant à une hyperpolarisation de la cellule et donc à une diminution de l'excitabilité cellulaire (*fig. 1*). La découverte de nouvelles molécules chimiquement différentes des BZD (cyclopyrolones et imidazopyridines) se fixant sur les sites GABAergiques a permis d'isoler différents sous-types de récepteurs centraux et périphériques aux BZD. On distingue actuellement trois sous-types de récepteurs dénommés : $\omega 1$, $\omega 2$, $\omega 3$ (*tab. 3*) ; il en existerait plus.

L'activité différente de ces molécules pour ces sous-types de récepteurs explique les seuils d'activité différents de leur effet hypnotique, anxiolytique, myorelaxant et anticonvulsivant.

Tableau 3. Sous types de récepteurs aux benzodiazépines

Récepteurs dits BZD	Localisation	Agonistes
ω1	Centrale	BZD Zolpidem Zopiclone
ω2	Centrale	BZD Zopiclone
ω3	Périphérique	BZD

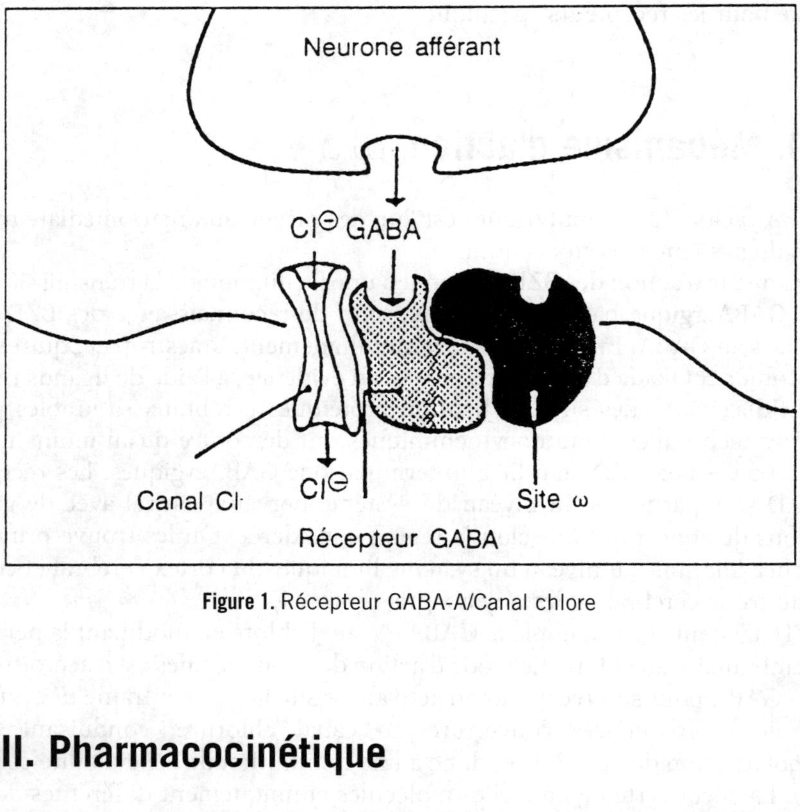

Figure 1. Récepteur GABA-A/Canal chlore

VIII. Pharmacocinétique

L'utilisation des BZD en clinique impose une bonne connaissance de leurs propriétés pharmacocinétiques qui conditionnent le plus souvent le choix d'une molécule. L'évolution du médicament dans l'organisme est la résultante globale des phénomènes de résorption, diffusion, métabolisme et élimination qui se produisent successivement ou simultanément.

A. Résorption (*tab. 4*)

Tableau 4. Vitesse de résorption des BZD administrées par voie orale

Résorption rapide (T_{max} 0,5 à 2 h)	
Alprazolam	0,9-2,4 h
Bromazépam	1-4 h
Chlorazépate dipotassique	0,75-1 h
Clotiazépam	0,5-1,5 h
Diazépam	1-1,5 h
Flunitrazépam	1-1,5 h
Loflazépate	1,5-3 h
Lorazépam	2 h
Médazépam	1-3 h
Nitrazépam	2 h
Oxazépam	1,5-2 h
Résorption lente (T_{max} > 2 h)	
Chlordiazépoxide	2
Prazépam	2
Clonazépam	3

1. Voie orale

L'absorption se fait au niveau de la partie haute du tube digestif. Elle est en général rapide et complète. Les concentrations maximales sont obtenues généralement 2 à 4 heures après l'administration. La présence d'aliments ou de substances antiacides ralentissent le transit digestif et diminuent l'absorption du médicament donc retardent leur délai d'action. La vitesse de résorption varie de plus selon la forme galénique.

2. Voie intramusculaire

L'absorption est plus lente que par voie orale. Le produit précipite et se lie aux protéines musculaires.

3. Voie rectale

L'absorption est bonne et cette méthode est utilisée lorsque l'administration intraveineuse est impossible (diazépam par sonde rectale chez l'enfant en cas de crises convulsives).

4. Voie intraveineuse

C'est la voie la plus favorable au passage rapide et massif du produit dans le SNC. Cependant, l'injection doit être lente en raison de la formation de réactions veineuses locales et de la possibilité d'effet dépresseur respiratoire.

B. Distribution – Liaison protéique

- La lipophile joue un rôle primordial dans les processus de transfert biologique tels que l'absorption par les muqueuses buccale et gastro-intestinale ou le passage à travers la barrière hématoencéphalique qui discrimine fortement les composés polaires. Elle intervient également au niveau de la fixation protéique et de la fixation importante de ces produits, au niveau des tissus, phénomène traduit par les valeurs élevées de volumes de distribution de ces molécules.
- Les BZD, molécules acides, sont très fortement liées aux protéines plasmatiques (notamment à l'albumine) dans des proportions de l'ordre de 80 % de la concentration plasmatique totale, excepté pour le clonazépam et le lorazépam dont le pourcentage est de 50 %. Les modifications de cette liaison sont liées essentiellement à des facteurs génétiques et à la concentration d'acides gras libres. L'augmentation de la concentration d'acide gras peut se produire après un repas, un infarctus, un traitement héparinique, ceci provoquant une augmentation de la fraction libre du produit dans le sang. Cette fraction libre dans le sang peut être augmentée lors d'une hypoalbuminémie. Les conséquences sur la distribution tissulaire et l'activité pharmacologique en seraient minimes car cette fraction libre est rapidement métabolisée.

C. Biotransformation (*fig. 2*)

- Le métabolisme des BZD est essentiellement hépatique hormis le cas du chlordiazépoxide dont l'hydrolyse a lieu dans l'estomac. Les principales transformations hépatiques résultent de réaction de déméthylation et/ou d'hydroxylation (oxydation microsomiale) pouvant donner naissance à des métabolites actifs. Puis, la plupart de ces métabolites subissent des réactions de glucuroconjugaison aboutissant à des dérivés inactifs, éliminés dans les urines. L'intensité et le délai d'action d'une BZD dépend donc du fonctionnement hépatique, de la vitesse à laquelle se forment les métabolites actifs ou inactifs.
- La réponse aux BZD peut être influencée par des inducteurs ou inhibiteurs enzymatiques. La cimétidine, par exemple, diminue la clairance hépatique des BZD (sauf oxazépam et lorazépam), entraînant une augmentation de la demi-vie du médicament.
- Les BZD transformées en métabolites actifs (N – déméthyl-diazépam et oxazépam) devront être évitées en cas d'insuffisance hépatique ou en association avec des inhibiteurs enzymatiques (œstrogènes, disulfiram, cimétidine).
- Les BZD transformées directement en métabolites inactifs sont l'oxazépam, le bromazépam, le lorazépam.
- Les BZD inactivées par réduction puis acétylation sont le nitrazépam, le flunitrazépam et le clonazépam.

- Les BZD inactivées par ouverture du noyau diazépine sont l'estazolam et le triazolam.

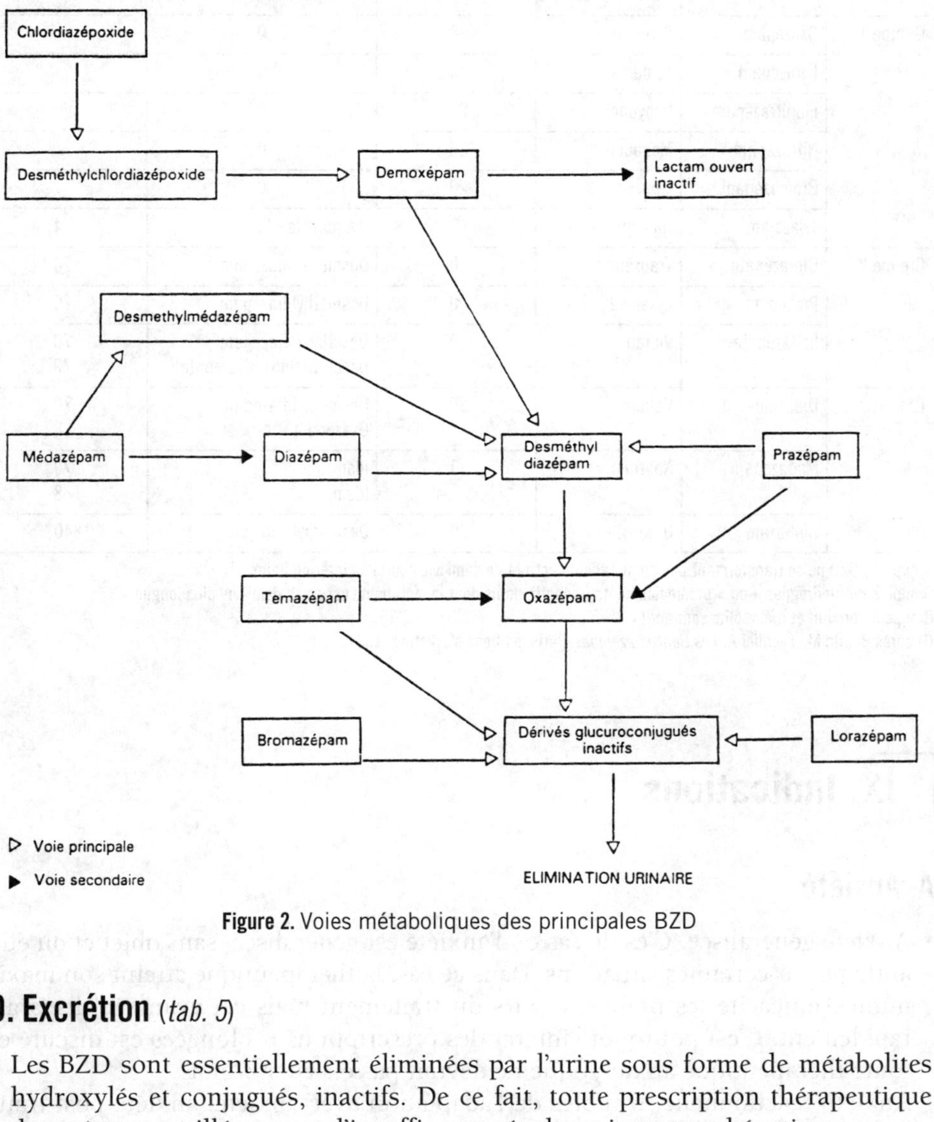

Figure 2. Voies métaboliques des principales BZD

D. Excrétion (*tab. 5*)

- Les BZD sont essentiellement éliminées par l'urine sous forme de métabolites hydroxylés et conjugués, inactifs. De ce fait, toute prescription thérapeutique devra être surveillée en cas d'insuffisance rénale mais surtout hépatique.
- La demi-vie d'élimination de chaque BZD doit être connue car elle conditionne :
  - les risques d'accumulation : plus la demi-vie d'élimination est longue, plus le risque d'accumulation est grand ;
  - le rythme des prises – chaque prise devrait être répétée toutes les demi-vies d'élimination ;
  - le délai pour l'obtention des concentrations plasmatiques à l'équilibre : ce délai correspondant à 5 fois la demi-vie d'élimination de la substance mère et du métabolite actif.

Tableau 5. Caractéristiques d'élimination de trois groupes de BZD

	DC	Spécialité	Demi-vie $T_{1/2}$ (h)	Métabolites actifs	Demi-vie des métabolites (h)
Groupe 1	Oxazépam	Seresta	8	0	
	Lorazépam	Temesta	14	0	
	Flunitrazépam	Rohypnol	21	0	
	Nitrazépam	Mogadon	25	0	
	Bromazépam	Lexomil	20	0	
	Triazolam	Halcion	3	Hydroxytriazolam	4
Groupe 2	Clorazépate	Tranxène	0	Desmethyldiazépam	70
	Prazépam	Lysanxia	0	Desmethyldiazépam	70
	Loflazépate	Victan	0	Desethyl loflazépate Descarbethoxyloflazépate	70 70
Groupe 3	Diazépam	Valium	30	Desmethyldiazépam Oxazépam	70 8
	Medazépam	Nobrium	3	Idem Idem	70 8
	Clobazam	Urbanyl	30	Desmethylclobazam	1840

Groupe 1 : BZD ne se transformant pas en métabolite actif et de demi-vie courte ou intermédiaire.
Groupe 2 : « prodrogues » ou « promédicaments » inactifs mais dont le métabolite est actif, demi-vie plus longue.
Groupe 3 : produit et métabolite sont actifs.
(D'après Bourin M., Lecalier A. *Les Benzodiazépines*. Paris, éditions Marketing, 1981).

IX. Indications

A. Anxiété

- Anxiété généralisée. C'est le cas où l'anxiété est généralisée, sans objet et où elle anticipe sur certaines situations. Dans ce cas, la thérapeutique atteint son maximum d'efficacité les premiers jours du traitement mais cet avantage disparaît rapidement. C'est pourquoi l'intérêt des prescriptions prolongées est discuté et toute thérapeutique anxiolytique ne devrait pas excéder 3 mois.
- Anxiété réactionnelle, troubles de l'adaptation avec anxiété, anxiété post-traumatique.
- Anxiété associée à une affection somatique sévère ou douloureuse.
- Crise d'angoisse.
- Traitement d'appoint de l'anxiété au cours des névroses :
  - dans ce cas, les BZD sont utilisées afin de prévenir le passage à l'acte suicidaire observé avec certains antidépresseurs non sédatifs en début de traitement, et pour diminuer les effets secondaires du type anxiété, excitation… ;
  - dans les maladies psychotiques, les BZD peuvent être associées aux neuroleptiques pour leur activité sédative et anxiolytique.

– La durée globale du traitement ne devrait pas excéder 8 à 12 semaines, y compris la période de réduction de la posologie.

B. Troubles du sommeil

Chez le sujet présentant des troubles d'endormissement on utilise de préférence une BZD à action hypnotique rapide (demi-vie courte).
Exemple :
- triazolam 0,25 mg au coucher ;
- loprazolam 1 mg au coucher.

Si le patient est de surcroît anxieux, la thérapeutique s'oriente vers une BZD à action rapide et à longue durée d'élimination (clorazépate-diazépam). L'effet anxiolytique se prolonge durant la journée.
Le traitement doit être aussi bref que possible : de quelques jours à deux semaines, y compris la période de réduction de la dose.

C. Épilepsie

- Le clonazépam *per os* est actif dans l'épilepsie de type « grand mal », mais son efficacité diminue au bout de 2 ou 3 mois, ce qui limite l'indication comme traitement au long cours.
- Le diazépam est utilisé lors d'une crise de « grand mal » par voie IV lente, en connaissant la possibilité de dépression respiratoire grave.
- L'état de mal épileptique nécessite habituellement de fortes doses de clonazépam (4 à 6 mg/24 heures) par voie parentérale en milieu spécialisé.
- Dans le traitement d'urgence des convulsions hyperpyrétiques de l'enfant : diazépam gouttes (0,5 mg/kg) ou voie rectale (canules rectales non vendues en pharmacie, à la disposition des médecins), en connaissant là aussi le risque de dépression respiratoire.

D. Anesthésie

- Midazolam (Hypnovel®) 0,15 à 0,30 mg/kg ou
- diazépam 10 mg injectable,

utilisés en induction ou potentialisation d'une anesthésie générale pour leurs effets anxiolytiques et amnésiants.

E. Prémédication avant explorations fonctionnelles

- Endoscopies, extractions dentaires, ponctions pleurales… on utilise des BZD d'action rapide à demi-vie courte ou intermédiaire, en IM ou IV ou *per os*.
- Clorazépate dipotassique (Tranxène®).
- Flunitrazépam (Narcozep®).
- Midazolam (Hypnovel®).

F. Contractures musculaires

- Au cours de sciatiques, lombalgies, contractures traumatiques… on peut s'aider de BZD, par exemple : tétrazépam :
  - en milieu hospitalier : 150 mg/jour *per os* ;
  - traitement ambulatoire : 75-100 mg/jour *per os* ;
- dans le tétanos, on utilise des doses très élevées de diazépam injectable en perfusion 200 à 500 mg/24 heures dans un service de réanimation.

G. Autres indications

Les BZD sont utilisées dans diverses affections (infarctus, hypertension…) non pas comme traitement causal de ces pathologies mais pour traiter l'anxiété associée.

X. Contre-indications

A. Absolues

- Insuffisance respiratoire sévère.
- Insuffisance hépatique sévère.
- Réactions d'hypersensibilité aux BZD.
- Syndrome d'apnée du sommeil.

B. Déconseillées

- Myasthénie.
- Insuffisance hépatique.
- Insuffisance rénale.
- Insuffisance respiratoire modérée.
- Association avec l'alcool – enfant de moins de 15 ans.
- Grossesse : la plupart des BZD traversent la barrière placentaire notamment les plus lipophiles comme le diazépam. Ce passage est très important en fin de grossesse et l'administration répétée de BZD risque d'entraîner chez le fœtus une accumulation des métabolites du produit provoquant une hypotonie, une sédation, une détresse respiratoire à la naissance. Les effets tératogènes n'ont jamais été démontrés chez l'animal, certaines études ont prouvé l'absence d'effets nocifs sur le développement du fœtus. Quelques études ont montré des malformations des fentes palatines après prise de BZD au cours du premier trimestre, mais la responsabilité des BZD n'a jamais été prouvée.
  - La prise de BZD pendant la grossesse expose à deux risques pour le nouveau-né :
  - soit un syndrome de sevrage (hyperexcitabilité, trémulation, troubles de l'alimentation, convulsion) ;
  - soit à un syndrome d'imprégnation ou syndrome du « bébé mou » (hypotonie musculaire, difficultés de succion, hypothermie, troubles respiratoires).

– Les délais d'apparition ou de régression sont fonction de la demi-vie de la BZD absorbée pendant la grossesse, de la durée du traitement et de la prise par rapport au terme.
– Après l'accouchement, les BZD passent dans le lait mais leurs doses doivent être importantes pour provoquer une sédation chez le nouveau-né.
– Il faut aussi noter que si une femme était sous traitement continu durant sa grossesse, il faut diminuer la posologie après l'accouchement car les modifications métaboliques liées à la grossesse ont provoqué une augmentation de la demi-vie des BZD (environ 70 %).

- Vieillesse : avec l'âge, l'élimination (urinaire surtout) des médicaments diminue, ce qui augmente les risques d'accumulation du produit (on utilise de préférence des molécules à demi-vie courte). La posologie est en général diminuée de moitié par rapport à celle de l'adulte.
- Toxicomanie.
- Antécédents de pharmacodépendance.

XI. Effets indésirables

En rapport avec la dose et la susceptibilité individuelle, les plus fréquemment rencontrés sont :

- la somnolence, représentant un risque pour les utilisateurs de machines et les conducteurs d'automobile ;
- l'hypotonie musculaire ;
- une baisse de la vigilance ;
- des sensations ébrieuses.

A. Syndrome de sevrage et dépendance

La prise prolongée de BZD expose le patient à un risque de dépendance physique et psychique même lors de l'utilisation de doses thérapeutiques.

À l'arrêt du traitement, il se produit souvent une reprise des symptômes préexistants (anxiété, insomnies), parfois d'intensité supérieure, c'est pourquoi l'interruption doit être progressive. Les BZD à demi-vie courte sont plus génératrices de rebond d'anxiété car le taux plasmatique chute plus rapidement en cas d'arrêt brusque.

Cliniquement, ce syndrome apparaît 1 à 5 jours après l'arrêt du traitement. Il peut aussi se traduire par des crises convulsives, des hallucinations, une dépersonnalisation, de l'anorexie, un goût métallique, une hypersensibilité au toucher et à la douleur, une intolérance au bruit, à la lumière. L'arrêt progressif ne suffit pas toujours à prévenir le syndrome de sevrage. Le traitement fait appel à la reprise de la même molécule à une dose identique avec un arrêt encore plus progressif.

Divers troubles du comportement parfois appelés syndromes paradoxaux peuvent induire un risque pour le patient ou pour autrui (à type d'irritabilité, d'agressivité, d'excitation).

B. Syndrome d'amnésie-automatisme

Il s'agit d'un effet indésirable grave mais rare.

Le tableau clinique associe :

- une amnésie de type antérograde débutant précocement après la prise du médicament (mais d'installation progressive) et durant plusieurs heures ;
- un automatisme : il s'agit d'une activité en apparence ordonnée mais s'accompagnant de troubles du comportement dus à l'effet désinhibiteur des BZD (levée des inhibitions d'agressivité, verbales, sexuelles…) ;
- une anxiété postcritique : l'amnésie liée à l'activité automatique conduit les sujets, après récupération de l'épisode, vers une recherche obsédante et anxieuse de leur comportement durant les quelques heures dont ils ont perdu le souvenir.

Cet effet est favorisé par la prise d'alcool et entraîne une modification des rythmes de sommeil.

C. Autres effets indésirables

- Baisse de la vigilance et risque d'encombrement bronchique et de chutes chez les sujets âgés, plus sensibles à ce type de médicaments ;
- incidents cutanés : *rash*, éruptions de type maculo-papuleux, prurigineux, très rares ;
- hypersalivation. Troubles de la déglutition, encombrement buccopharyngé avec stase salivaire chez les nouveau-nés encéphalopathiques (clonazépam).

Ont été rapportés (de façon exceptionnelle) :

- troubles sexuels ;
- gynécomasties ;
- hépatotoxicités ;
- arythmies ventriculaires ;
- thrombophlébites après injection IV.

XII. Précautions d'emploi

- Informer les conducteurs de machines ou d'automobiles du risque de somnolence.
- Éviter les BZD pendant le premier trimestre et le dernier mois de la grossesse.
- Éviter les doses élevées au cours du dernier trimestre de la grossesse en raison du risque d'hypotonie, d'hypothermie et de détresse respiratoire chez le nouveau-né.
- Éviter les BZD durant la lactation.
- Adapter la posologie en cas d'insuffisance rénale et hépatique : il faut réduire les doses et diminuer la fréquence des prises à l'aide de BZD qui subissent une glucuroconjugaison immédiate.
- Surveiller la fonction respiratoire chez l'insuffisant respiratoire modéré.
- Chez l'enfant, la posologie est adaptée en fonction du poids, chez le sujet âgé, elle est en général de moitié par rapport à celle de l'adulte jeune.
- Depuis 1991, la durée maximale de prescription des hypnotiques a été limitée à 4 semaines et celles des anxiolytiques à 12 semaines. Depuis février 2000, les

spécialités à base de flunitrazépam (Rohypnol®) doivent être prescrites sur une ordonnance sécurisée pour une durée limitée à 14 jours.
- Essayer toujours de prescrire la plus faible posologie et de limiter les traitements dans le temps.
- Interdire la prise d'alcool pendant le traitement.

XIII. Interactions médicamenteuses

On peut distinguer deux types d'interactions, pharmacodynamiques et pharmacocinétiques, les premières étant les plus importantes.

A. Interactions pharmacodynamiques

- Potentialisation des effets sédatifs des BZD avec :
  - les hypnotiques ;
  - les neuroleptiques ;
  - les antidépresseurs tricycliques ;
  - les antihistaminiques H 1 ;
  - les morphiniques ;
  - les antihypertenseurs (clonidine, α méthyl dopa) ;
  - l'alcool ;
  - les autres BZD ;
- Potentialisation de l'activité myorelaxante avec les dépresseurs neuromusculaires (curarisants, myorelaxants).

B. Interactions pharmacocinétiques

Elles sont liées :
- soit aux modifications du métabolisme hépatique des BZD par :
  - induction enzymatique : accélération du métabolisme entraînant une diminution de la demi-vie de la BZD. Elle a été démontrée avec la phénytoline, elle n'est que théorique mais probable avec l'alcool, le tabac (benzo 3-4 pyrène), les barbituriques, la rifampicine, la carbamazépine et le méprobamate ;
  - inhibition enzymatique : augmentation de la demi-vie de la BZD entraînant un risque de surdosage. La cimétidine diminue la clairance hépatique des BZD (sauf oxazépam et lorazépam) ;
- soit à la modification de la résorption des BZD : cas des pansements antiacides qui diminuent la résorption, à prendre à 2 h d'intervalle.

C. Autres interactions

La caféine serait susceptible d'antagoniser les effets pharmacologiques des BZD, probablement du fait d'une interaction directe au niveau de leurs récepteurs. De même, les méthylxanthines comme l'aminophylline présenteraient un antagonisme avec les effets sédatifs du diazépam.

XIV. Surveillance du traitement

La surveillance des traitements par les BZD est essentiellement symptomatique. Aucune surveillance biologique (dosages dans le sang) n'est effectuée car les BZD possèdent une marge thérapeutique large et les effets secondaires en cas de léger surdosage n'ont pas de conséquence grave.

XV. Toxicologie

A. Données générales

Les intoxications aiguës volontaires dans un but d'autolyse sont très fréquentes, du fait de la prescription importante de BZD en conditionnements multidoses.
Ces intoxications aiguës sont en général de pronostic favorable, mais il faudra toujours rechercher une intoxication polymédicamenteuse associant les BZD à d'autres psychotropes (antidépresseurs tricycliques, neuroleptiques, barbituriques…) ou à d'autres médicaments (salicylés, anti-inflammatoires…).
Sur le plan clinique, l'intoxication aiguë aux seules BZD peut se traduire, selon la dose ingérée, par un coma calme ou un simple endormissement. Une agitation peut précéder un retour à la normale. Une dépression respiratoire et une hypotension peuvent survenir en cas d'ingestion massive. L'évacuation digestive en milieu spécialisé est le geste essentiel. Le liquide gastrique, les urines et un prélèvement sanguin sont adressés au service de toxicologie pour « recherche de toxiques ». Une diurèse osmotique permet d'augmenter l'élimination.
L'enquête auprès de l'entourage et des sauveteurs (recherche de boîtes ou de comprimés sur le lieu de l'autolyse), la recherche de produits dans les vêtements du malade et les signes cliniques permettent souvent d'orienter le diagnostic.
En cas d'intoxication récente, on peut retrouver des comprimés ou des gélules pratiquement intacts dans le liquide d'évacuation digestive.
L'hôpital de Nancy dispose d'un fichier informatique comportant les caractéristiques macroscopiques précises (taille, forme galénique, couleur…) de plusieurs milliers de médicaments, ce qui peut constituer une aide au diagnostic lorsqu'un médicament est retrouvé sans son conditionnement.

B. Principe de la recherche et de la caractérisation

1. Chromatographie couche mince (CCM)

On utilise le liquide gastrique et les urines.

Le liquide gastrique filtré et les urines sont passés sur une colonne d'extraction (colonnes d'amberlite commercialisées) préalablement activée et tamponnée à l'aide d'un tampon alcalin (pH 9,50). Les molécules retenues sur la colonne sont éluées par un solvant organique (acétate d'éthyle, isopropanol). La phase organique est évaporée (rotavapor) (bain-marie à 70°), l'extrait est repris par 0,2 mL de dichlorométhane.
On effectue ensuite des dépôts du produit inconnu et des témoins sur plaque silacagel pour CCM (témoins benzodiazépines : clorazépate, nitrazépam, oxazépam, médazépam, chlordiazépoxide). La migration en cuve (solvant hexane, diéthylamine, éthanol) a lieu pendant environ un quart d'heure.
La révélation sous UV se fait à 254 nm (360 nm pour le nobrium) puis, après vaporisation d'H3 P04, on observe l'inversion de fluorescence à 366 nm. La vaporisation d'iodoplatinate permet d'observer des tâches marron sur fond beige.
Chaque molécule est caractérisée par son Rf (Rf le plus bas = 2,4 : oxazépam, Rf le plus haut = 6,5 : médazépam).

2. Immunoenzymologie (méthode EMIT)

Cette méthode est plus rapide, elle peut être appliquée au plasma, à l'urine et au liquide gastrique filtré :

- pour la recherche dans le plasma, l'anticorps utilisé est spécifique du diazépam. L'évaluation est semi-quantitative et rapportée au diazépam (résultats en croix) ;
- pour l'urine, c'est l'oxazépam, principal métabolite, qui est détecté.

3. Immunopolarisation de fluorescence (FPIA)

Cette méthode, en cours de commercialisation, permettra une recherche rapide (quelques minutes) des métabolites urinaires.

XVI. Molécules apparentées

De plus en plus la recherche s'oriente vers de nouvelles molécules ne possédant qu'une seule activité, soit hypnotique, soit anxiolytique. Ces nouvelles molécules ont une structure chimique différente de celle des BZD et sont dérivées de la famille des cyclopyrolones (zopiclone-Imovane® ou des imidazopyridines (zolpidem-Stillnox®) (*fig. 3*).

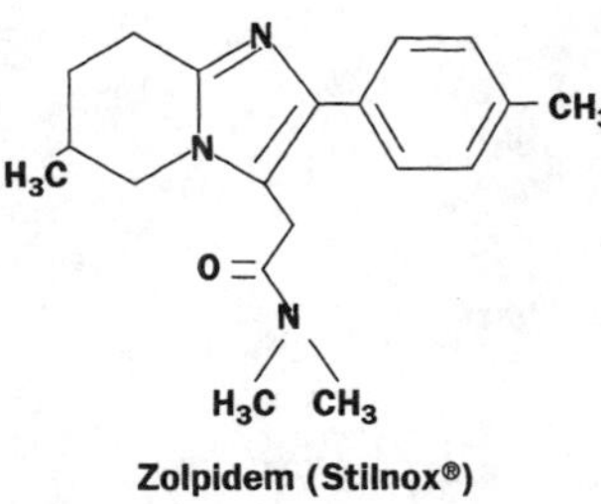

Zolpidem (Stilnox®)

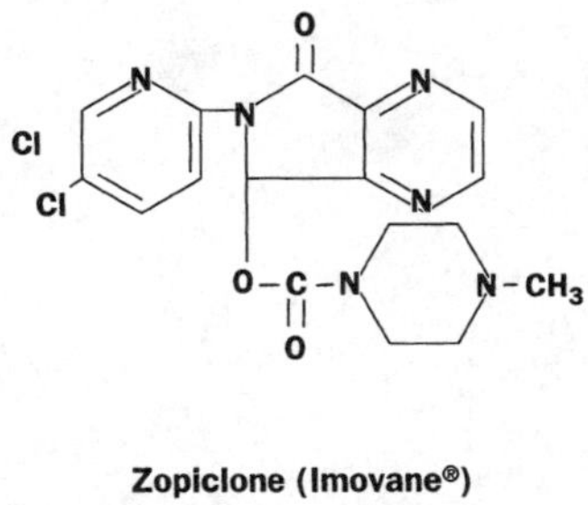

Zopiclone (Imovane®)

Figure 3. Formules développées des molécules apparentées aux BZD

A. Molécules hypnotiques

Deux molécules sont employées comme hypnotiques, le zolpidem et la zopiclone. Leurs actions myorelaxante et anticonvulsivante sont faibles et n'ont pas d'application clinique. L'effet amnésiant serait beaucoup moins important que celui observé avec certaines BZD. Ces deux molécules se fixent sur les récepteurs dits aux BZD, sur les sous-récepteurs ω1 et ω2 pour la zopiclone, ω1 plus sélectivement pour le zolpidem.
Le zolpidem a une demi-vie de 0,7 à 3,5 heures et s'élimine par voie urinaire pour 56 % et dans les fécès pour 37 %. La dose conseillée est de 10 mg en une prise vespérale. La zopiclone a une demi-vie de 5 à 6 heures, une élimination urinaire pour 80 %. La dose conseillée est de 7,5 mg en une prise vespérale.

B. Molécules anxiolytiques

Seule l'alpidem (Ananxyl®), molécule de la famille des imidazopyridines avait été commercialisée. La survenue de modification des enzymes hépatiques sous traitement a conduit à une suspension de l'autorisation de mise sur le marché, en octobre 1994.

Antalgiques non opiacés

N. CASIMIR, M. ANTIGNAC, R. FARINOTTI, Service de pharmacie, groupe hospitalier Pitié-Salpêtrière, Paris.

I. Antalgiques antipyrétiques
- **A.** Paracétamol
- **B.** Noramidopyrine

II. Antalgiques purs
- **A.** Dérivés de l'amino-4 quinoléine
- **B.** Antalgiques centraux non morphiniques : Néfopam®

III. Anti-inflammatoires non stéroïdiens
- **A.** Salicylés
- **B.** Dérivés de l'acide propionique
- **C.** Oxicams
- **D.** Inhibiteurs sélectifs de la Cox-2
- **E.** Divers

Le soulagement d'une douleur passe par une double démarche simultanée : la recherche de la cause de ce symptôme et le traitement antalgique. La douleur est définie comme « une expérience sensorielle et émotionnelle désagréable liée à une lésion tissulaire existante ou potentielle ou décrite en ces termes ».
Les antalgiques ne constituent pas une classe chimique homogène, ils sont constitués de différentes familles ayant une action pharmacologique commune : ils sont capables de diminuer ou d'abolir la sensation douloureuse sans entraîner la perte de connaissance.
Le choix d'un traitement dépend :
- *du mécanisme algogène impliqué : douleurs par excès de nociception, douleurs neurogènes, douleurs psychogènes ;*
- *de l'intensité de la douleur évaluée par le malade : faible, modérée, intense ou très intense. Les antalgiques sont classés selon leur puissance par l'Organisation mondiale de la santé (OMS) ;*
- *des contre-indications à la prescription de chacun des antalgiques.*

Les antalgiques non opiacés sont efficaces dans les douleurs dites de « nociception » pour lesquelles un stimulus douloureux est généralement identifiable.
Nous n'aborderons pas dans ce chapitre le cas des médicaments spécifiques de certains types de douleur (antimigraineux, anti-angoreux), ni le cas des médicaments co-antalgiques sans action antalgique propre mais pouvant être utiles pour traiter certains effets indirects de la douleur (tranquillisants, anxiolytiques, anticonvulsivants...).
Les antalgiques non opiacés sont indiqués dans les douleurs du palier I de l'OMS comprenant trois paliers (douleurs faibles à modérées, évaluées inférieures à 4 sur l'EVA, échelle visuelle analogique, ou l'EN, échelle numérique, cotées de 0 à 10). Toute prescription d'antalgique doit être réévaluée régulièrement, de manière systématique.
L'EVA est une simple ligne de 10 cm, horizontale ou verticale, dont les extrémités sont définies par les termes : « douleur absente » et « douleur maximale imaginable ». Le patient répond en plaçant une croix sur la ligne ou en déplaçant le curseur à un point, dont la distance avec les termes indiqués ci-dessus permet d'évaluer l'intensité de la douleur ressentie.
L'EN s'utilise en demandant au patient d'attribuer une note comprise entre « 0 : douleur absente » et « 10 : douleur maximale imaginable » pour qualifier la douleur qu'il perçoit.
Les antalgiques non opiacés sont représentés par des antalgiques périphériques (à l'exception du Néfopam) qui exercent leur activité en périphérie au niveau des tissus lésés. Leur action aboutit à l'inhibition de la synthèse des prostaglandines par inhibition des cyclooxygénases intervenant dans la cascade arachidonique. Les prostaglandines libérées à la suite d'un stimulus nociceptif avec lésion tissulaire interviennent sur la transmission du message douloureux à deux niveaux :
- *à la périphérie, où elles « sensibilisent » les récepteurs vis-à-vis des substances algogènes libérées (bradykinine, histamine) ;*
- *au niveau de la corne postérieure de la moelle où elles facilitent la transmission de l'influx nociceptif en inhibant les voies descendantes du contrôle de la douleur.*

Malgré le nombre élevé de spécialités considérées comme antalgiques, les principes actifs appartiennent principalement à quatre familles : les antalgiques antipyrétiques, les antalgiques purs, les anti-inflammatoires non stéroïdiens et les morphiniques (cette dernière classe ne sera pas traitée dans ce chapitre).

I. Antalgiques antipyrétiques

A. Paracétamol

Antalgique antipyrétique en vente libre, présent seul ou associé dans de très nombreuses spécialités (doses variées de paracétamol).

1. Structure

DC : N-acétyl-p-amino-phénol, paracétaminophénol, para-hydroxy-acétanilide ou acétaminophène (aux USA).
Paracétamol est la contraction de *para acé*tyl *am*ino phén*ol*.
Molécule du groupe des anilides, noyau de plusieurs composés à propriétés antalgiques, dont certains ont été abandonnés en raison de leur toxicité (ex. : phénacétine).

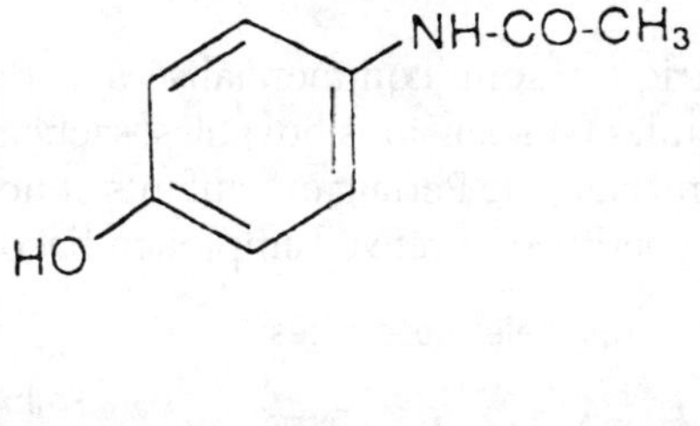

2. Mécanisme d'action

- Antalgique antipyrétique.
- Bloque de façon réversible la cyclooxygénase et empêche donc la production des prostaglandines responsables de la fièvre (effet antipyrétique central) et de la sensibilisation des nocicepteurs périphériques (effet antalgique périphérique). Cependant il n'est que faiblement anti-inflammatoire. La raison n'est pas totalement élucidée : le paracétamol ne pourrait pas inhiber la cyclooxygénase dans un milieu riche en radicaux peroxydes ce qui est le cas dans la zone inflammatoire.

3. Pharmacocinétique

a) Absorption, Distribution

■ *Forme orale*

Résorption digestive et diffusion rapide :
- C_{max} plasmatique atteinte en 30-60 min ;
- biodisponibilité PO : 100 % ;
- $T_{1/2}$ plasmatique de 2 heures environ ;
- durée d'action de 30 min à 6 heures.

■ *Forme injectable*

- Rapide délai d'action (5 à 10 min après le début de la perfusion).
- Même efficacité que PO.

b) Métabolisme

Le paracétamol est métabolisé essentiellement au niveau du foie par glycuroconjugaison et sulfoconjugaison Cette dernière voie est rapidement saturable aux posologies supérieures aux doses thérapeutiques. Une voie mineure, catalysée par le CYP450 est la formation d'un intermédiaire réactif (la N-acétyl-p-benzoquinone imine) qui, dans les conditions normales d'utilisation est rapidement détoxifié par le gluthation réduit et éliminé dans les urines, après conjugaison à la cystéine et à l'acide mercaptopurique. En revanche lors d'intoxication massive, la quantité de ce métabolite toxique est augmentée.

c) Élimination

Élimination rénale rapide : 90 % sont éliminés sous forme conjuguée inactive dans les 24 h.

4. Spécialités

Des spécialités pédiatriques sont commercialisées à des dosages adaptés (80 à 300 mg), sous forme orales (suspensions buvables, sachets, lyocs) et rectales (suppositoires). Pour la voie injectable le Perfalgan® enfants et nourrissons est présenté sous forme de solution pour perfusion prête à l'emploi en flacon de 500 mg dans 50 mL.

Tableau 1. Paracétamol – principales spécialités

Nom de spécialité	Forme	Dosage (mg)
ADULTE		
Formes orales		
Doliprane	Cp et cp effervescent	500 et 1 000
Dolko	Cp effervescent	500 et 1 000
Paracétamol	Gélules, sachets	500 et 1 000
Dafalgan	Gélules cp	500 et 1 000
Géluprane	Gélules	500
Paralyoc	Cp lyoc	500
Efferalgan	Cp, cp effervescent	500 et 1 000
Claradol	Cp effervescent	500
Expandol	Cp	500
Formes rectales		
Doliprane	Suppositoires	1 000
Dafalgan	Suppositoires	600
Formes injectables		
Perfalgan adultes	Solution pour perfusion, prête à l'emploi, flacon en verre de 100 mL	1 000 mg/100 mL

5. Indications

- Traitement symptomatique des affections douloureuses et/ou fébriles (en première intention) : algies articulaires, céphalées, états fébriles de toutes origines.
- Traitement de première intention des douleurs modérées évaluées de 0 à 3 par EVA ou EN.
- Usage étendu en pédiatrie.
- Préféré à l'aspirine chez les sujets à muqueuse gastrique sensible, ou prédisposés aux hémorragies.
- Fréquemment associé à d'autres antalgiques (dextropropoxyphène, codéine, morphine) à mécanisme d'action différent (opiacés).
- Le paracétamol injectable est utilisé quand la voie orale est impossible, dans les situations d'urgence et en per et postopératoire. Il est recommandé d'avoir recours à un traitement antalgique adapté PO dès que la voie d'administration est possible.

6. Contre-indications

- Insuffisance hépato-cellulaire.
- Hypersensibilité connue au paracétamol (exceptionnelle).

7. Posologies et modes d'administration

- Voie orale :
  - par prise : 0,5 g à 1 g (adultes) ; 15 mg/kg (enfants) ;
  - par 24 h : 4 g (adultes) en 4 prises espacées de 4 h minimum ; 60 mg/kg (enfant) en 4 prises espacées de 6 h.
- Voie IV :
  - prêt à perfuser, perfusion IV de 15 min jusqu'à 4 fois par jour ;
  - respecter un intervalle d'au moins 4 h entre 2 administrations.

8. Précautions d'emploi

- Une demi-dose et espacer les prises de 8 h en cas d'insuffisance rénale sévère (clairance de la créatinine inférieure à 10 mL/min).
- Grossesse et allaitement : utilisation possible aux doses usuelles.
- Perfalgan® injectable : comme pour toute présentation injectable en flacon de verre, il est rappelé qu'une surveillance étroite est nécessaire tout au long de la perfusion. Plus particulièrement lors d'une perfusion sur une voie centrale, cette surveillance doit être accrue en fin de perfusion pour éviter tout risque d'embolie gazeuse.

9. Effets indésirables

Réactions cutanées allergiques très rares, thrombopénies allergiques exceptionnelles.

10. Toxicité, surdosage

- Un surdosage (à partir de 10 g en une seule prise chez l'adulte et de 150 mg/kg en une seule prise chez l'enfant) provoque une cytolyse hépatique susceptible d'aboutir à une nécrose complète et irréversible se traduisant par une insuffisance hépato-cellulaire, une acidose métabolique, une encéphalopathie pouvant aller jusqu'au coma et à la mort. Cette nécrose hépatique est consécutive à la dénaturation des protéines cellulaires par la N-acétyl-p-benzoquinone imine.

- Le risque est accru en cas d'accumulation (surdosage, insuffisance rénale).
- En dehors des cas de surdosage, même aux doses thérapeutiques, le paracétamol peut être hépatotoxique essentiellement en cas de dénutrition, hépatopathie préexistante, alcoolisme chronique ou insuffisance rénale.
- L'intoxication se manifeste essentiellement par des signes associés à une importante cytolyse hépatique : nausées, vomissements, douleurs abdominales, augmentation des transaminases, de la bilirubine et des LDH, diminution du taux de prothrombine dans les 12 à 24 h suivant l'ingestion.
- Le traitement des intoxications aiguës se compose de :
  - lavage gastrique (< 3 h postingestion) ;
  - administration de charbon activé Carbomix® : diminue de 50 à 80 % la biodisponibilité du paracétamol mais neutralise la N-acétyl cystéine PO ;
  - administration la plus précoce possible (très efficace dans les 8 premières heures après l'intoxication) de l'antidote IV ou PO : la N-acétyl cystéine, Fluimucil®, afin de régénérer le glutathion réduit qui permet la réduction du métabolite toxique.
- Les modalités d'administration sont les suivantes :
  - PO : si pas de charbon activé administré (dose de charge 140 mg/kg, dose d'entretien 70 mg/kg toutes les 4 h pendant 72 h) ;
  - IV : si charbon activé administré ou nausées, vomissements ou troubles de la conscience (dose de charge 150 mg/kg perfusés en 15 min puis dose d'entretien 50 mg/kg perfusés en 4 h, enfin 100 mg/kg perfusés en 16 h). L'administration IV peut être à l'origine de réactions anaphylactoïdes ; elle ne doit être réalisée que si la voie PO est impossible ;
  - poursuite du traitement au-delà de 24 h si la paracétamolémie reste détectable

11. Interactions médicamenteuses

Une attention particulière doit être exercée en cas de prise concomitante d'inducteurs enzymatiques.

B. Noramidopyrine

1. Structure

La noramidopyrine est utilisée sous la forme de noramidopyrine-sulfonate de sodium (DC : métamizole sodique). Elle appartient aux dérivés de la pyrazolone.

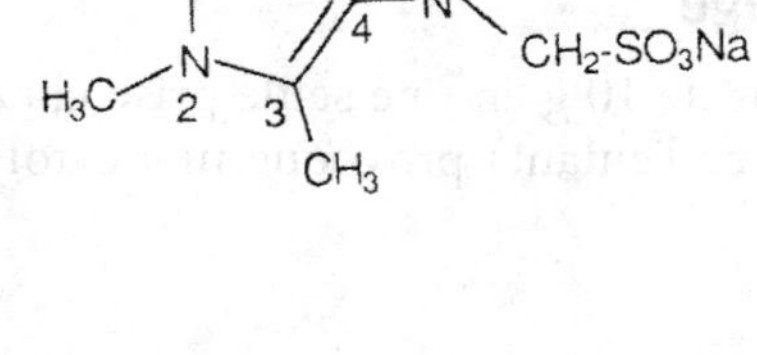

2. Mécanisme d'action

- Antalgique antipyrétique.
- Effet antalgique supérieur au paracétamol ou à l'aspirine.
- Inhibition sélective de la synthèse des prostaglandines.
- Antagoniste de la bradykinine.

3. Pharmacocinétique

- Résorption digestive complète.
- Diffusion rapide jusqu'au système nerveux central (SNC) :
  - C_{max} atteinte en 60-90 min ;
  - $T_{1/2}$ plasmatique de 7 à 10 h, d'où une action prolongée.
- Métabolisation hépatique importante par N-déméthylation puis acétylation.
- Élimination rénale sous forme de métabolites.

4. Spécialités

- Formes orales : Novalgine® (cp à 500 mg).
- En association :
  - avec un antispasmodique musculotrope (camylofine) dans Avafortan® (cp, suppositoire) ;
  - avec paracétamol et codéine dans Salgydal® suppositoires 500 mg et cp 250 mg.

5. Indications

Les indications sont restrictives en raison de sa toxicité hématologique imprévisible : réserver aux douleurs aiguës, intenses, rebelles aux autres antalgiques (notamment dans les coliques néphrétiques ou hépatiques, les algies néoplasiques) et spasmes douloureux (en association avec un spasmolytique) quand toutes les autres solutions ont été épuisées.

6. Contre-indications

- Antécédents d'agranulocytose quelle qu'en soit l'étiologie.
- Allergie ou intolérance à la noramidopyrine, à l'aspirine, à la codéine.
- Enfants de moins de 15 ans, déficit en G6PD.
- Tenir compte des contre-indications des anticholinergiques pour les spécialités en contenant.

7. Posologie et mode d'administration

Forme orale : 0,5 à 1,5 g/24 h.

8. Précautions d'emploi

- L'apparition de fièvre, angine ou ulcérations buccales impose l'arrêt immédiat du traitement et le contrôle de la formule sanguine.

- La voie intraveineuse lente doit rester exceptionnelle.
- Coloration rouge/rose des urines.
- Utilisation déconseillée pendant la grossesse et l'allaitement.

9. Effets indésirables

- Risque d'agranulocytose immunoallergique imprévisible, non liée à la dose ou à une administration antérieure, très rare mais très grave (mortelle dans 10 % des cas).
- Autres réactions allergiques : éruptions cutanées, possibilité de choc anaphylactique notamment après administration IV.
- Effets atropiniques dose-dépendants avec les antispasmodiques anticholinergiques associés.

10. Interactions médicamenteuses

- Majoration des effets atropiniques lors d'association avec d'autres traitements anticholinergiques (pour les formes associées aux spasmolytiques).
- Incompatibilité physico-chimique avec le Spasfon® (phosphoglucinol).

II. Antalgiques purs

A. Dérivés de l'amino-4 quinoléine

Le seul dérivé encore commercialisé est la Floctafénine®, les autres ayant été retirés du marché en raison d'accidents allergiques.

1. Structure

Structure anthranilique, estérifiée par le glycérol, jointe à une structure quinoléique, substituée par un radical trifluorométhyle.

2. Mécanisme d'action

Antalgique périphérique pur.

3. Pharmacocinétique

- Résorption digestive rapide mais variable selon les sujets (action en 15-30 min, maximale en 1 h, persistant pendant 5 à 8 h), hydrolysée en acide floctafénique actif.
- $T_{1/2}$: 3 h.
- Élimination rapide par voie biliaire et urinaire.

4. Spécialités

Idarac® cp à 200 mg.

5. Indications

Elle peut induire des symptômes allergiques, dont des chocs, et n'est donc presque plus utilisée dans le traitement symptomatique des douleurs légères à modérées.

6. Contre-indications

- Allergie à un dérivé de l'amino-4 quinoléine.
- Association aux bétabloquants (aggravation des réactions anaphylactiques).
- Insuffisance cardiaque sévère et cardiopathies ischémiques.

7. Posologie

1cp/prise à renouveler en cas de besoin sans dépasser 4 cp par jour.

B. Antalgiques centraux non morphiniques : Néfopam®

1. Structure

Le Néfopam® est le seul dérivé des benzoxacines, il s'agit du chlorhydrate de (±) 5-méthyl 1-phényl-3,4, 5,6 – tétrahydro – 1 h-2,5-benzoxacine.

2. Mécanisme d'action

- Antalgique central non morphinique.
- Inhibiteur de la recapture des monoamines (sérotonine, dopamine, noradrénaline), d'où l'action sur la voie inhibitrice descendante de la douleur.
- Pas d'effets inhibiteurs sur les récepteurs aux opiacés.
- Faible activité anticholinergique.

3. Pharmacocinétique

- Après administration par voie IM
  - pic plasmatique entre 0,5 et 1 h ;
  - $T_{1/2}$ plasmatique : 5 h.
- Après administration par voie IV

$T_{1/2}$ plasmatique : 4 h.

- Métabolisme hépatique important et élimination urinaire (90 %), moins de 5 % de la dose est éliminée sous forme inchangée.

4. Spécialités

Acupan® : amp à 20 mg.

5. Indications

Traitement symptomatique des affections douloureuses (par exemple douleurs postopératoires, car permet l'administration de moindre quantité d'opiacés…).

6. Contre-indications

- Convulsions.
- Risques de glaucome par fermeture de l'angle et de rétention urinaire par rétention urétro-prostatique.

7. Posologie et mode d'administration

20 mg par injection, sans dépasser 120 mg/24 h (plateau de l'effet antalgique à partir duquel toute augmentation de dose est inutile) :
- voie IM : injection répétée toutes les 6 h ;
- voie IV : IV lente, injection répétée toutes les 4 h.

8. Précautions d'emploi

- Utiliser avec prudence chez l'insuffisant rénal ou hépatique.
- Grossesse et allaitement : utilisation déconseillée.
- Administrer chez un sujet couché.

9. Effets indésirables

- Injection IM douloureuse.
- Sueurs, somnolence, nausées.
- Effets atropiniques : bouche sèche, tachycardie, rétention d'urine, confusions, hallucinations, convulsions, vertiges…
- Pas d'effets toxicomanogènes ou d'effets dépresseurs respiratoires.

10. Interactions médicamenteuses

Addition des effets si prise conjointe d'atropiniques.

III. Anti-inflammatoires non stéroïdiens

Les anti-inflammatoires non stéroïdiens (AINS) sont une classe regroupant des produits de structure différente qui ont en commun :
- des propriétés pharmacologiques :
  - anti-inflammatoires ;
  - antalgiques ;
  - antipyrétiques ;
  - anti-agrégantes plaquettaires (sauf pour les AINS sélectifs de la cyclooxygénase 2) ;
- un mécanisme d'action similaire : inhibition de la voie de la cyclooxygénase du catabolisme de l'acide arachidonique ;
- des effets indésirables communs :
  - digestifs :
  - fréquence importante (10 à 40 %) pouvant entraîner l'arrêt du traitement ;

– troubles fonctionnels (gastralgies, nausées…), réactivation d'un ulcère ancien ou apparition précoce d'un ulcère *de novo* ;
– lésions gastriques (notamment dans les traitements prolongés) dues à une inhibition des prostaglandines E à rôle protecteur de la paroi gastrique ;
– risque de potentialisation des effets ulcérogènes lors d'associations d'AINS (associations déconseillées) ;
– cutanés : éruption, prurit, urticaire, érythème ;
– hématologiques plus rares par inhibition de l'activité plaquettaire (irréversible pour l'aspirine seulement) et possibilité d'accidents immuno-allergiques graves portant sur une ou plusieurs lignées ;
– rénaux : risque d'insuffisance rénale aiguë ou oligo-anurie régressant à l'arrêt du traitement ; surtout si terrain à risque (sujet âgé, atteinte rénale préexistante, insuffisance cardiaque, déshydratation…).

(Les propriétés et les effets indésirables communs ne seront pas repris pour chaque médicament, il convient d'en tenir compte pour tous les AINS présentés dans ce chapitre).

Des contre-indications résultent de ces effets : hypersensibilité connue, ulcère gastro-duodénal, insuffisance rénale sévère et lésions susceptibles de saigner.

La prise d'AINS est déconseillée au 3e trimestre de la grossesse où ils exposent le fœtus à des troubles parfois mortels (hypertension artérielle pulmonaire, insuffisance rénale, fermeture prématurée du canal artériel, risque hémorragique).

Peu d'AINS possèdent une indication d'antalgique chez l'enfant, on peut citer :
• l'aspirine ;
• l'Ibuprofène® (douleur et fièvre chez l'enfant de 6 mois à 15 ans) ;
• l'acide niflumique (douleur dans les pathologies de la sphère ORL).

Seront principalement abordés dans ce chapitre les AINS possédant une indication comme agents antalgiques.

A. Salicylés

Ensemble formé par l'acide salicylique ou acide o-hydroxy-benzoïque et ses dérivés, dont le chef de file est l'acide acétylsalicylique ou aspirine (nom déposé, tombé en France dans le domaine public).

1. Acide acétylsalicylique

a) Structure

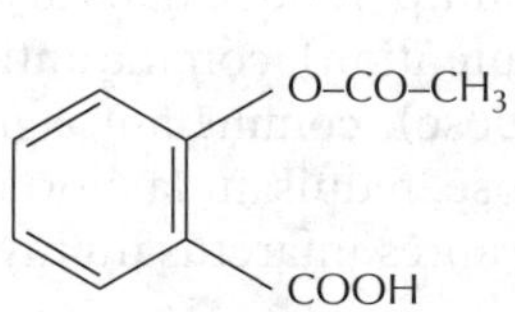

b) Pharmacologie

• *À faible dose* (100 mg) : anti-agrégant plaquettaire par inhibition sélective de la synthèse de thromboxane A2 (TXA2) par la thromboxane synthétase. L'effet

anti-agrégant est irréversible et se prolonge durant la vie des plaquettes (environ 8 jours).
- *À dose modérée* (0,5 à 2 g) : double action relativement fugace :
  - antalgique par action sur les voies périphériques de la douleur ;
  - antipyrétique par une action centrale antagoniste de prostaglandines.
- *À dose élevée* (> 3 g) : action anti-inflammatoire plus durable.

NB : Des propriétés secondaires existent comme l'*action uricosurique* à dose élevée (> 4 g/j) due à une inhibition de la résorption d'acide urique.

À faible dose (≤ 2 g) l'aspirine est *hyperuricémiante* (inhibition de la sécrétion tubulaire rénale de l'acide urique).

c) Pharmacocinétique

- Absorption : l'acide acétylsalicylique (AAC) est rapidement et presque complètement absorbé par voie orale. Les pics plasmatiques sont atteints en 15 à 40 min.
- La biodisponibilité de l'AAC est variable selon les doses administrées : 60 % pour les doses inférieures à 500 mg et 90 % pour les doses supérieures à 1 g en raison de la saturation hépatique. L'AAS subit une hydrolyse rapide donnant l'acide salicylique (AS), métabolite également actif.
- Distribution : l'AAS et l'AS diffusent rapidement dans tous les tissus.
- $T_{1/2}$ de l'acide salicylique est de 2-3 h.
- L'AS est en grande partie lié aux protéines du plasma (90 %).
- Métabolisme hépatique important, élimination rénale sous forme d'acide salicylique et de conjugué glucuronide ainsi que sous forme d'acide salicylurique et d'acide gentésique.

d) Spécialités

De nombreuses spécialités sont commercialisées sous forme orale (cp, cp effervescents, sachet…) pour adulte et enfant. La mauvaise tolérance gastrique de l'aspirine a conduit à l'élaboration de nombreuses formes : des formes effervescentes, tamponnées, entérosolubles et en poudre soluble sous forme d'acétylsalicylate de lysine. Cette dernière forme existe pour la voie injectable à 500 et 1 000 mg (par voie IM ou IV lente).

e) Indications

L'aspirine est indiquée comme antalgique contre des algies modérées de toute nature.

Elle est aussi indiquée comme antipyrétique dans le traitement symptomatique des affections fébriles (deuxième intention), comme anti-inflammatoire dans les affections rhumatismales (à forte dose), comme anti-agrégant plaquettaire ayant une efficacité démontrée à faible dose, réduisant la mortalité en cas d'angor instable, le risque de décès ou de récidive après infarctus du myocarde.

f) Contre-indications

- Allergie à l'aspirine et aux salicylés, maladies ulcéreuses gastro-duodénales.
- Maladies hémorragiques constitutionnelles ou acquises, risques hémorragiques.
- Viroses (dont la varicelle, risque de syndrome de Reye).

- Grossesse au 3e trimestre.
- Association aux antivitamines K (si l'aspirine est utilisée à fortes doses) ou au méthotrexate (dose > 15 mg/semaine).
- Insuffisance rénale sévère, insuffisance hépatique sévère, insuffisance cardiaque non contrôlée.

g) Posologie et mode d'administration

- Adulte :
  - 2 g par prise sans dépasser 6 g/24 h en 3 à 4 prises orales ;
  - 1 g par injection sans dépasser 4 g/24 h en 4 injections.
- Enfant :
  - par voie orale en 4 prises espacées de 6 h ;
    - 80 mg/kg/24 h de 0 à 30 mois ;
    - 100 mg/kg/24 h de 30 mois à 15 ans ;
  - forme injectable : 8 mg/kg et par injection, 6 fois par 24 h.

h) Précautions d'emploi

La prudence est recommandée chez l'enfant de moins de 10 ans.

i) Effets indésirables

- Les effets indésirables sont communs aux autres AINS.
- Des syndromes hémorragiques peuvent survenir avec allongement du temps de saignement persistant 4 à 8 jours après l'arrêt du traitement.
- Très rares : syndrome de Reye (encéphalopathie aiguë chez le jeune enfant atteint de virose).

j) Toxicité, surdosage

- Sévère chez l'enfant.
- Les bourdonnements d'oreille sont un signal critique de surdosage.
- Hyperpnée et alcalose gazeuse, nausées, vomissements avec risque d'acidose métabolique, coma et convulsions imposant un lavage gastrique, une assistance respiratoire et la correction des troubles hydro-électrolytiques avant la diurèse alcalinisante (facilitant l'élimination urinaire).

k) Interactions médicamenteuses

- Potentialisation de médicaments liés aux protéines plasmatiques et déplacés par l'acide salicylique (AVK, méthotrexate).
- Potentialisation des anti-agrégants plaquettaires à la phase initiale de la coagulation.
- Potentialisation des effets ulcérogènes d'autres AINS.

2. Diflunisal

Acide 4- (2,4-difluoro-phényl) salicylique.

Ce dérivé lipophile à action prolongée possède une meilleure tolérance gastrique que l'aspirine et un effet anti-agrégant plaquettaire nul ou discret.

a) Pharmacocinétique

- Résorption digestive totale et rapide (action en 1 à 2 h pendant 10 à 12 h).
- Très forte fixation protéique (99 %).
- Élimination urinaire des métabolites glycuro-conjugués.

b) Spécialités

Dolobis® (cp à 250 mg).

c) Indications

Traitement symptomatique des douleurs (en particulier des douleurs inflammatoires), peu utilisé.

d) Contre-indications

- Insuffisance rénale sévère.
- Contre-indiqué chez l'enfant.
- Indométacine (risque d'hémorragie digestive fatale).

e) Posologie et mode d'administration

500 à 1 000 mg/jour en 2 prises quotidiennes (dose max : 1 000 mg/j).

f) Précautions d'emploi

Réduire la posologie en cas d'insuffisance rénale modérée.

g) Interactions médicamenteuses

- Indométacine (risque d'hémorragie digestive fatale).
- Potentialisation de médicaments liés aux protéines plasmatiques et déplacés par l'acide salicylique (AVK, méthotrexate).

B. Dérivés de l'acide propionique

Ces dérivés appartiennent au groupe des acides arylcarboxyliques (Ibuprofène®, Fénoprofène®, Kétoprofène®, Naproxène®, Diclofénac®, Etodolac®, Nabumétone®, Flurbiprofène®, Alminoprofène®, Fenbufène®, acide Tiaprofénique®) ou des fénamates (acide méfénamique®).
Commercialisés à faible dose pour leur effet antalgique et antipyrétique, leur effet anti-inflammatoire n'apparaît qu'à des doses élevées (> 1 200 mg/jr pour l'Ibuprofène® et > 150 mg/jr pour le Kétoprofène®).

1. Pharmacocinétique

- Résorption digestive rapide (action pendant 6 à 8 h *per os*).
- Fixation aux protéines plasmatiques élevées (99 %).
- Métabolisation hépatique et élimination urinaire.

2. Spécialités

Tableau 2. Dérivé de l'acide propionique – principales spécialités

DC	Spécialités
Ibuprofène	Ibuprofène, Upfen, Expenfen, Gelufene, Spedifen, Antarene, Advil, Nureflex, Nurofen, Anadvil
Kétoprofène	Toprec, Profenid, Ketum, Biprofenid
Naproxène	Aleve
Fénoprofène	Nalgésic
Diclofénac	Voltarène, Flector, Voldal, Xenid
Etodolac	Lodine et lodine LP cp
Nabumétone	Nabucox
Flurbiprofène	Cébutid, Antadys
Alminoprofène	Minalfène
Fenbufène	Cinopal
Acide tiaprofénique	Surgam
Acide méfénamique	Ponstyl

3. Indications

- Traitement symptomatique des affections douloureuses.
- Traitement au long cours de certaines arthroses douloureuses et invalidantes (pour le Diclofénac®).
- Douleurs postopératoires ou d'origine néoplasique (Kétoprofène®).

4. Contre-indications

- Hypersensibilité.
- Ulcère gastro-duodénal.
- Insuffisance hépato-cellulaire ou rénale sévère.
- Lupus érythémateux disséminé.

5. Précautions d'emploi

Arrêt immédiat en cas de réactions allergiques.

6. Effets indésirables

Outre les effets indésirables des AINS, des réactions allergiques graves peuvent survenir.

7. Interactions médicamenteuses

Outre les interactions communes avec les autres AINS, des associations sont à surveiller : antihypertenseurs, corticoïdes, digoxine (pour l'Ibuprofène®), l'interféron alpha.

C. Oxicams

Les principaux représentants du groupe des oxicams sont présentés dans le *tableau 3.*

Tableau 3. Oxicams – principales spécialités

DC	Spécialités
Piroxicam	Feldène, Brexin, Cycladol
Ténoxicam	Tilcotil
Meloxicam	Mobic

1. Pharmacocinétique

- Résorption digestive rapide.
- Forte liaison aux protéines plasmatiques (> 99 %).
- Longue demi-vie (50 h pour le piroxicam et 72 h pour le ténoxicam) autorisant une prise quotidienne unique.
- Métabolisation hépatique et élimination par voie urinaire et fécale.
- Le délai d'action est de :
  - 30-60 min pour la voie IM ;
  - 60-90 min pour la voie rectale ;
  - 90 min pour la voie orale.

2. Indications

Ces médicaments sont notamment indiqués dans le traitement symptomatique des arthroses douloureuses et invalidantes, dans les lombalgies…

D. Inhibiteurs sélectifs de la Cox-2

AINS inhibant sélectivement la cyclooxygénase 2 aux doses indiquées avec des effets antalgique, anti-inflammatoire, antipyrétique et une tolérance digestive comparable à ceux des AINS non sélectifs aux posologies usuelles mais sans effet anti-agrégant plaquettaire.

1. Pharmacocinétique

- Pic plasmatique en 2 à 4 h.
- Liaison aux protéines plasmatiques d'environ 97 %.
- Métabolisation hépatique en dérivés inactifs.
- Élimination essentiellement par voie urinaire.

2. Spécialités

- Celecoxib (Celebrex®), gélule à 100 et 200 mg.
- Parécoxib (Dynastat®), flacon injectable de 20 et 40 mg voie IV ou IM.

3. Indications et posologies

a) Celecoxib (Celebrex®)

Traitement symptomatique des douleurs de l'arthrose et de la polyarthrite rhumatoïde, 200 à 400 mg par jour, maximum 200 mg par jour si insuffisance hépatique légère (score de Child Pugh compris entre 5 et 6).
À noter que l'augmentation de la fréquence des infarctus du myocarde et des accidents vasculaires cérébraux a conduit au retrait mondial en 2004 du rofecoxib Vioxx®.

b) Parecoxib (Dynastat®)

- Traitement à court terme des douleurs postopératoires sauf après pontage coronarien (contre-indication), maximum 80 mg par jour (IM ou IV).
- Médicament retiré du marché en Suisse en mai 2005, l'Agence du médicament estimant qu'on ne pouvait exclure que les risques du parecoxib soient similaires à ceux de son métabolite le valdécoxib (ex. Bextra®) celui-ci avait été retiré du marché aux USA et en Europe en avril 2005, en raison d'un rapport bénéfice/risque défavorable (effets indésirables sévères notamment syndrome de Lyell et données insuffisantes sur le risque cardiovasculaire à long terme).
- Demie dose si poids < 50 kg et si insuffisance rénale modérée (score de Child Pugh compris entre 7 et 9)

4. Contre-indications

- Insuffisance hépatique sévère.
- Insuffisance rénale avec clairance créatinine < 30 mL/min.
- Insuffisance cardiaque congestive.
- Cardiopathie ischémique avérée et/ou antécédents d'accident vasculaire cérébral (y compris accident ischémique transitoire).

E. Divers

1. Nimésulide

Cet AINS possède un groupement fonctionnel sulfonanilide, dont les effets antalgique, anti-inflammatoire et anti-agrégant plaquettaire sont liés à l'inhibition de la cyclooxygénase (Cox-1 et Cox-2) et préférentiellement la Cox-2 d'où une meilleure tolérance digestive et un effet anti-agrégant plaquettaire diminué.
Commercialisé sous forme orale (Nexen®, cp, sachet), il est indiqué dans le traitement symptomatique de l'arthrose douloureuse, des douleurs aiguës et des dysménorrhées primaires.

2. Anthraniliques : acide niflumique

Cet anti-inflammatoire appartenant au groupe des anthraniliques est commercialisé sous forme orale (Nifluril®, gélules) et rectale (Nifluril®, suppositoires à 700 mg pour adulte et 400 mg pour enfant âgé de plus de 6 mois). Il est indiqué dans le traitement symptomatique au long cours des rhumatismes inflammatoires chroniques notamment de la polyarthrite rhumatoïde, de l'arthrose douloureuse et invalidante ;

dans le traitement symptomatique de courte durée des poussées aiguës d'arthrose, tendinites, bursites et en traitement adjuvant des manifestations inflammatoires en ORL et en stomatologie.

3. Indoliques : indométacine

AINS du groupe des dérivés indoliques, il est commercialisé sous forme orale (Indocid® gélule, Chrono-indocid® forme LP) et sous forme rectale (Indocid® suppositoire). Son association au diflunisal est contre-indiquée (risque d'hémorragie digestive) et il est indiqué dans le traitement symptomatique au long cours d'arthrose douloureuse et invalidante, de rhumatismes inflammatoires chroniques et le traitement symptomatique de courte durée des poussées aiguës de rhumatismes abarticulaires.

L'essentiel de la question

Le soulagement d'une douleur passe par une double démarche simultanée : la recherche de la cause de ce symptôme et le traitement antalgique. La douleur est définie comme « une expérience sensorielle et émotionnelle désagréable liée à une lésion tissulaire existante ou potentielle ou décrites en ces termes ».
Les antalgiques non opiacés :

- sont représentés par des antalgiques périphériques (à l'exception du Néfopam®) qui exercent leur activité en périphérie au niveau des tissus lésés ;
- sont efficaces dans les douleurs dites de « nociception » et appartiennent au palier I de la douleur (douleurs faibles à modérées) sur l'échelle de l'OMS comprenant trois paliers. Ils sont utilisés dans les douleurs post-traumatiques ou post-chirurgicales et dans toutes les situations médicales douloureuses, notamment dont la composante majeure est l'inflammation ;
- inhibent la synthèse des prostaglandines par inhibition des cyclooxygénases (Cox-1 et Cox-2) intervenant dans la cascade arachidonique. en inhibant les voies descendantes du contrôle de la douleur ;
- appartiennent principalement à 3 familles :
  - les antalgiques antipyrétiques (paracétamol et Noramidopyrine®) ;
  - les antalgiques purs (dérivés de l'amino 4-quinoléine et Néfopam®) ;
  - les anti-inflammatoires non stéroïdiens dont le chef de file est l'aspirine.

Le paracétamol constitue l'antalgique à utiliser en première intention car il présente moins d'effets indésirables que les autres antalgiques non opiacés et peut être utilisé chez la femme enceinte. Malgré un effet antalgique supérieur, la Noramidopyrine® ne peut être utilisée en première intention en raison de risque d'agranulocytoses immunoallergiques imprévisibles et non liées à la dose. Les anti-inflammatoires non stéroïdiens constituent un traitement de référence dans les douleurs liées aux pathologies rhumatismales, et la toxicité gastro-intestinale de certaines classes (dérivés de l'acide propionique, oxicams) apparaît plus faible que l'aspirine (pour des doses équi-antalgiques), en raison de l'inhibition sélective de la Cox-2.

Pour en savoir plus

- Traitements de la douleur. Dossier du CNIMH 2000, n° 5-6. Centre national d'information sur le médicament hospitalier.
- Hugues FC, Le Jeunne Cl. Thérapeutique, les grandes classes médicamenteuses en pratique courante. Paris, Édition Masson, 2000.

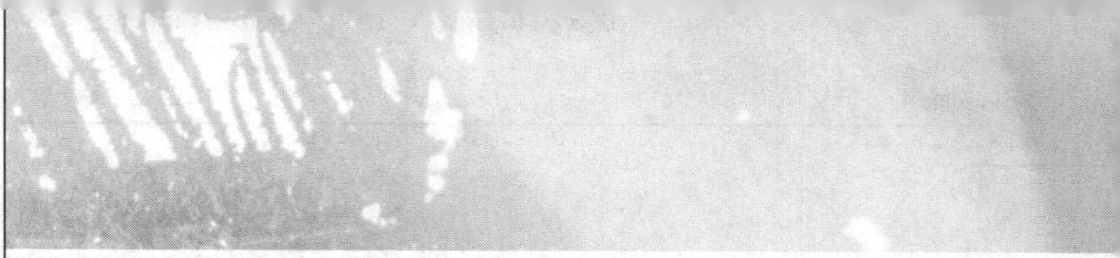

Anti-épileptiques

A. GUEIFFIER, C. ENGUEHARD
Laboratoire de chimie thérapeutique, EA3247, UFR des sciences pharmaceutiques, Tours.

Affection connue depuis l'antiquité (le plus ancien de tous les documents traitant de l'épilepsie est une tablette babylonienne, gardée au British museum, qui date d'au moins 2 000 ans avant J.-C.) et longtemps considérée comme un mal sacré (the « falling sickness *»), il y aurait 40 millions d'épileptiques dans le monde. En France, on estime sa prévalence à environ 0,5 % de la population (300 000 à 500 000 malades dont 200 000 en âge de travailler). Sa distribution selon l'âge fait apparaître deux pics, l'un chez l'enfant durant la première année de vie et se prolongeant jusqu'à 10 ans, l'autre après 75 ans.*

I. Épilepsies

Le terme d'épilepsie, qui vient du grec *epilepsia* signifiant « attaque », se définit comme un ensemble de symptômes caractérisés par des crises répétitives qui sont l'expression clinique d'une décharge électrique anormale, soudaine, excessive et transitoire d'un ensemble de neurones. L'épilepsie peut être symptomatique d'une lésion acquise, aiguë ou chronique, ou d'une perturbation idiopathique avec ou sans prédisposition familiale. Il existe autant d'expressions cliniques que de fonctions cérébrales, mais les plus fréquentes sont les pertes de connaissance et les convulsions. Les crises peuvent être d'emblée généralisées (petit mal, grand mal…) ou partielles (élémentaires, complexes) avec ou sans généralisation secondaire.

A. Historique

Dès la seconde moitié du XIXe siècle, Hughlings Jackson émet l'hypothèse que les crises épileptiques sont provoquées par des décharges électrochimiques brutales d'énergie dans le cerveau et que le type de crise varie en fonction de la localisation et de la nature de ces décharges (1857). En 1920, le psychiatre allemand Hans Berger découvre l'électroencéphalogramme (EEG) qui sera très utilisé à partir de 1930 pour l'étude de l'épilepsie. L'EEG a confirmé l'existence de décharges électriques excessives au niveau des neurones cérébraux. Il a également permis de différencier divers types d'ondes électriques correspondant à des crises de nature différente et permis de localiser les sites des décharges électriques qui provoquent les crises, ouvrant la voie à des traitements neurochirurgicaux. Le diagnostic et le traitement de l'épilepsie ont encore été améliorés au cours des dernières décennies par le développement de la neuroimagerie structurelle et fonctionnelle et, notamment, de la scanographie, de l'IRM et de la tomographie par émission de positons. Ces techniques ont permis de découvrir un grand nombre de lésions cérébrales plus subtiles à l'origine de l'épilepsie.

B. Classification

Afin de comprendre les indications des anti-épileptiques, il est important de connaître la classification internationale des crises épileptiques et des épilepsies. Ces classifications ont été proposées par la ligue internationale contre l'épilepsie, respectivement en 1981 et 1989 (*tab. 1 et* 2).
Une nouvelle classification des syndromes épileptiques est en cours d'élaboration. Elle vise à mieux refléter la réalité clinique et à limiter le nombre de patients « inclassables ».

Tableau 1. Classification internationale des crises épileptiques (*Epilepsia*, 1981 ; 22 : 489-501)

- Crises généralisées
  - Absences : petit mal
    - Absences typiques
    - Absences atypiques
  - Crises myocloniques
  - Crises toniques
  - Crises cloniques
  - Crises tonico-cloniques : grand mal
  - Crises atoniques
  - Spasmes infantiles
- Crises partielles
  - Crises partielles simples (pas de modification de la conscience)
    - Avec signes moteurs
    - Avec signes somatosensitifs ou sensoriels
    - Avec signes végétatifs
    - Avec signes psychiques
  - Crises partielles complexes (altération plus ou moins marquée de la conscience)
    - Début partiel simple suivi de troubles de la conscience et/ou d'automatismes
    - Avec des troubles de la conscience dès le début de la crise accompagnés ou non d'automatismes
  - Crises partielles secondairement généralisées
    - Crises partielles simples secondairement généralisées
    - Crises partielles complexes secondairement généralisées
    - Crises partielles évoluant vers une crise partielle complexe puis vers une généralisation secondaire
- Crises non classées

Les épilepsies sont tout d'abord subdivisées en deux catégories, celles caractérisées par des crises épileptiques généralisées (épilepsies généralisées) et celles caractérisées par des crises épileptiques partielles (épilepsies focales ou localisées) :

- Les crises généralisées : la décharge paroxystique intéresse les deux hémisphères cérébraux. On retrouve plusieurs variétés de crises dans cette catégorie :
  - les absences ou crises de petit mal : ces crises sont caractérisées par de brefs épisodes d'altération de la conscience. Elles peuvent être tellement brèves que la personne peut ne pas s'apercevoir de ces pertes de conscience. Le malade peut donner l'impression de rêver, ou de regarder fixement dans l'espace. Parfois une réduction ou une perte du tonus postural peut se manifester. Les crises d'absence commencent habituellement dans l'enfance et cessent presque toujours vers l'âge de 20 ans ;
  - les absences atypiques : ces crises ont un début et une fin plus graduels et sont associées à des modifications du tonus postural ;
  - les crises myocloniques : elles se traduisent par des secousses musculaires brèves et imprévisibles. Elles surviennent en l'absence de modification perceptible de la conscience ;
  - les crises toniques : elles sont caractérisées par une contraction musculaire soutenue, toujours associée à des troubles végétatifs ;
  - les crises cloniques : constituées de secousses musculaires bilatérales, elles s'accompagnent d'une perte de conscience. Elles s'observent en particulier chez le jeune enfant, parfois dans les crises fébriles ;

Tableau 2. Classification internationale des épilepsies et syndromes épileptiques (*Epilepsia*, 1989 ; 30 : 389-399)

- Épilepsies et syndromes épileptiques locaux
  - Idiopathiques liés à l'âge
    - Épilepsie bénigne de l'enfance à paroxysmes rolandiques
    - Épilepsie bénigne de l'enfance à paroxysmes occipitaux
    - Épilepsie primaire de la lecture
  - Symptomatiques : cette catégorie inclut des syndromes très variés en fonction de la localisation et de l'étiologie
  - Cryptogéniques : lorsque l'étiologie reste inconnue, il est préférable de parler d'épilepsie partielle cryptogénique
- Épilepsies et syndromes épileptiques généralisés
  - Idiopathiques, liés à l'âge avec par ordre chronologique
    - Convulsions néonatales familiales bénignes
    - Convulsions néonatales bénignes
    - Épilepsies myocloniques bénignes de l'enfance
    - Épilepsies-absences de l'enfance
    - Épilepsies-absences de l'adolescence
    - Épilepsies myocloniques juvéniles
    - Épilepsies à crise de grand mal du réveil

  (d'autres épilepsies peuvent être classées comme généralisées idiopathiques sans faire partie de ces syndromes)
  - Cryptogéniques et/ou symptomatiques, avec en particulier
    - Spasmes infantiles : syndrome de West
    - Syndrome de Lennox-Gastaux
    - Épilepsie avec crise myoclono-atastiques
    - Épilepsies avec absences myocloniques
  - Symptomatiques
    - Sans étiologie spécifique [encéphalopathie myoclonique précoce, encéphalopathie infantile précoce avec suppression-burst (syndrome d'Ohtahara), autres]
    - Syndromes spécifiques (de nombreuses étiologies métaboliques ou dégénératives peuvent entrer dans ce cadre)
- Épilepsies dont le caractère focal ou généralisé n'est pas déterminé
  - Association de crises généralisées et partielles avec en particulier
    - Épilepsie myoclonique sévère
    - Épilepsie avec pointes d'ondes continues pendant le sommeil lent
    - Épilepsie avec aphasie acquise (syndrome de Landau-Kleffner)
  - Sans caractères généralisés ou focaux certains
- Syndromes spéciaux
  - Crises occasionnelles, liées à une situation épileptogène transitoire
    - Convulsion
    - Crises uniquement précipitées par un facteur toxique ou métabolique
  - Crises isolées, état de mal isolé

– les crises tonico-cloniques ou grand mal : ces crises sont caractérisées par une perte soudaine de conscience. L'épileptique devient raide et tombe par terre ; sa respiration peut devenir superficielle et s'arrête parfois. Cette première phase est connue comme la phase tonique et dure environ une minute. La phase clonique est inaugurée par une inspiration profonde et bruyante et le corps de l'épileptique convulse pendant 2 à 3 minutes. Le malade peut se mordre la langue et ainsi se blesser ; il peut également être sujet à l'incontinence urinaire. Lorsque la crise est passée, la personne peut soit redevenir consciente, soit s'endormir, soit présenter des crises aditionnelles. Dans certains cas, le malade peut se comporter anormalement et ne pas se souvenir de ce qui vient de se produire. Pendant qu'elle récupère de la crise, la personne peut res-

sentir des symptômes tels que céphalées, désorientation, somnolence, nausées, douleurs musculaires ou une combinaison de ces symptômes ;
  - les crises atoniques : elles se traduisent par une diminution ou une abolition du tonus musculaire. Le corps entier peut devenir atonique.
- Les crises partielles ou focales : seules certaines parties du cerveau sont atteintes. Elles sont divisées en deux classes :
  - les crises partielles simples : elles ne s'accompagnent pas de perte de conscience. Les symptômes peuvent prendre la forme de secousses convulsives, de picotements, de la vision d'éclairs lumineux, de sudation et de dilatation des pupilles ;
  - les crises partielles complexes : une diminution de conscience peut apparaître avant, pendant ou après les symptômes similaires à ceux qui surviennent dans les crises partielles simples.

Entre ces deux formes de crises partielles, simples et complexes, il existe un continuum, allant de l'intégrité à l'altération complète de la conscience.
Les crises partielles peuvent secondairement se généraliser.

C. Causes

Il est fait une distinction entre les épilepsies dont la cause est connue (épilepsie symptomatique), celles dont on suppose la cause, bien que celle-ci n'ait pas été prouvée (épilepsie cryptogénique) et celles dont la cause est inconnue (épilepsie idiopathique). L'unique cause envisagée pour les épilepsies idiopathiques reste la prédisposition héréditaire. Les épilepsies symptomatiques peuvent être provoquées par :
- des anomalies congénitales ou des lésions périnatales pendant la première enfance ;
- des troubles métaboliques tels que des hypoglycémies chez le nouveau-né ou l'enfant, ainsi que le diabète chez l'adulte ;
- des traumatismes. L'épilepsie post-traumatique sera symptomatique si elle se manifeste dans les deux ans qui suivent l'accident ;
- des tumeurs ou lésions cérébrales. Les crises tendent à être partielles et impliquent les régions frontales, temporales ou pariétales ;
- les maladies vasculaires surtout après 60 ans ;
- la maladie d'Alzheimer ;
- des maladies infectieuses du cerveau, en particulier les méningites bactériennes et les encéphalites herpétiques.

D. Mécanismes cellulaires et moléculaires

Si les événements cellulaires et/ou moléculaires à l'origine de cette activité pathologique des neurones ne sont pas encore entièrement précisés, on peut envisager que les phénomènes convulsifs résultent d'une rupture d'équilibre entre des médiateurs stimulants et inhibiteurs. Aux médiateurs adrénergiques, cholinergiques et à l'acide glutamique, considérés comme des agents stimulants, s'opposent la sérotonine, la glycine et l'acide gamma-aminobutyrique (GABA) assimilés à des effecteurs essentiellement inhibiteurs. Leurs effets freinateurs s'avèrent indispensables au bon fonctionnement du système nerveux central car, sans leur participation, de nombreuses cellules nerveuses se trouveraient sous un flot ininterrompu d'influences excitatrices, susceptibles de déclencher de façon continue des potentiels d'action.

E. Évolution et pronostic

Les patients développant une épilepsie nouvellement diagnostiquée, peuvent être divisés en quatre groupes assez rapidement identifiables :

- les épilepsies spontanément bénignes : elles rentrent toujours, avec ou sans traitement, en rémission spontanée et sont d'excellent pronostic ;
- les épilepsies pharmacosensibles : elles sont également de bon pronostic. La rémission, une fois obtenue sous traitement, est permanente et autorise après un certain laps de temps l'arrêt définitif des médicaments ;
- les épilepsies pharmacodépendantes : elles sont de pronostic plus réservé car la maladie ne guérit pas spontanément. Les divers ajustements thérapeutiques vont finalement contrôler les crises mais ne hâtent pas la rémission spontanée qui est aléatoire. Les médicaments doivent être pris pendant plusieurs décennies et souvent toute la vie ;
- les épilepsies pharmacorésistantes : elles concernent environ 20 % des patients. L'épilepsie est sévère en raison de sa chronicité et de sa résistance au traitement. Le pronostic est habituellement défavorable en raison des difficultés de l'insertion sociale, professionnelle et affective, parfois aggravées par des troubles de la personnalité ou par une détérioration intellectuelle.

II. Médicaments anti-épileptiques

L'empirisme le plus parfait a présidé pendant longtemps au traitement de l'épilepsie. Actuellement, le traitement des épilepsies reste avant tout symptomatique. L'objectif est de faire disparaître les crises ou plus fréquemment d'en diminuer la fréquence ou la sévérité. Le traitement étiologique d'une épilepsie reste limité à quelques indications dont les épilepsies lésionnelles (chirurgie d'une malformation, d'une tumeur cérébrale) ou la correction de troubles métaboliques.

A. Historique

C'est seulement le 11 mai 1857 que, devant la Société royale de médecine et de chirurgie de Londres, Sir Charles Locock fait part des résultats qu'il a obtenus avec le bromure de potassium qui, s'il ne guérit pas la maladie, soulage le malade. La thérapeutique anti-épileptique était née.

En 1912, Haupman découvre les propriétés anticonvulsivantes du phénobarbital, qui fut l'un des anti-épileptiques les plus utilisés, malgré ses effets hypnotiques que les chercheurs ont tenté de combattre en lui associant des stimulants comme l'amphétamine ou la caféine (Kaneuron®) [1] ou en élaborant des molécules voisines (méthylphénobarbital, heptobarbital : Rutonal®) ou des analogues structuraux (primidone : Mysoline®).

En 1937-1938, Putnam et Meritt présentent un modèle expérimental, les convulsions électriques du Chat, à l'égard desquelles ils démontrent le pouvoir protecteur

1. Dans sa formulation actuelle, Kaneuron® ne contient pas de caféine. L'association est commercialisée dans la spécialité Alepsal®.

de la phénytoïne (Di-Hydan®) qui s'avère active chez l'Homme. La voie était ouverte à la famille des hydantoïnes avec comme représentant la méphénytoïne (Sedantoïnal®), mais seule la phénytoïne reste utilisée en thérapeutique.
En 1945, Richards et Perlstein décrivent les oxazolidinediones dont la triméthadione, qui a été abandonnée en France en raison de sa toxicité hépatique. En 1951, apparaissent les succinimides avec le phensuximide (Lifène®) comme chef de file d'une série de produits dont l'éthosuximide (Zarontin®) reste le seul utilisé.
En 1951, également s'ouvre la voie des amides avec le béclamide (Posedrine®), l'atrolactamide (Thémisone®), tous deux retirés du marché, et l'acétazolamide (Diamox®), dont l'activité paraît, en fait, devoir être rapportée au groupement sulfamide.
Parallèlement à ces travaux, des médicaments présentant d'autres indications, mais dont le profil pharmacologique pouvait être exploité dans le domaine des anti-épileptiques, ont alors été introduits en thérapeutique : une dibenzoazépine avec la carbamazépine (Tégrétol®), alors utilisée comme antinévralgique, et certaines benzodiazépines telles que le diazépam (Valium®), le nitrazépam (Mogadon®), le clonazépam (Rivotril®) puis le clobazam (Urbanyl®).
En 1964, Carraz met en évidence l'augmentation du taux cérébral de GABA par le valproate de sodium, connu depuis près d'un siècle comme solvant organique. Il sera introduit en thérapeutique en 1967 (Dépakine®).
C'est alors que la connaissance des mécanismes moléculaires de l'épilepsie va permettre d'accélérer le développement de nouvelles thérapeutiques. Après près de trois décennies de stagnation, sont apparues depuis le début des années 1990 de nombreuses molécules nouvelles :

- la vigabatrine [2] en 1991 (Sabril®), inhibiteur du métabolisme du GABA ;
- la gabapentine, en 1995, (Neurontin®), inhibiteur de la synthèse du glutamate et/ou activateur de la transformation du glutamate en GABA ;
- la lamotrigine, en 1996, (Lamictal®), bloqueur de l'activation des canaux sodiques potentiel-dépendant et inhibiteur de la libération du glutamate, et le felbamate (Taloxa®).

L'arsenal thérapeutique continuera alors d'augmenter avec l'arrivée sur le marché de la tiagabine (Gabritil®, 1997), du topiramate (Epitomax®, 1998), de la fosphénytoïne, prodrogue de la phénytoïne (Prodilantin®, 1999), de l'oxcarbazépine (Trileptal®) et du lévétiracétam (Keppra®) en 2001, du stiripentol (Diacomit®, 2003), de la prégabaline (Lyrica®, 2004), et, enfin, du zonisamide (Zonégran®, 2005).

B. Classification

Il ne semble pas exister de classification officielle des anti-épileptiques. Classés à l'origine selon leur structure chimique, l'apparition en thérapeutique de nouvelles molécules de structures diverses rend cette classification difficile d'utilisation. Des essais de classification en fonction du mécanisme d'action ont été proposés, mais leur diversité et l'ignorance de celui-ci pour certains produits sont difficilement compatibles avec l'utilisation de ce critère.
La classification la plus utilisée à l'heure actuelle divise les anti-épileptiques en deux grands groupes :

2. Le nom de vigabatrin, encore très usité, correspond à la dénomination américaine.

- les anti-épileptiques conventionnels, encore appelés de première génération, qui regroupent la carbamazépine, le phénobarbital, la phénytoïne, la primidone, l'éthosuximide, l'acide valproïque et les benzodiazépines ;
- les nouveaux anti-épileptiques, ou anti-épileptiques de deuxième génération : la lamotrigine, la gabapentine, la vigabatrine, la prégabaline, la tiagabine, le topiramate, l'oxcarbazépine, le felbamate et le stiripentol ;
- Le lévétiracétam et le zonisamide sont proposés par certains auteurs comme des anti-épileptiques de troisième génération.

Cette classification nécessite toutefois une validation, en effet certains produits sont classés différemment selon les auteurs.

C. Composés utilisés en thérapeutique

Les structures chimiques des composés actuellement utilisés en France sont rapportées dans les *figures 1* et 2. Il est à noter que la vigabatrine est utilisée en thérapeutique sous sa forme racémique. On sait aujourd'hui que seul l'isomère S(+) est pharmacologiquement actif. De même, le stiripentol est commercialisé sous sa forme racémique, l'isomère (+) étant deux fois plus actif que l'antipode.

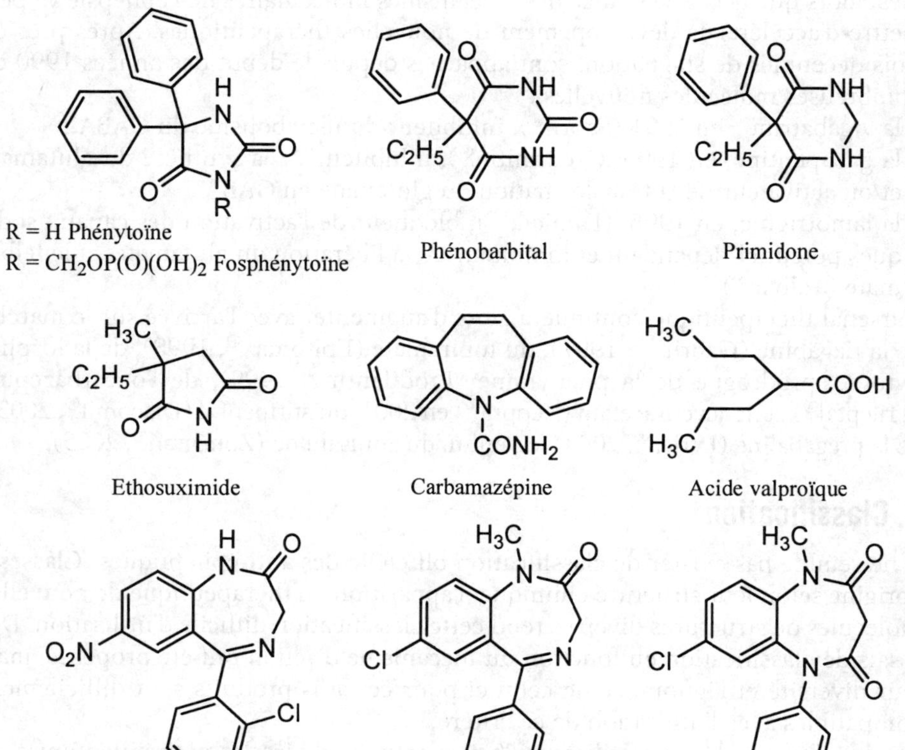

Figure 1. Structure des anti-épileptiques de première génération

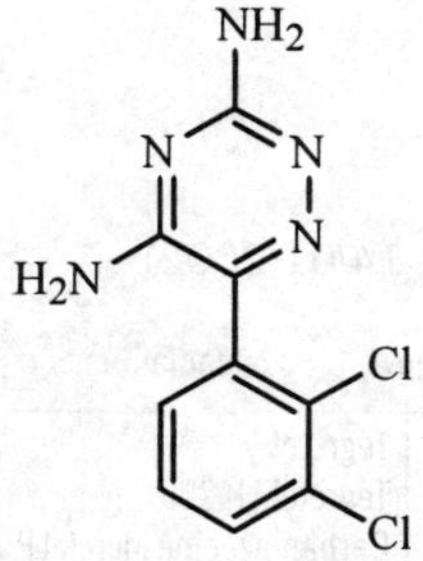

Lamotrigine

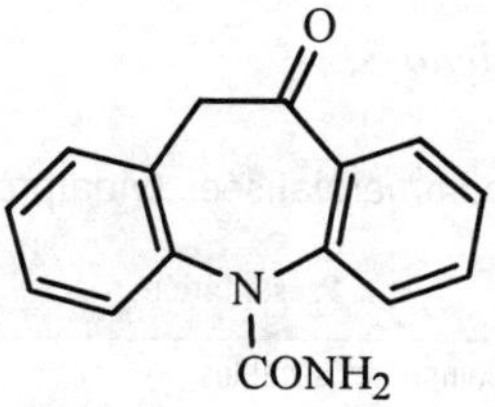

Oxcarbazépine

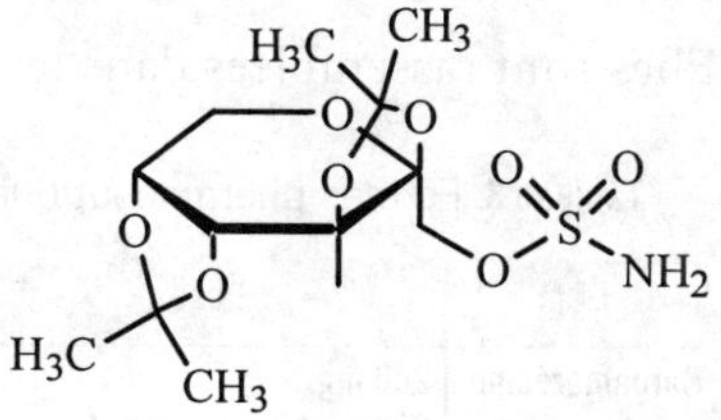

Topiramate

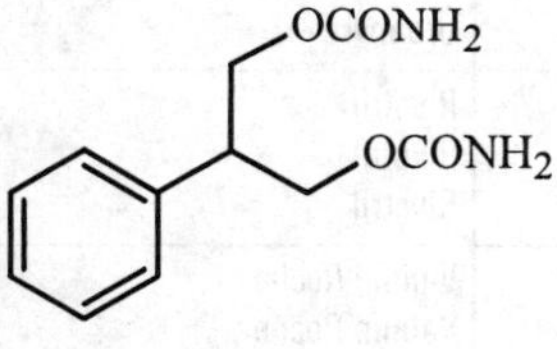

Felbamate

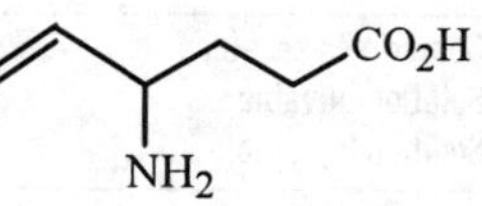

Vigabatrine

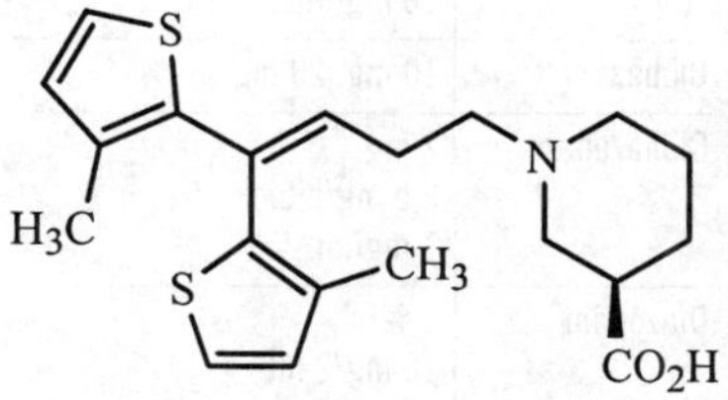

Tiagabine

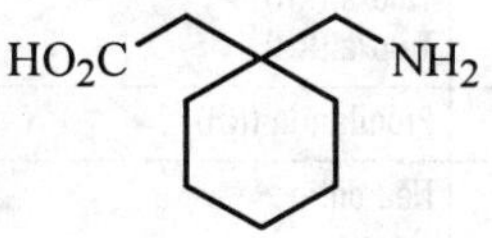

Gabapentine

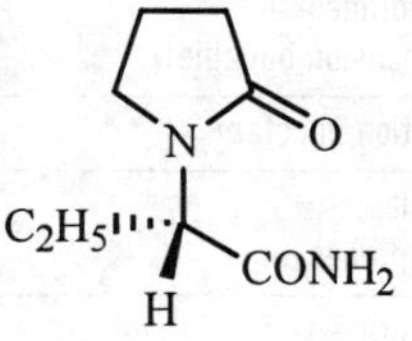

Lévétiracétam

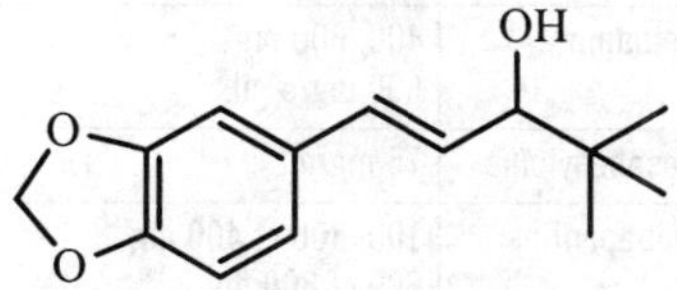

Stiripentol

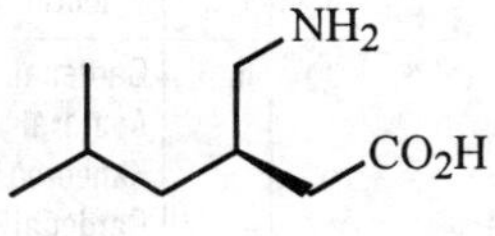

Prégabaline

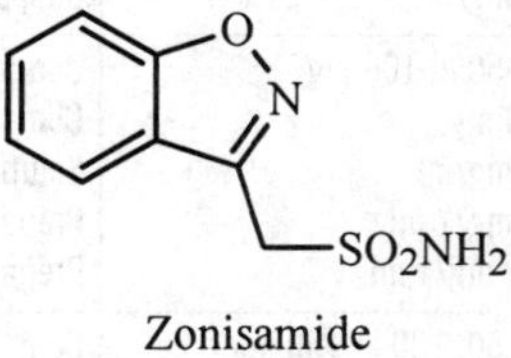

Zonisamide

Figure 2. Structure des anti-épileptiques de deuxième génération

D. Formes pharmaceutiques commercialisées

Elles sont rassemblées dans le *tableau* 3.

Tableau 3. Formes pharmaceutiques commercialisées (vidalpro.net le 14/01/2002)

DCI	Dose	Présentation	Liste	Spécialités
Carbamazépine	200 mg 200 mg LP 400 mg LP 20 mg/mL	Comprimés sécables Comprimés sécables Comprimés sécables Suspension buvable	II	Tégrétol Tégrétol LP 200 Carbamazépine Merck LP 200 Tégrétol LP 400 Carbamazépine Merck LP 400 Tégrétol
Clobazam	10 mg, 20 mg	Comprimés sécables	I	Urbanyl
Clonazépam	2 mg 2,5 mg/mL 1 mg/mL	Comprimés sécables Solution buvable Solution injectable	I	Rivotril Rivotril Rivotril
Diazépam	1 % 10 mg/2 mL	Soluté buvable Soluté injectable	I	Valium Roche Valium Roche
Ethosuximide	250 mg/5 mL	Sirop	II	Zarontin
Felbamate	400, 600 mg 600 mg/5 mL	Comprimés Suspension buvable	I[a]	Taloxa (RH) Taloxa (RH)
Fosphénytoïne	75 mg/mL	Solution injectable	II	Prodilantin (RH)
Gabapentine	100, 300 et 400 mg 600 et 800 mg	Gélules Comprimés	I	Neurontin Neurontin
Lévétiracétam	250 mg et 500 mg 100 mg/mL 100 mg/mL	Comprimés Soluté buvable Solution injectable	I	Keppra (RH) Keppra® Keppra®
Lamotrigine	2, 5, 25, 50, 100 et 200 mg 25 et 50 mg	Comprimés Comprimés	I	Lamictal Lamicstart
Oxcarbazépine	150, 300 et 600 mg 60 mg/mL	Comprimés Suspension buvable	II	Trileptal Trileptal
Phénobarbital	10, 50 et 100 mg 100 mg 50 mg/ml 40 mg/2 mL 200 mg/4 mL	Comprimés Comprimés sécables Solution buvable Préparation injectable Préparation injectable	II	Gardénal Aparoxal Kaneuron Gardénal Gardénal
Phénobarbital-caféine	15, 50, 100 et 150 mg	Comprimés	II	Alepsal
Phénytoïne	100 mg 250 mg/5 mL	Comprimés sécables Solution injectable	II	Di-Hydan Dilantin (RH)
Prégabaline	75, 150 mg	Gélules	I	Lyrica
Primidone	250 mg	Comprimés sécables	II	Mysoline
Stiripentol	250 et 500 mg 250 et 500 mg	Gélules Granulés pour suspension buvable	I	Diacomit (RH) Diacomit (RH)
Tiagabine	5, 10 et 15 mg	Comprimés	I	Gabitril
Topiramate	15, 25 et 50 mg 50, 100 et 200 mg	Gélules Comprimés	I	Epitomax Epitomax

.../...

DCI	Dose	Présentation	Liste	Spécialités
Valproate de sodium	200 et 500 mg	Comprimés gastro-résistants	II	Dépakine
	500 mg	Comprimés LP		Dépakine Chrono
	100, 250, 500, 750 et 1 000 mg	Granulés LP		Micropakine LP
	57,64 mg/mL	Sirop		Dépakine
	200 mg/mL	Soluté buvable		Dépakine
	400 mg/4 mL	Solution injectable		Dépakine (RH)
Vigabatrine	500 mg	Comprimés	I[a]	Sabril
	500 mg	Granulés pour suspension buvable		Sabril
Zonisamide	25 et 50 mg	Gélules	I	Zonégran
	100 mg	Gélules		Zonégran (RH)

[a] Prescription hospitalière réservée aux spécialistes et/ou services spécialisés en neurologie ou pédiatrie.
LP : libération prolongée ; RH : réservé à l'usage hospitalier.

E. Propriétés pharmacocinétiques

Les données de pharmacocinétiques rapportées correspondent à des valeurs limites émanant de nombreuses publications, ce qui explique les variabilités observées dans certaines données.

1. Absorption *(tab. 4)*

Par voie orale, l'absorption des anti-épileptiques est généralement bonne, mais plus ou moins rapide. Seul, le stiripentol présente une biodisponibilité orale faible (30 %) liée à un effet de premier passage hépatique. Par ailleurs, la gabapentine est absorbée au niveau du tractus gastro-intestinal *via* un système de transport actif d'amino-acide. Du fait de la saturabilité de ce transport aux doses cliniques utilisées, l'absorption de la gabapentine peut faire l'objet de variation intra et interindividuelles. La prise alimentaire ne modifie pas la biodisponibilité des anti-épileptiques, à l'exception de la carbamazépine pour laquelle on note une augmentation de 17 %.
Actuellement, la carbamazépine et le valproate sont présentés sous des formes à libération prolongée.
La forme injectable du diazépam peut également être utilisée par voie rectale pour enrayer, en quelques minutes, des crises convulsives chez l'enfant.

2. Distribution *(tab. 4 et 5)*

La fixation aux protéines plasmatiques, varie énormément selon les produits (*tab. 4*). Sa valeur est comprise entre 0 % pour la gabapentine, la prégabaline et la vigabatrine, et plus de 95 % pour le diazépam, le stiripentol et la tiagabine. Le zonisamide possède la particularité de présenter une forte affinité pour les éléments figurés du sang, notamment les érythrocytes.
La demi-vie plasmatique est également très variable. Généralement, elle est plus longue chez le nouveau-né que chez l'adulte par suite de l'insuffisance des enzy-

Tableau 4. Principales propriétés pharmacocinétiques

DCI	Taux d'absorption (%) ou biodisponibilité (%)	T_{max} (h)	État d'équilibre	Taux de liaison protéique (%)
Carbamazépine	Absorption ≈ 100 Biodisponibilité : 70-98	Suspension buvable : 2 Comprimés : 12 Comprimés LP : 24	3-7 jours	60-80
Clobazam	Absorption > 90	1-4	14-28 jours 3-6 jours pour le N-desméthylclobazam	90
Clonazépam	Absorption : 80-95 Biodisponibilité : 80	1-12	4-12 jours	70-86
Diazépam	Biodisponibilité : 80-100	0,5-1,5	5-20 jours	97
Ethosuximide	Absorption : 90	E : 3-7	A : 7 jours	< 10
Felbamate	Absorption : 90-95 Biodisponibilité : > 80	1-4	2-7 jours	30
Gabapentine	Biodisponibilité : 35-60	2-3	1-2 jours	0
Lamotrigine	Absorption : > 99 Biodisponibilité : 97-98	1-4 et 4-6	3-15 jours	56
Lévétiracétam	Absorption : > 95 Biodisponibilité ≈ 100	0,3-1,3	2 jours	< 10
Oxcarbazépine	Absorption : 96-99 Biodisponibilité ≈ 100	1-2 7-8 (DMH)	1-2 jours	60 40 (DMH)
Phénobarbital	Absorption : 60-80 Biodisponibilité : 95-100	A : 8 E : 4	2-3 semaines	40-60
Phénytoïne	Biodisponibilité : 90	3-12	1-3 semaines	70-95
Prégabaline	Biodisponibilité : 95	0,5-2	1-2 jours	0
Primidone	Absorption : 95	3-5	2-3 jours	< 19
Stiripentol	Biodisponibilité : 30	1,5		99
Tiagabine	Biodisponibilité : 89-100	0,5-1	1-2 jours	95
Topiramate	Biodisponibilité : 81-95	1-4	4-8 jours	15
Valproate de sodium	Biodisponibilité : 100	1-4	2-5 jours	90
Vigabatrine	Absorption : 100 Biodisponibilité > 80	0,9-2	1-3 jours	0
Zonisamide	Biodisponibilité ≈ 100	2-4	13 jours	40

E : enfant ; A : adulte.
DMH : 10,11-dihydro-11-hydroxycarbamazépine.

mes de dégradation hépatique, de la filtration glomérulaire qui n'est que le quart de celle de l'adulte et de la défaillance de la capacité de régulation du pH urinaire. Font exception la carbamazépine dont la demi-vie est sensiblement identique chez l'enfant et chez l'adulte et l'éthosuximide et le topiramate dont, inversement, la demi-vie est plus élevée chez l'adulte (*tab. 5*).
La bonne diffusion des formes non ionisées est favorable à la pénétration des antiépileptiques dans le système nerveux central : il y a généralement une bonne corrélation entre les concentrations dans le plasma, le cerveau et le LCR.

Tous les anti-épileptiques franchissent la barrière placentaire, bien que faiblement pour la vigabatrine.
Tous les épileptiques classiques sont présents dans le lait maternel, à des concentrations variables (valproate de sodium : 5 à 10 % ; phérytoïne : 30 % ; phénobarbital : 40 % ; carbamazépine : 45 % ; primidone : 60 % ; éthosuximide : 90 %). Toutefois, la prise d'un traitement anti-épileptique ne constitue pas, à elle seule, une contre-indication à l'allaitement maternel, qui pourrait d'ailleurs limiter le risque de syndrome de sevrage du nouveau-né.

3. Métabolisme *(tab. 5)*

Le métabolisme hépatique des anti-épileptiques est très variable. La gabapentine, la prégabaline et la vigabatrine sont peu ou pas métabolisés, alors que le taux de métabolisation est faible pour le topiramate (20 à 30 %) et le lévétiracétam (34 %), faible à moyen pour le phénobarbital (30-50 %) et le felbamate (50 %). Les autres anti-épileptiques sont fortement métabolisés.
Un certain nombre de ces métabolites est actif. Bien que l'oxcarbazépine soit active, on considère que son principal métabolite la 10,11-dihydro-11-hydroxy-carbamazépine (DMH) est principalement responsable de l'activité anti-épileptique. La carbamazépine est métabolisée en carbamazépine-époxyde (CBZ-E) qui est pharmacologiquement actif et qui serait responsable de certains effets indésirables de la carbamazépine. La primidone est transformée en phénobarbital et en phényléthylmalonamide, métabolites actifs. L'acide valproïque donne naissance à de nombreux métabolites. Parmi eux, l'acide 2-propylpent-2-ènoïque et l'acide 2-propylpent-4-ènoïque sont actifs. Cependant, leur concentration est telle qu'ils ne semblent pas participer à l'activité pharmacologique de l'acide valproïque. La fosphénytoïne est une prodrogue qui est rapidement (20 minutes) et totalement métabolisée en phénytoïne. Concernant le stiripentol, deux métabolites résultant de l'ouverture du pont méthylènedioxy ont été identifiés : le 1-(4-hydroxy-3-méthoxyphényl)-4,4-diméthyl-1-pentèn-3-ol (P-OH) et le 1-(3-hydroxy-4-méthoxyphényl)-4,4-diméthyl-1-pentèn-3-ol (M-OH). Le métabolite P-OH présente une activité anticonvulsivante tandis que M-OH est inactif.
À titre d'exemple, le métabolisme de la carbamazépine et de l'oxcarbazépine est rapporté dans la *figure* 3. Il faut noter que le métabolisme de la phénytoïne est saturable, ce qui peut entraîner des surdosages.
La carbamazépine, le phénobarbital et la phénytoïne sont de puissants inducteurs enzymatiques (CYP1A2, CYP2C, CYP3A et glucuronyltransférase). De même, la lamotrigine induit la glucuronyltransférase.
La phénytoïne présente également une action inhibitrice sur le CYP2C9. De même, l'oxcarbazépine et son métabolite, le DMH, ainsi que le felbamate et le topiramate, inhibent le CYP2C19 et induisent le CYP3A bien que faiblement.
Le valproate de sodium est un inhibiteur du CYP2C9, de la glucuronyltransférase et de l'époxyde hydrolase. Le stiripentol inhibe les CYP3A4, 2C9 et 2C19.

Tableau 5. Principales propriétés pharmacocinétiques

DCI	Demi-vie plasmatique (h)	Volume de distribution (L/kg)	Fraction métabolisée (%)	Émonctoire dominant	Biotransformations (principaux métabolites)
Carbamazépine	Adulte : 5-16 Enfant : 8-19	0,8-1,8	98		Inducteur enzymatique → époxyde 10,11 actif
Clobazam	20-24	0,9-1,4		Urine	→ N-desméthylclobazam
Clonazépam	18-40	2-6	98	Urine	→ amino et acétamino clonazépam inactifs
Diazépam	20-95	0,8-2	95	Urine	→ oxazépam et N-des méthyldiazépam actifs
Ethosuximide	Adulte : 40-60 Enfant : 30	0,58-0,9	80-90	Urine	→ métabolites hydroxylés inactifs
Felbamate	14-23	0,68-0,84	50	Urine à 90 %	→ Nombreux métabolites
Gabapentine	5-9	0,5-0,9	0	Urine à 100 %	–
Lamotrigine	Monothérapie : 25 Avec inducteur : 12-14 Avec inhibiteur : 60	0,92-1,3	70-93	Urine à 70 %	→ N-2 et N-5 glucuronoconjugués
Lévétiracétam	5-8	0,5-0,7	34	Urine	→ acide correspondant (inactif)
Oxcarbazépine	2-5 14-26,5 (DMH)	0,3-0,8 0,7-0,8 (DMH)	> 97	Urine à 96 %	→ DMH actif puis glucurono-conjugaison ou oxydation
Phénobarbital	Adulte : 46-140 Enfant : 21-80	0,42-1	30-50	Urine	Inducteur enzymatique oxydation en p-hydroxy phénobarbital → inactif puis glucuro et sulfoconjugaison
Phénytoïne	Adulte : 8-60 Enfant : 12-22	0,5-0,8	95	Urine	Inducteur enzymatique → dérivé p-hydroxylé inactif
Prégabaline	6	0,5	0	Urine à 98 %	–
Primidone	5-15	0,51-1	95-100		→ PEMA (phényléthylmalonamide) + phénobarbital
Valproate de sodium	Adulte : 8-16 Enfant : 20-50	0,1-0,4	90	Urine	→ glucuronoconjugaison, 3-hydroxyvalproate inactif, β-oxydation
Stiripentol	13			Urine à 73 %	→ produits d'ouverture du pont méthylènedioxy
Tiagabine	4,5-13	1	98	Fécès à 85 %	E et Z-5-oxotiagabine
Topiramate	Adulte : 25 Enfant : 15	0,55-1	20-30	Urine	
Vigabatrine	4-8	0,8	<	Urine à 80-90 %	–
Zonisamide	52-69 Demi-vie érythrocytaire : 100	1,2-1,8		Urine à 62 %	→ *N*-acétylzonisamide, glucuronide du 2-(2-hydroxyphényl)-2-oxoéthanesulfonamide

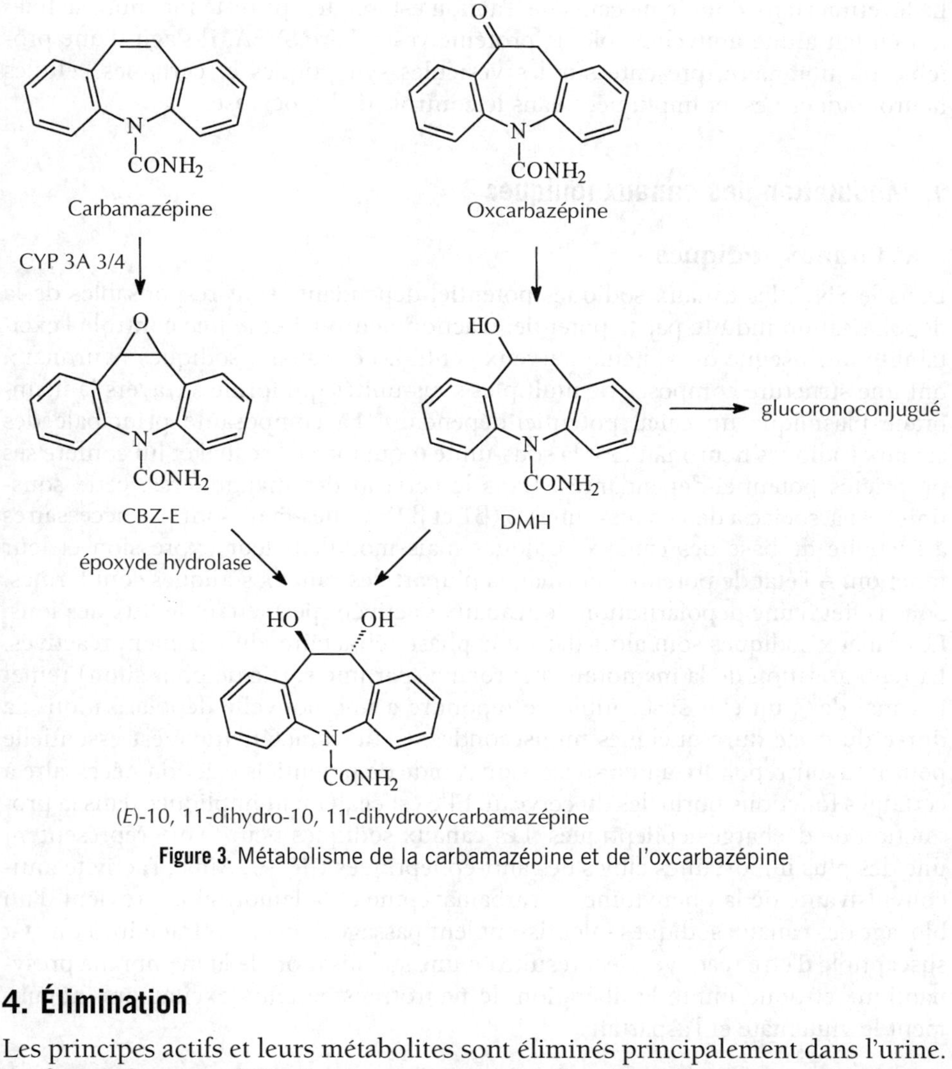

Figure 3. Métabolisme de la carbamazépine et de l'oxcarbazépine

4. Élimination

Les principes actifs et leurs métabolites sont éliminés principalement dans l'urine. De façon classique, l'élimination urinaire est tributaire des variations du pH urinaire, de l'âge et de l'état physiopathologique du patient.

F. Propriétés pharmacodynamiques

Le mécanisme d'action de la plupart des anti-épileptiques utilisés en thérapeutique implique une altération de la balance entre des stimuli excitateurs et inhibiteurs au niveau neuronal. Au niveau cellulaire, trois mécanismes de base sont reconnus :

- la modulation des canaux ioniques potentiel-dépendants : Na^+, Ca^{2+}, K^+ ;
- l'augmentation de l'inhibition de la neurotransmission médiée par l'acide γ-aminobutyrique (GABA) ;
- la diminution des propriétés excitatrices de la neurotransmission en particulier du glutamate.

Le lévétiracétam, dont le mécanisme d'action est longtemps resté inconnu, se fixerait en fait à une nouvelle cible, la protéine vésiculaire SV2A. Il s'agit d'une protéine membranaire, présente sur les vésicules synaptiques et certaines cellules neuro-endocrines, et impliquées dans le contrôle de l'exocytose.

1. Modulation des canaux ioniques

a) Canaux sodiques

Dans le SNC, les canaux sodiques potentiel-dépendants sont responsables de la dépolarisation induite par le potentiel d'action neuronal et *in fine* contrôle l'excitabilité intrinsèque du système nerveux central. Les canaux sodiques neuronaux ont une structure composée de multiples sous-unités qui forme à travers la membrane plasmique un canal potentiel-dépendant. La composante principale des canaux sodiques neuronaux est la sous-unité α qui forme le canal et lui confère ses propriétés potentiel-dépendantes. Dans le cerveau des mammifères, cette sous-unité est associée à deux sous-unités β (β1 et β2). Celles-ci ne sont pas nécessaires à l'activité de base des canaux sodiques mais modulent leur expression et leur fonction. À l'état de potentiel normal, la plupart des canaux sodiques sont fermés. Sous l'effet d'une dépolarisation, les canaux s'activent permettant le flux des ions. Les canaux sodiques sont alors dans une phase réfractaire, difficilement réactivés. La repolarisation de la membrane neuronale (par une sortie de potassium) remet le canal dans un état susceptible de répondre à une nouvelle dépolarisation. La durée du cycle dure quelques millisecondes. Cette caractéristique est essentielle pour pouvoir répondre à une succession rapide de potentiels d'action nécessaire à certaines fonctions normales du cerveau. Elle est également impliquée dans la production de décharges épileptiques. Les canaux sodiques neuronaux représentent une des plus importantes cibles des anti-épileptiques (*fig. 4*). Ainsi, l'activité anticonvulsivante de la phénytoïne, la carbamazépine et la lamotrigine provient d'un blocage des canaux sodiques ralentissant leur passage d'un état réfractaire à un état susceptible d'être réactivé. Ceci résulte en une stabilisation de la membrane présynaptique et donc limite la libération de neurotransmetteurs excitateurs, notamment le glutamate et l'aspartate.

b) Canaux calciques

Les canaux calciques potentiel-dépendants partagent des caractéristiques structurales et une homologie de séquence avec les canaux sodiques. La sous-unité α1 transmembranaire des canaux calciques est équivalente à la sous-unité α des canaux sodiques. Elle forme le canal et lui confère ses propriétés potentiel-dépendantes. Dans le cerveau des mammifères, la sous-unité α1 est associée à d'autres sous-unités appelées β, γ et δ. Les canaux calciques potentiel-dépendants peuvent être divisés en canaux de bas seuil d'activation ou de haut seuil d'activation, selon le potentiel membranaire nécessaire à leur activation. Les canaux de bas seuil d'activation de type T sont principalement exprimés au niveau des neurones relais corticothalamiques où ils contribuent à la génération d'ondes rythmiques de 3 Hz caractéristiques des absences. Les canaux de haut seuil d'activation élevé sont divisés selon leurs propriétés pharmacologiques en type L-, N-, P-, Q- et R. Ces canaux

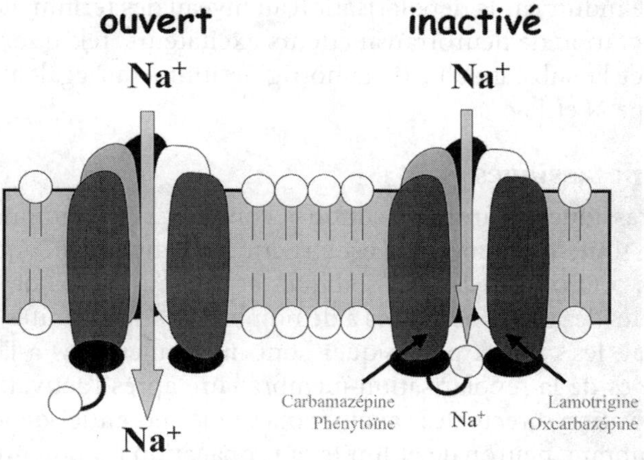

Figure 4. Mécanisme d'action des anti-épileptiques sur les canaux sodiques (modifié d'après Goodman et Gilman's, *The pharmacological basis of therapeutics,* Ninth edition, 1996)

sont distribués à travers le système nerveux central au niveau des dendrites, des corps cellulaires et des terminaisons nerveuses. Les sous- types N-, P- et Q- sont impliqués dans le contrôle de la libération des neurotransmetteurs au niveau des synapses. L'intérêt pour les canaux calciques s'est accru ces dernières années après l'identification de mutations spécifiques de sous-unités altérant la structure et/ou la fonction des canaux et leur implication dans différentes pathologies neurologiques humaines. Plusieurs anti-épileptiques sont décrits pour bloquer les canaux calciques potentiel-dépendants contribuant ainsi à leur effet anti-épileptique (*fig. 5*). Les canaux de type T peuvent être inhibés par l'éthosuximide et le valproate, expliquant leur efficacité dans le traitement des absences.

La gabapentine et la prégabaline interagiraient avec la sous-unité $\alpha 2$-δ des canaux calciques potentiel-dépendants dans le SNC. Cette liaison de forte affinité atténue

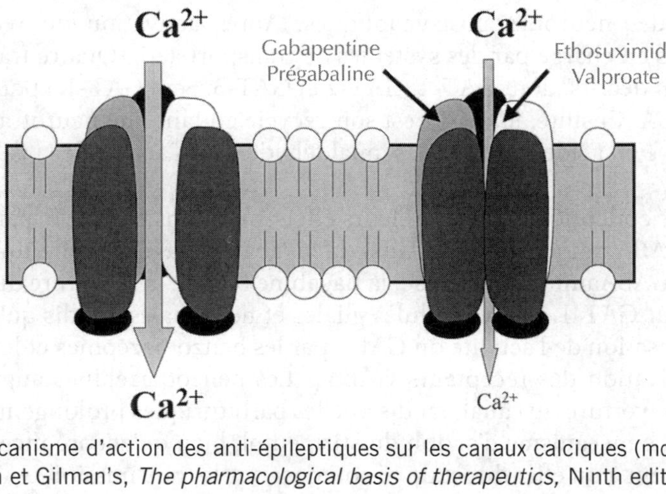

Figure 5. Mécanisme d'action des anti-épileptiques sur les canaux calciques (modifié d'après Goodman et Gilman's, *The pharmacological basis of therapeutics,* Ninth edition, 1996)

l'influx calcique induit par la dépolarisation au niveau des terminaisons nerveuses, réduisant la libération de neurotransmetteurs excitateurs, tels que le glutamate, la noradrénaline et la substance P. La lamotrigine inhiberait également les canaux calciques de type N et P.

c) Canaux potassiques

Les canaux potassiques neuronaux sont des complexes protéiniques de structure tétramérique. L'unité monomérique est structuralement et génétiquement proche des sous-unités α et $\alpha 1$ des canaux sodiques et calciques. Plus de 40 sous-unités distinctes ont été identifiées associées à de nombreuses sous-unités auxiliaires. Au niveau neuronal, les canaux potassiques sont intimement liés à l'excitabilité. Ils sont responsables de la repolarisation membranaire après l'activation des canaux sodiques. L'activation directe des canaux potassiques potentiel-dépendants hyperpolarise la membrane neuronale et limite la propagation du potentiel d'action.
Les activateurs des canaux potassiques ont des propriétés anticonvulsivantes dans certains modèles d'épilepsie animale alors que les inhibiteurs de ces canaux entraînent des crises d'épilepsie.

2. Inhibition médiée par l'acide γ-aminobutyrique (GABA)

Le GABA est le principal neurotransmetteur inhibiteur chez les mammifères où il est libéré dans plus de 40 % des synapses. L'inhibition du système GABAergique est reconnue pour provoquer des convulsions alors que sa facilitation a des effets anti-convulsivants. Le GABA est synthétisé, exclusivement dans les neurones GABAergiques, à partir du glutamate sous l'effet de l'acide glutamique decarboxylase (GAD). Après sa libération synaptique, le GABA agit sur trois récepteurs spécifiques : $GABA_A$, $GABA_B$ et $GABA_C$ qui se distinguent par leurs propriétés pharmacologiques et leurs fonctions. Le complexe $GABA_A$ est un récepteur ionotropique couplé à un canal à chlorure. La fixation du GABA provoque l'ouverture du canal et l'entrée d'ions dans la cellule entraînant une hyperpolarisation de la membrane. Le récepteur $GABA_B$ est associé à une protéine G, son activation conduit à une augmentation de la conductance aux ions K^+ et induit donc une hyperpolarisation des neurones postsynaptiques. Après activation du récepteur, le GABA est pris en charge par des systèmes de transport actif. Quatre transporteurs du GABA sont décrits, dont GAT-1, GAT-2 et GAT-3. Seul GAT-1 a pour principal ligand le GABA. Ensuite, le GABA est soit recyclé en tant que neurotransmetteur, soit métabolisé en acide succinique semialdéhyde sous l'action de la GABAaminotransférase.
Plusieurs anti-épileptiques exercent leurs effets, au moins en partie, par action sur le système GABAergique (*fig.* 6). Ainsi, la vigabatrine agit comme un inhibiteur suicide de la GABAaminotransferase, la tiagabine bloque la recapture du GABA *via* le transporteur GAT-1, par les cellules gliales et neuronales, tandis qu'on observe une potentialisation de l'activité du GABA par les benzodiazépines et le phénobarbital, par activation des récepteurs $GABA_A$. Les benzodiazépines augmentent la fréquence d'ouverture du canal, tandis que les barbituriques prolongent son temps d'ouverture. Le mécanisme d'action du stiripentol, bien qu'encore incertain, semble lié également à un effet direct de ce composé sur la transmission GABAergique.

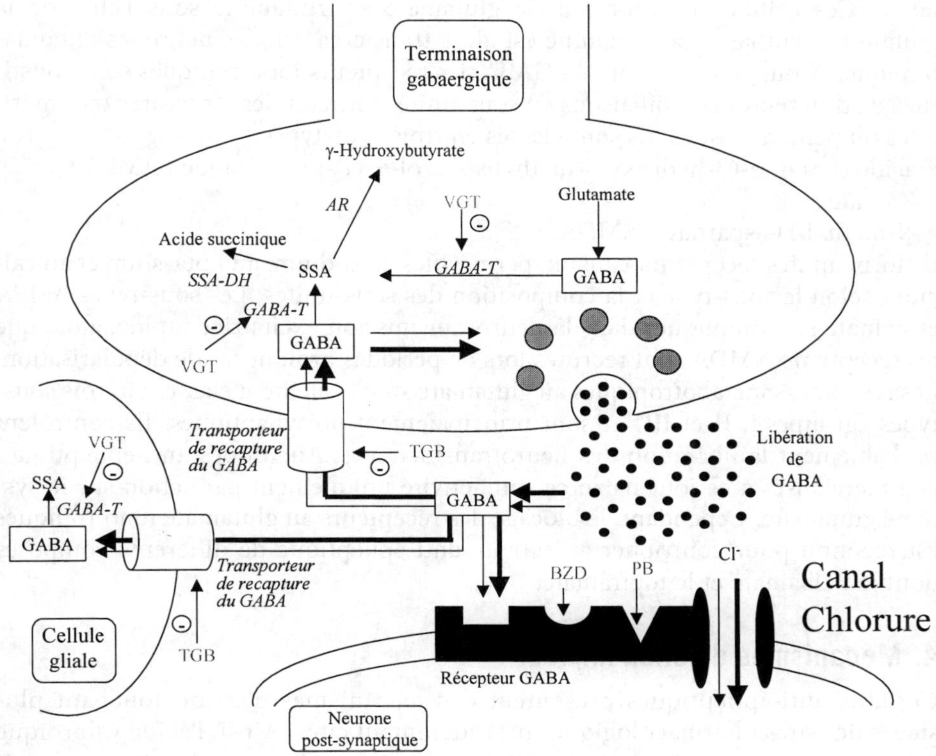

VGT : vigabatrine ; TGB : tiagabine ; BZD : benzodiazépine ; PB : phénobarbital, SSA : acide succinique semialdéhyde ; SSA-DH : acide succinique semialdéhyde deshydrogénase ; GABA-T : GABAaminotransferase ; AR : aldéhyde réductase.

Figure 6. Mécanisme d'action des anti-épileptiques sur le système GABAergique (modifié d'après Patsalos P.N., Duncan J.J., *Rev Contemp Pharmacother,* 1995 ; 6 : 447-56)

3. Excitation médiée par le glutamate

Le glutamate est le principal neurotransmetteur excitateur dans le cerveau des mammifères. L'injection focale de glutamate induit des convulsions chez l'animal, tandis que l'activation de la transmission glutaminergique ou des propriétés anormales des récepteurs au glutamate sont observées dans certains modèles expérimentaux de convulsions ou dans certains syndromes épileptiques humains. Le glutamate est synthétisé à partir de la glutamine sous l'effet de la glutaminase dans les neurones glutaminergiques. Après sa libération dans la synapse, le glutamate exerce ses propriétés pharmacologiques sur différents récepteurs : les récepteurs ionotropiques (associé à un canal ionique membranaire) et métabotropiques (non associé à un canal et mettant en jeu directement une machinerie métabolique intracellulaire). Le glutamate est éliminé de la fente synaptique vers les terminaisons nerveuses et les cellules gliales par l'action de différents transporteurs spécifiques. La capture du glutamate par les cellules gliales est d'une extrême importance. Ces cellules transforment le glutamate en glutamine sous l'effet de la glutamine synthase. La glutamine est alors transférée vers les neurones glutamatergiques. Comme les récepteurs GABA, les récepteurs ionotropiques sont constitués de différentes combinaisons de sous-unités formant des structures tétramériques ou pentamériques. Ils sont classés en trois sous-types :

- acide α-amino-(3-hydroxy-5-méthylisoxazol-4-yl)-propionique : AMPA ;
- Kainate ;
- N-méthyl-D-aspartate : NMDA.

Ils forment des récepteurs-canaux, perméables au sodium, au potassium et au calcium selon le sous-type et la composition des sous-unités. Les sous-types AMPA et kainate sont impliqués dans la neurotransmission excitatrice rapide, alors que les récepteurs NMDA sont recrutés lors de périodes prolongées de dépolarisation. Les récepteurs métabotropiques au glutamate sont également classés en trois sous-types (groupes I, II et III) et sont principalement présynaptiques. Ils contrôlent probablement la libération des neurotransmetteurs. Aucun des anti-épileptiques commercialisés à ce jour n'exerce son activité uniquement par action sur le système glutamate. Cependant, le blocage des récepteurs au glutamate ionotropiques est reconnu pour contribuer à l'activité anti-épileptique de différents composés dont le Felbamate et le topiramate.

4. Mécanismes d'action mixtes

Certains anti-épileptiques présentent des mécanismes d'action touchant plusieurs des sites pharmacologiques précédemment cités. Ainsi, l'acide valproïque bloque les canaux sodiques potentiel-dépendants, ainsi que les canaux calciques de type T. Il peut également augmenter les taux de GABA au niveau du cerveau et potentialiser son action, en stimulant l'activité de l'acide glutamique decarboxylase et en inhibitant la dégradation du GABA. D'une manière similaire à la phénytoïne, le zonisamide bloque les canaux sodiques, se liant préférentiellement aux canaux inactivés et ralentissant alors leur passage à un état susceptible d'être à nouveau activé. Il peut ainsi empêcher les décharges électriques répétitives de haute fréquence. Le zonisamide peut également réduire le flux des canaux calciques de type T. Par ailleurs, il favorise l'inhibition neuronale en modulant les différents systèmes de neurotransmetteurs, notamment dopaminergique, GABAergique et sérotoninergique. Son effet inhibiteur sur la transmission médiée par le glutamate peut être secondaire à son action sur les canaux calciques ou sodiques potentiel-dépendants ou provenir d'une action directe sur le transport neuronal. En ce qui concerne le topiramate, ses propriétés anti-épileptiques sont liées, d'une part, à la modulation de l'activité des canaux sodiques, et, d'autre part, à ses effets activateurs sur les récepteurs au $GABA_A$ et antagonistes sur les récepteurs AMPA/kainate. Le felbamate présente également plusieurs propriétés pharmacologiques. Il agit à la fois sur les mécanismes excitateurs et inhibiteurs du SNC ; il bloque la transmission du NMDA et facilite les réponses GABAergiques.

La contribution de ces différents mécanismes d'action pour les anti-épileptiques disponibles à ce jour est rapportée dans le *tableau 6*.

Tableau 6. Cibles moléculaires des anti-épileptiques

Composés	↓ activation des canaux sodiques	↓ activation des canaux calciques	↑ activation des canaux potassiques	↑ la transmission inhibitrice	↓ la transmission excitatrice
Carbamazépine	+++				
Clobazam				+++	
Clonazépam				+++	
Diazépam				+++	
Ethosuximide		+++			
Felbamate	+++	++		++	++
Gabapentine		+++		+	
Lamotrigine	+++	++			
Lévétiracétam[a]		+			
Oxcarbazépine	+++	+	+		
Phénobarbital		+		+++	+
Phénytoïne	+++				
Prégabaline		+++			
Primidone		+		+++	+
Stiripentol				+	
Tiagabine				+++	
Topiramate	++	++	+	++	++
Valproate de sodium	+++	+		++	+
Vigabatrine				+++	
Zonisamide	+++	+++		++	+

+++ : mécanisme d'action principal ; ++ : mécanisme d'action probable ; + : mécanisme d'action possible.
[a] Le lévétiracétam agit par l'intermédiaire de la protéine vésiculaire SV2A.

G. Effets indésirables

Les anti-épileptiques peuvent entraîner de nombreux effets secondaires parmi lesquels on peut distinguer :

- des manifestations d'intolérances précoces, le plus souvent transitoires, disparaissant au bout de quinze jours de traitement ;
- des signes de surdosage cédant à une réduction de posologie ;
- des signes de toxicité chronique ;
- des manifestations d'hypersensibilité imprévisibles survenant chez un petit nombre de sujets prédisposés.

Si le mécanisme de certains effets est bien établi, en relation avec des anomalies biologiques consécutives au pouvoir de fixation sur les protéines plasmatiques ou aux propriétés inductrices enzymatiques de certains produits, il reste hypothétique dans bien d'autres circonstances.

Les effets indésirables les plus fréquents sont en relation avec le système nerveux central et l'appareil digestif (*tab.* 7).

Tableau 7. Effets secondaires des anti-épileptiques sur le SNC et l'appareil digestif

	Carbamazépine	Benzodiazépines	Ethosuximide	Felbamate	Gabapentine	Lamotriigine	Lévétiracétam	Oxcarbazépine	Phénobarbital	Phénytoïne	Prégabaline	Primidone	Valproate de sodium	Stiripentol	Tiagabine	Topiramate	Vigabatrine	Zonisamide
Sur le SNC :																		
Somnolence	+	+	+	+	+	+	+	+	+	+	+	+	+	+	+	+	+	+
Vertiges	+	+	+	+	+	+	+	+	+	+	+	+	+	+	+	+	+	+
Troubles de l'équilibre					+	+			+							+		
Céphalées	+	+	+	+	+	+	+	+	+	+		+	+				+	
Insomnies				+	+									+		+		
Agitation	+		+					+	+					+		+		
Irritabilité			+			+			+		+						+	+
Nervosité					+										+	+		
Agressivité														+			+	
Ataxies	+	+	+	+	+	+		+	+	+	+	+		+	+	+	+	+
Tremblements					+			+			+		+		+	+		
Nystagmus					+			+	+						+	+		
Troubles de la concentration								+			+				+	+		
Troubles de la mémoire		+							+		+					+	+	+
Dépressions				+				+	+						+	+	+	+
États confusionnels	+				+			+	+	+	+		+			+		+
Anorexies			+	+						+				+		+		+
Augmentation de l'appétit											+							
Paresthésies					+					+	+					+		
Sur l'appareil digestif :																		
Nausées et vomissements	+	+	+	+	+	+	+	+	+	+	+	+	+	+	+	+	+	+
Diarrhée			+					+							+	+		
Constipation	+										+							
Gastralgies			+							+			+					
Douleurs abdominales			+	+				+						+		+	+	
Sécheresses buccales	+										+							
Hypersécrétion salivaire		+																

1. Sur le système nerveux central

- Une somnolence, des vertiges et éventuellement des céphalées, peuvent être provoquées par n'importe quel anti-épileptique. Ces effets indésirables se manifestent principalement en début de traitement, ils régressent en général après 15 jours de traitement ou un ajustement de posologie.
- Des effets de stimulation sont parfois observés tels que des insomnies, une agitation, une irritabilité, une nervosité ou une agressivité. Ces altérations temporaires du comportement risquent d'avoir des répercussions sur l'activité sociale du sujet, son aptitude à conduire une automobile. Il est possible de les réduire ou d'empêcher leur survenue par une posologie lentement progressive.
- Autres effets centraux : on rapporte également des ataxies, des tremblements, des nystagmus, des troubles de la concentration et de la mémoire, des dépressions, des états confusionnels, des anorexies, des paresthésies et des neuropathies périphériques.

2. Sur l'appareil digestif

Les anti-épileptiques induisent fréquemment des troubles gastro-intestinaux : nausées et vomissements pour tous, diarrhée ou constipation, gastralgies, douleurs abdominales, sécheresses buccales ou hypersécrétion salivaire.
À côté de ces troubles souvent banaux, certains peuvent induire des effets indésirables plus graves tels que des pancréatites (acide valproïque) qui peuvent être mortelles. La phénytoïne induit une hypertrophie gingivale. Elle apparaît chez un tiers des sujets, 3 à 4 mois après le début d'un traitement et disparaît 2 à 5 mois après son arrêt ; elle serait en rapport avec une diminution du taux d'IgA qui, au niveau de la salive, favorise l'infection, et avec une carence en folate qui stimule les fibroblastes. Elle survient surtout chez l'enfant dont l'hygiène dentaire est défectueuse.
Les troubles hépatiques sont rares mais souvent graves sous anti-épileptiques. On décrit des hépatites sous carbamazépine, phénytoïne, gabapentine, (en particulier en cas de déficit en époxyde hydroxylase), et acide valproïque. La toxicité hépatique est particulièrement importante avec le felbamate. Ce composé induit en effet une insuffisance hépatique aiguë qui s'avère mortelle dans 30 % des cas.
Ces troubles hépatiques peuvent être associés à une augmentation des phosphatases alcalines et de la γ-glutamyltranspeptidase (carbamazépine) et une augmentation des transaminases (acide valproïque). La vigabatrine, à l'inverse, peut entraîner une diminution des transaminases.

3. Sur le sang et les organes hématopoïétiques

Des hémopathies peuvent être le fait de nombreux anti-épileptiques. On peut distinguer deux types d'effets indésirables : ceux qui se traduisent par une modification des lignées circulantes et ceux liés à des troubles de l'hémostase.

a) Atteintes des lignées sanguines

- Aplasies médullaires (carbamazépine et felbamate) : le felbamate induit une aplasie médullaire dans 1 cas pour 4 000 patients traités environ. Dans 30 % des cas, elle conduit au décès du patient. Elle survient 2 à 12 mois après le début du traitement, mais les atteintes de la moelle osseuse peuvent avoir débuté plusieurs semaines à plusieurs mois auparavant. Enfin, le risque persiste plusieurs mois après l'arrêt du traitement.

- Atteintes de la lignée rouge et/ou de l'hémoglobine : on observe des anémies (phénytoïne), des anémies mégaloblastiques (phénobarbital, phénytoïne) et des anémies aplastiques (éthosuximide).
- Atteintes des lignées blanches : on rapporte des leucopénies (carbamazépine, oxcarbazépine, éthosuximide), des granulopénies (phénytoïne), des neutropénies (carbamazépine et gabapentine) voire des agranulocytoses (carbamazépine, phénytoïne, éthosuximide) et des éosinophilies (éthosuximide).
- Atteintes des plaquettes : on rapporte des thrombopénies sous acide valproïque, carbamazépine, phénytoïne et gabapentine.
- Pancytopénie : éthosuximide et phénytoïne.

b) Troubles de la coagulation

Ils se traduisent par des hématomes (tiagabine), des purpuras, un allongement du temps de saignement (acide valproïque) et des hémorragies. Ils peuvent résulter de deux phénomènes :

- la conséquence d'une thrombopénie ;
- des déficits de facteurs de la coagulation vitamine K-dépendants (II, VII, IX et X) liés aux propriétés inductrices enzymatiques de certains anti-épileptiques ou à une diminution du fibrinogène.

4. Troubles cardiovasculaires

La carbamazépine est susceptible d'entraîner des troubles de la conduction et des maladies thromboemboliques. Ce dernier effet est également rapporté sous topiramate. L'injection IV de phénytoïne peut entraîner des fibrillations ventriculaires et une dépression de la conduction ventriculaire et auriculaire. Enfin, des œdèmes ont été rapportés sous prégabaline.

5. Sur la peau et les phanères

La plupart des anti-épileptiques peuvent entraîner des réactions cutanées aiguës : exanthèmes morbiliformes, scarlatiformes ou urticariens. Ils apparaissent dans 1 à 5 % des cas vers le 9e jour du traitement surtout avec la phénytoïne mais aussi avec le phénobarbital, la primidone, la carbamazépine, l'oxcarbazépine, l'acide valproïque, la lamotrigine et la gabapentine, plus rarement avec l'éthosuximide. Ils peuvent être bénins ou le prélude de manifestations gravissimes d'hypersensibilité imposant surtout en cas de fièvre et de myalgies, la suppression du traitement et la mise en œuvre d'une corticothérapie. Il peut alors se manifester des épidermolyses bulleuses de Lyell (phénytoïne, carbamazépine, phénobarbital, lamotrigine et felbamate) ou des syndromes de Stevens-Johnson (éthosuximide, lamotrigine, felbamate).
Les manifestations chroniques sont plus courantes : hirsutisme, hypertrichoses et pigmentations cutanées principalement du visage et du cou avec la phénytoïne,

augmentation de l'acné des adolescents (phénobarbital, primidone, phénytoïne et oxcarbazépine), alopécie plus ou moins sévère mais toujours transitoire (valproate et oxcarbazépine), épaississement des traits du visage, surtout des lèvres et du nez, chez 66 % des épileptiques recevant du phénobarbital, surtout en polythérapie.

6. Effets endocriniens

Malgré de nombreuses modifications dans les taux d'hormones, en particulier œstrogènes et gonadostimulines, l'administration des anti-épileptiques n'a pratiquement aucune incidence clinique dans le domaine endocrinien ceci à trois exceptions près :

- une diminution par la phénytoïne, de la sécrétion pancréatique d'insuline entraînant une hyperglycémie ;
- le déclenchement par la carbamazépine et l'oxcarbazépine d'une sécrétion non appropriée de l'hormone antidiurétique (ADH) entraînant une hyponatrémie ;
- des aménorrhées et des irrégularités menstruelles induites par l'acide valproïque.

7. Troubles métaboliques et ioniques

Outre l'hyponatrémie et l'hyperglycémie que nous venons d'évoquer, l'acide valproïque peut induire des hyperammoniémies. L'augmentation des γ-glutamyltranspeptidases est également survenue lors du traitement au stiripentol, notamment lors de l'association à la carbamazépine et au valproate.

Une acidose métabolique, hyperchlorémique, est parfois associée au traitement par le topiramate. Cette diminution des bicarbonates sériques est due à l'effet inhibiteur du topiramate sur l'anhydrase carbonique rénale. En général, cette diminution survient en début de traitement, mais peut apparaître à tout moment au cours du traitement. Ces diminutions sont généralement légères à modérées.

8. Troubles généraux

Les anti-épileptiques entraînent une sensation de fatigue voir une asthénie. Cet effet s'observe principalement avec les produits de deuxième génération.

On rapporte également des prises de poids (acide valproïque, gabapentine, prégabaline) ou des pertes de poids (topiramate, felbamate, vigabatrine, stiripentol).

9. Troubles des organes des sens

C'est principalement la vision qui va être le siège d'effets indésirables. On rapporte des diplopies (oxcarbazépine, topiramate, carbamazépine, lamotrigine, felbamate, gabapentine, prégabaline et benzodiazépines) et une vision floue (oxcarbazépine, lamotrigine, felbamate et benzodiazépines). La vigabatrine entraîne un rétrécissement du champ visuel et une baisse de l'acuité visuelle pouvant être irréversibles ; la prévalence de ces troubles est de 1 patient sur 3. Le topiramate peut entraîner une myopie aiguë associée à un glaucome secondaire à angle fermé ; les symptômes surviennent également dans le premier mois suivant l'instauration du traitement.

On peut enfin noter une sensation de nez bouché induite par la gabapentine.

10. Réactions allergiques

À côté des réactions graves d'hypersensibilité déjà évoquées dans les troubles cutanés, la lamotrigine peut induire des œdèmes de Quincke.

11. Sur l'appareil urinaire

Le topiramate induit des lithiases urinaires. Cet effet indésirable semble lié aux propriétés inhibitrices de certaines isoenzymes de l'anhydrase carbonique.

12. Sur l'appareil respiratoire

Les benzodiazépines peuvent entraîner des insuffisances respiratoires, des apnées du sommeil et une hypersécrétion de mucus bronchique (surtout chez le nourrisson et l'enfant). La prégabaline entraîne fréquemment des dyspnées et une hyposécrétion nasale.

13. Sur l'appareil locomoteur

Le phénobarbital peut entraîner des troubles osseux : ostéomalacie se traduisant chez l'enfant, par un rachitisme et chez l'adulte, par des fractures pathologiques. Ces effets indésirables semblent liés aux propriétés inductrices enzymatiques du phénobarbital entraînant une diminution du taux de 25-hydroxycalciférol (vitamine D3). Des algodystrophies de trois types peuvent être provoquées par le phénobarbital : rhumatisme subaigu atteignant les petites articulations et régressant à l'arrêt du traitement, rhumatisme chronique réalisant une capsulite rétractile de l'épaule (ou syndrome épaule- main) et pouvant laisser des séquelles invalidantes plus ou moins sévères selon l'importance des doses mises en œuvre, et maladie de Dupuytren. Son apparition semble plus fréquente chez les sujets traités pendant de longues années par le phénobarbital que dans la population générale. Les benzodiazépines peuvent entraîner des faiblesses musculaires tandis que la prébabaline peut induire des dysarthries.

14. Pharmacodépendance et tolérance

Le phénobarbital et les benzodiazépines entraînent une pharmacodépendance. Le risque augmente avec la dose, la durée du traitement et les antécédents d'autres dépendances, qu'elles soient médicamenteuses ou non y compris alcoolique. Les benzodiazépines entraînent également une tolérance.

H. Conduite du traitement

1. Généralités

Le traitement de l'épilepsie repose sur quatre grands principes :

- la monothérapie permet de contrôler environ 80 % des épilepsies. Elle minimise les effets indésirables et réduit le coût du traitement. La bithérapie (voire la trithérapie dans des cas très particuliers) peut s'avérer nécessaire. Elle devra tenir

compte des mécanismes d'action des principes actifs mis en jeu et de leurs propriétés pharmacocinétiques ;
- le choix du traitement est fonction du type de crise. Certains anti-épileptiques ont des indications privilégiées, d'autres sont contre-indiqués dans certaines formes d'épilepsie qu'ils peuvent aggraver ;
- la surveillance du traitement ne se limite pas au dépistage des effets indésirables, mais englobe la vérification de la compliance et du surdosage. La mesure des taux plasmatiques se justifie en cas d'effets indésirables ou d'inefficacité, mais en aucun cas lorsque l'épilepsie est équilibrée et qu'il ne persiste pas d'effets secondaires ;
- le traitement doit être périodiquement remis en cause.

2. Mise en place du traitement

Préalablement à la mise en place d'un traitement, il faudra supprimer les facteurs favorisant les crises par exemple le manque de sommeil, l'alcool, certains médicaments. Il ne sera mis en place que lorsque le diagnostic de l'épilepsie sera certain, ce qui exclu le plus souvent la première crise. Le traitement des épilepsies utilise la voie orale. Les modalités de cette mise en place sont :
- toujours une monothérapie en première intention ;
- une atteinte progressive de la posologie d'entretien par paliers successifs et le respect des horaires, pour minimiser les effets secondaires digestifs et comportementaux ;
- l'obtention d'un taux plasmatique optimal assurant l'efficacité du traitement et son innocuité relative ;
- l'administration en une ou plusieurs prises réparties au cours de la journée en tenant compte de la demi-vie des médicaments.

L'efficacité du traitement ne peut être jugée avant deux jours à un mois selon le temps nécessaire à l'obtention de l'état d'équilibre (*tab. 4*).

3. Modification du traitement

La transition entre deux traitements doit toujours suivre le même protocole : administration progressive par paliers de deux jours, sur une semaine, du ou des composé(s) de relais, tout en maintenant le traitement initial. On a donc superposition des deux traitements. Dans les cas de relais thérapeutique par un inducteur enzymatique, il faut dans un premier temps, augmenter la posologie du premier médicament (afin de maintenir une concentration plasmatique efficace).

4. Arrêt du traitement

Lorsque l'arrêt du traitement est décidé, il convient de diminuer progressivement les posologies afin d'éviter les phénomènes de sevrage et les effets rebonds. En général, la durée du sevrage est comprise entre 4 et 6 mois. Chez l'adulte, la décision doit être adaptée à chaque patient. Elle peut se justifier en cas de disparition des crises pendant une période de 2 à 5 ans. Chez l'enfant, certains syndromes ont un taux de rechute élevé, alors que d'autres, comme l'épilepsie partielle bénigne

idiopathique et les absences, disparaissent spontanément à l'adolescence. La décision doit être prise avec soin. Elle dépend :
- du type d'épilepsie : l'épilepsie myoclonique juvénile et les épilepsies généralisées photosensibles récidivent presque toujours à l'arrêt du traitement, même après de longues années sans crises. À l'inverse, les absences de l'enfance, vite contrôlées, ne nécessitent pas une durée de traitement supérieure à 1 ou 2 ans ;
- de la normalisation de l'EEG juste avant de commencer l'arrêt progressif du traitement et de l'absence d'anomalies paroxystiques lors du sevrage, qui sont des éléments favorables. Toutefois, la persistance d'anomalies ne doit pas être considérée comme une contre-indication formelle à la tentative d'arrêt ;
- de l'accord du patient, informé du risque de récidive et acceptant ce risque.

5. Populations particulières

a) Utilisation chez la femme enceinte

■ *Généralités*

Depuis 1968, de très nombreuses publications ont insisté sur l'effet tératogène des médicaments anti-épileptiques, tous étant incriminés mais avec un risque estimé plus important pour la phénytoïne, l'acide valproïque et la carbamazépine.
Des enquêtes rétrospectives ont montré qu'une femme épileptique traitée présente deux à trois fois plus de risque d'accoucher d'un enfant mal formé, que l'ensemble de la population.
Les répercussions de l'épilepsie et des crises épileptiques sur la grossesse ont souvent été débattues, mais il est maintenant clairement établi que le facteur le plus important dans le risque de complications fœtales est le traitement anti-épileptique. Les malformations signalées sont majeures (cardiopathies congénitales, fentes palatines, retard psychomoteur) ou mineures (dysmorphies cranio-faciales, hypoplasie des phalanges distales, retards de croissance, hernie inguinale), mais il n'y a pas de malformation spécifique de tel ou tel médicament (sauf peut-être l'association de l'acide valpoïque avec des anomalies de fermeture du tube neural : myéloméningocèle, *spina bifida*).
La responsabilité des anti-épileptiques classiques (carbamazépine, acide valproïque, phénobarbital et phénytoine), dans l'apparition de syndromes toxiques du fœtus et du nouveau-né est, en revanche, bien établie. Les risques augmentent avec la dose mise en œuvre ou les conditions d'administration, en particulier lors de polychimiothérapie :
- syndromes hémorragiques (dans 7 % des cas sous l'influence du phénobarbital, de la phénytoïne et de la carbamazépine) suite à l'abaissement du taux des facteurs de la coagulation ;
- syndromes dysmorphiques (dans 8 % des cas sous phénobarbital ou phénytoïne) résultant d'une anomalie de croissance osseuse, due à l'intervention des anti-épileptiques sur le métabolisme de la vitamine D3, touchant surtout les zones de croissance des os longs (anomalies de structure et de minéralisation, ossification irrégulière, hypotrophie staturo-pondérale se prolongeant au-delà de deux ans) ;
- risque d'ictère nucléaire suite au déplacement, par la phénytoïne, de la liaison aux protéines plasmatiques de la bilirubine, dont le catabolisme est déficient à la naissance ;

- syndrome de privation ou de sevrage dû à la disparition postnatale du phénobarbital ou de la phénytoïne, se traduisant par des trémulations, des myoclonies, des agitations, des vomissements, des pleurs et des insomnies.

À l'exception du topiramate, les « nouveaux » anti-épileptiques (vigabatrine, gabapentine, lamotrigine, tiagabine, oxcarbazépine, lévétiracétam) ne paraissent pas ou peu tératogènes chez l'animal. Il n'a pas été mis en évidence d'effet tératogène spécifique chez l'Homme. Le nombre de grossesses rapportées chez des femmes traitées par ces médicaments reste toutefois limité, ce qui incite à la prudence quant à leur utilisation chez la femme enceinte. La seule exception concerne la lamotrigine pour laquelle les données publiées suggèrent que son utilisation pendant la grossesse peut être proposée, surtout en monothérapie.

La plupart du temps, les femmes épileptiques traitées et correctement suivies donnent naissance à des enfants parfaitement constitués et sains (92 à 96 % des grossesses). Les risques souvent majorés par la thérapeutique médicamenteuse ne justifient pas son interruption brutale en cas de grossesse, l'absence d'une thérapeutique indispensable pouvant entraîner une aggravation de la maladie préjudiciable à la fois à la mère et au fœtus.

Lorsque cela est possible, il est souhaitable d'arrêter le traitement ou de se limiter à une monothérapie. La préférence doit être donnée à l'anti-épileptique le plus efficace et le mieux toléré. Le valproate à une posologie inférieure ou égale à 1 g/j ne semble pas associé à une augmentation congénitale par rapport à l'absence de traitement. Néanmoins, un changement brutal de médicament chez une femme dont l'état est parfaitement équilibré risque de créer un état instable, aussi est-il parfois préférable de continuer le traitement initial.

Afin de diminuer le risque fœtal, il est préconisé de prescrire de l'acide folique dans les deux mois qui précèdent la conception et les deux mois qui la suivent.

Si l'épilepsie débute pendant la grossesse, il est souhaitable de recourir à la carbamazépine ou au valproate qui ne provoquent pas de syndromes de sevrage ni de syndromes hémorragiques chez le nouveau-né, lorsque la période d'embryogenèse est terminée.

■ *Prise en charge au cours de la grossesse et du nouveau-né*

Il est nécessaire d'adapter la thérapeutique en fonction des nouvelles données pharmacocinétiques induites par la grossesse et de protéger le fœtus à l'égard des effets indésirables d'une médication indispensable.

Les modifications parfois contradictoires des données pharmacocinétiques liées à la grossesse entraînent des variations évolutives et de ce fait, elles sont imprévisibles de la biodisponibilité et de l'activité des médicaments, ce qui nécessite une surveillance assidue de leur concentration plasmatique et souvent un ajustement de posologie régulier de façon à maintenir un niveau d'efficacité et d'innocuité optimal.

Une supplémentation vitaminique doit être envisagée en cas de traitement par le phénobarbital, la primidone, la phénytoïne :

- de la vitamine D à raison de 400 UI/j en été, 800 UI/j en hiver, au cours des trois derniers mois de grossesse, permet de prévenir le risque de perturbation du métabolisme phospho-calcique et de minéralisation osseuse ;

- de l'acide folique (5-10 mg/j) dès les premières semaines de la grossesse. Des doses plus fortes risquent d'aggraver la comitialité en réduisant l'effet thérapeutique (par suite d'une accélération de la clairance des médicaments) ;
- de la vitamine K1 à raison de 10 à 20 mg/j par voie orale pendant le mois qui précède l'accouchement. La prévention de la maladie hémorragique du nouveau-né qui survient 2 à 7 jours après la naissance sera systématique, en particulier chez les patientes traitées par inducteurs enzymatiques (phénobarbital, phénytoine, carbamazépine), responsables d'une diminution des facteurs de coagulation vitamine K dépendants.

De façon beaucoup plus exceptionnelle et imprévisible, l'acide valproïque expose également à un syndrome hémorragique néonatal grave, non lié à un déficit en vitamine K1, rapporté à une hypofibrinémie.

Divers examens (numération des éléments figurés du sang, bilan phosphocalcique, dosage de la parathormone et des folates) peuvent aider à adapter individuellement l'apport vitaminique.

Les femmes épileptiques constituent une population à risque qui doit bénéficier des techniques d'exploration *in utero* pratiquées périodiquement afin de permettre un dépistage d'éventuelles malformations et de suivre le développement fœtal (échographie, amniocentèse, dosage d'α-foeto-protéine).

Après l'accouchement, il est important de vérifier la concentration plasmatique de l'anti-épileptique chez la mère afin d'ajuster la posologie.

Il y a peu d'études portant sur l'élimination lactée de l'anti-épileptique chez la femme. Par précaution, l'élimination lactée étant généralement importante chez l'animal, l'allaitement est déconseillé.

b) Utilisation chez l'enfant

La mise en route sera progressive et par pallier pour atteindre une posologie d'entretien évaluée en fonction du poids, de l'âge, de l'efficacité sur les crises et de la tolérance. Il n'est pas obligatoire d'atteindre systématiquement les posologies optimales conseillées, lorsque les crises disparaissent dès le début du traitement.

La carbamazépine est le traitement de première intention des épilepsies partielles de l'enfant, cryptogéniques et symptomatiques. L'acide valproïque peut-être utilisé en première intention quel que soit le type de crise en raison de son large spectre d'action. La vigabatrine est le traitement de première intention des spasmes infantiles. Pour les épilepsies partielles réfractaires, les nouveaux anti-épileptiques peuvent être prescrits en association avec les anti-épileptiques de première génération.

Si après plusieurs essais successifs à des posologies appropriées d'associations de médicaments, aucune amélioration n'est obtenue, une approche neurochirurgicale, après bilan approfondi, mérite d'être envisagée.

c) Utilisation chez les personnes âgées

La survenue de crises épileptiques chez le sujet âgé est fréquente. Leur diagnostic est souvent difficile du fait d'une anamnèse incomplète et de l'association d'autres pathologies neurologiques ou cardiaques. Les épilepsies partielles symptomatiques de causes lésionnelles, plus particulièrement vasculaires (hémorragiques ou ischémiques) sont les plus fréquentes. La recherche de la prise de médicaments abaissant le seuil épileptogène, du fait de la polymédication, est essentielle, ainsi que la recherche de perturbations métaboliques et hydroélectrolytiques. En dehors de certaines affections cérébrales sévères, l'épilepsie du sujet âgé est le plus souvent sensible à une monothérapie. Les facteurs à prendre en compte sont :

- l'âge biologique et non chronologique du patient : réduction de la fonction hépatique et/ou rénale, diminuant l'élimination des médicaments ;
- les déficits sensoriels et cognitifs, rendant aléatoire l'observance des prescriptions ;
- la prise quasi-constante d'autres médicaments, source d'interactions.

Le traitement devra donc être simple : un seul médicament, avec un écart notable entre les doses thérapeutiques et les doses toxiques, sans interactions importantes, donné à une dose plus faible que chez les sujets plus jeunes avec au maximum deux prises par jour.

Dans le cas d'épilepsies anciennes, il n'y a pas lieu généralement de modifier les posologies en cours, sauf en cas d'apparition d'effets indésirables, par exemple survenue de périarthrites, de maladie de Dupuytren chez les patients traités au phénobarbital.

L'intérêt du traitement doit être réévalué dès qu'un patient n'a pas fait de crise depuis 2 ou 3 ans.

I. Précautions d'emploi

Devant le risque de somnolence induit par l'ensemble des anti-épileptiques, la conduite de véhicules automobiles ou l'utilisation de machines doit être évitée, de même que la consommation d'alcool. Le risque de chute est également majoré, notamment chez les personnes âgées, et des mesures de préventions devront être mises en place.

Les femmes en âge de procréer doivent être averties que la prise d'anti-épileptiques inducteurs enzymatiques peut rendre inefficaces les contraceptifs oraux. Il est recommandé d'utiliser d'autres formes de contraception, non hormonales.

Les autres précautions d'emplois sont spécifiques de chaque produit.

1. Phénobarbital et, dans une moindre mesure, la primidone

- Un traitement par phénobarbital doit être interrompu en cas d'atteinte hépatique ou cutanée.
- Chez l'enfant, on réalisera une supplémentation en vitamine D2 ou en 25-hydroxyvitamine D3.

2. Phénytoïne et fosphénytoïne

Un traitement par la phénytoïne ou fosphénytoïne doit être interrompu en cas d'atteinte hépatique ou cutanée.

La fosphénytoïne doit être utilisée avec précaution chez les patients présentant une hypotension ou une insuffisance cardiaque sévère.

La consommation aiguë d'alcool peut augmenter les concentrations plasmatiques de phénytoïne, tandis que la consommation chronique d'alcool peut les diminuer.

3. Éthosuximide

Il est conseillé d'exercer une surveillance hématologique de façon régulière.
En cas d'affection rénale ou hépatique, l'éthosuximide doit être utilisé avec prudence, puisque des altérations de ces fonctions ont été rapportées. Des bilans urinaires et des tests hépatiques devront être pratiqués régulièrement.

4. Carbamazépine

À l'instauration du traitement, on s'assurera que la femme en âge de procréer n'est pas enceinte, et on instaurera une méthode de contraception efficace avant la mise sous traitement.
Avant la mise en place du traitement, on réalisera un hémogramme et un bilan hépatique. Ces contrôles seront effectués une fois par semaine au cours du premier mois de traitement puis devant tout signe d'appel clinique (fièvre inexpliquée, angines…). Le traitement sera interrompu en cas de manifestations cutanées allergiques, d'altération de la fonction hépatique ou de modification franche de l'hémogramme.
Une surveillance particulière sera mise en place en cas de glaucome, de rétention urinaire, d'affection hépatique ou rénale, d'insuffisance cardiaque ou chez le sujet âgé.

5. Oxcarbazépine

- Utiliser avec prudence en cas d'hypersensibilité à la carbamazépine (les allergies sont croisées dans 20 à 30 % des cas).
- Il est conseillé de contrôler la natrémie avant la mise en place du traitement en cas d'affection rénale pré-existante, de traitement hyponatrémiant (diurétique, desmopressine) ou sous anti-inflammatoires non stéroïdiens. Le contrôle sera réitéré après deux semaines puis tous les mois pendant trois mois.
- On renforcera la surveillance chez les patients présentant des troubles de la conduction cardiaque.
- Chez l'insuffisant cardiaque, on contrôlera régulièrement le poids afin de détecter une rétention liquidienne.
- Toute suspicion d'anomalie hépatique doit faire contrôler la fonction hépatique. En cas d'altération confirmée, l'arrêt du traitement est conseillé.

6. Acide valproïque

- On réalisera un bilan hépatique avant le traitement et périodiquement au cours des six premiers mois, en particulier chez l'enfant de moins de 3 ans. Dans cette population, il est préférable d'utiliser l'acide valproïque en monothérapie et on évitera la coprescription d'un salicylé qui augmente le risque de toxicité hépatique.
- Un examen hématologique (numération de la formule sanguine, temps de saignement, bilan de coagulation) est recommandé avant le traitement, avant une intervention chirurgicale, en cas d'hématome et de saignements spontanés.
- En cas de syndrome abdominal douloureux aigu comme en cas de manifestations digestives à type de nausées, vomissements et/ou anorexie, il est recom-

mandé de doser les enzymes pancréatiques et d'interrompre le traitement en cas de pancréatique.

- Son utilisation chez les patients présentant un déficit en enzyme du cycle de l'urée est déconseillée.
- À l'instauration du traitement, on s'assurera que la femme en âge de procréer n'est pas enceinte et on instaurera une méthode de contraception efficace avant la mise sous traitement.

7. Benzodiazépines

- Leur utilisation doit être prudente en cas de myasthénie.
- On renforcera la surveillance chez les patients présentant des antécédents dépressifs et/ou de tentatives de suicide, les benzodiazépines favorisant le passage à l'acte suicidaire.
- Les benzodiazépines seront utilisées avec prudence chez les patients ayant des antécédents d'alcoolisme ou de dépendance médicamenteuse.
- Chez le nourrisson et les enfants, on renforcera la surveillance en raison d'une augmentation de la production de salive et des sécrétions bronchiques afin de maintenir la perméabilité des voies aériennes.
- On l'utilisera à la plus faible posologie possible chez les patients souffrant de maladies respiratoires.

8. Lamotrigine

- En cas de survenue d'éruption cutanée ou de réaction précoce d'hypersensibilité, il faut procéder rapidement à son évaluation. Si aucune cause non médicamenteuse ne peut être mise en évidence, le traitement sera arrêté. L'association au valproate doit être évitée. En effet, le valproate de sodium inhibe significativement la glucuronation de la lamotrigine, augmentant ses concentrations sériques et parallèlement, le risque d'apparition de rashs cutanés. Cette association sera réservée aux situations cliniques qui l'imposent, lorsque le bénéfice attendu l'emporte sur le risque.
- Une augmentation de la clairance de la lamotrigine a été observée lors de l'association avec une contraception orale. En conséquence, il conviendra d'exercer une surveillance clinique appropriée des femmes sous lamotrigine commençant ou arrêtant une contraception orale.

9. Gabapentine

En l'absence de données cliniques suffisantes, la gabapentine ne doit pas être prescrite en monothérapie anti-épileptiques chez l'enfant de moins de 12 ans.

10. Vigabatrine

- Avant la mise en place du traitement, on réalisera un examen ophtalmologique que l'on renouvellera à intervalle régulier pour détecter des anomalies du champ visuel.
- On l'utilisera avec prudence en cas d'antécédents de psychose, de dépression ou de troubles du comportement.

11. Tiagabine

- On renforcera la surveillance chez les patients présentant des antécédents de troubles du comportement sévères y compris des antécédents d'anxiété généralisée et de dépression, à cause du risque de résurgence.
- En cas d'apparition d'ecchymoses, on contrôlera la formule sanguine.
- En cas d'apparition de troubles visuels, on consultera un ophtalmologiste.

12. Topiramate

- En raison de son activité inhibitrice de l'anhydrase carbonique, le risque de formation de calculs rénaux n'est pas négligeable. Les antécédents familiaux ou individuels de néphrolithiase et d'hypercalciurie augmentent ce risque. Pour le réduire, on assurera une diurèse importante.
- Une évaluation des taux de bicarbonates sériques est recommandée en début et au cours du traitement par topiramate et prendra en compte les antécédents médicaux du patient.
- Une myopie aiguë, associée à un glaucome secondaire à angle fermé, a été rapportée chez des patients traités par le topiramate. Le traitement inclut un arrêt du topiramate, dans les meilleurs délais.
- Une perte de poids ou l'absence de prise de poids chez des enfants en période de croissance a été observée dans les études cliniques avec le topiramate. Il convient de surveiller la courbe de poids et d'envisager un complément alimentaire, si nécessaire.
- Une attention particulière devra être portée aux patients présentant des antécédents de dépression ou de troubles psychotiques, notamment au début du traitement.

13. Felbamate

- On réalisera une numération sanguine avant le traitement puis toutes les deux semaines, ainsi qu'en cas d'ecchymoses, de pétéchies, de saignements ou de signes d'infections et/ou d'anémie. En cas de neutropénie et/ou de thrombopénie, on arrêtera le traitement.
- Un contrôle de ASAT, ALAT et bilirubine sera pratiqué avant le traitement puis toutes les deux semaines ainsi qu'en cas d'ictère, d'anorexie, de nausées, de vomissements ou de douleur abdominale. En cas d'anomalie cliniquement significative de la fonction hépatique, le traitement sera interrompu.

14. Zonisamide

- Le zonisamide est un dérivé du benzisoxazole qui comporte un radical sulfamide, pouvant induire des éruptions cutanées graves ; l'arrêt du traitement est alors préconisé.
- Certains patients traités par zonisamide ont développé des calculs rénaux. L'augmentation de l'apport hydrique et de la diurèse peut contribuer à réduire le risque de formation de calculs, notamment chez les sujets ayant des facteurs prédisposants.

- Il est recommandé de surveiller les taux de lipase et d'amylase pancréatiques chez les patients traités par zonisamide qui présentent les signes et symptômes cliniques de pancréatite. Si la pancréatite est avérée, il est recommandé d'arrêter le traitement et d'instaurer un traitement approprié.
- Chez les patients traités par zonisamide et présentant des myalgies et/ou une faiblesse musculaire sévères, il est recommandé de contrôler les marqueurs des lésions musculaires (taux sériques de créatine phosphokinase et d'aldolase). Si ces taux sont élevés en l'absence d'une autre cause évidente, telle que traumatisme ou crises tonicocloniques, le traitement par zonisamide doit être arrêté et un traitement approprié doit être instauré.
- Les femmes en âge de procréer doivent utiliser une méthode contraceptive adéquate pendant le traitement par zonisamide et pendant le mois suivant l'arrêt du traitement. Le médecin doit déterminer si les contraceptifs oraux, ou les doses de leurs composants, sont suffisants en fonction de chaque patiente.

J. Interactions médicamenteuses

Quelques anti-épileptiques ne font pas l'objet d'interaction médicamenteuse cliniquement significative, étant peu ou pas métabolisés, ni inducteurs ni inhibiteurs enzymatiques : gabapentine, vibabatrine, lévétiracétam, prégabaline.
À l'inverse, les interactions médicamenteuses des anti-épileptiques inhibiteurs ou inducteurs enzymatiques sont très nombreuses et seront traitées dans des paragraphes particuliers.
Par ailleurs, il est également important d'étudier séparément les interactions entre anti-épileptiques puisque leur association est utilisée en thérapeutique.
Tous les anti-épileptiques métabolisés (acide valproïque, éthosuximide, felbamate, fosphénytoïne, lamotrigine, oxcarbazépine, phénobarbital, phénytoïne, primidone, tiagabine, topiramate) sont contre-indiqués avec le millepertuis qui est un inducteur enzymatique naturel.
L'association du millepertuis avec la carbamazépine est déconseillée.

1. Interactions médicamenteuses des anti-épileptiques non (ou faiblement) inducteurs ou inhibiteurs enzymatiques

a) Lamotrigine

Association déconseillée avec les *contraceptifs oraux* (pendant la période d'ajustement posologique de la lamotrigine) : risque de diminution des concentrations et de l'efficacité de la lamotrigine par augmentation de son métabolisme hépatique. Éviter de mettre en route une contraception orale pendant cette période. Sinon surveillance clinique et adaptation de la posologie de la lamotrigine.

b) Topiramate et felbamate

Association déconseillée avec les *contraceptifs oraux* : risque de diminution de l'efficacité contraceptive par diminution de la concentration en œstrogène. Utiliser de préférence une autre méthode contraceptive, en particulier de type mécanique.

c) Gabapentine

L'association d'un *antiacide* peut réduire jusqu'à 24 % la biodisponibilité de la gabapentine. Il est recommandé de prendre la gabapentine 2 heures après la prise d'un antiacide.

d) Benzodiazépines : clonazépam, clobazam, diazépam

■ *Association déconseillée*

Avec l'*alcool* : majoration par l'alcool de l'effet sédatif des benzodiazépines.

■ *Associations à prendre en compte*

- Les autres médicaments *dépresseurs du système nerveux central* : dérivés morphiniques (analgésiques, antitussifs et traitements de substitution) ; neuroleptiques ; barbituriques ; anxiolytiques autres que les benzodiazépines (carbamates, captodiame, étifoxine) ; hypnotiques ; antidépresseurs sédatifs ; antihistaminiques H1 sédatifs ; baclofène ; antihypertenseurs centraux ; thalidomide. L'altération de la vigilance peut rendre dangereuse la conduite de véhicules et l'utilisation de machines.
- Les *dérivés morphiniques* (analgésiques, antitussifs et traitements de substitution) : risque majoré de dépression respiratoire pouvant être fatale en cas de surdosage.
- La *cimétidine* à des doses ≥ 800 mg/j et le *cisapride* : risque accru de somnolence lors de l'association avec le diazépam.

2. Interactions médicamenteuses des principes actifs inhibiteurs enzymatiques

a) Acide valproïque

L'utilisation conjointe de médicaments proconvulsivants ou abaissant le seuil épileptogène entraîne un risque.

■ *Association contre-indiquée*

La *méfloquine* : risque de survenue de crise épileptique par augmentation du métabolisme de l'acide valproïque et effet convulsivant de la méfloquine.

■ *Associations nécessitant des précautions d'emploi*

- L'*aztréonam*, l'*imipénem*, le *méropénem* : risque de survenue de crises convulsives par diminution des concentrations plasmatiques de l'acide valproïque : surveillance clinique, dosages plasmatiques et adaptation éventuelle de la posologie.
- La *zidovudine* : risque d'augmentation des effets indésirables de la zidovudine par augmentation de sa concentration. Réaliser une surveillance clinique régulière.

b) Stiripentol

■ *Association contre-indiquée*

- L'*atorvastatine* et la *simvastatine* : risque majoré d'effets indésirables à type de rhabdomyolyse (diminution du métabolisme hépatique de l'hypocholestérolémiant).
- Le *bépridil*, le *cisapride*, le *pimozide*, la *quinidine* : risque majoré de troubles du rythme ventriculaire, notamment de torsades de pointes.

- La *dihydroergotamine* et l'*ergotamine* : ergotisme avec possibilité de nécrose des extrémités (inhibition de l'élimination hépatique de l'alcaloïde de l'ergot de seigle).
- Les *immunosuppresseurs* : augmentation des concentrations sanguines de l'immunosuppresseur (diminution de son métabolisme hépatique).

■ *Association déconseillée*

L'*halofantrine* : risque majoré de troubles du rythme ventriculaire, notamment de torsades de pointes.

■ *Associations nécessitant des précautions d'emploi*

- La *caféine* : augmentation possible des concentrations plasmatiques de la caféine avec risque de surdosage par inhibition de son métabolisme hépatique : surveillance clinique et adaptation éventuelle de la posologie de caféine.
- Le *midazolam* et le *triazolam* : augmentation des concentrations plasmatiques du midazolam par diminution de son métabolisme hépatique avec majoration de la sédation : surveillance clinique et adaptation éventuelle de la posologie.
- La *théophylline*, l'*aminophylline* : augmentation possible de la théophyllinémie avec risque de surdosage par inhibition de son métabolisme hépatique : surveillance clinique, dosage plasmatique et adaptation éventuelle de la posologie.

3. Interactions médicamenteuses des principes actifs inducteurs enzymatiques : carbamazépine, oxcarbazépine, phénobarbital (et par extrapolation, primidone) et phénytoïne (et par extrapolation, fosphénytoïne)

a) Communes à plusieurs inducteurs enzymatiques

■ *Association contre-indiquée*

- Le *saquinavir* : risque de baisse de l'efficacité du saquinavir par augmentation de son métabolisme.
- Le *voriconazole* (carbamazépine, phénobarbital, primidone) : risque de baisse de l'efficacité du voriconazole par augmentation de son métabolisme.

■ *Association déconseillée*

- Le *voriconazole* (phénytoïne et fosphénytoïne) : risque de baisse de l'efficacité du voriconazole et augmentation des concentrations plasmatiques de la phénytoïne.
- Les *œstroprogestatifs* et les *progestatifs utilisés comme contraceptifs* (sauf phénobarbital) : utiliser de préférence une autre méthode contraceptive et en particulier mécanique.
- Le *praziquantel* : diminution très importante des concentrations plasmatiques du praziquantel avec risque d'échec du traitement.
- La *télithromycine* : diminution très importante des concentrations plasmatiques de la télithromycine avec risque d'échec du traitement.

■ *Associations nécessitant des précautions d'emploi*

- Les *folates* (sauf carbamazépine) : diminution des concentrations plasmatiques de l'inducteur enzymatique par augmentation de son métabolisme dont les folates sont des co-facteurs. On renforcera la surveillance clinique, on contrôlera les taux plasmatiques de l'anti-épileptique et s'il y a lieu, on ajustera les posologies de l'inducteur pendant l'association et quelques jours après son arrêt.

- Les *antidépresseurs imipraminiques* : ces principes actifs favorisent la survenue de crises convulsives généralisées. On réalisera une surveillance clinique et on augmentera éventuellement la posologie de l'anti-épileptique.
- La *rifampicine* (sauf phénobarbital) : diminution des concentrations plasmatiques de l'anti-épileptique par augmentation de son métabolisme hépatique. Surveillance clinique, dosage des concentrations plasmatiques de l'anti-épileptique et éventuellement adaptation de posologie pendant le traitement à la rifampicine et après son arrêt.
- Associations avec des principes actifs dont les concentrations plasmatiques et l'effet thérapeutique sont diminués par l'effet inducteur enzymatique (surveillance clinique et ajustement posologique du médicament associé pendant et à l'arrêt du traitement) :
  - les *antagonistes des canaux calciques* (dihydropyridines…) ;
  - les *anti-arythmiques classe IA* (quinidine, hydroquinidine et disopyramide) : on renforcera la surveillance clinique, en particulier de l'ECG et éventuellement contrôle du taux plasmatique de l'anti-arythmique ;
  - les *anticoagulants oraux* : on réalisera un contrôle plus fréquent du taux de prothrombine et une surveillance de l'INR (*International Normalized Ratio*) ;
  - la *ciclosporine* et le *tacrilomus* ;
  - les *gluco-* et *minéralocorticoïdes* : par voie générale, à l'exception de l'hydrocortisone employée comme traitement substitutif de la maladie d'Addison ;
  - la *doxycycline* ;
  - les *œstrogènes et progestatifs non contraceptifs* ;
  - les *hormones thyroïdiennes* : on surveillera les concentrations sériques de T3 et T4 ;
  - les *inhibiteurs de protéases* ;
  - l'*itraconazole* ;
  - le *montélukast* ;
  - la *méthadone :* risque majoré de dépression respiratoire pouvant être fatale en cas de surdosage ;
  - la *théophylline (base et sels)* et *aminophylline*.

b) Spécifiques au phénobarbital

■ *Association contre-indiquée*

L'*ifosfamide* (phénobarbital à visée prophylactique, épilepsie due à l'ifosfamide) : risque de majoration de la neurotoxicité par augmentation du métabolisme hépatique de l'ifosfamide par le phénobarbital.

■ *Associations déconseillées*

- L'*alcool* : majoration par l'alcool de l'effet sédatif du phénobarbital.
- Le *lopinavir*, le *ritonavir* : risque de baisse de l'efficacité de l'antiprotéase par augmentation de son métabolisme hépatique.

■ *Associations nécessitant des précautions d'emploi*

- L'*ifosfamide* : en cas de traitement par le phénobarbital antérieur à la chimiothérapie : surveillance clinique et adaptation posologique de l'anticancéreux.
- La *digitoxine* : diminution des concentrations plasmatiques de la digitoxine. On renforcera la surveillance clinique en particulier de l'ECG. On peut également remplacer la digitoxine par la digoxine dont le métabolisme hépatique est plus faible.

c) Spécifiques à la phénytoïne

■ *Associations contre-indiquées*

Les *cytotoxiques* (phénytoïne à visée prophylactique) :

- risque de survenue de convulsions par diminution de l'absorption digestive de la phénytoïne par le cytotoxique ;
- risque de majoration de la neurotoxicité (busulfan et ifosfamide) ou perte d'efficacité du cytotoxique (étoposide, téniposide), par augmentation du métabolisme hépatique du cytotoxique par la phénytoïne.

■ *Associations déconseillées*

- L'*itraconazole* : risque d'inefficacité de l'itraconazole et de son métabolite par augmentation de son métabolisme hépatique.
- Associations entraînant une augmentation du taux plasmatique de la phénytoïne par diminution de son métabolisme : surveillance clinique renforcée, contrôle des concentrations plasmatiques de phénytoïne et adaptation éventuelle de posologie pendant le traitement et après l'arrêt du produit associé :
  - le *chloramphénicol* (par voie générale) ;
  - la *cimétidine* (dose ≥ 800 mg/j) ;
  - le *disulfirame* ;
  - la *phénylbutazone (voie générale)* : également par déplacement de sa liaison aux protéines plasmatiques. Utiliser de préférence un autre anti-inflammatoire non stéroïdien ;
  - le *sulfaméthoxazole*, le *sulfafurazole* et le *sulfaméthizole (voie générale)* : utiliser de préférence une autre classe d'anti-infectieux.

■ *Association nécessitant des précautions d'emploi*

- Les *cytotoxiques* (en cas de traitement antérieur à la chimiothérapie) : risques identiques à ceux décrits dans les associations contre-indiquées.
- Association avec des principes actifs dont les concentrations plasmatiques sont diminuées par l'effet inducteur enzymatique. Renforcer la surveillance clinique et adapter éventuellement la posologie :
  - le *bumétanide* et le *furosémide* ;
  - la *clozapine* ;
  - la *mexilétine* ;
  - la *zidovudine*.
- Associations avec des principes actifs qui augmentent la concentration plasmatique de la phénytoïne par inhibition de son métabolisme : on renforcera la surveillance clinique, éventuellement on contrôlera les concentrations plasmatiques de phénytoïne et si nécessaire on ajustera les posologies de phénytoïne :

– l'*amiodarone* ;
– le *clopidogrel* ;
– le *fluconazole* et le *miconazole* ;
– la *fluoxétine* et la *fluvoxamine* ;
– l'*isoniazide* ;
– la *ticlopidine* ;
• le *sucralfate* : prendre le sulfacrate à distance de la phénytoïne (plus de 2 heures si possible).

d) Spécifiques de la carbamazépine

■ *Associations déconseillées*

• La *clozapine* : risque de majoration des effets hématologiques graves.
• Les *sels de lithium* : risque de neurotoxicité se manifestant par des troubles cérébelleux, des confusions, des somnolences et une ataxie. Ces troubles sont réversibles à l'arrêt du traitement au lithium.
• Le *tramadol* : risque de diminution des concentrations plasmatiques de tramadol.
• Associations entraînant une augmentation des concentrations plasmatiques de carbamazépine avec signes de surdosage par inhibition de son métabolisme hépatique. Surveillance clinique et réduction éventuelle de posologie de la carbamazépine :
– le *dextropropoxyphène* ;
– l'*érythromycine* par voie générale : il est possible d'utiliser d'autres macrolides, dont l'interférence sur le plan clinique est actuellement considérée comme minime ou nulle. Cependant dans la maladie du légionnaire, l'érythromycine reste l'antibiotique de choix. En cas d'utilisation de cet antibiotique, une surveillance clinique avec contrôle des concentrations plasmatiques de la carbamazépine est souhaitable en milieu spécialisé.
– l'*isoniazide* ;
– le *jus de pamplemousse*.
• Association avec des principes actifs dont les concentrations plasmatiques et donc l'effet thérapeutique peuvent être diminués par l'effet inducteur enzymatique. Surveillance clinique et si besoin adaptation posologique :
– le *praziquantel* ;
– la *télithromycine*.

■ *Associations nécessitant des précautions d'emploi*

• Les *diurétiques hypokaliémiants* (thiazidiques et apparentés y compris indapamide et diurétiques de l'anse) : risque d'hyponatrémie symptomatique. Si possible utiliser une autre famille de diurétique.
• Association avec des principes actifs dont les concentrations plasmatiques et donc l'effet thérapeutique peuvent être diminués par l'effet inducteur enzymatique :
– l'*halopéridol, olanzapine, rispéridone*.
• Associations avec des principes actifs qui augmentent la concentration plasmatique de carbamazépine avec signes de surdosage par inhibition de son métabolisme hépatique :

– l'*acétazolamide* ;
– les *antidépresseurs sérotoninergiques purs : fluoxétine, fluvoxamine, paroxétine et sertraline* (décrit pour la fluoxétine et la fluvoxamine) ;
– la *cimétidine* (dose ≥ 800 mg/j) ;
– la *clarithromycine* et la *josamycine* ;
– le *danazol* ;
– la *digoxine*.

4. Interactions médicamenteuses entre anti-épileptiques

Le phénobarbital, la primidone, la phénytoïne, la carbamazépine et l'oxcarbamazépine, sont de puissants inducteurs des isoenzymes du CYP450. Ils augmentent donc la clairance des principes actifs qui leur sont associés et qui sont métabolisés par ce système enzymatique, diminuant ainsi leur efficacité. C'est le cas de la tiagabine et du zonisamide, quelque soit l'anti-épileptique inducteur co-administré. Les associations suivantes nécessitent également des précautions d'emploi : topiramate – carbamazépine ou oxcarbamazépine, et éthosuximide – carbamazépine. Inversement, le stiripentol et le valproate de sodium sont des inhibiteurs du CYP450. Le valproate de sodium inhibe également certaines isoenzymes de l'uridine glucuronyl transférase. Ainsi, lorsque la lamotrigine est introduite chez un patient préalablement traité par du valproate de sodium, celui-ci inhibe significativement la glucuronation de la lamotrigine, augmentant les concentrations sériques et parallèlement, le risque de rashs cutanés (association déconseillée). Certaines interactions peuvent être au contraire mises à profit dans le traitement de l'épilepsie. C'est le cas de l'association entre le stiripentol et le valproate de sodium, le stiripentol inhibant la formation d'un des métabolites toxiques du valproate de sodium. Ceci est un avantage en thérapeutique pédiatrique.

K. Contre-indications

Seules sont rapportées les contre-indications absolues. Nous avons exclu les contre-indications impliquant les excipients.

- Tous les anti-épileptiques sont contre-indiqués en cas d'hypersensibilité au produit. Plus généralement, la primidone et le phénobarbital sont contre-indiqués en cas d'hypersensibilité aux barbituriques, la primidone est également contre-indiquée en cas d'hypersensibilité aux anti-épileptiques aromatiques, le topiramate en cas d'hypersensibilité aux sulfamides, l'éthosuximide en cas d'hypersensibilité aux suximides, le lévétiracétam en cas d'hypersensibilité aux dérivés de la pyrrolidone.
- *Contre-indications en relation avec l'appareil respiratoire* :
  – le phénobarbital, la primidone et les benzodiazépines sont contre-indiquées chez l'insuffisant respiratoire. Les benzodiazépines sont également contre-indiquées en cas d'apnées du sommeil.
- *Contre-indications en relation avec le foie* :
  – l'acide valproïque est contre-indiqué en cas d'antécédents d'hépatite personnels ou familiaux ;
  – la tiagabine, les benzodiazépines et le stiripentol sont contre-indiqués chez l'insuffisant hépatique sévère ;

– le felbamate est contre-indiqué en cas d'antécédents de troubles hépatiques.
- *Contre-indications en relation avec l'appareil cardiovasculaire et les lignées hématopoïétiques* :
  – la carbamazépine est contre-indiquée en cas d'hypoplasie médullaire et le felbamate en cas d'antécédents de troubles hématologiques ;
  – la carbamazépine est contre-indiquée en cas de bloc auriculo-ventriculaire ;
  – la fosphénytoïne est contre-indiquée en cas de bradycardies sinusales, de bloc sino-auriculaire, de blocs auriculo-ventriculaires du 2e et 3e degré et en cas de syndrome de Stokes-Adams.
- *Contre-indications en relation avec des troubles métaboliques* : la carbamazépine, le phénobarbital, la primidone, l'acide valproïque et la fosphénytoïne sont contre-indiqués en cas de porphyrie.
- *Contre-indications diverses* :
  – allaitement et enfant de moins de 2 ans pour la lamotrigine ;
  – myasthénie pour les benzodiazépines ;
  – antécédents psychotiques à type de bouffées délirantes pour le stiripentol.

À ces contre-indications, viennent se rajouter les interactions médicamenteuses contre-indiquées.

L. Indications

Les indications des formes orales des anti-épileptiques sont données dans les *tableaux 8* et *9*. Les indications des formes injectables des anti-épileptiques sont rapportées dans le *tableau 10*.

Tableau 8. Indications des formes orales des anti-épileptiques dans les crises généralisées

Type de crise	Utilisables en 1re intention	Utilisables en 2e intention
– Absences – Crises myocloniques – Crises atoniques	**Valproate de sodium** A, E : seul ou en association	**Ethosuximide** A, E > 3 ans (sirop) : seul ou en association **Lamotrigine** A, E > 12 ans : seule ou en association 2 ans < E < 12 ans : en association **Lévétiracétam** A, E > 12 ans : en association **Clonazépam** A, E > 6 ans : seul temporairement ou en association **Clobazam** : A, E > 6 ans : en association
– Crises cloniques – Crises toniques	**Valproate de sodium** A, E : seul ou en association	**Primidone, phénobarbital** A, E : seul ou en association **Lamotrigine** A, E > 12 ans : seule ou en association 2 ans < E < 12 ans : en association **Topiramate** A, E > 2 ans : seul ou en association **Clonazépam** A, E : seul temporairement ou en association **Clobazam** : A, E > 6 ans : en association

…/…

Type de crise	Utilisables en 1re intention	Utilisables en 2e intention
Tonico-cloniques	**Valproate de sodium** A, E : seul ou en association **Carbamazépine** A, E : seul ou en association **Phénytoïne** A, E : seule ou en association **Lamotrigine** A, E > 12 ans : seule ou en association 2 ans < E < 12 ans : en association	**Primidone, phénobarbital** A, E : seul ou en association **Lévétiracétam** A, E > 12 ans : en association **Topiramate** A, E > 2 ans : seul ou en association **Clonazépam** A, E : seul temporairement ou en association **Clobazam** : A, E > 6 ans : association
Spasmes infantiles : syndrome de West	**Vigabatrine** E : seule	**Clonazépam** A, E : seul temporairement ou en association **Clobazam** : A, E > 6 ans : en association
Syndrome de Lennox-Gastaut	**Valproate de sodium** A, E : seul ou en association	**Lamotrigine** A, E > 12 ans : seule ou en association 2 ans < E < 12 ans en association **Felbamate** A, E > 4 ans : en association **Clonazépam** A, E : seul temporairement ou en association **Clobazam** : A, E > 6 ans : en association

Tableau 9. Indications des formes orales des anti-épileptiques dans les crises partielles avec ou sans généralisation

Utilisables en 1re intention	Utilisables en 2e intention
Carbamazépine A, E > 6 ans : seule ou en association **Phénytoïne** A, E : seule ou en association **Valproate de sodium** A, E : seul ou en association **Lamotrigine** A, E > 12 ans : seule ou en association 2 ans < E < 12 ans : en association	**Primidone, phénobarbital** A, E : seul ou en association **Gabapentine** A, E > 12 ans : seule ou en association A, E > 6 ans : en association (gélules) **Lévétiracétam** A, E > 4 ans en association **Tiagabine** A, E > 12 ans : en association **Oxcarbazépine** A, E > 6 ans : seule ou en association **Topiramate** A, E > 2 ans : seule ou en association **Vigabatrine** A, E : en association **Clonazépam** A, E : seul temporairement ou en association **Clobazam** A, E : en association **Prégabaline, zonisamide** A : en association

Tableau 10. Indications des formes injectables des anti-épileptiques

- **Phénytoïne** :
  - Traitement de l'état de mal épileptique chez l'adulte ou l'enfant, seule ou en association.
  - Prévention des crises épileptiques de la phase aiguë après une intervention neurochirurgicale ou chez les traumatisés crâniens graves quand la voie orale est impossible.
- **Fosphénytoïne** :
  - Traitement de l'état de mal épileptique de type tonico-clonique.
  - Prévention et traitement des crises convulsives survenant après une intervention neurochirurgicale et/ou un traumatisme crânien.
  - En substitution de la phénytoïne orale quand cette voie est impossible ou contre-indiquée.
- **Phénobarbital** :
  - Traitement de l'état de mal épileptique chez l'adulte ou l'enfant après échec d'une benzodiazépine ou de phénytoïne.
  - Traitement temporaire des épilepsies de l'adulte et de l'enfant quand la voie orale est inutilisable :
    - Épilepsies généralisées : cloniques, toniques et tonico-cloniques.
    - Épilepsies partielles avec ou sans généralisation.
- **Valproate de sodium** : traitement temporaire des épilepsies de l'adulte et de l'enfant, en relais de la forme orale, lorsque celle-ci est temporairement inutilisable.
- **Clonazépam et diazépam** :
  - Traitement d'urgence par voie rectale des crises convulsives du nourrisson et de l'enfant (diazepam).
  - Traitement d'urgence de l'état de mal épileptique.

1. Traitement de l'épilepsie généralisée de type grand mal

Dans les épilepsies généralisées, le *valproate* est le médicament de choix de première intention, mais le choix de départ peut également se porter sur la *carbamazépine*, la *phénytoïne* ou la *lamotrigine*. Le phénobarbital est à éviter en première intention du fait de ses effets secondaires.

2. Traitement des épilepsies de petit mal

En première intention est instauré un traitement à l'*acide valproïque*. Si aucune amélioration n'est notée après deux semaines de traitement, la posologie est augmentée par paliers. L'efficacité du traitement n'est estimée qu'après deux mois à posologie maximale. En cas d'échec de cette monothérapie, et si les absences sont isolées, un passage progressif à l'*éthosuximide* sera réalisé, puis, en cas de nouvel échec, l'association *éthosuximide-valproate de sodium* sera mise en place.

3. Traitement des épilepsies partielles

Le choix sera le même dans le cas des épilepsies partielles avec une préférence pour la *carbamazépine*. Dans le cas particulier de la femme sous contraception orale, on utilisera le valproate.

4. Traitement de l'état de mal épileptique

Défini comme la survenue de crises tellement fréquentes ou prolongées qu'il persiste un trouble clinique permanent, il est une condition pathologique qui nécessite un traitement d'urgence. L'administration immédiate de diazépam ou de clonazépam devant toute menace d'état de mal, limite la survenue des états de mal confirmés, qui nécessitent une hospitalisation au cours de laquelle peuvent être prescrites des thérapeutiques plus agressives comme la phénytoïne ou une benzodiazépine par voie parentérale.

5. Cas particulier du felbamate

Le felbamate n'est pas indiqué comme traitement anti-épileptique de première intention. Il peut être prescrit dans le traitement du syndrome de Lennox-Gastaut, après une évaluation soigneuse du rapport risque/bénéfice prenant en compte le risque de toxicité hématologique (aplasie médullaire) et d'hépatotoxicité sévère, potentiellement mortelles. Une évaluation rigoureuse de l'efficacité du felbamate doit être effectuée après 2 ou 3 mois de traitement mis en place sous la surveillance d'un neurologue ou d'un pédiatre possédant une expérience dans le traitement de l'épilepsie. Seuls les patients pour lesquels une amélioration clinique majeure (par exemple, la réduction marquée de la fréquence des crises ou de leur sévérité) aura été constatée dans ce laps de temps pourront continuer le traitement.

6. Cas particulier du stiripentol

L'indication du stiripentol en thérapeutique est particulièrement précise et limitée du fait des nombreuses interactions médicamenteuses dont il est à l'origine. Il est utilisé dans le traitement de l'épilepsie myoclonique sévère du nourrisson en addition à l'association valproate-clobazam lorsque celle-ci s'avère insuffisante pour contrôler les crises.

Remarques : la spécialité Lamicstart® est réservée aux indications de la lamotrigine, avec les trois conditions suivantes :
- au premier mois de traitement ;
- chez l'adulte et l'enfant de plus de 12 ans ;
- en cas d'utilisation avec :
  - le valproate de sodium et/ou un anti-épileptique autre que la phénytoïne, la carbamazépine, le phénobarbital et la primidone, on utilise les comprimés à 25 mg ;
  - la phénytoïne, la carbamazépine, le phénobarbital et la primidone, on utilisera les comprimés à 50 mg.

M. Autres usages des anti-épileptiques

Les anti-épileptiques possèdent en outre des propriétés pouvant être exploitées dans d'autres domaines de la thérapeutique.

1. Convulsions fébriles

Un traitement préventif des convulsions hyperpyrétiques est indiqué dans les convulsions hyperthermiques compliquées, et discuté dans les convulsions hyperpyrétiques simples mais récidivantes. Au-delà de la deuxième ou troisième crise convulsive fébrile, on peut être amené à traiter si les crises sont proches dans le temps ou mal tolérées par le milieu familial.

Deux attitudes thérapeutiques sont possibles :

- un traitement quotidien pendant un à deux ans utilisant le valproate de sodium ;
- un traitement préventif à la demande, en cas de fièvre, par du diazépam. À cette posologie, le diazépam peut être responsable d'une ataxie, d'une somnolence ou d'une hyperactivité paradoxale. De plus, la convulsion est souvent révélatrice de la fièvre réduisant à néant toute prévention de ce type.

2. Psychiatrie

Le clobazam est utilisé dans le traitement des anxiétés, la prévention et le traitement du *delirium tremens* et le sevrage alcoolique. Le soluté injectable de diazépam est également utilisé dans le traitement d'urgences neuropsychiques (crises d'angoisse paroxystiques, crises d'agitation et de *delirium tremens*).

La prégabaline est également indiquée dans le traitement du trouble anxieux généralisé chez l'adulte.

La carbamazépine peut être indiquée dans la prévention des rechutes des psychoses maniaco-dépressives (en particulier en cas de résistance, d'intolérance ou de contre-indication au lithium) et dans le traitement des états d'excitation maniaque (également l'acide valproïque) et hypomaniaque.

3. Douleur

La carbamazépine est utilisée dans le traitement des névralgies du trijumeau (ainsi que la phénytoïne) ou du glossopharyngien. Les douleurs neuropathiques de l'adulte peuvent être sensibles à l'administration de carbamazépine, prégabaline ou gabapentine. La gabapentine est également utilisée dans le traitement des douleurs postzoostériennes de l'adulte. Le topiramate présente quant à lui un intérêt dans le traitement prophylactique de la crise migraineuse.

4. Divers

Le soluté injectable de diazépam est également préconisé en prémédication à l'endoscopie, en induction et potentialisation de l'anesthésie et dans le tétanos.

L'administration de phénytoïne par voie injectable permet de traiter les troubles du rythme ventriculaire lors d'une intoxication aux digitaliques.

Conclusions

L'anti-épileptique doit être capable de supprimer les crises à des doses qui n'entraînent pas de sédation ni de manifestations toxiques, en particulier pour le système nerveux. Comme, d'autre part, il s'agit d'un traitement à très long cours que le malade doit suivre parfois pendant toute sa vie sans interruption sous peine de rechute, il est nécessaire que le médicament agisse par voie digestive sans développer d'accoutumance ou de toxicomanie, tout en étant dépourvu d'effets toxiques pour les principaux organes et appareils de l'organisme.

Par ailleurs, longtemps administrée à des doses arbitraires, la thérapeutique anti-épileptique a évolué grâce à la mise au point, entre 1940 et 1955, de l'évaluation de la concentration sanguine des médicaments, le dosage ayant permis de constater que les effets thérapeutiques et toxiques semblent plus étroitement liés aux taux plasmatiques qu'à la dose du médicament. Compte tenu de la variabilité individuelle dans la sensibilité à tel ou tel taux plasmatique, une surveillance personnalisée de l'administration des anti-épileptiques s'avère possible (et parfois nécessaire). L'intérêt du dosage des anti-épileptiques est totalement justifié par le faible écart entre la dose toxique et la dose thérapeutique, par les nombreuses interactions pharmacocinétiques pouvant modifier leurs taux plasmatiques, par l'existence de pharmacocinétiques non linéaires pour certains anti-épileptiques (phénytoïne). Le dosage plasmatique permettant l'adaptation de posologies individuelles, est particulièrement utile pour améliorer l'efficacité et l'innocuité des anti-épileptiques. Ce suivi thérapeutique doit être complété par une surveillance biologique indispensable : hématologique (NFS), rénale, hépatique (transaminases).

Les avancées les plus notables sont incontestablement thérapeutiques. Les toutes dernières années ont vu arriver de nouvelles molécules anti-épileptiques, venant renforcer l'arsenal thérapeutique. Avec les moyens thérapeutiques dont nous disposons actuellement, une épilepsie peut être complètement contrôlée dans près de 80 % des cas par un traitement médical bien conduit et bien suivi. Il est important de signaler que le coût de traitement mensuel avec un anti-épileptique de deuxième génération est 8 à 27 fois supérieur à celui utilisant un anti-épileptique de première génération.

Mais si la gamme thérapeutique est maintenant suffisante pour soigner de façon symptomatique les diverses formes d'épilepsie, c'est au prix de nombreux effets secondaires gênants, voire dangereux. Le mécanisme d'action de certains médicaments anti-épileptiques mérite encore d'être précisé ou affiné. Cette meilleure compréhension permettrait peut-être de mieux anticiper l'efficacité des associations médicamenteuses. C'est pourquoi la voie de recherche est toujours ouverte dans ce domaine pour découvrir l'anti-épileptique idéal capable de traiter de façon étiologique et préférentielle telle ou telle forme d'épilepsie tout en étant parfaitement bien toléré.

Quand on sait, de plus, le handicap social créé par la maladie (dû surtout à l'image péjorative qu'elle garde encore malheureusement dans le public), cet objectif de la thérapeutique anticomitiale s'avère des plus précieux.

L'essentiel de la question

L'épilepsie correspond à un ensemble de pathologies résultant d'un déséquilibre entre des neuromédiateurs excitateurs et inhibiteurs, souvent invalidantes et de surcroît toujours taboues dans la population. Son traitement a pour objectif de réduire la répétition et l'intensité des crises, d'en modifier l'allure, voire de les supprimer.

Les anti-épileptiques peuvent être divisés en deux générations. Les composés de première génération se caractérisent pour la plupart par leurs effets inducteurs ou inhibiteurs enzymatiques et souvent par une marge thérapeutique étroite. Les anti-épileptiques inducteurs ou inhibiteurs enzymatiques donnent lieu à de très nombreuses interactions médicamenteuses. Ces caractéristiques imposent souvent leur

dosage plasmatique afin d'ajuster les posologies. Ils restent cependant les plus utilisés en première intention ; les composés de deuxième génération sont pour l'instant principalement utilisés en deuxième intention.
Les effets indésirables sont à la fois aigus et chroniques et sont dominés par des troubles du système nerveux et gastro-intestinaux. Les réactions allergiques sont assez rares mais peuvent être fatales. Le felbamate et la vigabatrine doivent donner lieu à une surveillance particulière.
Le traitement des épilepsies suit des protocoles bien établis avec une mise en place progressive d'une monothérapie, les bithérapies étant réservées aux épilepsies rebelles.
Le risque de malformation fœtale, augmenté par les anti-épileptiques, oblige à une prise en charge de la grossesse et à certaines précautions chez le nouveau-né.
Le traitement actuel permet de maîtriser environ 80 % des épilepsies et améliore la qualité de vie des patients. Cependant, les contraintes imposées par certains principes actifs justifient la recherche de nouvelles molécules, mais aussi d'autres thérapeutiques telles que la stimulation du nerf vague ou la chirurgie.

Pour en savoir plus

- Bazil C. W. Antiepileptic drugs in the 21st century. *CNS spectrums* 2001 ; 6(9) : 756-765.
- Bialer M., Johannessen S. I., Kupferberg H. J., Levy R. H., Loiseau P., Perucca E. Progress report on new antiepileptic drug : a summary of the sixth Eilat conference (EILAT VI). *Epi lepsy Res.,* 2002 ; 51 : 31-71.
- Bialer M., Johannessen S. I., Kupferberg H. J, Levy R. H., Perucca E., Tomson T. Progress report on new antiepileptic drug : a summary of the seventh Eilat conference (EILAT VII). *Epilepsy Res.,* 2004 ; 61 : 1-48.
- Bialer M., Johannessen S. I., Kupferberg H. J, Levy R. H., Perucca E., Tomson T. Progress report on new antiepileptic drug : a summary of the eigth Eilat conference (EILAT VIII). *Epilepsy Res.,* 2007 ; 73 : 1-52.
- Commission on classification and terminology of ILAE ; proposal for revised clinical clas sification of epileptic seizure. *Epilepsia,* 1981 ; 22 : 489-501.
- Commission on classification and terminology of ILAE ; proposal for revised clinical clas sification of epilepsy and epileptic syndromes. *Epilepsia,* 1989 ; 30 : 389-399.
- Faugh E. Pharmacokinetic considerations in prescribing antiepileptic drug. *Epilepsia,* 2001 ; 42(suppl. 4) : 19-23.
- Kwan P., Stills G. J., Brodie M. J. The mechanism of action of commonly used antiepileptic drug. *Pharmacol. Ther.* 2001 ; 90 : 21-34.
- Sankar R., Holmes G. L. Mechanisms of action for the commonly used antiepileptic drugs : relevance to antiepileptic drug-associated neurobehavioral adverse effects. *J. Child Neurol.* 2004 ; 19(suppl. 1) : S6-S14.
- Wallace S. J. Newer antiepileptic drugs : advantages and disadvantages. *Brain Dev.,* 2001 ; 23 : 277-83.
- White H. S., Smith M. D., Wilcox K. S. Mechanisms of action of antiepileptic drugs. *Int. rev. neurobiol.* 2007 ; 81 : 85-110.

Maladie de Parkinson et antiparkinsoniens

J. COSTENTIN, unité de neuropsychopharmacologie, CNRS,
faculté de médecine et de pharmacie, Rouen.

I. Aspects historiques

Les troubles qui seront réunis sous le vocable de MP ont une existence qui semble se confondre avec l'histoire de l'humanité.

1817 – Description princeps de la *shaking palsy* : paralysie agitante, par Sir James Parkinson, en Angleterre.

1874 – Jean-Martin Charcot, neurologue français, la Salpétrière, prône le recours à la teinture de belladone pour traiter la MP.

1915 – L'encéphalite épidémique de Von Economo-Cruchet (« grippe espagnole »), laisse dans son sillage près de 50 % de syndromes parkinsoniens.

1919 – Tretiakoff détecte des anomalies anatomo-pathologiques dans la substance noire (substantia nigra) de parkinsoniens autopsiés.

1945 – Apparition d'anticholinergiques muscariniques de synthèse pour le traitement de la MP.

1959 – Arvid Carlsson (Suède) montre que la dopamine existe dans le striatum, en l'absence de noradrénaline, et qu'elle est stockée dans les vésicules qui concentrent les neuromédiateurs. Arguments qui font de la dopamine un neuromédiateur à part entière : travaux couronnés par le prix Nobel 2000. Ehringer et Hornykiewicz constatent une déplétion majeure de la dopamine dans le striatum des parkinsoniens.

1960 – Chirurgie stéréotaxique : une lésion discrète du thalamus, abolit de façon spectaculaire les tremblements parkinsoniens.

1961 – Introduction de la L-DOPAthérapie (Birkmayer et Hornykiewicz, à Vienne).

1966 – La lésion expérimentale de la substance noire fait chuter le taux de dopamine dans le striatum homolatéral : mise en évidence de la voie dopaminergique nigro-striatale.

1968 – Visualisation, par microscopie en fluorescence de la voie dopaminergique nigro-striatale par Fuxe et Anden (Suède).

1969 – Introduction de l'amantadine (Schwab *et al.*).

1974 – Accroissement de la biodisponibilité cérébrale de la L-DOPA par le bensérazide, inhibiteur de la DOPA décarboxylase ; association *in* Modopar®.

1975 – Accroissement de la biodisponibilité cérébrale de la L-DOPA par la carbidopa, inhibiteur de la DOPA décarboxylase ; association *in* Sinémet®.

1982 – Description de syndromes parkinsoniens induits par l'injection de N-méthyl-phényl-tétrahydropyridine, NMPTP, chez des toxicomanes de la côte Ouest des USA.

1986 – Essai de greffes intrastriatales de cellules médullo-surrénaliennes, enthousiasme de faible durée.

1991 – Description de la tolcapone et de l'entacapone, inhibiteurs de la catéchol-O-méthyl-transférase, inactivant la L-DOPA à la périphérie et la dopamine au niveau central.

La tolcapone sera commercialisée quelques mois (Tasmar®) en 1998, l'entacapone l'est depuis 2000 (Comtan®).

1995 – Stimulations électriques du noyau sous thalamique (Benabid, Grenoble, France).

2000 – Essais d'implantation de cellules génétiquement modifiées libérant dans le striatum des facteurs de croissance, type *brain derived neurotrophic factor* (BDNF) ; Neurotrophin 3 (NT3)…

II. Aspects étiopathogéniques

La MP affecte 1 à 2 ‰ de la population ; elle atteint surtout des individus âgés de plus de 60 ans. Il existe un faible pourcentage de sujets jeunes. Environ 80 000 parkinsoniens sont dénombrés en France.

L'affection correspond à la destruction de plus de 70 % des 500 000 neurones dopaminergiques nigro-striataux. Ces neurones prennent naissance dans la substance noire du mésencéphale (noire, car au sein de ces neurones catécholaminergiques, une déviation du métabolisme des catéchols (diphénols en ortho), concentre de la neuromélanine, de teinte noire ; ils se projettent de façon homolatérale, dans le striatum (noyau caudé, putamen) ; ils y font synapse avec des neurones, en particulier cholinergiques et GABAergiques.

Ces neurones dopaminergiques ont une activité électrique tonique ; ceci pourrait être à l'origine de leur particulière vulnérabilité aux stress oxydatifs. Ainsi ils stimulent sur un mode permanent des récepteurs dopaminergiques postsynaptiques :

- du type D_2, portés par des neurones qui projettent sur le pallidum externe (voie indirecte) ;
- du type D_1, portés par des neurones qui projettent sur le pallidum interne (voie directe).

La stimulation D_2, *via* le pallidum externe, *via* le noyau sous thalamique (celui qui sera la cible des stimulations électriques), *via* le pallidum interne, influera sur le noyau ventro-latéral du thalamus et par son intermédiaire sur le cortex prémoteur/moteur, modulant ainsi l'activité du système pyramidal de la motricité volontaire (*fig. 1*).

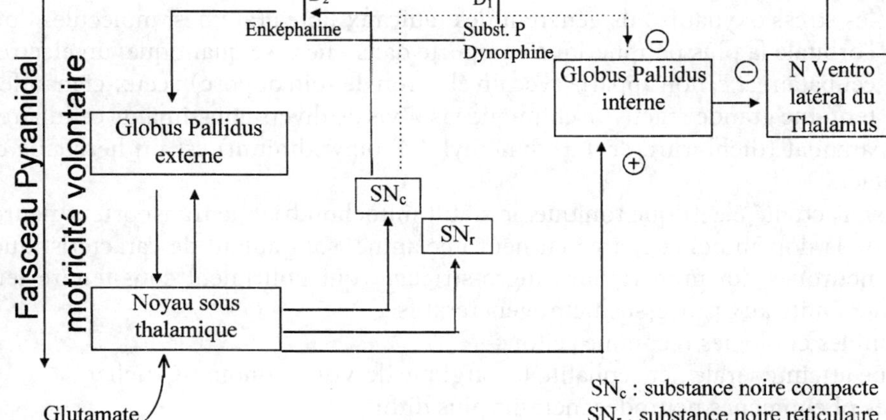

Figure 1. De la substance noire au cortex

Considérée d'une façon restreinte au dialogue des neurones dopaminergiques et des neurones cholinergiques, il apparaît que la destruction des neurones dopaminergiques, ou que le blocage des récepteurs D_2 du striatum par un neuroleptique, déréprime l'activité des neurones cholinergiques. Ceux-ci libèrent en abondance de l'acétylcholine, qui stimule de façon excessive des récepteurs cholinergiques muscariniques, ce qui est à l'origine des troubles extrapyramidaux. Pour corriger cette situation, il convient : soit de reconstituer une stimulation des récepteurs dopaminergiques D_2 (L-DOPA, agonistes directs des récepteurs D_2) ; soit de bloquer les récepteurs cholinergiques muscariniques (*fig.* 2).

Dans la MP, la destruction des neurones nigro-striataux a pour effet de réduire l'activité des neurones de la voie directe et d'augmenter l'activité des neurones de la voie indirecte. Il en résulte une baisse de l'inhibition exercée par la voie directe sur le Gpi et une augmentation de l'excitation exercée par les neurones désinhibés du noyau sous thalamique, de la voie indirecte sur le Gpi. Au total, il y a augmentation des décharges des neurones Gpi suscitant une inhibition excessive des neurones thalamo-corticaux (noyau ventro-latéral du thalamus vers le cortex prémoteur).

Les mécanismes qui président à la dégénérescence des neurones nigro-striataux demeurent incertains.

Il pourrait s'agir de *neurotoxines* :

- *endogènes*, formées à partir de la dopamine elle-même : l'hydroxy-6-dopamine ; le dopacétaldéhyde ; le salsolinol... ;
- *exogènes* : plusieurs substances ont la capacité de détruire plus ou moins sélectivement les neurones dopaminergiques :
  - la N-méthyl-phényl-tétrahydropyridine (NMPTP), est transformée au niveau cérébral, par la MAO-B, en le dérivé pyridinium correspondant (MPP^+) ; celuici est concentré activement dans les neurones dopaminergiques, par le transporteur neuronal de la dopamine ; il s'en prend alors au complexe 1 mitochondrial et perturbe la respiration cellulaire ;
  - la roténone, d'origine végétale, utilisée comme pesticide, s'avère aussi un poison mitochondrial, particulièrement délétère pour les neurones dopaminergiques nigro-striataux ;
  - les stress oxydatifs : ils génèrent des radicaux libres (atomes, molécules dont l'orbitale la plus périphérique comporte dans une case quantique, un électron célibataire, *i.e.* non apparié avec un électron de spin opposé) ; ceux-ci manifestent une grande réactivité chimique vis-à-vis de divers constituants cellulaires.

Le paraquat (dichlorure de 1,1' diméthyl 4,4' bipyridinium) est un herbicide de contact.

Ainsi, l'activité électrique tonique, le statut mitochondrial, le transporteur neuronal de la dopamine, la charge en neuromélanine, sont autant de caractéristiques des neurones dopaminergiques nigro-striataux qui pourraient sous-tendre leur vulnérabilité aux processus neurogénérératifs.

Parmi les étiologies reconnues citons :

- une atteinte virale : encéphalite léthargique de Von Economo-Cruchet ;
- des phénomènes neurodégénératifs plus diffus :
  - le syndrome de Shy-Drager, avec dégénérescence des neurones sympathiques et hypotension orthostatique... ;

   - l'atrophie olivo-ponto cérébelleuse sporadique de Dejerine-Thomas, avec dégénérescence du cervelet, du tronc cérébral, de la moelle, se traduisant entre autres par un syndrome parkinsonien et une ataxie ;
   - la paralysie *supra* nucléaire progressive : syndrome de Steal-Richardson-Olszewski, avec dégénérescence des noyaux gris centraux et du tronc cérébral ;
- la MP par lésion artérioscléreuse de la substance noire ;
- la MP par intoxication par le manganèse, ou l'oxyde de carbone ;
- la MP par traumatismes répétés des boxeurs ;
- la MP par l'injection de NMPTP ;
- des origines génétiques se précisent ; quelques dizaines de mutations ont déjà été identifiées, sur 4 ou 5 chromosomes différents, dont certaines sont responsables de formes sporadiques et d'autres de formes héréditaires ; cela ne concerne que 5 % des parkinsoniens, cependant il pourrait exister une vulnérabilité à certains toxiques qui aurait des fondements génétiques.

La dégénérescence des neurones dopaminergiques est accompagnée de l'apparition d'agrégats protéiques intracytoplasmiques formant les *corps de lewy*. L'*alpha synucléine* en est le constituant principal. C'est une protéine phosphorylée de 14 kDa. Dans la majorité des cas, les inclusions neuronales recèlent la forme non mutée de cette protéine, mais dans les rares formes héréditaires dominantes de la MP on trouve des mutations ponctuelles, qui ont fait évoquer la responsabilité de l'alpha synucléine dans la physiopathologie de l'affection.

La surexpression de l'alpha synucléine humaine chez la Souris a permis de développer un modèle murin génétique de la MP.

Cette alpha synucléine est un « chaperon moléculaire » ayant la capacité de s'associer à diverses protéines et, ce faisant, de stabiliser leur conformation tridimensionnelle dans un état actif, ou au contraire inactif, soit de modifier leur trafic intracellulaire, ou de prévenir l'agrégation de peptides. La forme ouverte, non globulaire, de l'alpha synucléine est à l'origine de sa tendance à s'agréger, ce qui pourrait être la cause de la neurodégénérescence, de par ses actions neurotoxiques

III. Aspect clinique

L'affection débute souvent au-delà de la soixantaine et sur un mode insidieux : asthénie, dysarthrie, diminution de la dextérité, micrographie, tremblement d'une main. Dans les formes hypertoniques : douleurs dorso-lombaires, mimique pauvre. La coexistence avec un état démentiel est possible. On note une fréquence élevée d'états dépressifs qui précèdent souvent de plusieurs années les manifestations neurologiques.

À la phase d'état, le syndrome parkinsonien au complet comporte :

- une hypertonie : avec, lors de la mobilisation passive du bras, une impression de tuyau de plomb ; lors de l'extension passive cette hypertonie cède par à coups : « roue dentée » ;
- une akinésie, pseudo-paralytique : elle s'exprime par une attitude immuable, un délai de mise en train, une amimie (masque figé, avec de rares clignements palpébraux), une perte du ballant des bras à la marche... ;
- une bradykinésie : avec une lenteur à l'initiation des mouvements ; une paresse à la déglutition qui, jointe à une hypersialorrhée, fait baver le patient ; des trou-

bles de l’équilibre (chutes) ; une tendance à accélérer la marche pour éviter une chute en avant (festination) ;
- le tremblement : il est à prédominance distale (main, pied), unilatéral au début il se bilatéralise ensuite. C’est un tremblement de repos, lent (1 à 2 cycles par seconde), il est de grande amplitude, accru par l’émotion, réduit dans les mouvements volontaires appliqués ; il disparaît pendant le sommeil.

Divers signes peuvent s’associer aux précédents, tels :
- une dysarthrie ;
- une palilalie ;
- une micrographie.

Le réflexe de clignement palpébral, suscité par la percussion de la région située entre les arcades sourcilières, ne s’épuise pas au cours de percussions répétées.

IV. Stratégies thérapeutiques

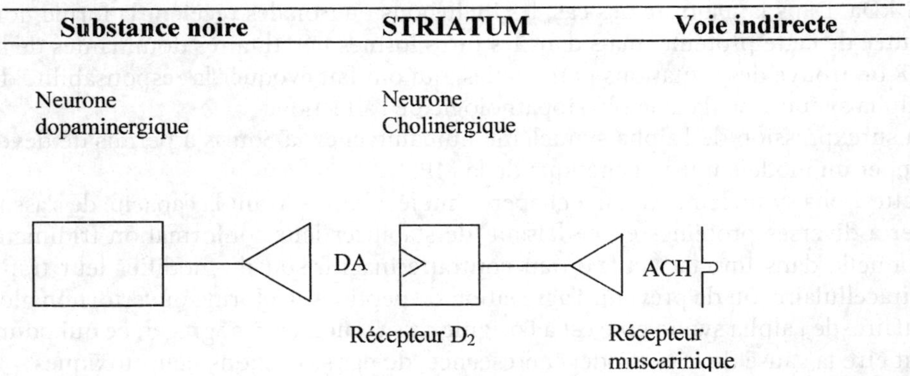

Pré synaptique	Post synaptique	Post cholinergique
• L-DOPA	• Agoniste direct D_2	
• I.M.A.O.-B		• Antagoniste cholinergique muscarinique
		• Stimulation du noyau sous thalamique
• Greffe neuronale		
• Implant. cellules sécrétant des facteurs neurotrophiques		
		• Amantadine
		• Antagoniste A_{2a}

Figure 2. Impacts des différentes thérapeutiques

Tableau 1. Thérapeutiques antiparkinsoniennes

1. Les médicaments de suppléance en dopamine
L-DOPA ± inhibiteur de la DOPA décarboxylase
± inhibiteurs de la COMT
Inhibiteurs de la MAO-B
Agonistes directs des récepteurs dopaminergiques
2. Les anticholinergiques muscariniques
3. Les antagonistes des récepteurs NMDA du glutamate
4. Les antagonistes des récepteurs A_{2a} de l'adénosine (à l'essai)
Traitements non pharmacologiques
a. Stimulation électrique du noyau sous thalamique
b. Greffes de neurones embryonnaires (expérimentales)
c. Implantation de cellules sécrétrices de facteur neurotrophiques : BDNF, GDNF, NT4/5 (expérimentale)

A. L-DOPA et DOPAthérapie

La L-DOPA est le précurseur immédiat de la synthèse de la dopamine ; une simple décarboxylation fait passer de l'une à l'autre ; elle est opérée par la DOPA décarboxylase (DDC) : il s'agit d'une enzyme ubiquiste, dont l'activité au sein des neurones catécholaminergiques n'est pas limitante. Cela signifie que la disponibilité physiologique en L-DOPA (formée au rythme lent d'une enzyme limitante, la tyrosine hydroxylase) est très en deçà de ce que la DDC est capable de transformer en DA. Aussi, pour pallier la raréfaction des neurones dopaminergiques nigro-striataux, on s'applique à décupler la synthèse de DA, opérée par les neurones encore épargnés par le processus neurodégénératif, en mettant à leur disposition une quantité accrue de L-DOPA.
Avec la L-tyrosine on serait inopérant, car elle est confrontée à l'activité limitante de la tyrosine hydroxylase, rendant impossible un accroissement de la formation endogène de L-DOPA, laquelle est donc plafonnée.

1. DOPA décarboxylase et ses inhibiteurs

Depuis la cavité buccale jusqu'au striatum la L-DOPA est exposée à maintes embûches, représentées en particulier par une décarboxylation prématurée ; *i.e.* intervenant avant d'avoir atteint le striatum. Or la dopamine (DA) formée à la périphérie ne franchit pas la barrière hémato-encéphalique. S'il existe de la dopamine en ampoules injectables (Aguettant® 10-40 mg/mL ; Lucien® 40 mg/mL ; Nativelle® 10 mg/mL ; Pierre Fabre® 5-40 mg/mL), ce n'est pas pour le parkinsonien, mais à l'usage des réanimateurs dans des indications cardiovasculaires. Pour inhiber cette décarboxylation de la L-DOPA, il est fait appel à des inhibiteurs de la dopa décarboxylase qui franchissent mal la barrière hémato-encéphalique. Ils accompagneront la L-DOPA tout au long de son cheminement à la périphérie, en la protégeant de la DDC ; ils lui « ouvriront » la barrière hémato-encéphalique, (qui procède largement d'une activité DDC associée aux cellules endothéliales des vaisseaux cérébraux), mais ils s'effaceront alors, au point de n'être plus présents à un niveau significatif dans le striatum, n'y entravant pas sa transformation en DA.

L-DOPA
Dihydroxyphénylalanine

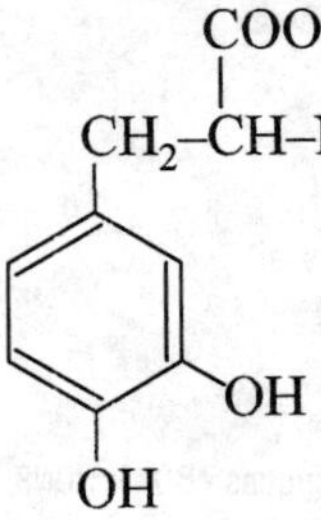

Inhibiteurs de la DOPA décarboxylase

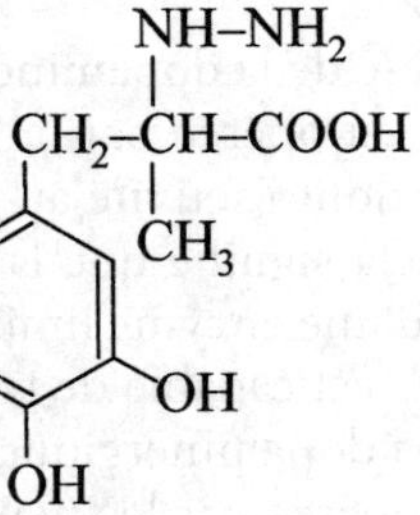

CARBIDOPA
MK
acide α méthyl α hydrazino dihydroxy phényl propionique
in Sinemet®
1 partie pour 10 de L-DOPA

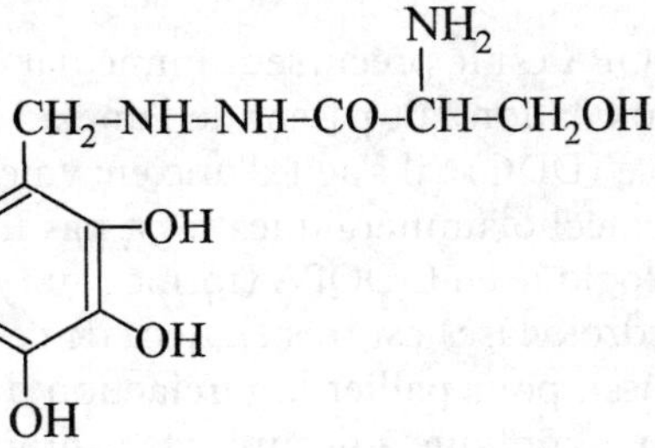

BENSERAZIDE
RO 4 4602
séryl 2,3,4 trihydroxy benzyl hydrazine
in Modopar®
1 partie pour 4 de L-DOPA

Inhibiteur de la Catéchol O Méthyl Transférase

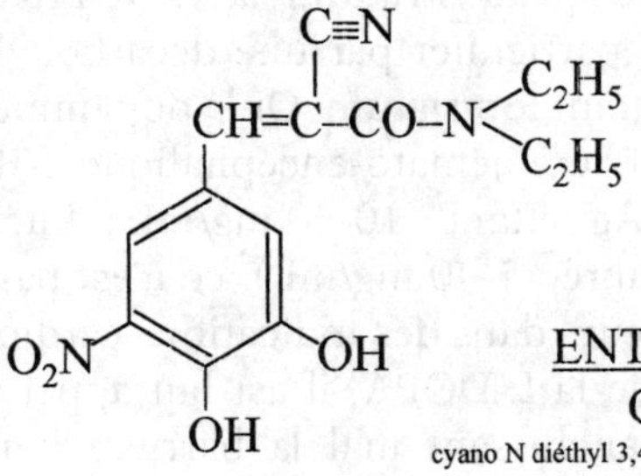

ENTACAPONE
Comtan®
cyano N diéthyl 3,4 dihydroxy 5 nitro cinnamamide

Ces inhibiteurs de la DDC sont :

- la carbidopa, associée à la L-DOPA dans le Sinémet® à raison de 10 mg pour 100 mg de DOPA ; ou encore de 25 mg pour 250 mg de DOPA. Le rapport est différent dans la forme à libération prolongée (25/100 et 50/200) *i.e.* 1 p pour 4 au lieu de 1 p pour 10 ;
- le bensérazide, associé à la L-DOPA dans le Modopar®, à raison d'une partie du premier pour quatre parties de L-DOPA, d'où des gélules à 12,5/50 mg ; à 25/100 mg ; à 50/200 mg.

Il existe une forme dispersible (25/100 mg), pour les patients qui ne pourraient ingérer les gélules et une forme LP à 25/100 mg, visant à réduire les variations d'amplitude des concentrations plasmatiques, mais au prix d'une bien moindre biodisponibilité.

L'association à la L-DOPA d'un inhibiteur de DDC, permet :

- de réduire très notablement la dose efficace de L-DOPA, qui est passée de près de 5 g/jour à des doses 8 à 10 fois moindres ;
- de diminuer les effets secondaires qui émanent de la formation de dopamine à la périphérie : effets émétisants, hypotenseurs ;
- de relativiser l'interaction avec la vitamine B6 (Bécilan®) et plus largement le complexe pyridoxol, pyridoxal, pyridoxamine, qui est le cofacteur des décarboxylases en général, dont la DDC ; dès lors ils ne sont plus contre-indiqués en association à la L-DOPA.

Tableau 2. Paramètres pharmacocinétiques de la L-DOPA

• Après prise orale Demi-vie de la DOPA seule : 45 min Demi-vie de la carbidopa : 3 h Demi-vie DOPA en association à la Carbidopa : 3 h
• La résorption de la L-DOPA est rapide, importante, mais la biodisponibilité n'est que de ≈ 15 %, en raison de sa décarboxylation intestinale (50-75 %). La résorption est réduite par : – l'acidité gastrique ; – par la prise simultanée d'aliments, en particulier d'aliments protéiques. En l'absence d'inhibiteurs de la DDC, 95 % de la DOPA sont transformées en DA à la périphérie.
• La forme LP réduit la biodisponibilité de 70 % relativement à la forme normale de l'association DOPA-carbidopa. Avec elle la concentration plasmatique maximale n'est atteinte qu'en 2-4 h. La forme dispersible du Modopar® abrège le délai au bout duquel est atteinte la concentration plasmatique maximale.

Insistons sur le fait que la DOPAthérapie constitue un traitement symptomatique de la MP, elle ne s'oppose pas au processus neurodégénératif qui poursuit son œuvre.

Il existe même quelques indices faisant penser qu'elle pourrait intensifier le processus neurotoxique.

Son efficacité sur l'akinésie et l'hypertonie est remarquable alors que les tremblements sont très irrégulièrement affectés.

Les concentrations plasmatiques thérapeutiques sont de l'ordre de 500 à 1 500 ng/mL pour des posologies usuelles.

Tableau 3. Effets latéraux et adverses de la L-DOPA

Hypotension : origine centrale : bulbaire et périphérique. La DA stimulant des récepteurs D_2 portés par les neurones sympathiques, diminue le tonus sympathique vasoconstricteur.
Anorexie : la dopamine au niveau des centres de la satiété (hypothalamus), via la stimulation de récepteurs D_1 et D_2, a des effets anorexigènes.
Nausées, vomissements : la DA stimulant des récepteurs D_2 de l'area postrema (*chemoceptive trigger zone* de l'obex) accroît l'activité de neurones qui se projettent sur le centre du vomissement bulbaire. Pour pallier ces vomissements on peut faire appel à un antagoniste des récepteurs D_2 ne franchissant pas la BHE (puisque l'area postrema est en amont de celle-ci) le dompéridone : Motilium®.
Troubles de type psychotiques : délire, hallucinations, agitation ; ils procèdent de l'accroissement de la transmission dopaminergique dans les aires de projection des neurones mésolimbiques.
Dyskinésies bucco-céphaliques et des membres : elles résultent de la stimulation par la DA de récepteurs dopaminergiques striataux rendus hypersensibles (accroissement de leur nombre) en raison de l'insuffisance chronique de leur stimulation.
Effets *off*, en début et fin de dose : aggravation de l'akinésie, pseudo-paralysie ; les faibles concentrations de DA extraneuronales précédant ou terminant la période d'efficacité d'une administration de DOPA stimulent seulement les autorécepteurs dopaminergiques D_2 et D_3 (somatodendritiques et des terminaisons des neurones dopaminergiques nigro-striataux survivants) inhibant leur libération de DA.
Dystonie : crampes douloureuses, en particulier au niveau des orteils.
Tolérance : après une dizaine d'années de traitement par la DOPA survient une perte d'efficacité, en raison de l'insuffisance des neurones dopaminergiques survivants, pouvant la prendre en charge pour la transformer en DA.
Fluctuations d'effets : après la prise de L-DOPA alternance d'effets *off*, en début et fin de dose, et de dyskinésies, à l'acmé de la concentration plasmatique de DOPA.
Insomnie : la DA, dans le système nerveux central, via la stimulation conjointe de récepteurs D_1 et D_2, a des effets éveillants, stimulants, « dopants ».
Retour en force de la libido : les neurones dopaminergiques qui prennent naissance dans la zona incerta du diencéphale (groupe A13) et qui se projettent sur le noyau paraventriculaire de l'hypothalamus ainsi que dans l'aire pré-optique médiane, *via* un relais par l'ocytocine et in fine du monoxyde d'azote, suscitent l'érection.
Arythmie : par accroissement du tonus sympathique réflexe en réponse à l'hypotension et par la stimulation de récepteurs D_2 cardiaques.
Coloration brune des urines : les dérivés catéchols éliminés dans l'urine, en s'oxydant, forment des quinones colorées.

Tableau 4. Contre-indications à la DOPAthérapie

- Troubles du rythme
- Insuffisance coronaire
- Syndrome de Raynaud
- Hypotension orthostatique
- Antécédents psychotiques
- Traitement par neuroleptiques (la L-DOPA ne saurait y être utilisée pour corriger les troubles extrapyramidaux)
- Glaucome à angle fermé, (prudence néanmoins si angle ouvert).
- Adénome prostatique
- Insuffisance hépatique
- Insuffisance rénale
- Ulcères gastro-duodénaux
- Ne pas interrompre brutalement un traitement au long cours par L-DOPA, (risques de syndrome hypertonique/hyperthermique, comparable au syndrome malin des neuroleptiques)

2. COMT et ses inhibiteurs

Si la L-DOPA n'est plus décarboxylée, dans le tube digestif, au sein des entérocytes, lors de la traversée hépatique, dans le torrent circulatoire, dans les cellules endothéliales vasculaires, particulièrement des vaisseaux cérébraux, elle peut encore être le substrat de la catéchol-O-méthyl-transférase (COMT) qui opère au niveau hépatique ainsi qu'au niveau de la membrane érythrocytaire.

Au niveau central, cette enzyme transforme, la DA en 3 méthoxytyramine (3 MT), inactive sur les récepteurs de la DA. Dans le striatum, elle est présente en position ectomembranaire sur les neurones cibles de l'action de la DA, ainsi qu'au sein de cellules gliales. Notons que cette 3 MT sera métabolisée ensuite, par une activité monoamine oxydase, suivie d'une activité aldéhyde deshydrogénase, en acide homovanillique (HVA), qui quittera le cerveau en empruntant un système de transport des acides faibles de la BHE. Le taux striatal de 3 MT constitue un index du niveau de libération de DA, le taux striatal d'HVA un index de la vitesse de renouvellement de la DA ; sans préjuger de l'intensité de sa libération.

À la périphérie, la COMT transfert le groupement méthyl de la S. adénosyl méthionine (SAM) sur l'hydroxyle en 3 du noyau benzénique de la L-DOPA qui devient L-3-O-méthyl-DOPA. Il s'agit d'un mode d'inactivation de la L-DOPA. Ce métabolite ayant une longue demi-vie (≈ 16 h) s'accumule à un niveau de concentration supérieure à celui de la L-DOPA (≥ 2 000 ng/mL). Empruntant les mêmes voies d'accès cérébrale et neuronale que la DOPA, il va être un compétiteur pour cette dernière et en diminuer les effets.

Au sein des neurones dopaminergiques la 3-O-Méthyl-DOPA sera décarboxylée en 3 MT qui, libérée en lieu et place de la DA, se comportera comme un faux médiateur.

Pour inhiber l'activité COMT, il y eut d'abord la tolcapone (Tasmar®), qui après quelques mois fut retirée du marché en raison d'une toxicité hépatique. Elle inhibait l'activité COMT tant au niveau périphérique que central.

Il y a l'entacapone : Comtan® 200 mg.

Comme il existe d'assez importantes variations des activités COMT individuelles, il semble intéressant de la mesurer afin de désigner *a priori* les patients qui bénéficieront de façon manifeste de l'adjonction d'un ICOMT (ceux dont l'activité COMT est élevée) et ceux qui n'en tireront qu'un effet modeste (ceux dont l'activité COMT est basse).

L'activité COMT érythrocytaire est mesurée en mettant en présence un hémolysat avec de l'acide dihydroxybenzoïque et de la SAM, puis en mesurant, par HPLC/détection électrochimique, l'acide vanillique formé.

La L-DOPA, la 3-O-Méthyl-DOPA et l'HVA plasmatiques sont dosés par HPLC/détection électrochimique.

L'entacapone n'a d'intérêt qu'en association au Modopar® ou au Sinémet®, quand il existe des fluctuations d'effets ; pour réduire les aggravations de l'akinésie « de début et fin de dose (effets *off*) » qui peuvent survenir en général après quelques années de DOPA thérapie. À ce stade, les prises de DOPA seront fréquentes, 10 fois/jour, et la dose de 200 mg d'entacapone potentialisant l'effet de la L-DOPA comble les vallées mais peut surélever les pics des concentrations plasmatiques, induisant des dyskinésies (grimaces, mouvements de lèvres : *rabbit syndrome*, protrusions de la langue, mouvements irrépressibles des membres).

L'entacapone permettra souvent de diminuer de 10 à 30 % la dose utile de DOPA-inhibiteur DDC et permettra un certain espacement de leur administration.

Des associations à doses fixes de L-DOPA, d'un inhibiteur de DOPA décarboxylase (carbidopa) et d'un ICOMT (entacapone), viennent d'être commercialisées (Stalevo®).

Tableau 5. Caractéristiques pharmacocinétiques de l'entacapone

- L'entacapone a une résorption qui connaît de grandes variations interindividuelles.
- La C_{max} est atteinte en ≈ 1 h.
- Sa biodisponibilité est de l'ordre de 35 %, non affectée par la prise d'aliments.
- Sa demi-vie est brève ≈ 30 min.
- Elle est très liée aux protéines plasmatiques (albumine+++) (98 %) sans pour autant interférer significativement avec la cinétique d'autres médicaments à fort taux de liaison.
- Elle est très majoritairement métabolisée par le foie, avec un effet de premier passage important et une pharmacocinétique très modifiée par une insuffisance hépato-cellulaire, mais peu affectée par une insuffisance rénale.

Les principaux effets secondaires de l'entacapone consistent en : dyskinésies, dystonie, hyperkinésie, insomnies, confusion, hallucinations, nausées, vomissements, diarrhées, xérostomie, coloration des urines (brun-rouge), asthénie, hypersudation.

Interactions

L'entacapone potentialise l'action des médicaments métabolisés par la COMT :
- isoprénaline : Isuprel® ;
- adrénaline : Dyspné-inhal® ; Anahelp®, Anakit®.

Dopamine pour perfusion (*cf. supra*) :
- dobutamine : Dobutrex® ;
- méthyl DOPA : Aldomet® ;
- apomorphine : Apokinon® ;
- nadolol : Corgard® ;
- catéchol estrogènes.

Elle est contre-indiquée en association aux IMAO A + B, IMAO A, (toloxatone, moclobémide) et à la sélégiline (Déprényl®) si la posologie de cette sélégiline excède 10 mg. L'inhibition de la COMT sur fond d'inhibition des MAO potentialise en effet de façon considérable les transmissions catécholaminergiques.

B. Agonistes directs des récepteurs D_2 de la dopamine

Rappelons tout d'abord l'existence de cinq types de récepteurs de la dopamine, qui ont tous été clonés ; ils sont désignés D_1, D_2, D_3, D_4, D_5. On peut les considérer sous deux groupes :
- ceux du « collectif D_1 » (*D1 like* des anglo-saxons), qui regroupent les D_1 proprement dits et les D_5 ; ils sont couplés positivement à une activité adénylate cyclase. Dans le striatum ils sont en relation avec la voie d'efférence « directe », associés à des neurones GABAergiques dans lesquels sont colocalisées la subs-

tance P et la dynorphine A. Ils se projettent sur le pallidum interne puis, par un autre neurone GABAergique, ils sont en relation avec le thalamus puis, avec le cortex moteur ;

- ceux du « collectif D_2 » (*D2 like* des anglo-saxons), qui regroupent les D_2 proprement dits, les D_3 et les D_4 ; ils sont soit couplés négativement à une activité adénylate cyclase, soit indépendants de cette activité enzymatique (en relation avec une protéine Gk ou Gp...). Dans le striatum on trouve essentiellement des récepteurs D_2. Les récepteurs D_3 apparaissent après une dénervation dopaminergique suivie d'un traitement par la L-DOPA. Ils pourraient participer à l'efficacité de cette dernière, à moins que ce ne soit à l'apparition des dyskinésies.

Ces récepteurs D_2 sont portés par des neurones GABAergiques dans lesquels sont colocalisées des enképhalines. Ils sont en relation avec la voie d'efférence « indirecte ». Ces neurones se projettent sur le pallidum externe ; ils y font synapse avec des neurones projetant sur le noyau sous thalamique et là, par des neurones glutamatergiques, ils sont en relation avec le pallidum interne, qui projette sur le noyau ventro-latéral du thalamus, qui projette sur le cortex moteur.

La stimulation des récepteurs D_2 paraît, très logiquement, spécialement importante à reconstituer chez le parkinsonien. Quand l'évolution du processus neurodégénératif ne laisse plus survivre assez de neurones dopaminergiques pour prendre en charge la DOPA et la transformer en DA, il faut recourir aux agonistes directs des récepteurs D_2. Cependant, il peut y être fait appel précocement au cours de l'affection, avant le recours à la L-DOPA. Il peut aussi y être fait appel, en association avec la L-DOPA, ce qui a pour effet de réduire les effets *off*, ainsi que les dyskinésies.

Ces agonistes D_2 ressortissent de plusieurs familles chimiques :

- dérivés d'aporphines : apomorphine, Apokinon® ;
- dérivés ergoliniques :
  - bromocriptine, Parlodel® ;
  - lisuride, Dopergine® ;
  - cabergoline, Dostinex® ;
  - pergolide, Célance® ;
- dérivé pipérazinique : piribédil, Trivastal® ;
- dérivé indolique : ropinirole, Requip® ;
- dérivé benzothiazolique :
  - pramipexole, Sifrol®.
  - rotigotine : Neupro®

On trouve dans la plupart de ces molécules l'enchaînement phényl-éthylamine, présent dans la dopamine ou l'esquisse de celui-ci.

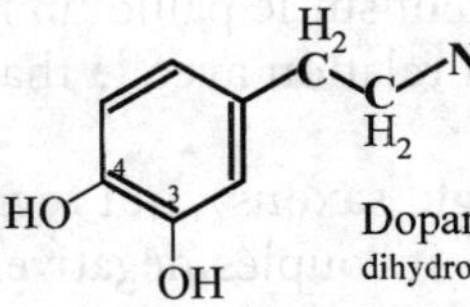

Dopamine
dihydroxy 3,4 phényl éthylamine

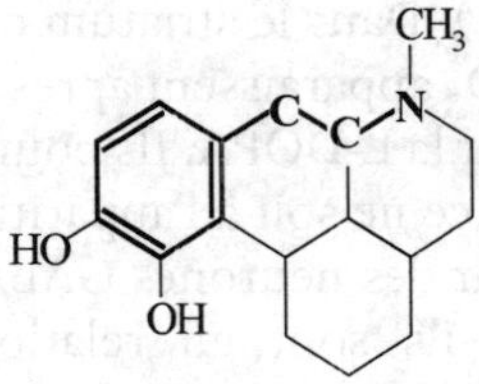

Aporphiniques
Apomorphine

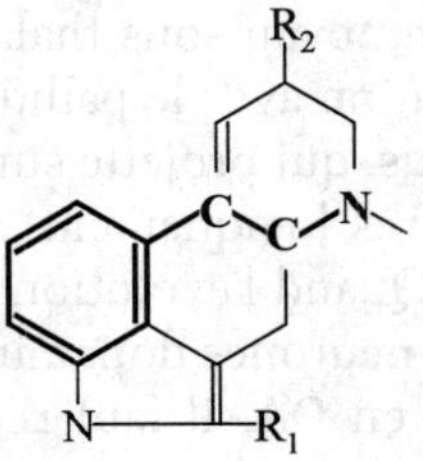

Ergoliniques
Bromocriptine
Lisuride
Pergolide
Cabergoline

Indolique

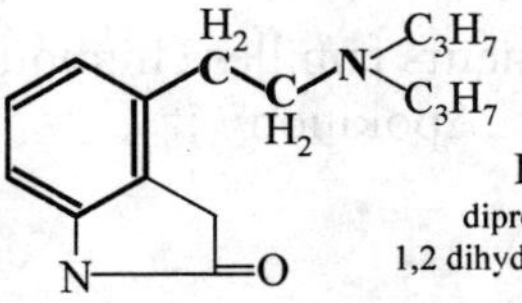

Ropinirole
dipropyl amino éthyl
1,2 dihydroxy 2H- indol-2-one

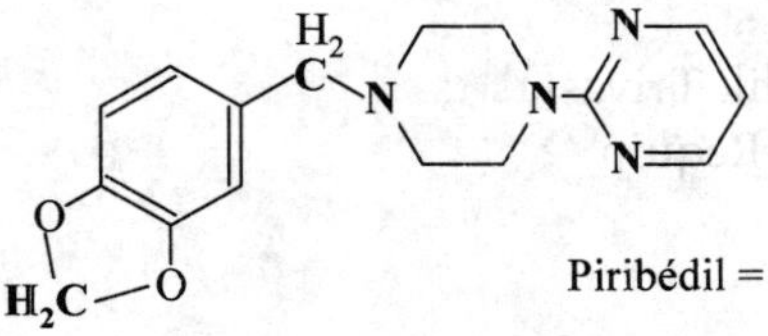

Piribédil = Trivastal®

Benzothiazole

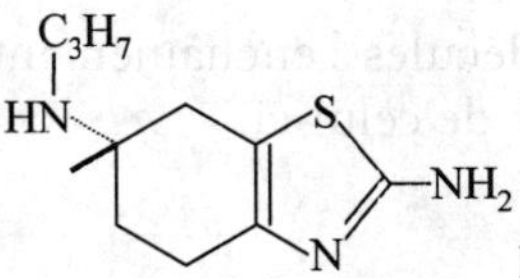

Pramipexole = Mirapexin®

Tableau 6. Activité des agonistes directs des récepteurs de la dopamine sur chaque type de récepteurs de la dopamine – (+ agoniste ; – antagoniste ; 0 sans effet)

	D_1	D_2	D_3	D_4	D_5
Pergolide	+	+	+	+	+
Cabergoline	0	+	+	+	?
Lisuride		+	+	+	?
Apomorphine	+	+	+	+	+
Piribédil	±	+	+	+	?
Ropinirole	0	+	+	+	0
Pramipéxole	0	+	+	+	?
Bromocriptine		+	+	+	+
Rotigotine	+	+	+	+	+

La demi-vie d'élimination de ces agonistes est différente de l'un à l'autre, ce qui influe sur la fréquence des prises.

Tableau 7. Agonistes directs des récepteurs D_2 de la dopamine – $t_{1/2}$ et fréquence des prises

	$T_{1/2}$	Fréquence des prises
Apomorphine	30 min	Injection s.c. Pour action ≈ 1 h
Piribédil	2 h	Forme LP 4 prises
Lisuride	3 h	4 prises/jour
Bromocriptine	6 h	3 prises/jour
Ropinirole	6 h	3 prises/jour
Pramipexole	10 h	3 prises/jour
Pergolide	10 h	3 prises/jour
Cabergoline	70 h	1 ou 2 prises/semaine

Tableau 8. Effets indésirables des agonistes dopaminergiques

- Nausées, vomissements : stimulation des récepteurs D_2 de l'area postrema
- Somnolence : stimulation des autorécepteurs de DA et diminution de la stimulation conjointe des récepteurs D_1 et D_2 postsynaptiques ; ne pas associer à l'alcool
- Œdèmes membres inf. : stimulation de récepteurs D_2 présynaptiques des neurones sympathiques ↘ libération de noradrénaline et de la stimulation des $\alpha 1$; suppression du tonus phléboconstricteur
- Stimulation de la libido : apomorphine utilisée dans les troubles de l'érection (ex. : Uprima®)
- Douleurs abdominales
- Dyskinésies lors d'association à la L-DOPA
- Hallucinations
- Surdosages des ergoliniques (bromocriptine : Parlodel® ; cabergoline : Dostinex®) lors de leur association aux macrolides (érythromycine, roxithromycine, josamycine, clarithromycine)

Tableau 9. Particularités des agonistes directs des récepteurs de la dopamine

– Demi-vie > à celle de la L-DOPA (sauf apomorphine), moins de fluctuations d'effet
– Actifs (à la différence de la L-DOPA), même quand le nombre de neurones dopaminergiques survivants est très faible
– Possible effet neuroprotecteur décrit pour certains agents
– Pharmacocinétique non influencée par la compétition avec certains acides aminés (Phe, Tyr…)
– En association à la L-DOPA, permet d'en réduire les doses et les fluctuations d'effet
– Administrés *per os* (sauf l'apomorphine)
– Accroissement très progressif des doses pour limiter les effets secondaires et rechercher la dose minimale efficace
– Administrés soit à la phase précoce de l'affection (isolément) ; soit à la phase moyenne de l'affection (en association à la L-DOPA) ; soit à la phase avancée de l'affection, quand la DOPA est inopérante

Ces agonistes directs des récepteurs dopaminergiques D_2 et pour quelques-uns d'entre eux de surcroît D_1 (Apokinon®, Célance®, Neupro®) sont utilisés soit en première intention, au début de l'affection, chez des sujets plutôt jeunes (moins de 70 ans) où ils sont aussi actifs que la DOPAthérapie, avec une moindre tendance à développer des complications motrices. Leur efficacité diminuant au cours du temps (d'environ 50 % au bout de trois ans), on leur adjoint alors la L-DOPA. L'association L-DOPA + agoniste direct comble les vallées de la DOPA, auxquelles sont associées les effets *Off* ; elle écrête les pics, auxquels sont associés les effets *On* et les dyskinésies.

L'apomorphine (Apokinon®), eu égard à sa demi-vie brève, est administrée le matin, au réveil, par voie S.C. (stylo injecteur), pour faciliter le lever, la mise au fauteuil, la toilette, la déglutition des premières gélules de L-DOPA.

Le pergolide (Célance®) connaissait un vif engouement, quand ont été rapportées des atteintes des valves cardiaques (3/100 000 utilisateurs). Cette fibrose paraît inhérente à la structure ergolinique. Elle se manifeste par des œdèmes des membres inférieurs, une dyspnée, un OAP…

La rotigotine (Neupro®), pas encore commercialisée en France, mais disposant de l'AMM européenne, est un agoniste D_1, D_2, D_3, de structure non ergolinique, actifs à de faibles doses qui permettent son administration percutanée (patches libérant 2, 4, 6 ou 8 mg/24 h). Le lisuride, ergolinique lui, permettrait aussi une telle voie d'administration.

Les accès incoercibles de sommeil induits par les agonistes dopaminergiques d'action directe invitent à la plus grande prudence pour la conduite automobile.

Les ergoliniques ne devront pas être associés à divers vasoconstricteurs en raison des risques de potentialisation.

C. Sélégiline : Déprényl®

1. Mécanisme d'action

La sélégiline est un inhibiteur non compétitif (irréversible) et sélectif de la MAO-B, aux faibles posologies. La DA est un substrat, tant de la MAO-A que de la MAO-B, mais l'intervention de cette dernière dans le cerveau humain est prédominante.

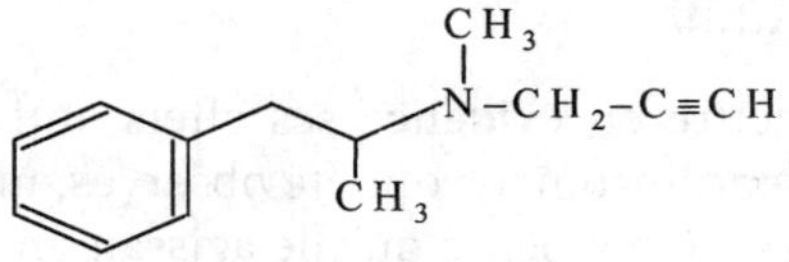

Sous l'influence de l'activité MAO, la DA est transformée en dihydroxyphénylacétaldéhyde (DOPAL), qu'une activité aldéhyde deshydrogénase transforme rapidement en dihydroxyphénylacétate (DOPAC), qu'une activité COMT transforme, en dehors des neurones dopaminergiques (dans la fente synaptique ou au sein des cellules gliales), en acide homovanillique (HVA).

Le DOPAL pourrait être un métabolite neurotoxique. La diminution de sa synthèse pourrait contribuer aux effets neuroprotecteurs qui ont été entrevus à la sélégiline dans une étude (DATATOP : Deprenyl And Tocophérol Antioxidative Therapy Of Parkinsonism).

Intrinsèquement, la sélégiline accroît le taux neuronal de DA et possède un léger effet bénéfique qui s'accroît quand on l'associe à la L-DOPA, dont elle intensifie et prolonge la durée d'action.

À dose élevée, son action s'étend à la MAO-A qui métabolise la noradrénaline et la sérotonine ; associée alors à un antidépresseur inhibiteur de la recapture neuronale de sérotonine (clomipramine, fluoxétine, fluvoxamine, paroxétine, citalopram, sertraline, venlafaxine), ou au tramadol… elle peut induire un syndrome sérotonergique ; il pourrait en aller de même avec la péthidine et le sumatriptan.

Des morts subites inexpliquées ont été rapportées chez des patients traités par la sélégiline mais l'imputabilité n'en est pas établie. La prudence sera redoublée chez des patients hypertendus, ou présentant de l'hypotension orthostatique, ou bien des troubles du rythme. Par ailleurs, on s'abstiendra de l'administrer en cas de troubles confusionnels, d'hallucinations, ou de troubles des fonctions cognitives.

Les comprimés sont dosés à 5 mg.

2. Pharmacocinétique

La résorption intestinale est rapide.

Il existe un intense effet de premier passage hépatique ; parmi ses métabolites se forme de la L-amphétamine.

Elle est liée à 94 % aux protéines plasmatiques ; elle franchit la BHE.

Alors que son $t_{1/2} \approx 40$ h, sa durée d'action est très supérieure, puisque l'inhibition de la MAO-B dure aussi longtemps que de nouvelles molécules d'enzyme n'ont été synthétisées ; ainsi le rétablissement de la fonction MAO-B s'effectue en une dizaine de jours.

De ce fait, pour installer un traitement par un agent sérotoninergique, il faudra attendre dix jours après l'arrêt de la sélégiline et, compte tenu de la longue demi-vie de la fluoxétine/norfluoxétine, il faudra attendre plus de trois semaines après l'arrêt de celle-ci pour instaurer un traitement par la sélégiline.

La rasagiline mésylate (Agilect®, Azilect®), N.propargyl-1-® aminoindane est un IMAO-B irréversible. Elle peut être utilisée en monothérapie au début de l'affection, ou en association à la L-DOPA au stade des fluctuations motrices. Elle partagerait avec la sélégiline la capacité de ralentir l'évolution du processus neurodégénératif

D. Amantadine : Mantadix®

C'est en cherchant à mettre en évidence ses effets antiviraux (grippe) que ses remarquables effets antiparkinsoniens ont été observés, mais hélas de façon éphémère (quelques semaines). On a pensé qu'elle agissait en accroissant la libération de dopamine et en inhibant sa recapture. On sait désormais que son mécanisme d'action, comme celui d'autres aminoadamantanes, est le fait d'un antagonisme non-compétif des récepteurs canaux du glutamate, de type NMDA (N-méthyl-D-aspartate).

- Elle obture le canal cationique de ce récepteur, en s'associant au même site de liaison que la phencyclidine ou le MK 801 (dizocilpine). Cependant, elle n'en partage pas les effets psychotomimétiques. Ceci pourrait être dû à sa faible affinité pour ce site et sa capacité de bloquer le canal voltage dépendant rapide.
- Cette activité antiglutamate contribuerait à réduire l'hyperactivité du noyau sous thalamique ; l'amantadine atténuerait le déséquilibre entre DA et glutamate qui caractérise la MP.
- On sait par ailleurs l'effet excito toxique du glutamate ; sa prévention par l'amantadine pourrait participer à la réduction du processus neurodégénératif.
- Il a été montré encore que la potentialisation des effets de la L-DOPA pourrait procéder d'un accroissement de l'activité DDC.
- Sans qu'on en appréhende les conséquences, on sait qu'elle se lie aux récepteurs sigma-1, aux fonctions encore énigmatiques.

Elle est indiquée dans :

- la prophylaxie grippale, contre le *myxovirus influenzae* de type A (traitement de 2 à 6 semaines) ou pour son traitement (1 semaine) ;
- la MP :
  - en monothérapie, au début de l'affection, 2 fois par jour, et jusqu'à 400 mg/jour. Lors du déclin de son effet, un arrêt de quelques semaines peut permettre de le faire réapparaître ;
  - en association à la L-DOPA, l'amandine, à la dose de 100 ou 200 mg/jour, potentialise l'effet de la L-DOPA et réduit ses fluctuations d'effet ;
- la correction des troubles extrapyramidaux suscités par les neuroleptiques.

La posologie sera réduite en cas d'insuffisance rénale, car l'amantadine, qui est presque totalement résorbée par l'intestin, n'est pas métabolisée, et se trouve en totalité excrétée dans l'urine. Sa $t_{1/2} \approx 15$ h ; elle double chez le sujet âgé ; elle est multipliée par 4 quand la clairance à la créatinine est de 20 mL/min.

Effets indésirables :

- insomnie, nervosité, anxiété ;
- hallucinations, confusion ;
- anorexie, nausées, xérostomie, constipation, rarement rétention urinaire et troubles de l'accommodation. Ces derniers effets, joints aux effets digestifs, contre-indiquent l'association aux anticholinergiques ;
- une constriction de l'artériole et de la veinule dans les territoires cutanés peut être à l'origine de livedo reticularis et d'œdèmes périphériques.

Un dérivé méthylé en 3 et en 5, la mémantine a été commercialisé.

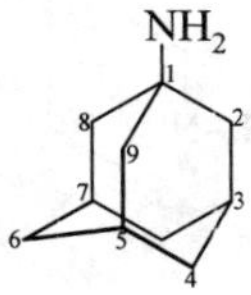

E. Anticholinergiques muscariniques

Après que Charcot (1870) ait proposé l'usage de la belladone dans la MP, vint celui de l'atropine, son principal alcaloïde, puis vers 1950 ce fut le recours à des anticholinergiques muscariniques de synthèse. Ils furent très nombreux et choisis dans cette indication pour leur passage facile au travers de la BHE, afin de n'être pas obligé de bloquer tous les récepteurs muscariniques de la périphérie (et générer d'intenses effets secondaires) mais seulement une faible fraction des récepteurs centraux (et n'obtenir qu'un modeste effet antitrémorigène). Ainsi furent sélectionnés les : diphenhydramine, orphénadrine, chlorphénoxamine, caramiphène, procyclidine, trihexyphénidyle, piridinol, bipéridène, benztropine, étybenzatropine, phenglutarimide, diéthazine, profénamine…

Désormais ne survivent que :

- le trihéxyphénidyle : Artane®, Parkinane® ;
- le bipéridène : Akinéton® LP ;
- la tropatépine : Lepticur®.

Les deux premiers sont des dérivés de l'aminopropanol dont l'azote est inclus dans un cycle pipéridinique.

Le troisième est formé par l'accolement d'un ensemble dibenzothiépinnylidène à un méthyl-azo-bicyclo-octane.

Les anticholinergiques sont utiles quand les tremblements dominent la symptomatologie.

Tableau 10. Effets secondaires des antiparkinsoniens anticholinergiques

Périphériques
Mydriase : (relâchement du tonus du sphincter irien, laissant libre cours au tonus sympathique qui contracte les fibres du dilatateur irien)
Glaucome : par fermeture de l'angle irido-cornéen
Xérostomie :
– troubles de la déglutition
– troubles de l'élocution
– infection du parodonte…
Tachycardie : en supprimant le tonus cardiomodérateur parasympathique et laissant libre cours au tonus sympathique cardio accélérateur.
Rétention d'urine : (en cas d'hypertrophie de la prostate), en diminuant les contractions du détrusor.
Centraux
Troubles mnésiques
Décompensation d'un état prédémentiel
Somnolence
Délire
Hallucinations

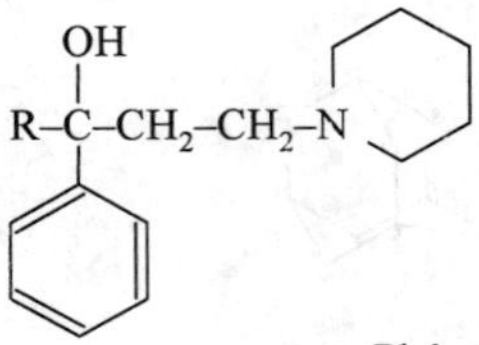

Phényl 1 pipéridine propanol

R = 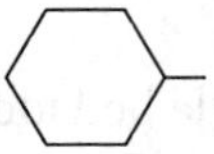 Cyclohexyl
Trihexyphénidyle
Artane®

R = 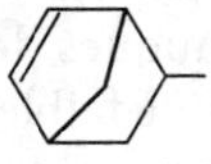 α bicyclo [2,2,1] hept-5-en-2 yl
Bipéridène
Akinéton®

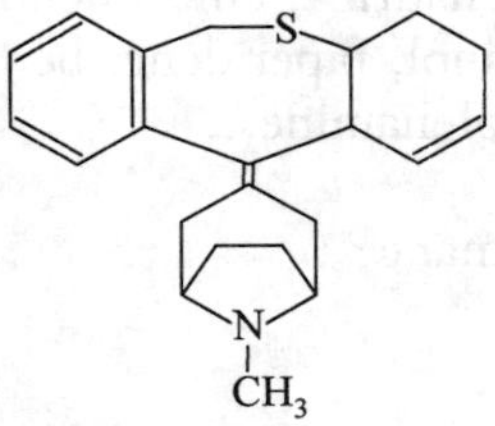

Tropatépine
Lepticur Park®
5 mg

F. Antagonistes des récepteurs A_{2a} de l'adénosine

Les récepteurs A_{2a} de l'adénosine sont présents, avec une forte densité, dans le striatum, au côté des récepteurs D_2. Les antagonistes des récepteurs A_{2a}, non spécifiques, théophylline, caféine ou spécifiques : KW 6002 (de la firme japonaise Kyowa Hakko).

Le SCH 58261 (de la firme Schering), le ZM 24-1385 développent sur des modèles expérimentaux de MP des effets de type antiparkinsoniens. Les mécanismes d'action invoqués sont encore incertains.

Alors que les agonistes A_{2a}, tel le CGS 24680, diminuent l'affinité des récepteurs D_2 striataux humains pour la DA, on est admis à penser que les antagonistes A_{2a}, contrevenant à un tonus adénosinergique, ont pour effet d'accroître l'affinité des récepteurs D_2 pour la DA. Certains récepteurs A_{2a} étant exprimés simultanément aux récepteurs D_2 par certains neurones de la voie indirecte. Au niveau de ces neurones, alors que la DA (*via* les récepteurs D_2) diminue le taux d'AMPc, l'adénosine (*via* les récepteurs $A_{2a)}$ l'accroît ; quand la DA est absente le blocage des récepteurs A_{2a} permet de maintenir un taux bas d'AMPc.

Des interactions entre récepteurs A_{2a} et récepteurs NMDA du glutamate ont également été observées. Alors que la stimulation de chacun de ces récepteurs accroît le taux d'AMPc, l'accroissement qui est induit par la stimulation des récepteurs NMDA (par le NMDA) est bloqué par un antagoniste A_{2a} (le DMPX). Ainsi

l'accroissement d'AMPc suscité par le NMDA paraît passer par la mise en jeu d'une libération d'adénosine et d'une stimulation des récepteurs A_{2a}.
Alors que dans la MP, à l'hypoactivité dopaminergique répondrait une hyperactivité glutamatergique, celle-ci s'exprimant par une hyperactivité adénosinergique, on voit l'intérêt qui s'attacherait à recourir aux antagonistes A_{2a} qui :

- augmenteraient l'affinité de la dopamine pour ses récepteurs D_2, redressant quelque peu l'hypodopaminergie ;
- réduiraient le taux d'AMPc neuronal, la DA n'étant plus là pour le faire (*via* les récepteurs D_2) ;
- réduiraient l'effet de l'hyperglutamatergie, en s'opposant à l'effet de l'hyperadénosinergie qu'elle susciterait.

Ajoutons à cela que les antagonistes A_{2a} auraient des effets antidépresseurs ce qui pourrait être utile dans la fréquente dépression des parkinsoniens.

G. Chirurgie de la MP

Dans les années 1960, il a été constaté qu'une lésion limitée du thalamus supprimait le tremblement parkinsonien. De là naquit la chirurgie stéréotaxique, puis la stimulation électrique thalamique par des électrodes implantées neurochirurgicalement, avec la précision conférée par un cadre stéréotaxique et par des stimulations probatoires. L'efficacité sur le tremblement est spectaculaire, de même que sur les dystonies de la DOPAthérapie. La dépression parkinsonienne ne s'en trouve pas améliorée, non plus que l'akinésie. L'équipe de neurochirurgie grenobloise (Dr Benabid) est leader en cette matière.

H. Greffes cellulaires

Après l'engouement, rapidement retombé, pour les greffes intrastriatales de cellules de la médullo-surrénale, l'heure est à la greffe dans le striatum de cellules embryonnaires issues de la substance noire (*i.e.* de neurones dopaminergiques embryonnaires). Sans préjuger de l'avenir concernant cette approche, d'autres équipes « préparent le coup suivant ». Il est fait appel à des cellules qui exprimeraient le gène codant un facteur neurotrophique, tel le GDNF (Glial Cell line derived Neurotrophic Factor), le BDNF (Brain derived Neurotrophic Factor), la NT_3, (neurotrophine 3 ou 4/5). Il est montré en effet que ces facteurs permettent aux neurones dopaminergiques striataux de résister à l'effet de neurotoxines telle l'hydroxy-6-dopamine.

I. Action contre le stress oxydatif

La vitamine E, l'extrait de Ginkgo biloba, la sélégiline, l'aspirine, certains agonistes directs du récepteur de la DA, et d'autres molécules susceptibles de capter les radicaux libres ont été ou sont utilisés dans ce dessein, avec une efficacité incertaine.

V. Médicaments contre-indiqués chez le parkinsonien

Avant de conclure ce chapitre, il paraît utile d'énumérer les divers médicaments qui ne devront pas être prescrits aux parkinsoniens, sous peine d'aggraver leur symptomatologie.

Tableau 11. Médicaments qui ne devront pas être prescrits à un parkinsonien

– Neuroleptiques		
Pour pallier les troubles de type psychotiques pouvant émerger d'un traitement par la L-DOPA, recours possible à la clozapine = Léponex®, à l'olanzapine = Zyprexa®		
– Antagonistes calciques		
spécialement	Flunarizine	= Sibélium®
	la cinnarizine	= Sureptil
à un moindre degré	le diltiazem	= Tildiem®
	la nifédipine	= Adalate®
– Antiépileptiques	la phénytoïne	= DiHydan®
	le valproate	= Dépakine®
– Antiarythmiques	l'amiodarone	= Cordarone®
	l'aprindine	= Fiboran®
	la mexilétine	= Mexitil®
– Opioïdes	la péthidine	= Dolosal®
	la mépéridine	=
– Antihypertenseurs	la Méthyl DOPA	= Aldomet®
	le captopril	= Lopril®
– Sédatifs/anxiolytiques	le lorazépam	= Témesta®
	le diazépam	= Valium®
	la buspirone	= Buspar®
– Antidépresseurs	l'amoxapine	= Défanyl®
	la fluoxétine	= Prozac®
– Divers	le lithium	= Neurolithium®
		= Théralite®
	la cimétidine	= Tagamet®
	le disulfiram	= Espéral®
	l'amphotéricine B	= Abelcet®
	le flurbiprofène	= Antadys®, Cébutid®, Ocufen®
– Cholinomimétiques	d'action directe	= type pilocarpine
	d'action indirecte	= inhibiteurs de cholinestérase
	Donépézil	= Aricept®
	Galantamine	= Reminyl®
	Tacrine	= Cognex®
	Rivastigmine	= Exelon®

VI. Libre expression et prospective

La phase proprement neurologique de la MP paraît tardive dans le cursus neurodégénératif, ne survenant que lorsque ont été détruits 70 % des neurones.
Des épreuves pharmacologiques pourraient viser à démasquer un processus neurotoxique en marche, au travers, par exemple, d'une sensibilité accrue à un ago-

niste des autorécepteurs dopaminergiques, tel le pramipexole à faible dose, réduisant le tonus dopaminergique ; ou d'une sensibilité accrue à un antagoniste D_2, tel le halopéridol ; ou bien encore d'une sensibilité accrue à un inhibiteur de cholinestérase, telle la rivastigmine. Pourraient être alors évaluées des modifications du tonus musculaire. À partir de là seraient sélectionnés les patients qui seraient soumis à un examen par caméra à positons (PET Scan), afin de mettre en évidence une raréfaction des neurones dopaminergique nigro-striataux. Le ligand émetteur de positons pourrait être la FluoroDOPA (17F), dont la concentration dans les terminaisons dopaminergiques serait réduite ; ou un inhibiteur de la recapture neuronale de la DA, se liant sélectivement au transporteur de la membrane plasmique des terminaisons (du type Datscan, Ioflupane ^{123}I, analogue de la cocaïne) ; ou un inhibiteur de la capture vésiculaire de la dopamine (du type tétrabénazine). La raréfaction des terminaisons dopaminergiques se traduirait, dans chacune des modalités précédentes, par une diminution de la liaison de l'émetteur de positon que mesurera la caméra. Dans ces conditions encore la liaison d'un antagoniste des récepteurs D_2 (tel le rémoxipride) devrait se trouver accrue en raison de l'augmentation du nombre des récepteurs D_2 postsynaptiques (due à l'hypersensibilité de désuétude), et de la moindre compétition opérée par une dopamine raréfiée pour troubler l'occupation de ces récepteurs par l'antagoniste.

Ayant confirmé le processus de raréfaction, des neurones dopaminergiques nigrostriataux devront alors être mis en œuvre des traitements visant à l'enrayer :

- des antagonistes de la capture neuronale de la DA dans l'hypothèse où le transporteur de l'amine concentrerait la neurotoxine dans le neurone ;
- des piégeurs de radicaux libres…

L'essentiel de la question

La maladie de Parkinson affecte en France près de 80 000 personnes, surtout âgées de plus de 60 ans.

Elle est due à la destruction de plus de 70 % des neurones dopaminergiques nigrostriataux, du fait de stress oxydatifs, avec à leur origine des neurotoxines endogènes -6OH-DA, DOPAL… ou exogènes (NMPTP, roténone…), ou à une atteinte virale, toxique (Mn, CO), traumatique, vasculaire, et à l'existence de facteurs génétiques.

La MP se caractérise par un déséquilibre entre une transmission dopaminergique insuffisante, voire nulle, et des transmissions cholinergiques (*via* des récepteurs muscariniques) et glutamatergique (*via* des récepteurs NMDA) qui s'exacerbent.

Pour suppléer la carence striatale en DA on recourt :

- à la L-DOPA, dont on accroît la biodisponibilité centrale en lui adjoignant un inhibiteur de la DOPA décarboxylase d'action périphérique privilégiée : le bensérazide *in* Modopar® ; la carbidopa *in* Sinémet® et lors des fluctuations d'effets un inhibiteur de la catéchol-O-méthyl-transférase (ICOMT), l'entacapone : Comtan® ;
- isolément ou associé à la L-DOPA, un inhibiteur de la mono amine oxydase de type B (IMAO-B), la sélégiline : Déprényl® ;

- à l'administration d'agonistes directs des récepteurs D_2 :
  – aporphiniques : apomorphine, Apokinon® injectable ;
  – ergoliniques : bromocriptine, Parlodel® ; lisuride, Dopergine® ; cabergoline, Dostinex® ; pergolide, Célance® ;
  – divers : piribédil, Trivastal® ; ropinirole, Requip® ; pramipéxole, Mirapexin®.

Pour pallier :

- l'hyperactivité cholinergique : on recourt à des antagonistes des récepteurs muscariniques d'accès central facile : le trihéxyphénidyl, Artane®, Parkinane® ; le bipéridéne, Akinéton® ; la tropatépine, Lepticur® ;
- l'hyperactivité glutamatergique : on bloque de façon non compétitive le récepteur de type NMDA par l'amantadine, Mantadix®, ou on s'applique à bloquer les récepteurs A_{2a} de l'adénosine (caféine, théophylline) dont la stimulation est accrue par la libération accrue d'adénosine suscitée par l'hyperglutamatergie.

Pour interrompre la transmission des influx aberrants que font naître ces perturbations d'amont sur les circuits efférents au striatum vers le pallidum interne, puis le noyau ventro latéral du thalamus, puis le cortex moteur, on a réalisé des lésions neurochirurgicales du thalamus dont la version moderne est une stimulation électrique du noyau sous thalamique.

Des essais de greffes de neurones dopaminergiques embryonnaires, mais aussi de cellules sécrétant des facteurs neurotrophiques, sont pratiqués.

Des traitements adjuvants tentent enfin de contenir les stress oxydatifs : vitamine E, extraits de Ginkgo biloba, effets neuroprotecteurs de certains agonistes dopaminergiques D_2 et autres piégeurs de radicaux libres.

Pour en savoir plus

- Le Cavorzin P., Bentué-Ferrer D., Allain H. Les médicaments de la maladie de Parkinson en 1999. La lettre du pharmacologue, 1999 ; 13(4) : 76-89.
- Olanow C.-W. Agonistes dopaminergiques dans la maladie de Parkinson. Ed. Pil et Euthé rapie, 1999.
- Calon F., Tahar A. H., Blanchet P. J. *et al.* Dopamine-receptor stimulation: Biobehavioral and Biochemical consequences. Trends in Neurosciences 2000; 23:S92-S100.

Antihypertenseurs

D. RICHARD, Pharmacien des Hôpitaux, centre hospitalier Henri Laborit, Poitiers.
C. CHARPENTIER, AHU, Centre hospitalier Henri Laborit, Poitiers.

I. Antihypertenseurs d'action centrale
- **A.** Prazosine
- **B.** Actifs sur les récepteurs aux imidazolines

II. Vasodilatateurs musculotropes
- **A.** Minoxidil
- **B.** Nitroprussiate de sodium

III. Alphabloquants
- **A.** Prazosine
- **B.** Urapidil
- **C.** Labétalol

IV. Bêtabloquants
- **A.** Corrélations structure-activité
- **B.** Pharmacologie
- **C.** Pharmacocinétique
- **D.** Effets latéraux
- **E.** Contre-indications et précautions
- **F.** Interactions médicamenteuses
- **G.** Surdosage
- **H.** Utilisation pratique

V. Antagonistes calciques (AC)
- **A.** Mode d'action
- **B.** Pharmacologie
- **C.** Pharmacocinétique
- **D.** Effets indésirables
- **E.** Contre-indications et précautions
- **F.** Interactions médicamenteuses
- **G.** Utilisation pratique

Les antihypertenseurs constituent plus de 6 % du marché des médicaments en France et la dépense sociale induite par cette pathologie est considérable (hospitalisation, examens, pertes de production, surconsommation médicale liée aux effets latéraux des antihypertenseurs). Le but du traitement hypertenseur est d'obtenir un abaissement continu de la pression artérielle de l'hypertendu, par l'administration quotidienne et indéfinie de médicaments associés à une hygiène de vie indispensable. Ce traitement vise plus globalement à améliorer la durée comme la qualité de vie vis-à-vis d'une maladie donnant lieu à termes à des complications nombreuses et graves. Une hypertension entraîne en effet une atteinte de l'ensemble du système vasculaire à haute pression, c'est-à-dire des artères de gros comme de moyen diamètre, ainsi que des artérioles. Les artères vieillissent alors de façon prématurée par la mise en jeu de facteurs de croissance exerçant une régulation transcriptionnelle sur divers gènes cellulaires (proto-oncogènes), avec déficit du réseau des fibres collagènes et formation de plaques athéromateuses. Ceci détermine à termes la survenue d'infarctus viscéraux, cardiaques et cérébraux. L'atteinte des artérioles explique la néphropathie hypertensive (tab. 1).

Tableau 1. Complications principales de l'hypertension artérielle

Complications directes	Complications indirectes (athérosclérose)
Accident vasculaire cérébral hémorragique	Coronaropathie
Hypertrophie ventriculaire gauche	Accident vasculaire cérébral ischémique
Insuffisance cardiaque	Artériopathie oblitérante des membres inférieurs
Néphroangiosclérose	
Dissection aortique	

I. Antihypertenseurs d'action centrale

A. Actifs sur les récepteurs alpha-adrénergiques

Rappel sur les récepteurs alpha-adrénergiques centraux

On distingue deux sous-familles de récepteurs alpha-adrénergiques : les récepteurs α-1 et α-2. Les récepteurs α-1 sont toujours postsynaptiques alors que les récepteurs α-2 sont post- et présynaptiques (*tab.* 2).

Tableau 2. Localisation et effets des récepteurs α

Localisation	Effets de la stimulation	Effets du blocage
	Récepteurs α-1 adrénergiques	
Muscles lisses des vaisseaux (postsynaptique)	Vasoconstriction (au niveau du myocarde, augmentation de la force de contraction)	Vasodilatation
Neurone cholinergique	Diminution de la transmission	–
Hépatocyte	Contrôle de la glycogénolyse	–
Système nerveux central	Effet stimulant, avec augmentation de la locomotricité	Effets sédatifs

…/…

Localisation	Effets de la stimulation	Effets du blocage
	Récepteurs α-2 adrénergiques	
Muscles lisses des vaisseaux (postsynaptique)	Vasoconstriction	–
Fibres sympathiques périphériques	Présynaptique : diminution de la libéralisation de la noradrénaline (diminution du tonus sympathique périphérique) Postsynaptique : vasoconstriction	–
Rein	Diminution de la sécrétion de rénine	–
Adipocytes	Diminution de la lipolyse	–
Plaquettes	Diminution de l'agrégabilité	Diminution de l'agrégabilité
Cellule de Langerhans	Diminution de la sécrétion d'insuline	–
Système nerveux central (postsynaptique)	Inhibition du tonus sympathique avec baisse de la tension artérielle ; sédation	–

1. α-Méthyldopa

Cet antihypertenseur est apparenté par sa structure à la lévodopa (*fig. 1*).

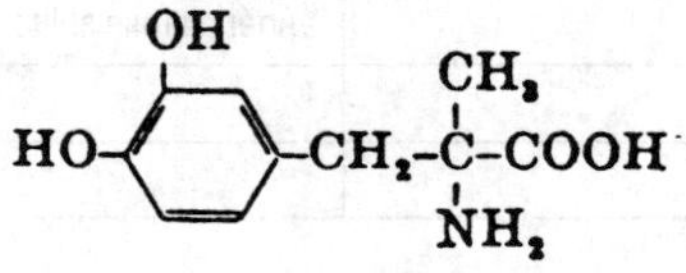

Figure 1. Alpha-méthyldopa

a) Mécanisme d'action

L'α-méthyldopa agit comme un substrat compétitif de la dopa-décarboxylase centrale. Elle est métabolisée en α-méthyldopamine puis α-méthylnoradrénaline stockée dans les terminaisons nerveuses. Ce catabolite agit en activant les récepteurs α-2, comme la clonidine. De plus, elle inhibe la synthèse de noradrénaline au niveau central.

b) Pharmacologie

L'α-méthyldopa abaisse la tension artérielle en 2 à 3 heures, avec optimum en 8 à 10 heures. Elle diminue légèrement la fréquence cardiaque, ainsi que les résistances périphériques avec effet vasodilatateur artériel et veineux. La dilatation du réseau capacitif se traduit au niveau rénal par une augmentation du flux plasmatique sans activation du système rénine-angiotensine-aldostérone. Une rétention hydrosodée est fréquemment observée.

c) Pharmacocinétique (*tab.* 3)

Tableau 3. Principales données sur les antihypertenseurs d'action centrale

DCI	α-méthyldopa	Clonidine	Rilménidine	Guanfacine
Spécialités et présentation	Aldomet Cp. 250 et 500 mg Inj. 250 mg réservé aux hôpitaux	Catapressan Cp. 0,15 mg Inj. 0,15 mg	Hypérium Cp.1 mg	Estulic Cp. 2 mg
Mode d'action	– Substrat compétitif de la dopadécarboxylase centrale	Double impact de l'activité sur les récepteurs α-2 : – Action sur les neurones inhibiteurs – Diminution de la libération de catécholamines	– Action sur récepteurs aux imidazolines – Action α-2 centrale	Cf. clonidine
Cinétique – Disponibilité (%) – T 1/2 terminale (h) – Élimination	30 3-6 2	70-80 2-4 7-13	100 2 8 Rénale (65 %), quelques catabolites hépatiques inactifs	98 2 17-20 Rénale sous forme inchangée et métabolisée
Posologie moyenne	0,75 à 1,5 g/j sans dépasser 3 g	1 à 7 cp./j	1 cp. en une prise matinale	1 cp. en une prise vespérale
Indications	– Rarement utilisée en monothérapie – Volontiers associée à un diurétique – Prescrite chez la femme enceinte – Forme injectable dans l'urgence	– Monothérapie ou association, à un diurétique, mais aussi à tout autre type d'antihypertenseur – Forme injectable dans l'urgence	– Hypertension artérielle – Association possible avec tout antihypertenseur	– Hypertensions artérielles essentielles
Observations	– Malgré une demi-vie brève, 1 à 2 administrations quotidiennes suffisent		– Demi-vie très prolongée chez l'insuffisant rénal, hépatique et chez le sujet âgé	

d) Effets latéraux

Survenant avec une fréquence élevée (environ 60 % des cas), ils sont pour certains dose-dépendants et tendent à céder avec la poursuite du traitement instauré progressivement :

- sédation avec somnolence, pouvant aller jusqu'à constituer un syndrome dépressif ;
- hypotension, parfois invalidante, justifiant l'arrêt du traitement ; elle survient notamment lorsque les posologies sont élevées ;
- bradycardie ;
- sécheresse buccale, constipation (action sur le tonus cholinergique) ;
- congestion nasale ;
- troubles de l'érection et de l'éjaculation (diminution du tonus sympathique) ;
- signes extrapyramidaux et galactorrhées (rares), signes expliqués par l'inhibition de la synthèse de dopamine dans les noyaux gris centraux et dans l'hypothalamus ;
- hypertension rebond à l'arrêt du traitement : diminuer progressivement la dose à l'arrêt du traitement ou traiter par des alphabloquants ;

- hépatite réversible à l'arrêt du traitement, mais susceptible néanmoins d'évoluer en nécrose (des accidents précoces auraient une origine allergique aiguë alors que des accidents retardés seraient liés à une atteinte des systèmes microsomiaux : la méthyldopa est oxydée par le cytochrome P450 en une quinonne formant des liaisons covalentes avec les protéines hépatiques) ;
- positivation du test de Coombs (25 % des cas) ;
- anémie hémolytique.

e) Contre-indications et précautions d'emploi

L'α-méthyldopa risque d'aggraver un syndrome dépressif par action centrale. Cette molécule est également à éviter lors d'une atteinte hépatique ou d'une anémie hémolytique.

f) Interactions médicamenteuses

- Potentialisation par association à d'autres antihypertenseurs.
- Potentialisation de la sédation par tout dépresseur du système nerveux central (alcool, médicaments, etc.).
- Potentialisation de la toxicité du lithium et de l'halopéridol.
- Antagonisme de l'action antihypertensive par les antidépresseurs tricycliques.
- Antagonisme des effets thérapeutiques de la lévodopa.
- Catabolisme accéléré par association aux inducteurs enzymatiques.

2. Clonidine

La clonidine est un dérivé de l'imidazole (*fig.* 2).

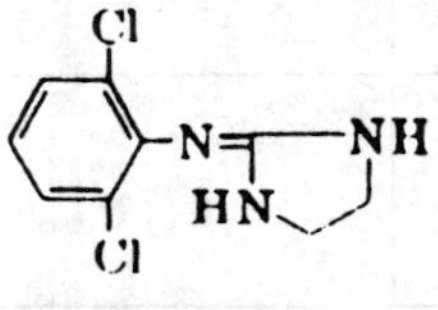

Figure 2. Clonidine

a) Mécanisme d'action

La clonidine agit par stimulation des récepteurs α2, les seuls récepteurs adrénergiques présynaptiques. Son activité est, en périphérie, plutôt vasopressive au vu des résultats d'expérimentations animales (par stimulation α2 postsynaptique). Son activité thérapeutique résulte de son action centrale sur le noyau du tractus solitaire. Elle y stimule des neurones inhibiteurs et/ou diminue la libéralisation de catécholamines par les neurones stimulants les circuits excitateurs. Au total, il y a une inhibition sympathique centrale, se traduisant par une baisse de la tension artérielle et une diminution de la fréquence cardiaque.

b) Pharmacologie

La clonidine développe une action hypotensive et bradycardisante rapide (20' après injection, 1 heure après administration *per os*). L'action sur le débit cardiaque finit par s'épuiser avec la poursuite du traitement. Bien que la clonidine ne donne pas lieu à effet sur la circulation rénale ou la filtration glomérulaire, elle peut, comme l'α-méthyldopa, donner lieu à rétention hydrosodée avec risque d'œdèmes. La clonidine diminue l'activité du système rénine-angiotensine-aldostérone.

c) Pharmacocinétique

La clonidine est une substance très liposoluble, rapidement résorbée *per os* et liée aux protéines plasmatiques. Elle se concentre dans divers tissus (intestin, foie, rein, glandes salivaires). Les principales données sont résumées dans le *tableau 2*.

d) Effets indésirables

Les effets indésirables les plus fréquents sont une sédation (action centrale), une sécheresse buccale et une constipation. Ces effets, dose-dépendants, disparaissent lorsque le traitement est poursuivi.
L'interruption brutale du traitement peut occasionner un effet rebond, maîtrisé par la réintroduction de la clonidine ou par l'administration d'un alphabloquant. L'arrêt du traitement doit donc être progressif.

e) Interactions médicamenteuses

La clonidine potentialise tous les sédatifs du système nerveux central (anxiolytiques et hypnotiques, alcool). Son action est inhibée par les antidépresseurs tricycliques, probablement en raison de leur composante alphabloquante. Inversement, les anesthésiques généraux peuvent potentialiser sont action hypotensive. Pour autant, on n'interrompt pas le traitement avant une intervention, pour prévenir tout effet rebond.

3. Guanfacine

Il s'agit d'une molécule dont l'action est proche de celle de la clonidine, ainsi donc que les effets indésirables.

B. Actifs sur les récepteurs aux imidazolines

C'est en 1984 que l'équipe de P. Bousquet devait proposer l'hypothèse de l'existence de récepteurs non-adrénergiques impliqués dans la régulation centrale de la pression artérielle et qui reconnaîtraient préférentiellement les molécules ayant un motif midazolique. Ces récepteurs furent mis en évidence dans le noyau réticulaire latéral humain et, à la fin des années 80, un antihypertenseur déjà utilisé, la rilménidine (Hypérium®) se révéla être hautement sélectif de ces structures. On a depuis montré également l'existence de récepteurs périphériques aux imidazolines (foie, pancréas, adipocytes, surrénales, reins où ils participent probablement à l'inhibition de la pompe à protons). Un ligand endogène de ces récepteurs a été identifié : l'endazoline.
L'unique représentant commercialisé est la rilménidine (Hypérium®). Il s'agit d'une molécule manifestant un tropisme pour les récepteurs aux imidazolines supérieur à celui manifesté pour les récepteurs α-2. De ce fait, les effets latéraux classiques des antihypertenseurs centraux semblent limités. On n'observe pas de rétention hydrosodée.

II. Vasodilatateurs musculotropes

A. Minoxidil

Le minoxidil induit une ouverture des canaux potassiques de la cellule, avec échappement des ions potassium et hyperpolarisation musculaire. Les canaux calciques voltage-dépendants (VOC) sont dès lors inhibés. Il en résulte une vasodilatation.
L'action du médicament est précoce puisqu'elle débute en moins de 2 heures pour durer 12 à 24 heures (le produit s'accumulerait dans les cellules musculaires lisses des artérioles). Les effets indésirables cardiovasculaires sont importants : la réponse réflexe du tonus sympathique et la rétention hydrosodée sont majorées. On conçoit dès lors qu'il soit en pratique indispensable de prescrire cette molécule en association à un agent bêtabloqueur ou à un diurétique. Le minoxidil n'est pas fixé aux protéines sériques et ne franchit pas la barrière hémato-méningée. Il est éliminé par voie urinaire sous forme de glycuroconjugués inactifs. Le minoxidil (Lonoten®, cp. sécables 5 et 10 mg) est indiqué dans l'hypertension sévère, lorsqu'il y a eu échec d'une thérapeutique associant au moins deux antihypertenseurs dont un diurétique ; il est toujours administré en association (le risque de rétention hydrosodée est trop important en cas de monothérapie), sous surveillance médicale rigoureuse (risque d'épanchement péricardique dans 3 à 4 % des cas). L'association à un bêtabloquant limite la tachycardie réflexe et le risque d'angor. La posologie moyenne varie chez l'adulte entre 5 et 40 mg/j, mais est réduite si l'on associe un autre sympatholytique. Ce médicament est contre-indiqué en cas d'hypertension artérielle pulmonaire par rétrécissement mitral ou en cas d'antécédents récents d'infarctus du myocarde. L'incidence des effets latéraux est élevée : rétention sodée avec œdèmes et prise de poids, aggravation de troubles cardiaques, etc. Le minoxidil est connu pour induire une hypertrichose, et a d'ailleurs été formulé pour usage topique dans les alopécies. Cette molécule modifie aussi l'ECG. Le Lonoten® n'est jamais associé à un autre antihypertenseur vasodilatateur (risque d'hypotension orthostatique) et l'association aux tricycliques, aux corticoïdes et aux AINS sera surveillée.

B. Nitroprussiate de sodium

Il s'agit d'une molécule inorganique développant de façon dose-dépendante une activité vasodilatatrice particulièrement puissante, tant sur le réseau artériel que veineux. Le mode d'action est celui des dérivés nitrés (cf. chapitre sur les antiangoreux).
L'activité, manifeste dès le début de la perfusion, cesse aussi très rapidement dès que l'on suspend l'administration. L'action mixte (artérielle et veineuse) explique que le retour au cœur du sang soit également diminué et qu'il n'y ait donc pas d'influence sur la fréquence et sur le débit cardiaque. L'action s'épuise en quelques jours si l'administration se prolonge, en raison de la survenue d'une rétention sodée.
Le nitroprussiate de sodium est la référence en matière de traitement de l'urgence hypertensive (Nitriate®, amp. 50 mg) puisqu'il permet d'abaisser le niveau tension-

nel, quelle que soit l'origine de la symptomatologie. L'administration requiert une étroite surveillance car le risque d'induire un épisode hypotensif est important. Si l'administration est prolongée, les réserves de thiosulfate endogène peuvent s'épuiser et la détoxification des ions cyanures est entravée, avec manifestations de fatigue, anorexie, confusion mentale, psychose allant jusqu'à l'hallucination, acouphènes et rash cutané. L'accumulation de thiocyanate peut expliquer la survenue d'une hypothyroïdie (le thiocyanate inhibe la fixation de l'iode). Un surdosage sera traité par injection de vitamine B12 (hydroxocobalamine), capable de complexer le cyanure libre.

III. Alphabloquants

L'antagonisme des récepteurs α-1-adrénergiques postsynaptiques entraîne une diminution des résistances périphériques sans pour autant entraîner une modification du débit ou de la fréquence cardiaque. Cette vasodilatation implique non seulement le système artériel mais encore le réseau veineux, ce qui potentialise la survenue d'épisodes d'hypotension orthostatique, notamment en début de traitement. Une activité centrale explique aussi une part de l'action thérapeutique. Il est nécessaire d'associer un diurétique car une rétention hydrosodée peut limiter l'efficacité du traitement antihypertenseur.

A. Prazosine

Ce dérivé de la quinazoline est un antagoniste sélectif des récepteurs α-1 postsynaptiques, et laisse le rétrocontrôle α-2 présynaptique intact.

1. Pharmacologie

La prazosine développe son action en 4 à 5 heures après administration orale, l'effet hypotenseur ne s'accompagnant pas de tachycardie puisque l'échappement du rétrocontrôle demeure fonctionnel. Elle dilate le réseau artériel et capacitif. Un traitement au long cours ne modifie ni le rythme ni le débit cardiaque, ni d'ailleurs la fonction rénale. Néanmoins, une rétention sodée peut apparaître avec le temps, expliquant une relative accoutumance à la molécule.

La sécrétion de rénine, dépendante de la stimulation β, n'est que faiblement activée par la prazosine et, même, peut diminuer lorsque le traitement est administré sur une longue période.

2. Pharmacocinétique

Après administration orale, les taux sériques maximaux sont atteints en 1 à 2 heures. La prazosine est fortement métabolisée par le foie et excrétée essentiellement dans les fécès, avec une demi-vie plasmatique de 2 à 3 heures.

3. Effets latéraux

L'effet de « première dose » est ici important. Une hypotension sévère peut survenir en quelques heures, probablement par blocage des récepteurs vasculaires du tractus digestif, connus pour être sensibles aux effets adrénolytiques de la prazosine. Cette manifestation s'observe notamment lorsque la dose est supérieure à 2 mg. Elle se traduit par des évanouissements, parfois prolongés, survenant dans les 30 à 90 minutes suivant la prise du médicament. On instaure dont le traitement de façon progressive, en administrant le médicament avant le coucher. Ce risque est accru chez les sujets hypovolémiques ou hyponatrémiques.
Mais, indépendamment de cette manifestation, on peut signaler des aggravations de syndrome angineux, une tachycardie avec palpitations, divers types de troubles neurosensoriels (céphalées, acouphènes, somnolence, troubles visuels, paresthésies), des troubles digestifs, une impuissance, un priapisme, de l'incontinence urinaire, de l'épistaxis, une hyperhémie conjonctivale, une congestion nasale, un larmoiement, des éruptions cutanées, des arthralgies.

4. Contre-indications

- Hypersensibilité aux quinazolines.
- Œdème pulmonaire par sténose aortique ou mitrale.
- Insuffisance cardiaque droite, insuffisance cardiaque à débit élevé.
- Angor non traité.

5. Interactions médicamenteuses

- Antagonistes calciques : majoration de l'effet hypotenseur.
- Baclofène : majoration de l'effet hypotenseur.
- Anesthésiques généraux : majoration de l'effet hypotenseur.
- Corticoïdes : majoration de l'effet hypotenseur.
- Antidépresseurs tricycliques et certains neuroleptiques : majoration de l'effet hypotenseur.
- Inhibiteurs de la synthèse des prostaglandines (ains, etc.) : atténuation de l'effet antihypertenseur.

6. Utilisation pratique

La prazosine (Minipress®, cp. sécable 1 et 5 mg ; Alpress LP®, cp. 2,5 et 5 mg) est indiquée dans le traitement des hypertensions modérées, avec association à un diurétique ou à d'autres types d'*antihypertenseur*s. La posologie peut varier entre 2 et 20 mg/j, avec une moyenne de 3 à 7,5 mg. Cette molécule, susceptible de diminuer simultanément la pré- et la postcharge, peut améliorer le travail cardiaque chez l'insuffisant cardiaque congestif. Elle peut parfois normaliser la tension due à un phéochromocytome. Dans tous les cas, on veillera aux accidents hypotensifs, fréquents et parfois graves : en cas de doute, le traitement peut être instauré en milieu hospitalier, ce qui permet d'accélérer l'augmentation des doses.

B. Urapidil

L'urapidil entraîne une vasodilatation artérielle et une baisse de la pression artérielle en bloquant les récepteurs α-1 adrénergiques périphériques. Elle induit une inhibition sympathique en antagonisant l'activité α-1 adrénergique centrale et par effet agoniste sur les récepteurs sérotoninergiques 5-HT_{1A} bulbaires. Cette action sérotoninergique explique pourquoi l'urapidil continue de faire diminuer la pression artérielle alors que les récepteurs α-1 sont déjà bloqués. Il n'a pas d'action sur le système rénine-angiotensine-aldostérone.
L'urapidil est rapidement résorbé *per os*, avec un pic sérique atteint en 4 à 6 heures. La demi-vie d'élimination est de 5 heures, avec formation de catabolites non actifs. L'émonctoire est partagé entre urine et selles.
La baisse de la tension est obtenue sans tachycardie réflexe et les effets indésirables sont réduits (vertiges, nausées, céphalées, asthénie, gastralgies, éruptions cutanées, rares épisodes d'hypotension). Le traitement n'a aucune contre-indication, et les interactions médicamenteuses sont rares (veiller avec les inhibiteurs calciques susceptibles de majorer le risque d'hypotension).
Chez l'adulte, la posologie habituelle est de 120 mg/j en deux prises (Médiatensyl® et Eupressyl®, gélules 30 et 60 mg), avec réduction de la posologie chez le sujet âgé ou l'insuffisant hépatique. On veillera aux accidents hypotensifs chez le sujet hypovolémique ou déplété en sodium.
Il existe une présentation injectable (ampoules 25 et 50 mg pour IV ou perfusion) destinée à l'urgence hypertensive (crise, hypertension artérielle per- et postchirurgicale, protection peropératoire des à-coups hypertensifs provoqués par certaines manœuvres indispensables au cours de l'anesthésie : intubation, extubation, etc.).

C. Labétalol

Le labétalol a la singularité de posséder des propriétés mixtes, de bloqueur α et β, avec un rapport variant entre 1/3 et 1/7, diminuant en effet avec l'augmentation de la dose car l'affinité pour les récepteurs α est plus faible que celle pour les récepteurs β. De fait, son action thérapeutique s'exerce par antagonisme des récepteurs β1, β2 et α. La molécule développe une faible activité sympathomimétique intrinsèque (cf. § consacré aux bêtabloquants) ainsi qu'un effet stabilisant de membrane à fortes doses.
Contrairement aux bêtabloquants « purs », le labétalol induit une chute de la tension artérielle sans pour autant augmenter les résistances vasculaires périphériques : à forte posologie, celles-ci peuvent même diminuer de par l'activité α alors démasquée. Il réduit la fréquence cardiaque sans réduire le débit.
La résorption orale du produit est satisfaisante, avec une biodisponibilité augmentant avec l'âge (30 à 70 % entre 30 et 80 ans), car la capacité du foie à le transformer lors du premier passage diminue avec les années. Le labétalol est inactivé au niveau hépatique, 95 % de la dose étant retrouvée sous forme transformée dans l'urine. Il n'y a pas d'accumulation chez l'insuffisant rénal.
Les indications du labétalol sont celles des bêtabloquants chez l'hypertendu. Il permet un bon contrôle de la crise hypertensive, notamment par usage de la forme injectable. L'adaptation de la dose est soigneusement déterminée pour chaque

patient. La surveillance reste délicate, notamment en début de traitement, car le blocage des récepteurs α peut induire des effets autres que cardiovasculaires. Ses effets latéraux sont dominés par le risque d'accident hypotensif orthostatique, notamment lors de la mise en route du traitement ou si la molécule est associée à des antihypertenseurs d'autres groupes (diurétiques en particulier), voire à des médicaments d'autres familles connus pour être hypotenseurs.

IV. Bêtabloquants

La distinction entre récepteurs α et β-adrénergiques a été réalisée en 1948 par Ahlquist, qui tenait alors compte des disparités d'activité observées entre la noradrénaline, l'adrénaline et l'isoprotérénol, substance de synthèse décrite en 1940. Lands, en 1967, devait établir une nouvelle distinction entre récepteurs β1 et β2. Si l'intérêt potentiel des agents bêtabloqueurs dans le traitement de l'angor a été perçu rapidement, leur intérêt dans le traitement de l'hypertension a été plus long à saisir. En 1964, Prichard, pour la première fois, a normalisé la pression artérielle d'un hypertendu angineux par usage d'un bêtabloquant.
Les agents bêtabloqueurs sont des antagonistes compétitifs et sélectifs des récepteurs β-adrénergiques périphériques comme centraux. C'est à ce titre qu'ils sont indiqués dans l'hypertension artérielle, l'angor, la prévention secondaire de l'infarctus du myocarde, les troubles du rythme et, pour certains, l'insuffisance cardiaque (*tab. 4*).

Tableau 4. Répartition des récepteurs bêta-adrénergiques périphériques

Organes	Types de récepteurs	Activité pharmacologique Agoniste
Bronche	β-2	Dilatation
Cœur	β-1	Inotrope + Chronotrope + Bathmotrope + Dromotrope +
Coronaires	β-2	Dilatation
Tube digestif	β-1	Relâchement du péristaltisme

A. Corrélations structure-activité

Les agents bêtabloquants constituent au plan chimique un groupe homogène, de structure aryl-éthanolamine ou aryl-oxypropanolamine (*fig.* 3). Toutes les molécules ont un carbone asymétrique porteur en β de l'amine d'un reste hydroxyle. Les isomères lévogyres sont seuls actifs comme adrénolytiques (mais l'action sympathomimétique intrinsèque ou l'action stabilisatrice de membrane ne sont pas liées à la stéréospécificité de la molécule). Il s'agit généralement de bases faibles commercialisées sous forme racémique.

Les bêtabloquants se fixent au récepteur β par trois points distincts : noyau aromatique, groupe β-OH et amine, donnée dont il faut tenir compte lors de la synthèse de nouveaux composés. Les formes substituées en para comme l'acébutolol, l'aténolol, le bétaxolol, ~~l'oxprénolol~~ ou le practolol sont cardiosélectives (elles ont une affinité spécifique pour les récepteurs β1).

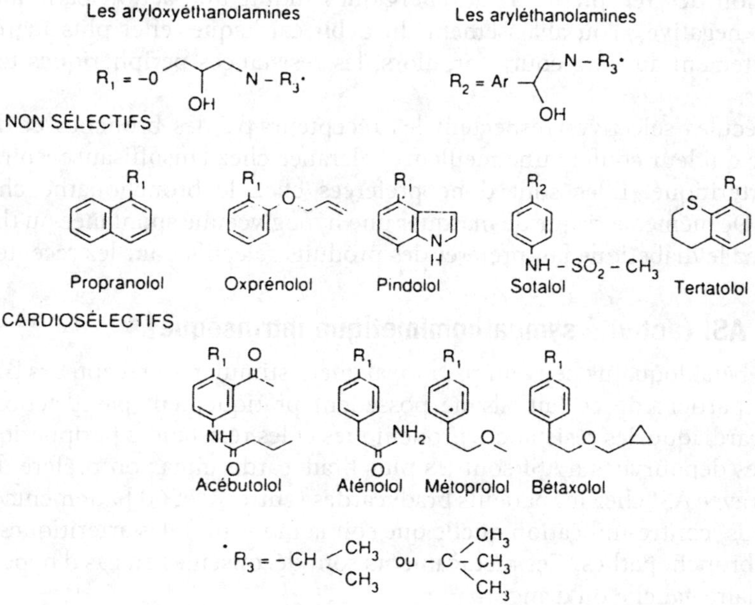

Figure 3. Structure de quelques bêtabloquants

B. Pharmacologie

La stimulation des récepteurs β-adrénergiques conduit aux effets physiologiques suivants :

- effet inotrope positif ;
- effet chronotrope positif ;
- vasodilatation ;
- augmentation de la sécrétion de rénine ;
- bronchodilatation ;
- augmentation de la sécrétion d'insuline ;
- stimulation de la lipolyse.

Les agents β-adrénolytiques vont s'opposer à ces effets d'une façon plus ou moins nuancée. On peut distinguer quatre propriétés fondamentales des bêtabloquants.

1. Activité adrénolytique

L'action antihypertensive résulte du blocage des récepteurs β. L'origine centrale de cette activité est probablement discutable puisque certaines molécules franchissant mal la barrière hémoméningée constituent cependant d'excellents antihypertenseurs.

2. Notion de cardiosélectivité

Caractérisant un tropisme préférentiel pour les récepteurs β1, elle est toujours relative et dose-dépendante. Les molécules cardiosélectives réduisent le tonus sympathique cardio-accélérateur, ce qui permet la réduction de la fréquence cardiaque et de la consommation d'oxygène myocardique.
L'inhibition des récepteurs β1-adrénergiques induit une action bathmotrope et inotrope négative, d'où abaissement du débit cardiaque, effet plus marqué lors d'un traitement au long cours car, alors, les résistances périphériques tendent à diminuer.
Les molécules sélectives respectent les récepteurs β2 des bronches et des vaisseaux, ce qui leur confère une meilleure tolérance chez l'insuffisant respiratoire et chez l'artéritique. Elles sont donc préférées chez le bronchopathe chronique modéré. De même, le risque de masquer une hypoglycémie spontanée ou thérapeutique chez le diabétique fait préférer des produits sélectifs pour les récepteurs β1.

3. Effet ASI (activité sympathomimétique intrinsèque)

Certains bêtabloquants peuvent paradoxalement stimuler les récepteurs β par effet agonisie partiel ; de ce fait, ils ne possèdent pratiquement pas d'action sur le rythme cardiaque, les résistances bronchiques et les résistances périphériques. Les molécules dépourvues d'ASI sont les plus bradycardisantes ; on préfère donc des produits avec ASI chez les patients bradycardes (entre 40 et 60 battements/minute, en dessous, contre-indication quelle que soit la molécule), les artéritiques comme chez les bronchopathes. Ces médicaments sont déconseillés en cas d'hypertrophie ventriculaire gauche ou d'angor.

4. Activité stabilisatrice de membrane

Cette action n'a rien à voir avec les récepteurs β. Il s'agit d'une réduction de la perméabilité membranaire aux échanges ioniques sodiques et calciques entre l'intérieur et l'extérieur de la cellule myocardique. On observe une action anesthésique locale proche de celle décrite avec la quinidine (effet « quinidine-*like* »), avec réduction de l'automatisme, de la conduction et de la force de contraction cardiaque. Ce phénomène n'engendre aucune incidence en thérapeutique de l'hypertension, mais peut majorer les risques de dépression en cas de surdosage.
Ces produits ont, par ailleurs, de nombreuses propriétés pharmacologiques :

- généralement, les bêtabloquants ne modifient pas le flux sanguin rénal, exception faite de quelques molécules probablement actives sur les terminaisons sérotoninergiques (nadolol, tertatolol) ;
- certaines molécules ont un profil d'action plus singulier que d'autres : le céliprolol (Célectol®), par exemple, développe simultanément une activité β2-stimulante et α2-bloquante ; il est donc vasodilatateur.

C. Pharmacocinétique

Il est important de considérer le coefficient de partage hydrophilie/lipophilie des molécules, conditionnant largement les paramètres cinétiques (*tab. 5*).
L'absorption des produits est d'autant plus satisfaisante qu'ils sont plus lipophiles. Elle a lieu pour l'essentiel au niveau de l'intestin grêle. Mais les molécules lipophiles subissent un effet de premier passage hépatique plus intense que les autres : au total, la biodisponibilité de l'ensemble des produits est donc comparable.
Les bêtabloquants sont rapidement distribués dans tout l'organisme, et se fixent préférentiellement au niveau du cœur, du foie et des poumons. Ils sont liés aux protéines plasmatiques. Les molécules les plus lipophiles franchissent le plus aisément les membranes biologiques et, notamment, la barrière hémato-encéphalique, sans que cette propriété soit corrélée à la survenue d'effets latéraux centraux (troubles du sommeil, cauchemars, etc.). Les bêtabloquants subissent un métabolisme hépatique, métabolisme inductible pour certaines molécules par l'action des produits bien connus comme étant des inducteurs enzymatiques (alcool, barbituriques, phénytoïne, etc.). Quelques catabolites sont actifs (le diacétolol, un métabolite de l'acébutolol n'est pas β1-sélectif et a une demi-vie d'élimination supérieure à celle de la molécule-mère).
L'élimination des bêtabloquants se fait majoritairement au niveau du foie ou des reins, selon le degré de lipophilie de la molécule. Les produits subissant un émonctoire hépatique ont en général une demi-vie plus courte que ceux éliminés dans l'urine. Cependant, cette donnée est de peu de portée en pratique clinique puisque, souvent, la durée d'action véritable des produits est supérieure à la demi-vie (métabolites actifs). Il n'est donc pas nécessaire de multiplier les administrations des molécules à demi-vie brève, bien que les posologies de celles-ci soient alors souvent comparativement plus élevées que celles des substances analogues de demi-vie plus longue.
Les bêtabloquants sont excrétés en quantité variable dans le lait maternel, et des signes généraux ont pu être observés chez des nourrissons nourris au sein : bradycardie, hypoglycémie, cela d'autant plus que leurs systèmes enzymatiques sont encore immatures. Les paramètres cinétiques des bêtabloquants sont modifiés par quatre facteurs à prendre en compte :

- l'âge favorise l'accumulation des molécules liposolubles avec risque accru d'effets indésirables *cardiovasculaires* (troubles de la conduction auriculo-ventriculaire) ;
- les hyperthyroïdies concourent à l'accélération du catabolisme des bêtabloquants au niveau hépatique et inversement pour les hypothyroïdies ;
- l'insuffisance hépatique sévère ralentit la dégradation des produits métabolisés à ce niveau ;
- l'insuffisance rénale limite l'élimination des molécules hydrosolubles et impose une adaptation posologique.

Tableau 5. Comparaison schématique des propriétés cinétiques des grands groupes de bêtabloquants

Molécules hydrophiles	Molécules lipophiles
Aténolol, nadolol, alprénolol, etc.	Propranolol, métoprolol, etc.
Absorption	
Variable et < 50 %	Bonne, > 90 %
Fixation protéique	
Faible	Forte
Distribution	
Relativement faible	Importante : cœur, foie, poumons, reins, cerveau, etc.
Métabolisme	
Peu de métabolisation : Oxydation essentiellement	Métabolisme important avec : – Désamination oxydative – O-alkylation – Glycoronoconjugaison – Sulfoconjugaison Formation de métabolites actifs ou inactifs
Élimination dominante	
Rénale	Biliaire

D. Effets latéraux

Ils sont dominés, au plan statistique, par une impression de fatigue constante, compliquant 5 à 100 % des prescriptions et, pour certains, dépendent, ici encore, de la lipophilie (*tab. 6*). Cette asthénie sera réduite par une instauration progressive du traitement. On relève par ailleurs les effets suivants :

- insuffisance cardiaque ;
- hypotension orthostatique, surtout si déplétion sodée et si molécule avec composante alphabloquante ;
- vasoconstriction (blocage β-2) des extrémités (CI : syndrome de Raynaud) : préférer une molécule ayant une composante alphabloquante associée (labétalol) ;
- bronchoconstriction avec réactivation de troubles asthmatiques (préférer des molécules cardiosélectives ou le céliprolol chez l'asthmatique ou le sujet porteur d'un syndrome obstructif chronique) ;
- manifestations centrales d'origine encore discutée : fatigue, troubles du sommeil, cauchemars ;
- modification des lipides sanguins sans conséquences prouvées sur l'évolution de l'athérosclérose (augmentation des LDL et diminution des HDL pour les molécules dénuées d'action agoniste partielle β) ;
- diminution, voire abolition, des signes précurseurs d'hypoglycémie chez le diabétique ;
- hypersensibilité des récepteurs démasquée à l'arrêt du traitement (prudence chez le coronarien ; réduire progressivement la posologie) ;
- modifications du transit intestinal ;

- crampes musculaires ;
- augmentation du poids (rare et modérée) ;
- réactions cutanées ;
- impuissance sexuelle.

Tableau 6. Effets latéraux des bêtabloquants en fonction de leur sélectivité

	Molécules sélectives	Molécules non sélectives
Bradycardie	+	+
Troubles de conduction auriculo-ventriculaire	+	+
Décompensation cardiaque	+	+
Bronchoconstriction	–	+
Hyper ou hypoglycémie	–	+

E. Contre-indications et précautions

- Asthme (contre-indication relative ; choisir une molécule mieux tolérée type céliprolol).
- Bloc auriculo-ventriculaire du 2e ou du 3e degré non appareillé.
- Insuffisance cardiaque aiguë (contre-indication classique, mais relative ; une surveillance rigoureuse s'impose seulement lors de la mise en place du traitement) ; ceci n'empêche pas l'usage de certains bêtabloquants dans le traitement de certaines formes d'insuffisance cardiaque.
- Hypoglycémie (renforcer la surveillance).
- Artériopathies périphériques et, notamment, syndrome de Raynaud.
- Anomalies lipidiques.
- Grossesse : réserve en cas d'administration en fin de gestation, de façon à prévenir l'accumulation chez le nouveau-né (risque de surdosage car immaturité enzymatique).

F. Interactions médicamenteuses

En dehors des inducteurs enzymatiques, de l'alcool et du tabac connus pour accélérer la dégradation des bêtabloquants métabolisés au niveau hépatique (alprénolol, métoprolol, etc.), ou en dehors des inhibiteurs enzymatiques (cimétidine, œstrogènes, érythromycine, etc.) qui auront l'effet inverse, il existe peu d'interactions cinétiques entre bêtabloquants et autres molécules (*tab. 7*).
Les interactions pharmacologiques sont nombreuses (*tab. 7*). Nous les détaillons ici car elles ont une utilité pour plusieurs chapitres de cette collection (cf. anti-angoreux, anti-arythmiques, métabolisme des médicaments) ; il faut retenir évidemment en premier lieu les contre-indications formelles, au demeurant peu nombreuses :

- amiodarone + sotalol ;
- anti-arythmiques + sotalol ;
- tous médicaments susceptibles d'induire des torsades de pointes + sotalol.

Tableau 7. Principales interactions des bêtabloquants

TOUS LES BÊTABLOQUANTS (voie générale et collyres)		
+ Anesthésiques volatils halogénés	Réduction des réactions cardiovasculaires de compensation par les bêtabloquants. (L'inhibition bêta-adrénergique peut être levée durant l'intervention par des bêta-stimulants)	**Précaution d'emploi :** en règle générale, ne pas arrêter le traitement bêtabloquant et, de toute façon, éviter l'arrêt brutal. Informer l'anesthésiste de ce traitement
+ Amiodarone	Sotalol : risque de torsades de pointes potentiellement létales **Autres bêtabloquants :** troubles de la contractilité, de l'automatisme et de la conduction (suppression des mécanismes sympathiques compensateurs)	1. Pour le sotalol : CONTRE-INDICATION 2. Pour les autres bêtabloquants : Association DÉCONSEILLÉE
+ Antagonistes du calcium (bépridil, diltiazem, vérapamil et dihydropyridines)	Bépridil, diltiazem, vérapamil : Troubles de l'automatisme (bradycardie excessive, arrêt sinusal), troubles de la conduction sino-auriculaire et auriculo-ventriculaire et défaillance cardiaque (synergie des effets) **Dihydropyridines** *(amlodipine, félodipine, lacidipine, nifédipine, nicardipine, nimodipine, nitrendi pine) :* Hypotension, défaillance cardiaque chez les malades en insuffisance cardiaque latente ou non contrôlée (effet inotrope négatif *in vitro* desdihydropyridines), plus ou moins marqué en fonction des produits, et susceptible de s'additionner aux effets inotropes négatifs des bêtabloquants peut par ailleurs minimiser la réaction sympathique réflexes mises en jeu en cas de répercussion hémodynamique excessive **Sotalol :** *voir son association avec les anti-arythmiques donnant des torsades de pointes*	**Précaution d'emploi :** une telle association ne doit se faire que sous surveillance clinique et ECG étroite, en particulier chez le sujet âgé ou en début de traitement À prendre en compte
+ Antiarythmiques de la classe I a (disopyramide, hydroquinidine, quinidine)	Troubles de la contractilité de l'automatisme et de la conduction (suppression des mécanismes sympathiques compensateurs) **Sotalol :** voir son association avec les anti-arythmiques donnant des torsades de pointes	**Précaution d'emploi :** surveillance clinique et ECG
+ Clonidine	Bêtabloquants non cardiosélectifs : décrit pour le propranolol et la nadolol. En cas d'arrêt brutal du traitement par la clonidine, augmentation importante de la pression artérielle avec risque d'hémorragie cérébrale par effet sympathomimétique	**Précaution d'emploi :** arrêt de façon progressive la clonidine
+ Insuline, sulfamides hypoglycémiants	1. Tous les bêtabloquants peuvent masquer certains symptômes de l'hypoglycémie : les palpitations et la tachycardie. 2. La plupart des bêtabloquants non cardiosélectifs augmentent l'incidence et la sévérité de l'hypoglycémie	**Précaution d'emploi :** prévenir le malade et renforcer, surtout en début de traitement, l'autosurveillance sanguine.
+ Lidocaïne	Décrit pour le propranol, le métoprolol, le nadolol. Augmentation des taux plasmatiques de lidocaïne avec majoration possible des effets indésirables neurologiques et cardiaques (diminution du métabolisme hépatique de la lidocaïne)	**Précaution d'emploi :** adapter la posologie de la lidocaïne. Surveillance clinique, ECG et, éventuellement, des taux plasmatiques de lidocaïne pendant le traitement bêtabloquant et après sont arrêt
+ Méfloquine	Risque de bradycardie (additions des effets bradycardisants)	À prendre en compte

…/…

TOUS LES BÊTABLOQUANTS (voie générale et collyres)		
+ Produits de contraste iodés	En cas de choc ou d'hypotension dus aux produits de contraste iodés, réduction par les bêtabloquants des réactions cardiovasculaires de compensation	**Précaution d'emploi :** le traitement par le bêtabloquant doit être arrêté chaque fois que cela est possible avant l'exploration radiologique. En cas de poursuite indispensable du traitement, le médecin doit disposer des moyens de réanimation adaptés
+ Propafénone	Troubles de la contractilité, de l'automatisme et de la conduction (suppression des mécanismes sympathiques compensateurs)	**Précaution d'emploi :** surveillance clinique et ECG
SOTALOL		
+ Antiarythmiques	Le sotalol a des propriétés anti-arythmiques particulières et est susceptible de provoquer des troubles du rythme graves (torsades de pointes), notamment en cas d'hypokaliémie. Du point de vue des interactions médicamenteuses, il doit être considéré comme un anti-arythmimque et son association à un autre antiarythmique est **TRÈS DÉLICATE**, nécessitant une surveillance clinique et ECG étroite, voire **CONTRE-INDIQUÉE**	
+ Hypokaliémiants : diurétiques hypokaliémiants (seuls ou associés), laxatifs stimulants, amphotéricine B (voie IV), gluco- et minéralocorticoïdes (voie générale)	Torsades de pointes (l'hypokaliémie est un facteur favorisant, de même qu'une bradycardie et un espace QT long préexistant)	1. Pour l'amphotéricine B, les diurétiques, les corticoïdes et le tétracosactide : **Précaution d'emploi :** prévention de l'hypokaliémie et, si besoin, correction surveillance de l'espace QT en cas de torsade, ne pas administrer d'antiarythmique (entraînement électrosystolique). 2. Pour les laxatifs stimulants : **Association DÉCONSEILLÉE :** utiliser un laxatif non stimulant
+ Médicaments donnant des torsades de pointes : • Antiarythmiques : amiodarone, brétylium, disopyramide, quinidiniques. • Non antiarythmiques : astémizole, bépridil, érythromycine IV, halofantrine, pentamidine, vincamine	Risque majoré de torsades de pointes potentiellement létales	CONTRE-INDICATION

Dictionnaire Vidal® 2006.

G. Surdosage

La clinique est dominée par les symptômes d'un blocage des récepteurs β avec bradycardie, dyspnée, hypotension, troubles de la conduction, insuffisance cardiaque. On traite par administration d'atropine ou d'isoprénaline pour pallier l'inhibition compétitive, par administration d'une amine vasopressive pour traiter l'hypotension, par celle d'isoprénaline d'aminophylline pour lever le spasme bronchique ; l'insuffisance cardiaque quant à elle relève d'un traitement symptomatique classique par digitaliques, diurétiques et oxygénothérapie. En cas de défaillance aiguë, on administre du glucagon pour ses propriétés inotropes et chronotropes positives.

H. Utilisation pratique

Les agents bêtabloqueurs constituent des produits de choix dans le traitement de l'hypertension (*tab. 8*), notamment lorsqu'ils sont associés à des diurétiques (nombreuses associations fixes : Moducren®, Lodoz®, Viskaldix®, etc.), à des antagonistes calciques (Tenordate®, Bêta-Adalate®), des IEC. Ces associations visent à optimiser le traitement par l'action complémentaire des produits, avec une diminution des posologies respectives et donc une amélioration de la tolérance.
Les bêtabloquants sont appréciés dans l'HTA à débit cardiaque élevé ou à rénine haute, profil habituel du sujet jeune, où ils sont prescrits souvent en première intention et monothérapie. L'HTA du sujet âgé, à débit cardiaque normal et à rénine basse, constitue une meilleure indication pour les antagonistes calciques, les IEC ou les sartans.
Bien que les paramètres cinétiques soient variables suivant la molécule et le terrain, la plupart des produits peuvent sans problème n'être administrés qu'une fois par jour (d'autant plus que les molécules ayant une demi-vie courte sont présentées sous forme LP). La posologie individuelle, variable, est atteinte progressivement jusqu'à normaliser la tension artérielle. L'arrêt du traitement est également progressif, en utilisant si besoin une forme sécable pour affiner la régression posologique.
Il s'agit alors de prévenir la survenue d'un rebond tensionnel, surtout possible en cas de maladie coronarienne concomitante ou celle d'arythmies ventriculaires majeures. En cas d'urgence (anesthésie générale par exemple), on protège le patient d'une atteinte vagale par une atropinisation suffisante (1 à 2 mg en IV).
Ces médicaments sont appréciés chez la femme enceinte hypertendue, bien qu'ils franchissent la barrière placentaire et passent dans le lait.
Il existe une forme injectable destinée au traitement d'urgence de la crise hypertensive : Trandate®. D'autres (Avlocardyl®, Sectral®, Sotalex®) sont réservés aux troubles du rythme. Ces formes sont réservées à l'usage hospitalier.

V. Antagonistes calciques (AC)

Les antagonistes calciques sont de puissants vasodilatateurs, utilisés initialement dans le traitement de l'insuffisance coronarienne. Les spécialistes distinguent deux groupes d'antagonistes calciques : les produits spécifiques du canal calcique (vérapamil, diltiazem et dihydropyridines) qui nous intéressent ici, et les produits non sélectifs (diphénylpipérazines comme la cinnarizine ou la flunarizine, les analogues de la prénylamine, le bépridil) (*fig. 4*).

Tableau 8. Bêtabloquants oraux non associés commercialisés en France (Dictionnaire Vidal® 2007)

DCI	Principales spécialités	Formes	Lipophilie relative	Sélectivité	ASI	Inactivation et/ou élimination dominante H : hépatique R : rénale	Demi-vie moyenne (heures)
Acébutolol	Sectral	Cp. 200 et 400 mg	+	Oui	+	H R	8
Aténolol	Bétatop Ténormine	Cp. 50 et 100 mg Cp. 100 mg		Oui	0	R	9
Bétaxolol	Kerlone	Cp. 20 mg	+ +	Oui	0	H	18
Bisoprolol	Détensiel Soprol	Cp. 10 mg Cp. 10 mg	+	Oui	0	H R	11
Cartéolol	Mikélan	Cp. 20 mg		Non	+ + +	R	6
Céliprolol	Célectol	Cp. 200 mg		Oui	+	H R	5
Labétalol	Trandate	Cp. 200 mg	+ +	Non	0	H R	6
Métoprolol	Lopressor Lopressor LP Seloken Seloken LP	Cp. 100 mg Cp. 200 mg Cp. 100 et 200 mg Cp. 200 mg	+ +	Oui	0	H	4
Nadolol	Corgard	Cp. 80 mg		Non	0	R	20
Nébivolol	Nebilox Temerit	Cp. 5 mg Cp. 5 mg	+	Oui	0	H R	10 (métaboliseurs rapides)
Oxprénolol	Trasicor Trasicor LP	Cp. 80 mg Cp. 160 mg	+ +	Non	++	H	2
Pindolol	Visken	Cp. 5 et 15 mg	+	Non	+ + +	H R	4
Propranolol	Avlocardyl Avlocardyl LP Hémipralon LP	Cp. 40 mg Cp. 160 mg Cp. 80 mg	+ + +	Non	0	H	4
Sotalol	Sotalex	Cp. 80 et 160 mg		Non	0	R	16
Tertatolol	Artex	Cp. 5 mg		Non	0	H R	3
Timolol	Timacor	Cp. 10 mg	+ +	Non	0	H	5

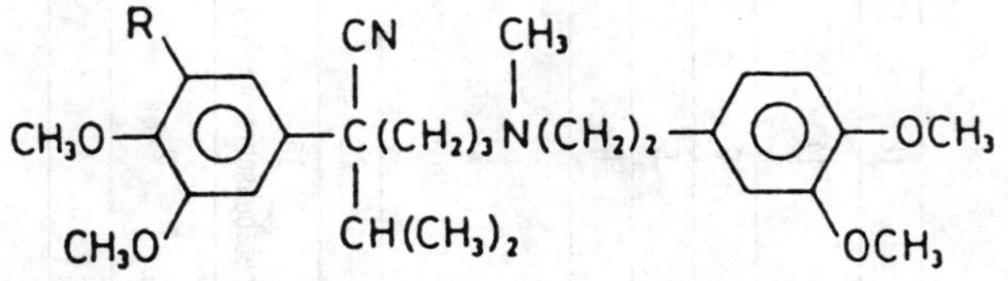

vérapamil (R = H) D 600 (R = CH_3O)

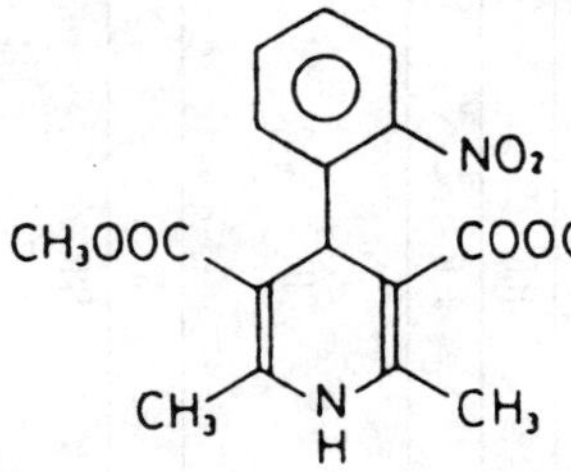

nifédipine

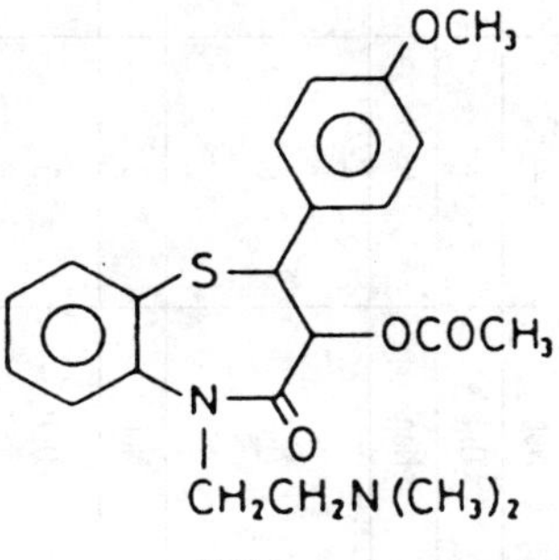

diltiazem

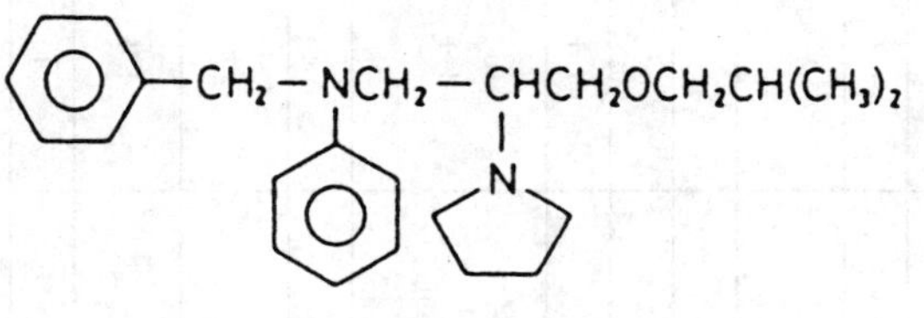

bépridil

Figure 4. Structures chimiques (DCI) de quelques bloqueurs de l'entrée de calcium

A. Mode d'action

La membrane de la cellule est dotée de canaux perméables au calcium, l'ion étant normalement à l'extérieur de la cellule. Certains de ces canaux ne s'ouvrent que lorsqu'une vague de dépolarisation membranaire se propage à leur niveau : ils sont dits « voltage dépendants ». D'autres, en revanche, s'ouvrent sous l'influence de substances chimiques car ils sont liés à un ou des récepteur(s) spécifiques. C'est ainsi que les catécholamines commandent l'ouverture de certains groupes de canaux calciques liés aux récepteurs α1-adrénergiques. L'afflux de calcium dans le cytoplasme est alors corrélé à un relargage de calcium intracellulaire, normalement stocké dans les mitochondries ou dans le réticulum sarcoplasmique. Les taux de calcium intracellulaire augmentent donc considérablement et brutalement. L'ion se lie avec la calmoduline et cette protéine, ainsi activée, détermine une chaîne de réactions aboutissant à la contraction musculaire.

Les antagonistes calciques agissent en réduisant le calcium intracellulaire et en favorisant la relaxation des fibres musculaires, notamment au niveau des muscles lisses des vaisseaux. Ils peuvent agir à plusieurs niveaux distincts :

- inhibition du transport du calcium *via* les canaux calciques ;
- inhibition de la libération du calcium des stocks intracellulaires ;
- inhibition de la fixation des ions calcium sur la calmoduline.

Les effets de ces produits concernent les divers types de cellules musculaires et dominent sur le réseau artériel (*tab. 9*). Les sites de fixation varient suivant le type de molécules : ainsi le diltiazem ou le vérapamil ne se fixent-ils pas sur le même récepteur que les dihydropyridines, qui s'avèrent être les molécules les plus sélectives.

Tableau 9. Effets des antagonistes calciques sur les cellules du système cardiovasculaire

	Cellules lisses des vaisseaux	Cellules striées du myocarde	Système de conduction
Dihydropyridines	++		
Diltiazem	+	+	+
Vérapamil	+	++	++

B. Pharmacologie

Le groupe chimique des dihydropyridines comprend les molécules les plus vasodilatatrices : de ce fait, aux doses thérapeutiques, l'action sur le myocarde ou sur la conduction demeure négligeable et la tolérance est satisfaisante. Leur activité hypotensive est antagonisée par un réflexe sympathique donnant lieu à augmentation du rythme cardiaque, augmentation de la force contractile du muscle.

Diltiazem comme vérapamil ont un effet vasodilatateur moins sensible et tendent donc moins à donner lieu à une accélération du rythme cardiaque. Ces molécules montrent aussi une activité inotrope négative. L'activité thérapeutique est obtenue en général assez rapidement après administration (en quelques minutes après administration sublinguale de nifédipine).

C. Pharmacocinétique

Les principaux paramètres sont reportés dans le *tableau 10*. L'absorption orale est généralement satisfaisante et le catabolisme hépatique, important, avec production de produits actifs (diltiazem, vérapamil). L'émonctoire est variable. L'écueil de demi-vie parfois brève a été évité par des artifices galéniques (formes LP) facilitant l'observance.

Tableau 10. Caractéristiques cinétiques des antagonistes calciques et présentation des médicaments

	Dihydropyridines								Autres	
DCI	**Amlodipine**	**Félodipine**	**Isradipine**	**Lacidipine**	**Lercanidipine**	**Nicardipine**	**Nifédipine**	**Nitrendipine**	**Diltiazem**	**Vérapamil**
Principales spécialités	Amlor® Gélule 5 mg	Flodil LP® Cp. 5 mg	Icaz LP® Gélules 2,5 et 5 mg	Caldine® Cp. 2 et 4 mg	Zanidip® Cp. 10 mg	Loxen® Cp. 20 mg LP 50 mg	Adalate LP® Cp. 20 mg Chronadalate® Cp. 30 mg	Baypress® Nidrel® Cp. 10, 20 mg	Mono-Tildiem LP® Gél. 200 et 300 mg	Isoptine® Gél. 120 mg
Associations fixes							Bêta-Adalate® Ténordate®			
Propriétés cinétiques										
Pic sérique (h)	6-12	1 3 (forme LP)	1,5	0,5-1,5	1,5-3	0,5-2	0,5-1 1-3 (forme LP)	1,5-2	3,5	1-2
Biodisponibilité (%)	60	15	20	2-9		10-30	40-60	30	40-50	25-35
Demi-vie (h)	35 à 50	3-20 25 (forme LP)	8	1,5	8-10	4-5	0,5-1 1-3 (forme LP)	2	4-5	3-7
Métabolisme	+ + +	+ + +	+ + +	+ + +	+ + +	+ + +	+ + +	+ + +	+ + + métabolite actif	+ + + avec nbx catabolites dont un très actif
Élimination	Fécès > urine	Urine > fécès	Urine > fécès	Fécès > urine	Fécès > urine	Urine = fécès	Urine >> fécès	Fécès > urine	Urine	Urine > fécès
Administration										
Dose moyenne/j	5-10 mg	5-10	2,5-5	4-6	5-10	60 100 (LP)	80 (LP) 30 (Chron)	20-40	200-300	120-240 240 (LP)
Nombre de prise (forme standard)	1 à 2	1	1	1	1	3 2 (LP)	2 (LP) 1 (Chron)	1	1	1 à 2 1 (LP)
Divers					prise avant les repas (biodisponibilité 4 si repas riche en graisses)	formes injectables pour l'urgence	forme standard destinée à l'urgence (sublinguale) ; injection pour l'angioplastie transluminale et la levée du spasme des coronaires lors d'une coronographie		forme injectable destinée aux arythmies, et Tildiem® 60 mg à l'angor	forme 40 mg destinée à l'angor, et forme injectable aux troubles du rythme

D. Effets indésirables

Ils sont liés au profil pharmacologique du médicament prescrit. Certains résultent d'une brutale vasodilatation (bouffées de chaleur, flush, céphalées) avec réponse sympathique réflexe (palpitations cardiaques, douleurs angineuses survenant dans la demi-heure et imposant la suspension du traitement). Ce type d'effet, surtout remarquable en début de traitement et avec les dihydropyridines, est limité par l'association à un bêtabloquant.
Diltiazem et vérapamil exposent en revanche à des accidents plus nombreux de types troubles du rythme ou décompensation cardiaque (insuffisance cardiaque, bradycardie sinusale).
La chute de la tension artérielle n'entraîne pas en général de modification du débit cardiaque (l'augmentation observée en début de traitement sera transitoire), ni d'hypotension orthostatique. Ces produits ne perturbent pas le flux sanguin cérébral ou rénal et n'induisent pas ou peu de rétention sodée – quelques œdèmes sont toutefois décrits, cédant à l'arrêt du traitement mais répondant mal aux diurétiques : ils sont probablement dûs à des perturbations locales de la microcirculation. L'activité rénine plasmatique ainsi que les taux circulants de catécholamines sont parfois élevés en début de traitement.
Les formes à libération prolongée permettent de limiter les effets indésirables cardiovasculaires (hypotension, angor ou accident vasculaire cérébral).
D'autres effets plus spécifiques peuvent survenir : le vérapamil est à l'origine de constipations, le diltiazem et les dihydropyridines de rashs cutanés, la nifédipine et la laciditaine de gingivites.

E. Contre-indications et précautions

Hypersensibilité au principe actif.
Bloc auriculo-ventriculaire du 2e ou du 3e degré non appareillé.
Insuffisance cardiaque non contrôlée.
Dysfonction sinusale.
Insuffisance hépatique sévère.
Grossesse et allaitement (risque tératogène chez certaines espèces animales).
Des précautions sont prises en cas de bloc du 1er degré, d'insuffisance cardiaque.

F. Interactions médicamenteuses

Nombreuses et importantes, elles sont résumées dans le *tableau 11*.

G. Utilisation pratique

Les antagonistes calciques, bien tolérés, sont recommandés chez le sujet âgé, avec association possible à un diurétique, un bêtabloquant (Bêta-Adalate®, Tenordate®), un IEC ou autres.

Tableau 11. Antagonistes du calcium

TOUS LES ANTAGONISTES DU CALCIUM		
+ Alpha-1-bloquants (alfuzosine, prazosine)	Majoration de l'effet hypotenseur. Risque d'hypotension orthostatique sévère	**Précaution d'emploi :** surveillance clinique. Recherche d'hypotension orthostatique dans les heures qui suivent la prise du médicament α-1-bloquant (en particulier en début de traitement de celui-ci)
+ Bêtabloquants	Bépridil, diltiazem, vérapamil. Troubles de l'automatisme (bradycardie excessive, arrêt sinusal) troubles de la conduction sino-auriculaire et auriculo-ventriculaire et défaillance cardiaque (synergie des effets)	**Précaution d'emploi :** une telle association ne doit se faire que sous surveillance clinique et ECG étroite, en particulier chez le sujet âgé ou en début de traitement
	Dihydropyridines *(amlodipine, félodipine, lacidipine, nifédipine, ni cardipine, nimodipine, nitrendipine).* Hypotension, défaillance cardiaque chez les malades en insuffisance cardiaque latente ou non contrôlée (effet inotrope négatif *in vitro* des dihydropyridines), plus ou moins marqué en fonction des produits, et susceptibles de s'additionner aux effets inotropes négatifs des bêtabloquants peut par ailleurs minimiser la réaction sympathique réflexe mise en jeu en cas de répercussion hémodynamique excessive	À prendre en compte
+ Dantrolène *(perfusion)*	Chez l'animal, des cas de fibrillations ventriculaires mortelles sont observés lors de l'administration de vérapamil et de dantrolène par voie IV. L'association d'un antagoniste du calcium et de dantrolène est donc potentiellement dangereuse. Cependant, quelques patients ont reçu l'association nifédipine et dantrolène sans inconvénient	1. Bépridil, vérapamil, diltiazem : **CONTRE-INDICATION :** par mesure de prudence 2. Dihydropyridines (amlodipine, nifédipine, nicardipine, nimodipine, nitrendipine) : **Association DÉCONSEILLÉE :** par mesure de prudence
FÉLODIPINE		
+ Carbamazépine	Diminution des taux plasmatiques de félodipine par diminution de sa biodisponibilité	**Précaution d'emploi :** surveillance accrue
+ Érythromycine	Augmentation des taux plasmatiques de la félodipine avec signes de surdosage	**À prendre en compte :** surveillance clinique et adaptation éventuelle de la posologie de la félodipine pendant l'association et après son arrêt
NICARDIPINE		
+ Ciclosporine	Augmentation des taux circulant de ciclosporine (inhibition du catabolisme de la ciclosporine.)	**Précaution d'emploi :** diminution de la posologie de ciclosporine et contrôle de la fonction rénale. Dosage des taux circulants de ciclosporine et adaptation de la posologie pendant l'association et après son arrêt
NIFÉDIPINE		
+ Cimétidine	Augmentation de l'effet hypotenseur de la nifédipine par inhibition du catabolisme de la nifédipine par la cimétidine	**Précaution d'emploi :** surveillance clinique accrue ; adapter la posologie de la nifédipine pendant le traitement par la cimétidine et après son arrêt
+ Phénytoïne	Augmentation des taux plasmatiques de phénytoïne avec des signes de surdosage (en particulier neurologiques). Mécanisme invoqué : déplacement de la fixation protéique de la phénytoïne et inhibition de son métabolisme	**Précaution d'emploi :** surveillance clinique et réduction des doses de phénytoïne dès l'apparition des signes de surdosage. Contrôler éventuellement les taux plasmatiques de phénytoïne

.../...

BÉPRIDIL, DILTIAZEM, VÉRAPAMIL		
+ Antiarythmiques	Ces antagonistes du calcium (bépridil, diltiazem, vérapamil) ont des propriétés antiarythmiques et, du point de vue des interactions médicamenteuses, ils sont à considérer comme tels. Leur coprescription est déconseillée du fait de l'augmentation possible des effets indésirables cardiaques par effets additifs. Leur association à un autre anti-arythmique (*voir à ce mot*) est **TRÈS DÉLICATE**, nécessitant une surveillance clinique et ECG étroite, voire parfois **CONTRE-INDIQUÉE** dans le cas de bépridil qui est susceptible de donner des torsades de pointes (*voir ci-dessus*)	
DILTIAZEM, VÉRAPAMIL		
+ Carbamazépine	Augmentation des taux plasmatiques de carbamazépine avec signes de surdosage, par inhibition de son métabolisme hépatique	**Précaution d'emploi :** surveillance clinique et réduction éventuelle de la posologie de la carbamazépine
+ Ciclosporine	Augmentation des taux circulant de ciclosporine. Mécanisme invoqué : inhibition du catabolisme de la ciclosporine	**Précaution d'emploi :** diminution de la posologie de ciclosporine et contrôle de la fonction rénale. Dosage des taux circulants de ciclosporine et adaptation de la posologie pendant l'association et après son arrêt
BÉPRIDIL		
+ Hypokaliémiants : diurétiques hypokaliémiants (seuls ou associés), laxatifs stimulants, amphotéricine B (voie IV), corticoïdes (gluco- et minéralo voie générale)	Torsades de pointes (l'hypokaliémie est un facteur favorisant, de même qu'une bradycardie et un espace QT long préexistant)	1. Pour l'amphotéricine B, les corticoïdes, le tétracosactide et les diurétiques : **Précaution d'emploi :** prévention de l'hypokaliémie et, si besoin, correction ; surveillance de l'espace QT ; en cas de torsades, ne pas administrer d'antiarythmiques (entraînement électrosystolique) 2. Pour les laxatifs stimulants : **Association DÉCONSEILLÉE :** utiliser un laxatif non stimulant
+ Médicaments donnant des torsades de pointes : – Antiarythmiques : amiodarone, brétylium, disopyramide, quinidiniques, sotalol. – Non antiarythmique : astémizole, érythromycine IV, halofantrine, pentamidine, vincamine	Risque majoré de torsades de pointes potentiellement létales	CONTRE-INDICATION
DILTIAZEM		
+ Amiodarone	Diltiazem voie injectable : Risque de bradycardie et de bloc auriculo-ventriculaire Diltiazem *per os* : Risque de bradycardie ou de bloc auriculo-ventriculaire, notamment chez les personnes âgées	**Association DÉCONSEILLÉE :** si cette association se révèle indispensable, ne la réaliser que sous contrôle clinique et ECG continu **Précaution d'emploi :** surveillance clinique et ECG
VÉRAPAMIL		
+ Digoxine	Bradycardie excessive et bloc auriculo-ventriculaire par majoration des effets de la digoxine sur l'automatisme et la conduction et par la diminution de l'élimination rénale et extrarénale de la digoxine	**Précaution d'emploi :** surveillance clinique, ECG et éventuellement de la digoxinémie ; s'il y a lieu, adaptation de la posologie de la digoxine pendant le traitement par le vérapamil et après son arrêt

D'après Dictionnaire Vidal®, 2007.

VI. Inhibiteurs de l'enzyme de conversion (IEC)

Cette famille a connu un rapide essor dans les années 80. Il s'agit de produits maniables et efficaces, entrant dans la plupart des protocoles de prise en charge médicamenteuse de l'hypertension. Leur structure, homogène, est caractérisée par la présence d'un reste sulfhydrile (produit de première génération : captopril), carboxyle ou phosphonyle (fosinopril) (*fig. 5*).

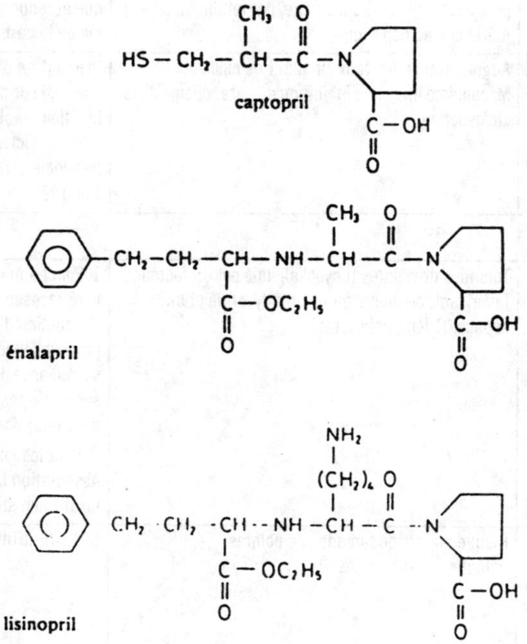

Figure 5. Structures chimiques de quelques IEC

A. Rappel sur le système rénine-angiotensine-aldostérone (RAA)

C'est aux travaux de deux universitaires lausannois, Hans-Rudolph Brunner et Haralambos Gavras, que l'on dut, il y a trente ans, la démonstration qu'il était possible de réduire l'hypertension en inhibant le système rénine-angiotensine-aldostérone (SRAA) et donc l'action de l'angiotensine II. Dès 1976, ces chercheurs firent des essais sur des inhibiteurs de l'enzyme de conversion (IEC) administrables par voie orale, ce qui constitua l'un des progrès les plus significatifs en thérapeutique cardiologique des trente dernières années : l'inhibition du SRAA constitue désormais l'option de choix dans le traitement de l'hypertension artérielle et s'avère retarder la progression vers l'insuffisance rénale chronique en cas de néphropathie diabétique ou non diabétique, sans même évoquer son rôle fondamental dans le traitement de l'insuffisance cardiaque congestive. Ces chercheurs mirent aussi en évidence l'intérêt d'un régime hyposodé pour augmenter l'efficacité de l'inhibition

du SRAA et proposèrent d'utiliser ces inhibiteurs dans le traitement de l'insuffisance cardiaque, une perspective depuis lors validée par les essais cliniques.
Le système rénine-angiotensine-aldostérone est un système qui participe à la régulation du flux sanguin glomérulaire, du taux de filtration glomérulaire, de la fonction tubulaire et de la pression artérielle. Il implique l'action successive de deux enzymes : la rénine et l'enzyme de conversion. Leur activité permet *in fine* la libération et l'activation d'un peptide vaso-actif, l'angiotensine II (*fig. 6*).

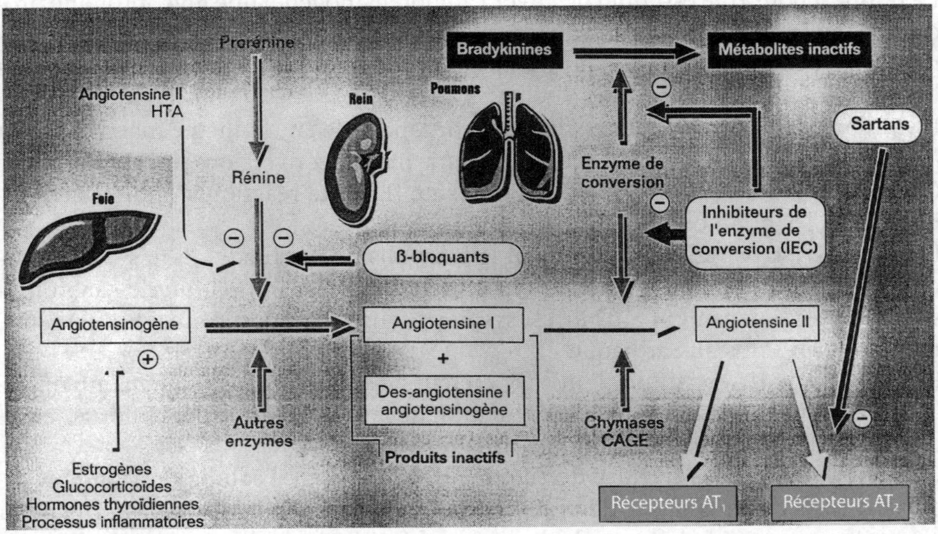

L'angiotensinogène, synthétisé au niveau du foie, subit l'action d'une enzyme, la rénine. L'activité de cette enzyme est, entre autres, modulée par des situations physiologiques (hypertension artérielle = HTA), des hormones (angiotensine II exerçant un rétrocontrôle) ou des médicaments (bêtabloquants par exemple). Cette réaction livre deux substances inactives : l'angiotensine I et la des-angiotensine I – angiotensinogène.
L'angiotensine I subit à son tour l'action de l'enzyme de conversion (de l'angiotensine) (EC ou ECA) et livre, par perte de deux acides aminés, un octapeptide extrêmement actif au plan physiologique, l'angiotensine II. Ce peptide est le ligand de récepteurs membranaires de deux types : AT1 et AT2, dont les sites d'expression et les fonctions sont différentes (cf. texte). D'autres enzymes peuvent également cliver l'angiotensine I, notamment les chymases (cœur et vaisseaux) et le CAGE (*Chymostatin sensitive Angiotensin II Generating Enzyme*) (aorte). De même, l'EC catalyse aussi la dégradation des bradykinines. Il est à noter que certaines enzymes (t-PA, cathepsine G, tonine, etc.) peuvent directement opérer le clivage de l'angiotensinogène en angiotensine II. Les voies métaboliques sont donc toutes redondantes dans l'organisme, mais avec une efficacité variable selon les tissus.
L'administration d'inhibiteurs de l'enzyme de conversion a pour conséquence la diminution de la production d'angiotensine II, et donc une non-stimulation des récepteurs AT1 comme AT2. De plus, elle induit une accumulation de bradykinines, ce qui explique l'incidence d'un effet indésirable bien repéré avec ces produits : la toux.
L'administration d'antagonistes des récepteurs de l'angiotensine II (ARA II = sartans) agit en aval, avec inhibition de l'action de l'angiotensine II sur les récepteurs AT1 mais respect de la stimulation des récepteurs AT2. Elle ne perturbe pas le métabolisme des bradykinines.
D'après Dossier CNHIM, 1999, XX4.

Figure 6. Système rénine-angiotensine-aldostérone (SRAA)

La rénine est une enzyme protéolytique produite notamment dans les cellules juxta- glomérulaires proches de l'artériole afférente glomérulaire. Elles sont sensibles aux variations de la pression de perfusion dans l'artériole et ont un rôle de barorécepteur. Lorsque la pression de perfusion diminue, elles libèrent de la rénine et inversement. La libération de l'enzyme est également asservie à la composition de l'urine intratubulaire par les cellules de la macula densa, mais asservie encore aux taux de prostaglandines rénales, de NO et d'endothéline. Indépendamment des reins, la rénine est aussi synthétisée dans les ovaires, dans le chorion et dans l'œil.
La rénine a pour rôle essentiel de cliver l'angiotensinogène, une glycoprotéine produite dans le foie et dont la synthèse est augmentée sous l'influence des œstrogènes, des glucocorticoïdes, des hormones thyroïdiennes ainsi que de divers facteurs libérés par les tissus inflammés.
Il y a alors libération d'angiotensine I, un décapeptide en lui-même inactif. Il subit à son tour un clivage, sous l'action de l'enzyme de conversion de l'angiotensine (ECA), et livre un octapeptide, l'angiotensine II. Cette réaction a lieu essentiellement dans les poumons.
L'ECA catalyse par ailleurs également le catabolisme des bradykinines vasodilatatrices. On note que l'ECA n'a pas l'exclusivité de la transformation de l'angiotensine I en angiotensine II : d'autres systèmes enzymatiques peuvent intervenir, notamment au niveau cardiaque.
L'angiotensine II constitue l'un des acteurs fondamentaux du maintien de l'homéostasie hydrosodée et de la régulation de la tension artérielle. Elle agit en se fixant sur des récepteurs spécifiques, dits récepteurs AT.
C'est en 1989 que les travaux de l'équipe de Chiu et de l'équipe de Whitebread, portant respectivement sur deux tissus différents (surrénale du rat, utérus de la femme) ont prouvé l'existence de deux types bien distincts de récepteurs à l'angiotensine II, les récepteurs AT1 et AT2. Constitués de sept segments hydrophobes de 20 à 25 amino-acides, formant des hélices transmembranaires, ils appartiennent à la famille des récepteurs à sept domaines transmembranaires. La distribution tissulaire des deux types de récepteurs est variable, à la fois selon l'espèce animale et selon le développement de l'individu.

1. Récepteurs AT1

Les récepteurs AT1 sont exprimés dans le cœur, dans les vaisseaux sanguins – au niveau des cellules musculaires lisses vasculaires –, dans le rein (glomérule, tube contourné proximal, etc.), ainsi que dans l'hypophyse et d'autres zones du système nerveux central. Ces récepteurs sont à l'origine de la plupart des actions physiologiques de l'angiotensine II. Ils sont couplés à des protéines G, et leur liaison au récepteur active plusieurs types de voies de signalisation intracellulaires : activation d'une phospholipase, laquelle, *in fine*, entraîne une libération de calcium intracellulaire et l'activation de protéines-kinases phosphorylant de nombreuses protéines cytoplasmiques. L'angiotensine II active de plus la phospholipase A2, d'où formation d'acide arachidonique. Mais ce peptide est aussi susceptible, en se fixant sur les récepteurs AT1, de transmettre un signal mitogène et d'activer ainsi les *mitogen activated protein* (MAP) kinases et le phénomène de division cellulaire, notamment au sein des cellules des muscles lisses des parois vasculaires. Cette voie des MAP-kinases est probablement impliquée dans les effets d'hypertrophie et de prolifération induits par l'angiotensine II – un effet qui, quantitativement, demeure réduit en comparaison de celui qu'induisent les facteurs de croissance. Les récepteurs AT1 sont principalement exprimés dans les glomérules et dans les tubules proximaux. L'angiotensine II agit, *via* ce récepteur, en induisant une vasoconstriction de l'artère efférente, à faible dose, et de l'artère afférente, à dose plus importante. Elle induit aussi la contraction des cellules mésangiales, la vasoconstriction des vaisseaux rénaux. S'agissant des tubules, elle favorise la réabsorption du sodium à faible dose et diminue cette réabsorption à forte dose. L'angiotensine II, en agissant sur les récepteurs AT1, modifie donc le taux de filtration glomérulaire, le flux sanguin rénal et la réabsorption sodique. Les mécanismes contre-régulateurs mis en jeu au plan physiologique sont les prostaglandines sécrétées au niveau rénal (PGE2, PGI2) et le monoxyde d'azote (NO).

2. Récepteurs AT2

Les récepteurs AT2 sont exprimés dans la médullo-surrénale, l'ovaire, l'utérus ainsi que dans le cerveau mais dans des zones distinctes de celles où sont exprimés les récepteurs AT1. De plus, AT2 prédomine de façon temporaire dans le cerveau du fœtus. Les voies de signalisation des récepteurs AT2 sont moins élucidées : ces récepteurs participent au contrôle de la prolifération cellulaire, à l'apoptose et, probablement, au phénomène de différenciation tissulaire (notamment neuronale). Le récepteur AT2 est également exprimé dans le rein. Il induit une vasodilatation et une natriurèse, avec donc une activité modulatrice des effets AT1. Il y exerce aussi un effet antiprolifératif. Les différences d'action entre les deux types de récepteurs à l'angiotensine doivent être prises en compte en thérapeutique. Elles justifient l'intérêt porté aux molécules antagonistes sélectifs des récepteurs AT1, qui ménagent une stimulation physiologique des récepteurs AT2, par opposition à des molécules comme les IEC qui entraînent une non-stimulation globale des récepteurs AT1 et AT2.

Tableau 12. Principales actions physiologiques de l'angiotensine II

Effets de l'angiotensine II	Conséquences physiopathologiques de sa fixation sur les récepteurs AT1
Augmentation de la synthèse et de la sécrétion d'aldostérone	Augmentation de la volémie par rétention hydrosodée
Facilitation de la réabsorption tubulaire proximale du sodium	
Vasoconstriction artériolaire rénale	– Augmentation de la pression intraglomérulaire – Maintien de la filtration glomérulaire – Réduction du débit sanguin rénal avec augmentation de la fraction filtrée
Effet vasopresseur : artériel, veineux, rénal, splanchnique, par contraction des fibres musculaires lisses des vaisseaux (surtout des artérioles)	– Augmentation des résistances artérielles périphériques – Augmentation de la précharge – Redistribution des flux sanguins régionaux
Stimulation du système nerveux sympathique	Effet cardiaque inotrope positif Induction d'arythmies
Libération de catécholamines	
Effet stimulant sur la croissance cellulaire de fibres musculaires lisses cardiaques et vasculaires	– Hypertrophie myocardique et remodelage cardiaque – Dépôt de collagène interstitiel myocardique et vasculaire – Hypertrophie de la paroi artérielle

Dossiers du CNHIM, 1999, XX, 4, page 15.

Compte tenu des cibles physiologiques de l'angiotensine II, il est clair que tout médicament capable de limiter son activité sera susceptible, en théorie, d'être administré dans des indications cardiologiques majeures : hypertension artérielle, insuffisance cardiaque. Les premiers produits développés en ce sens furent, dans les années 1980, les inhibiteurs de l'enzyme de conversion (IEC). Dans les années 1990, des produits non peptidiques agissant par un mécanisme différent furent commercialisés. Leur découverte a fait suite aux travaux de l'équipe de Furukawa, qui a montré qu'une benzylimidazole ayant une affinité spécifique pour les récepteurs de l'angiotensine II pouvait antagoniser son action et développer une activité antihypertensive chez le rat présentant une hypertension artérielle rénine-dépendante. D'autres produits bloquant le récepteur AT1 furent développés par la suite. Le chef de file de ce groupe, désigné aujourd'hui comme celui des sartans, ou antagonistes du récepteur de l'angiotensine II (ARA II) est le losartan (Cozaar, cf. paragraphe VII).

B. Pharmacologie

Les IEC réduisent les résistances périphériques, artérielles comme veineuses, sans pour autant perturber le débit ou la fréquence cardiaque. Leur activité sera d'autant plus importante que les taux de rénine sont hauts, ce qui est le cas chez beaucoup d'hypertendus. Ils ne modifient pas les flux sanguins cérébral ou coronarien, augmentent légèrement le flux rénal et n'induisent pas de rétention sodée.

C. Pharmacocinétique

Certaines molécules sont directement actives (captopril, lisinopril) et d'autres non, subissant alors une conversion enzymatique plasmatique ou hépatique avant d'exercer leur effet. Il s'agit donc pour la majorité d'entre eux de prodrogues (*tab. 13*).

D'une façon schématique, les molécules ayant une action directe ont une absorption rapide (pic plasmatique atteint en une heure pour le captopril) alors que les taux efficaces du catabolite actif ne sont atteints qu'entre 3 et 6 heures après administration.

La longue demi-vie de certains IEC (énalapril, ramipril, lisinopril, périndopril : 11 à 12 heures contre 2 pour le captopril) s'associe à une durée d'action suffisamment prolongée pour autoriser une prise unique quotidienne.

L'élimination est essentiellement urinaire pour la plupart des molécules et la demi-vie augmente avec l'altération de la fonction rénale : le schéma thérapeutique devra intégrer ce paramètre.

Tableau 13. Présentation des IEC

DCI	Principales spécialités	Présentations	+ Hydrochlorothiazide	Prodogue	Élimination
Captopril	Captolane® Lopril®	Cp. 25, 50 mg	Ecazide® Captéa®	Non	Rein
Bénazépril	Briem® Cibacène®	Cp. 5 et 10 mg	Cibadrex® Briazide®	Oui Bénazéprilate	Rein > foie
Cilazapril	Justor®	Cp. 2,5 mg		Oui Cilazaprilate	Rein
Énalapril	Renitec®	Cp. 5, 20 mg	Co-Renitec®	Oui Énalaprilate	Rein
Lisinopril	Prinivil® Zestril®	Cp. 5, 20 mg	Zestorétic® Prinzide®	Non	Rein
Périndopril	Coversyl®	Cp. 2 et 4 mg	(*)	Oui Périndoprilate	Rein
Quinapril	Acuitel® Korec®	Cp. 5 et 20 mg	Korétic® Acuilix®	Oui Quinalaprilate	Rein
Ramipril	Triatec® Triatec faible®	Cp. 1,25, 2,5 et 5 mg		Oui Ramiprilate	Rein > foie
Trandolapril	Gopten® Odrik®	Gél. 0,5, 2 mg		Oui Trandolaprilate	Rein > foie
Fosinopril	Fozitec®	Cp. 10, 20 mg	Fozirétic®	Oui Fosinoprilate	45 % rein 45 % foie
Imidapril	Tanatril®	Cp. 5 et 10 mg		Oui Imidaprilate	Urine et fécès
Moexipril	Moex®	Cp. 7,5 et 15 mg		Oui Moexiprilate	Urine et fécès
Zofénopril	Zofénil®	Cp. 15 et 30 mg	Zofénil Duo®	Oui Zofénoprilate	Urine et fécès

(*)+ indapamide : Preterax® et Bi-Preterax®.

D. Effets indésirables

Une hypotension souvent asymptomatique est observée à l'instauration du traitement, notamment chez les sujets présentant une déplétion sodée. Les IEC tendent à augmenter la kaliémie par leur action indirecte sur l'aldostérone. Les autres effets sont bénins :

- céphalées, lipothymies, vertiges : incidents liés aux variations tensionnelles et à la vasodilatation ;
- éruptions cutanées, prurit : réactions allergiques ;
- toux (cf. généralités sur le système rénine-angiotensine et sartans) ;
- troubles digestifs ;
- neutropénie, agranulocytose : les IEC ont été associés à de telles manifestations chez des sujets présentant une néphropathie, une collagénose vasculaire et/ou recevant une thérapeutique immunosuppressive.

E. Contre-indications et précautions

Il n'y a pas de contre-indications formelles, sauf en cas d'intolérance bien sûr, de grossesse et de sténose des artères rénales (bi- ou unilatérale), car l'angiotensine II joue un rôle majeur dans le maintien de la perfusion et de la filtration glomérulaire (effet vasoconstricteur). L'hypoperfusion est donc majorée par les IEC, et l'ensemble évolue rapidement vers une insuffisance rénale aiguë.
Les posologies d'IEC sont adaptées à l'insuffisance rénale ou hépatique et l'on choisit la molécule en fonction du terrain. Le fosinopril peut être administré à posologie normale aussi bien chez l'insuffisant rénal qu'hépatique compte tenu de sa double voie d'élimination.
Le zofénopril est contre-indiqué en cas d'insuffisance hépatique sévère.

F. Interactions médicamenteuses

L'association aux sels de potassium ou aux diurétiques d'épargne potassique est déconseillée car elle expose à des risques d'hyperkaliémie, surtout chez l'insuffisant rénal. Si l'association est indispensable, imposer une surveillance régulière.
Il y a risque d'hypotension artérielle chez les sujets en déplétion hydrosodée (patients récemment traités par des diurétiques, hémodialyses, régime sans sel) : arrêter le diurétique avant d'administrer l'IEC pour le réintroduire ensuite (molécule hypokaliémiante) ou réduire les posologies.
De même, l'association à des médicaments leucopéniants ou immunosuppresseurs doit être évitée, sauf surveillance stricte de l'hémogramme.
Comme avec tous les antihypertenseurs, il faudra être prudent en cas d'association à des antidépresseurs tricycliques ou à des antipsychotiques, connus pour leurs propriétés hypotensives, ainsi qu'avec les anesthésiques généraux également hypotenseurs.
La prescription associée d'AINS ou de corticoïdes peut limiter l'efficacité thérapeutique des IEC (surtout si la fonction rénale est altérée).
Les IEC peuvent majorer l'effet hypoglycémiant des antidiabétiques : il faudra renforcer l'autosurveillance glycémique.
L'élimination du lithium peut être diminuée et impose donc une surveillance de la lithiémie.

G. Utilisation pratique

Les IEC peuvent être prescrits dans tous les types d'hypertension, leur emploi n'étant guère contre-indiqué qu'en cas de grossesse, d'hypertension réno-vasculaire ou parfois d'insuffisance hépatique sévère. Ils sont intéressants pour la prise en charge d'une hypertension avec insuffisance cardiaque car ils diminuent la post- et la précharge. Lorsque la monothérapie n'est pas suffisante pour équilibrer un sujet, on peut améliorer l'action en diminuant le capital sodé par des conseils diététiques ou l'administration de diurétiques. Ceci stimule la production de rénine et permet ainsi de maintenir les chiffres tensionnels directement sous le contrôle de la rénine.
La posologie, adaptée au terrain, est variable selon les molécules compte tenu de leur pouvoir inhibiteur variable : à titre d'exemple, on administre 50 à 150 mg/j de captopril contre 2,5 à 10 mg de ramipril dans l'hypertension.

VII. Antagonistes de l'angiotensine II (sartans)

A. Pharmacologie

La famille des sartans est homogène. La majorité des molécules commercialisées comporte un reste biphényl ou tétrazole, à l'exception de l'éprosartan qui présente une structure différente. Tous les produits ont une grande affinité pour les récepteurs AT1 : ils respectent la stimulation des récepteurs AT2 dont on sait par ailleurs qu'elle diminue la sensibilité aux effets vasopresseurs de l'angiotensine II. Des différences existent cependant entre les molécules : l'éprosartan présente une sélectivité plus importante que les autres sartans pour les récepteurs AT1 de l'angiotensine II avec une liaison réversible, contrairement aux autres molécules, pour lesquelles cette liaison est irréversible. Les conséquences cliniques de cette différence ne sont pas significatives. Dans la pratique, on s'attache à comparer des notions concrètes lors du choix des sartans : nombre d'administrations quotidiennes (une pour les diverses molécules, exclusion faite de l'éprosartan), métabolisation, interactions médicamenteuses, schémas posologiques chez l'insuffisant rénal ou hépatique, contre-indications et/ou précautions d'emploi.

B. Pharmacocinétique (*tab. 14*)

Voir page suivante.

C. Tolérance du traitement

Le traitement par un antagoniste de l'angiotensine II est généralement bien toléré, et de nombreuses études prouvent que le niveau des effets indésirables rapportés dans le cadre du traitement de l'hypertension artérielle est comparable à celui d'un traitement par placebo.

L'un des effets indésirables les plus médiatisés avec les inhibiteurs de l'enzyme de conversion, dont l'action est également, *in fine*, d'inhiber l'action de l'angiotensine II, est la survenue d'une toux sèche et permanente. Effectivement, contrairement aux IEC, les antagonistes de l'angiotensine II n'inhibent pas la dégradation des bradykinines *in vitro* (*fig. 1*). La toux proviendrait de l'accumulation de bradykinines et de substance P dans les poumons où elles activeraient les fibres C non myélinisées à l'origine du réflexe de la toux. Lorsque l'on utilise un sartan chez des patients ayant présenté une toux sous IEC, il est possible de réduire cet effet indésirable bénin mais toujours ressenti de façon pénible, et ce d'autant qu'il s'agit d'un traitement au long cours.

D. Utilisation pratique

Les antagonistes de l'angiotensine II sont aussi efficaces que les antihypertenseurs de référence (bêtabloquants, IC, diurétiques et surtout que les IEC) en termes de contrôle des pressions artérielles diastoliques et systoliques. Leur association à de faibles posologies de diurétiques est plus efficace qu'une augmentation de leur

Tableau 14. Pharmacocinétique des sartans

DCI	Irbésartan	Candésartan cilexétil	Telmisartan	Éprosartan	Losartan	Olmésaran	Valsartan
Spécialités	Aprovel®	Atacand® Kenzen®	Micardis® Pritor®	Tévéten®	Cozaar®	Alteis® Olmétec®	Nisis® Tareg®
Présentations	Comprimés 75, 150 et 300 mg	Comprimés sécables 4, 8, 16 et 32 mg	Comprimés 40 et 80 mg	Comprimés 300 mg	Comprimés 50 mg	Comprimés 10, 20 et 40 mg	Gélules 40 et 80 mg
Associations fixes avec l'hydrochlorothiazide	Coaprovel® 150 mg Coaprovel® 300 mg	Hytacand® Cokenzen® Comprimés à 8 et 16 mg	Micardio Plus® Pritor Plus®	Cotévéten®	Hyzaar® Fortzaar®	Alteis Duo® Co-Olmétec®	Nisisco® Cotareg®
Biodisponibilité moyenne (%)	60-80	40	50	13	33	27	23
Influence de la prise alimentaire	Non	Non	Sans incidence clinique	Sans incidence clinique	Non	Non	La prise alimentaire peut chez certains sujets diminuer l'absorption du produit et induire une variabilité des taux sériques : veiller à toujours administrer le médicament dans des conditions identiques, soit à jeun, soit au cours du repas, mais sans modifier ce schéma.
Demi-vie d'élimination (h)	11-15	9	20	5-9	2 (losartan) 6-9 (métabolite actif)	10-15	9
Voies de métabolisation		CYP 2C9	Métabolisme hépatique partiel avec glucuronoconjugaison	N'implique pas les cytochromes hépatiques	CYP 2C9 et CYP 3A4	Faible	Faible métabolisme avec oxydation

.../...

DCI	Irbésartan	Candésartan cilexétil	Telmisartan	Éprosartan	Losartan	Olmésaran	Valsartan
Métabolite actif cliniquement	Négligeable	Non	Non	Non	Oui	Non	Non
Principales interactions médicamenteuses communes à la classe (par analogie avec les IEC)	– Médicaments susceptibles de potentialiser l'effet antihypertenseur (antidépresseurs tricycliques, antipsychotiques) ou de le diminuer (corticoïdes) – Diurétiques hypokaliémiants (risque d'hypotension brutale) – Médicaments ou régimes susceptibles d'augmenter la kaliémie (diurétiques hyperkaliémiants seuls ou associés, sels de potassium), surtout chez l'insuffisant rénal – Surveillance de la lithiémie chez les patients traités par sels de lithium (diminution de l'excrétion rénale du lithium) – Précaution d'emploi avec les salicylés (risque d'insuffisance rénale aiguë chez les sujets déshydratés par inhibition des prostaglandines vasodilatatrices)						
Interactions potentielles spécifiques	Médicaments interagissant avec le CYP 2C9 : warfarine, tolbutamide, nifédipine				– Pas d'interaction signalée avec l'hydrochlorothiazide, la digoxine, la warfarine, le phénobarbital, la cimétidine – Interactions signalées avec le fluconazole, la rifampicine, le ritonavir (conséquences cliniques non connues)		
Élimination fécale (%)	80	66	98	90	58	60	70
Élimination urinaire (%)	20	33	< 1	10	35	40	30

Dictionnaire Vidal®, édition 2006, et dossiers techniques des laboratoires.

posologie, l'effet des deux groupes de produits étant additif, d'où la commercialisation d'associations fixes avec l'hydrochlorothiazide, sur le modèle des associations IEC + diurétique par exemple.

Tableau 15. Contre-indications, principales précautions d'emploi et effets indésirables des sartans

Principales contre-indications
– Hypersensibilité à l'un des constituants – Grossesse (2e et 3e trimestre) (CI par analogie avec les IEC) – Allaitement (CI par analogie avec les IEC) – Sténose bilatérale des artères rénales ou unilatérales sur rein unique (losartan) – Obstruction biliaire (telmisartan, olmésartan) – Insuffisance hépatique sévère ou insuffisance rénale sévère (telmisartan)
Principales précautions d'emploi
– Suspicion de sténose bilatérale des artères rénales ou de sténose artérielle rénale sur rein fonctionnel unique (car action sur l'artère efférente du glomérule avec risque d'élévation de l'urée sanguine et de la créatininémie, notamment en cas d'association avec les diurétiques) (niveau CI avec le losartan) – Surveillance de la créatininémie et de la kaliémie chez l'insuffisant rénal et le transplanté ; prévention d'une éventuelle hyperkaliémie chez les sujets à risque (insuffisants rénaux et cardiaques) – Traitement inefficace chez les patients souffrant d'hyperaldostéronisme primaire – Insuffisance hépatique modérée, antécédents d'insuffisance hépatique : la posologie du losartan est diminuée de moitié – Intolérance au fructose (telmisartan)
Effets indésirables principaux
L'incidence des effets cités ne diffère pas de celle relevée avec un placebo ; il est impossible bien souvent d'établir un lien de causalité entre ces effets et l'administration du sartan. – Céphalées – Diarrhées – Dyspepsie, brûlures œsophagiennes – Crampes musculaires, douleurs lombaires – Asthénie – Infection respiratoire des voies aériennes supérieures – Toux (incidence << IEC puisqu'équivalente à celle d'un placebo)

Dictionnaire Vidal®, édition 2006.

VIII. Médicaments actifs sur les prostaglandines

La seule molécule commercialisée est la ciclétanine (Tenstaten® cp. 50 mg). Elle augmente la synthèse des prostaglandines vasodilatatrices et natriurétiques, sans pour autant développer, aux doses usuelles d'effet natriurétique. Le produit est bien toléré, à raison de 50 mg/j, et développe une action synergique avec les autres antihypertenseurs (exception faite des diurétiques hypokaliémiants : risque de déplétion potassique). La ciclétanine est contre-indiquée dans l'insuffisance rénale sévère et la posologie en sera adaptée dans l'insuffisance modérée. Toute association à un médicament hypokaliémiant (corticoïdes, amphotéricine B, laxatifs, etc.) sera surveillée ; l'association aux digitaliques risque de potentialiser leur toxicité, ainsi que celle des anti-arythmiques susceptibles de donner des torsades de pointe.

IX. HTA : un facteur de risque

A. Origine de l'HTA

Dans l'immense majorité des cas (95 % des hypertendus), l'hypertension n'a pas de cause précise unique : il s'agit alors d'une hypertension essentielle (ou primaire) d'installation insidieuse, sur plusieurs années. Elle reste soumise à l'influence de facteurs favorisants : excès pondéral, consommation excessive de sel et/ou d'alcool (> 20 à 30 g/j), insuffisante consommation de potassium. La participation génétique ne doit pas être négligée et certains phénotypes favorisent les hypertensions héréditaires.
Les hypertensions secondaires, de survenue généralement brutale, ne représentent que quelque 5 % des cas, incluant des formes incurables actuellement. Les causes sont alors avant tout rénales. L'insuffisance rénale en constitue une étiologie fréquente : l'HTA altère la fonction rénale, mais l'insuffisance rénale s'accompagne quasiment en règle d'une HTA, sans qu'il soit souvent possible de savoir quel processus détermine l'autre. Il faut ajouter les néphropathies unilatérales et l'HTA rénovasculaire occasionnée par une sténose de l'artère rénale (athérosclérose généralement), avec hyperaldostéronisme secondaire.
L'hypertension secondaire peut avoir aussi pour origine un hyperaldostéronisme primaire (adénome, hyperplasie ou cancer de la corticosurrénale), un phéochromocytome ou un syndrome de Cushing, l'alcoolisme.
L'hypertension gravidique constitue la première des causes de morbidité et de mortalité périnatales. Ayant pour cause un défaut de placentation par anomalie des artères spiralées du myomètre, elle survient à partir de la 20e semaine de grossesse, surtout chez les femmes nullipares et il ne faut pas la confondre avec une simple hypertension chronique, antérieure à la grossesse mais découverte à l'occasion de celle-ci.
Enfin, il ne faut jamais négliger les hypertensions iatrogènes : contraception orale, consommation exagérée de réglisse sous forme de confiseries ou de boissons type antésite ou pastis sans alcool, usage de sympathomimétiques (vasoconstricteurs nasaux), de corticoïdes, d'anti-inflammatoires non-stéroïdiens, de ciclosporine, de tacrolimus, etc.
Les enquêtes soulignent que l'hypertension artérielle essentielle est non seulement très prévalente, mais qu'elle reste encore insuffisamment diagnostiquée, souvent non traitée efficacement lorsqu'elle est connue, et souvent insuffisamment contrôlée lorsqu'elle est traitée. Ainsi, pour s'en tenir à la France, seulement la moitié des femmes et le tiers des hommes hypertendus ont une pression correctement contrôlée. Pourtant, l'HTA, directement à l'origine de 7 millions de décès chaque année dans le monde, constitue la première des causes de décès d'origine cardiovasculaire.

B. PAD et PAS

Le passage du flux sanguin dans les artères exerce une pression importante sur leurs parois. Cette pression, liée à la contraction du cœur, est la pression artérielle systolique (PAS). Elle correspond au chiffre le plus élevé lors de la mesure de la tension artérielle et s'oppose à la pression artérielle diastolique (PAD), exercée sur les parois artérielles lorsque le cœur, relâché, se remplit de sang. Jusque dans les années 1990, le paramètre tensionnel prédominant resta la composante diastolique (PAD). Mais il est aujourd'hui reconnu que la pression systolique doit être prise en compte au même titre que la pression diastolique, car elle constitue un meilleur indicateur de risque cardiovasculaire.

C. Évolution de la tension artérielle

Généralement, l'élévation des chiffres tensionnels est insidieuse : elle apparaît d'autant moins clairement que les valeurs obtenues lors des consultations médicales successives sont variables. L'élévation initiale se fait apparemment dans les limites de la normale, avec des poussées hypertensives isolées et mal repérées. Seules les hypertensions secondaires ou gravidiques donnent lieu à une évolution morbide rapide.
Une fois le processus amorcé, l'élévation tensionnelle s'accroît inéluctablement en l'absence de traitement. La prévalence de l'hypertension augmente avec l'âge dans les deux sexes, mais proportionnellement plus rapidement chez la femme, et ce dès 50 ans. Au total, il y a plus de femmes hypertendues aux âges élevés de l'existence. Vers la soixantaine, la PAD reste stable pour diminuer à partir de 70 ans, alors que la PAS tend à augmenter encore, constituant alors un tableau d'hypertension systolique isolée, dont l'origine est l'augmentation de la rigidité artérielle (fibrose, athérome). La prévalence de l'hypertension systolique isolée augmente avec l'âge, avoisinant ainsi 8 % aux alentours de 60 ans pour dépasser 25 % chez les sujets de plus de 80 ans. La pression pulsée (PAS — PAD) augmente beaucoup, ce qui explique la fréquence des complications cliniques chez le sujet âgé.
Cependant, l'augmentation de la tension avec l'âge n'est pas un phénomène universel : la pression artérielle demeure basse sur la vie entière chez environ 30 % des sujets.

D. Complications de l'HTA

L'hypertension cause ou accélère (pour le moins) des altérations artérielles ou artériolaires, elles-mêmes à l'origine des complications cliniques. Ces altérations sont corrélées à l'accroissement des chiffres tensionnels : sclérose artériolaire, anévrismes et hémorragies (notamment cérébrales), nécrose des grosses artères à l'origine de dissections.

1. Complications directes

Parmi ces nombreuses complications, il faut citer l'insuffisance cardiaque, l'éclampsie, les accidents vasculaires cérébraux, les rétinopathies malignes, les encéphalopathies hypertensives et l'insuffisance rénale. Certaines de ces manifestations ont cependant considérablement régressé avec l'amélioration du dépistage et du traitement médicamenteux : l'hypertension maligne est devenue extrêmement rare, de même que l'encéphalopathie hypertensive. En pratique, l'insuffisance cardiaque seule demeure fréquente.

2. Complications indirectes

De plus, et surtout, l'hypertension favorise la formation des plaques d'athérosclérose à l'origine d'accidents ischémiques (cerveau, cœur, membres inférieurs). Tout sujet hypertendu n'est pas nécessairement victime d'une complication, ce qui fait de l'hypertension un facteur de risque et non une véritable maladie. Pour autant, le surcroît de risque reste considérable chez le sujet hypertendu, puisque l'absence de traitement antihypertenseur raccourcit l'espérance de vie de dix à vingt ans sur l'ensemble de la population. Le risque individuel est très variable, d'un facteur un à vingt pour un niveau tensionnel identique selon la présence ou l'absence d'autres facteurs de risque ou de retentissement sur les organes cibles.

X. Des mesures et des chiffres

A. Évolution des chiffres

Il est admis qu'il y a hypertension artérielle lorsque la pression systolique est habituellement ≥ 140 mm Hg et (ou) que la pression diastolique est habituellement ≥ 90 mm Hg. Cependant, les recommandations distinguent plusieurs niveaux de normo et d'hypertension, ce qui traduit le fait que l'hypertension doive être envisagée comme un phénomène quantitatif dynamique et non plus comme une pathologie qui serait simplement soit présente, soit absente : la frontière 140/90 doit être modulée.

Tableau 16. Classification des niveaux de pression artérielle (adapté, d'après Milon et al. 2005)

Catégories	Pression systolique (mm Hg)	Pression diastolique (mm Hg)
	Normotension	
Optimale	< 120	< 80
Normale	120 à 129	80 à 84
Normale haute	130 à 139	85 à 89
	Hypertension	
Légère	140 à 159	90 à 99
Modérée	160 à 179	100 à 109
Sévère	≥ 180	≥ 110
Systolique isolée	≥ 140	< 90

Les chiffres considérés comme « normaux » pour la tension artérielle ont varié en quelques décennies, le niveau d'exigence s'étant accru. C'est ainsi qu'une pression de 159/94 était considérée comme normale dans les années 1980 alors qu'en 2005, un patient dépassant les chiffres de 120/80 est considéré comme pré-hypertendu aux États-Unis, un concept désormais en vogue pour les sujets dont la pression systolique est comprise entre 120 et 139 mm Hg (tension normale ou normale haute), et qui nécessiteraient de ce fait une intervention visant à modifier leur style de vie. On considère même désormais qu'il y aurait risque potentiel pour certains patients dès que la tension serait située au-dessus de la frontière 115/75.

Tableau 17. Objectifs tensionnels en mm Hg (HAS, 2005)

	Patient non diabétique et non insuffisant rénal	Patient diabétique	Patient insuffisant rénal
Pression systolique	140	130	130
Pression diastolique	90	80	80
Autres			Protéinurie < 0,5 g/j

B. Mesure de la tension artérielle en milieu médical

Au cabinet médical, le manomètre à mercure, l'appareil anéroïde validé ou encore un appareil électronique à affichage digital validé peuvent être utilisés. Les mesures, soigneuses, doivent confirmer le caractère permanent de l'élévation tensionnelle et en donner le niveau. La pratique d'une mesure de qualité implique le respect de règles codifiées (taille du brassard, dégonflage progressif du brassard, repos avant toute mesure). La méthode auscultatoire, base de la quantification de la pression artérielle, dépend largement de l'opérateur. Enfin, la pression artérielle varie rapidement et l'information obtenue ne reflète qu'un instant particulier.

Hors les cas de normotension ou d'hypertension permanentes, avec coïncidence entre les chiffres mesurés au cabinet et en ambulatoire, un différentiel entre la tension mesurée au cabinet médical et la tension mesurée hors contexte médical peut être observé. Deux situations opposées sont décrites : l'hypertension isolée, l'hypertension masquée.

1. Hypertension isolée

Une élévation de la pression artérielle au cabinet médical (≥ 140 et/ou ≥ 90 mm Hg) alors que les chiffres relevés en dehors du contexte médical demeurent normaux (< 135/85 mm Hg) signe une hypertension isolée, propre au moment de la consultation, familièrement appelée « hypertension de la blouse blanche ». Cette forme particulière d'hypertension concerne environ 10 % des sujets en population générale, mais sa prévalence est variable selon les groupes d'hypertendus (par exemple, elle peut concerner jusqu'à 25 % des sujets de plus de 60 ans). L'élévation tensionnelle, observée lors de chaque consultation, ne disparaît pas avec le repos.

Les patients exprimant une hypertension « blouse blanche » présentent un risque cardiovasculaire identique à celui des patients normotendus et, en l'absence de signes d'atteinte des organes cibles, il n'y a pas lieu de mettre en place un traitement antihypertenseur. La présence concomitante d'anomalies métaboliques justifie en revanche une prise en charge de ce trouble.

La difficulté essentielle lorsque l'on porte un diagnostic d'hypertension isolée reste de suivre les patients, car l'on sait désormais qu'une partie d'entre eux développera à terme une hypertension permanente. Dans ce cadre, l'automesure tensionnelle constitue le moyen de surveillance et de prévention le plus simple.

2. Hypertension masquée

Une pression artérielle normale au cabinet médical (< 140/90 mm Hg) alors que les chiffres relevés en dehors du contexte médical sont élevés signe une hypertension masquée. Cette forme d'HTA concerne elle aussi environ 10 % de la population générale. Les patients présentant une hypertension masquée ont un risque cardiovasculaire identique à celui des sujets hypertendus traités mais non contrôlés, aussi bien au domicile qu'en cabinet. Les études épidémiologiques montrent que cette population particulière d'hypertendus possède un risque de complications cardiovasculaires directement relié aux chiffres tensionnels évalués au domicile.

C. Mesure de la tension artérielle à domicile ou en ambulatoire

En fait, le risque de complications cardiovasculaires est davantage associé à la pression artérielle de repos, mesurée au domicile ou en ambulatoire, qu'aux valeurs obtenues au cabinet médical.

La MAPA permet d'enregistrer les variations nycthémérales de la tension. Le rythme circadien de la tension artérielle est bien connu. Si son incidence majeure concerne le réveil et le lever (pic matinal), un pic de moindre importance a également été décrit après une sieste postprandiale. Ainsi, chez les sujets normotendus, la pression artérielle diminue pendant la nuit d'environ 10 % à 20 % puis augmente rapidement lors de l'éveil. Ce schéma est généralement respecté chez l'hypertendu ; cependant, des modèles anormaux de variation nycthémérale de la tension artérielle ont été décrits, avec une chute de la tension nocturne de plus de 20 %, ou, au contraire, inférieur à 10 %, lorsqu'il n'y a pas une inversion totale du cycle nycthéméral de variation de la tension. Ces variations, corrélées aux variations de l'activité physique du sujet, constituent un facteur de risque important d'événement cardiovasculaire.

Les seuils de PAS et de PAD définissant une HTA par automesure tensionnelle et MAPA sont inférieurs à ceux fixés pour la mesure au cabinet médical. L'équivalent pour un seuil de 140/90 mm Hg au cabinet est (sur la moyenne des mesures) :

- automesure : 135/85 mm Hg ;
- MAPA à l'éveil : 135/85 mm Hg ;
- MAPA pendant le sommeil : 120/70 mm Hg ;
- MAPA sur 24 heures : 130/80 mm Hg.

Ces variations peuvent expliquer les lésions de certains organes et le pronostic cardiovasculaire assombri de l'hypertension : les sujets dont la tension ne diminue pas suffisamment pendant la nuit présentent plus d'événements vasculaires cardiaques, cérébraux ou rénaux.

Il importe toutefois de conserver à l'esprit que l'automesure de la tension artérielle constitue un acte médical dont l'interprétation ne saurait être réalisée que par un médecin. Elle ne doit jamais aboutir à une automédication ou à une quelconque substitution au médecin. De même, les autotensiomètres ne sont validés que pour une population standard : les mesures automatisées ne sont pas fiables chez les sujets âgés, les enfants, les femmes enceintes, les patients en arythmie complète, obèses, hypotendus ou dont la fréquence cardiaque est élevée.

XI. Traitement de fond de l'hypertension

Quelque 7,5 millions de sujets bénéficient d'un traitement contre l'hypertension artérielle en France. La démonstration de l'efficacité de cette prise en charge, établie depuis un demi-siècle, ne doit pas laisser sous-estimer les possibilités de l'affiner encore. Il est aujourd'hui acquis que le traitement antihypertenseur ne peut suffire à assurer une complète réversibilité du risque cardiovasculaire corrélé aux chiffres tensionnels, même lorsque le contrôle est jugé satisfaisant. Ainsi, à niveau identique de tension artérielle et à égalité des autres facteurs de risque cardiovasculaire, les patients hypertendus traités présenteraient un risque cardiovasculaire résiduel. Dans ce contexte, il est logique d'espérer améliorer le service rendu aux patients par une optimisation des stratégies thérapeutiques, portant sur l'incontournable modification du style de vie et sur un traitement médicamenteux souvent indispensable.

A. Modifier le style de vie : des objectifs forts

Une excellente hygiène de vie représente l'élément essentiel de la prévention de l'HTA en population générale : elle constitue un préalable indispensable à la prise en charge thérapeutique des sujets hypertendus (comme hypercholestérolémiques ou diabétiques). Au nombre des objectifs à atteindre pour diminuer la pression artérielle, il faut souligner :

- la réduction pondérale chez les patients en surpoids ou obèses, avec une réduction de 5 à 20 mm Hg par 10 kg de poids perdus ;
- l'adoption d'un régime diététique approprié, riche en potassium (fruits, légumes) et en calcium (fromages allégés), pauvre en sodium (réduction drastique de la consommation des charcuteries, conserves et plats industriels), avec une réduction de 2 à 8 mm Hg si les apports sodés sont limités à 6 g/j, et une réduction plus conséquente encore lorsque le régime est enrichi en fruits et légumes ainsi qu'en laitages allégés ;
- la pratique régulière d'une activité physique, avec une réduction de 4 à 9 mm Hg lorsqu'une activité physique régulière est entreprise (30 à 45 minutes de marche rapide plusieurs fois chaque semaine) ;
- la réduction de la consommation d'alcool, avec une réduction de 2 à 4 mm Hg si la consommation de boissons alcoolisées est limitée à 3 verres/jour chez l'homme et deux chez la femme (soit respectivement 30 g et 20 g d'alcool pur) ;
- l'arrêt du tabagisme, avec éventuelle prescription de substituts nicotiniques ;
- la réduction de la consommation de graisses saturées.

Toutefois, le gain obtenu par les modifications du style de vie est variable selon les sujets. L'association de plusieurs modifications du style de vie peut susciter des chutes de la pression artérielle plus conséquentes, mais l'effet n'est pas additif. On estime aussi que des modifications adaptées du style de vie peuvent accroître l'efficacité des médicaments antihypertenseurs et permettre de réduire encore plus, par ce biais, le risque cardiovasculaire.

Les mesures hygiéno-diététiques ont apporté la preuve de leur efficacité sur la réduction des chiffres de la pression artérielle : pour autant, il reste particulièrement difficile d'obtenir des patients une observance suffisante aux prescriptions concernant le style de vie, jugées trop contraignantes.

B. Décider d'une thérapeutique pharmacologique

La décision de mettre en place un traitement médicamenteux de l'hypertension doit être pesée avec soin et évoquée avec le patient. Une alliance thérapeutique est indispensable au succès de l'entreprise. Ce traitement est en effet par définition indéfini et ses effets indésirables ne sont pas exceptionnels. Cette décision repose non sur un critère tensionnel isolé mais sur l'évaluation du risque individuel global.
Dans la pratique, le traitement est réservé aux sujets les plus exposés au risque de complications car ils en retirent un bénéfice supérieur : les méta-analyses des essais cliniques évaluant la morbidité et la mortalité sur des cohortes de patients présentant une HTA systolo-diastolique ou une HTA chronique systolique montrent en effet, pour une même diminution de la pression artérielle, des bénéfices d'autant plus importants que le risque absolu d'événements cardiovasculaires s'élève.
Les éléments méritant d'être pris en compte dans l'appréciation du risque individuel global comprennent les facteurs de risques autres que l'HTA, l'atteinte des organes cibles (hypertrophie ventriculaire gauche, microalbuminurie, ne devant être recherchée qu'en cas de signes cliniques) ainsi que les antécédents cardiovasculaires et rénaux personnels (insuffisance rénale ou protéinurie, accident ischémique transitoire et accident vasculaire cérébral, insuffisance coronarienne, artériopathie des membres inférieurs et aorto-iliaque).
Les essais cliniques prouvent que le traitement antihypertenseur induit une réduction de l'incidence des accidents vasculaires cérébraux, des infarctus du myocarde comme de celle de l'insuffisance cardiaque. Ainsi, chez les sujets présentant une hypertension de stade I (PAS comprise entre 140 et 159 mm Hg et/ou PAD comprise entre 90 et 99 mm Hg) associée à d'autres facteurs de risque cardiovasculaire, l'obtention d'une baisse durable de 12 mm Hg de la pression artérielle systolique pendant dix années permet de prévenir un décès pour onze patients traités. Ce gain croît encore, passant à un sur neuf patients, s'il existe une pathologie cardiovasculaire ou une atteinte d'un organe cible.

Tableau 18. Facteurs de risque cardiovasculaire (HAS, 2005)

Facteurs de risque utilisés pour estimer le risque cardiovasculaire global
– Âge (> 50 ans chez l'homme, > 60 ans chez la femme) – Tabagisme (actuel ou arrêté depuis moins de 3 ans) – Antécédents familiaux d'accident vasculaire précoce : - Infarctus du myocarde ou mort subite avant l'âge de 55 ans chez le père ou chez un parent du premier degré de sexe féminin - Infarctus du myocarde ou mort subite avant l'âge de 65 ans chez la mère ou chez un parent du premier degré de sexe féminin - Accident vasculaire cérébral précoce (< 45 ans) – Diabète (traité ou non traité) – Dyslipidémie - LDL-C ≥ 1,60 g/L (4,1 mmol/L) - HDL-C ≤ 0,40 g/L (1 mmol/L) quel que soit le sexe
Autres paramètres à prendre en compte lors de la prise en charge du patient hypertendu
– Obésité abdominale ou obésité (IMC ≥ 30 kg/m^2) – Sédentarité (absence d'activité physique régulière, soit environ 30 minutes trois fois par semaine) – Consommation excessive d'alcool (plus de 30 g/j chez l'homme et 20 g/j chez la femme)

Tableau 19. Stratification du risque en vue de la mise en œuvre d'un traitement antihypertenseur (adapté, HAS, 2005)

Autre(s) facteur(s) de risque et histoire de la maladie	HTA légère (140-159/90-99)	HTA modérée (160-179/100-109)	HTA sévère (≥ 180/110)
Pas d'autre facteur de risque	– Surcroît de risque faible – Surveillance sur 6 mois	– Surcroît de risque moyen – Surveillance sur 1 à 3 mois	– Surcroît de risque élevé – Traitement médicamenteux rapide (dans les 2 semaines)
1 ou 2 facteur(s) de risque	– Surcroît de risque moyen – Surveillance sur 1 à 3 mois	– Surcroît de risque moyen – Surveillance sur 1 à 3 mois	– Surcroît de risque élevé – Traitement médicamenteux rapide (dans les 2 semaines)
3 facteurs de risque ou plus, ou atteinte d'un organe cible ou diabète (*)	– Surcroît de risque élevé – Traitement médicamenteux rapide (dans les 2 semaines)	– Surcroît de risque élevé – Traitement médicamenteux rapide (dans les 2 semaines)	– Surcroît de risque élevé – Traitement médicamenteux rapide (dans les 2 semaines)
Maladie cardiovasculaire/rénale	– Surcroît de risque élevé – Traitement médicamenteux rapide (dans les 2 semaines)	– Surcroît de risque élevé – Traitement médicamenteux rapide (dans les 2 semaines)	– Surcroît de risque élevé – Traitement médicamenteux rapide (dans les 2 semaines)

(*) dans le cas de maladie cardiovasculaire associée, le patient doit être considéré comme à risque très élevé, quel que soit son niveau tensionnel, et faire l'objet d'une prise en charge spécifique.
(**) dans tous les cas, les conseils appropriés d'hygiène de vie sont donnés.

C. Antihypertenseurs : agir au-delà des niveaux tensionnels

Cinq familles d'antihypertenseurs ont démontré au fil des essais de morbi-mortalité un rôle de prévention des complications cardiovasculaires chez le sujet hypertendu : diurétiques, bêtabloquants, inhibiteurs de l'enzyme de conversion (IEC), antagonistes calciques et sartans. Dans tous les cas, le bénéfice principal est induit par la baisse de la tension artérielle. Ces classes peuvent toutes être utilisées en première intention dans les formes non compliquées d'hypertension essentielle. Toutefois, elles présentent des différences significatives. Il est ainsi possible de relever plusieurs points susceptibles de guider les choix en fonction des comorbidités, de la tolérance ou encore des indications préférentielles de certaines classes.

- Les diurétiques associés aux bêtabloquants montrent un bénéfice spécifique pour la prévention des accidents vasculaires cérébraux, en comparaison des IEC.
- Les diurétiques associés aux bêtabloquants montrent un bénéfice spécifique pour la prévention des épisodes d'insuffisance cardiaque par comparaison aux antagonistes calciques.
- Les IEC montrent un bénéfice spécifique pour la prévention des épisodes d'insuffisance cardiaque par comparaison aux antagonistes calciques.
- Les sartans montrent un bénéfice spécifique pour la prévention des accidents vasculaires cérébraux par comparaison à un traitement de référence.
- Les sartans montrent un bénéfice spécifique pour la prévention des épisodes d'insuffisance cardiaque par comparaison à un traitement de référence.
- Les antagonistes calciques montrent un bénéfice spécifique pour la prévention des accidents vasculaires cérébraux par comparaison aux traitements diurétiques ou bêtabloquants.
- Les antagonistes calciques montrent un bénéfice spécifique pour la prévention des accidents vasculaires cérébraux par comparaison aux IEC.

Il existe donc des indications préférentielles pour les médicaments antihypertenseurs en fonction du type d'hypertension mais aussi en fonction de l'ethnie des patients : les sujets hypertendus afro-américains et africains des Caraïbes sont ainsi plus sensibles aux diurétiques et aux inhibiteurs calciques qu'aux classes thérapeutiques actives sur le système rénine-angiotensine (HAS, 2005).

Tableau 20. Indications préférentielles des différents médicaments antihypertenseurs en fonction des tableaux cliniques d'hypertension artérielle (Blachet et al. 2005)

Contexte clinique	Diurétiques thiazidiques	IEC	ARA II	Bêtabloquants	IC	Anti-aldostérone
Diabète de type 1						
– néphropathie		■	□			
– protéinurie		■	□			
Diabète de type 2						
– néphropathie			■			
– microalbuminurie			■			
– protéinurie			■			
Hypertrophie ventriculaire gauche (HVG)			■			
Insuffisance cardiaque	■	■	□	■		■
Maladie coronarienne				■	■	
Postinfarctus du myocarde (IDM)		■	□	■		■

■ en première intention
□ en seconde intention

Tableau 21. Choix du traitement antihypertenseur en cas de situations particulières (HAS, 2005)

Indications spécifiques	Classes thérapeutiques préférentielles
Sujet âgé, hypertension systolique	Diurétique thiazidique Inhibiteur calcique (dihydropyridine longue action)
Néphropathie diabétique (type 1) à partir du stade de microalbuminurie	IEC ou sartan Diurétique thiazidique Diurétique de l'anse HTA sévère
Néphropathie diabétique (type 2) à partir du stade de microalbuminurie	IEC ou sartan Diurétique thiazidique Diurétique de l'anse HTA sévère
Néphropathie non diabétique	IEC ou sartan Diurétique thiazidique Diurétique de l'anse HTA sévère
Cardiopathie post-IDM	IEC Bêtabloquant
Maladie coronarienne	Bêtabloquant Inhibiteur calcique (dihydropyridine longue action)
Insuffisance cardiaque systolique	Diurétique thiazidique Diurétique de l'anse IEC (1re intention) ou sartan (si intolérance aux IEC) Bêtabloquant Anti-aldostérone (stades III et IV de la NYHA)
Hypertrophie ventriculaire gauche	Sartan Diurétique thiazidique
Antécédents d'accident vasculaire cérébral	Diurétique thiazidique Diurétique thiazidique et IEC

D. Mono-, bi- ou trithérapie ?

Longtemps, la monothérapie s'est imposée comme un dogme dans l'initiation du traitement de l'hypertension. Cette position vaut toujours pour les formes non compliquées, d'autant qu'elle favorise l'observance s'il s'agit d'une monoprise quotidienne. Ainsi, les experts nord-américains recommandent par exemple dans cette situation la prescription d'un diurétique thiazidique en première intention, un point de vue justifié par le fait que la majorité des antihypertenseurs ont été comparés aux diurétiques sans se révéler plus efficaces.

Toutefois, les positions dogmatiques ne sont plus d'actualité aujourd'hui. Depuis 2005, les Recommandations ouvrent la possibilité d'initier le traitement antihypertenseur par une bithérapie, surtout s'il s'agit d'une association à doses fixes (observance améliorée). Ceci est logique : pour obtenir les niveaux tensionnels désormais préconisés, il est fréquent de devoir associer différents traitements antihypertenseurs.

Une réponse insuffisante (baisse de la tension > 10 % de la tension initiale, sans atteinte des objectifs thérapeutiques) à la monothérapie de première intention, mais une bonne tolérance du traitement, justifie une augmentation des doses ou un passage à une bithérapie dans un délai d'au moins quatre semaines, voire avant chez un patient dont la tension est ≥ 180-110 mm Hg, quel que soit le nombre de facteurs de risque cardiovasculaire associés ou chez un patient ayant une tension artérielle de 140-179/90-99 mm Hg et à risque cardiovasculaire élevé.

Les associations dont l'efficacité est validée sont les suivantes : bêtabloquant + diurétique thiazidique, diurétique thiazidique + IEC ou sartan, bêtabloquant + inhibiteur calcique (dihydropyridine), inhibiteur calcique et IEC ou sartan, inhibiteur calcique et diurétique thiazidique.

L'absence de réponse (baisse de la tension < 10 % de la tension initiale) en quatre semaines au traitement de première intention ou la survenue d'effets indésirables font recommander de changer de classe thérapeutique.

Le passage à une trithérapie peut être envisagé si besoin : elle comprend alors un diurétique thiazidique.

L'usage des alphabloquants et des antihypertenseurs centraux n'est pas recommandé : ces médicaments dont l'efficacité n'a pas été démontrée en termes de morbi-mortalité, peuvent cependant aider à atteindre l'objectif tensionnel à compter du stade de la trithérapie.

Une HTA résistante sous trithérapie correctement conduite, en l'absence de cause identifiable et corrigible (erreur de mesure de la tension, origine iatrogène, alcoolisme, apnée du sommeil, surcharge volémique, posologies d'antihypertenseurs non adaptées) fait suspecter une hypertension secondaire et impose une consultation spécialisée.

Tableau 22. Paramètres et périodicité de la surveillance du patient hypertendu (HAS, 2005)

Paramètres	Périodicité de la surveillance (HTA contrôlée non compliquée)	Périodicité de la surveillance dans les situations particulières
Pression artérielle	3-6 mois	Plus souvent, si l'objectif tensionnel n'est pas atteint
Interrogatoire et examen cardiovasculaire	3-6 mois	Plus souvent, si l'objectif tensionnel n'est pas atteint
Bandelettes urinaires (protéinurie)	12 mois	
Kaliémie, créatininémie et calcul du débit de filtration glomérulaire (DFG)	1-2 ans	– *Si fonction rénale normale :* avant et 7 à 15 jours après l'instauration d'un traitement diurétique ou inhibiteur du système rénine-angiotensine (avec une mesure de kaliémie) ou en cas d'événements intercurrents – *Si fonction rénale altérée :* la périodicité (en mois) de la surveillance est adaptée en fonction du niveau de progression de l'IRC : en divisant le DFG estimé par 10 (ex. : DFG = 40 mL/min, surveillance tous les 4 mois)
Glycémie	3 ans, si initialement normale	Plus souvent en cas d'hyperglycémie modérée à jeun, de modification du poids ou du mode de vie
Exploration d'anomalie lipidique (EAL)	3 ans, si lipides initialement normaux	Plus souvent si les lipides sont initialement anormaux, en cas de traitement hypolipidémiant, de modification du poids ou du mode de vie
Électrocardiogramme	3 ans	Plus souvent, en cas de signe d'appel à l'interrogatoire ou à l'examen clinique

E. Choix de la molécule

1. Comment choisir un diurétique ?

Les diurétiques de l'anse (furosémide = Lasilix®, bumétanide = Burinex®) sont mal adaptés au traitement de l'HTA car leur activité, rapide et puissante, impose des mictions inconfortables. Ces effets indésirables risquent de grever lourdement l'observance du traitement. Toutefois, les formes faiblement dosées (type Lasilix Faible®) ou à libération prolongée (Lasilix Retard®, Eurelix LP®) préviennent les pics de diurèse et paraissent mieux adaptées au traitement de l'hypertension non compliquée. On privilégie donc l'administration de diurétiques thiazidiques (hydrochlorothiazide, etc.) ou apparentés (indapamide, ciclétanine, xipamide, etc.) car leur activité natriurétique est plus modérée et progressive. Les schémas posologiques en ont été revus à la baisse depuis deux décennies de manière à limiter au mieux les effets indésirables. Dans les deux ou trois premiers jours de traitement, ces diurétiques induisent une élimination d'eau et de sel, ayant pour conséquence une réduction du volume plasmatique et des liquides extracellulaires d'environ 15 à 20 %. Un équilibre homéostatique se met en place pour limiter la perte hydrique, par le biais de l'activation du système rénine-angiotensine. Une relation entre les modifications biochimiques induites par ce traitement et ses effets indésirables n'a pu être mise en évidence. Le problème demeure le risque d'hypokaliémie dose-dépendante, à l'origine de troubles du rythme cardiaque. Ce risque est minimisé par une posologie réduite (12,5 ou 25 mg/j d'hydrochlorothiazide) et la déplétion potassique reste faible.

Les diurétiques d'épargne potassique (spironolactone, amiloride, triamtérène) s'associent généralement aux thiazidiques chez les patients souffrant d'ischémie myocardique. La spironolactone est le médicament de choix pour traiter l'hypertension par hyperaldostéronisme primaire.
Une insuffisance rénale sévère (caractérisée par une clairance à la créatinine inférieure à 30 mL/min) ne privilégie guère le recours à des thiazidiques qui perdent considérablement en efficacité sur ce terrain. Les diurétiques de l'anse sont en ce cas indiqués et notamment le furosémide.

2. Comment choisir un bêtabloquant ?

Les molécules dépourvues d'ASI diminuent la pression en réduisant la force d'éjection ventriculaire, en freinant le rythme cardiaque. Un effet transitoire d'augmentation des résistances périphériques est décrit. L'efficacité antihypertensive de tous les bêtabloquants commercialisés étant comparable, le choix s'oriente en fonction du terrain :

- l'asthme constitue une contre-indication absolue pour tous les bêtabloquants, sauf pour le céliprolol qui est à la fois β1-bloquant et β2-stimulant, qui peut être administré en cas d'asthme peu sévère, en dehors des crises bien sûr ;
- une broncho-pneumopathie obstructive (BPCO) contraint à orienter le choix vers des molécules β-1 sélectives (acébutolol, aténolol, bétaxolol, bisoprolol, métoprolol) ou ayant une activité sympathomimétique intrinsèque (ASI) β2 modérée (penbutolol, pindolol) ;
- l'insuffisance coronaire bénéficiera d'un choix de β-bloquants β1-sélectifs qui tendent à réduire la fréquence cardiaque et donc à diminuer la consommation d'oxygène du myocarde. En cas d'artériopathie des membres inférieurs, on évite autant que possible les bêtabloquants susceptibles d'aggraver les signes artériels et la claudication intermittente ; si la pathologie est peu sévère, on pourra toutefois utiliser des molécules avec ASI ou β1-sélectives ;
- tous les bêtabloquants peuvent masquer les symptômes adrénergiques d'une hypoglycémie chez un diabétique ; on privilégie l'administration de molécules β1-sélectives ;
- un effet ASI, une activité bêtabloquante (labétalol) ou β2-stimulante (céliprolol) réduisent l'augmentation des triglycérides et la baisse du HDL cholestérol ;
- les molécules liposolubles subissent un métabolisme hépatique important et sont préférées chez l'insuffisant rénal (métoprolol, oxprénolol, propranolol, tertatolol). Les molécules hydrosolubles, administrées à posologie réduite, sont limitées aux insuffisances modérées.

3. Comment choisir un IEC ?

Les IEC ont gagné en puissance intrinsèque depuis l'époque où le clinicien ne disposait que du seul captopril : le dosage du périndopril, du ramipril, du trandolapril ou du cilazapril est ainsi de cinq à dix fois inférieur à celui du chef de file historique du groupe. Toutefois, utilisée à dose efficace, chacune des molécules est d'une efficacité comparable à celle des autres.

Les différences de délai d'action entre les molécules n'ont pas d'intérêt en clinique, puisqu'il s'agit du traitement de fond d'une maladie chronique. En revanche, les divers IEC ont une structure chimique propre expliquant que leur cinétique de pénétration cellulaire soit différente ainsi que leur tropisme tissulaire. De ce fait, la durée de l'action inhibitrice enzymatique, variable d'un produit à l'autre, conditionne la fréquence des administrations. Toutes les molécules commercialisées en France, exception faite du captopril, peuvent être administrées en monoprise quotidienne.
Les effets indésirables sont décrits avec la même fréquence pour toutes les molécules de deuxième génération : insuffisance rénale, hyperkaliémie, hypotension. La survenue d'une toux (effet de classe) est observée avec toutes les molécules. Son incidence est cependant variable : l'énalapril l'induit plus souvent que le captopril ou le fosinopril.
Avec la plupart des IEC, la posologie est adaptée à la clairance à la créatinine. Cette adaptation, impérative avec le trandolapril ou le bénazépril, est inutile avec le fosinopril.

4. Comment choisir un antagoniste calcique ?

Les antagonistes calciques permettent de traiter des patients chez lesquels bêtabloquants, diurétiques, IEC ou sartans sont contre-indiqués. Tout comme pour les IEC, le gain en puissance pharmacologique des molécules les plus récentes est important. Les dernières dihydropyridines commercialisées (amlodipine, isradipine, félodipine, lacidipine) sont entre cinq et dix fois plus puissantes que les premières (nifédipine, nicardipine, nitrendipine) et près de cent fois moins dosées que le diltiazem ou le vérapamil. De plus, les antagonistes calciques diminuent l'hypertrophie ventriculaire gauche et améliorent la compliance des gros troncs artériels.
Diverses méta-analyses font contre-indiquer la nifédipine en capsules à 10 mg dans l'hypertension artérielle (ce médicament n'a d'ailleurs pas d'AMM dans cette indication en France). Elle augmente, sous cette forme à libération rapide, le risque d'ischémie coronaire (une baisse accélérée de la tension par vasodilatation induit une activation sympathique réflexe avec augmentation du rythme et de la consommation d'oxygène du myocarde, diminution de la perfusion coronaire) et de survenue d'un infarctus du myocarde d'une façon dose-dépendante. Toute la question est donc de privilégier des antagonistes calciques ayant une durée d'action prolongée dans le cadre de l'hypertension. Étaler dans le temps la diminution des chiffres tensionnels diminue en effet la sollicitation des phénomènes réflexes. La tolérance est sensiblement améliorée et les épisodes de tachycardie, les palpitations, les céphalées et les bouffées vasomotrices sont réduits. En cas d'insuffisance coronaire préalable, on privilégie le vérapamil, le diltiazem et des dihydropyridines (nifédipine à libération osmotique (Chronadalate LP®), amlodipine (Amlor®), etc.).
L'incidence des effets indésirables des trois groupes d'antagonistes calciques diffère. Les molécules les plus vasodilatatrices augmentent le risque de survenue de céphalées, de bouffées vasomotrices et d'œdème des membres inférieurs. Une hypotension parfois importante peut faire limiter l'observance du traitement.

5. Comment choisir un sartan ?

L'activité antihypertensive équivalente des antagonistes des récepteurs de l'angiotensine II et des IEC est équivalente puisque le mode d'action des deux classes, bien que différent, vise une même cible : inhiber l'action vasoconstrictrice de l'angiotensine II. Il semble que les modifications de la fonction rénale observées soient également comparables dans les deux groupes. Les antagonistes AT1, de la même façon que les IEC, induisent une relative protection de la fonction rénale chez l'hypertendu, action indépendante de leur capacité à réduire la tension artérielle. Ces effets sur l'hémodynamique rénale découlent probablement d'un blocage global du système rénine-angiotensine. Il est cependant prématuré de conclure de façon catégorique en ce sens, car le recul manque pour les antagonistes de l'angiotensine II.

XII. Traitement de l'accès hypertensif paroxystique

Il s'agit d'une complication majeure, très menaçante au plan fonctionnel, voire vital. Une bi- ou une trithérapie est souvent indispensable, avec priorité aux antagonistes calciques (voie injectable ou sublinguale), aux diurétiques ou aux vasodilatateurs type nitroprussiate de sodium (*tab.* 23). La plupart des bêtabloquants injectables ont des indications relatives aux troubles du rythme et non pas à l'hypertension.

Tableau 23. Antihypertenseurs utilisés dans l'urgence

Médicament	Mode d'action	Durée d'action	Posologie (IV)	Indications	Contre-indications
Nicardipine (Loxen)	Antagoniste calcique	1,5	1 mg/mn jusqu'à 10 mg puis 0,5 à 5 mg/h	Toutes, sauf ischémie myocardique	Ischémie myocardique
Urapidil (Médiatensyl, Eupressyl)	α-bloquant	5	25 mg puis 10 à 30 mg/h	Toutes mais manque d'évaluation	Rétrécissement aortique
Labétalol (Trandate)	α-bloquant et bêtabloquant	3-6	1 mg/h puis 0,1 à 0,3 mg/kg/h	Dissection aortique, HTA maligne, phéochromocytome, cocaïnisme, usage d'anorexigènes	Bronchospasme BAV IVG
Clonidine (Catapressan)	Action centrale	4	0,15 mg en 10' puis 1,2 à 7,2 μ/min	De moins en moins administrée dans ce cadre	
Nitroprussiate de sodium (Nitriate)	Action complexe NO-*like*	1-2 minutes	1 à 2 g/kg/min en augmentant progressivement sans dépasser 10 μg/kg/min	Dissection aortique	Insuffisance rénale anurique

L'essentiel de la question

Longtemps considérée comme une « maladie » à part entière, l'hypertension constitue un facteur de risque de complications cardiovasculaires, où dominent l'insuffisance cardiaque et l'athérosclérose. La frontière du risque hypertensif a été revue à la baisse en trente ans et des distinctions sont établies selon le profil des sujets. Toutefois, la limite de 140/90 mm Hg est aujourd'hui reconnue comme significative.
L'objectif principal du traitement du patient hypertendu est d'abaisser son risque global de morbidité et de mortalité cardiovasculaires à long terme en agissant sur l'ensemble des facteurs de risque réversibles identifiés (tabagisme, dyslipidémies, diabète, etc.) et de prendre en charge de façon aussi efficace que possible les pathologies associées, sans perdre de vue le traitement de l'hypertension elle-même. Ce traitement ne peut donc qu'être global et il doit associer des mesures hygiéno-diététiques à l'action pharmacologique.
Cinq familles d'antihypertenseurs ont prouvé leur intérêt dans la prévention des complications cardiovasculaires chez le sujet hypertendu : diurétiques, bêtabloquants, inhibiteurs de l'enzyme de conversion (IEC), antagonistes calciques et sartans. Dans tous les cas, le bénéfice principal est induit par la baisse de la tension artérielle. Si tous ces médicaments peuvent être utilisés en première intention dans les formes non compliquées d'hypertension essentielle, ils présentent entre eux des différences pharmacologiques très significatives, expliquant que l'utilisation de certaines familles soit privilégiée dans des situations précises : sujet âgé, diabétique, coronarien, insuffisant cardiaque, insuffisant rénal, etc. Il est ainsi possible de relever plusieurs points susceptibles de guider les choix en fonction des comorbidités, de la tolérance ou encore des indications préférentielles de certaines classes.
Si la monothérapie demeure la règle en début de traitement, une bithérapie peut désormais être envisagée en première intention.

Pour en savoir plus

- Blachet J. Stratégies thérapeutiques dans l'hypertension artérielle. *AMC Pratique*, n° 140 ; 2005 : 9-12.
- Girerd X. Hypertension artérielle : prise en charge actuelle et perspectives. *Réalités Cardiologiques*, n° 200, 2004.
- Girerd X. Ce qui a changé dans la prise en charge de l'hypertension artérielle. *Concours Médical* 2005 ; 127 : 35-7.
- Haute Autorité de Santé. *Prise en charge des patients adultes atteints d'hypertension artérielle essentielle : Recommandations* (actualisation 2005)
- Milon H., Lantelme P., Rial M.-O. Hypertension artérielle de l'adulte. *La Revue du Praticien*, 2005 ; 55 : 423-32.
- Postel-Vinay N., Bobrie G., Chatellier G., Ménard J. L'automesure tensionnelle à domicile doit être utilisée plus souvent. *La Revue du Praticien*, 2003 ; 53 : 1-3.
- Zanchetti A. Evidence-based medicine in hypertension : what type of evidence ? *J. Hypertens.* 2003 ; 23 : 1113-20.

Anti-angineux, médicaments de l'ischémie myocardique

D. RICHARD, pharmacien-chef, centre hospitalier Henri Laborit, Poitiers.
N. TOURNIER, interne des Hôpitaux de Paris.

I. Médicaments de l'angor
- **A.** Dérivés nitrés
- **B.** Bêtabloquants
- **C.** Inhibiteurs calciques
- **D.** Sydnonimines
- **E.** Activateurs des canaux potassiques
- **F.** Trimétazidine

II. Spectre des cardiopathies ischémiques
- **A.** Ischémie myocardique silencieuse
- **B.** Angor stable (angor d'effort)
- **C.** Angor instable (syndrome de menace)
- **D.** Angor de Prinzmetal (variant angina)

III. Stratégies thérapeutiques dans l'angor
- **A.** Angor stable
- **B.** Ischémie silencieuse
- **C.** Angor instable
- **D.** Angor de Prinzmetal

Les besoins en oxygène variables du myocarde sont théoriquement satisfaits par l'adaptation de la fréquence cardiaque, par l'inotropie et par la tension pariétale musculaire. La circulation coronaire permet de fournir au muscle cardiaque l'oxygène et les nutriments indispensables à son fonctionnement. Lorsque le cœur est sollicité, par un effort physique ou lors d'une émotion par exemple, le besoin supplémentaire d'oxygène est satisfait par une vasodilatation des artères coronaires, sous l'action de substances vasodilatatrices libérées par l'endothélium vasculaire dont notamment le monoxyde d'azote NO (= EDRF : Endothelium Derived relaxing Factor, cf. infra).
Le symptôme cardinal de l'insuffisance coronarienne est l'angine de poitrine (angor), causée par des épisodes plus ou moins transitoires d'ischémie myocardique. Celle-ci résulte d'un déséquilibre de la balance des apports et des besoins en oxygène du cœur, ayant deux étiologies principales :
une augmentation de la demande en oxygène (augmentation de la fréquence cardiaque, de la tension pariétale ou de la contractilité ventriculaire) donnant une ischémie dite secondaire ;
une réduction des apports en oxygène donnant une ischémie dite primaire (insuffisance du débit sanguin coronarien par suite d'une sténose athéromateuse ou d'un spasme coronarien par exemple, insuffisance du transport d'oxygène par le sang).
Au plan clinique, l'angor est caractérisé par une douleur due à l'ischémie myocardique : les récepteurs sensitifs des espaces périvasculaires des artères coronaires réagissent à l'accumulation de métabolites produits en conditions anaérobies (à cause du déficit en oxygène, d'où la douleur).

I. Médicaments de l'angor

Les anti-angoreux (anti-angineux), au sens strict, englobent divers groupes de médicaments ayant des propriétés anti-ischémiques au niveau du cœur : dérivés nitrés, bêtabloquants, antagonistes calciques. Il s'agit de médicaments symptomatiques, permettant de restaurer les besoins en oxygène du myocarde, ayant des mécanismes d'action différents et synergiques. Nous évoquons ici ces produits de façon détaillée (cf. libellé de la question d'internat : les anti-angoreux).
Toutefois, d'autres familles de médicaments doivent être citées : anti-agrégants plaquettaires (aspirine, ticlopidine = Ticlid®, antagonistes des récepteurs IIb/IIIa), héparines. Les détails sur ces médicaments sont donnés dans le chapitre consacré à la thérapeutique des troubles de l'hémostase : nous nous contentons d'envisager, plus loin, leur place dans les stratégies globales de traitement des cardiopathies ischémiques et notamment de l'angor instable.

A. Dérivés nitrés

La nitroglycérine (trinitrine) a été synthétisée en 1846. Son emploi en médecine a été proposé par l'Allemand Hering dans le traitement des céphalées et des palpitations cardiaques. Son efficacité dans l'angine de poitrine fut reconnue par Murrell en 1879.

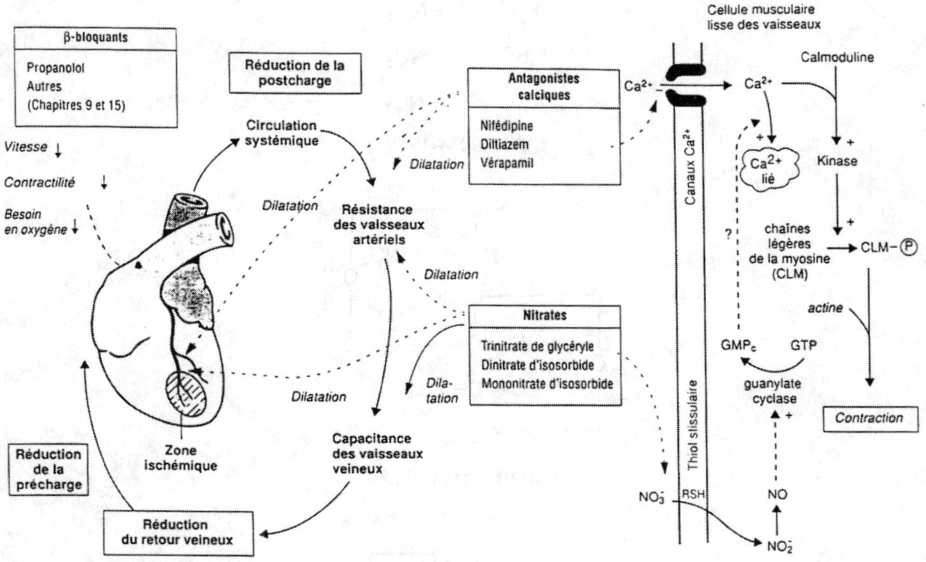

Neal M. *Pharmacologie médicale*, 3e éd. DeBoeck Université, 1999.

Figure 1. Médicaments utilisés dans l'angor

La trinitrine est le chef de file de la classe des anti-angineux nitrés, qui tient toujours une place primordiale dans la prophylaxie de la crise d'angor comme dans son traitement symptomatique. Des dérivés d'action prolongée ont été commercialisés dès la fin des années 1930 (dinitrate d'isosorbide par exemple) et des artifices galéniques mis au point par la suite permettent de shunter l'effet de premier passage hépatique, d'éluder les variations de l'absorption intestinale et de prolonger l'activité anti-angineuse.

Les dérivés nitrés utilisables en thérapeutique appartiennent à deux groupes :

- les nitrites (–C–O–NO), esters d'acide nitreux et de polyols, qui ne sont plus utilisés en thérapeutique (le nitrite d'amyle le fut cependant pendant des années, et le nitrite d'isobutyle est le composant essentiel d'un liquide volatil toxique, le *poppers*, commercialisé plus ou moins clandestinement dans les *sex-shops*, inhalé à titre récréatif en vue d'exacerber les sensations sexuelles) ;
- les nitrates (–C–O–NO_2), désormais seuls dérivés utilisés en médecine, qui sont des esters d'acide nitrique et de polyols acycliques. Leur chef de file est la trinitrine, un ester trinitrique du glycérol (trinitrate de glycérol). Ils présentent une grande homogénéité chimique. Les dérivés de masse moléculaire faible (trinitrine) sont des liquides huileux, moyennement volatils. Les produits de masse plus élevée sont des solides à température ambiante. Les polyols totalement estérifiés sont très liposolubles, alors que ceux dont l'estérification n'est pas complète s'avèrent plus hydrosolubles. Le nombre de groupements –NO_2 n'influence pas sur l'intensité de l'action, mais la nature du polyol conditionne la rapidité et la durée de l'action : les polyols de faible masse moléculaire ont une activité rapide mais brève, alors que les polyols de masse moléculaire élevée développent une activité moins précoce mais plus prolongée. La durée d'action augmente de

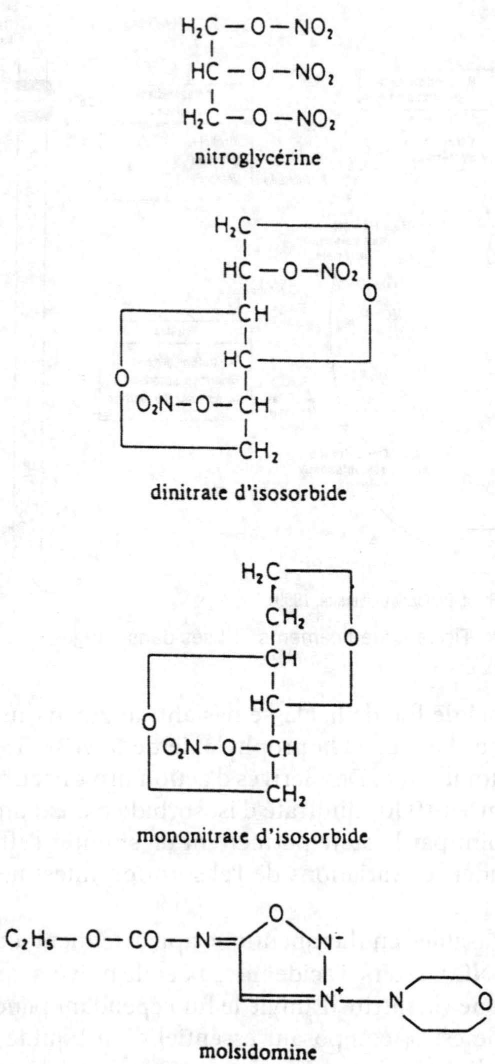

Figure 2. Structure des dérivés nitrés

façon proportionnelle aux ramifications portées par les polyols, mais la rapidité de l'action diminue alors.

1. Mode d'action

Les dérivés nitrés ont tous le même mécanisme d'action intracellulaire. Ils sont métabolisés au niveau des cellules de l'endothélium et s'y révèlent d'excellents pourvoyeurs en NO (vasodilatateur) aux cellules musculaires lisses.
Dans le détail, ils libèrent *in situ* de l'oxyde nitreux (NO) et des nitrosothiols de demi-vie très brève après dénitration enzymatique sous l'action d'une glutathion-S-réductase. L'activité des dérivés nitrés est donc liée à la présence de groupements

–SH indispensables à la formation des nitrosothiols. Les dérivés nitrés miment donc l'action du facteur relaxant de l'endothélium vasculaire (EDRF), qui n'est autre que le NO que les cellules endothéliales libèrent à partir de l'arginine.
Les nitrosothiols augmentent l'activité guanylate cyclase et favorisent ainsi la synthèse de GMPc qui active des protéines kinases GMPc-dépendantes. Ces kinases phosphorylent diverses protéines dont la myosine des cellules musculaires lisses conditionnant le tonus musculaire des vaisseaux, d'où la relaxation de la fibre musculaire. Cette action est similaire à celle du sildénafil (Viagra®, indiqué dans les dysérections), ce qui explique qu'il ne faille pas associer ce produit à un dérivé nitré.
L'effet relaxant musculaire n'est pas spécifique des coronaires : il concerne tous les muscles lisses, ce qui explique l'action des dérivés nitrés sur la musculature bronchique, les muscles du tractus biliaire, les muscles intestinaux (risque de constipation), utérins et urétraux. Découlent de cette action systémique divers effets indésirables du traitement : flushs du thorax, du visage et du cou, céphalées (vasodilatation des artérioles méningées), augmentation de la sécrétion d'humeur aqueuse et de la tension intra-oculaire (précautions d'emploi en cas de glaucome). Toutefois, aux doses thérapeutiques, l'action myorelaxante et vasodilatatrice des parois artérielles coronaires domine, que ces artères soient saines ou sclérosées (l'activité étant inversement proportionnelle au diamètre de l'artère, il y a redistribution du flux sanguin au profit des zones ischémiées).

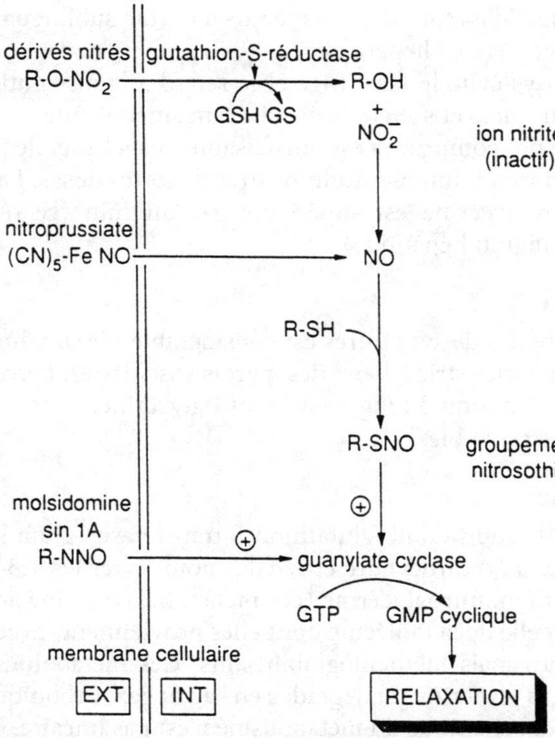

Schwartz J., Spach M.-O. *Les médicaments de l'angine de poitrine.* Paris, Masson, 1994.

Figure 3. Représentation schématique du mode d'action des dérivés nitrés

Les dérivés nitrés réduisent la consommation en oxygène du myocarde en abaissant la précharge (vasodilatation veineuse et baisse du retour veineux).
À plus forte posologie, ils diminuent également la post-charge (diminution de la compliance artérielle et des résistances périphériques), avec risque de syncope induite par une hypotension brutale résultant d'une vasodilatation périphérique.
Toutefois, leur action peut entraîner la mise en jeu du système sympathique, avec vasoconstriction et tachycardie réflexes limitant (du moins en théorie) leur efficacité. L'association à des médicaments antihypertenseurs, en inhibant cette réponse réflexe, peut favoriser la survenue d'une hypotension importante et brutale, avec syncope.

2. Pharmacocinétique

a) Absorption

La cinétique d'action des dérivés nitrés est conditionnée par la voie d'administration. On distingue des voies d'administration utilisées dans l'urgence (sprays, formes sublinguales, injectable) et des voies d'administration induisant un effet plus retardé mais prolongé, utilisées dans le cadre du traitement prophylactique (formes orales LP, formes transcutanées).
Dans le traitement de la crise, l'absorption sublinguale est rapide mais incomplète en général. L'effet apparaît en une à deux minutes pour se prolonger entre 10 et 15 minutes (trinitrine), ou en deux à trois minutes pour se prolonger deux à trois heures (dinitrate d'isosorbide). Le recours à la voie sublinguale permet d'éviter l'effet de premier passage hépatique.
Le recours aux sprays évite le masticage et le retard à la dissolution. Il peut être mis en œuvre par un tiers et s'avère facile chez un sujet édenté.
La résorption orale des comprimés est satisfaisante, mais l'effet de premier passage hépatique, très important, impose d'administrer de fortes doses. La clairance plasmatique de la nitroglycérine est supérieure à 6 mL/min (ce qui excède d'un facteur 4 le débit sanguin hépatique).

b) Distribution

La fixation tissulaire des dérivés nitrés est considérable : tissu adipeux, poumons, foie, cœur, reins, muscles striés, hématies, parois vasculaires. Le volume apparent de distribution est d'environ 3 L/kg pour la nitroglycérine.
La liaison protéique est faible.

c) Métabolisme

La trinitrine subit l'action d'une glutathion-S-transférase (glutathion-réductase) hépatique (mais aussi érythrocytaire et rénale) pour livrer les 1,3- et 1,2-dinitroglycérines, puis la mononitroglycérine (ces métabolites ont une activité vasodilatatrice inférieure à celle de la molécule dont elles proviennent) avec production de nitrites inorganiques mais méthémoglobinisants. Ces métabolites sont éliminés par voie urinaire et la glycérine est dégradée en eau et gaz carbonique (éliminé, lui, par la respiration). La cinétique du métabolisme n'est pas linéaire, ce que l'on peut expliquer par un probable effet inhibiteur des métabolites sur la dégradation de la nitroglycérine ou par une liaison saturable de la molécule aux parois vasculaires.

La demi-vie d'élimination de la trinitrine est de une à trois minutes après absorption perlinguale. Le métabolisme hépatique, prépondérant, est important et rapide : un seul passage suffit à dégrader une dose usuelle de trinitrine. Cela explique la faible biodisponibilité orale et l'intérêt des formes galéniques (micro-encapsulation par exemple) permettant l'apport au foie de doses élevées de trinitrine, provoquant la saturation des systèmes enzymatiques et favorisant donc le passage de molécules intactes dans la circulation.

Le dinitrate d'isosorbide (Langoran®, Risordan®) est métabolisé en deux composés : le 2- et le 5-mononitrate d'isosorbide, éliminés par voie rénale. L'isomère 5-nitro, pharmacologiquement actif, prolonge de près de 4 heures l'efficacité de la molécule-mère. La demi-vie du dinitrate d'isosorbide de 20 à 50 minutes. Les métabolites 2- et 5-mononitrate ont une demi-vie respective de 2,5 et de 5 heures.

Le 5-mononitrate d'isosorbide (Monicor LP®), l'un des métabolites du dinitrate, ne subit pas d'effet de premier passage et son activité est très prolongée, de par sa structure et de par sa galénique. L'administration du 5-mononitrate d'isosorbide permet de limiter les variations interindividuelles de métabolisme.

d) Élimination

L'émonctoire des dérivés nitrés est essentiellement urinaire. Le métabolite principal, le mononitrate, est hydrosoluble. Une fraction de nitrites inorganiques apparaît dans l'urine, mais la majeure partie des produits subit une nouvelle phase de réduction pour aboutir à l'ammoniaque, rejetée dans l'air expiré.

3. Indications et présentations

a) Traitement de la crise angineuse aiguë

■ *Voie veineuse*

Les dérivés nitrés injectables sont réservés à l'usage hospitalier et indiqués notamment dans le traitement de l'angor instable (*cf. infra*), de l'angor réfractaire ou dans l'angor spontané sévère. On utilise du dinitrate d'isosorbide (Risordan® ampoule 10 mg). La posologie est variable selon la situation (ordre de grandeur : 1 mg/min en traitement d'attaque, puis 1-3 mg/h et 2-15 mg/h pour le dinitrate). Ce traitement peut induire des chutes brutales de la précharge en cas d'hypovolémie préalable. L'association aux bêtabloquants ou aux inhibiteurs calciques constitue la base du traitement de l'angor instable (*cf. infra*).

La trinitrine comme l'isosorbide sont dégradés au contact des tubulures en polychlorure de vinyle (PVC) utilisées parfois pour les perfusions. Il faut donc veiller à utiliser du matériel en polypropylène ou en polyéthylène. Le médicament doit être ajouté au soluté juste avant la pose de la perfusion.

■ *Voie sublinguale*

La trinitrine ou ses dérivés sont administrés par voie sublinguale pour soulager en quelques minutes la crise angineuse de l'angor stable (*cf. infra*). Diverses formes galéniques sont commercialisées : pilules, sprays, solution pour pulvérisation buccale.

Les pilules de trinitrine (Trinitrine Simple Laleuf) se croquent lentement à raison de une à trois pilules à intervalle de quelques minutes, lors des accès angineux, au besoin plusieurs fois par jour, sans excéder 20 pilules/jour (soit 3 mg). Le noyau mou de la pilule facilite l'absorption perlinguale en une à trois minutes et une action en deux à cinq minutes. Il est possible d'utiliser les pilules en prévention à très court terme, avant de réaliser un effort que l'on sait susceptible de déclencher une crise (effort physique, rapport sexuel, exposition brutale au froid, réunion ou situation stressante, etc.).
Le spray de trinitrine (Natispray) est administré à raison d'une pulvérisation buccale à renouveler une ou deux fois avec un intervalle de deux à trois minutes si la crise persiste. Il est, comme les pilules, possible de réaliser une prévention précritique de la crise, par une pulvérisation dans les deux ou trois minutes précédant une circonstance capable de déclencher une crise.
Les comprimés de dinitrate d'isosorbide (Risordan 5 mg) s'utilisent à raison de un à deux comprimés par voie sublinguale, à renouveler en cas de nouvelle crise.

b) Traitement prophylactique de la crise angineuse

La posologie efficace doit être atteinte progressivement, quelle que soit la forme d'administration, en raison du risque d'hypotension et de céphalées violentes, observées chez certains patients. Il importe de veiller à ménager quotidiennement une fenêtre thérapeutique pour prévenir le développement d'une tolérance aux dérivés nitrés (*cf. infra*).

■ *Voie transcutanée*

La mise en œuvre de cette voie repose sur le recours à une pommade ou à un système transdermique (patch). Le patch est appliqué sur une peau saine, propre, sèche et aussi glabre que possible. Le renouvellement du dispositif doit être fait sur une autre zone corporelle, en veillant, pour prévenir tout phénomène d'irritation, à faire « tourner » la localisation du patch sur plusieurs jours. En cas de décollement du patch, appliquer un dispositif neuf. La pommade peut, quant à elle, être appliquée sur toute zone cutanée, bien que l'on privilégie le thorax ou l'abdomen. Elle est étalée sur la peau à l'aide du dispositif applicateur. La posologie est simple : un patch/jour (dosage adapté à la sévérité de la maladie et au terrain) en veillant à ménager une fenêtre thérapeutique d'au moins 8 h/j pour prévenir tout phénomène de tolérance (*cf. plus bas*).

■ *Voie orale*

L'effet de premier circuit hépatique est diminué par divers artifices : augmentation de la dose administrée (saturation des systèmes enzymatiques), usage de formes retard (à libération prolongée ou à libération contrôlée : comprimés multicouches, comprimés matriciels, microgranules chronodyalisantes), avec le risque de laisser se développer une tolérance. Les formes orales à galénique spécifique permettent de diminuer les effets indésirables, notamment les céphalées, liées à l'augmentation des doses des formes simples. Elles offrent également l'avantage de réduire le nombre de prises quotidiennes et d'améliorer l'observance du traitement.
À titre d'exemple, le dinitrate d'isosorbide LP (Risordan LP) s'administre à raison de 20 mg deux à trois fois par jour ou de 40 mg deux fois par jour, en veillant

toujours à ménager un intervalle sans prise d'au moins 12 heures (administration à 8, 12 puis 18 h). Lorsque le patient est équilibré, on peut administrer 60 mg/j en une prise matinale unique bien souvent. Les comprimés LP ne doivent pas être croqués, ni mâchés.

4. Effets indésirables et précautions d'emploi principaux

a) Effets cardiovasculaires

Une hypotension orthostatique (résultant de la vasodilatation) peut s'observer en début de traitement, notamment chez les patients les plus âgés. Elle est potentialisée par la consommation d'alcool et de certains médicaments (antihypertenseurs, diurétiques, vasodilatateurs comme par l'association avec les inhibiteurs calciques largement pratiquée), mais est moins sensible avec les formes percutanées. Ce risque impose la prudence lors de la conduite automobile ou d'engins. L'hypotension diminue ou s'abolit avec le temps. En cas de collapsus ou d'état de choc, retirer immédiatement le dispositif transcutané d'administration de dérivé nitré si le patient en est porteur.
Une tachycardie réflexe s'observe lors de la prescription de posologies élevées ou d'association à la nifédipine (Adalate® : préférer, nous l'exposons plus loin, l'association à une dihydropyridine de deuxième génération, sous forme LP). De plus, une vasodilatation importante peut entraîner une diminution de la perfusion coronaire et, indirectement, aggraver l'angor.
L'effet vasodilatateur explique la survenue de céphalées chez 20 à 40 % des patients traités, d'évolution spontanément régressive en général, mais susceptibles d'imposer une adaptation posologique voire l'administration d'un antalgique (ces céphalées sont réduites en cas d'association à un bêtabloquant et exacerbées parfois par la prise d'un inhibiteur calcique). Cet effet explique de même les bouffées vasomotrices et les érythèmes cutanés (notamment au site d'application des patchs).

b) Méthémoglobinémie

Les nitrites résultant du métabolisme de la trinitrine oxydent le fer de l'hémoglobine et la transforment en méthémoglobine, lui faisant perdre son affinité pour l'oxygène (mais non pour les cyanures : des agents méthémoglobinisants comme le nitrite de sodium ou le nitrite d'amyle ont constitué des traitements dans l'intoxication par les cyanures). Sans incidence clinique aux posologies usuelles, cette méthémoglobinémie se manifeste par la survenue d'une cyanose. Ce phénomène peut toutefois avoir une incidence en cas d'association à des médicaments oxydants (sulfamides par exemple) ou, surtout, sur un terrain prédisposé génétiquement (déficit en méthémoglobine-réductase). La méthémoglobinémie peut être traitée par l'administration intraveineuse de bleu de méthylène.

c) Tolérance au traitement

L'échappement thérapeutique, décrit avec tous les dérivés nitrés et croisé entre eux, est observé lors d'une administration en continu : des taux sériques constants en nitrates entraînent en 12 à 24 heures la perte de l'action vasodilatatrice, d'une façon

Tableau 1. Principaux dérivés nitrés

Dénomination commune internationale (DCI)	Spécialités	Présentation
Action rapide et courte : voie sublinguale		
Isosorbide (dinitrate d')	Isocard sublingual	Solution sublinguale 1,25 mg/pulvérisation
	Risordan	Comprimé 5 mg
Trinitrine	Natispray	Solution pour pulvérisation buccale 0,15 mg/dose Solution pour pulvérisation buccale 0,30 mg/dose
	Trinitrine Simple Laleuf	Pilule enrobée 0,15 mg
Action moins précoce mais prolongée : voies orale et percutanée		
Isosorbide (5-mononitrate d')	Monicor LP	Gélule LP 20 mg Gélule LP 40 mg Gélule LP 60 mg
Isosorbide (dinitrate d')	Langoran LP	Gélule LP 20 mg Gélule LP 40 mg Gélule LP 60 mg
	Risordan	Comprimé 5 mg Comprimé 10 mg Comprimé 20 mg
	Risordan LP	Comprimé LP 20 mg Comprimé LP 40 mg Comprimé sécable LP 60 mg
Trinitrine	Lénitral LP (trinitrine microencapsulée)	Gélule 2,5 mg Gélule 7,5 mg
	Cordipatch	Patch 5 mg/24 h Patch 10 mg/24 h
	Diafusor	Patch 5 mg/24 h Patch 10 mg/24 h Patch 15 mg/24 h
	Discotrine	Patch 5 mg/24 h Patch 10 mg/24 h Patch 15 mg/24 h
	Nitriderm TTS	Patch 5 mg/24 h Patch 10 mg/24 h Patch 15 mg/24 h
	Trinipatch	Patch 5 mg/24 h Patch 10 mg/24 h Patch 15 mg/24 h

Dictionnaire Vidal® 2006 (liste non exhaustive)

rapidement réversible. Le phénomène résulte probablement d'un épuisement de la cellule en groupes thiols, ce qui empêche la formation *in situ* des nitrosothiols indispensables à la relaxation de la fibre musculaire (la tolérance est d'ailleurs prévenue par l'administration de N-acétylcystéine donneuse de groupes – SH).

Cette tolérance doit faire l'objet d'une prévention spécifique. Il faut pour cela ménager quotidiennement un intervalle libre de toute prise (ménagé dans la période nycthémérale où le patient ne présente pas de crises en général), même s'il s'avère de ce fait impossible de couvrir efficacement le nycthémère par un dérivé nitré. L'association avec un bêtabloquant, dont l'action est constante, ou le recourt à la prescription de molsidomine (Corvasal®) permettent d'assurer une couverture satisfaisante de l'ensemble du nycthémère.

d) Phénomène rebond

Un traitement par dérivés nitrés suspendu trop brutalement peut se traduire par une sorte de réaction de sevrage, un phénomène de rebond coronarien. Il importe donc de cesser très progressivement le traitement, quelle que soit la forme d'administration. Une exposition permanente aux dérivés nitrés (ouvriers exposés à la nitroglycérine dans les usines de fabrication d'explosifs) peut se solder par une dépendance, avec décès subit ou infarctus lors de l'interruption (vacances par exemple) à l'exposition.

e) Troubles digestifs

Nausées et rares vomissements.

f) Troubles cutanés

Rashs décrits avec toutes les molécules.

5. Contre-indications principales

Les dérivés nitrés ont une contre-indication commune importante : l'allergie aux groupes nitrés, qui n'est pas exceptionnelle. Les autres contre-indications sont :
- les cardiopathies obstructives (risque de décompensation) (dinitrate d'isosorbide, formes transdermiques) ;
- l'hypertension intracrânienne ;
- un collapsus circulatoire ;
- une hypotension sévère (risque de syncope) : à ce titre, l'association à des médicaments connus comme hypotenseurs : vasodilatateurs, antihypertenseurs, diurétiques, comme l'association à l'alcool, peuvent majorer les risques d'hypotension ;
- un infarctus du myocarde avec extension au ventricule droit (formes intraveineuses) ;
- une anémie sévère (risque accru des conséquences de l'action méthémoglobinisante) ;
- une hypovolémie sévère (risque accru d'hypotension grave) ;
- l'usage d'inhibiteurs de la PDE5 indiqués dans les dysfonctions érectiles (risque de collapsus, d'hypotension brutale, de lipothymie) : en cas de douleurs angineuses lors d'un effort fait à l'occasion d'un acte sexuel favorisé par l'un de ces médicaments (Cialis®, Lévitra®, Viagra®), s'abstenir de tout recours à un dérivé nitré !

B. Bêtabloquants

1. Mode d'action

Les bêtabloquants s'opposent aux effets des catécholamines sur le myocarde. Ils réduisent la consommation en oxygène (au repos et surtout à l'effort) en diminuant la fréquence cardiaque, la contractilité et la pression artérielle systolique d'effort. La présence d'une activité sympathomimétique intrinsèque diminue l'efficacité sur l'ischémie. Globalement, les bêtabloquants diminuent le risque de mort subite du patient coronarien.

2. Indications et présentations

Les bêtabloquants commercialisés sont nombreux. Le prescripteur privilégie, chez le patient angineux, les molécules dépourvues d'action sympathomimétique intrinsèque (effet ASI), non cardiosélectives (pour permettre une redistribution du flux sanguin myocardique), possédant une activité stabilisatrice de membrane et ayant une demi-vie suffisante pour couvrir efficacement le nycthémère. Ceci envisagé, toutes les molécules commercialisées ont une activité anti-ischémique comparable et l'adaptation individuelle rigoureuse de la posologie est en elle-même plus important que le choix de la molécule.
Contrairement au traitement de l'hypertension artérielle par les bêtabloquants, indication dans laquelle on privilégie une administration quotidienne, il semble préférable d'administrer le bêtabloquant en deux ou trois prises chaque jour chez le patient angoreux, car l'action anti-ischémique (notamment la diminution de la contractilité myocardique) est moins durable. Toutefois, les mentions légales n'établissent pas cette distinction.

3. Effets indésirables et précautions d'emploi principaux

Le traitement par bêtabloquants est généralement bien toléré. Il faut toutefois veiller à ne jamais l'interrompre brutalement chez le patient angineux : il y a risque de troubles graves du rythme, d'infarctus du myocarde ou de mort subite. Étaler l'arrêt sur une à deux semaines, sous couvert d'un traitement substitutif par une autre classe d'anti-angoreux, pour prévenir toute aggravation clinique. Il est toutefois conseillé de poursuivre l'administration des bêtabloquants jusqu'au moment de la chirurgie coronarienne lorsqu'elle est mise en œuvre.

- Bradycardie : adapter la posologie si le rythme cardiaque est < 55 battements/min.
- Bloc auriculoventriculaire du 1er degré : prudence (effet dromotrope négatif).
- Phéochromocytome traité : surveillance étroite de la tension artérielle.
- Insuffisance rénale ou hépatique : prudence (en fait variable selon les molécules).
- Diabète : surveiller la glycémie car les signes annonciateurs d'une hypoglycémie (sueur, palpitations, tachycardie) peuvent être masqués.

4. Contre-indications principales

a) Contre-indications absolues

- Bradycardie < 50 battements/min.
- Tension artérielle systolique < 100 mmHg.
- Dysfonction ventriculaire gauche.
- Hypoperfusion périphérique (risque d'aggravation).
- Bronchopneumopathie obstructive chronique (risque d'aggravation par bronchoconstriction).
- Bloc auriculoventriculaire du 2e ou 3e degré (risque d'aggravation en bloc complet du fait de l'action dromotrope négative des bêtabloquants).
- Insuffisance cardiaque non contrôlée (mais des bêtabloquants sont désormais indiqués dans le traitement de l'insuffisance cardiaque : domaine en pleine évolution !).
- Angor de Prinzmetal (aggravation de la composante spastique).

Tableau 2. Principaux bêtabloquants indiqués dans le traitement au long cours de l'insuffisance coronaire

Dénomination commune internationale (DC)	Spécialités	Présentation
Acébutolol	Sectral	Comprimé 200 mg Comprimé 400 mg
	Sectral LP	Comprimé LP 500 mg
Aténolol	Ténormine	Comprimé sécable 100 mg
Bétaxolol	Kerlone	Comprimé sécable 20 mg
Bisoprolol	Détensiel	Comprimé sécable 10 mg
	Soprol	Comprimé sécable 10 mg
Céliprolol	Célectol	Comprimé sécable 200 mg
Métoprolol	Lopressor	Comprimé sécable 100 mg
	Lopressor LP	Comprimé sécable LP 200 mg
	Séloken	Comprimé sécable 100 mg
	Séloken LP	Comprimé LP 200 mg
Nadolol	Corgard	Comprimé sécable 80 mg
Oxprénolol	Trasicor	Comprimé sécable 80 mg
	Trasicor-Retard	Comprimé 160 mg
Pindolol	Visken	Comprimé 5 mg
	Visken-Quinze	Comprimé sécable 15 mg
Propranolol	Avlocardyl	Comprimé sécable 40 mg
	Avlocardyl LP	Gélule LP 160 mg
	Hémipralon LP	Gélule LP 80 mg
Timolol	Timacor	Comprimé sécable 10 mg

Seules les formes ayant une indication dans l'angor sont mentionnées.
Dictionnaire Vidal®, 2006, génériques non cités.

- Syndrome de Raynaud et troubles artériels périphériques (risque de vasoconstriction).
- Phéochromocytome non traité (risque de troubles tensionnels graves).

b) Contre-indications relatives

- Asthme et antécédents d'asthme (CI *absolue* avec les bêtabloquants non sélectifs).
- Association aux inhibiteurs calciques (mais cette association reste cependant de règle dans le traitement de l'insuffisance coronaire).

C. Inhibiteurs calciques

Les inhibiteurs calciques sélectifs constituent aujourd'hui des médicaments incontournables dans la stratégie de traitement de l'angor stable comme de l'angor instable ou des autres formes de cardiopathies ischémiques. Les inhibiteurs non sélectifs sont désormais réduits à une seule molécule, le bépridil.

1. Mode d'action

Dihydropyridines, diltiazem et vérapamil réduisent le flux entrant de calcium dans les cellules musculaires lisses, mais par un blocage des canaux calciques différent selon la molécule. La diminution de la consommation en oxygène du myocarde est secondaire à la vasodilatation artérielle qui réduit la postcharge et à la baisse de la fréquence cardiaque à l'effort, qui n'est observée qu'avec le diltiazem et le vérapamil.
Tous les inhibiteurs calciques ont une activité inotrope négative, mais la diminution de la contractilité cardiaque est plus ou moins sensible selon l'importance de la réponse réflexe sympathique (vérapamil et diltiazem ont l'effet inotrope négatif le plus important et permettent un meilleur contrôle de la tachycardie réflexe).
L'action vasodilatatrice directe sur les coronaires est bénéfique en cas de spasme mais reste plus limitée en cas de sténose coronaire. Il y a alors un risque de « vol » coronaire : la dilatation des artères saines, plus importante que celle des artères sténosées, fait que le sang emprunte plus facilement les premières, ce qui prive encore plus d'apport en oxygène les zones de sténose et aggrave l'angor.
Il est important de noter que les dihydropyridines de première génération à effet immédiat (exemple : Adalate® simple) donnent fréquemment lieu à ce phénomène, favorisé de plus par une hypotension brutale avec tachycardie réflexe. Cet effet n'est pas décrit avec les molécules de deuxième génération (Amlor®) ou avec les formes à libération prolongée (Chronadalate®, Flodil LP®).

2. Indications et présentations

Les antagonistes calciques constituent une alternative au traitement par bêtabloquants dans le traitement prophylactique de l'angor stable (notamment lorsqu'il y a douleur au repos, lorsque les bêtabloquants sont contre-indiqués ou mal tolérés, ainsi que chez le sujet angineux et diabétique) comme dans l'angor instable (en deuxième ligne sauf si contre-indication à l'administration de bêtabloquants). On privilégie le recours au diltiazem ou au vérapamil, dont l'effet bradycardisant est marqué.

Tableau 3. Principaux inhibiteurs calciques indiqués dans le traitement au long cours de l'insuffisance coronarienne

Dénomination commune internationale (DC)	Spécialités	Présentations
	Dihydropyridines	
Amlodipine	Amlor	Gélule 5 mg
Félodipine	Flodil LP	Comprimé LP 5 mg
Nifédipine	Adalate	Capsule 10 mg
	Chronadalate LP	Comprimé osmotique LP 30 mg
	Autres antagonistes calciques	
Bépridil	Unicordium	Comprimé 100 mg Comprimé 200 mg Comprimé 300 mg
Diltiazem	Bi-Tildiem LP	Comprimé LP 90 mg Comprimé LP 120 mg
	Diacor LP	Gélule LP 90 mg Gélule LP 120 mg
	Mono-Tildiem LP	Gélule LP 200 mg Gélule LP 300 mg
	Tildiem	Comprimé 60 mg
Vérapamil	Isoptine	Comprimé 40 mg Gélule 120 mg
	Isoptine LP	Comprimé sécable LP 240 mg

Dictionnaire Vidal® 2006 (génériques exclus)

Les posologies moyennes recommandées dans le traitement préventif des crises d'angor sont de :

- nifédipine (associée à un bêtabloquant) :
  10 mg × 4/j (angor de Prinzmetal), 10 mg × 3/j (angor stable) ;
- félodipine : 10 mg/j (angor stable) ;
- amlodipine :
  5 à 10 mg/j (angor d'effort, angor spontané dont l'angor de Prinzmetal) ;
- diltiazem : 60 mg × 3/j, parfois jusqu'à 360 mg/j ;
- vérapamil : 240 à 480 mg/j.

3. Effets indésirables et précautions d'emploi principaux

Les effets indésirables des inhibiteurs calciques sont avant tout liés à leur activité puissamment vasodilatatrice : vertiges, céphalées, flushs, hypotension, nausées. On décrit aussi des œdèmes pulmonaires comme des œdèmes périphériques, de la toux, une constipation.

- Surveillance chez les patients présentant une altération de la fonction ventriculaire gauche, une bradycardie (risque de majoration) ou un bloc auriculoventriculaire du 1er degré (risque de majoration et exceptionnellement de bloc complet).

- Prudence chez le sujet âgé, insuffisant rénal ou hépatique (notamment avec le vérapamil : réaction immunoallergique avec cytolyse hépatique décrite), en cas d'anesthésie générale.

4. Contre-indications principales

a) Contre-indications absolues

- Dysfonction sinusale.
- Blocs auriculoventriculaires de 2e et 3e degrés non appareillés.
- Insuffisance ventriculaire gauche avec stase pulmonaire.
- Bradycardie sévère (car molécules bradycardisantes).
- Hypotension artérielle (vérapamil).

Occlusion intestinale (Tildiem® : présence d'huile de ricin dans l'excipient).

b) Contre-indications relatives

- Association à un anti-arythmique (diltiazem et vérapamil sont eux-mêmes des anti-arythmiques !).
- Grossesse et allaitement (diltiazem : malformations chez l'animal, faible passage dans le lait).

5. Inhibiteurs calciques non sélectifs

Le bépridil (Unicordium®, comprimés 100, 200 et 300 mg) est un antagoniste mixte du calcium et du sodium. Il bénéficie d'une demi-vie prolongée (24 à 72 heures) et subit un effet de premier passage hépatique important. Indiqué dans le traitement préventif des crises d'angor (100 à 300 mg/j en moyenne), il peut être à l'origine de troubles du rythme (torsades de pointe à la suite d'un allongement de l'espace QT) en raison de ses propriétés anti-arythmiques (anti-arythmique de classe I), et ce notamment chez le sujet âgé ou en hypokaliémie. Il est contre-indiqué en cas de bloc auriculoventriculaire du 2e ou du 3e degré non appareillé, de dysfonctionnement sinusal ou de bradycardie, d'allongement congénital ou acquis du QT, d'hypokaliémie, d'insuffisance cardiaque non compensée, d'hypotension sévère ou en association à des médicaments susceptibles de donner des torsades de pointes.

D. Sydnonimines

La molsidomine (Corvasal®, comprimés 2 et 4 mg) est une prodrogue de la classe des sydnonimines. Elle est métabolisée au niveau hépatique en un dérivé nitrosé vasodilatateur, la linsidomine, actif sur les veines et les coronaires, et proche en cela des dérivés nitrés.

La molécule est indiquée, par voie orale, dans la prophylaxie de la crise angineuse (3 à 8 mg/j, parfois jusqu'à 16 mg). Les effets indésirables sont ceux des dérivés nitrés (céphalées, hypotension orthostatique, troubles digestifs, etc.). Il n'y a pas toutefois de phénomène d'échappement avec la molsidomine car l'hydrolyse de son métabolite actif, la linsidomine, n'est pas dépendante de l'activité de la glutathion-S-réductase.

La molsidomine est contre-indiquée en cas d'hypotension marquée avec état de choc, en association aux inhibiteurs de la PDE5 (Viagra®, etc.), sauf à respecter un délai de 24 heures entre l'usage du correcteur de la dysérection et celui de l'anti-angineux (risque d'hypotension brutale, avec lipothymie, syncope ou accident coronarien aigu).

E. Activateurs des canaux potassiques

Le nicorandil (Adancor®, Ikorel®, comprimé sécable 10 mg et comprimé 20 mg) est un ester du nicotinamide (vitamine PP). Il ouvre les canaux potassiques membranaires et permet l'efflux des ions K^+ dans le cytoplasme cellulaire. Ceci a pour conséquence la repolarisation de la cellule musculaire lisse vasculaire, la fermeture des canaux calciques voltage-dépendants et, au final, la relaxation cellulaire. L'action thérapeutique est induite par l'augmentation de l'apport (liée à la vasodilatation des coronaires) et la diminution de la demande en oxygène du cœur secondaire, elle, à la baisse de la postcharge par vasodilatation artérielle périphérique et à la diminution de la précharge par vasodilatation veineuse s'expliquant par une action complémentaire de type nitré (cf. radical NO_2 de cette molécule).
Le nicorandil est prescrit isolément ou en association à d'autres anti-angineux (exclusion faite des dérivés nitrés et de la molsidomine), à la posologie moyenne de 20 mg/j. Il est contre-indiqué en cas de choc cardiogénique, d'hypotension et d'insuffisance ventriculaire gauche, ainsi qu'en association aux inhibiteurs de la PDE5 (Viagra®, etc.). Globalement, le profil d'effets indésirables et de précautions d'emploi est celui des dérivés nitrés.

F. Trimétazidine

La trimétazidine (Vastarel®, comprimés 20 mg), dépourvue d'effet hémodynamique, a un mode d'action métabolique spécifique. En effet, elle améliore le rendement énergétique (l'ischémie myocardique se traduit par une diminution de la production énergétique cellulaire, une acidose, une surcharge calcique et la production de radicaux libres) en favorisant l'utilisation du glucose aux dépens des acides gras, lesquels sont moins rentables en termes de production d'ATP et sont davantage consommateurs d'oxygène dans la cellule. La trimétazidine est indiquée en prophylaxie de la crise d'angor à la posologie de 40 à 60 mg/j. Elle ne donne lieu ni à contre-indications spécifiques, ni à effets indésirables remarquables, exception faite d'éventuels troubles gastro-intestinaux.

II. Spectre des cardiopathies ischémiques

Entre 120 et 140 000 personnes sont atteintes par un trouble coronarien aigu chaque année en France. Les cardiopathies ischémiques représentent à elles seules environ 10 % des décès, avec un risque très faible avant 35 ans, mais qui augmente ensuite de façon linéaire pour culminer vers 80 ans. Chez la femme, ce risque est

faible avant la ménopause (protection par les œstrogènes) mais augmente ensuite pour devenir équivalent ou presque à celui décrit chez l'homme.
L'ischémie myocardique (insuffisance coronaire) constitue en fait un ensemble de syndromes formant un spectre, celui de l'insuffisance coronaire (cardiopathies ischémiques) dont l'incidence clinique va croissant jusqu'à la mort subite pouvant faire suite à un angor instable ou à un infarctus.

Tableau 4. Le spectre des cardiopathies ischémiques

Cardiopathies ischémiques				
Syndromes coronariens chroniques		Syndromes coronariens aigus		
Ischémie silencieuse	Angor stable	Angor instable	Infarctus du myocarde sans onde Q	Infarctus du myocarde avec onde Q

Sans entrer dans des détails cliniques, il faut cependant évoquer quelques-unes de ces formes car les stratégies thérapeutiques ne sont pas identiques pour chacune d'entre elles.
L'insuffisance coronaire aiguë, aggravant une maladie chronique jusqu'alors plus ou moins frustre (angor stable ou ischémie silencieuse), a généralement pour origine la rupture d'une plaque d'athérome souvent fragilisée par un processus inflammatoire local ou par une thrombose coronaire. Des variations hémodynamiques brutales détachent plus ou moins complètement la plaque de la paroi vasculaire, ce qui constitue une zone d'amorçage pour la formation d'un thrombus plaquettaire plus ou moins occlusif, qui diminue le flux sanguin et est à l'origine d'un phénomène ischémique. Lorsque l'occlusion est totale, il y a infarctus du myocarde, avec des lésions irréversibles. Lorsque l'occlusion n'est que partielle, l'angor est instable, avec des conséquences qui peuvent être très péjoratives également.
Certains angors sont déclenchés par un spasme artériel spontané (angor de Prinzmetal) ou induit par des substances vasoconstrictrices (chimiothérapie anticancéreuse, usage de cocaïne ou de crack, etc.). Ils peuvent aussi faire suite à un rétrécissement aortique, à une cardiomyopathie hypertrophique, à des troubles du rythme, à une anémie ou à des maladies systémiques type vascularite, polyarthrite rhumatoïde, anomalies congénitales des coronaires, etc.

A. Ischémie myocardique silencieuse

Dans ce cas, l'ischémie ne donne lieu à aucun symptôme clinique, mais a le même pronostic et le même traitement que l'angor stable. Elle est notamment découverte à l'occasion d'un bilan cardio-vasculaire ou, *a posteriori*, au décours d'un infarctus.

B. Angor stable (angor d'effort)

L'angor stable constitue la traduction clinique d'une ischémie myocardique liée à la présence d'un rétrécissement coronaire athéroscléreux fixe, bien adhérent à la paroi, qui empêche le flux coronaire de pouvoir s'adapter à une augmentation de la demande en oxygène.

La douleur de l'angor stable apparaît très brutalement lors d'un effort, par exemple lors de la marche, mais parfois aussi en période postprandiale, voire au repos chez 30 % des patients sous l'effet de stimuli normalement vasodilatateurs (exercice mental, exposition au froid, contrariété, etc.). Il s'agit d'une douleur violente, constrictive, angoissante, rétrosternale, irradiant au niveau interne du bras gauche, et imposant l'arrêt immédiat de l'effort. Elle est suivie d'éructations lorsqu'elle cesse, en quinze minutes environ, et elle cède immédiatement à la prise d'un dérivé nitré. La persistance de cette douleur au-delà d'une vingtaine de minutes doit faire évoquer un angor instable, voire un infarctus du myocarde (*cf. infra*).
On distingue plusieurs grades dans la gravité de l'angor stable : dans tous les cas, les crises sont relativement peu fréquentes et répondent bien au traitement. La mortalité annuelle de cette pathologie est comprise entre 1 et 2 % mais son aggravation (angor instable, infarctus, insuffisance cardiaque) reste imprévisible ou presque, puisque l'importance du rétrécissement initial n'est pas corrélée à l'évolution de la lésion.

C. Angor instable (syndrome de menace)

L'angor instable se caractérise par un début brutal, sans signes annonciateurs chez un sujet jusqu'alors asymptomatique (angor *de novo*), et de son évolution péjorative rapide. Il peut aussi correspondre à une phase aggravée d'un angor stable (angor crescendo), avec des crises plus fréquentes et plus prolongées, ou à des crises angineuses survenant même au repos (angor spontané).
L'angor instable constitue une urgence imposant l'hospitalisation dans un service spécialisé car il peut évoluer rapidement vers l'infarctus du myocarde ou vers des troubles du rythme ventriculaire gauche avec risque de mort subite.

D. Angor de Prinzmetal (variant angina)

L'angor de Prinzmetal constitue une forme spécifique d'angor instable spontané, avec récurrence de crises essentiellement nocturnes, au repos, accompagnées de troubles du rythme. Il survient sur des coronaires normales ou presque mais anormalement sensibles aux stimuli vasoconstricteurs. Il existe des formes mêlant angor de Prinzmetal et angor instable, dites angor mixte.

III. Stratégies thérapeutiques dans l'angor

A. Angor stable

Le traitement est toujours très efficace et le patient bien pris en charge ne doit plus ressentir de symptômes cardiaques à l'effort.
La première démarche consiste bien sûr à réduire les facteurs de risque contrôlables : tabagisme, hypertension artérielle (noter que divers anti-angineux

sont en même temps antihypertenseurs : inhibiteurs calciques, bêtabloquants), hypercholestérolémie, surcharge pondérale, diabète, sédentarité, stress. Certains facteurs de risque ne peuvent par contre être modifiés : âge, hérédité, sexe.
Le traitement médicamenteux a quatre fonctions essentielles :

- antalgique ;
- anti-ischémique ;
- de sauvegarde de la fonction ventriculaire gauche ;
- de réduction des accidents évolutifs graves (évolution vers un angor instable ou un infarctus du myocarde).

La crise angineuse est traitée par administration de dérivés nitrés, notamment de trinitrine par voie sublinguale ou sous forme de spray. La réduction de la douleur est manifeste en quelques minutes. Les résultats sont comparables avec l'isosorbide, mais un peu plus différés dans le temps.
Le traitement de fond de l'angor stable repose en première intention sur l'administration d'un bêtabloquant (sauf contre-indication ou intolérance !) lorsque les crises surviennent uniquement à l'effort ou en cas d'association angor + HTA. Le recours aux inhibiteurs calciques (dihydropyridines à libération prolongée en général, vérapamil et diltiazem, bradycardisants, sont moins recommandés en cas d'insuffisance ventriculaire gauche associée) est privilégié s'il y a des douleurs parfois au repos, lorsque les bêtabloquants sont contre-indiqués ou lorsque l'angor est associé à un diabète traité par insulinothérapie (l'hypoglycémie serait masquée par usage de bêtabloquants, même s'il est vrai que les molécules cardiosélectives expo-

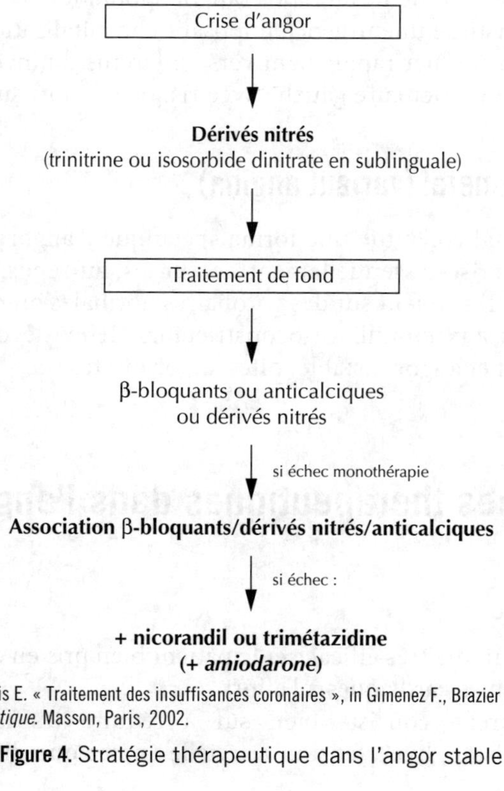

Postaire M., Gimenez F., François E. « Traitement des insuffisances coronaires », in Gimenez F., Brazier M., Calop J. *et al* (eds). *Pharmacie clinique et thérapeutique*. Masson, Paris, 2002.

Figure 4. Stratégie thérapeutique dans l'angor stable

sent moins à ce risque...). La prescription de dérivés nitrés au long cours améliore les dysfonctions ventriculaires gauches et l'insuffisance cardiaque congestive, mais il importe de ménager des fenêtres thérapeutiques (quelques heures tous les jours) pour éviter le développement d'une tolérance à ces produits. La molsidomine agit plus lentement que les dérivés nitrés mais ne donne pas lieu à tolérance. Toutefois, les essais comparatifs n'ont pas permis de mettre en évidence de supériorité d'une classe par rapport à une autre, lorsque les posologies sont adaptées et le traitement correctement suivi.

L'association bêtabloquant + dérivé nitré ou inhibiteur calcique doit être réservée aux échecs de la monothérapie.

On adjoint classiquement à ce traitement la prescription d'antithrombotiques (aspirine, ticlopidine si contre-indication à l'aspirine) en prévention primaire de l'infarctus du myocarde.

B. Ischémie silencieuse

Les médicaments anti-angineux peuvent la réduire voire la supprimer : on administre des bêtabloquants ou/et une dihydropyridine, sans qu'il soit aujourd'hui démontré que la réduction de l'ischémie silencieuse diminue à terme la survenue d'événements cardiaques chez le patient.

C. Angor instable

Il s'agit ici d'un contexte bien différent du précédent : celui de l'urgence. Le risque vital est en effet avéré par infarctus du myocarde ou mort subite. Le traitement a quatre fonctions essentielles :

- antalgique ;
- antithrombotique ;
- réductrice du spasme coronarien ;
- préventive de l'infarctus du myocarde.

Une fois le patient parfaitement stabilisé, il est possible d'envisager une angiographie coronaire, puis, si besoin, un pontage coronarien ou une angioplastie (aspect chirurgical non évoqué ici).

Les anti-angineux sont administrés dès la prise en charge du patient, pendant son transfert vers les urgences de cardiologie. Le traitement par voie veineuse (dérivé nitré ou linsidomine) est poursuivi à la seringue électrique sur 48 heures (risque de survenue d'une tolérance par la suite, avec retour à la sensibilité normale aux dérivés nitrés en quelques heures cependant). On y associe un bêtabloquant d'action brève, en IV, puis *per os* (exemple : propranolol 0,5 à 1 mg en IV puis 40 à 80 mg *per os*/6 h, métoprolol, aténolol), sauf en cas de spasme. Il permet de réduire significativement la survenue d'un infarctus du myocarde. En cas d'échec, on associe dérivé nitré + bêtabloquant.

En cas de contre-indication aux bêtabloquants ou lorsque l'association bêtabloquant + dérivé nitré est un échec, on administre un inhibiteur calcique en privilégiant le vérapamil ou le diltiazem car les dihydropyridines induisent souvent une tachycardie réflexe qui impose de les associer à un bêtabloquant.

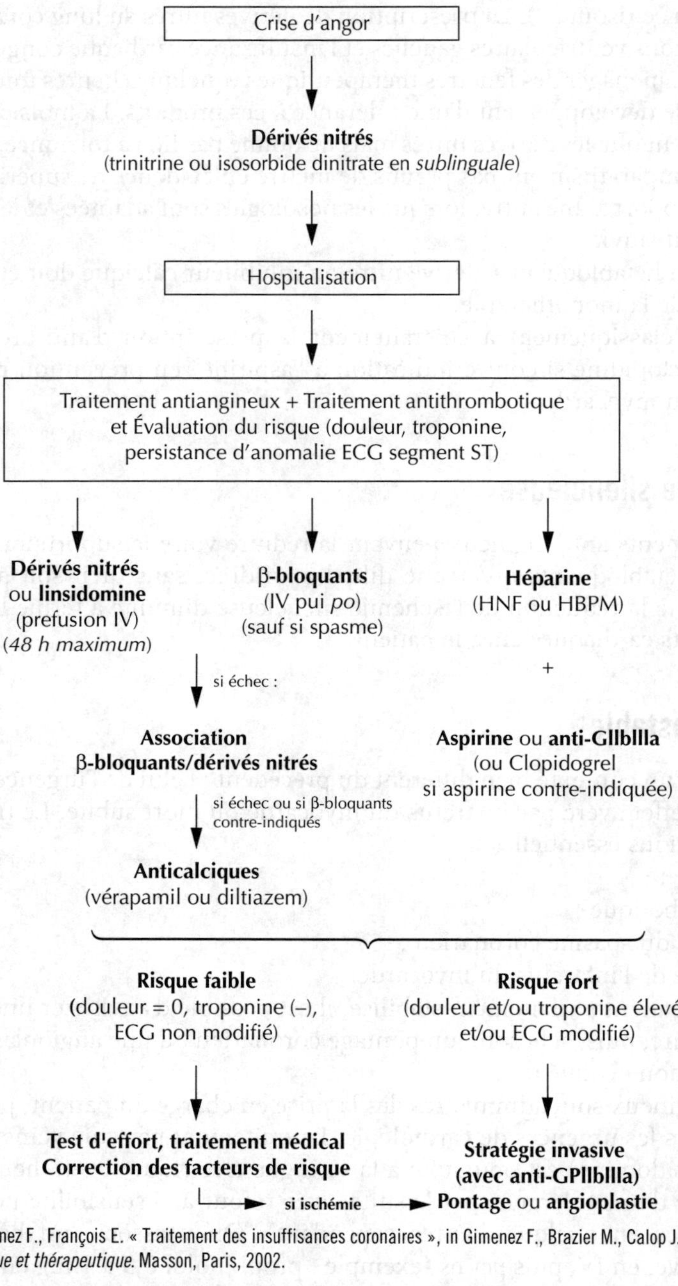

Postaire M., Gimenez F., François E. « Traitement des insuffisances coronaires », in Gimenez F., Brazier M., Calop J. *et al* (eds). *Pharmacie clinique et thérapeutique.* Masson, Paris, 2002.

Figure 5. Stratégie thérapeutique dans l'angor instable

Les antithrombotiques constituent l'autre versant du traitement de l'angor instable. L'aspirine est alors prescrite à une posologie comprise entre 75 et 300 mg/j. La ticlopidine est administrée en cas de contre-indication à l'aspirine, car sa demi-vie plus prolongée la rend moins maniable en cas d'intervention chirurgicale ou d'examen invasif urgent. Les héparines, non fractionnées ou fractionnées, sont généralement associées à l'aspirine. Citons enfin les antagonistes des récepteurs GP IIb/IIIa [1] dont l'effet bénéfique a été prouvé mais dont la place dans la stratégie de traitement de l'angor instable reste non formalisée (médicaments réservés à l'usage hospitalier) :

- *abciximab (Réopro®)*. L'abciximab est un fragment Fab d'un anticorps monoclonal chimérique, dirigé contre le récepteur GP IIb/IIIa : il inhibe donc l'agrégation plaquettaire en empêchant la liaison du fibrinogène, du facteur von Willebrandt et des autres molécules adhésives à ce récepteur. Il est notamment indiqué dans l'angor instable en vue de la réduction à court terme (1 mois) du risque d'infarctus du myocarde chez les patients souffrant d'angor instable réfractaire au traitement médical conventionnel et chez lesquels une intervention coronarienne percutanée est programmée ;
- *tirofiban (Agrastat®)*. Cet antagoniste non peptidique du récepteur GP IIb/IIIa inhibe l'agrégation plaquettaire d'une façon dose-dépendante, pour une durée d'environ 8 heures. Il est indiqué en prévention précoce de l'infarctus du myocarde chez les patients souffrant d'angor instable ou d'infarctus du myocarde sans onde Q, dont le dernier épisode de douleur thoracique est survenu au cours des 12 heures précédentes. Il est généralement associé à l'aspirine et à une héparine non fractionnée ;
- *eptifibatide (Integrilin®)*. Produit ayant la même indication que le précédent, mais de structure peptidique.

D. Angor de Prinzmetal

Les inhibiteurs calciques sont efficaces pour lever le spasme coronaire et sont prescrits en première intention. Si besoin, il est possible d'associer deux inhibiteurs calciques (par exemple : nifédipine + vérapamil ou nifédipine + diltiazem). En cas d'échec d'une monothérapie par inhibiteur calcique, on peut également réaliser une association inhibiteur + dérivé nitré. En revanche, notion importante, il ne faut jamais administrer de bêtabloquant dans un angor de Prinzmetal, car la vasoconstriction coronaire pourrait alors être aggravée, ainsi que l'ischémie.

1. Plaquettes et récepteur GP IIb/IIIa
Après la phase d'adhésion, les plaquettes activées expriment à leur surface plusieurs types de récepteurs. L'activation du récepteur de la glycoprotéine IIb/IIIa (GP IIb/IIIa) joue un rôle clé dans le phénomène d'agrégation plaquettaire. Il se fixe avec une forte affinité à la séquence arginine-glycine-acide aspartique et au carboxyle terminal du fibrinogène, plus accessoirement à d'autres protéines. On évalue le nombre de récepteurs GP IIb/IIIa exprimés à plus de 50 000/plaquette, la moitié étant portée par la membrane plasmique et l'autre moitié n'étant externalisée que lors de la phase d'activation de la plaquette.
L'agrégation constitue la phase finale de la formation du thrombus : les plaquettes se fixent sur les nombreuses molécules de fibrinogène libre. Le seul récepteur impliqué dans ce phénomène est précisément le récepteur GP IIb/IIIa qui constitue de ce fait une cible univoque permettant de bloquer l'agrégation. Parmi les innombrables cascades biochimiques d'activation de l'agrégation plaquettaire, l'activation du récepteur GP IIb/IIIa permet la formation de véritables « ponts » de fibrine entre deux plaquettes et représente la phase finale du processus.

L'essentiel de la question

L'angine de poitrine (angor) traduit cliniquement un phénomène d'ischémie myocardique dont l'origine peut être double : insuffisance des apports en oxygène au cœur, augmentation des besoins en oxygène du cœur. D'une façon générale, les deux processus se conjuguent : il y a inadéquation des apports par rapport aux besoins, notamment en cas d'effort. L'étiologie la plus courante de l'angor est un rétrécissement coronarien lié à la présence de plaques athéromateuses.

Il existe plusieurs types d'angor, constituant un spectre dont l'incidence clinique va croissant : ischémie silencieuse (« angor » asymptomatique), angor stable, angor instable susceptible d'évoluer péjorativement vers la mort subite ou l'infarctus du myocarde.

Le traitement de l'angor peut être soit curatif des crises ou du spasme coronarien, soit prophylactique. Dans tous les cas, il vise avant tout à diminuer le travail du cœur et donc ses besoins en oxygène.

Les dérivés nitrés sont les médicaments de première ligne : ils induisent une vasodilatation périphérique par une action sur les fibres vasculaires lisses impliquant la formation d'oxyde nitrique (NO) et une augmentation de la concentration intracellulaire de GMPc.

La molsidomine est un donneur de NO dont l'action ne se traduit pas par une tolérance.

Les bêtabloquants diminuent la contractilité myocardique et induisent une bradycardie (d'où réduction des besoins en oxygène). Mais ils ont de nombreux effets indésirables et contre-indications.

Une alternative aux bêtabloquants (qui leur est parfois associée sur avis de spécialiste) est constituée par les antagonistes calciques, actifs par une dilatation des artérioles périphériques et une diminution de la post-charge. Ils s'avèrent particulièrement intéressants en cas de spasme coronarien (angor de Prinzmetal). Vérapamil, diltiazem et dihydropyridines de longue durée d'action constituent désormais les choix les plus sûrs.

Le traitement de l'angor instable passe par l'administration d'anti-agrégants plaquettaires, dont l'action permet de prévenir l'évolution vers l'infarctus du myocarde.

Pour en savoir plus

- Golan D. E. *et al. Principles of Pharmacology*, Lippincott Williams et Wilkins, 2005.
- Diévart F. *Mise au point : cardiologie*, Éditions L et C, 2004.
- Haïat R., Leroy G. *Thérapeutique cardiovasculaire*, 2e éd. Paris, Éditions Frison-Roche, 1999.
- Schwartz J., Spach M.O. *Les médicaments de l'angine de poitrine*. Paris, Masson, 1994.
- Lecante V. Nouveaux traitements dans l'angor instable, 2000 ; dossiers du CNHIM, XXI(3).

Médicaments de l'insuffisance cardiaque chronique

B. LASSERE, R. MALINEAU†
Pharmacie, centre hospitalier nord Deux-Sèvres.

Les progrès de la cardiologie ont principalement permis d'éviter ou de mieux traiter les accidents cardiovasculaires aigus et de diminuer ainsi la morbidité et la mortalité liées à l'infarctus du myocarde, à l'hypertension artérielle, aux troubles du rythme et aux accidents ischémiques cérébraux et périphériques. La complication ultime de l'ensemble des maladies cardiaques reste cependant constituée par l'insuffisance cardiaque chronique (ICC) dont le pronostic reste des plus sombres. L'ICC demeure un défi thérapeutique et concerne environ 10 % de la population âgée de plus de 75 ans. De nombreux médicaments dont beaucoup sont très récents sont proposés et la stratégie thérapeutique a de ce fait beaucoup évolué au cours des dix dernières années.
Depuis une dizaine d'années, l'arsenal thérapeutique s'est enrichi de nouvelles classes de médicaments ; leur apparition a fait évoluer la stratégie de prise en charge de l'ICC.
Le but de ce travail est de faire le point sur le traitement médical actuel de l'ICC ; l'accent étant particulièrement mis sur les hétérosides cardiotoniques (programme du concours de l'internat).
Après un bref rappel de la définition et des aspects physiopathologiques de l'IC, nous aborderons les méthodes d'évaluation des traitements de l'IC, puis les différents médicaments utilisés dans cette pathologie, enfin nous essayerons de définir la stratégie thérapeutique de l'ICC.

I. Définition – Aspects physiopathologiques de l'ICC

L'IC est un syndrome relevant d'étiologies diverses et dont la définition est arbitraire et sujette à controverses.
L'IC traduit l'incapacité du système cardiovasculaire à fournir une quantité suffisante de sang pour satisfaire les besoins métaboliques de l'organisme et en particulier la demande en oxygène des tissus.
La dégradation progressive des performances mécaniques des protéines contractiles du myocarde explique que cette inadaptation apparaît d'abord à l'effort lorsque les besoins tissulaires en oxygène sont importants, avant de devenir permanente.
Il s'établit un cercle vicieux dans l'insuffisance cardiaque :

- la dégradation progressive des performances mécaniques des protéines contractiles du myocarde entraîne une diminution du débit systolique ;
- des changements neuro-humoraux se produisent en même temps à la périphérie : mécanismes compensateurs mis en jeu du fait de la chute du débit de perfusion tissulaire due à l'insuffisance ventriculaire gauche (IVG). Les plus importants sont l'augmentation de l'activité sympathique et l'activation du système rénine angiotensine aldostérone (SRAA), conséquence de la baisse de perfusion rénale, provoquant vasoconstriction et rétention hydrosodée ;
- la vasoconstriction augmente la postcharge, c'est-à-dire l'ensemble des forces s'opposant à l'éjection systolique du VG et le cœur déjà en mauvais état doit fournir un effort supplémentaire.

Ainsi le cycle de l'évolution de la maladie se referme sur lui-même, et il s'établit un véritable « cercle vicieux » (*fig. 1*).
Différents stades de l'IC peuvent être observés. En vue de la difficulté de classer valablement l'IC pour différences activités, la New York Heart Association

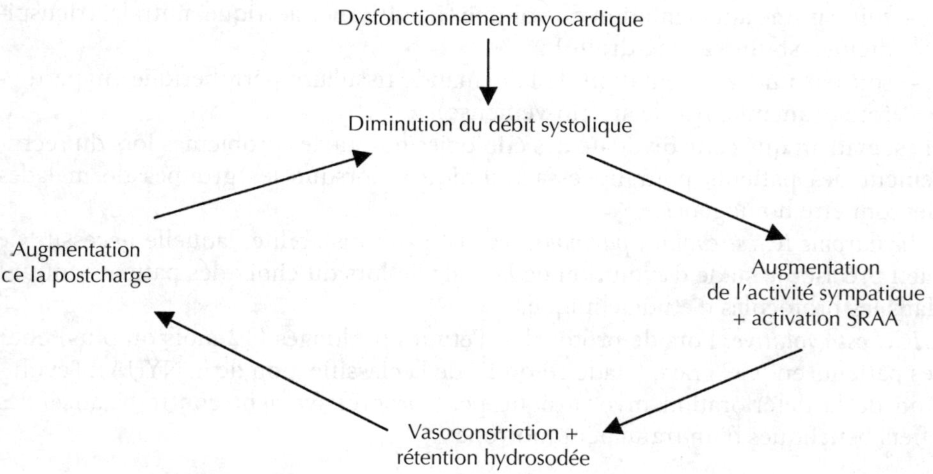

Figure 1. Évolution autoentretenue de l'insuffisance cardiaque

(NYHA) et d'autres auteurs ont créé des stades chimiques ou des classes fonctionnelles. Bien que la classification de la NYHA soit peu discriminante, trop subjective (fondée sur un interrogatoire peu standardisé) et parfois inapplicable (les patients limitant eux-mêmes leur activité de façon spontanée peuvent sous-estimer leur handicap fonctionnel), elle est largement utilisée en pratique quotidienne.

- Classe I : malades avec cardiopathie, sans aucune limitation de leur activité physique.
- Classe II : malades montrant une légère réduction de leur capacité physique. Un travail normal entraîne une dyspnée (et fatigue) légèrement augmentée.
- Classe III : malades montrant une nette réduction de leur capacité physique. Au repos, ils n'ont pas de symptôme, mais un travail léger entraîne une dyspnée et une fatigue importantes.
- Classe IV : malades ayant déjà des symptômes au repos et incapables d'accomplir un petit travail sans une forte augmentation de leurs symptômes.

II. Méthodes d'évaluation des traitements de l'IC

A. Problèmes méthodologiques liés à la maladie

Il n'y a pas une IC, mais des IC. Leurs modalités thérapeutiques sont probablement différentes. Les causes de l'IC sont schématiquement classées en deux groupes :

- les myocardiopathies : ischémique, non ischémique, de surcharge, inflammatoire ;
- les surcharges de travail cardiaque :
  - soit par une augmentation de la postcharge (HTA, sténose aortique, cardiomyopathie obstructive) ;

– soit par une augmentation du volume (insuffisance aortique, mitrale, tricuspidienne, shunt gauche-droite) ;
– soit par une augmentation de la demande tissulaire périphérique (hyperthyroïdie, anémie, fistule artério-veineuse).

Il est évident que cette diversité des étiologies posera des problèmes lors du recrutement des patients pour les essais cliniques, lorsque les groupes de malades devront être homogènes.

Le syndrome IC est évolutif par poussées, d'où son instabilité, laquelle nécessite de bien préciser le stade d'évolution de la maladie lors du choix des patients entrant dans les protocoles d'étude clinique.

L'ICC est évolutive. Lors de protocoles d'études prolongés (12 mois ou plus) chez les patients en ICC grave (stade III ou IV de la classification de la NYHA), l'évolution de la détérioration myocardique peut progressivement contre-balancer les effets bénéfiques d'un traitement inotrope.

B. Méthodes d'étude chez l'animal

Il n'existe pas actuellement de modèle animal expérimental d'ICC comparable à l'ICC humaine, malgré la multiplicité de ces modèles. Le plus discutable est celui de la défaillance cardiaque par surcharge volumétrique (shunt artério-veineux), le moins mauvais est probablement le cœur défaillant ischémique. Les modèles actuellement disponibles sont d'assez bons modèles d'ICA ou d'hypertrophie myocardique. Ils précisent mal l'efficacité chronique dans l'ICC chez l'homme et en particulier ne permettent pas d'étudier la mortalité liée à l'ICC.

Malgré les limites actuelles des modèles expérimentaux d'ICC, un dossier préclinique minimum doit cependant nous être proposé. Celui-ci doit :

- contenir la démonstration d'une activité inotrope positive et/ou vasodilatatrice *in vitro* et *in vivo*, des effets hémodynamiques chez le chien anesthésié et le chien conscient instrumenté, sur le cœur sain et sur au moins un modèle de cœur défaillant ischémique ;
- établir une relation dose-effet contre placebo et au moins une molécule de référence ;
- permettre de connaître les effets sur les circulations régionales, en particulier coronaire et rénale, les effets neurohumoraux, en particulier sur le SRAA.

La démonstration de l'absence d'effets rythmogènes semble aussi nécessaire dans cette phase préclinique.

C. Méthodes d'étude chez l'homme

Sur le plan clinique, comme nous l'avons vu précédemment, l'ICC se traduit par une dyspnée et une fatigue avec intolérance à l'effort et s'accompagne d'une mortalité élevée. Un traitement efficace devrait donc soulager les symptômes à l'effort, améliorer la qualité de la vie et diminuer la mortalité. Les trois objectifs ne sont pas forcément indissociables. Ils pourraient être considérés individuellement pour aboutir à des indications spécifiques.

1. Objectifs respectifs des différentes phases de développement

- *Pendant la phase I* (détermination chez le volontaire sain des conditions de sécurité du nouveau médicament à tester), certains objectifs spécifiques de l'ICC seront recherchés : effets sur l'ECG et le rythme cardiaque ; effets pharmacodynamiques cardio-vasculaires au repos et à l'effort par des méthodes invasives.
- *Pendant la phase II* (détermination chez l'homme des conditions d'efficacité pharmacologique), l'objectif principal est de confirmer l'activité hémodynamique et la tolérance à l'effort après administration unique et répétée à court terme (1 à 4 semaines) et d'établir une relation dose-effet contre placebo. Plus spécifiquement, la pharmacocinétique chez l'IC (dans les différentes formes évolutives), les interactions pharmacodynamiques et pharmacocinétiques avec les médicaments habituellement utilisés chez l'IC, les effets électrophysiologiques et l'absence d'effets arythmogènes doivent être étudiés, (30 à 50 % des ICC décèdent de mort subite d'origine rythmique) et l'absence de tachyphylaxie recherchée.
- *Pendant la phase III* (évolution contrôlée chez l'homme du rapport risque/bénéfice contre placebo et produits de référence). Les objectifs peuvent être l'un ou plusieurs de ceux cités : diminution des symptômes, améliorer la qualité de vie, augmenter la survie. Ces trois objectifs prennent une importance respective variable en fonction du degré évolutif de la maladie.

Le choix des traitements associés autorisés durant ces essais pose des problèmes sans solution satisfaisante. Dans l'idéal, tout traitement modifiant la fonction cardiaque et l'hémodynamique centrale ou périphérique devrait être interdit pendant l'essai ou arrêté au préalable. Ceci n'est presque jamais possible. L'ICC est une maladie souvent secondaire et à une étiologie qui nécessite un traitement spécifique. Or, pratiquement tous les anti-angoreux, anti-HTA et antiarythmiques, modifient la fonction cardiaque.

Les solutions ne peuvent être que des compromis toujours discutables. C'est ainsi que l'on peut permettre des anti-HTA centraux, l'amiodarone et les antiarythmiques de classe I à faible dose, si les posologies restent constantes.

De plus, si dans les stades précoces de l'ICC, il est possible d'inclure des patients vierges de tout traitement spécifique de l'ICC, pour les stades plus avancés, tous les patients devraient garder un traitement de base, comportant au moins un diurétique.

Il faut alors être conscient que l'essai ne teste plus l'activité du produit étudié en monothérapie, mais plutôt les effets de l'addition de ce produit à un traitement de base.

2. Critères de jugement

Ils sont choisis en fonction du ou des objectifs fixés.

a) Critères hémodynamiques

Ils sont principalement utilisés en phase II. Les variables minimales à obtenir au repos sont la pression capillaire pulmonaire, l'index cardiaque, les pressions artérielles systémiques, les volumes ventriculaires gauches télédiastolique et télésystolique et la fréquence cardiaque.

Ces variables permettent le calcul d'autres indices hémodynamiques appréciant la contractibilité et la relaxation.
À l'effort, il est nécessaire au moins de mesurer un indice global de fonction VG : la fraction d'éjection de préférence, par la méthode isotopique.
La variabilité intra-individuelle spontanée de ces indices hémodynamiques impose le recours à la technique de l'essai contrôlé et/ou une période de stabilisation.
La mesure des débits régionaux, du débit rénal, de la consommation myocardique d'oxygène, du débit cérébral ou musculaire des membres posent toutes des problèmes spécifiques ; elles ne peuvent être réalisées que par des équipes spécialisées maîtrisant parfaitement les techniques de mesure.

b) Tolérance à l'effort

La capacité à l'effort évalue de façon très globale les modifications physiopathologiques dans l'ICC puisqu'elle est déterminée par l'interaction complexe de tous les facteurs jouant un rôle dans l'IC, c'est-à-dire la fonction VG, la vasomotricité périphérique, le métabolisme du muscle squelettique et les capacités ventilatoires.
L'exploration de l'interaction de ces facteurs à l'effort est la seule méthode pertinente pour l'évaluation de l'état fonctionnel de l'ICC.
Actuellement les tests d'efforts dynamiques sont les plus utilisés : tapis roulant ou bicyclette ergométrique. Les épreuves à charge constante sont également utilisées.
La durée totale d'exercice (DTE) est également le critère le plus facile à obtenir, mais il est moins reproductible que la consommation d'oxygène maximale atteinte (pic VO_2). Lorsque les épreuves d'effort sont utilisées pour adapter la posologie ou rechercher la dose active, une modification de la DTE ou/ou de la VO_2 supérieure à 15 % est interprétée comme une réponse clinique significative.

c) Qualité de la vie

Un index subjectif global de l'efficacité/tolérance, calculé à partir des réponses du patient à un questionnaire, est un puissant élément de jugement du traitement.
Sa subjectivité rend le recours à l'essai contrôlé nécessaire. La multiplicité des questionnaires reflète bien la nécessité de standardiser un questionnaire spécifique à l'IC en tenant compte de l'environnement socioculturel.

d) Survie

Le pronostic de l'IC est à long terme des plus péjoratifs, la mortalité globale annuelle variant entre 10 à 50 % selon la sévérité des signes cliniques et l'évolutivité du syndrome.
Les modalités du décès sont de trois types :
- la mort subite qui touche environ 40 % des malades (forte corrélation entre la mort subite et les arythmies observées dans environ 70 à 80 % des IC) ;
- la mort au terme d'une détérioration progressive et inexorable de la fonction cardiaque environ 40 % des patients ;
- enfin, le décès des suites d'un accident cardiovasculaire ou d'une complication intercurrente (infarctus du myocarde, embolie pulmonaire, pneumopathie) dans 20 % des cas.

En termes pragmatiques et dans un objectif de santé publique aussi, l'amélioration de la survie est un objectif capital dans le traitement de l'ICC. La seule réalisation d'études prospectives, randomisées, permet d'apporter des réponses ; même si de telles études sont lourdes et coûteuses, elles sont nécessaires.

III. Médicaments de l'ICC

De nombreuses options thérapeutiques sont proposées, elles visent à casser le « cercle vicieux » de l'IC, en :
- augmentant la force contractile des protéines myocardiques ;
- diminuant les pressions de remplissage et le volume ventriculaire ;
- diminuant la gêne à l'éjection systolique ventriculaire gauche (postcharge).

A. Hétérosides cardiotoniques

Depuis 1785, date à laquelle l'Anglais William Withering préconisa l'utilisation de la digitale pourpre pour ses propriétés cardiotoniques, les hétérosides cardiotoniques (HC) sont devenus des médicaments importants dans le traitement de l'IC et de divers troubles du rythme supraventriculaire.
Les HC forment un groupe homogène en raison de leur origine exclusivement végétale (essentiellement digitale pourpre ou laineuse et divers strophantus), de la similitude de leur structure chimique hétérosidique (une partie osidique et une partie aglycone ou génine de structure stéroïdique) et, enfin, d'une action pharmacologique qualitativement identique pour tous les dérivés.
Les spécialités à base d'HC encore utilisées en thérapeutique sont rassemblées dans le tableau 1. Elles sont inscrites sur la liste I des substances vénéneuses.
En 2006, seule la digoxine est encore commercialisée (arrêt de commercialisation de la digitoxine fin 2003).

Tableau 1. Origine et structure des hétérosides cardiotoniques

Origine	Dénomination commune	Composition		Spécialités
		Génine	Partie osidique	
Digitale pourpre	Digitoxine	Digitoxigénine	3 digitoxoses	Digitaline cp (supprimée fin 2003)
Digitale laineuse	Lanatoside C	Digoxigénine	3 digitoxoses 1 glucose + reste acétique	
	Digoxine	Digoxigénine	3 digitoxoses	Digoxine cp – sol buvable – sol inj IV Hémigoxine cp
	Acétyldigitoxine	Digitoxigénine	3 digitoxoses + 1 reste acétique	
Strophantus	Strophantine G (ouabaïne)	Ouabaïgénine	1 rhamnose	
Scille	Proscillaridine	Scillagénine	1 rhamnose	

1. Propriétés pharmacologiques

a) Système cardiovasculaire

■ *Action inotrope positive*

Les HC augmentent la force et la vitesse de contraction du myocarde. Chez l'IC, les deux conséquences importantes sont, d'une part, l'augmentation du débit cardiaque (Q) et, d'autre part, la diminution de la taille du cœur par mobilisation du résidu postsystolique.

Le mécanisme moléculaire de l'effet inotrope positif des HC est étroitement lié aux mécanismes du couplage activation-contraction du myocarde. Leur point d'impact se situe au niveau de la membrane cellulaire myocardique où ils inhibent l'action de l'ATPase Na^+/K^+ dépendante.

Ils modifient ainsi l'équilibre ionique de la membrane cellulaire dans le sens d'une diminution du K^+ et d'une augmentation du Na^+ intracellulaires qui, par le biais des échanges Na^+/Ca^{++} entraîne à son tour un enrichissement de la cellule en Ca^{++} et tout particulièrement au niveau des protéines contractiles.

Ces données expliquent, d'une part, que les HC n'exercent leur action inotrope positive qu'au prix d'une altération ionique transmembranaire, elle-même source d'effets indésirables sur l'automatisme et la conduction, et d'autre part, que l'action des HC est très sensible aux déséquilibres ioniques : l'hypokaliémie augmente leur activité et favorise les effets toxiques des HC ; l'injection IV de calcium est contre-indiquée chez les digitalisés, car elle accroît le risque d'hyperexcitabilité ventriculaire.

L'action des digitaliques n'est nette que s'il existe une « réserve » contractile myocardique.

Dans l'IC terminale, cette réserve est nulle et l'effet bénéfique des HC est très faible alors que les effets toxiques persistent.

■ *Action dromotrope négative*

Explique leur utilisation dans certains troubles du rythme supraventriculaire.

Les effets sont complexes et différents selon la posologie et/ou le tissu cardiaque sur lequel les HC agissent : ralentissement sinusal, ralentissement de la conduction auriculo-ventriculaire…

■ *Action chronotrope négative*

Chez l'IC les HC diminuent constamment la fréquence cardiaque par un effet indirect parasympathomimétique (ou renforcement du tonus vagal par sensibilisation des barorécepteurs sinocarotidiens).

■ *Actions vasculaires*

Par action directe sur la musculature lisse vasculaire, les HC exercent un effet constricteur aussi bien artériel que veineux. Ces effets sont caractéristiques des HC chez le sujet sain mais chez l'IC, les HC réduisent le tonus sympathique périphérique (très élevé dans cette maladie) qui s'oppose donc à l'action directe de ces substances, la résultante étant une vasodilatation de mécanisme indirect.

Chez l'IC, tous les effets (inotrope positif, réduction de la taille du cœur et diminution des résistances périphériques par diminution du tonus sympathique) compensent largement la réduction de la fréquence cardiaque et le débit cardiaque élevé.

L'augmentation de la consommation en oxygène du myocarde (MVO_2) due à l'effet inotrope positif est compensée par la baisse de la MVO_2 due au ralentissement cardiaque et à la baisse de la tension systolique (et diminution de la taille du cœur).

b) Autres propriétés pharmacologiques

■ *Actions diurétiques*

En améliorant l'hémodynamique générale (accroissement du débit rénal et de la filtration glomérulaire) et en inhibant la réabsorption du Na^+, tous les HC induisent une diurèse importante avec élimination d'eau, de Na^+ et K^+.

■ *Actions diverses*

- Émétisante à doses subtoxiques (sensibilité particulière des sujets âgés).
- Action centrale directe responsable en partie de leurs effets arythmogènes.
- Action stimulante directe au niveau de la fibre lisse intestinale (diarrhée) et utérine.

2. Pharmacocinétique

La rapidité d'action et l'élimination des HC est parallèle à leur liposolubilité, celle-ci étant inversement proportionnelle au nombre de groupements hydroxylés (OH) présents au niveau de la génine :

- 5 pour l'ouabaïne ;
- 2 pour les dérivés de la digoxigénine (digoxine, lanatoside C) ;
- 1 pour les dérivés de la digitoxigénine (digitoxine, acétyldigitoxine).

La liposolubilité des HC conditionne la résorption intestinale, la fixation protéique et la durée d'action.

Tableau 2. Paramètres pharmacocinétiques comparés des hétérosides cardiotoniques

	Digitaline	Digoxine	Ouabaïne
Résorption par voie orale	+++	+	0
Fixation protéique (% conc. plasmatique totale)	95 %	25 %	0
Fraction inactivée par le foie	90 %	10 %	0
Fraction éliminée dans l'urine sous forme active	10 %	90 %	98 %
Facteur limitant principal	Foie	Reins	Reins
Demi-vie d'élimination plasmatique (jours)	3 à 9	2 à 3	0,3
Concentrations plasmatiques thérapeutiques* (ng/mL)	10 à 30	0,8 à 2	0,5
Concentrations plasmatiques toxiques (ng/mL)	> 40	> 3	

* Chez l'adulte

3. Précautions d'emploi

La résorption digestive des HC est maximale dans la partie proximale de l'intestin grêle. Dans les syndromes de malabsorption intestinale : sprue, hypermotilité intestinale par abus de laxatifs, résection partielle du grêle, irradiation, la biodisponibilité des HC va diminuer.

L'insuffisance rénale allonge la demi-vie d'élimination des HC fortement éliminés par le rein essentiellement sous forme active (dérivés de la digoxigénine). L'état d'équilibre sera d'autant plus long à obtenir, d'où l'importance du dosage plasmatique.
En cas d'insuffisance hépatique, seule la digitoxine fortement métabolisée au niveau hépatique pourrait voir sa demi-vie augmentée, mais une élimination rénale accrue évite le plus souvent une modification posologique.
Les hypothyroïdiens sont très sensibles aux HC alors que les hyperthyroïdiens sont au contraire relativement résistants (inactivation des HC accélérée).
Les enfants (jusqu'à l'âge de 1 an) sont moins sensibles aux HC que les adultes. La posologie est à adapter en fonction de l'âge et du poids.
Au contraire les sujets âgés sont plus sensibles et les surdosages peuvent être fréquents.
Ceci s'explique par :
- une altération de la fonction rénale (même en l'absence de toute néphropathie) due au vieillissement ;
- une réduction de la masse musculaire et du volume de distribution des HC ;
- une plus grande fréquence d'hypokaliémie associée (alimentation insuffisante, troubles digestifs, prise de laxatifs, de diurétiques).

4. Interactions médicamenteuses

Tableau 3. Interactions médicamenteuses des hétérosides cardiotoniques

Tous les digitaliques		
Amiodarone	Dépression de l'automatisme (bradycardie excessive) et troubles de la conduction auriculo-ventriculaire. En cas d'utilisation de la digoxine, augmentation de la digoxinémie par diminution de la clairance de la digoxine.	Précaution d'emploi : surveillance clinique, ECG et, s'il y a lieu, contrôler la digoxinémie et adapter la posologie de la digoxine.
Calcium (sels) voie orale en particulier en cas d'association avec la vitamine D	Risque de troubles du rythme	Précaution d'emploi : surveillance clinique, et, s'il y a lieu, contrôle de l'ECG et de la calcémie.
Calcium (sels) voie IV	Troubles du rythme graves, voire mortels	Contre-indication
Charbon, kaolin	Diminution de l'absorption digestive des digitaliques.	Précaution d'emploi : prendre le charbon ou le kaolin à distance des digitaliques (plus de 2 h si possible)
Colestyramine	Diminution de l'absorption digestive des digitaliques.	Précaution d'emploi : prendre la colestyramine à distance des digitaliques (plus de 2 h si possible)
Hypokaliémiants : diurétiques hypo-kaliémiants (seuls ou associés), laxatifs stimulants, amphotéricine B (voie IV), gluco et minéralocorticoïdes sauf hydrocortisone employée comme traitement substitutif dans la maladie d'Addison (voie générale), tétracosactide	Hypokaliémie favorisant les effets toxiques des digitaliques	Précaution d'emploi : surveillance clinique, contrôle de la kaliémie et, s'il y a lieu, de l'ECG

.../...

Midodrine (sympathomimétique alpha)	Troubles de l'automatisme (majoration de l'effet bradycardisant de la midodrine) et troubles de la conduction auriculo-ventriculaire et/ou intra ventriculaire	Association déconseillée : si cette association ne peut être évitée, renforcer la surveillance clinique et ECG
Sultopride	Risque majoré de troubles du rythme ventriculaire notamment de torsades de pointes.	Contre-indication
DIGITOXINE (rappel : médicament supprimé fin 2003)		
Phénobarbital, rifampicine : Inducteur enzymatiques	Diminution des concentrations plasmatiques et de l'efficacité de la digitoxine (augmentation de son métabolisme hépatique).	Précaution d'emploi : surveillance clinique, ECG et, éventuellement, de la digitoxinémie. S'il y a lieu, adaptation de la posologie de la digitoxine pendant l'association et après l'arrêt de l'inducteur, ou bien préférer la digoxine, moins métabolisée par le foie.
DIGOXINE		
Carbamazépine	Augmentation des concentrations plasmatiques de la carbamazépine et diminution de la digoxinémie.	À prendre en compte : en particulier pour l'interprétation des concentrations plasmatiques.
Clarithromycine, érythromycine	Augmentation de la digoxinémie par augmentation de son absorption.	Précaution d'emploi : surveillance clinique et éventuellement de la digoxinémie pendant le traitement par la clarithromycine et l'érythromycine et après son arrêt.
Hydroquinidine, quinidine (et, par extrapolation, le deslanoside)	Augmentation de la digoxinémie par diminution de la clairance rénale de la digoxine. De plus, troubles de l'automatisme (arythmie, bradycardie excessive et troubles de la conduction auriculo-ventriculaire).	Précaution d'emploi : surveillance clinique et ECG. En cas de réponse inattendue, contrôler la digoxinémie et adapter la posologie.
Itraconazole	Augmentation de la digoxinémie avec nausées, vomissements, troubles du rythme : diminution de l'élimination.	Précaution d'emploi : surveillance clinique, et, s'il y a lieu, de l'ECG et de la digoxinémie avec adaptation de la posologie de la digoxine pendant le traitement par l'itraconazole et après son traitement.
Sucralfate	Diminution de l'absorption digestive de la digoxine.	Précaution d'emploi : prendre le sucralfate à distance de la digoxine (plus de 2 h, si possible)
Sulfalazine	Diminution de la digoxinémie pouvant atteindre 50 %.	Précaution d'emploi : surveillance clinique, ECG et, éventuellement, contrôle de la digoxinémie. S'il y a lieu, adaptation de la posologie de la digoxine pendant le traitement par la sulfasalazine et après son arrêt.
Topiques gastro-intestinaux : sels, oxydes et hydroxydes de magnésium, d'aluminium et de calcium.	Diminution de l'absorption digestive de la digoxine.	Précaution d'emploi : prendre les topiques gastro-intestinaux à distance de la digoxine (plus de 2 h, si possible).
Vérapamil	Bradycardie excessive et bloc auriculo-ventriculaire par majoration des effets de la digoxine sur l'automatisme et la conduction et par diminution de l'élimination rénale et extra-rénale.	Précaution d'emploi : surveillance clinique, ECG et, éventuellement, contrôle de la digoxinémie. S'il y a lieu, adaptation de la posologie de la digoxine pendant le traitement par le vérapamil et après son traitement.

Source : interactions médicamenteuses – Dictionnaire Vidal® 2006 pour la digoxine, Dictionnaire Vidal® 2004 pour la digitoxine

5. Contre-indications

- Bloc auriculo-ventriculaire du 2e et 3e degré, non appareillés.
- Hyperexcitabilité ventriculaire (notamment extrasystoles).
- Tachycardie et fibrillation ventriculaire associée à un syndrome de Wolff Parkinson-White.
- Cardiomyopathie obstructive.
- Calcithérapie IV.

6. Place actuelle des HC dans le traitement de l'ICC

Les digitaliques sont spécifiquement indiqués lorsqu'une insuffisance cardiaque symptomatique, quelle qu'en soit la gravité, est liée à un trouble systolique et s'accompagne d'un rythme ventriculaire rapide sur fond de fibrillation auriculaire. En cas de dysfonctionnement cardiaque asymptomatique ou de fibrillation auriculaire, les glucosides cardiotoniques peuvent être utilisés pour régulariser la fréquence cardiaque.

L'administration de glucosides cardiotoniques en association avec les diurétiques et les inhibiteurs de l'enzyme de conversion (IEC) peut améliorer la symptomatologie chez les patients en rythme sinusal présentant une insuffisance cardiaque de classe III ou IV de la NYHA liée à un trouble systolique ; cette thérapeutique doit probablement être poursuivie lorsque l'insuffisance cardiaque du patient s'améliore.

Globalement, ces agents ne semblent pas influencer la mortalité chez les patients présentant une insuffisance cardiaque de classe II à IV de la NYHA et en rythme sinusal.

7. Éléments de surveillance d'un traitement par les HC

- Clinique.
- ECG.
- Biologie.

■ *Dosage plasmatique des médicaments*

Les demi-vies d'élimination des digitaliques chez l'adulte sont d'environ 40 heures pour le digoxine et 6-8 jours pour la digitaline. L'état d'équilibre est atteint au bout d'environ 5 demi-vies.

En pratique, si aucune dose de charge n'est administrée, il est nécessaire d'attendre chez un individu à fonction rénale normale environ 5 à 7 jours pour la digoxine et environ 30 jours pour la digitoxine avant d'atteindre des taux stables. Toute augmentation de la demi-vie entraîne une augmentation du temps nécessaire pour atteindre l'état d'équilibre. Le prélèvement sera pratiqué 8 à 24 heures après l'administration de la dose quotidienne (meilleure corrélation entre les concentrations sériques et tissulaires). Les zones thérapeutiques sont de 0,8 à 2 ng/mL pour la digoxine et de 13 à 25 ng/mL pour la digitoxine.

■ *Ionogramme, kaliémie, fonction rénale, bilan hépatique*

8. Intoxication digitalique

a) Symptomatologie

- Troubles digestifs (anorexie, nausées, vomissements, diarrhée).
- Céphalées, vertiges, coloration en jaune de la vision.
- Surtout troubles cardiaques : tous les troubles de la conduction et d'excitabilité peuvent être observés.

b) Conduite d'urgence

- Supprimer le digitalique, repos au lit.
- S'abstenir d'antiarythmique ou d'isoprénaline à fortes doses.
- En cas de bradycardie : atropine.
- En cas d'hyperexcitabilité myocardique : phénytoïne, lidocaïne.

Dans le cas d'une intoxication massive, hospitalisation pour surveillance par moniteur cardiaque et montée éventuelle d'une sonde endocavitaire en cas de bradycardie ou de troubles sévères de la conduction. Utilisation des anticorps antidigitaliques Fab (commercialisés sous le nom de Digidot®).

B. Autres médicaments de l'insuffisance cardiaque chronique

Pour plus de détails, consulter dans le présent volume les articles consacrés aux différents médicaments cités ci-après.

1. Diurétiques

Les diurétiques sont les agents les plus rapidement efficaces, même par voie orale, sur la dyspnée et les œdèmes de l'IC et on ne leur connaît pas de médicaments de substitution. Ils ont une triple action bénéfique ; ils diminuent l'importance de la rétention hydrosodée et de ce fait l'excès de travail imposé au cœur par l'excès de la précharge ; ils diminuent l'œdème pulmonaire et, ce faisant, restaurent une oxygénation plus satisfaisante, ce qui facilite la contraction myocardique ; enfin ils diminuent la charge sodée de la paroi artériolaire et, ce faisant, ils rendent les cellules musculaires lisses de cette paroi plus aptes à se dilater.

Cependant, bien qu'indispensables, ils ne permettent pas de maintenir durablement un état clinique stable s'ils sont administrés seuls. Leur association aux IEC est une alternative au couplage systématique aux digitaliques.

L'association à un diurétique s'est révélée indispensable à l'activité des IEC dans l'insuffisance cardiaque congestive et, en retour, les IEC ont une action favorable sur la tolérance des traitements diurétiques au long cours par diminution de la perte potassique, de la stimulation neuro-hormonale et du risque d'arythmie ventriculaire.

Les formes légères de l'insuffisance cardiaque peuvent être traitées au moyen d'un diurétique thiazidique, mais lorsque l'insuffisance cardiaque s'aggrave, un diurétique de l'anse est généralement nécessaire. Les diurétiques thiazidiques deviennent moins efficaces lorsque la filtration glomérulaire chute en dessous de 30 mL/min, ce qui est fréquent chez l'insuffisant cardiaque âgé. Dans l'insuffisance cardiaque sévère, les thiazidiques potentialisent l'effet des diurétiques de l'anse et peuvent donc leur être associés. En termes d'efficacité et d'effets indésirables, il est vraisemblablement préférable de recourir à une telle association plutôt que d'augmenter la dose de diurétique de l'anse.

La plupart des patients traités par diurétiques pour une insuffisance cardiaque sont appelés à recevoir également un IEC. En règle générale, les diurétiques épargneurs de potassium ne doivent pas être utilisés conjointement aux IEC. En revanche, s'il existe une hypokaliémie persistante, avec coadministration ou non d'un IEC, des diurétiques épargneurs de potassium tels que la spironolactone, sont administrés pour prévenir ou traiter l'hypokaliémie liée au traitement diurétique.

Chez les patients non traités par IEC, il est possible d'utiliser les diurétiques épargneurs de potassium pour prévenir l'hypokaliémie, mais aussi en raison de leur synergie d'action avec les diurétiques de l'anse. L'association diurétique de l'anse, IEC et diurétique épargneur de potassium est parfois utilisée pour corriger une hypokaliémie persistante. Dans l'insuffisance cardiaque sévère, l'association de faibles doses de spironolactone aux IEC et aux diurétiques peut s'avérer utile en l'absence d'hypokaliémie.

L'administration de diurétiques épargneurs de potassium chez l'insuffisant cardiaque impose de surveiller étroitement la créatininémie et la kaliémie. En pratique, il est souhaitable de mesurer ces deux paramètres tous les 5 à 7 jours pendant la mise en route du traitement, jusqu'à la stabilisation des concentrations. Par la suite, les dosages pourront être effectués tous les trois mois, voire à intervalles semestriels. La spironolactone doit toujours être administrée à faible dose, les doses élevées étant à proscrire.

2. Inhibiteurs de l'enzyme de conversion (IEC)

Les IEC sont indiqués à tous les stades de l'insuffisance cardiaque symptomatique liée à un dysfonctionnement cardiaque systolique, que des signes de surcharge volumique soient ou non présents. Un traitement par IEC doit être envisagé chez tout insuffisant cardiaque recevant des diurétiques. Les IEC sont indiqués en traitement de première intention chez les patients dont la fraction d'éjection ventriculaire gauche est altérée et qui présentent à l'effort une fatigue ou une dyspnée modérée sans signe ou symptôme de surcharge volumique.

Les IEC améliorent significativement la symptomatologie chez les patients atteints d'insuffisance cardiaque modérée à sévère. Chez de tels sujets, ce traitement réduit, en outre, la mortalité et les hospitalisations.

L'administration d'IEC améliore notablement la survie chez les patients présentant des signes ou symptômes d'insuffisance cardiaque à la phase aiguë d'un infarctus du myocarde. Outre ces effets bénéfiques sur la mortalité, les IEC améliorent le statut fonctionnel des patients insuffisants cardiaques. Ils accroissent la tolérance à l'effort et diminuent l'incidence des hospitalisations liées à l'insuffisance cardiaque ou à d'autres causes cardiovasculaires ; ils réduisent également les taux de récidives d'infarctus et d'angor instable.

Les plus importants effets indésirables des IEC sont l'hypotension artérielle, les syncopes, l'insuffisance rénale, l'hyperkaliémie et l'œdème de Quincke (otolaryngé). L'apparition d'une toux sèche paraît constituer un fréquent effet indésira-

ble des IEC, imposant l'arrêt du traitement chez environ 15 à 20 % des patients. Les effets indésirables mineurs consistent en exanthèmes cutanés et altérations du goût.
Les contre-indications absolues à l'administration d'IEC sont la sténose bilatérale des artères rénales et les antécédents d'œdème de Quincke lors de précédents traitements par ces agents. La notion de toux secondaire à la prise d'IEC constitue une contre-indication relative. Il convient toutefois de s'assurer que la toux n'est pas liée à une congestion pulmonaire avant de suspendre le traitement par IEC.

Stratégie recommandée pour l'instauration d'un traitement par IEC

1. Éviter toute diurèse excessive avant la mise en œuvre du traitement. Si des diurétiques étaient prescrits, les interrompre 24 h auparavant.
2. Il peut être utile de débuter le traitement le soir, au coucher, afin de minimiser son effet potentiellement négatif sur la pression artérielle. Si le traitement est débuté le matin, il est conseillé de surveiller la pression artérielle durant plusieurs heures.
3. Commencer par une faible dose et l'augmenter progressivement jusqu'à atteindre les posologies d'entretien reconnues efficaces dans les grands essais.
4. Durant la phase d'adaptation posologique, contrôler la fonction rénale et l'ionogramme tous les 3-5 jours jusqu'à leur stabilisation ; poursuivre ensuite la surveillance à intervalles trimestriels puis semestriels. Si la fonction rénale se dégrade significativement, suspendre le traitement.
5. Proscrire les diurétiques épargneurs de potassium à la phase initiale du traitement. Ces derniers ne seront introduits qu'en cas d'hypokaliémie persistante ou d'inefficacité du traitement natriurétique.
6. Éviter les anti-inflammatoires non stéroïdiens (AINS).
7. Contrôler la pression artérielle pendant 1 à 2 semaines après chaque augmentation de dose.

3. Vasodilatateurs

La vasoconstriction partage avec la rétention hyrosodée, le rôle principal dans les mécanismes périphériques initialement compensateurs de la chute du débit cardiaque, mais deviennent secondairement nocifs après une sollicitation excessive.
Les vasodilatateurs peuvent être utilisés à titre de traitement adjuvant (en complément du traitement digitalo-diurétique) lors de la prise en charge d'une insuffisance cardiaque.
Parmi ceux-ci, on retrouve principalement les IEC mais aussi la prazosine ou les dérivés nitrés.

4. Inhibiteurs des récepteurs β-adrénergiques

Depuis quelques années, certains bêtabloquants ont montré un intérêt en réduisant la mortalité ou le nombre d'hospitalisations pour aggravation de l'insuffisance cardiaque dans plusieurs études de grande envergure.
Certains d'entre eux sont maintenant indiqués dans le traitement de l'insuffisance chronique stable légère, modérée ou sévère en association avec un traitement conventionnel comportant IEC et diurétique et très souvent également la digoxine.

Les bêtabloquants concernés sont le *bisoprolol* (Cardensiel® ou Cardiocor®), le *carvédilol* (Kredex®), bêtabloquant qui possède aussi un effet alphabloquant et le *métoprolol* (Selozok®).
En mai 2006, le nebivolol (Temerit®, Nebilox® ou encore Hypoloc® et Coptin®) a obtenu une extension d'indication dans l'ICC stable en association chez les patients âgés de 70 ans ou plus, suite à l'étude SENIORS. Il possède de plus une activité vasodilatatrice propre.
Dans cette indication, ces bêtabloquants doivent être initiés sous surveillance médicale particulière en milieu hospitalier lors de l'administration de la première dose. La posologie est progressivement augmentée par paliers jusqu'à détermination de la dose efficace (maximale tolérée). La raison de cette surveillance attentive est que les bêtabloquants peuvent entraîner une aggravation de l'insuffisance cardiaque par effet inotrope négatif, tout particulièrement pendant la phase de titration. Pour cette raison, les bêtabloquants concernés sont soumis à une prescription initiale par un spécialiste en cardiologie ou en médecine interne.
Ces médicaments sont commercialisés avec des dosages variés adaptés à la mise en place progressive du traitement.

5. Inhibiteurs des récepteurs à l'angiotensine

En cas d'intolérance aux IEC, il était naturel de penser à leur substituer un inhibiteur des récepteurs à l'angiotensine 2. Ainsi depuis fin 2005, le candesartan (Kenzen® ou Atacand®) a obtenu une AMM dans l'ICC de stade II ou III en cas d'intolérance aux IEC.
Cette AMM est également accordée dans l'ICC en association à un IEC chez les patients symptomatiques sous IEC. Notons que les patients recevant une bithérapie IEC + candesartan présentent un risque accru d'hyperkaliémie.

6. Inhibiteurs des récepteurs à l'aldostérone

Le système rénine angiotensine aldostérone est impliqué dans la physiopathologie de l'ICC. Un inhibiteur sélectif du SRAA, l'éplérénone (Inspra®) a reçu une AMM en 2005 dans l'insuffisance cardiaque du postinfarctus du myocarde suite à l'étude EPHESUS.
Cette indication, certes très limitée, améliore la prise en charge de ces patients dont le traitement est également basé sur la bithérapie IEC et bêtabloquant. L'éplérénone peut s'ajouter à cette thérapeutique et améliore la morbi-mortalité chez ces patients.
Le traitement doit être débuté précocement dans les 3 à 14 jours suivant l'infarctus.

IV. Stratégie thérapeutique dans l'ICC

A. Arbres décisionnels de prise en charge des différentes classes de l'ICC

Aucun traitement n'est instauré dans l'IC de classe I.

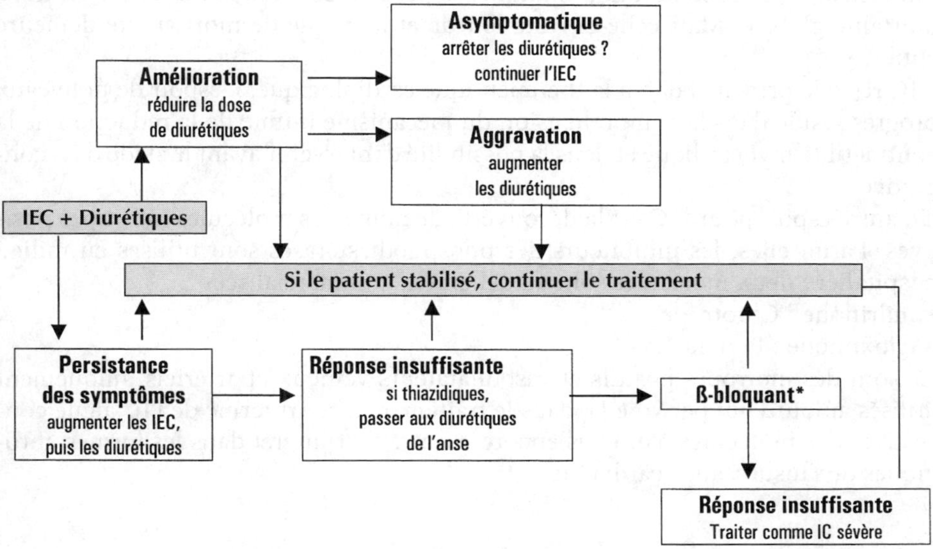

Figure 2. Traitement de l'IC classe II de la NYHA (Task Force de la société Européenne)

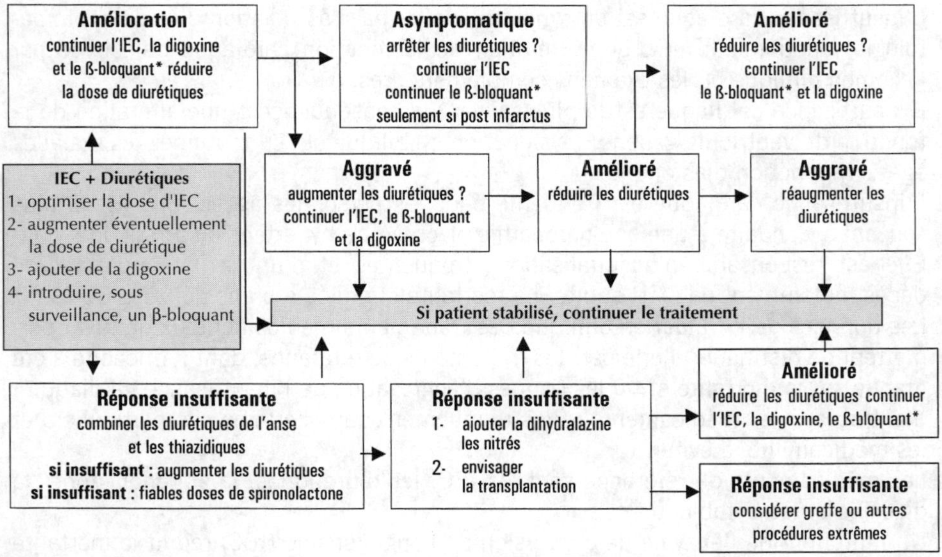

*En France, seuls le carvédilol, le métoprolol, le bisoprolol et le nébivolol ont une AMM dans l'insuffisance cardiaque chronique (classe II ou III de la NYHA en association avec le traitement conventionnel diurétique, IEC et éventuellement digitalique).

Figure 3. Traitement de l'IC classe III-IV de la NYHA (Task Force de la société Européenne)

B. Conclusion

Le traitement médical de l'ICC a intégré au cours des dernières années l'apport des IEC et plus récemment celui des bêtabloquants cardiosélectifs.
Aucune médication ne peut être utilisée en monothérapie au stade de l'IC congestive.
Plus encore que l'amélioration clinique, le progrès concerne la diminution de la mortalité globale. Mais celle-ci reste lourde et le risque de mort subite demeure entier.
L'IC reste le principal défi à la thérapeutique cardiologique. L'espoir de nouveaux progrès réside dans la compréhension du mécanisme intime de la réduction de la contractilité myocardique et dans la possibilité d'intervenir avant le stade d'IC congestive.
Un autre espoir pour l'IC est la découverte de nouvelles molécules inotropes positives. Parmi elles, les inhibiteurs des phosphodiéstérases sont utilisés en milieu hospitalier ; deux molécules sont actuellement commercialisées :

- milrinone : Corotrope® ;
- enoximone : Perfane®.

Ce sont des inotropes positifs et vasodilatateurs veineux et artériels uniquement utilisés aujourd'hui par voie IV dans le traitement à court terme de l'IC aiguë congestive. Ces molécules n'ont pas encore montré leur intérêt dans les formes chroniques de l'insuffisance cardiaque.

L'essentiel de la question

L'insuffisance cardiaque est un syndrome défini par l'association d'une symptomatologie fonctionnelle et d'une altération de la fonction cardiaque objectivée par l'examen clinique ou les examens complémentaires.
L'insuffisance cardiaque est le plus souvent la conséquence d'une altération de la fonction du ventricule gauche : dysfonction systolique ou, surtout chez les malades âgés, dysfonction diastolique.
L'insuffisance cardiaque est fréquente chez les personnes âgées. Elle est le plus souvent secondaire à une coronaropathie et/ou à une hypertension artérielle.
Elle est responsable d'hospitalisations fréquentes et d'un risque important de décès, notamment de mort subite. La mortalité cumulée à 5 ans dépasse 60 %.
Les données de l'évaluation clinique des traitements médicamenteux de l'ICC permettent de distinguer d'une part les traitements de référence, dont l'efficacité a été établie sur la mortalité et/ou les risques d'aggravation de l'insuffisance cardiaque ; d'autre part, les médicaments utiles uniquement dans certains cas particuliers et les médicaments à éviter.
Les médicaments de référence sont les IEC, les diurétiques, la spironolactone, la digoxine et les bêtabloquants.
Un inhibiteur de l'enzyme de conversion de l'angiotensine (IEC) réduit la mortalité et le risque d'aggravation de l'insuffisance cardiaque. Mais il peut provoquer des hypotensions artérielles, des hyperkaliémies et des insuffisances rénales surtout en début de traitement et en cas de doses élevées.

Le traitement diurétique diminue la dyspnée et les œdèmes périphériques. Mais il peut provoquer des hypokaliémies, des hyponatrémies et des déshydratations. La poursuite du traitement après disparition des œdèmes périphériques est controversée en cas d'insuffisance cardiaque régressive et sans aucun signe de gravité. À l'opposé, en cas d'insuffisance cardiaque évolutive, l'utilisation d'un diurétique de l'anse à forte dose est souvent nécessaire.
La spironolactone à dose modérée, réduit la mortalité et le risque d'aggravation en cas d'insuffisance cardiaque évolutive sous IEC et diurétique et sans insuffisance rénale sévère. Mais elle expose un risque d'hyperkaliémie.
La digoxine réduite la gêne en cas de dyspnée persistante ou de fibrillation auriculaire sans modifier la mortalité. Mais elle peut provoquer des intoxications graves : on peut les prévenir en adaptant la dose selon le poids, l'âge et la créatininémie.
Certains bêtabloquants réduisent la mortalité et le risque d'aggravation de l'insuffisance cardiaque. Mais ils peuvent aggraver les manifestations d'insuffisance cardiaque en début de traitement. Il ne faut donc introduire un bêtabloquant dans le traitement de l'insuffisance cardiaque qu'après quelques semaines de stabilité clinique et à très faible dose.
En cas d'insuffisance cardiaque modérée, le traitement par inhibiteur de l'enzyme de conversion (IEC) est systématique, sauf contre-indication ; un diurétique associé est utile en cas de dyspnée ou d'œdèmes périphériques. Sauf contre-indication, un bêtabloquant doit être essayé ; il faut l'introduire à petite dose quand la situation est stable.
En cas d'insuffisance cardiaque évolutive (persistante ou récidive d'une dyspnée invalidante ou d'œdèmes sous traitement), l'ajout de la spironolactone à l'association IEC + diurétique doit être essayé. La digoxine peut réduire les symptômes, même en l'absence de fibrillation auriculaire. Un bêtabloquant ne peut être envisagé qu'après stabilisation depuis plusieurs semaines.
Les choix thérapeutiques doivent être adaptés en fonction du contexte clinique et des complications : hypotension artérielle, insuffisance rénale, hyperkaliémie, fibrillation auriculaire, trouble rythmique ventriculaire, effets indésirables des médicaments tels que la toux sous IEC.
Pour chaque famille pharmaco-thérapeutique, il est logique de préférer les spécialités les mieux évaluées. Une adaptation précise des doses selon l'évolution et une surveillance permettent d'optimiser l'efficacité du traitement et de limiter ses effets indésirables.

Pour en savoir plus

- Lechat Ph. Substances inotropes positives non digitaliques. *Médecine et hygiène* 1990 ; 48 : 1842-50.
- Nicod P. Le traitement de l'insuffisance cardiaque chronique par les vasodilatateurs. *Médecine et hygiène* 1985 ; 43 : 363-8.
- Sigwart U., Coy J.-J. Traitement de l'insuffisance cardiaque par les dérivés nitrés et d'autres vasodilatateurs. *Médecine et hygiène* 1986 ; 44 : 1727-30.
- Traitement de l'insuffisance cardiaque. Recommandations du groupe de travail sur l'IC de la société européenne de cardiologie. *European Heart Journal* 1997 ; 18 : 736-53.
- Turini G.-A. Les IEC dans l'insuffisance cardiaque sévère. *Médecine et hygiène* 1989 ; 47 : 409-13.
- Zannad F., Cazor J.-L. L'évaluation des médicaments dans l'insuffisance cardiaque chronique. *Colloque INSERM* 1988 ; 168 : 79-98.

Normolipémiants

C. FERNANDEZ, laboratoire de pharmacie clinique, EA 2706
« Barrières et passage des médicaments », UFR de pharmacie, université Paris Sud et service de pharmacie, groupe hospitalier Pitié-Salpêtrière, AP-HP, Paris.

I. Dyslipidémies

II. Classification des normolipémiants

III. Propriétés des normolipémiants

- **A.** Inhibiteurs de la HMG-CoA réductase (statines)
- **B.** Fibrates
- **C.** Résines séquestrantes d'acides biliaires
- **D.** Normolipémiants divers

IV. Principes du traitement

V. Stratégie thérapeutique

I. Dyslipidémies

Les dyslipidémies consistent en une modification anormale des concentrations plasmatiques en lipides, cholestérol et/ou triglycérides, essentiellement. Les lipides sont transportés dans la circulation sanguine sous forme de lipoprotéines. En fonction de la ou des lipoprotéine(s) affecté(es), on définit plusieurs types de dyslipidémies (*tab. 1*).

Tableau 1. Classification des dyslipidémies selon Fredrickson Levy Lees

Types	Lipoprotéines élevées
I	Chylomicrons
IIa	LDL
IIb	LDL + VLDL
III	IDL
IV	VLDL
V	VLDL + Chylomicrons

Les dyslipidémies constituent un risque majeur de développement d'une athérosclérose. En effet, l'élévation des concentrations plasmatiques en cholestérol total, LDL-cholestérol et, dans la moindre mesure en triglycérides, est associée à une augmentation du risque d'infarctus du myocarde et de mortalité d'origine cardiovasculaire.

Les normolipémiants sont des médicaments qui modifient les concentrations plasmatiques en un ou plusieurs des paramètres suivants : cholestérol total, LDL-cholestérol, HDL-cholestérol, triglycérides.

Dans plusieurs études randomisées multicentriques, l'abaissement du LDL-cholestérol ainsi que l'élévation du HDL-cholestérol ont été associés à une baisse du risque de survenue d'infarctus du myocarde.

II. Classification des normolipémiants

Les normolipémiants sont répartis en cinq classes qui diffèrent essentiellement par leur structure chimique et leur mode d'action (*tab. 2*).

Tableau 2. Différents types d'hypolipémiants

DC	Noms de spécialités *
Inhibiteurs de la HMG-CoA réductase	
Atorvastatine	Tahor
Fluvastatine	Lescol, fractal
Lovastatine	**

…/…

Tableau 2. Différents types d'hypolipémiants

DC	Noms de spécialités *
Pravastatine	Vasten, elisor
Rosuvastatine	Crestor
Simvastatine	Zocor, lodales
Fibrates	
Bézafibrate	Befizal
Ciprofibrate	Lipanor
Clofibrate	Lipavlon
Fénofibrate	Lipanthyl
Gemfibrozil	Lipur
Résines séquestrantes d'acides biliaires	
Colestyramine	Questran
Inhibiteur de l'absorption intestinale du cholestérol	
Ezétimibe	Ezetrol
Divers	
Benfluorex	Mediator
Tiadénol	Fonlipol
Acides oméga-3 polyinsaturés	Maxepa, triglistab, omacor
Vitamine E ou tocophérol	Toco 500, ephynal

* : Liste non exhaustive
** : Non commercialisé en France

III. Propriétés des normolipémiants

A. Inhibiteurs de la HMG-CoA réductase (statines)

1. Mécanisme d'action

Les inhibiteurs de la HMG-CoA réductase agissent par inhibition compétitive, au niveau hépatique, de l'enzyme responsable de la transformation de la HMG-CoA en mévalonate, précurseur du cholestérol (*fig. 1*).

HMG CoA Réductase

Statines ⇒ ⇓

Acétyl CoA ⇒ HMG CoA ⇒ Mévalonate ⇒ Cholestérol

Figure 1. Mécanisme d'action des inhibiteurs de la HMG-CoA réductase (statines)

Cette inhibition se traduit par une diminution des taux circulants de LDL, liée à une augmentation des récepteurs hépatiques du cholestérol-LDL, entraînant une potentialisation de son catabolisme.

Cet effet s'accompagne d'une diminution modérée des triglycérides et d'une faible augmentation du HDL-cholestérol.
Les statines ont, par ailleurs, des activités pléiotropiques expliquant leur efficacité dans la réduction du risque secondaire d'accident coronarien. Cet effet, qui s'inscrit en dehors de tout contexte de réduction d'une hyperlipidémie, serait dû à une stabilisation de la plaque athéromateuse, un effet anti-agrégant plaquettaire et une amélioration des fonctions endothéliales.

2. Pharmacocinétique

Les paramètres pharmacocinétiques des inhibiteurs de la HMG-CoA réductase sont résumés dans le *tableau 3*.
La pravastatine se distingue par son caractère hydrophile. Cette propriété lui confère un taux de fixation aux protéines plasmatiques inférieur à celui des autres principes actifs de la même classe. Par ailleurs, la pravastatine n'est pratiquement pas métabolisée par le cytochrome P450 (CYP450). De même, il est classiquement admis que le métabolisme par l'isoenzyme 3A4 du CYP450 est très limité, voire nul, pour la fluvastatine et la rosuvastatine.
Les inhibiteurs de la HMG-CoA réductase sont administrés par voie orale. Ils sont rapidement absorbés (T_{max} de l'ordre de 1 à 2 heures). Deux d'entre eux sont des prodrogues (lovastatine et simvastatine).
Hormis la pravastatine, les statines sont fortement liées aux protéines plasmatiques (> 95 %).
Hormis l'atorvastatine, les inihibiteurs de la HMG-CoA réductase sont éliminés préférentiellement par voie rénale. Leur demi-vie d'élimination varie entre 1 heure pour la fluvastatine, et 14 heures pour l'atorvastatine.
L'alimentation influence, le plus souvent, l'absorption digestive, pouvant l'augmenter ou la réduire, selon le principe actif considéré.

Tableau 3. Caractéristiques pharmacocinétiques des inhibiteurs de la HMG-CoA réductase

Propriété	Lovastatine	Simvastatine	Pravastatine	Fluvastatine	Atorvastatine	Rosuvastatine
Lipophilie	Oui	Oui	Non	Oui	Oui	Non
Demi-vie d'élimination (h)	3	2	1,8	1	14	19
% de fixation aux protéines plasmatiques	> 95	> 95	≈ 50	> 98	> 98	90
Métabolites actifs	Oui	Oui	Non	Non	Oui	≈ non
Métabolisme par CYP450 3A4	Oui	Oui	Non	Non	Oui	Non
% d'élimination rénale	70	80	70	95	2	5

3. Indications

Les inhibiteurs de la HMG-CoA réductase sont indiqués dans le traitement des hypercholestérolémies pures (IIa) ou mixtes (IIb et III).
Ils sont également prescrits dans la prévention primaire et secondaire de l'infarctus du myocarde.

La pravastatine est indiquée dans les suites de transplantation cardiaque, en dehors de tout contexte de dyslipidémie.
Les inhibiteurs de la HMG-CoA réductase ont en effet démontré leur efficacité dans la réduction de la morbi-mortalité cardiovasculaire en prévention primaire ou secondaire, même en dehors de tout contexte d'hypercholestérolémie.
Les inhibiteurs de la HMG-CoA réductase doivent être pris le soir, au coucher, en raison d'une activité accrue de la HMG-CoA réductase pendant la nuit. Seule la lovastatine doit être administrée au cours du dîner, sa biodisponibilité étant accrue par la prise d'aliments.
Le traitement devra être débuté à faibles doses puis augmenté progressivement, jusqu'à normalisation des valeurs biologiques.

4. Effets indésirables

Les effets indésirables sont dose-dépendants. Les inhibiteurs de la HMG-CoA réductase peuvent provoquer des myalgies et/ou des douleurs au niveau des insertions tendineuses. Ces signes sont accompagnés d'une élévation des créatines phosphokinases (CK) et peuvent annoncer une rhabdomyolyse. La rhabdomyolyse est une atteinte des muscles striés entraînant l'apparition de fortes quantités de myoglobine dans le sang et les urines. La myoglobine étant néphrotoxique, les complications rénales apparaissent rapidement, se traduisant par une hyperkaliémie, une acidose métabolique, une hypocalcémie, une nécrose tubulaire aboutissant à une insuffisance rénale aiguë et, en dehors de tout traitement, à la mort. Dans ce contexte, le traitement par les inhibiteurs de la HMG-CoA réductase devra être immédiatement arrêté. Les inhibiteurs de la HMG-CoA réductase peuvent également provoquer une cytolyse hépatique, imposant une surveillance des transaminases. Les transaminases sont augmentées chez environ 2 % des patients traités. Le traitement devra être suspendu en cas d'élévation à 3 fois la normale. Cette anomalie est réversible à l'arrêt du traitement.

5. Contre-indications

Les inhibiteurs de la HMG-CoA réductase sont contre-indiqués en cas d'affection hépatique évolutive ou de myopathie.
Ils ne devront pas être prescrits chez des patients présentant un risque potentiel d'insuffisance rénale (infection aigue, hypotension, intervention chirurgicale). En l'absence de données précises, les inhibiteurs de la HMG-CoA réductase ne doivent pas être utilisés chez la femme enceinte ou allaitante.

6. Interactions médicamenteuses

L'association aux fibrates et à l'acide nicotinique est déconseillée en raison de la majoration du risque de survenue d'une rhabdomyolyse.
En cas de dyslipidémie sévère, ces associations sont possibles mais nécessitent un suivi biologique strict (CK).
L'association des inhibiteurs de la HMG-CoA réductase (hormis la pravastatine, non métabolisée, la fluvastatine et la rosuvastatine, peu métabolisées par le CYP 450 3A4)

à des inhibiteurs du CYP 450 (cimétidine, oméprazole, ciclosporine, diltiazem, itraconazole, ritonavir, jus de pamplemousse) devra être surveillée : l'augmentation des concentrations plasmatiques peut en effet potentialiser le risque de rhabdomyolyse.

B. Fibrates

1. Mécanisme d'action

Le principal mécanisme d'action des fibrates consiste en l'activation de la lipoprotéine lipase (LPL). Cet effet se traduit par une augmentation du catabolisme des triglycérides et, par conséquent, des VLDL.
Par ailleurs, les fibrates favorisent la production d'apolipoprotéines A, aux dépens des apolipoprotéines B, provocant une augmentation des taux en HDL cholestérol circulant et une diminution du LDL cholestérol.
Les fibrates agissent également, mais plus faiblement, sur la synthèse du cholestérol en inhibant la HMG-CoA réductase.

2. Pharmacocinétique

Les fibrates sont bien absorbés par voie orale. Leur absorption est améliorée par la prise de nourriture. Ils sont fortement liés aux protéines plasmatiques (> 90 %). Leur élimination est essentiellement rénale. Le clofibrate et le fénofibrate sont des prodrogues, activées après métabolisme.

3. Indications

Les fibrates constituent le traitement essentiel des triglycéridémies majeures et des dyslipidémies mixtes. Ils sont également prescrits dans les hypercholestérolémies essentielles (IIa) mais avec une efficacité moindre par rapport aux inhibiteurs de la HMG-CoA réductase qui demeurent le traitement de référence.
Les fibrates sont administrés en 1 à 3 prises par jour. Une forme de bézafibrate à libération prolongée a été développée.

4. Effets indésirables

De façon dose-dépendante, les fibrates peuvent provoquer des myalgies allant parfois jusqu'à la rhabdomyolyse, notamment en cas d'insuffisance rénale ou d'hypoalbuminémie. Les fibrates peuvent augmenter, comme les inhibiteurs de la HMG-CoA réductase, les transaminases, signant une cytolyse hépatique.
Des cas de lithiase biliaire ont également été rapportés.

5. Contre-indications

Les fibrates sont contre-indiqués pendant la grossesse et l'allaitement. Ils ne devront pas être utilisés en cas de cirrhose biliaire, d'insuffisance hépatique, de lithiase biliaire ou d'insuffisance rénale. Le bézafibrate et le gemfibrozil échappent à cette dernière contre-indication.

6. Interactions médicamenteuses

Les fibrates déplacent les anticoagulants oraux de leur liaison aux protéines plasmatiques, exposant ainsi le patient à un risque hémorragique. Un suivi bihebdomadaire de l'INR devra être instauré chez ces patients.
L'association de fibrates aux inhibiteurs de la HMG-CoA réductase potentialise le risque de survenue d'une toxicité hépatique et/ou musculaire.
Le clofibrate potentialise l'action de la desmopressine. Cette propriété est mise à profit dans le traitement du diabète insipide non néphrogénique.

C. Résines séquestrantes d'acides biliaires

1. Mécanisme d'action

Ces résines échangeuses d'ions fixent les acides biliaires au niveau de la lumière intestinale, interrompant leur cycle entéro-hépatique et augmentant leur élimination fécale. Il en résulte une diminution des LDL circulantes liée à une augmentation de leur captation hépatique.

2. Pharmacocinétique

Les résines ne sont pas absorbées après administration par voie orale. Elles ne sont pas métabolisées et sont directement éliminées dans les selles.

3. Indications

Les résines, en raison de l'absence d'effet systémique, sont le traitement de choix des dyslipidémies chez la femme enceinte ou allaitante. Elles sont également utilisables chez l'enfant.
Les résines peuvent être associées aux inhibiteurs de la HMG-CoA réductase dans les cas d'hypercholestérolémies sévères.
La colestyramine est administrée au rythme de 3 à 4 prises par jour, après dissolution dans un volume suffisant d'eau.

4. Effets indésirables

Les effets indésirables des résines sont essentiellement d'ordre digestif : nausées, vomissements, météorisme intestinal. Les résines provoquent fréquemment une constipation importante, pouvant évoluer jusqu'à la pseudo-occlusion.
Les patients traités sont également sujets à des carences en vitamines liposolubles (A, D, E, K) dont les résines réduisent l'absorption digestive.
Ces effets indésirables imposent une instauration progressive du traitement, l'association à un laxatif et, le cas échéant, une supplémentation vitaminique.

5. Contre-indications

Les résines sont contre-indiquées en cas de colestase sévère, en raison de leur manque total d'efficacité dans cette situation.

6. Interactions médicamenteuses

Les résines, de par leurs propriétés physico-chimiques, fixent les acides biliaires cholélitholitiques (acide chénodesoxycholique et acide ursodésoxycholique) et les rendent inactifs.
Les résines diminuent également l'absorption digestive des anticoagulants oraux, des digitaliques et des hormones thyroïdiennes. Chacun de ces médicaments devra être pris à distance de la résine (2 heures avant ou 4 heures après).

D. Normolipémiants divers

1. Mécanismes d'action

Les mécanismes d'action des normolipémiants, regroupés sous ce terme, sont présentés dans le *tableau 4*.
Ils sont le plus souvent mal définis, s'agissant pour la plupart, hors l'ézétimibe, de médicaments anciens n'ayant pas fait l'objet d'études précises.

Tableau 4. Mode d'action de divers normolipémiants

Principe actif	Mécanisme d'action
Acides oméga-3-polyinsaturés	Inhibition de la synthèse du cholestérol et des triglycérides ?
Tiadénol	Inhibition de la synthèse du cholestérol ?
Benfluorex	Inhibition de la synthèse du cholestérol et des triglycérides ? Diminution de l'absorption intestinale des triglycérides ?
Vitamine E (tocophérol)	Antioxydant
Ezétimibe	Inhibition de l'absorption intestinale du cholestérol alimentaire

2. Indications

Ces médicaments, de par leur faible pouvoir hypolipémiant, ne sont utilisés que dans les dyslipidémies mineures ou en association aux inhibiteurs de la HMG-CoA réductase ou aux fibrates.
Seul l'ézétimibe ne peut pas être associé aux fibrates, en raison d'un risque accru de lithiase biliaire. L'ézétimibe est indiqué dans le postinfarctus du myocarde, en association avec les autres traitements (inhibiteurs de la HMG-CoA réductase, antiagrégants plaquettaires, inhibiteurs de l'enzyme de conversion, bêtabloquants).

IV. Principes du traitement

L'arbre décisionnel conduisant à la mise en place d'un traitement hypolipémiant est présenté en *figure 2*.

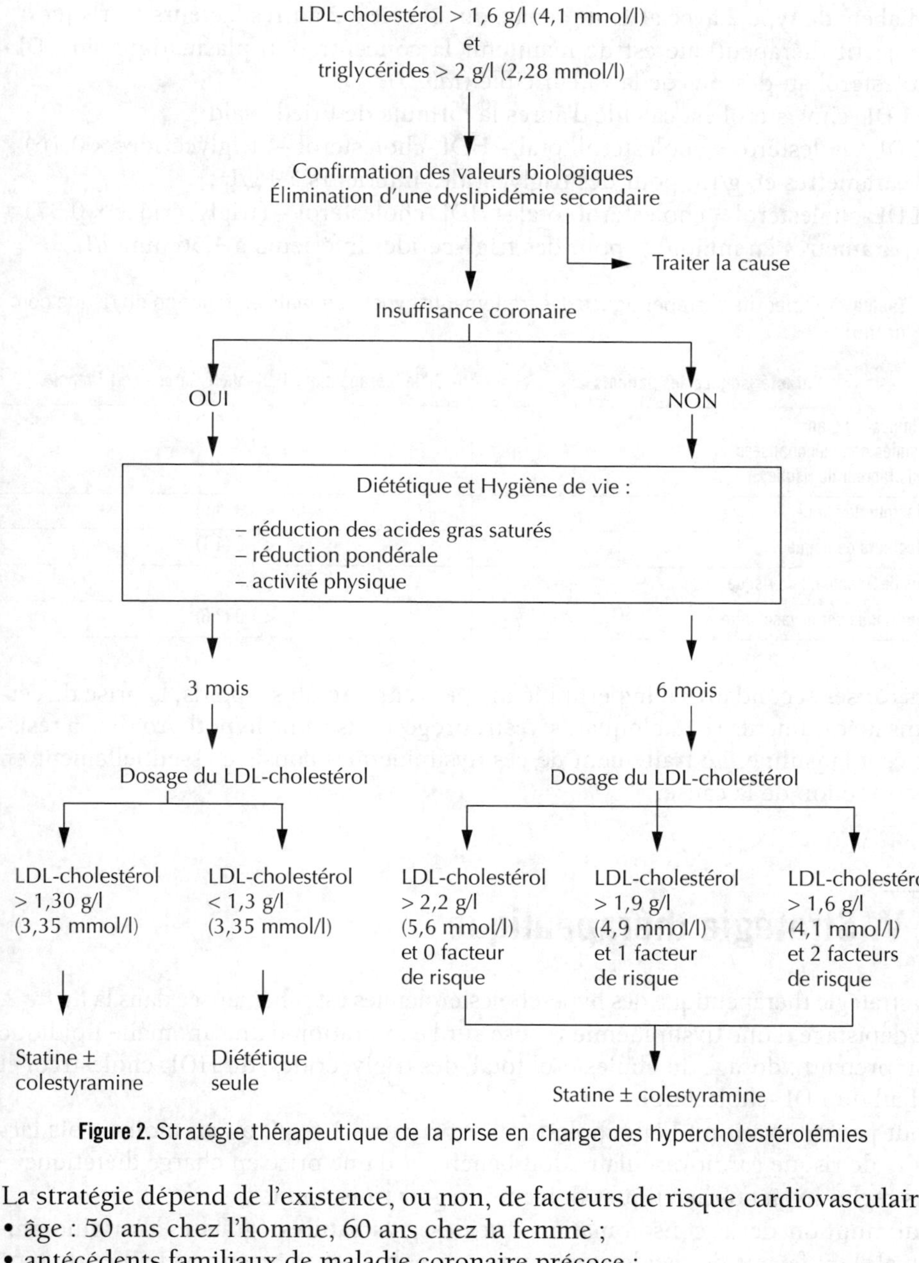

Figure 2. Stratégie thérapeutique de la prise en charge des hypercholestérolémies

La stratégie dépend de l'existence, ou non, de facteurs de risque cardiovasculaire :
- âge : 50 ans chez l'homme, 60 ans chez la femme ;
- antécédents familiaux de maladie coronaire précoce ;
- hypertension artérielle ;

- tabagisme ;
- taux de HDL-cholestérol inférieur à 0,35 g/L (0,9 mmol/L) ;
- diabète de type 2.

Un haut risque cardiovasculaire est défini par la présence de l'un des éléments suivants :
- antécédents personnels de maladie cardiovasculaire ;
- diabète de type 2 avec atteinte rénale ou associé à 2 autres facteurs de risque.

L'objectif thérapeutique est de maintenir la concentration plasmatique en LDL-cholestérol au-dessous de la valeur cible (*tab. 5*).

Le LDL-cholestérol est calculé d'après la formule de Friedewald :
- LDL-cholestérol = cholestérol total – HDL-cholestérol – (triglycérides × 0,16) ;
- (paramètres en g/L), pour des triglycérides inférieurs à 4 g/L ;
- LDL-cholestérol = cholestérol total – HDL-cholestérol – (triglycérides × 0,37) ;
- (paramètres en mmol/L), pour des triglycérides inférieurs à 4,56 mmol/L.

Tableau 5. Objectifs thérapeutiques des traitements hypolipémiants en fonction du risque coronarien

Caractéristiques des patients	Cible thérapeutique [LDL-cholestérol en g/L (mmol/L)]
Hommes < 50 ans Femmes non ménopausées Sans facteur de risque	< 2,2 (5,7)
1 facteur de risque	< 1,9 (4,9)
2 facteurs de risque	< 1,6 (4,1)
Plus de 2 facteurs de risque	< 1,3 (3,4)
Haut risque cardiovasculaire	< 1,0 (2,6)

Les causes secondaires d'hyperlipidémie peuvent être un surpoids, la prise de certains médicaments (bêtabloquants, œstroprogestatifs), une hypothyroïdie, la résistance à l'insuline. Le traitement de ces dyslipidémies consiste essentiellement en la correction de la cause.

V. Stratégie thérapeutique

La stratégie thérapeutique des hypercholestérolémies est schématisée dans la *figure* 2.

Le dépistage d'une dyslipidémie repose sur l'exploration d'une anomalie lipidique comprenant : dosage du cholestérol total, des triglycérides, du HDL-cholestréol et calcul du LDL-cholestérol.

Tout patient ayant un LDL-cholestérol supérieur à 1,6 g/L ou au moins trois facteurs de risque cardiovasculaire doit bénéficier d'une prise en charge diététique.

Les règles hygiéno-diététiques doivent intégrer trois points :
- diminution de la consommation d'acides gras saturés (graisses d'origine animale) en faveur des acides gras mono ou poly-insaturés, en particulier de type oméga-3 (poissons) ;

- limitation des apports de cholestérol alimentaire ;
- augmentation de la consommation en fibres (fruits, légumes, produits céréaliers).

En cas d'hypertriglycéridémie associée à une hypercholestérolémie, la consommation de glucides et d'alcool devra être réduite.

Le régime reste la base de la prise en charge, indispensable en première intention, pendant au moins 3 mois. Il doit toujours être poursuivi, même en cas d'instauration d'un traitement médicamenteux.

Le cas échéant, ces mesures hygiéno-diététiques devront s'accompagner de la prise en charge du diabète et/ou de l'hypertension artérielle.

Le traitement hypolipémiant doit débuter par les posologies les plus faibles possibles. En cas d'effet insuffisant, les posologies pourront être augmentées, en fonction de la tolérance et des associations envisagées. Il n'y a pas lieu d'associer plusieurs principes actifs de la même classe.

Seront prescrits en priorité les médicaments ayant démontré une efficacité dans les études de morbi-mortalité. Tous les inhibiteurs de la HMG-CoA réductase ont montré un bénéfice sur la morbi-mortalité cardiovasculaire. D'autres hypolipémiants l'ont également montré : gemfibrozil, colestiramine, par exemple.

Selon le paramètre lipidique altéré et le terrain physiopathologique, la stratégie thérapeutique pharmacologique de première intention sera différente (*tab. 6*).

Tableau 6. Stratégie thérapeutique des dyslipidémies : choix de la classe de normolipémiants

Caractéristiques du patient	Traitement pharmacologique de 1re intention
Augmentation isolée du cholestérol (IIa)	Statines
Augmentation isolée des triglycérides (IIa)	Fibrates
Hyperlipidémies mixtes	Statines
Sujets âgés	Idem/sujet jeune avec adaptation posologique
Femme enceinte ou allaitante	Résines
Enfants	Résines
Syndrome néphrotique (élévation du cholestérol et/ou des triglycérides)	Statines

Les hypertriglycéridémies exogènes (type I) liées aux apports alimentaires en graisses ainsi que les hypertriglycéridémies majeures (type V) répondent mal aux traitements médicamenteux. Cependant, en raison du risque de pancréatite aiguë survenant au-delà de 10 g/L (11,25 mmol/L) de triglycérides, un traitement pharmacologique devient obligatoire.

Après instauration du traitement, un suivi est réalisé toutes les 6 à 8 semaines jusqu'à atteinte des objectifs biologiques (*tab. 5*). Le suivi biologique sera ensuite répété tous les 6 mois.

Les bilans biologiques comprennent les dosages plasmatiques suivants :
- cholestérol total ;
- LDL-cholestérol ;
- triglycérides, le cas échéant.

Le suivi de la tolérance lors d'un traitement par fibrates ou statines devra comporter un dosage :
- des transaminases,
- de la créatine phosphokinase,
- de la créatinine plasmatique
- au même rythme que les bilans lipidiques.

Ces dosages seront réalisés après 12 heures de jeun.

L'essentiel de la question

Les dyslipidémies constituent un facteur de risque important de l'athérosclérose, essentiellement coronaire.
Les dyslipidémies sont classées selon la nature du paramètre lipidique altéré.
La prise en charge des dyslipidémies repose en premier lieu sur des règles hygiéno-diététiques. Si ces mesures s'avèrent insuffisantes, un traitement médicamenteux, à doses progressives, est mis en place. L'objectif à atteindre, exprimé par la concentration plasmatique en LDL-cholestérol, dépend du sujet et du nombre de facteurs de risque cardiovasculaires associés.
En cas d'échec d'une monothérapie associée à un régime, une association médicamenteuse sera envisagée.
Les normolipémiants sont classés selon leur mécanisme et leur cible d'action. On distingue :
- les fibrates, actifs sur le cholestérol et les triglycérides ;
- les inhibiteurs de la HMG-CoA réductase, actifs sur le cholestérol ;
- les résines séquestrantes d'acides biliaires, actives sur les lipides d'origine alimentaire ;
- les hypolipémiants mineurs tels que le benfluorex, le tiadénol, les extraits d'huiles de poisson, l'αtocophérol ou l'ézétimibe, le plus souvent utilisés en association.

S'agissant de la tolérance, point important car il s'agit de traitements à long terme, les inhibiteurs de la HMG-CoA réductase exposent à une toxicité hépatique et musculaire, pouvant aller jusqu'à la rhabdomyolyse. Les fibrates présentent potentiellement un risque de toxicité musculaire. Les résines, non absorbées au niveau digestif, sont le plus souvent responsables de troubles digestifs (constipation) et de carences en vitamines liposolubles.

Pour en savoir plus

- Anonyme. *Hypolipémiants*. Fiches de transparence. Affsaps, 1999.
- Collectif. *Prise en charge thérapeutique du patient dyslipidémique*. Affsaps, 2005.
- Levine G.N., Keaney J.-F., Vita J.A. Cholesterol reduction in cardiovascular disease: clinical benefits and possible mechanisms. *New England Journal of Medecine*, 1995 ; 332 : 512-21.
- Luc G. Hyperlipidémies. *Rev Prat*, Médecine Générale, 2000 ; 14 : 301-12.

Anti-asthmatiques

C. ADVENIER, Faculté de Médecine, Paris – Île de France – Ouest.
D. WAROT, Faculté de Médecine, Groupe hospitalier Pitié Salpêtrière, AP-HP, Paris.

I. Définition et caractéristiques de l'asthme

L'asthme est une maladie caractérisée par l'apparition d'épisodes de dyspnée paroxystique, réversibles spontanément ou sous l'effet d'un traitement approprié. De nombreux facteurs sont susceptibles de déclencher des crises. Les facteurs d'environnement sont nombreux, parmi lesquels les facteurs allergiques sont les plus importants. Les autres facteurs sont des infections, virus, facteurs digestifs (aliments, reflux gastro-œsophagien), facteurs physiques (effort, froid), endocriniens, psychologiques (stress), professionnels, pollution, tabagisme, médicaments etc. Il existe le plus souvent un facteur prédisposant, héréditaire.
Quelques chiffres :
- entre 2,5 et 3 millions d'asthmatiques en France ;
- > 2 000 décès/an en France par asthme ;
- un asthmatique sur trois est mal ou insuffisamment traité ;
- c'est l'affection chronique la plus fréquente chez l'enfant.

II. Physiopathologie

L'asthme est une maladie complexe et multifactorielle qui associe plusieurs types d'anomalies :
- un spasme du muscle lisse bronchique ;
- une inflammation, caractérisée par une infiltration cellulaire, où dominent les polynucléaires éosinophiles (l'asthme est considéré comme une bronchite chronique à éosinophiles) aux côtés desquels on trouve des polynucléaires neutrophiles, des lymphocytes et des monocytes ;
- une hypersécrétion de mucus et une hypertrophie des glandes à mucus. Cette hypersécrétion participe à la formation des bouchons muqueux obstruant les bronches ;
- on insiste aussi sur l'importance des lésions de l'épithélium bronchique conduisant à une mise à nu de la membrane basale et des terminaisons nerveuses sensibles à l'irritation et à une facilitation de la pénétration des allergènes et des agents irritants nocifs.

Outre l'éosinophile et les cellules inflammatoires et immunocompétentes, le mastocyte joue un rôle essentiel dans la physiopathologie de l'asthme puisqu'il est la cible de la réaction antigène-anticorps, spécifique de l'asthme allergique, et qu'il libère les médiateurs à l'origine de la crise initiale. L'asthme met donc en jeu toute une série de médiateurs dont les effets vont se succéder, s'associer ou s'inhiber. L'importance de ces phénomènes physiopathologiques de base évolue dans le temps et on peut, en effet, distinguer chronologiquement trois étapes :
- une réaction initiale, qui survient immédiatement après l'inhalation de l'antigène, caractérisée surtout par une bronchoconstriction ;
- une phase dite tardive qui survient 6 à 12 heures après la réaction initiale et où la réaction cellulaire et inflammatoire est importante ;
- un passage à la chronicité lorsque les crises se succèdent ; l'inflammation s'installe et on assiste à la mise en place d'une hyper-réactivité bronchique, caractéristique

de la maladie asthmatique. Cette phase est marquée par la détérioration des fonctions respiratoires en dehors des épisodes critiques ; elle est dominée par l'inflammation chronique et l'installation d'un processus de fibrose bronchique. L'hyper-réactivité bronchique est explorée par le test à la métacholine (*fig. 1*).

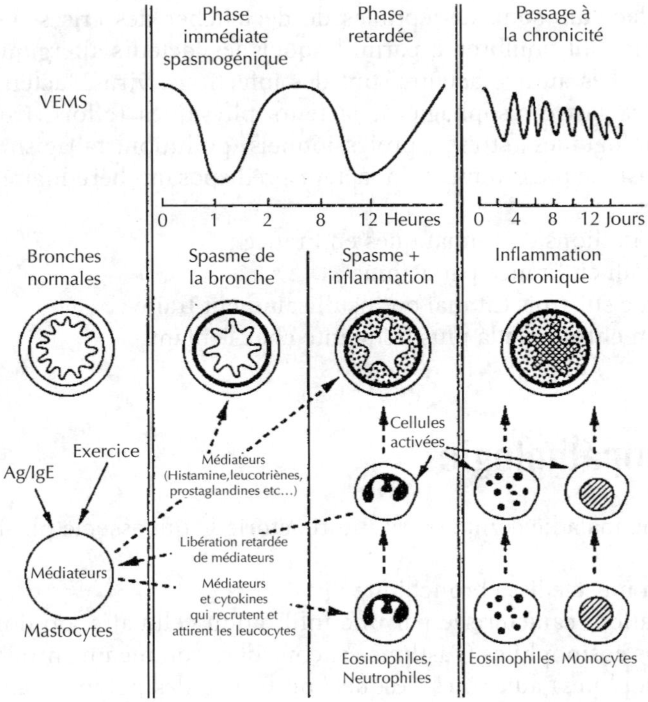

Figure 1. Physiopathologie de l'asthme

Différents stades d'asthme ont été différenciés au cours de conférences de consensus internationaux en fonction de critères cliniques, fonctionnels et biologiques. On distingue ainsi des asthmes intermittents (stade 1) et persistants (stade 2 à 4, allant de léger à grave) (*tab. 1*).

Tableau 1. Différents stades de la maladie asthmatique

Stade 1	**Asthme intermittent**, avec une activité pratiquement normale, des crises occasionnelles (signes intermittents < 1 à 2/semaine et asthme nocturne < 1 à 2/mois), pas de gêne intercritique, EFR (épreuves fonctionnelles respiratoires) normales, variation journalière du DEP inférieure à 20 %.
Stade 2	**Asthme persistant léger**. Les signes respiratoires sont un peu marqués, gênant parfois l'activité, crises diurnes ≤ 2/semaine et < 1/jour, nocturnes > 2/mois avec : un VEMS un peu perturbé mais supérieur ou égal à 80 % de la valeur théorique ; un DEP qui varie entre 20 % et 30 %.
Stade 3	**Asthme persistant modéré**. Les signes nocturnes apparaissent (> 1 fois/semaine), la gêne est permanente et l'altération des EFR est importante, avec un VEMS entre 60 et 80 % de la valeur théorique, des variations journalières du DEP supérieures à 30 %, une consommation presque quotidienne de β_2-stimulants.
Stade 4	**Asthme persistant sévère** avec des signes respiratoires au repos, une limitation de l'activité, des crises nombreuses, de fréquents réveils nocturnes, un VEMS inférieur à 60 % de la valeur théorique, des variations du DEP > 30 %.

III. Approche thérapeutique de l'asthme

L'asthme est donc caractérisé par l'association d'un phénomène inflammatoire et d'une bronchoconstriction. Si les bronchodilatateurs peuvent suffire au traitement de formes peu graves dans l'asthme intermittent, le traitement repose en fait sur l'association d'anti-inflammatoires (surtout les glucocorticoïdes) et de bronchodilatateurs.

On distingue ainsi :

- les bronchodilatateurs, qui agissent :
  - soit par stimulation adrénergique (agonistes β_2-adrénergiques),
  - soit par inhibition de la composante vagale, dont les effets se surajoutent à ceux des médiateurs formés ou libérés localement (médicaments anticholinergiques) ;
- les anti-inflammatoires :
  - les anti-inflammatoires corticoïdes,
  - les antileucotriènes,
  - la théophylline,
  - des produits divers (cromones) dont l'action est incertaine.

IV. Bronchodilatateurs β_2-adrénergiques

A. Classification des β_2-stimulants

Les β_2-stimulants sont classés en fonction de leur durée d'action.

Les β_2 à courte durée d'action (< 6 h) sont le salbutamol (Ventoline®), la terbutaline (Bricanyl®). Ils sont utilisés dans les formes mineures d'asthme ou dans les traitements au long cours comme médicament d'appoint (dit de « secours »). Le chef de file en est le salbutamol (Ventoline®).

Par rapport aux catécholamines (adrénaline, noradrénaline), on observe, sur le plan de la structure chimique, que le groupement catéchol a été modifié pour réduire le métabolisme par la COMT et prolonger la durée d'action. La substitution de l'azote de la chaîne latérale permet d'obtenir la sélectivité β_2 (*fig.* 2).

Les β_2 *longue durée d'action* sont le salmétérol (Serevent®) et le formotérol (Foradil®). Ils sont utilisés dans les traitements au long cours, associés aux corticoïdes, dans les formes d'asthme persistant. Leur durée d'action prolongée repose sur leur longue chaîne latérale (*fig.* 2) leur conférant une grande lipophilie. Ils se dissolvent dans les lipides de la membrane cellulaire d'où ils migrent pour agir sur le récepteur β_2-adrénergique. Dans le cas du salmétérol, une fixation lentement réversible au niveau de l'une des chaînes transmembranaires du récepteur β_2 a été identifiée et participe à l'action de longue durée.

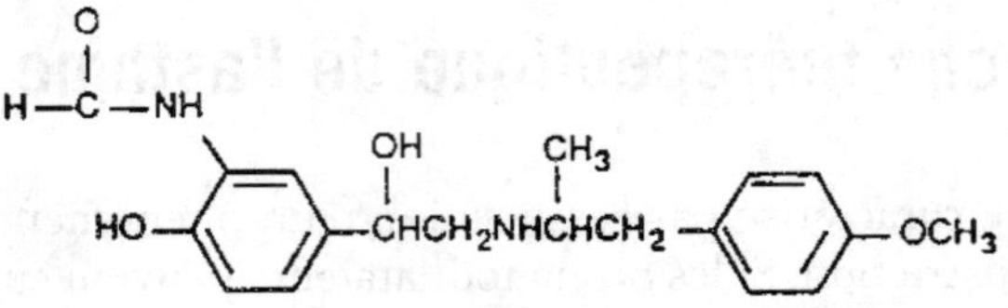

Formotérol

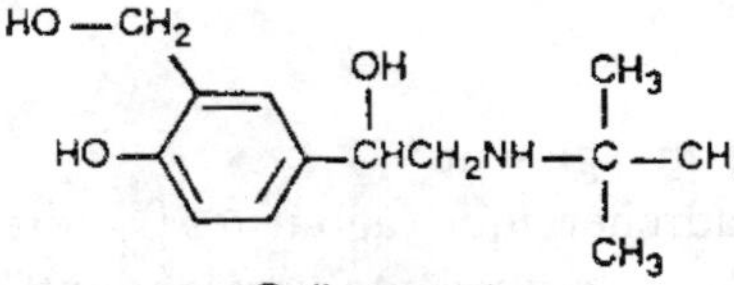

Salbutamol

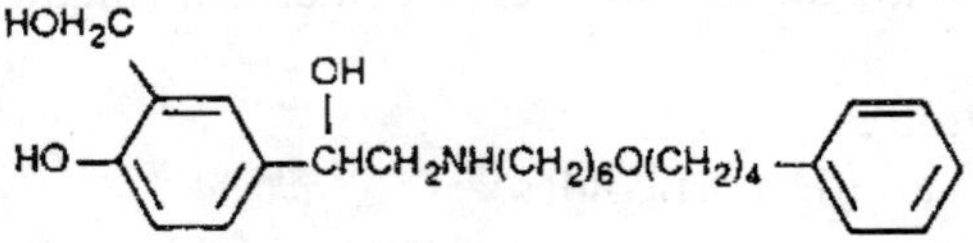

Salmétérol

Figure 2. Structures cliniques du formotérol, du salbutamol et du salmétérol

B. Propriétés au niveau des bronches *(tab. 2)*

L'essentiel de l'action des β_2-stimulants repose sur la relaxation du muscle lisse bronchique, des grosses bronches aux bronchioles (la sous-classe des récepteurs β_2 est la plus représentée dans le muscle lisse bronchique). Lorsque le médicament arrive

Tableau 2. Effets des β-stimulants

Relaxation du muscle lisse bronchique	
Effet direct +++ Effet indirect ± • Par inhibition de la transmission nerveuse cholinergique et NANCe. • Par inhibition de la synthèse des seconds messagers intracellulaires induits par les agents bronchoconstricteurs.	
Autres effets	
Cellules épithéliales	Augmentation de la fréquence des battements ciliaires
Glandes à mucus	Augmentation de la sécrétion de mucus
Cellules de Clara	Augmentation de la sécrétion de lipides
Pneumocytes de type II	Augmentation de la sécrétion de surfactant
Vaisseaux	Vasodilatation, inhibition de l'extravasation des protéines plasmatiques
Mastocytes	Inhibition de la dégranulation et de la libération des médiateurs néoformés (prostaglandines, leucotriènes…)
Éosinophiles, neutrophiles, lymphocytes	Inhibition de leur recrutement et activation (stress oxydatif, libération des médiateurs néoformés, synthèse de protéines pro-inflammatoires…)
Muscle lisse	Inhibition de la prolifération

dans les voies aériennes pulmonaires, l'effet s'installe très rapidement. Il est intense dans la mesure où les β_2-stimulants peuvent relâcher le muscle lisse bronchique préalablement contracté. De plus, il s'agit d'un antagonisme fonctionnel capable d'induire une relaxation des muscles lisses bronchiques, quel que soit le médiateur ayant provoqué la contraction.

Les autres propriétés des β_2-stimulants sont présentées sur le *tableau 2*. Leurs rôles respectifs dans l'effet thérapeutique ne sont pas démontrés à ce jour. En aucun cas, les β_2-stimulants ne peuvent être considérés comme des anti-inflammatoires.

C. Mécanisme d'action

La stimulation des récepteurs β_2 provoque la stimulation d'AMP cyclique.

L'augmentation d'AMPc va induire l'activation de protéines kinases qui vont déclencher une cascade de réactions de phosphorylation de protéines régulatrices du tonus musculaire lisse. Les principaux événements biochimiques sous-jacents à la stimulation du récepteur β_2-adrénergique sont résumés dans la *figure 3*.

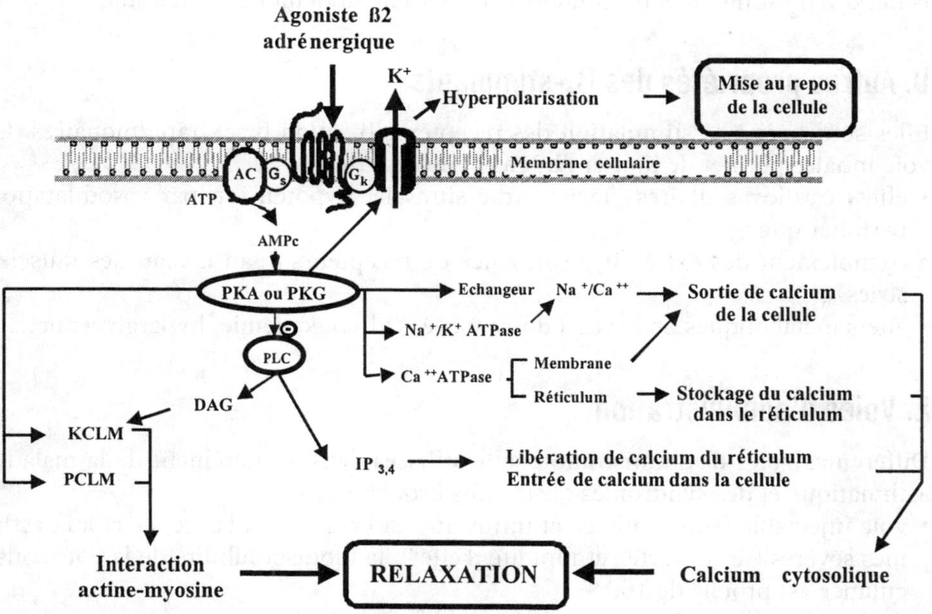

AC : adényl cyclase ; DAG : diacylglycérol ; IP3 inositol triphosphate ; IP4 : inositol tétra phosphate ; PKA et PKG : protéines kinases A et G ; PLC : phospholipase C ; KCLM : kinase des chaînes légères de la myosine ; PCLM : phosphatase des chaînes légères de la myosine.

Figure 3. Principaux événements biochimiques sous-jacents du récepteur β_2-adrénergique

Les β_2-stimulants exercent également des effets génomiques participant à la régulation du récepteur.

La connaissance des mécanismes d'actions intracellulaires des β_2-stimulants a permis également de mieux connaître les processus de désensibilisation, homologues ou hétérologues.

La désensibilisation homologue est liée à la stimulation prolongée de récepteur et conduit à un processus de découplage fonctionnel et d'internalisation du récepteur. Elle a été mise en avant pour expliquer une baisse d'activité des β_2-stimulants pendant les traitements au long cours. En pratique, et sur un plan clinique, ce phénomène semble peu important.

La désensibilisation hétérologue résulte des processus d'interactions avec les effets de différents médiateurs pro-inflammatoires et bronchoconstricteurs sur la signalisation intracellulaire. Ainsi, l'augmentation des phosphoinositides et du diacylglycérol intracellulaires induite par les médiateurs de l'inflammation engendre une phosphorylation et une inactivation du récepteur β_2. Bien d'autres mécanismes d'inactivation ont été décrits : inhibition de l'adénylcyclase par la protéine Gi, activation des phosphodiestérases, etc. Ils expliquent la baisse des effets des β_2-stimulants au cours des processus inflammatoires, justifiant ainsi leur utilisation conjointe avec les corticoïdes.

Enfin, différentes mutations du récepteur β_2-adrénergiques ont été décrites. Elles ne semblent pas liées à la maladie asthmatique, mais pourraient intervenir dans les phénomènes de désensibilisation homologue. Aucune conséquence clinique sur l'effet des β_2-stimulants n'a toutefois été clairement démontrée à ce sujet.

D. Autres propriétés des β_2-stimulants

Elles sont liées à la stimulation des récepteurs β_1 et/ou β_2 extrapulmonaires. La voie inhalée permet de limiter l'intensité de ces effets :

- effets cardiovasculaires : tachycardie sinusale, hypotension par vasodilatation périphérique ;
- tremblement des extrémités (présence de récepteurs β_2 au niveau des muscles striés) ;
- effets métaboliques observés à doses élevées : hypokaliémie, hyperglycémie…

E. Voies d'administration

Différentes voies d'administration sont utilisées dans le traitement de la maladie asthmatique et des syndromes obstructifs bronchiques :

- voie injectable (sous-cutanée et intraveineuse) réservée à l'urgence et aux asthmes sévères (doses fortes et rapidité d'effet), la biodisponibilité de la voie sous-cutanée est proche de 100 % ;
- voie orale, mais la biodisponibilité est faible et variable d'un sujet à l'autre en raison d'un effet de premier passage hépatique (très peu utilisée) ;
- voie inhalée.

Voie inhalée

Le médicament atteint directement le tissu concerné, ce qui permet de diminuer les doses administrées. Les conséquences d'un passage dans la circulation générale sont moindres. L'objectif est d'obtenir un effet thérapeutique optimal et moins d'effets indésirables. Cependant, si le médicament ne peut atteindre les sites d'action en cas d'obstruction bronchique importante, son efficacité est diminuée, voire abolie.

Trois procédés permettent de produire des particules de médicament en suspension (aérosol) destinées à être inhalées :
- les aérosols-doseurs (AD) ;
- les inhalateurs de poudre (IP) ;
- les appareils générateurs d'aérosols.

La pénétration pulmonaire des aérosols dépend de la quantité d'aérosol produite et des caractéristiques des particules produites. Pour un diamètre de 2 à 5 μ le dépôt est bronchique, entre 0,8 et 3 μ le dépôt est dans le parenchyme pulmonaire, s'il est > 5 μ le dépôt est dans l'oropharynx. Elle dépend aussi de paramètres ventilatoires : un débit inspiratoire de 0,5 L/s (inspiration lente) est optimal pour les aérosols liquides, un débit supérieur est préférable avec les poudres d'inhalation (sauf avec certains dispositifs de commercialisation récente). Après l'inhalation, une courte période d'apnée (si possible) facilite la diffusion des particules.

F. Indications

1. Agonistes β_2 d'action rapide et courte (suspension et poudre pour inhalation)

- Traitement symptomatique de la crise d'asthme.
- Traitement symptomatique des exacerbations au cours de la maladie asthmatique ou de la bronchite chronique obstructive lorsqu'il existe une composante réversible.
- Prévention de l'asthme d'exercice.
- Test de réversibilité de l'obstruction bronchique lors des explorations fonctionnelles respiratoires.

Les solutions pour inhalation par nébuliseur d'un β_2-stimulant d'action rapide et de courte durée sont indiquées dans le traitement symptomatique des asthmes aigus graves et le traitement des poussées aiguës des bronchopneumopathies chroniques obstructives (BPCO) de l'adulte.

2. Agonistes β_2 d'action longue (suspension et poudre pour inhalation)

Traitement symptomatique continu de l'asthme et autres bronchopneumopathies obstructives réversibles :
- chez des patients nécessitant des prises quotidiennes de β_2-agonistes à action rapide et courte par voie inhalée ;
- et (ou) en cas de symptômes nocturnes en association avec un traitement anti-inflammatoire continu (corticoïdes inhalés) ;
- traitement préventif de l'asthme d'exercice.

G. Effets indésirables

Avec la voie inhalée, certains effets indésirables sont liés au passage systémique. Ils sont observés surtout avec les doses fortes :
- tremblement des extrémités, crampes musculaires ;
- tachycardie sinusale ;

- troubles du rythme cardiaque ;
- excitation, nervosité, anxiété ;
- céphalées ;
- sueurs ;
- hyperglycémie, hypokaliémie ;
- toux et parfois bronchospasme à la suite de l'inhalation.

H. β_2-stimulants et aggravation de l'asthme

L'utilisation de β_2-stimulants a été mise en cause dans la précipitation d'un état de mal asthmatique ou dans l'augmentation de la mortalité liée à l'asthme à la suite de différentes études conduites au Canada et en Nouvelle-Zélande. Ces études cas-témoins ont mis en évidence que la prise de β_2-stimulants est associée à une augmentation du risque d'accident mettant en jeu le pronostic vital. Ces études ont en fait surtout montré que l'utilisation des β_2-stimulants à forte dose représentait un marqueur de gravité de l'asthme et du non-contrôle de l'inflammation. On insiste aujourd'hui sur le rôle majeur de l'inflammation et sur l'inefficacité des β_2-stimulants sur la composante inflammatoire. L'utilisation régulière des β_2-stimulants à courte ou longue durée d'action impose donc d'associer un traitement anti-inflammatoire continu.

I. Précautions d'emploi

- Hyperthyroïdie.
- Cardiomyopathie obstructive.
- Troubles du rythme.
- Coronaropathies.
- HTA.
- Diabète sucré.
- Infection bronchique et bronchorrhée abondante ; dans ce cas, un traitement approprié est nécessaire pour obtenir une diffusion correcte du médicament dans les bronches.

Mise en garde

« L'attention des sportifs sera attirée sur le fait que cette spécialité contient un principe actif pouvant induire une réaction positive des tests pratiqués lors de contrôles antidopage ».

V. Anticholinergiques

Les médicaments anticholinergiques utilisés dans l'asthme sont l'ipratropium (Atrovent®), l'oxytropium (Tersigat®) et le tiotropium (Spiriva®), ce dernier produit étant une « longue durée d'action ».

A. Système cholinergique au niveau des bronches. Récepteurs muscariniques

Le système cholinergique est, au niveau bronchique, présent par l'intermédiaire du nerf vague (X). Celui-ci prend son origine au niveau bulbaire. Il est composé de fibre préganglionnaires reliant les centres parasympathiques aux ganglions des bronches puis des fibres postganglionnaires rejoignant les synapses neuroeffectrices au niveau des différentes structures bronchiques : muscle lisse, glandes secrétrices, vaisseaux…

Il comprend trois types de récepteurs muscariniques appelées M_1, M_2, M_3. Les récepteurs M_1 assurent la transmission au niveau des ganglions, conjointement avec les récepteurs nicotiniques N_1. Les récepteurs M_2 sont présents au niveau présynaptique de synapses neuro-effectrices. Ils sont stimulés par l'acétylcholine libérée dans l'espace synaptique et inhibent la libération de cette dernière (rétrocontrôle négatif). Les récepteurs M_3 sont postsynaptiques et engendrent les effets systémiques de l'acétylcholine : bronchoconstriction, hypersécrétion bronchique, vasodilatation, exsudation plasmatique etc.

Le système cholinergique est mis en jeu sous l'influence de la stimulation des récepteurs à l'irritation, situés dans les bronches sous l'influence d'agents irritants (chlore, fumée de tabac, SO_2…) ou des médiateurs de l'inflammation.

Il est donc possible d'interrompre la transmission cholinergique avec des substances bloquant les récepteurs muscariniques M_3 au niveau postsynaptique neuroeffecteur ou M_1 au niveau des ganglions. Théoriquement, un antagoniste M_2 pourrait faciliter la libération d'acétylcholine, mais de nombreux travaux ont montré que le récepteur M_2 présynaptique était peu fonctionnel chez l'asthmatique et que des récepteurs M_2 postsynaptiques, couplés à l'adénylcyclase par une protéine Gi, pourraient inhiber les effets des β_2-stimulants.

Les antagonistes cholinergiques actuellement commercialisés dans le traitement de l'asthme, l'ipratropium et l'oxytropium, sont des antagonistes non spécifiques M_1 M_2 M_3.

B. Propriétés des anticholinergiques

Les anticholinergiques provoquent une bronchodilatation puisque chez l'homme le parasympathique exerce un effet bronchoconstricteur permanent. Ils inhibent donc le bronchospasme provoqué par différents agents bronchoconstricteurs *via* les récepteurs à l'irritation.

Cette action prédomine sur les bronches de gros calibre (> 2 mm). Les asthmes qui répondent le mieux aux anticholinergiques sont ceux où la composante irritative est importante comme l'asthme d'exercice. Les sécrétions bronchiques ne semblent pas modifiées de façon significative par les anticholinergiques inhalés.

C. Voie d'administration

Voie inhalée : se reporter au texte du paragraphe E.1. Agonistes β_2-adrénergiques.

D. Indications

- Traitement symptomatique des exacerbations au cours de la maladie asthmatique ou de la bronchite chronique obstructive, en complément d'un β_2 mimétique d'action rapide et de courte durée par voie inhalée.
- Traitement symptomatique continu du bronchospasme réversible de la bronchopneumopathie chronique obstructive. Dans cette indication, ils ont une activité comparable à celle des β_2-stimulants.

Des spécialités (Combivent®, Bronchodual®) associant un anticholinergique et un β_2-stimulant sont indiquées dans le traitement de la BPCO.

E. Effets indésirables

Ils sont rares : sécheresse de la bouche, irritation pharyngée, toux, bronchospasme paradoxal déclenché par l'inhalation qui contre-indique la poursuite du traitement.

Les effets systémiques des anticholinergiques inhalés sont peu importants en raison du faible passage et de la fonction ammonium quaternaire qui limite le franchissement de la barrière hémato-encéphalique (peu ou pas d'effets sur le SNC).

VI. Anti-inflammatoires stéroïdiens

Les principaux corticoïdes utilisés par voie inhalée pour le traitement de l'asthme sont :
- Béclometasme : Bécotide® , Qvar® ;
- Budesonide : Pulmicort® ;
- Fluticasone : Flixotide® ;

A. Propriétés

Les effets généraux des glucocorticoïdes sur l'inflammation sont traités par ailleurs. L'action des corticoïdes prédomine sur la phase tardive de la réaction asthmatique qui survient 6 à 8 heures après une provocation allergénique (ou un exercice physique) et sur les processus physiopathologiques observés au cours de la chronicité. Les glucocorticoïdes exercent des effets multiples sur toutes les cellules impliquées dans les phénomènes immuno-inflammatoires : lymphocytes, éosinophiles, neutrophiles, macrophages, monocytes, mastocytes, cellules dendritiques, cellules épithéliales, muscle lisse, cellules endothéliales. Ils exercent des effets génomiques que l'on subdivise en effets transactivateurs, consistant en l'augmentation de la synthèse de facteur anti-inflammatoires (lipocortine, récepteurs β_2, endonucléases, NEP, ACE…), et en effets transrépresseurs conduisant à la diminution de la synthèse de protéines pro-inflammatoires (cytokines, récepteurs NK_1, NOSi, COX2, PLA_2, 5-lipoxygénase). De nombreux arguments suggèrent que ces derniers effets (transrépresseurs) ne sont en fait pas génomiques, mais résident dans l'inhibition de facteurs de transcription (AP-1, NF-κB).

Aux effets transactivateurs sont associés les effets indésirables métaboliques et endocriniens, d'où la recherche de nouvelles molécules avec des effets préférentiels sur le versant transrépresseur.

B. Voies d'administration

Différentes voies d'administration sont utilisées dans le traitement de la maladie asthmatique et des syndromes obstructifs bronchiques :

- voie injectable intraveineuse réservée à l'urgence et aux asthmes sévères (doses fortes et rapidité d'effet) ;
- voie orale lors d'exacerbations non contrôlées par la voie inhalée (prednisone, prednisolone, de 0,5 à 1 mg/kg) ;
- voie inhalée : se reporter au texte du paragraphe E.1. Agonistes β_2-adrénergiques.

C. Indications

- Suspension et poudre pour inhalation d'un corticoïde.
- Traitement continu anti-inflammatoire de l'asthme persistant (léger, modéré et sévère).

D. Effets indésirables

Candidoses oropharyngées, le plus souvent asymptomatiques, nécessitant dans certains cas un traitement local approprié. Elles peuvent être évitées par un rinçage de la bouche après inhalation ou par l'utilisation d'une chambre d'inhalation qui diminue le dépôt oropharyngé.
Les infections bronchopulmonaires bactériennes ou virales ne sont pas augmentées.
Toux et parfois bronchospasme sont par moments observées à la suite de l'inhalation.
Le retentissement sur l'axe hypothalamo-hypophysaire est limité pour la voie inhalée, mais il n'est pas totalement exclu, en particulier pour les fortes doses. La conséquence peut n'être que biologique mais le risque de freination de la croissance ne peut être complètement écarté.
L'influence des corticoïdes inhalés sur l'os (ostéoporose) reste à éclaircir.

E. Mise en garde

« L'attention des sportifs sera attirée sur le fait que cette spécialité contient un principe actif pouvant induire une réaction positive des tests pratiqués lors de contrôles antidopage ».
En cas d'infection bronchique et bronchorrhée abondante, un traitement approprié est nécessaire pour obtenir une diffusion correcte du médicament dans les bronches.

F. Contre-indications

Antécédents d'allergie à l'un des constituants du médicament.

VII. Antileucotriènes

Montelukast (Singulair®).

A. Propriétés

Le montelukast est un antagoniste des récepteurs aux leucotriènes, médiateurs issus de la cascade de l'acide arachidonique sous l'influence de la 5-lipoxygénase et produits par les mastocytes et les éosinophiles. Les leucotriènes importants dans la physiologie de l'asthme sont les leucotriènes cystéinés C_4, D_4, E_4. Ces médiateurs sont des agents bronchoconstricteurs 100 à 1 000 fois plus puissants que l'histamine. De plus, ils provoquent la formation d'un œdème de la paroi bronchique, induisent un afflux de polynucléaires, en grande majorité des éosinophiles, et stimulent la sécrétion du mucus. Chez l'homme, trois types de récepteurs spécifiques des leucotriènes cystéinés ($CysLT_1$, $CysLT_2$, $CysLT_3$) ont été identifiés. Les effets bronchoconstricteurs et inflammatoires des leucotriènes cystéinés sont médiés par les récepteurs $CysLT_1$, expliquant l'intérêt et l'efficacité clinique du blocage de ces récepteurs par des antagonistes sélectifs, d'autant que les glucocorticoïdes sont peu efficaces pour contrôler la synthèse des leucotriènes. Les antagonistes des récepteurs $CysLT_1$ ont ainsi un mode d'action anti-inflammatoire complémentaire de celui des corticoïdes, et donc des effets cliniques additifs qui justifient leur prescription chez des patients souffrant d'un asthme persistant, léger à modéré, insuffisamment contrôlé par une corticothérapie inhalée et un agoniste β_2 de courte durée d'action administré à la demande.

B. Voie d'administration et principales caractéristiques pharmacocinétiques

Le montelukast est administré *per os*. Sa biodisponibilité est de 60 % en moyenne. Il est métabolisé par le foie.

C. Indications

- Traitement additionnel de l'asthme persistant léger à modéré en association avec les corticoïdes par voie inhalée et les β_2-stimulants d'action prolongée.
- Traitement de l'asthme induit par l'aspirine et les anti-inflammatoires non stéroïdiens (le blocage de la voie des cyclo-oxygénases activant la synthèse des leucotriènes).
- Traitement préventif de l'asthme induit par d'exercice.

D. Effets indésirables

Asthénie, fièvre, arthralgies, sécheresse buccale, diarrhée, nausées, vomissements, éruption cutanée, manifestations anaphylactiques (urticaire, prurit, œdème de Quincke), éosinophilie (syndrome de Churg-Strauss).

VIII. Théophylline (Dilatrane®, Euphylline®)

La théophylline a longtemps été considérée comme un bronchodilatateur. L'utilisation sous forme de comprimés à action prolongée avait permis un apport très positif dans le traitement des asthmes à manifestations nocturnes. La mise sur le marché des β_2-stimulants à longue durée d'action a toutefois rendu non pertinente cette utilisation, d'autant que la théophylline, même à forte dose, s'avère être un bronchodilatateur modeste, avec de nombreux effets indésirables.
L'emploi de la théophylline a été revisité à la suite de travaux ayant démontré qu'à faibles doses : elle exerce des effets anti-inflammatoires significatifs, et que dans ces conditions, les effets indésirables sont considérablement réduits. La théophylline est donc aujourd'hui utilisée comme traitement additionnel anti-inflammatoire pour les malades chez qui l'association $\beta_2$inhalés-corticoïdes s'avère précaire.
Cet effet anti-inflammatoire de la théophylline repose sur l'inhibition des phosphodiestérases de type 4. Des recherches considérables sont en cours dans ce domaine pour la mise au point de nouveaux médicaments.

A. Propriétés

1. Effets bronchopulmonaires et respiratoires

La théophylline exerce une action anti-inflammatoire à faibles doses sur les cellules immuno-inflammatoires.
L'action relaxante sur le muscle lisse bronchique est observée à doses plus élevées vis-à-vis de l'action contracturante de nombreux médiateurs (métacholine, histamine, leucotriènes...). Le mécanisme d'action repose sur l'inhibition des phosphodiestérases et l'augmentation de l'AMPc intracellulaire. La théophylline est un inhibiteur non spécifique des phosphodiestérases.
La théophylline facilite en outre l'épuration muco-ciliaire et augmente la sensibilité des centres bulbaires au CO_2.

2. Autres effets

SNC : action psychostimulante, convulsivante à doses toxiques. Cardiovasculaires : effet inotrope positif à doses thérapeutiques, rein (effet diurétique)...

B. Principales caractéristiques pharmacocinétiques

Biodisponibilité par voie orale importante ($\cong$ 100 %).
En raison d'un métabolisme hépatique élevé, il y a risque de surdosage ou sous-dosage par interactions avec d'autres médicaments (+++).
Ce médicament a une marge thérapeutique étroite.

C. Effets indésirables

Digestifs (nausées, vomissements, diarrhées, douleurs épigastriques), SNC (insomnie, nervosité, anxiété, tremblement des extrémités, convulsions), cardiovasculaires (tachycardie, troubles du rythme). La survenue de ces effets est dose-dépendante.

IX. Perspectives d'avenir

De nombreux axes de recherche sont actuellement explorés :

- les anticorps monoclonaux humanisés anti-IgE diminuent les taux d'IgE circulants, limitant l'activation des mastocytes et des basophiles lors de la réaction allergique. L'un d'eux, l'omalizumab (Xolair®) est commercialisé, mais est indiqué chez les patients atteints d'asthme allergique sévère ayant un test cutané positif ou une réactivité *in vitro* à un allergène perannuel et résistants à un traitement quotidien par corticoïdes inhalés + β_2-agonistes. Le médicament est à prescription initiale hospitalière réservé aux spécialités en pneumologie ou en pédiatrie ;
- les inhibiteurs sélectifs des phosphodiestérases 4 (dont l'Ariflo®) ont des propriétés bronchodilatatrices et anti-inflammatoires. Les études sont en phase III ;
- d'autres voies de recherche concernent des cytokines particulièrement importantes dans les mécanismes immunologiques ou inflammatoires de l'asthme.

X. Annexe : voie inhalée

A. Dispositifs de la voie inhalée

- Les aérosols-doseurs (AD, *metered-dose inhalers*) sont utilisés depuis environ 30 ans. Le médicament est en suspension dans un gaz propulseur inerte, sous forte pression (fréons, CFC). La pression sur une valve permet l'éjection de particules d'un diamètre d'environ 40 µ. L'évaporation du gaz va provoquer la diminution du diamètre jusqu'à 5 à 10 µ à 15 cm du générateur, puis à 3 à 4 µ.
  Les AD classiques permettent un dépôt de 10 à 20 % de la dose inhalée au niveau des poumons lorsque la technique d'inhalation est correcte. Ce dispositif nécessite une bonne coordination main-bouche-mouvement inspiratoire de la part du patient.
- Les inhalateurs de poudre (*dry powder devices*) permettent d'aspirer, à travers un canal logé dans l'embout buccal, le médicament stocké sous forme de poudre (contenue dans des gélules ou des disques), lors d'un mouvement inspiratoire. Le débit inspiratoire doit être supérieur à 0,5 L/s. Le dépôt pulmonaire est de 10 à 20 %, et le dépôt oropharyngé est similaire à celui des AD. Ils coûtent 3 à 5 fois plus cher que les AD, les avantages sont la facilité d'emploi et l'absence de gaz propulseur. La poudre peut être irritante pour l'œsophage et déclencher une toux, enfin il arrive que la poudre ne se libère pas correctement de la gélule.
- Les appareils générateurs d'aérosols (*nebulisers*) délivrent le médicament sous forme d'une solution en fine bruine. La production de l'aérosol est obtenue par le passage d'un jet d'air comprimé (ou d'O_2, nébulisateurs pneumatiques) dans la solution ou par l'emploi d'ultrasons transmis à la chambre de nébulisation (nébulisateurs ultrasoniques). Les nébulisations ne requièrent aucune coopération du patient, utilisables avec un masque chez l'enfant de moins de 3 ans et chez l'enfant de tous âges en crise. Elles nécessitent une bonne compréhension et coopération des parents. La durée varie de 10 à 15 min, le rythme respiratoire est calme (en dehors d'une crise), spontané.

B. Chambres d'inhalation (CI)

Il s'agit de systèmes interposés entre la bouche du patient et l'AD. Les CI permettent une meilleure déposition dans les petites voies aériennes et une diminution de leur dépôt oropharyngé, en ralentissant les particules et en favorisant l'évaporation du gaz vecteur.
Elle se compose :
- d'un tube de forme et de volume variables (cylindrique, 130 à 350 mL ou conique, 750 mL) ;
- un orifice sur lequel s'adapte l'embout de l'aérosol doseur ;
- un embout buccal ;
- un système de valve s'ouvrant à l'inspiration et se fermant à l'expiration.

Les possibilités d'adaptation entre CI et AD sont liées au fabricant qui commercialise les deux.
Les β_2-stimulants, les corticoïdes et les chromones peuvent être administrés avec ce procédé.
Avantages : elle permet de réduire le dépôt oropharyngé et les complications inhérentes (candidoses et raucité de la voix) des corticoïdes inhalés. Elles réduiraient le risque de toux réflexe.
Indications : en cas de mauvaise coordination « main-respiration », en particulier chez les jeunes enfants (< 8 ans) ; en cas d'effets indésirables (candidoses, raucité de la voix, toux réflexe) ; fortes doses de corticoïdes inhalés.

1. Mode d'emploi d'un aérosol doseur

- Expiration forcée aussi complète que possible ; positionner l'embout du nébulisateur entre les dents.
- Débuter l'inspiration ; en même temps, actionner deux fois le nébulisateur en fermant les lèvres autour de l'embout pour aspirer la/les bouffée(s) au maximum.
- Terminer l'inspiration forcée pour pousser l'aérosol le plus loin possible dans l'arbre trachéobronchique.

2. Mode d'emploi d'un inhalateur de poudre

- Préparer l'appareil (variable selon l'appareil choisi).
- Expirer lentement et profondément.
- Mettre l'embout dans la bouche et serrer les lèvres.
- Effectuer une inspiration rapide et profonde.
- Maintenir une apnée de quelques secondes.

3. Mode d'emploi d'une chambre d'inhalation

- Agiter l'aérosol-doseur, ôter son capuchon de protection, l'introduire tête en bas dans l'orifice de la chambre.
- Serrer l'embout buccal de la CI avec les lèvres (ou appliquer le masque sur le visage de l'enfant).
- Pulvériser une bouffée.
- Inspirer calmement et profondément par la bouche, maintenir une apnée de quelques secondes si possible après chaque inspiration.

La chambre se vide en 3 à 5 cycles respiratoires. Attendre 1 à 2 min avant de délivrer une deuxième bouffée. Nettoyer régulièrement.

C. Débitmètres de pointe (*peak-flow meter*)

- Les débitmètres de pointe mesurent le débit expiratoire de pointe maximum (DEP) en litres/min au décours d'une inspiration maximum. Ils dépendent du volume inspiré et de l'effort expiratoire. Les normes sont fonction de la taille, du sexe et de l'âge. Ils reflètent le niveau de résistance à l'écoulement de l'air.
- Ils sont maniables et peu encombrants (de 27 à 50 euros).
- Ils sont utiles au diagnostic et au traitement :
  – diagnostic : dépistage d'une obstruction des grosses voies aériennes ;
  – traitement : aide à l'adaptation du traitement d'un asthmatique, aide à la prise de décision d'hospitalisation et contrôle de l'effet d'un traitement, autodiagnostic.
- Variabilité du DEP : s'évalue sur une journée (matin, soir) ou une semaine, témoin de l'instabilité de l'asthme :

$$\frac{(\text{DEP du soir} - \text{DEP du matin})}{(\text{DEP du soir} + \text{DEP du matin})}$$

L'essentiel de la question

L'asthme est une maladie inflammatoire chronique caractérisée par un processus physiologique multifactoriel. Le traitement associe des anti-inflammatoires et des broncho-dilatateurs.

Les bronchodilatateurs exercent un effet relaxant sur le muscle lisse bronchique. Ils n'ont pas d'effets anti-inflammatoires pertinents sur le plan clinique. Deux grands groupes sont utilisés :

- les β_2-stimulants adrénergiques parmi lesquels on distingue les produits à action courte (< 6 h), type salbutamol ou terbutaline, et les médicaments à longue durée d'action (> 12 h), type salmétérol ou formotérol. Les premiers sont utilisés dans l'asthme intermittent, les seconds dans l'asthme persistant, associés aux corticoïdes ;
- les anticholinergiques inhalés.

Les inflammatoires sont essentiellement les corticoïdes, utilisés sous forme inhalée et/ou par voie systémique. Leurs effets biologiques sont multiples, au niveau génomique ou sur les facteurs de transcription. Les antileucotriènes et la théophylline sont des anti-inflammatoires additionnels, utilisés en complément de la bi-thérapie corticoïdes + β_2-stimulants.

Les perspectives nouvelles résident dans les recherches sur les anticorps monoclonaux humanisés anti-IgE, les inhibiteurs des phosphodiestérases de type 4, les modificateurs des cytokines et chimiokines.

Pour en savoir plus

- Devillier P, Bessard G, Advenier C. Les antagonistes des leucotriènes : une approche nouvelle du traitement de l'asthme. Rev Mal Respir 1997 ; 14 : 159-70.
- Devillier P, Advenier C. Polymorphisme et asthme : intérêt en pharmacogénétique. Rev Allergol Immunol Clin 2001 ; 42 : 28-34.
- Lagente V, Belleguic C, Martin CA, Silva PE, Boichot E. Les inhibiteurs des phosphodiestérases de type 4. Rev Allergol Immunol Clin 2000 ; 40 : 336-34.2.
- Molimard M, Devillier P, Advenier C. Bronchodilatateurs. Encycl Méd Chir (Elsevier, Paris) 6-000-P-30 (P.1) p. 6.
- Société française de Pneumologie. Recommandations pour le traitement de l'asthme de l'adulte et de l'enfant. Rev Mal Respir, 2005 ; 22 : 3-108.

Antidiabétiques oraux (ADO)

D. RICHARD, pharmacien-chef, hôpital Henri Laborit, et faculté de Pharmacie, Poitiers
C. CHARPENTIER, étudiante AHU, Poitiers.

I. Diabète de type 2
- **A.** Rappel épidémiologique
- **B.** Rappel physiopathologique
- **C.** Signes cliniques

II. Antidiabétiques oraux (ADO)
- **A.** Insulinosensibilisateurs
- **B.** Insulinosécréteurs
- **C.** Inhibiteurs des alpha-glucosidases
- **D.** Benfluorex

III. Traitement médicamenteux du diabète de type 2

La maladie diabétique représente, par sa fréquence et sa gravité, un problème de santé publique majeur. Si l'insuline humaine ou ses analogues constituent l'une des réponses thérapeutiques, la prescription d'antidiabétiques oraux, en monothérapie ou en association, en constitue une autre, essentielle.
L'intérêt porté à ces médicaments depuis un demi-siècle ne s'est pas démenti et les nouvelles classes commercialisées depuis le début de la décennie 2000 permettent de proposer des alternatives nouvelles aux patients.

I. Diabète de type 2

A. Rappel épidémiologique

Représentant environ 90 % des cas de diabète, la prévalence du diabète de type 2 est de l'ordre de 2 à 4 % en France selon les études. Toutes s'accordent à souligner que la population non diagnostiquée reste considérable, puisque comprise entre 200 000 et 500 000 personnes, voire 800 000 : il y aurait donc, selon les auteurs, quelque 2 à 3 millions de sujets diabétiques de type 2, avec une incidence annuelle d'environ 200/100 000. Les modifications des conditions de vie de nos sociétés, comme le vieillissement de la population, expliquent l'accroissement important de l'incidence de cette affection : 10 % des personnes âgées de plus de 70 ans en sont atteints et il concerne fréquemment des sujets consommant trop de graisses, sédentaires et en surcharge pondérale. Ce diabète constitue un problème de santé publique majeur en ce qu'il est à l'origine de complications (notamment vasculaires) nombreuses et graves : le risque de mortalité chez un sujet atteint de cette pathologie est multiplié par 2 (homme) ou 4 (femme).

B. Rappel physiopathologique

Le diabète de type 2 conjugue deux troubles métaboliques :

- une défaillance précoce des cellules bêta des îlots de Langerhans du pancréas, cumulant une perte de la fonctionnalité cellulaire mais aussi une diminution de la population de ces cellules. Lorsque les signes cliniques de la maladie apparaissent, quelque 50 % de la masse cellulaire bêta ont déjà disparu par un phénomène d'apoptose, accéléré par l'hyperglycémie et l'hypertriglycéridémie. Il en découle évidemment une carence insulinique s'ajoutant à l'insulinorésistance périphérique ;
- l'insulinorésistance concerne les tissus hépatique, musculaire et adipeux, mais ses mécanismes diffèrent selon le tissu considéré : il existe donc en fait trois types d'insulinorésistance. Elle est aggravée par la sédentarité, l'obésité, un déséquilibre nutritionnel (alimentation trop riche en lipides et appauvrie en glucides) et par l'hyperglycémie elle-même. L'insulinorésistance entraîne initialement un hyperinsulinisme absolu réactionnel par rapport au taux physiologique normal de l'insuline, mais un hypo-insulinisme fonctionnel relatif compte tenu du niveau de la glycémie (stade 1 de la maladie). Ce déficit en insuline relatif

n'impose pas d'insulinothérapie précoce. L'affection évolue plus ou moins vite vers une phase d'hypo-insulinisme à la fois absolu et relatif par épuisement des capacités du pancréas à répondre à la rupture de l'homéostasie glucidique (stade 2 de la maladie) : le patient devient dès lors insulino-nécessitant (50 % des cas).

C. Signes cliniques

Les signes cliniques du diabète de type 2 sont généralement absents : il n'est diagnostiqué que par dépistage ou au stade des complications. Polyurie, soif intense, amaigrissement, prurit vulvaire chez la femme ou balanite chez l'homme, infections récidivantes constituent de possibles signes d'alerte ; l'ANAES recommande une stratégie de dépistage systématique mise en œuvre au moins tous les trois ans à partir de 45 ans. 10 % des diabètes diagnostiqués comme type 2 sont en fait des diabètes de type 1 lent (LADA).

Tableau 1. Comparaison diabète 1/diabète 2

Diabète de type 1	Diabète de type 2
– 10 % des cas de diabète – Survient souvent chez l'enfant, l'adolescent ou l'adulte jeune (avant 35 ans) – Absence de surpoids – Absence d'antécédents familiaux – Signes cliniques d'installation rapide avec symptômes d'hyperglycémie majeure (soif, urine abondante) – Cétonurie importante – Complications aiguës fréquentes mais complications dégénératives plus rares – Évolution vers l'acidocétose avec décès inéluctable en l'absence de traitement médicamenteux – Mortalité par insuffisance rénale dominante	– 90 % des cas de diabète – Survient en général chez l'adulte de plus de 40 ans – Surpoids fréquent – Antécédents familiaux fréquents – Asymptomatique pendant des années – Cétonurie rare – Complications dégénératives fréquentes – Évolution retardée par le régime alimentaire et l'exercice physique ; évolution lente, mais recours à l'insulinothérapie possible *in fine* pour prévenir toute décompensation hyperglycémique aiguë – Mortalité par complications cardiovasculaires

II. Antidiabétiques oraux (ADO)

Le traitement médicamenteux s'impose à la presque totalité des patients car les mesures hygiéno-diététiques sont en général insuffisantes (mais, inversement, il reste fondamental de souligner que ni les hypoglycémiants oraux, ni l'insulinothérapie, ne peuvent valablement compenser l'insuffisance éventuelle des mesures d'hygiène de vie).

On distingue trois groupes principaux d'antidiabétiques oraux (ADO) :

- les insulinosensibilisateurs : biguanides (metformine) et glitazones ;
- les insulinosécréteurs : sulfamides et glinides ;
- les inhibiteurs des alpha-glucosidases ;
- par souci d'exhaustivité, il est possible d'y ajouter un antidiabétique mineur : le benfluorex (Médiator).

Les trois premiers groupes de médicaments sont de plus en plus fréquemment prescrits dans le cadre de bi- ou de trithérapie, pour optimiser leur activité afin de satisfaire à un objectif essentiel : le maintien du taux d'hémoglobine glyquée en deçà de 6,5 %, un taux qui reste encore supérieur au seuil de risque, et qui ne doit pas faire méconnaître que l'agression des cellules bêta commence avant même l'apparition de l'intolérance au glucose.

A. Insulinosensibilisateurs

Ce groupe d'ADO a bénéficié de nombreux travaux, soulignant son intérêt dans une prise en charge précoce du diabète de type 2.

1. Biguanides

Des trois molécules commercialisées à partir de la fin des années 1950, seule la metformine est encore disponible en France.
Cette molécule ne subit pas de métabolisme hépatique, ne se lie pas aux protéines plasmatiques et est excrétée de façon rapide par voie urinaire. De fait, l'administration de metformine constitue aujourd'hui la référence chez les sujets diabétiques en surpoids ou obèses, chez lesquels elle est prescrite en première intention.
L'action des biguanides est avant tout extrapancréatique. Le mécanisme d'action moléculaire de la metformine reste mal connu : elle réduit l'insulinorésistance hépatique et musculaire sans modifier l'insulinosécrétion. La metformine a, de plus, un effet hypotriglycéridémiant. Elle retarde l'assimilation du glucose comme celle des lipides au niveau de l'intestin sans modifier l'insulinosécrétion. Elle diminue également la néoglucogenèse hépatique comme la glycogénolyse et augmente la sensibilité à l'insuline *in vivo*. De ce fait, les biguanides, prescrits isolément, ne donnent pas lieu à hypoglycémie chez le diabétique de type 2 (puisqu'il n'y a pas action sur l'insulinosécrétion).
Les biguanides, qui sont des bases fortes, occasionnent des troubles digestifs chez 5 à 20 % des patients (douleurs et crampes abdominales, diarrhées, sensation désagréable de saveur « métallique » dans la bouche). Ces signes, qui régressent généralement avec le temps, sont minimisés par instauration du traitement à posologie lentement progressive et administration en fin de repas. Dans certains cas, ces troubles sont liés à la forme galénique du produit et peuvent être diminués en changeant de spécialité.
La survenue d'une acidose lactique traduit un déficit de l'organisme à transformer de façon satisfaisante le lactate en pyruvate. Cet effet indésirable, particulièrement sérieux puisqu'induisant le décès dans un cas sur deux, demeure exceptionnel avec la metformine (1 cas sur 40 000 années/patient en France) dont la clairance rénale par sécrétion tubulaire est élevée (il était fréquent avec la phenformine, aujourd'hui retirée du marché). Tous les cas évoqués dans la littérature sont survenus chez des sujets insuffisants rénaux, ou, moins fréquemment, insuffisants hépatiques ou respiratoires, éthyliques, anorexiques ou à cause d'un surdosage. Il importe que tous les patients traités par metformine puissent reconnaître les signes annonciateurs d'une acidose : fatigue brutale et extrême, troubles digestifs, dou-

leurs et crampes abdominales, oligurie. En cas de survenue de ces signes, il faut suspendre immédiatement le traitement et consulter un médecin. Le traitement de l'acidose lactique impose une alcalinisation massive et rapide, une épuration extra-rénale et l'administration de médicaments de choc.

Une insuffisance rénale, même modérée, constitue donc une contre-indication formelle à tout recours aux biguanides, comme toute pathologie susceptible d'altérer la fonction rénale ou comme tout état de déshydratation. Y veiller en cas d'anesthésie générale, d'intervention chirurgicale (interrompre le traitement deux jours avant l'acte chirurgical et l'anesthésie, et le reprendre deux jours plus tard), face à une rétinopathie sévère (puisqu'une insuffisance rénale y est souvent associée), à des injections de produits de contraste potentiellement néphrotoxiques (tubulopathie à l'iode).

2. Glitazones

Les glitazones (pioglitazone, rosiglitazone) sont des agonistes des récepteurs nucléaires PPARγ. Elles réduisent l'insulinorésistance et freinent la cinétique de réduction de l'insulinosécrétion. Actives seulement en présence d'insuline, elles en démultiplient l'action aussi bien sur le muscle que sur les adipocytes et que, à moindre échelle, sur le foie. L'activité sur les adipocytes est particulièrement intéressante : sensibilisés à l'action de l'insuline, ils captent mieux les acides gras libres, ce qui contribue en soi à limiter l'insulinorésistance (lipotoxicité) et explique une prise de poids de 2 à 4 kg en début de traitement, accompagnant donc paradoxalement une amélioration de l'homéostasie glycémique.

Par ailleurs, les glitazones exercent probablement un effet protecteur des cellules langerhansiennes, sans que le mécanisme moléculaire de cette action soit connu. À côté de cette activité sur le métabolisme glucidique, elles exercent aussi une action favorable sur le métabolisme lipidique : augmentation du HDL-cholestérol, réduction de la triglycéridémie. Elles contribuent à réduire l'inflammation vasculaire, diminuent la synthèse des molécules d'adhésion, sont vasodilatatrices : ainsi, elles exerceraient un effet favorable contre l'athérosclérose.

Biguanides et glitazones ont une activité de même nature, mais exprimée en des sites différents : leur association est donc logique, avec un effet synergique expliquant leur intérêt dans la prise en charge précoce du sujet diabétique, lorsque l'insulinorésistance est importante mais que la fonction pancréatique est encore suffisamment préservée. Ces molécules partagent des contre-indications (insuffisance hépatocellulaire, cardiopathies), mais les glitazones, qui ne sont pas éliminées par le rein, peuvent être prescrites chez le sujet insuffisant rénal chronique. Elles n'exposent pas à un risque d'acidose lactique.

En pratique, les glitazones sont indiquées dans divers schémas d'administration. Pioglitazone (Actos®) et rosiglitazone (Avandia®) sont indiquées en monothérapie chez les patients insuffisamment contrôlés par le régime alimentaire et l'exercice physique, en cas d'inadaptation du traitement par la metformine ou d'intolérance à celui-ci, et en bithérapie (association à la metformine – une association fixe est commercialisée : Avandamet® – ou, en cas de contrôle glycémique insuffisant, d'intolérance ou de contre-indication, à un sulfamide). La rosiglitazone est, de plus, indiquée en trithérapie : elle peut être associée avec la metformine et un sul-

famide hypoglycémiant chez les patients insuffisamment contrôlés par une bithérapie orale, notamment en cas de surcharge pondérale.
Un dosage des enzymes hépatiques doit toujours être pratiqué ? avant l'instauration du traitement par une glitazone, chez tous les patients, puis tous les deux mois pendant la première année du traitement, puis de façon périodique en fonction de l'état clinique du patient. Une éventuelle hémodilution sous traitement (rétention sodée avec risque d'œdème des membres inférieurs) explique qu'il soit nécessaire de contrôler les constantes érythrocytaires avant et pendant le traitement : de même, une surveillance cardiaque s'impose pendant toute la durée du traitement par glitazone, car cette rétention peut aggraver une insuffisance cardiaque (notamment en cas d'association à l'insulinothérapie, d'où la contre-indication à ce type de bithérapie).

Agonistes PPAR dans le diabète de type 2
Découverts au début des années 1990, les récepteurs de type PPAR (*peroxisome proliferator-activated receptor*) appartiennent à la superfamille des récepteurs nucléaires (ils sont proches des récepteurs aux hormones stéroïdiennes, aux hormones thyroïdiennes, aux rétinoïdes et aux dérivés de la vitamine D). Trois types en sont distingués : α, β et γ. Chacun d'entre eux est isolé de tissus différents (α dans le foie, essentiellement au niveau colique, γ dans le tissu adipeux, le colon, le rein, les macrophages). Ces récepteurs ont pour ligands naturels des acides gras et des eïcosanoïdes (leucotriènes, prostaglandines). Leur activation entraîne une activation transcriptionnelle de divers gènes, au terme d'un mécanisme complexe de dimérisation avec un autre type de récepteur nucléaire, le récepteur aux rétinoïdes (RXR), et fixation de l'ensemble au PPRE (*peroxisome proliferator response element*), le promoteur de leur gène cible. De nombreux gènes voient leur expression modifiée par action des PPARs, avec des conséquences sur le métabolisme lipidique, sur l'homéostasie glucidique, sur le contrôle du cycle cellulaire, ainsi encore que sur les processus inflammatoires ou la réponse immune
Au plan thérapeutique, les agonistes des récepteurs PPARα (fibrates) comme les agonistes des récepteurs PPARγ (glitazones) exercent des effets bénéfiques aussi bien sur le métabolisme des lipides que sur la paroi vasculaire permettant de réduire le risque cardiovasculaire dans le diabète de type 2. L'association de ces deux types de médicaments semble donc particulièrement intéressante

B. Insulinosécréteurs

Il existe deux familles de médicaments insulinosécréteurs ayant des propriétés distinctes : les sulfonylurées et les glinides. Tous agissent directement sur la cellule bêta, du moins tant qu'elle est encore fonctionnelle.

1. Sulfonylurées (sulfamides)

Les sulfamides hypoglycémiants (sulfonylurées), découverts par Jambon et Loubattières en 1942, ont été administrés aux diabétiques dès les années 1950 (Glucidoral®). Un dérivé efficace en une prise quotidienne (Amarel®) a été commercialisé en 1996.

Les sulfamides hypoglycémiants sont entièrement résorbés au niveau intestinal et leur liaison aux protéines plasmatiques est importante. L'élimination est très variable selon les molécules : on distingue ainsi des molécules à demi-vie prolongée, comprise entre 20 et 45 heures (carbutamide et chlorpropamide, désormais retirées du marché), et d'autres à demi-vie plus brève, puisque comprise entre 4 et 10 heures (toutes les autres). Pour autant, cette demi-vie d'élimination ne constitue pas un reflet de la durée de l'effet hypoglycémiant. Insuffisance rénale et/ou hépatique influence(nt) fortement la cinétique de ces médicaments.

Les sulfamides hypoglycémiants ont avant tout une action directement pancréatique. Leur action pharmacologique est expliquée par leur liaison, au niveau de la membrane des cellules bêta, à une protéine couplée aux canaux potassiques ATP-dépendants (protéine SUR-1). La fermeture du canal potassique entraîne une diminution de l'efflux des ions potassium et une dépolarisation membranaire des cellules bêta, elle-même à l'origine de l'ouverture des canaux calciques et de l'exocytose des granules d'insuline. Une autre action est suggérée : l'activation de protéinekinases intracellulaires, requérant plus de temps et susceptible d'expliquer, pour une part, le délai d'action des sulfamides hypoglycémiants. Cet effet s'observe même lorsque la glycémie est basse, d'où un risque reconnu d'hypoglycémie lors du traitement. Les sulfamides stimulent donc puissamment la sécrétion d'insuline. Leur activité sur la sensibilité à l'insuline est réduite *in vivo* : elle concerne avant tout la sensibilité des adipocytes et des myocytes. De plus, les sulfamides inhibent la glycogénolyse hépatique et la gluconéogenèse, tout en facilitant la glycogénogenèse induite par l'insuline.

La cinétique de fixation sur les récepteurs des divers sulfamides hypoglycémiants peut différer sensiblement. Par exemple, celle du glimépiride diffère de celle du glibenclamide : association et dissociation des récepteurs sont plus rapides pour le glimépiride que pour le glibenclamide, et l'affinité de liaison est 2 à 3 fois plus faible. Ceci expliquerait que l'action insulinosécrétrice du glimépiride soit plus modérée et que, parallèlement, le risque d'hypoglycémie soit moindre.

Le risque majeur susceptible de survenir lors d'un traitement par sulfamides est l'hypoglycémie. Les formes frustes, fréquentes, se traduisent par le besoin de grignoter souvent et de sucrer plus intensément certains aliments. Les formes graves demeurent rares : elles concernent des sujets âgés, souvent polymédiqués, alcooliques et/ou insuffisants rénaux. Lorsque ce trouble se prolonge, il peut se traduire par des troubles neuropsychiatriques durables et se solder par un décès. Le traitement, en urgence, fait privilégier la perfusion de sérum glucosé hypertonique à l'injection de glucagon.

D'autres effets indésirables, plus exceptionnels, sont observés : rashs cutanés, toxidermie, flush après absorption d'alcool (autrefois surtout lors d'un traitement par le chlopropamide : Diabinèse®), anomalies hématologiques, troubles hépatiques (ictère), troubles métaboliques (hyponatrémie).

Les sulfamides, peu prescrits en première intention en France, restent le plus souvent utilisés en seconde intention ou en cas d'intolérance à la metformine. Ils sont volontiers associés à la metformine en bithérapie (traitement de deuxième intention : Glucovance® = metformine + glibenclamide). On les administre juste avant les repas (et on y renonce si leur prise n'est pas suivie de celui-ci car le risque d'hypoglycémie est alors important !).

2. Glinides

Les glinides, des dérivés de l'acide benzoïque, ont une action globalement superposable à celle des sulfamides sur les canaux potassiques, même si les sites de liaison des deux types de molécules diffèrent sur le récepteur : il n'y a donc pas de raison pharmacologique de les associer. En revanche, leur profil pharmacocinétique est différent : leur absorption gastro-intestinale est rapide et complète, leur demi-vie est brève, les métabolites hépatiques n'ont pas d'action hypoglycémiante et l'excrétion est avant tout biliaire. Les sulfamides peuvent donc être administrés en une prise journalière alors que les glinides doivent être administrés avant chacun des repas (pas plus d'une demi-heure avant). L'observance du traitement est plus aisée avec les sulfamides, mais les glinides permettent de réguler de façon plus ciblée la glycémie postprandiale, sur un intervalle de temps réduit, coïncidant avec la durée de la réponse sécrétoire insulinique, tout en réduisant le risque hypoglycémique à distance des repas. Pour autant, les glinides exercent également une activité sur les glycémies à jeun. De plus, ils ne sont pas éliminés par voie urinaire et peuvent être prescrits même en cas d'insuffisance rénale.
La posologie des glinides doit être strictement adaptée à chaque sujet, en commençant par une dose de 0,5 mg (1 mg en cas de traitement antidiabétique antérieur) augmentée jusqu'à arriver à une dose unitaire de 4 mg/repas, soit 12 à 16 mg/j.

C. Inhibiteurs des alpha-glucosidases

Les inhibiteurs des alpha-glucosidases (acarbose : Glucor®, miglitol : Diastabol®) sont des tétrasaccharides d'origine microbienne, structurellement apparentés aux oligosaccharides. Ils ralentissent l'absorption des disaccharides d'origine alimentaire, ou résultant de l'hydrolyse des polysaccharides, par une inhibition compétitive et réversible de la liaison des oligosaccharides aux alpha-glucosidases de la bordure en brosse de l'intestin grêle, les enzymes digestives responsables de l'hydrolyse des disaccharides alimentaires atteignant le jéjunum.
Leur administration permet de contrôler la glycémie postprandiale en écrêtant le pic hyperglycémique et réduit la réponse insulinique au repas. Les inhibiteurs des glucosidases n'ont pas d'action significative sur la glycémie à jeun. Ils sont utilisés en association à d'autres médicaments hypoglycémiants (oraux ou insuline) dont ils potentialisent l'action. Ils constituent une alternative ou un complément aux glinides dans le contrôle de l'hyperglycémie postprandiale lorsque l'insulinosécrétion est encore peu altérée.
Le mode d'action des inhibiteurs des glucosidases explique l'importance des effets indésirables digestifs, décrits chez 60 % des patients. En faisant réaliser la digestion des glucides à la partie la plus distale du tube digestif, ils favorisent leur fer-

mentation par la flore colique, d'où flatulences, météorisme intestinal, diarrhées, autant de signes dose-dépendants et transitoires mais parfois mal vécus par le patient. L'incidence en est réduite par instauration d'une posologie lentement croissante, augmentée progressivement, par paliers de six à huit semaines et par l'administration du médicament juste avant le repas.

Le risque d'hypoglycémie est réduit avec ces produits bien moins puissants que les sulfamides ou les biguanides : ce risque n'existe que lors de l'association à des sulfonylurées ou à de l'insuline. S'agissant généralement d'un simple malaise, il implique un apport en monosaccharides (glucose) et non en disaccharides (saccharose : sucre du commerce). Ces médicaments, par ailleurs bien tolérés, peuvent être administrés chez le sujet âgé comme chez le cirrhotique ou l'insuffisant rénal modéré. Ils sont prescrits chez des patients dont le diabète a été diagnostiqué récemment et chez lesquels le régime alimentaire est un échec, ou en cas de contrôle insuffisant de l'hémoglobine glyquée malgré la prescription d'un traitement oral à posologie maximale. L'association constitue alors une étape intermédiaire entre la monothérapie orale et l'administration d'insuline. Ils pourraient aussi améliorer l'insulinosensibilité des sujets obèses intolérants au glucose et, en ce sens, s'inscrire dans une stratégie de prévention du diabète et/ou des maladies cardiovasculaires.

D. Benfluorex

Le benfluorex (Médiator®), également indiqué comme hypolipémiant, diminue l'insulinorésistance d'une façon proche de celle des biguanides. Il limite la résorption intestinale du glucose et inhibe la synthèse endogène des lipides. Le traitement est généralement bien toléré : les troubles digestifs ou l'asthénie et les vertiges, régressant rapidement, sont contrôlés par l'adaptation posologique. Le benfluorex est un adjuvant au régime dans le diabète asymptomatique avec surcharge pondérale.

Tableau 2. ADO : comparaison des différentes classes

	Sulfamides	Glinides	Biguanides	Glitazones	Inhibiteurs des glucosidases
Mode d'action	– Stimulation de la libération d'insuline par augmentation de la réponse au stimulus physiologique (glucose) – Amélioration de la sensibilité des tissus périphériques à l'insuline		– Diminution de la production hépatique de glucose en présence d'insuline – Amélioration de l'insulinorésistance musculaire – Pas d'action sur l'insulinosécrétion	– Augmentation de la sensibilité des tissus périphériques à l'insuline – Stimulation de l'adipogenèse	– Inhibition de la liaison des oligosaccharides aux glucosidases intestinales
Principaux effets indésirables	– Malaises hypoglycémiques – Hypersensibilité – Allergie croisée avec les autres sulfamides – Photosensibilisation – Troubles digestifs (rares)	– Malaises hypoglycémiques – Troubles digestifs (rares) – Allergie (non croisée avec les sulfonylurées, dont la structure est différente !)	– Acidose lactique – Troubles gastro-intestinaux	– Anémie – Troubles du métabolisme lipidique (hypercholestérolémie)	– Troubles digestifs (flatulences, diarrhées)
Principales contre-indications absolues	– Diabète insulino-dépendant – Diabète acido-cétosique – Précoma diabétique – Insuffisance rénale sévère – Insuffisance hépatique sévère (modification de la demi-vie d'élimination) – Grossesse, allaitement (répaglinide)		– Décompensation acido-cétosique – Insuffisance rénale, même modérée – Pathologie aiguë susceptible d'altérer la fonction rénale – Explorations par produits de contraste iodés – Pathologie susceptible d'entraîner une hypoxie tissulaire sévère (insuffisance cardiaque ou respiratoire, infarctus du myocarde, etc.) – Insuffisance hépatocellulaire, alcoolisme	– Insuffisance cardiaque ou antécédents d'insuffisance cardiaque (car risque de rétention hydrique) – Insuffisance hépatique – Association avec l'insuline	– Maladies chroniques du tube digestif (inflammation colique, occlusion, ulcération, etc.), notamment celles dont la symptomatologie est aggravée par la formation de gaz intestinaux (hernie intestinale majeure, etc.) – Insuffisance rénale sévère (en l'absence de données) – Grossesse, allaitement
Principales interactions médicamenteuses communes	Médicaments influant sur le métabolisme du glucose avec élévation de la glycémie : phénothazines (notamment chlorpromazine = Largactil®), glucocorticoïdes, progestatifs macrodosés, sympathomimétiques				
Principales interactions médicamenteuses spécifiques	– Miconazole (toutes voies), fluconazole (augmentation de la demi-vie du sulfamide) – AINS – β-bloquants non sélectifs (masquent les effets de l'hypoglycémie : tachycardie, palpitations) – IEC (majoration de l'effet hypoglycémiant)	– Potentialisation de l'effet hypoglycémiant : IMAO, β-bloquants non sélectifs, IEC, salicylés, AINS, alcool (augmentation de la réaction hypoglycémique) – Réduction de l'effet hypoglycémiant : contraceptifs oraux, thiazides, corticostéroïdes, hormones thyroïdiennes	– Diurétiques de l'anse : risque d'insuffisance rénale fonctionnelle avec accumulation de metformine – Produits de contraste iodés : idem		– Adsorbants intestinaux (charbon) et spécialités à base d'enzymes digestives : diminution de l'activité hypoglycémiante

Tableau 3. Antidiabétiques oraux (ADO)

DC	Spécialités	Présentation	Posologie moyenne (adulte non insulinotraité et non insuffisant rénal)
		Biguanides et biguanides associés	
Metformine	Glucophage	comprimé 500 mg comprimé 850 mg comprimé 1 000 mg	1 à 3 g/j
	Stagid	comprimé sécable 700 mg	3 cp./j
Metformine + glibenclamide	Glucovance	comprimé 500 mg/2,5 mg comprimé 500 mg/5 mg	3 cp./j 6 cp./j
Metformine + rosiglitazone	Avandamet	comprimé 500 mg/1 mg comprimé 500 mg/2 mg	< 2 000 mg/8 mg
Metformine + pioglitazone	Competact	comprimé 850 mg/15 mg	2 cp./j
		Sulfamides hypoglycémiants et sulfamides associés	
Carbutamide	Glucidoral	comprimé sécable 500 mg	2 cp./j
Glibenclamide	Daonil	comprimé sécable 5 mg	< 15 mg/j en 2 ou 3 prises
	Daonil Faible	comprimé 1,25 mg	1 à 3 cp/j
	Euglucan	comprimé sécable 5 mg	1 à 3 cp/j
	Hémi-Daonil	comprimé sécable 2,5 mg	< 15 mg/j en 2 ou 3 prises
	Miglucan	comprimé sécable 2,5 mg	1 à 3 cp/j
Glibornuride	Glutril	comprimé sécable 25 mg	1 à 3 cp./j
Gliclazide	Diamicron	comprimé sécable 80 mg comprimé LP 30 mg	1 à 3 cp/j 1 à 4 cp/j
Glimépiride	Amarel	comprimé 1 mg comprimé 2 mg comprimé 3 mg comprimé 4 mg	1 à 4 mg/j, sans excéder 6 mg/j
Glimépiride + rosiglitazone	Avaglim	comprimé 4 mg/4 mg comprimé 4 mg/8 mg	
Glimépiride + pioglitazone	Tandemact	comprimé 4 mg/30 mg comprimé 4 mg/45 mg	
Glipizide	Glibénèse	comprimé sécable 5 mg	4 cp./j
	Minidiab	comprimé sécable 5 mg	4 cp./j
	Ozidia LP	comprimé LP 5 mg comprimé LP 10 mg	5 à 20 mg/j
		Glitazones	
Pioglitazone	Actos	comprimé 15 mg comprimé 30 mg	15 à 45 mg/j
Rosiglitazone	Avandia	comprimé 2 mg comprimé 4 mg comprimé 8 mg	4 à 8 mg/j
		Glinides	
Répaglinide	NovoNorm	comprimé 0,5 mg comprimé 1 mg comprimé 2 mg	0,5 mg à 1 mg, et jusqu'à 4 mg avant chaque repas sans excéder 16 mg/j
		Inhibiteurs des alpha-glucosidases	
Acarbose	Glucor	comprimé 50 mg comprimé 100 mg	50 à 100 mg, voire 200 mg, avant chaque repas
Miglitol	Diastabol	comprimé 50 mg comprimé 100 mg	50 à 100 mg avant chaque repas

(Dictionnaire Vidal®, édition 2007, liste non exhaustive)

III. Traitement médicamenteux du diabète de type 2

L'objectif thérapeutique dans un diabète de type 2 est ciblé : il vise à maintenir la proportion d'hémoglobine glyquée (HbA1c), l'un des meilleurs marqueurs de l'« agressivité » du diabète pour l'organisme (car, en effet, si les hématies sont glycosylées, les autres membranes basales des tissus de l'organisme le sont également : rétine, néphrons, coronaires, etc.), inférieure à 6,5 % ou 7 % selon le cas.
Le suivi de base repose sur le dosage de l'HbA1c tous les trimestres car elle reflète la glycémie des trois derniers mois. S'y associe le contrôle de la tension artérielle, celui du poids et l'évaluation de l'observance du traitement. Un bilan annuel, plus approfondi, englobe un fond d'œil, une créatininémie, une microalbuminurie des 24 heures, un examen clinique des pieds, un bilan lipidique complet et un électrocardiogramme.
La stratégie thérapeutique est d'abord initiée par des règles hygiéno-diététiques absolument fondamentales (régime, lutte contre la sédentarité et exercice physique) suivies pendant trois à six mois.

Tableau 4. Stratégie thérapeutique dans le diabète de type 2 (adapté, HAS, mai 2006)

Situation de l'HbA1c	Traitement	Objectif HbA1c
HbA1c comprise entre 6 % et 6,5 % malgré les mesures hygiéno-diététiques	Monothérapie par metformine (ou inhibiteur des glucosidases en cas d'intolérance ou de contre-indication)	< 6,5 %
HbA1c > 6,5 % malgré les mesures hygiéno-diététiques	Monothérapie par un insulino-sécréteur ou par metformine ou par inhibiteur des glucosidases	Maintenir HbA1c < 6,5 %
HbA1c > 6,5 % malgré une monothérapie et des mesures hygiéno-diététiques	Bithérapie (au choix : sulfamide + metformine, sulfamide + inhibiteur des glucosidases, metformine + inhibiteur des glucosidases)	Ramener HbA1c < 6,5
HbA1c > 7 % malgré une bithérapie et des mesures hygiéno-diététiques	Trithérapie ou insuline + metformine ± autres ADO sauf glitazone (CI avec insuline)	Ramener HbA1c < 7 %
HbA1c > 8 % malgré une trithérapie et des mesures hygiéno-diététiques	Insuline + metformine ± autres ADO sauf glitazone (CI avec insuline)	Ramener HbA1c < 7 %

Lorsque le taux d'HbA1c est alors < 6,5 %, le contrôle est jugé acceptable mais perfectible, la prescription d'un ADO en monothérapie s'impose : metformine en première intention en cas de surpoids (IMC > 28) (l'organisme tire un bénéfice important d'un bon contrôle initial de la glycémie, justifiant un traitement précoce incluant cette molécule : le risque cardiaque comme vasculaire augmente avec la glycémie et ce rapidement puisqu'il est significatif dès le stade d'intolérance au glucose), sulfamide ou inhibiteur des alpha-glucosidases en cas de poids normal (c'est une situation rare).
Si l'objectif n'est pas, ou n'est plus, atteint, il faut modifier la stratégie thérapeutique de prescription des ADO, en s'aidant alors des mesures des glycémies à jeun et/ou postprandiales. C'est dans ce contexte que se discutent des stratégies de bi- ou de trithérapie antidiabétique (cf. recommandations de la Haute Autorité de santé HAS).

Le traitement oral connaît des limites : chez 6 % à 10 % des sujets diabétiques chaque année le taux d'HbA1c n'est plus contrôlé (car la population des cellules bêta devient insuffisante pour produire une quantité significative d'insuline : le taux d'hémoglobine glyquée reste élevé malgré les associations d'ADO aux posologies maximales, et le poids du patient demeure inchangé). Il est alors recommandé, en première intention, l'adjonction à une bithérapie orale d'une insuline semi-lente au coucher ou d'un analogue lent, en respectant la contre-indication de l'association des glitazones et de l'insuline. En cas d'échec, une insulinothérapie fractionnée (2 à 4 injections par jour) doit être mise en œuvre : par exemple 2 ou 3 mélanges semi-lente + rapide ou une basale lente + 3 rapides préprandiales. À ce stade, les insulino-sécréteurs sont arrêtés, mais la metformine peut être avantageusement poursuivie, en l'absence d'intolérance et de contre-indication, dans l'objectif de limiter la prise de poids.

De nombreux autres types de traitements pharmacologiques sont associés au traitement antidiabétique : hypolipémiants, antihypertenseurs, antithrombotiques, substituts nicotiniques, etc. Ils ne sont pas développés dans ce chapitre.

L'essentiel de la question

Le diabète de type 2 est lié à une diminution de la sécrétion d'insuline et à une augmentation de la sécrétion du glucagon. Il s'accompagne d'une insulinorésistance chez 90 % des sujets.

Les antidiabétiques oraux constituent l'essentiel du traitement du diabète de type 2. Il existe diverses familles de médicaments ayant leur site d'action propre : les sulfamides et les glinides, deux groupes voisins, stimulent la sécrétion de l'insuline, les biguanides (seule demeure disponible en France la metformine) diminuent la production hépatique de glucose, les glitazones augmentent la captation tissulaire du glucose et les inhibiteurs des alpha-glucosidases diminuent l'absorption intestinale des sucres apportés par l'alimentation.

Les objectifs thérapeutiques visent à contrôler le taux d'hémoglobine glyquée (HbA1c) par des conseils hygiéno-diététiques, puis, si besoin, par la prescription d'une monothérapie, puis d'une bithérapie d'hypoglycémiants oraux. Un échec de cette bithérapie impose le recourt à une trithérapie antidiabétique ou à une insulinothérapie.

Une thérapeutique hypolipidémiante est souvent nécessaire chez le sujet diabétique ainsi qu'une prise en charge des pathologies associées (tabagisme, HTA, hyperlipidémie), notamment cardiovasculaires (domaine non traité ici).

Pour en savoir plus…

- Guide et recommandations sur le site de la Haute Autorité de santé (www.has.fr) (2006).
- Abondante documentation sur le web. À titre d'exemples, voici trois sites où vous trouverez des informations sur le diabète de type 2 :
  www.alfediam.org
  www.diabete.hoechst.fr
  www.servier.fr.
  Dossier du Centre national hospitalier d'information sur le médicament (www.cnhim.org, cnhim@wanadoo.fr) (2001, XXII, 4).

Insulines et formes galéniques d'insulines

J.-L. CASTAING, B. LASSERE
Centre hospitalier, Périgueux.
O. CONORT, Hôpital Cochin, AP-HP, Paris.
D. RICHARD, Hôpital Laborit, Poitiers (actualisation et adaptation)

Pour maintenir l'équilibre glycémique et lutter contre l'hyperglycémie l'organisme dispose principalement de l'insuline, hormone d'origine pancréatique. Isolée et purifiée par Banting et Best en 1921, elle fut introduite pour la première fois en clinique en 1922.

Indiquée principalement dans le diabète insulinoprive, l'insuline a été l'objet de nombreuses recherches visant :

- *à augmenter son degré de pureté (insulines d'origine animale) jusqu'à l'avènement des insulines « humaines » issues du génie génétique ;*
- *à améliorer les modalités d'administration tant de ses formes classiques (insulinothérapie sous-cutanée optimisée) que par le développement de nouveaux systèmes d'administration (stylos injecteurs, seringues multidoses, pompes à insuline).*

I. Synthèse et structure de l'insuline humaine

La synthèse de l'insuline s'effectue au niveau des cellules β des îlots de Langherans du pancréas. L'insuline est une hormone polypeptidique constituée de deux chaînes peptidiques A (21 acides aminés) et B (30 acides aminés) reliées par deux ponts disulfures (*fig. 1*). La synthèse s'effectue sous la forme d'un précurseur, la préproinsuline, transformée en proinsuline et stockée dans les granules de sécrétion de cellules β en insuline et en peptide C (peptide de connexion). La sécrétion de l'insuline et du peptide C s'effectue par excocytose (*fig. 2*).

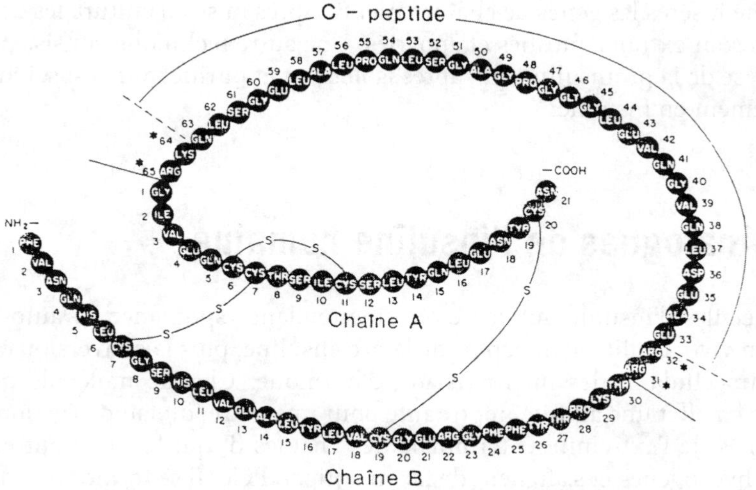

Figure 1. Structure primaire de l'insuline

La proximité des structures primaires de l'insuline humaine et des insulines porcines et bovines a jadis permis l'utilisation d'hormones d'origine animale antérieurement à la mise à disposition d'hormones issues du génie génétique. Il n'existe plus désormais que des insulines humaines sur le marché, et des analogues de celle-ci (*cf. infra*, § II).

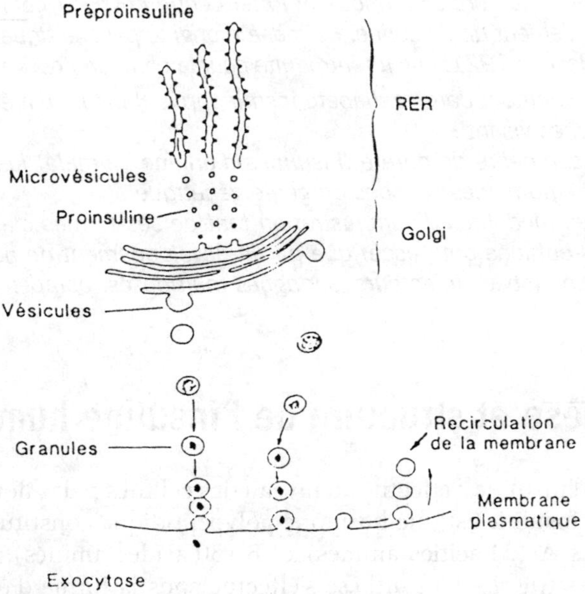

Figure 2. Représentation schématique de la synthèse de l'insuline

L'isolement des gènes codant pour la synthèse de l'insuline (chromosome 11) a permis le clonage de micro-organismes (*Escherichia coli, Saccharomyces cerevisiae*) où ont été insérés les gènes de chaînes A et B. Après mise en culture les deux polypeptides sont extraits, purifiés et appariés. Une autre technique consiste à obtenir la synthèse de la proinsuline qui, après isolement et purification, est scindée enzymatiquement en insuline.

II. Analogues de l'insuline humaine

Les molécules d'insuline humaine ont une tendance spontanée à s'auto-associer, ce qui, in vivo, facilite le transport de la pro-insuline, puis la conversion et le stockage intracellulaire des microcristaux d'hormone. Chaque molécule d'insuline présente en effet une affinité importante pour une autre, du fait de l'action des acides aminés de l'extrémité C-terminale des chaînes β, qui forment entre eux des liaisons hydrogènes et s'alignent de façon antiparallèle. Il se forme ainsi des dimères qui, s'associant par trois en présence d'ions zinc, forment des hexamères. Toutefois, cette propriété constitue un écueil à une optimisation du traitement du diabète, car elle empêche de réaliser une substitution parfaite de l'insuline physiologique : ce sont ces complexes que l'on trouve dans les flacons et qui sont injectés. Leur dissociation en monomères, peu rapide au niveau du site de l'injection, retarde d'autant la résorption du produit (il faut diluer d'un facteur > 1 000 la solution d'insuline dans le tissu sous-cutané pour obtenir la rupture des hexamères et le relargage de monomères, seuls aptes à se fixer sur le récepteur de l'hormone).

Les patients atteints d'un diabète de type 1 ont de fréquentes difficultés à équilibrer leur glycémie pendant la nuit, puisque les besoins sont peu importants entre minuit et 3 heures, pour augmenter de 30 % entre 4 heures et 7 heures, en raison d'une sensibilité variable du foie à l'insuline selon la période du nycthémère. Il faut donc idéalement pouvoir disposer d'une préparation d'insuline sous-cutanée autorisant une distribution variable : moins d'hormone en première partie de nuit et plus en seconde partie.

Les insulines humaines dites « intermédiaires » (semi-lentes) ou « prolongées » (lentes) (insulines zinc ou protamine, ou mélanges) ont pour inconvénient d'induire un pic insulinique nocturne, entre minuit et 2 heures, au moment où les patients en ont le moins besoin puisque le foie présente alors une insulinosensibilité maximale, avec de fréquents accidents hypoglycémiques. Inversement, les taux d'insuline deviennent insuffisants à l'aube, à un moment où le patient en aurait besoin, sans qu'il soit possible d'y pallier sauf à augmenter la posologie vespérale, ce qui augmente également le risque d'hypoglycémie nocturne… De plus, les insulines semi-lentes et lentes présentent une grande variabilité de résorption après injection sous-cutanée, en raison d'une reproductibilité insuffisante de la cinétique de dissolution des cristaux d'insuline-protamine ou des hexamères centrés sur le zinc. Au total, 30 à 40 % des patients diabétiques insulinodépendants font des hypoglycémies nocturnes, elles-mêmes à l'origine d'hypoglycémies à jeun ou post-prandiales, résultant d'une insulinorésistance persistant après l'hypoglycémie nocturne.

Il est donc rapidement apparu intéressant de disposer d'insulines dont la cinétique d'action soit mieux adaptée aux besoins physiologiques des patients diabétiques. Dans ce cadre, l'essor des biotechnologies a permis, dès la fin des années 1980, de produire des insulines dont la chaîne d'acides aminés est modifiée. Elles sont qualifiées d'analogues de l'insuline humaine. La mise au point de ces analogues permet de disposer de molécules d'insulines ayant une activité biologique identique à celle de l'insuline physiologique, mais ayant des propriétés cinétiques très différentes.

A. Analogues d'action rapide

Insuline lispro. Conçue à la suite d'observations ayant porté sur le facteur de croissance de type insulinique, une hormone proche de l'insuline (à l'inversion Proline en B28 - Lysine en B29 près) mais n'ayant pas de propriétés auto-associatives, l'insuline lispro (Humalog®, HumalogMix®) résulte d'une inversion de la séquence Pro-Lys (positions 28 et 29) de l'insuline physiologique : elle est donc remplacée par une séquence Lys-Pro. Son activité est identique à celle de la molécule d'insuline humaine, mais ses propriétés cinétiques sont différentes puisque ses caractéristiques d'auto-association sont modifiées, du moins aux concentrations standardisées. Elle est présentée sous forme d'un complexe hexamérique stabilisé par des cations zinc qui se dissocie presque instantanément lors de l'injection sous-cutanée : son profil d'absorption plasmatique est donc impossible à distinguer de celui d'une insuline humaine monomérique (physiologique) pure.

Le délai d'action de l'insuline lispro est de 15 minutes environ, contre 30 à 45 minutes pour l'insuline humaine d'action rapide. De même, le délai d'obtention du pic sérique est plus court (une demi-heure à une heure contre une à trois heures), tout comme la durée d'action (2 à 5 heures ou lieu de 5 à 8 heures), et ceci quelque soit le site d'administration de l'hormone. Le profil d'action thérapeutique de l'insuline lispro est donc plus facile à cadrer par rapport au moment des repas : si l'injection d'insuline rapide humaine se fait environ une demi-heure avant les repas, l'injection d'insuline lispro est réalisée, elle, presque juste avant le repas. Cette absence de délai d'action permet d'améliorer l'observance du traitement et la qualité de vie du diabétique.

Sur le même principe que celui envisagé précédemment pour l'insuline humaine, L'insuline lispro dite « NPL » est une suspension d'insuline lispro et de protamine, analogue de la suspension d'insuline humaine et de protamine (insuline NPH, cf. supra). La stabilité du mélange d'insuline lispro et d'insuline NPH serait suffisamment bonne pour que le mélange puisse être utilisé extemporanément, mais, par contre, elle ne garantirait pas que les propriétés cinétiques puissent être conservées sur une période prolongée - une part de l'insuline lispro peut se fixer sur la protamine et, inversement, de l'insuline humaine peut se solubiliser dans le mélange -. Le pré-mélange d'insuline lispro et d'insuline lispro-protamine (NPL) (Humalog-Mix) permet en revanche d'optimiser la stabilité puisque la seule insuline présente dans la formulation est l'analogue lispro. Il est intéressant de noter que des patients connus comme résistants à l'administration d'insuline humaine bénéficient avec succès de l'administration d'insuline lispro.

Insuline aspart. L'insuline aspart (NovoRapid, NovoMix 30) se caractérise par la substitution de la proline en B28 par une molécule d'acide aspartique. Cette modification ne concerne pas le site de liaison de l'hormone recombinante à son récepteur : elle a donc une efficacité identique à celle de l'insuline humaine. Toutefois, si l'interaction de la molécule d'insuline avec son récepteur explique ses effets métaboliques, sa liaison au récepteur de l'IGF-1 (*Insuline Growth Factor-1*) est corrélée à son potentiel mitogène et à une toxicité pour les cellules bêta des îlots de Langerhans du pancréas (elle limite en effet l'action physiologique protectrice de l'IGF). L'insuline aspart a un potentiel mitogénique réduit : elle présente en effet des propriétés thérapeutiques similaires à celles de l'insuline lispro mais cette dernière a une affinité pour le récepteur IGF-1 supérieure (× 1,5).

Insuline glulisine. L'insuline glulisine (Apidra) diffère de l'insuline humaine par la substitution d'une asparagine par une lysine en position 3 et par celle d'une lysine par de l'acide glutamique en position 29 de la chaîne β. Cette modification structurale limite le potentiel mitogène de la molécule (elle ne présente pas plus d'affinité pour le récepteur de l'IGF-1 que l'insuline humaine physiologique) tout en respectant son affinité pour le récepteur à l'insuline et donc son activité antidiabétique. Elle agit plus rapidement et moins longtemps que l'insuline humaine. Par ailleurs, l'insuline glulisine, à affinité de liaison pour le récepteur de l'insuline équivalente à celle de l'insuline physiologique, active préférentiellement la voie de signalisation de l'(IRS)-2 (*Insulin Receptor Substrate* 2), connue pour jouer un rôle majeur dans la protection des cellules bêta pancréatiques contre l'apoptose (= mort cellulaire programmée) : plusieurs études suggèrent donc que cet analogue d'insuline exerce une action cytoprotectrice sur la cellule pancréatique.

B. Analogues d'action prolongée (action basale)

Les insulines humaines basales présentent une cinétique variable selon les jours, source de difficultés pour certains patients et, parfois, d'une médiocre observance du traitement. À une variabilité d'origine proprement structurelle, il importe d'ajouter une variabilité liée à la technique de l'injection de l'hormone et à des paramètres physiologiques propres au patient. Ces problèmes sont partiellement corrigés par le recours aux analogues de l'insuline humaine d'action prolongée qui, évidemment, ne peuvent empêcher les variations du fait du patient mais contribuent à limiter de façon significative la variabilité purement cinétique.

Insuline glargine (Lantus). Cet analogue d'insuline humaine ayant une longue durée d'action, produit par la technique de l'ADN recombinant, dérive de l'insuline humaine par une double modification :

- Deux molécules d'arginine sont greffées sur l'extrémité C-terminale, ce qui, en déplaçant son point isoélectrique, rend la molécule plus soluble à un pH légèrement acide et donc moins soluble au pH physiologique du tissu sous-cutané dans lequel est réalisée l'injection ;
- La molécule est stabilisée en pH acide pour prévenir sa désamidation et sa dimérisation : l'asparagine en position A21 est donc remplacée par une glycine électriquement neutre.

L'insuline glargine (Lantus) bénéficie d'une excellente stabilité ; injectée sous forme de solution acide (et ne pouvant de ce fait donc pas être mélangée à une insuline formulée à pH neutre comme l'insuline ordinaire), elle précipite au contact des liquides neutres de l'espace sous-cutané. Sa libération est alors retardée et prolongée, avec un apport basal presque constant, correspondant à la sécrétion endogène d'un sujet non diabétique. La cinétique de ce dérivé est différente de celle de l'insuline humaine NPH : l'insuline glargine ne donne aucun pic, a une activité réduite de moitié par rapport à l'insuline NPH et une durée d'action quasiment doublée. Les études cliniques montrent qu'il est possible d'obtenir un profil glycémique similaire, que l'on injecte quatre fois par jour une insuline NPH ou une seule fois, à 22 h, une dose d'insuline glargine équivalente à la somme des quatre doses d'insuline NPH. L'incidence des hypoglycémies nocturnes est plus faible lors du recours à l'insuline glargine. De plus, il semble que l'insuline glargine soit moins immunogène que l'insuline humaine.

Insuline detémir (Lévémir). L'insuline détémir est un analogue de l'insuline humaine d'action basale. Elle est obtenue par la suppression d'un acide aminé terminal (la thréonine en position B30) et par son acylation par un acide gras à longue chaîne, l'acide myristique, greffé sur la lysine située en B29. Son profil cinétique n'a donc pas la même origine que pour l'insuline glargine. Se présentant sous la forme d'une solution soluble, limpide, elle est neutre et incolore. Elle permet de réaliser un dépôt sous-cutané liquide car elle ne précipite pas après injection, ce qui limite probablement mieux l'incidence des variations cinétiques intra-individuelles. De plus, elle se lie fortement mais de façon réversible à l'albumine, aussi bien dans le torrent circulatoire qu'en sous-cutané, en raison de l'affinité de cet acide pour l'albumine. Il s'établit un équilibre entre la forme libre et la forme liée de l'hormone, la forme libre, seule, pouvant franchir la paroi capillaire pour gagner le torrent circulatoire. Cet analogue d'insuline humaine permet d'obtenir un contrôle glycémique comparable à celui obtenu avec l'insuline NPH, diminue le risque d'hypoglycémie nocturne chez les sujets diabétiques de type 1 et son administration n'est pas associée à une prise de poids indésirable.

III. Propriétés physicochimiques

Sous forme purifiée, l'insuline se présente comme une poudre amorphe, incolore ou légèrement jaunâtre.
L'insuline peut se dénaturer sous certaines conditions : température élevée, congélation, exposition à la lumière. Elle précipite en milieu aqueux à un pH voisin de 5,5 (point isoélectrique) et est soluble à un pH plus acide.
La solubilité de l'insuline peut être modifiée :
- en présence de zinc : les ions Zn^{++} peuvent se lier à l'insuline pour donner naissance à des formes amorphe ou cristallisée ;
- en présence de protéines fortement basiques (telle la protamine issue notamment de la laitance de saumon) : l'insuline forme des cristaux qui précipitent à pH neutre en présence de zinc.

Une préparation particulière d'insuline correspond à l'insuline NPH (*Neutral Protamine Hagedorn*) : l'insuline et la protamine sont dans un rapport moléculaire 6/1 (mélange isophane). Cette préparation est stable, sans excès de protamine.
Ces techniques permettent de prolonger l'action de l'insuline comme de certains analogues (formes semi-retard et retard).

IV. Pharmacologie de l'insuline

L'insuline possède de nombreuses propriétés pharmacologiques touchant aux métabolismes glucidique, lipidique et protéique.

A. Action sur le métabolisme glucidique

Au niveau du foie, l'insuline :
- inhibe la dégradation du glycogène en glucose (inhibition de la glycogène phosphorylase et de la glucose-6-phosphatase) ;
- favorise la synthèse du glycogène (stimulation de la glucokinase et de la glycogène synthétase) ;
- inhibe la gluconéogenèse (diminution de la quantité d'acides aminés gluco-formateurs et inhibition de la phospho-énolpyruvate-carboxykinase).

Au niveau des muscles et du tissu adipeux, l'insuline :
- favorise le transport membranaire du glucose (recrutement notamment du transporteur du glucose du compartiment cellulaire vers la membrane plasmique) ;
- favorise la conversion du glucose en glycogène et la synthèse d'acétylcoenzyme A avec formation d'acides gras et de triglycérides.

B. Action sur le métabolisme lipidique

L'insuline inhibe la lipolyse par son action frénatrice sur la triglycéride lipase, ce qui conduit à une diminution de la sécrétion d'acides gras et de glycérol.
Elle inhibe au niveau des hépatocytes la cétogenèse et favorise la synthèse de triglycérides.
Elle stimule la synthèse de la lipoprotéine lipase au niveau hépatique ce qui favorise la synthèse lipidique au niveau du tissu adipeux.

C. Action sur le métabolisme protéique

L insuline possède un effet inhibiteur sur le catabolisme protéique et une action anabolique par stimulation de la synthèse protéique. À l'état physiologique elle participe au maintien de l'équilibre azoté.

D. Autres actions de l'insuline

L'insuline favorise le passage des ions potassium du milieu extracellulaire vers le milieu intracellulaire et stimule la réabsorption rénale du sodium.
L'insuline possède aussi des effets sur la croissance. Elle agit en stimulant la libération de polypeptides impliqués dans les mécanismes d'action de l'hormone de croissance. Compte tenu de leur affinité pour le récepteur à l'insuline ces peptides ont été dénommés *Insulin like Growth Factors* (IGF I et IGF II).
Le glucose, sous sa forme intracellulaire de glucose-6-phosphate, peut lui aussi modifier l'expression des gènes des enzymes impliqués dans le métabolisme du glucose.
L'insuline possède un effet inhibiteur sur la sécrétion du glucagon.

E. Mécanisme d'action

L'action de l'insuline débute par la fixation sur un récepteur membranaire qui devient actif en s'auto-phosphorylant. Ce récepteur ainsi activé est capable de phosphoryler des protéines cytosoliques, notamment les protéines IRS (insulin receptor substrate) qui vont elles-mêmes assurer la transduction de l'effet insulinique.

V. Insulines utilisées en thérapeutique

A. Caractéristiques générales

Depuis mars 1997 les spécialités pharmaceutiques à base d'insuline sont classées sur la liste II des substances vénéneuses.
Leur titre a été uniformisé depuis le 30 mars 2000 avec le retrait des anciennes spécialités à 40 UI/mL pour ne conserver que des préparations titrant 100 UI/mL (1 unité internationale correspond à 35 µg d'insuline humaine anhydre).

La Pharmacopée européenne contient plusieurs monographies relatives à différentes formes d'insuline où sont notamment décrits des essais de pureté et de titration.

B. Classification

Les insulines peuvent être classées en deux types selon leur durée d'action (*tab. 1*), déclinée de l'action ultra-rapide à l'action ultra-lente.

Tableau 1.

Grands types d'insulines et d'analogues de l'insuline humaine : insulines prandiales et insulines basales	
Types d'insulines	**Principales caractéristiques cinétiques**
Insulines prandiales (destinées à mimer les pics sécrétoires prandiaux : action ultra-rapide et rapide)	
Insuline humaine nasale (Exubéra, non commercialisée)	– pic d'action : 0,5 à 1,5 h en moyenne
Analogues de l'insuline humaine d'action ultra-rapide : • insuline lispro (Humalog) • insuline aspart (NovoRapid) • insuline glulisine (Apidra)	– début d'action : 15 minutes en moyenne – pic d'action : 0,5 à 1 h en moyenne – durée d'action : 4 h en moyenne – administration 0 à 0,25 h avant le repas (souvent 10 minutes avant)
Insulines humaines rapides (Actrapid, Umuline Rapide, Insuman Rapid, Lillypen Rapide)	– début d'action : 30 à 45 minutes – pic d'action : 1 h à 3 h – durée d'action : 5 à 8 h – administration 0,5 h avant le repas
Insulines basales (destinées à couvrir la production basale de l'hormone : action intermédiaire, prolongée, ultra-prolongée)	
Insuline humaine d'action intermédiaire (isophane protaminée = NPH) (Insulatard, Umuline NPH, Insuman Basal)	– début d'action : 45 minutes à 1 heure – pic d'action : 2 à 8 h – plateau d'action efficace : 8 h – durée d'action : environ 12 h
Insuline humaine d'action prolongée (insuline-zinc cristalline + amorphe) (Monotard)	– début d'action : 1 heure à 2 heures – durée d'action : environ 24 heures
Insuline humaine d'action ultra-prolongée (insuline-zinc cristalline) (Ultratard)	– début d'action : 4 h – pic d'action : 8 à 24 h – durée d'action : environ 36 h
Analogues d'insuline humaine d'action ultra-lente : • insuline glargine = Lantus • insuline détémir = Lévémir	début d'action : une heure – pic d'action : absence de pic – durée d'action : 24 h (selon dose) – état d'équilibre obtenu en 1,5 à 4 jours (selon cinétique du produit)
Insulines biphasiques	
Insuline humaine + insuline humaine isophane (Mixtard 20, Umuline Profil, Insuman Comb)	– début d'action : environ 30 minutes – durée d'action : environ 12 heures
Analogue d'insuline humaine + analogue isophane (NovoMix, HumalogMix)	– début d'action : environ 15 minutes – durée d'action : environ 12 heures

(Mise à jour : octobre 2007).

VI. Indications

L'indication principale des insulines est constituée par le diabète insulino-dépendant et le diabète insulino-nécessitant.
L'insuline peut avoir d'autres indications liées à ses propriétés pharmacologiques telle le traitement de certaines hyperkaliémies (hors AMM).
Il a par ailleurs été démontré que le maintien d'un équilibre glycémique proche de la normale chez les patients hospitalisés en service de réanimation/soins intensifs constituait un critère en matière de prévention des complications.

VII. Contre indications – Précautions d'emploi

Il n'y a pas de contre-indications à l'emploi des insulines si ce n'est les situations d'hypoglycémie ou d'allergie à un des composants (insuline ou excipients).
Les besoins en insuline peuvent être augmentés par les médicaments à effet hyperglycémiants tels que les contraceptifs oraux, les corticostéroïdes, les traitements substitutifs par hormones thyroïdiennes, les β-2 sympathomimétiques.
Les besoins sont en revanche diminués lors de l'administration de médicaments à effet hypoglycémiant tels que les hypoglycémiants oraux, les salicylés, les bêtabloquants, certains inhibiteurs de l'enzyme de conversion (captopril, énalapril) ou la prise d'alcool.
Pendant la grossesse l'insuline, bien que ne traversant pas le placenta, peut être détruite par des insulinases d'origine placentaire. Les besoins en insuline chutent habituellement pendant le premier trimestre de la grossesse et augmentent au cours des deuxième et troisième trimestres.
La multiplication du nombre d'injections et la sensibilité particulière du diabétique aux infections exigent que les injections se fassent avec une grande aseptie.
Compte tenu des risques d'hypoglycémie, les patients doivent être informés d'une éventuelle diminution des capacités de concentration et des réflexes lors de la conduite automobile ou lors de l'usage de machines.

VIII. Effets secondaires

A. Hypoglycémie

L'hypoglycémie représente la complication la plus fréquente de l'insulinothérapie, notamment en début de traitement.

Elle peut avoir deux origines principales :
- une erreur d'administration : erreur de posologie, de voie d'administration ou de type d'insuline ;
- une modification des habitudes de vie : repas sauté, exercice physique inhabituel, prise d'alcool…

Dans sa forme bénigne, elle se manifeste par une sensation de fatigue accompagnée de sueur, pâleur et d'une sensation de faim.
Dans ces formes plus sévères (glycémie inférieure à 2,8 mmol/L), elle se manifeste par des troubles visuels, de la conscience et des vertiges.
Chez le sujet conscient, la prise de glucose *per os* permet de traiter ces troubles.
Chez le sujet inconscient, un traitement par glucose intraveineux, associé ou non à du glucagon par voie sous-cutanée, peut être nécessaire.
L'éducation de l'entourage du diabétique est particulièrement importante quant à la reconnaissance des signes de l'hypoglycémie et à la mise en route des traitements.

B. Lipodystrophies

Elles correspondent à des anomalies du tissu adipeux sous-cutané. Elles peuvent se manifester par une atrophie ou une hypertrophie du tissu graisseux. Elles sont favorisées par des injections répétées sur un même site. Il ne faut jamais injecter l'insuline dans une zone de lipodystrophie, celle-ci se résorbant à ce niveau d'une manière imprévisible.

C. Manifestations allergiques

Les manifestations allergiques à l'insuline étaient surtout le fait des insulines d'origine animale. Ces réactions n'ont cependant pas totalement disparu avec les insulines humaines.
Des réactions d'intolérances locales peuvent aussi être le fait des excipients, notamment par la présence de dérivés phénoliques (phénol, métacrésol).

D. Hypokaliémie

Elle n'apparaît véritablement que dans les situations d'acidocétoses traitées par insuline. L'administration de potassium, la surveillance de la kaliémie et de l'ECG permettent d'en prévenir les effets.

E. Trouble de l'acuité visuelle

Des troubles de l'acuité visuelle, liés à des modifications de la pression osmotique au niveau intra-occulaire, sont possibles en début de traitement.

F. Résistance à l'insuline

La résistance à l'insuline se traduit par la nécessité d'augmenter les doses d'insuline pour la conservation d'un même équilibre glycémique.
Elle peut être liée :
- à la production d'anticorps anti-insuline : ce mécanisme de résistance à l'insuline est rare avec les insulines humaines ;
- à la modification du récepteur de l'insuline portant soit sur leur nombre, leur affinité ou les mécanismes de transduction du signal insulinique.

IX. Conduite du traitement

Le but du traitement du diabète de type 1 est de contrôler de façon aussi constante et prolongée que possible l'équilibre glycémique, et de maintenir une glycémie aussi voisine que possible de la normale physiologique, ceci afin de prévenir les complications de la maladie ou d'en retarder l'évolution. Lorsque le traitement est conduit correctement, le taux d'hémoglobine glycosylée (HbA1c) peut tomber en dessous du seuil de 7 %, avec une réduction maximale de la fréquence des accidents hypoglycémiques.

A. Objectif thérapeutique

La stratégie thérapeutique doit permettre d'obtenir de façon permanente une glycémie quasiment physiologique (mais en conservant le confort de vie du patient) pour prévenir la survenue ou l'évolution de complications à long terme : cette recherche d'un contrôle aussi strict que possible de la glycémie est parfois qualifiée d'insulinothérapie « intensive » par certains diabétologues (expression opposée alors à celle d'insulinothérapie « conventionnelle ») ou surtout d'insulinothérapie « fonctionnelle ». Il s'agit donc d'adapter l'insulinothérapie aux exigences de la vie du patient et non plus de plier celui-ci aux contraintes de son traitement : ne plus imposer des repas fixes, autoriser des périodes de jeune, pratiquer des exercices physiques, etc.

La pratique d'une activité sportive limite l'incidence des complications cardiaques et vasculaires chez le patient diabétique. Il lui faut éviter les sports pour lesquels le risque d'hypoglycémie est difficile à maîtriser : haute montagne, sports aériens, plongée, sports en solitaire. Bien entendu, le régime alimentaire doit être adapté (sucres à assimilation lente) et l'adaptation des prises glucidiques doit être réalisée en fonction des glycémies capillaires, contrôlées par exemple chaque demi-heure. L'administration d'insuline doit être faite deux ou trois heures avant l'exercice musculaire, sans l'injecter dans une zone trop soumise à activité musculaire. La dose est alors diminuée selon l'expérience qu'en a le sujet. De même, la dose faisant suite à l'effort est elle aussi réduite.

La posologie de l'insuline est adaptée selon chaque patient, par tâtonnement, en milieu hospitalier. Par la suite, l'expérience aidant, le patient gère au coup par coup ses administrations, en se fiant notamment aux résultats des glycémies capillaires. La posologie habituelle d'instauration du traitement est comprise entre 0,3 et 1 UI/kg ; elle est souvent adaptée par la suite et la posologie moyenne se situe dans la fourchette 0,7-0,8 UI/kg.

L'objectif glycémique doit prendre en compte le niveau d'éducation du patient et donc notamment son âge, l'existence de complications éventuelles à la maladie diabétique, l'existence de pathologies associées, le site de l'injection pour les insulines prandiales (l'action est de plus en plus lente dans l'ordre respectif : ventre, bras, cuisses, fesses : de plus l'exercice physique, une chaleur élevée ou un massage local accélèrent la cinétique de résorption de l'hormone). D'une façon statistique, on fixe l'objectif, pour un sujet jeune, entre 1,10 et 1,50 g/l en période postprandiale, et entre 0,9 et 1,30 g/l en période pré-prandiale. Des chiffres plus élevés sont tolérés chez un sujet âgé. L'insulinothérapie fonctionnelle imposant une autosurveillance régulière et suivie (4 à 6 dosages par jour, voire 8 lors de la grossesse), elle ne saurait être proposée qu'aux seuls patients capables de gérer correctement leur traitement, et exclut les sujets faisant un déni de leur diabète, les sujets dépressifs, les patients trop émotionnels, bref tous les patients incapables de prendre rapidement des décisions adaptées.

B. Schémas thérapeutiques

- Un schéma d'administration reposant sur 3 à 4 injections chaque jour s'impose pour optimiser le contrôle, mais ne constitue pas le facteur le plus essentiel de l'équilibre glycémique (toutefois, en France, plus de 50 % des diabétiques de type 1 suivis par un spécialiste utilisent une insulinothérapie optimisée à 3 injections ou plus).
- Un schéma reposant sur 2 injections seulement est le plus souvent insuffisant, même en ayant recours à des insulines biphasiques (ainsi, environ 66 % des diabétiques recourant à un schéma d'insulinothérapie à 2 injections au plus par jour s'avèrent mal contrôlés).
- Un schéma reposant sur une injection quotidienne unique d'une insuline lente ou ultra-lente, parfois suffisant chez un sujet âgé, s'adresse plus souvent à un diabétique de type 2.
- Le recours à une pompe à insuline est justifié en cas de diabète instable avec fluctuations glycémiques importantes sur le nycthémère, ainsi qu'en cas de grossesse, de chirurgie ou d'urgence. On utilise alors une insuline rapide, en solution.

Les apports quotidiens en insuline sont, en moyenne, compris entre 0,7 et 0,8 unité/kg : 40 % de la quantité permettent de maintenir le taux basal d'insuline et 60 % sont consommés en période postprandiale.
La tendance actuelle est à la réalisation d'un schéma associant l'administration d'insuline prandiale pour prévenir l'hyperglycémie postprandiale, à une ou plusieurs injections d'insuline intermédiaire ou lente quotidiennes, pour garantir une insulinémie basale (interprandiale et nocturne). Dans ce cadre, l'intérêt des analogues de l'insuline mimants de façon réaliste la situation physiologique paraît clair, s'il s'intègre à ce schéma multi-injections. L'administration avant chacun des repas (soit trois fois par jour) d'une insuline prandiale s'associe à deux ou trois injections d'insuline intermédiaire ou à une à deux injection d'insuline lente chaque jour, selon l'équilibre glycémique obtenu à jeun et selon le type d'insuline prandiale prescrit. La durée d'action très réduite des analogues d'action ultra-rapide permet de supprimer les collations entre les repas, même si les glycémies postprandiales se stabilisent dans une normale plutôt basse. Il est bien sûr possible de réduire le nombre d'injection en utilisant des insulines en pré-mélange ou en mélangeant les insulines extemporanément (éviter toutefois de mélanger les insulines zinc ou zinc composé avec les insulines prandiales, sauf si l'injection est réalisée immédiatement, pour ne pas altérer la composante « rapide » de l'insulinothérapie).
Certains traitement font exception au schéma général qui associe une insuline prandiale à une insuline intermédiaire ou à une insuline lente. Il s'agit des patients

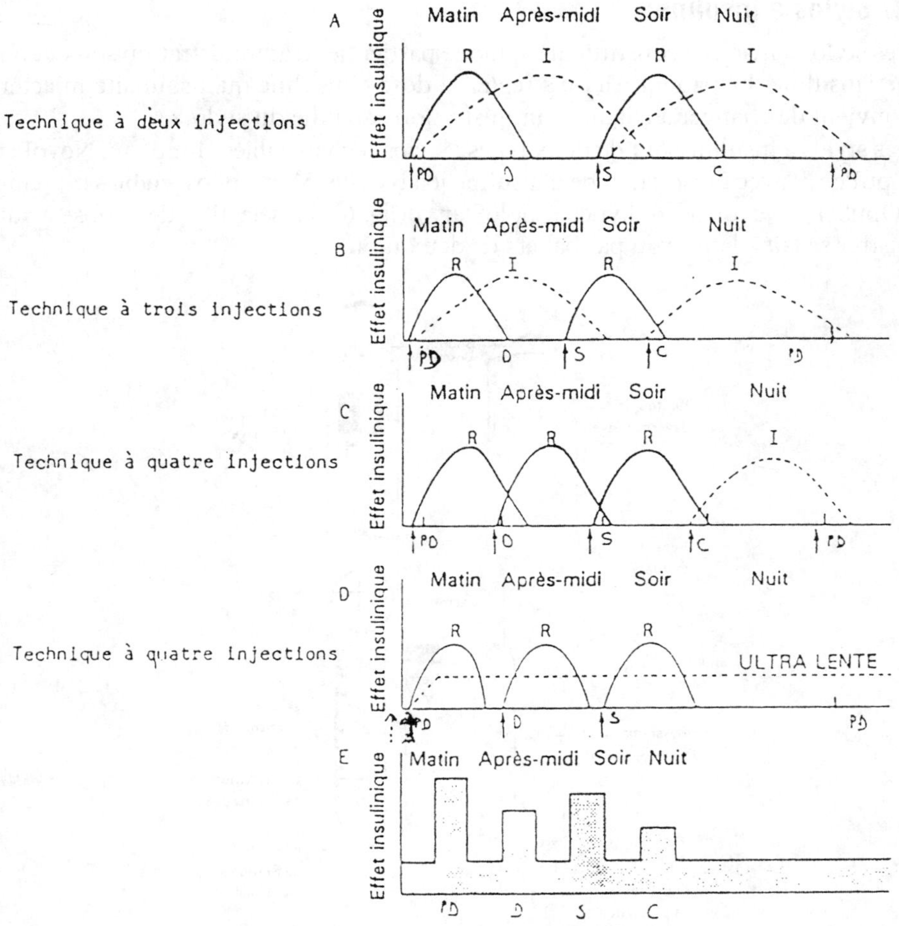

PD : petit déjeuner
D : déjeuner
S : souper
C : collation
Insuline d'action rapide : R
Insuline d'action intermédiaire : I

Figure 3. Schéma d'administration de l'insuline

diabétiques présentant une sécrétion résiduelle d'insuline (diabètes de type 1 présentant des traces de peptide-C et tous les diabètes de type 1 récents, car la sécrétion endogène résiduelle d'insuline suffit souvent, dans ces conditions, à optimiser la glycémie inter-prandiale, au moins pendant la journée ; diabètes de type 2).

C. Dispositifs médicaux d'administration

Comme tous les dispositifs médicaux ils relèvent maintenant de la réglementation relative au marquage « CE » dispositif médical.

1. Seringues à insuline

Elles sont généralement graduées en 1/10 de millilitre et en unité internationale.

2. Stylos à insuline

Les stylos à insuline constituent un mode particulier d'administration sous-cutanée de l'insuline. Le patient n'a qu'à régler la dose d'insuline qu'il souhaite injecter. Il convient de changer à chaque administration l'aiguille du stylo.
Les stylos à insuline sont de deux types : stylos rechargeables (Innovo®, NovoPen®, OptiPen®) avec une cartouche d'insuline jetable (*fig.* 5) ou stylos jetables préremplis (OptiSet®, NovoLet®, Lillypen®, SoloStar®) (*fig.* 6). La sélection de la dose à administrer se fait à l'unité ou par paliers de deux unités.

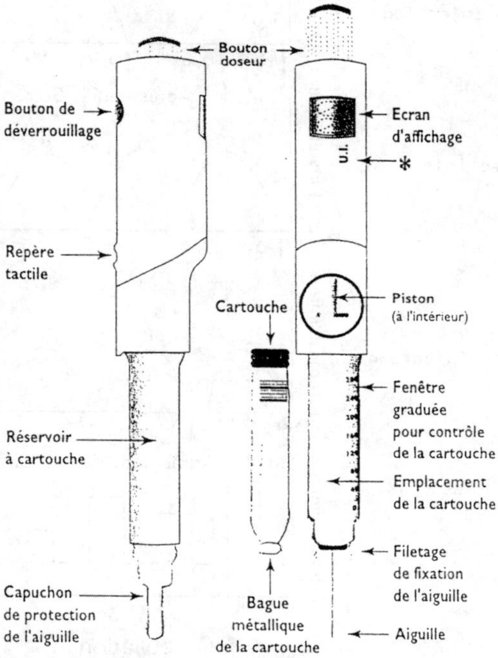

Figure 4. Représentation d'un stylo à insuline rechargeable

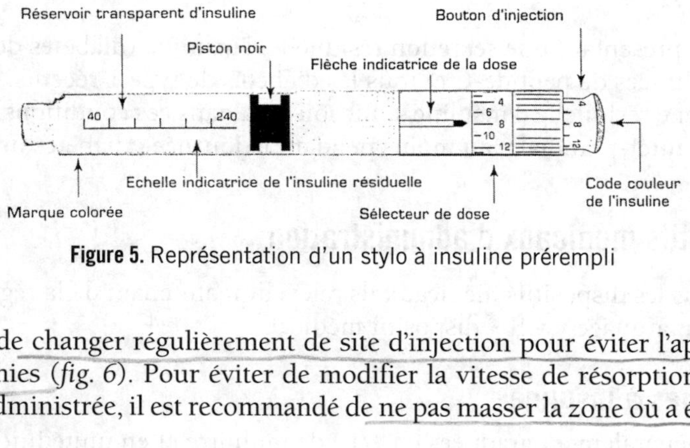

Figure 5. Représentation d'un stylo à insuline prérempli

Il convient de changer régulièrement de site d'injection pour éviter l'apparition de lipodystrophies (*fig.* 6). Pour éviter de modifier la vitesse de résorption de la dose d'insuline administrée, il est recommandé de ne pas masser la zone où a été effectuée l'injection.

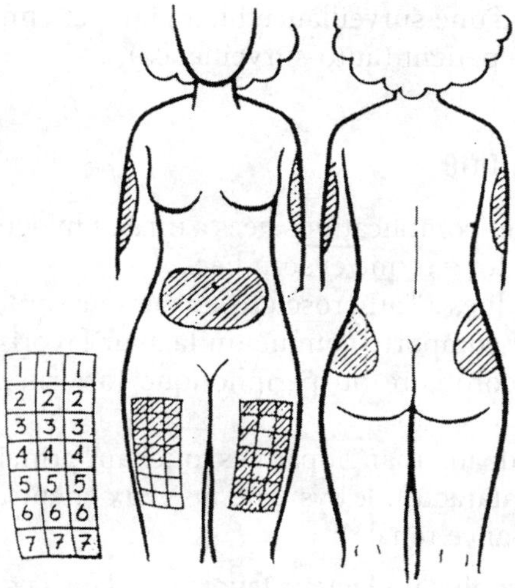

Figure 6. Lieux d'injection de l'insuline

L'optimisation de l'apport d'insuline sera d'autant plus importante qu'il s'agit d'un sujet jeune chez lequel on cherchera à éviter le plus possible les états d'hyperglycémie à l'origine de nombreuses complications tout au long de la maladie.
D'autres voies d'administration ont été testées : voie nasale, voie rectale, voie pulmonaire, voie orale (sous forme de liposomes). Celles-ci restent encore du domaine de l'expérimentation.
L'insuline se stocke au réfrigérateur, à une température comprise entre + 2 °C et + 8 °C. L'insuline doit être réchauffée avant administration et les formes en suspension doivent être agitées pour remettre l'insuline en suspension.
Les insulines, notamment les formes utilisables en stylo, restent stables à une température ne dépassant pas 25 à 30 °C pour des périodes de l'ordre de 4 semaines. Pendant cette période l'insuline ne doit pas être remise au frais.

3. Pompes à insuline

Les pompes à insuline peuvent être soit externes soit implantables. Leur usage reste réservé à des équipes spécialisées dans la prise en charge de la maladie diabétique. L'administration peut se faire par voie sous-cutanée, voire intrapéritonéale ou portale. Il convient avec ce mode d'administration d'éviter les cathéters en silicone.

X. Surveillance du traitement

La surveillance du traitement comporte :
- d'une part, au jour le jour, la surveillance glycémique pour adapter les apports d'insuline aux besoins du patient et éviter tant les épisodes d'hyper que d'hypoglycémie ;
- d'autre part, une surveillance à long terme des complications chroniques provoquées par l'hyperglycémie.

Il s'agit donc à la fois d'une surveillance biologique et clinique qui nécessite une participation active du patient (auto-surveillance).

A. Surveillance clinique

Elle vise à rechercher les complications liées à un état hyperglycémique chronique. Elles se développent à long terme et sont liées :

- à des complications dues à l'athérosclérose : elles ne sont pas spécifiques du diabète mais celui-ci se comporte comme un facteur favorisant : atteinte de la circulation cérébrale, coronaire ou périphérique (artérite, pied diabétique, gangrène...) ;
- à des complications de microangiopathies touchant principalement l'œil (rétinopathie diabétique, cataracte), le système nerveux (neuropathies périphériques) ou les reins (insuffisance rénale).

Le diabète constitue de plus un facteur favorisant dans la survenue d'infections.

B. Surveillance biologique

1. Glycémie

Elle constitue le marqueur le plus fidèle de l'équilibre glycémique à un instant donné. Utilisée couramment lors de la mise en route d'une insulinothérapie, elle est difficilement réalisable de façon régulière en ambulatoire. La glycémie représente l'examen systématique à réaliser lors de manifestations cliniques anormales.

2. Protéines glyquées

La fonction aldéhydique du glucose peut se condenser de façon non enzymatique avec une fonction amine des protéines. La vitesse de réaction dépend de la concentration en glucose. En période d'hyperglycémie, la concentration élevée en glucose favorise la formation de protéines glyquées qui pourraient être à l'origine de certaines complications de la maladie diabétique.
L'hémoglobine glyquée représente un bon marqueur de l'équilibre glycémique général, l'hémoglobine ne subissant pas de renouvellement pendant la durée de vie de l'hématie (100 à 120 jours en moyenne). Elle constitue donc un reflet de l'équilibre glycémique au cours des deux ou trois derniers mois avant le prélèvement. Pour un équilibre glycémique optimal, notamment chez le sujet jeune, des valeurs de l'ordre de 7 % sont recherchées.
D'autres protéines glyquées, telle l'albumine glyquée, ont été proposées mais sont d'un usage moins courant.

3. Peptide C

Le peptide C est sécrété en quantité équimoléculaire avec l'insuline. Son dosage permet d'apprécier les capacités de sécrétion d'insuline. Son dosage n'est cependant pas effectué en routine.

C. Auto-surveillance du traitement

L'autosurveillance glycémique constitue l'une des clés de la réussite de l'insulinothérapie et de l'adaptation du schéma thérapeutique. Elle repose avant tout sur les glycémies capillaires qui ont remplacé les glycosuries. Les contrôles doivent être pratiqués régulièrement (idéalement 4 fois par jour), à jeun et/ou avant les repas mais aussi 2 heures après les repas (glycémie post-prandiale) ou au coucher. En cas de grossesse ou d'utilisation d'une pompe, ces contrôles peuvent être multipliés et passer à 5 ou 6 par jour. Les résultats obtenus permettent d'augmenter ou de diminuer la dose d'insuline, avec donc une adaptation toujours retardée du traitement.
Divers algorithmes permettent d'exprimer la dose d'insuline en fonction de la glycémie :

Algorithme rétroactif :

Il repose sur la glycémie de référence des jours précédents (cf. schéma de calcul) et constitue la règle d'adaptation du traitement par insuline.

Algorithme anticipatoire :

Il intègre un éventuel écart alimentaire prévisible, un exercice physique et fait ajuster par avance la dose d'insuline prandiale, 1 à 2 h avant l'événement modificateur de la glycémie (analogue d'action rapide) ou 4 à 5 h avant (insuline humaine rapide) - cet algorithme n'est évidemment pas compatible avec des schémas d'insulinothérapie reposant sur deux injections d'insulines prandiales + basales –.

Algorithme de rattrapage :

Il vise à ajuster la dose d'insuline prandiale à la glycémie pratiquée juste avant l'injection, et doit seulement servir à corriger une glycémie aberrante.
Dans tous les cas, il importe de privilégier les formes d'insulines d'emploi facile, optimisant la lisibilité de la dose administrée, la correction de la dose et l'audibilité des « clics » (d'où l'intérêt des stylos injecteurs ou des dispositifs spécifiquement conçus par exemple pour les diabétiques mal-voyants).

Conclusion

Une large variété d'insulines, des techniques d'administration et des schémas thérapeutiques multiples offrent aux diabétiques insulinodépendants des possibilités thérapeutiques importantes. Pour assurer une prise en charge optimale, une éducation et une information précise du diabétique sont indispensables.

À côté de l'insulinothérapie « classique » se développent divers axes de recherche portant notamment sur :

- le développement d'analogues de l'insuline permettant d'optimiser les administrations d'insuline ;

- le développement d'analogues de l'insuline dont l'administration pourrait être autre que la voie injectable ;
- les techniques de greffes de cellules β du pancréas qui viendraient suppléer les cellules du patient.

L'essentiel de la question

- Les insulines utilisées en thérapeutique sont toutes des insulines humaines produites par génie génétique ou des analogues de l'insuline humaine dérivant de l'hormone physiologique par de simples substitutions d'acides aminés, permettant de modifier de façon importante leurs caractéristiques cinétiques et leur immunogénicité.
- Le spectre d'action des insulines est large : il englobe des insulines, ou des préparations d'insulines en mélange, ayant une action ultra-rapide, rapide, intermédiaire, lente et ultra-lente.
- Les schémas thérapeutiques actuels visent à s'adapter aux activités quotidiennes des patients, et non à plier leurs activités aux exigences de leur traitement.
- Ces schémas associent le plus souvent une administration quotidienne d'une insuline d'action prolongée à des administrations ponctuelles (avant les repas, avant un exercice sportif, etc.) d'une insuline d'action ultra-rapide ou rapide.
- L'autosurveillance du traitement est particulièrement importante : elle impose une éducation et une information correctes et actualisées des patients.

Pour en savoir plus

- Jacquot E., Assal J.-Ph. « Régulateurs de la glycémie », in Schorderet M. *Pharmacologie*, Éditions Frison Roche, Paris 1998.
- Gin H., Baillet L., Rigalleau V. *Traitement du diabète de type 2 : des antidiabétiques oraux à l'insuline*. Concours médical, 2002 ; 124 : 244-8.
- *Monographies insulines*, VIDAL 2007.
- Documentation des laboratoires NovoNordisk.

Principes de la chimiothérapie anticancéreuse

B. DESOIZE, faculté de pharmacie, Reims.
P. COLIN, clinique Courlancy, Reims.

I. Généralités
- **A.** Mécanisme d'action des agents cytotoxiques
- **B.** Effets secondaires des composés cytotoxiques
- **C.** Classification des anticancéreux

II. Agents anticancéreux
- **A.** Agents alkylants
- **B.** Inducteurs de coupure de l'ADN
- **C.** Antimétabolites
- **D.** Produits d'origine naturelle
- **E.** Divers

III. Immunothérapie
- **A.** Acquis
- **B.** Perspectives de l'immunothérapie

IV. Thérapie ciblée
- **A.** Anticorps monoclonaux
- **B.** Inhibiteur enzymatique
- **C.** Inhibiteur de la néovascularisation

Pendant la première moitié de ce siècle, les cancérologues ne possédaient que deux armes pour le traitement du cancer : la chirurgie et la radiothérapie. La chimiothérapie anticancéreuse est apparue tardivement, après l'observation accidentelle de l'effet leucopéniant de gaz de combat, les moutardes à l'azote (Goodman en 1942). Les premières chimiothérapies de la leucémie, réalisées avec un antimétabolite, le méthotrexate, ont été publiées en 1948. Depuis, d'autres types de molécules sont apparus.
Les progrès réalisés dans la chimiothérapie des cancers résultent de la découverte de nouvelles molécules, mais aussi de nouvelles modulations dans l'administration, comme l'administration d'antidote après une dose élevée du cytotoxique ou comme le remplacement de la monochimiothérapie par la polychimiothérapie, basées sur la synergie existant entre différents médicaments.
La chimiothérapie se distingue de la radiothérapie et de la chirurgie par son action ubiquitaire, c'est-à-dire que son effet s'exerce aussi sur les métastases disséminées dans l'organisme.
Les agents anticancéreux sont des agents cytotoxiques, mais il existe d'autres approches chimiques dans la thérapie, le traitement par des hormones, des antihormones, l'induction de différenciation de la cellule cancéreuse, l'immunothérapie, par ailleurs, la thérapie cellulaire et la thérapie génique constituent un nouvel espoir. Certaines approches basées sur des découvertes récentes sont prometteuses, mais leur efficacité reste à démontrer.
De nombreux travaux visent à lutter contre les deux points faibles de la chimiothérapie. Tout d'abord, elle manque de spécificité pour les cellules cancéreuses, c'est-à-dire que les tissus sains subissent aussi la toxicité des agents anticancéreux. D'autre part, les cellules cancéreuses développent souvent une résistance contre ces agents, ceci est visible par la diminution de la taille des tumeurs sous l'effet de la chimiothérapie, puis, après un temps variable, elles reprennent leur croissance.
Actuellement, l'ensemble des traitements anticancéreux permet de guérir un peu plus de la moitié des cancers.

I. Généralités

A. Mécanisme d'action des agents cytotoxiques

La découverte de l'activité anticancéreuse de nouvelles molécules a souvent été empirique, et généralement le mécanisme d'action n'a été établi que plusieurs années après que la clinique ait validé leur utilité.

1. Mécanisme d'action biochimique

a) Action sur la structure de l'ADN

Elle résulte de différents modes d'action :
- formation de pont intra-intercaténaire, ex. : alkylants, CDDP ;
- induction de coupures de l'ADN, ex. : inhibiteurs des toposisomérases I ou II ;
- dépolymérisation, ex. : procarbazone, mitomycine.

b) Inhibition de la synthèse de l'ADN, de l'ARN, des protéines

- Incorporation d'analogues structuraux des purines ou des pyrimidines dans l'ADN et l'ARN.
- Blocage de la traduction, ex. : mitomycine.
- Antagoniste de l'acide folinique (méthotrexate), dela glutamine (azasérine).
- Hydrolyse de l'asparagine (asparaginase).

c) Antimitotiques vrais

Ils sont aussi appelés poisons du fuseau. Ils inhibent la polymérisation ou la dépolymérisation de la tubuline, arrêtant ainsi le processus mitotique, ex. : alcaloïdes de la pervenche, dérivés de l'if.

d) Induction de l'apoptose

Les études récentes sur l'apoptose montrent que les médicaments anticancéreux sont capables d'induire l'apoptose dans les cellules cancéreuses. Cette induction explique en partie leur mode d'action.

2. Chimiothérapie et cycle cellulaire

Les anticancéreux, que l'on appelle aussi improprement antimitotiques même s'ils n'ont aucune action sur la mitose, peuvent aussi être classés en fonction de leur action sur le cycle cellulaire. Selon Bruce, on peut distinguer trois classes :

- *les médicaments cycle indépendants (classe 1)* : ils sont actifs sur les cellules dans ou hors du cycle de la division cellulaire, ex. : chlormetine, hormones, corticoïdes, caryolysine ;
- *les médicaments cycle dépendants (classe 2)* : ils sont plus actifs sur les cellules se divisant que sur les cellules quiescentes, dites « hors cycle » ou en phase « GO ». Ils sont actifs sur plusieurs phases du cycle cellulaire, ex. : alkylants, actinomycine-D, SFU ;
- *les médicaments phase dépendants (classe 3)*. Le cycle cellulaire est constitué de plusieurs phases :
  - phase G_1, elle suit la mitose : c'est une phase de croissance. Produits actifs en G_1 : médicaments de la classe 1 et de la classe 2, ex. : adriamycine, daunomycine ;
  - phase S, c'est la phase pendant laquelle l'ADN est synthétisé (doublement du contenu en ADN). Produits actifs en S : médicaments de la classe 2, azasérine, méthotrexate, cytarabine, mitomycine C, mercaptopurine ;
  - phase G_2, deuxième phase de croissance cellulaire. Produits actifs en G2 : médicaments de la classe 2, ex. : bléomycine ;
  - phase M ou mitose. Produits actifs en phase M : alcaloïdes de la pervenche, colchicine.

3. Résistance des cellules cancéreuses aux agents cytotoxiques

La résistance n'est pas induite réellement (sauf peut-être pour les alkylants mutagènes), elle est liée à une sélection de mutants spontanés. La probabilité de résistance d'une tumeur est donc liée au taux de mutation propre à la tumeur et à la taille de la tumeur. Les mécanismes de la résistance sont variés, ils peuvent être spécifiques d'un médicament (ex. : altération de la cible) ou non spécifique, c'est-à-dire pléiotropique (ex. : de type « MDR ») :

- augmentation du catabolisme du médicament, ex. : méthotrexate, anthracyclines ;
- anomalies du transport :
  - diminution de l'influx, ex. : méthotrexate, melphalan ;
  - augmentation de l'efflux, ex. : résistance pléiotropique de type MDR ;
- ralentissement des voies métaboliques cibles, ex. : azacitidine, 5FU, mercaptopurine ;
- voie métabolique collatérale, ex. : méthotrexate (accroissement de la réutilisation des purines) ;
- altération de la cible, ex. : méthotrexate vincristine, 5FU ;
- augmentation de la réparation de la cible (ADN), ex. : alkylant, cisplatine, adriamycine ;
- amplification génique, ex. : méthotrexate, adriamycine, 5FU… ;
- inhibition de l'apoptose par hyper-expression de certains oncogènes comme bcl-2.

B. Effets secondaires des composés cytotoxiques

Les anticancéreux sont peu spécifiques des cellules tumorales et leurs effets toxiques s'exercent sur toutes les cellules de l'organisme. On reconnaît deux types de toxicité :

- toxicité générale, sur les cellules à cycle cellulaire rapide, ex. : moelle hématopoïétique, entérocytes, cellules germinales ;
- toxicité propre à certains médicaments, ex. : anthracyclines et cœur, bléomycine et poumon, cisplatine et rein.

L'apparition des effets secondaires dans le temps est très variable (nous ne citerons ici que certaines toxicités communes à la plupart des produits et le nom des médicaments les plus nocifs).

1. Toxicité immédiate (quelques heures à quelques jours)

- Allergie (asparaginase).
- Insuffisance rénale (cisplatine, méthotrexate).
- Extravasasion (anthracyclines, amétycine, alcaloïdes de la pervenche) : elle peut conduire à une nécrose cutanée avec certains produits, ce qui justifie l'utilisation de cathéters veineux centraux avec, éventuellement, une chambre implantable.
- Nausées, vomissements (cisplatine, anthracyclines, dacarbazine, moutardes azotées) ; cette toxicité digestive est freinée par les antisérotonines, de la famille des sétrons, qui améliorent considérablement la tolérance digestive et le confort du malade.

2. Toxicité précoce

- Alopécie (anthracyclines, alcaloïdes de la pervenche, cyclophosphamide).
- Mucite (méthotrexate, SFU, anthracyclines).

- Leucopénie (tous sauf la bléomycine et la vincristine).
- Thrombopénie, d'apparition retardée, souvent plus lente à récupérer (cytarabine, hydroxyurée, nitrosourée, carboplatine).
- L'anémie est fréquente, rarement préoccupante, de mécanisme mixte : insuffisance médullaire centrale et carentielle.
- Des stimulateurs de la moelle osseuse sont utilisés en clinique, tel le G-CSF (Neupogen®, Granocyte®) et l'érythropoïétine (Eprex®) ; ils permettent une récupération hématologique plus rapide. Certains praticiens utilisent des posologies élevées d'anticancéreux, suivies d'une autogreffe de cellules souches périphériques ou, plus rarement, de moelle osseuse pour permettre une récupération hématologique : procédure dite d'intensification thérapeutique.

3. Toxicité retardée (quelques semaines à quelques mois)

Anémie, azoospermie, fibrose pulmonaire (bléomycine), toxicité cardiaque (adriamycine)…

4. Toxicité tardive (quelques mois à quelques années),

Stérilité, hypogonadisme, leucémie, toxicité cardiaque (adriamycine)…

5. Toxicité à la manipulation,

Toxicité ayant conduit au développement de formes galéniques d'un maniement plus aisé (cisplatine, épirubicine…).

C. Classification des anticancéreux

Les mécanismes d'action des anticancéreux sont nombreux. Ils sont la base de la classification des médicaments anticancéreux. On notera que cette classification peut varier d'un auteur à un autre et d'une époque à une autre.

1. Alkylants

- Moutardes à l'azote : méchloréthamine, cyclophosphamide, melphalan, chlorambucil.
- Nitrosourées :
  - composés de synthèse : BCNU, CCNU ;
  - composés naturel : streptozotocine et un dérivé : chlorozotocine.
- Triazènes : dacarbazine, temozolomide, procarbazine, altretamine.
- Complexes du platine : cisplatine, carboplatine, oxaliplatine.

2. Inducteurs de coupure de l'ADN

- Inhibiteurs de la topoisomérase I : dérivés de la camptothecine : CPT-11, topotecan.
- Inhibiteurs de la topoisomérase II : épipodophyllotoxines (étoposide, téniposide),

- antibiotiques (adriamycine, épirubicine, pirarubicine, bléomycine, dactinomycine, mithramycine, mitomycine, mitroxantrone).

3. Antimétabolites

- Analogues des folates : méthotrexate.
- Analogues des pyrimidines : 5FU, ftorafur, capecitabine, tégafur, cytarabine, gemcitabine.
- Analogues des purines : 6-thioguanine.

4. Produits d'origine naturelle

- Alcaloïdes de la pervenche : vinblastine, vincristine, vindésine, vinorelbine.
- Taxanes : paclitaxel, docetaxel.
- Enzymes : asparaginase.

5. Divers

- Urée substituée : hydroxycarbamide.
- Hormones et antagonistes, ex. : corticostéroïdes, progestatifs et œstrogènes, anti-œstrogènes et anti-androgènes, analogue de LHRH (GRH).

II. Agents anticancéreux

A. Agents alkylants

Ce sont historiquement les premières molécules utilisées. En 1919, on a observé l'action leucopéniante et aplasiante de l'ypérite (gaz moutarde). Il a fallu attendre 1942 pour que des alkylants soient testés sur la souris porteuse d'un lymphosarcome, puis chez l'homme. Cette famille chimique est riche, mais tous les composés possèdent en commun un mode d'action principal : production (lente) d'un radical électrophile (ion carbonium, aziridium) très réactif avec des atomes d'oxygène, de soufre ou d'azote de l'ADN. Ces altérations peuvent être amplifiées par le système de réparation cellulaire. Il peut en résulter :

- des substitutions par alkylation des bases et/ou des groupements phosphates ;
- des liaisons anormales inter ou intracaténaires ;
- des ruptures des brins d'ADN.

1. Moutardes à l'azote *(fig. 1)*

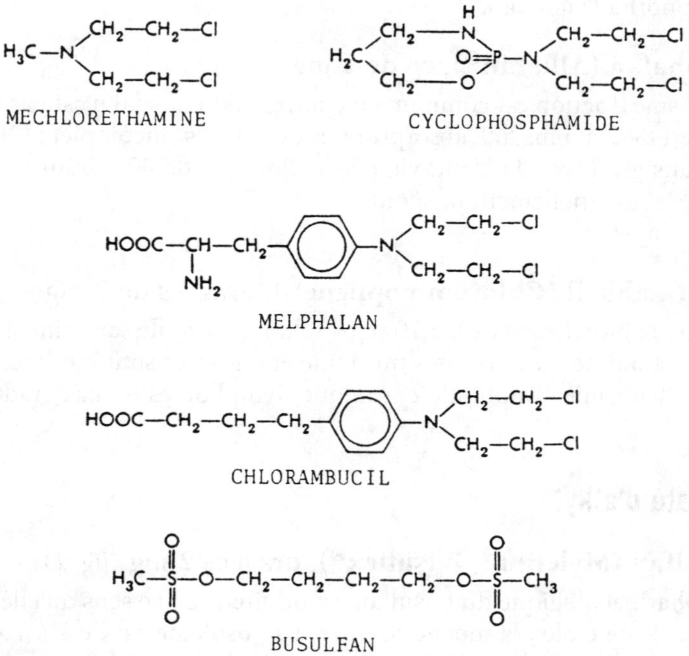

Figure 1. Structure des moutardes à l'azote et du busulfan

a) Méchloréthamine

C'est historiquement le premier composé de cette famille à avoir été utilisé en clinique ; d'autres médicaments lui ont succédé. On notera que la structure des moutardes à l'azote dérive du méchloréthamine.

b) Cyclophosphamide (Endoxan®), cp de 50 mg, amp. de 100, 500 mg et 1 g

C'est le principal représentant actuel des moutardes azotées. Il n'est actif qu'après métabolisation hépatique. En effet, le foie peut libérer de l'acroléine et de la moutarde phosphoramidée actifs, mais aussi le céto et le carboxycyclophosphamide inactifs.
Administration : *per os* 100 mg/j ou parentérale 50-1 500 mg/m²/j pendant un à plusieurs jours selon la dose, les produits associés et la sensibilité de la tumeur. L'absorption intestinale est bonne à faible dose (90 %) ; la demi-vie plasmatique est de 4 à 6 h. L'élimination est à 90 % rénale, essentiellement sous forme de métabolites actifs, responsables de cystites hémorragiques.
Toxicité : myélosuppression, alopécie, nausées, vomissements, cystite hémorragique dans le traitement de cancers de la vessie à long terme.
Indications : cancer du sein, de l'ovaire, des bronches, lymphome non hodgkiniens et sarcomes.

c) Ifosfamide

Il ne semble pas globalement faire preuve d'une activité supérieure dans les sarcomes par rapport à l'endoxan.

d) Melphalan (Alkéran®), cp de 2 mg

Son mécanisme d'action est commun aux autres alkylants ; il n'est pas vésicant. La posologie est de 2 à 6 mg/j. L'absorption intestinale est incomplète (20 à 50 % est retrouvé dans les fèces). La demi-vie plasmatique est de 90 minutes en moyenne, la toxicité est essentiellement myéloïde.
Indications : myélome.

e) Chlorambucil (Chloraminophene®), dragées de 2 mg

La posologie habituelle est de 4 à 10 mg/j selon la formule sanguine. L'absorption intestinale est bonne. Les toxicités myéloïde et digestive sont modérées.
Indications : leucémie lymphoïde chronique, lymphomes de bas grades, sarcome de Kaposi.

2. Sulfonate d'alkyl

a) Busulfan (Myleran®, Busulfex®), dragées 2 mg (*fig. 1*)

L'activité pharmacologique du busulfan est originale en ce sens qu'elle ne s'exerce que sur une seule cible : la moelle osseuse. La posologie est de 2 à 10 mg/j selon la formule sanguine. L'absorption est bonne ; la demi-vie plasmatique est de 2 à 3 heures. L'élimination est rénale sous forme de méthane sulfonate. Il provoque une aplasie médullaire, et éventuellement des nausées. À long terme, risque de leucémie aiguë.
Indications : désordres sanguins de la lignée myéloïde (ex. : leucémie myéloïde chronique), maladie de Vaquez.

b) Nitrosourées (*fig. 2*)

Leurs structures dérivent toutes du méthylnitrosourée (MNU, *fig. 1*). Une dégradation spontanée conduit à la formation de deux radicaux alkylants, d'autre part il se forme aussi un isocyanate qui confère la possibilité de donner des liaisons stables (carbamoylation) avec l'epsilon amine des résidus lysines des protéines. Étant très lipophiles, ces composés franchissent la barrière méningée et ont été très utilisés pour le traitement des tumeurs cérébrales.
L'aplasie médullaire qu'ils provoquent porte surtout sur la lignée plaquettaire, elle est peu réversible.

c) Carmustine ou BCNU (Bicnu®), flacon de 100 mg pour injection

C'est la première des nitrosourées à avoir été utilisée fréquemment en clinique. Elle inhibe les synthèses de l'ADN, l'ARN et des protéines de façon légèrement différente des autres agents alkylants. La myélosuppression qu'elle provoque est très retardée, elle porte sur la lignée plaquettaire et est définitive. La carmustine est une poudre à faible température, mais elle fond à 27 °C pour donner un liquide huileux. Elle est administrée en perfusion de 1 à 2 heures ; la posologie est de 100 à

200 mg/m^2 ; il faut attendre 6 semaines pour répéter le traitement. La demi-vie plasmatique est de 90 minutes. On retrouve dans les urines 80 % de la drogue dans les 24 heures suivant l'injection. La concentration dans le LCR atteint rapidement 15 à 30 % de celle du plasma. À côté de l'hypoplasie médullaire retardée, le BCNU entraîne des nausées et des vomissements ; des altérations du système nerveux central, du foie, des reins et des poumons ont été aussi observées.
Indications : tumeurs cérébrales.

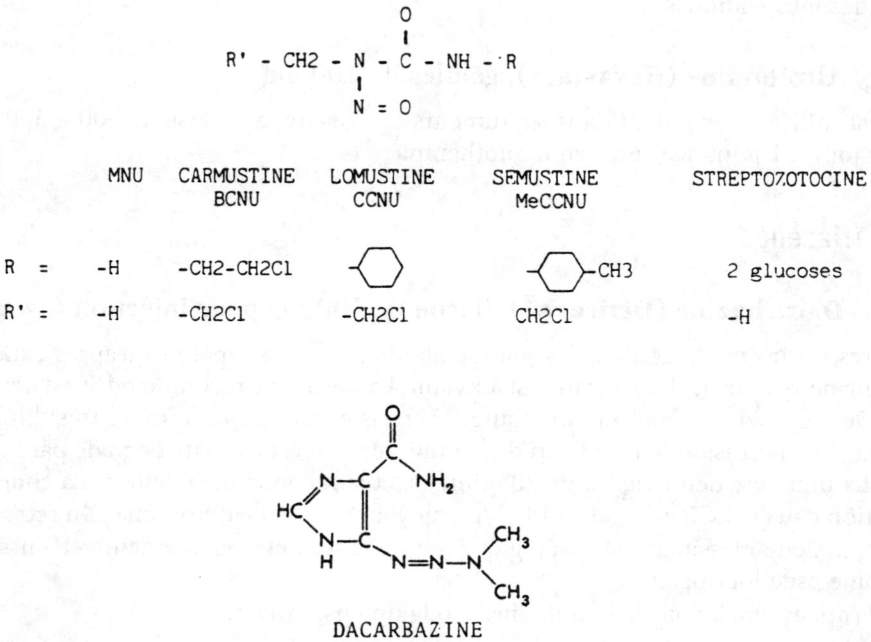

Figure 2. Struture des nitrosourées et de la dacarbazine

d) Lomustine ou CCNU (Bélustine®), gélule de 50 mg et semustine ou MeCCNU (non commercialisé).

Le CCNU et son dérivé méthylé sont rapidement absorbés par le tractus digestif. Les posologies sont respectivement de 130 et 200 mg/m^2, comme pour le BCNU ; il est recommandé d'attendre 6 semaines avant la prise suivante. Alors que le CCNU est rapidement catabolisé, le MeCCNU a une demi-vie de 16 à 48 heures. La toxicité de ces deux molécules est voisine de celle du BCNU mais un peu plus faible.
Indications : tumeurs cérébrales.

e) Fotemustine (Muphoran®), flacon de 208 mg

Ce composé récent est indiqué dans le mélanome malin métastastique, où son activité est comparable à celle du dacarbazine. Sa toxicité est surtout hématologique, plaquettaire. Il est très vite dégradé par la lumière et doit donc être injecté en perfusion à l'abri de la lumière.
Indications : tumeurs cérébrales, mélanome malin.

f) Streptozotocine (Zanosar®), flacons de 1 g

C'est un antibiotique extrait de streptomyces acromogènes : un dérivé, la chlorozotocine, a été synthétisé. Il possède une affinité marquée pour les cellules des îlots de Langerhans, d'où son indication majeure dans les cancers du pancréas endocrine. Cette molécule est aussi employée chez l'animal de laboratoire pour induire l'apparition d'un diabète par destruction des cellules bêta des îlots de Langerhans.
Indications : adénocarcinome métastatique des îlots de Langerhans, tumeurs carcinoïdes métastatiques.

g) Altrétamine (Hexastat®), gélules de 100 mg

Il est utilisé uniquement dans les tumeurs de l'ovaire, à la dose de 400 à 500 mg par jour, 21 jours par mois en monothérapie.

3. Triazènes

a) Dacarbazine (Déticene®), flacon de 100 mg pour injection (*fig.* 2)

Après avoir été classé dans les antimétabolites, on s'est aperçu qu'après catabolisme hépatique, le dacarbazine est alkylant. La posologie recommandée est de 150 à 250 mg/m^2/j pendant 5 jours, toutes les trois semaines. Il doit être très dilué et injecté en perfusion lente à l'abri de la lumière car il est très vite dégradé par celle-ci. La première demi-vie est de 20 minutes, et la seconde de 5 heures. La concentration dans le LCR est égale à 14 %, en moyenne, de celle du plasma. On retrouve une toxicité classique, hématologique avec nausées et vomissements et un syndrome pseudogrippal.
Indications : mélanomes, lymphomes Hodgkiniens, sarcomes.

b) Temozolomide (Temodal®), gélules de 5, 20, 100 et 250 mg

L'activation de la molécule est spontanée, elle n'est pas médiée par une enzyme. L'absorption est rapide, le temozolomide est peu lié aux protéines ; son passage dans le LCR est important. La demi-vie est brève : 1,8 h, 200 mg/j/m^2 pendant 5 jours, toutes les 4 semaines. Risque d'aplasie médullaire, et éventuellement des nausées et des vomissements.
Indications : gliomes de bas et de haut grade.

c) Procarbazine (Natulan®), gélules de 50 mg et ampoules de 250 mg (*fig. 7*)

Les molécules de cette famille avaient été synthétisées en raison de leur potentiel inhibiteur de la MAO. La procarbazine n'est pas active par elle-même, elle doit subir plusieurs oxydations successives. Le mécanisme d'action n'est pas clairement établi, mais il semble que l'action cytotoxique résulte d'une méthylation de l'ADN, et de la formation de radicaux libres. Les résultats de l'action de la procarbazine sont des coupures de l'ADN et des translocations. L'absorption intestinale est excellente, la posologie recommandée est de 100 à 150 mg/m^2/j pendant 8 à

15 jours tous les mois. La demi-vie plasmatique est très brève (7-8 min), l'élimination est essentiellement urinaire (70 %). La procarbazine passe librement dans le LCR. Les effets toxiques les plus communs incluent une leucopénie et une thrombocytopénie, des nausées et des vomissements qui apparaissent dans plus de la moitié des traitements.

Indications : maladie de Hodgkin, lymphomes, tumeurs cérébrales.

4. Complexes du platine (*fig. 3*)

Les complexes du platine sont des prodrogues qui libèrent un dérivé du platine réactif qui va former un adduit sur les brins d'ADN ; il forme une double liaison avec un même brin d'ADN ou un pont entre deux brins.

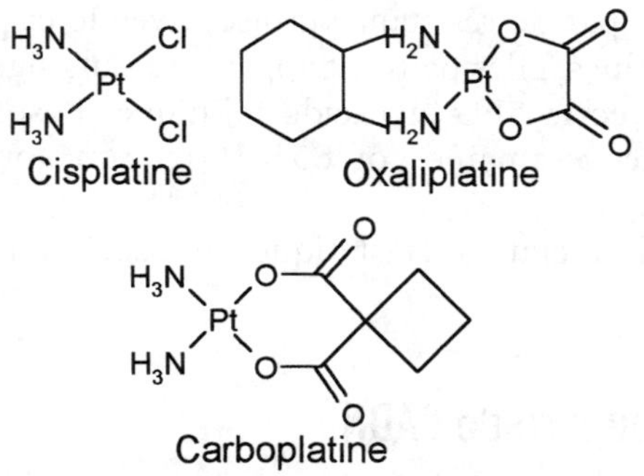

Figure 3. Structure des complexes du platine

a) Cisplatine ou CDDP (Cisplatyl®, Cisplatine®), flacon de 10, 25 et 50 mg pour injection

L'action cytotoxique de dérivés organiques du platine fut observée accidentellement. Dans les cellules, le CDDP forme rapidement une liaison (un adduit) avec l'ADN, au niveau d'une guanine, une seconde liaison se produit plus lentement ; seuls les adduits bifonctionnels sont cytotoxiques. La solution de CDDP doit être administrée par voie IV, stricte, en même temps qu'un grand volume de solution de NaCl (hyperhydratation) afin de diminuer la néphrotoxicité. La dose habituelle est de 40 à 120 mg/mL en 1 journée ou en 5 jours, toutes les 3 à 4 semaines. Une fraction importante du CDDP (90 %) se lie de façon covalente aux protéines plasmatiques. Cette fraction sera donc éliminée rapidement par les reins, d'où une demi-vie plasmatique initiale de 40 minutes en moyenne, alors que le CDDP lié aux protéines sera éliminé lentement (une douzaine de jours).
La toxicité majeure du CDDP est rénale, elle est cumulative et peut amener à arrêter le traitement. Elle est limitée soit par le fractionnement des doses et les perfusions continues prolongées sur 48 h à 120 h ou par une hyperdiurèse forcée avec mannitol et furosémide. En plus des nausées et des vomissements, on note une ototoxicité importante et une polynévrite. La myélosuppression est modérée.
Indications : les cancers du testicule, de l'ovaire, de la vessie, de l'œsophage et de la sphère ORL, du poumon, du sein, du col utérin et le lymphome hodgkinien.

b) Carboplatine (Paraplatine®), flacons de 50, 150 et 450 mg

C'est un dérivé du platine dont le mode d'action est identique à celui du cisplatine, bien que son hydrolyse soit plus lente et sa fixation sur les protéines plasmatiques moins rapide. Une résistance croisée existe avec le cisplatine. La posologie habituelle est de 400 mL/m^2 en IV, de courte durée, toutes les 3 à 4 semaines. Sa myélotoxicité est limitante (thrombocytes et leucocytes).
Indications : nombreuses, notamment le cancer de l'ovaire, des bronches à petites cellules des voies aéro-digestives supérieures.

c) Oxaliplatine (Eloxatine®), lyophilisat de 50 et 100 mg

C'est le troisième dérivé du platine arrivé en clinique. C'est une prodrogue, qui doit être hydrolysée avant de pouvoir réagir avec les macromolécules. Son efficacité paraît supérieure à celle du cisplatine, alors que sa toxicité est inférieure. Par ailleurs, il ne présente pas de résistance croisée avec le cisplatine. Son usage est limité par les neuropathies, elles peuvent apparaître sans signe précurseur. Il semble être synergique avec le 5FU et l'acide folinique. Posologie : 130 mg/m^2 en monothérapie toutes les 3 semaines, ou 85 à 100 mg/m^2 tous les 15 jours associé au 5FU et acide folinique.
Indications : cancer colo-rectaux métastatique, en association avec le 5FU et l'acide folinique, lymphomes.

B. Inducteurs de coupure de l'ADN

1. Inhibiteurs de la topoisomérase I

Ce sont des dérivés de la camptothecine extrait de l'arbre chinois *Camptotheca acuminata.* Ils ont une cible unique et originale, la topoisomérase I. Cette enzyme est impliquée dans la réplication de l'ADN en relaxant l'ADN superenroulé par des coupures simples brins de l'ADN. La camptothécine stabilise les complexes ADN-enzymes en inhibant leur religation. Le mécanisme cytotoxique est supposé être la conséquence de la collision entre la fourche de réplication et les complexes stabilisés par la camptothécine.

a) Irinitecan (Campto®), flacons de 40 et 100 mg

Il est le premier dérivé de cette famille. Sa posologie est de 350 mg/m^2 toutes les 3 semaines ou 180 mg/m^2 tous les 15 jours, associés au 5FU et acide folinique. Son principal effet secondaire, la survenue de diarrhées profuses, impose une surveillance clinique rigoureuse et un traitement immédiat.
Indications : cancer colique métastasé et cancer gastrique.

b) Topotecan (Hycamtin®), lyophilisat de 4 mg

C'est un dérivé semi-synthétique de la camptothécine. Il présente une résistance croisée de type MDR. La posologie est de 1,5 mg/m^2/j pendant 5 jours toutes les 3 semaines ou 4 mg/m^2 hebdomadaire. La toxicité est surtout hématologique et digestive, il induit aussi une alopécie.
Indications : carcinome de l'ovaire et carcinome bronchique à petites cellules.

2. Inhibiteurs de la topoisomérase II

a) Épipodophyllotoxines (*fig. 4*)

La podophyllotoxine est extraite de résine de *Podophyllum peltatum* (Amérique) ou *Emodi* (Inde, famille des berbéridacées), plantes herbacées. De cette toxine, deux dérivés sont actuellement utilisés : le VP16 et le VM26. Ils induisent des cassures de l'ADN en se liant à la topoisomérase II. Ils inhibent les synthèses des acides nucléiques et bloquent les cellules à l'interphase S-G2.

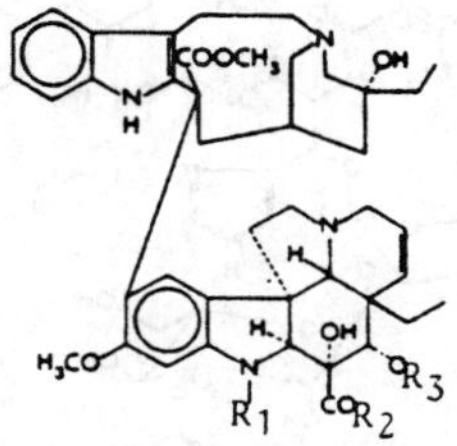

		VINCRISTINE	VINBLASTINE	VINDESINE
R1	:	- CHO	$-CH_3$	$-CH_3$
R2	:	$-OCH_3$	$-OCH_3$	$-NH_2$
R3	:	$-COCH_3$	$-COCH_3$	-H

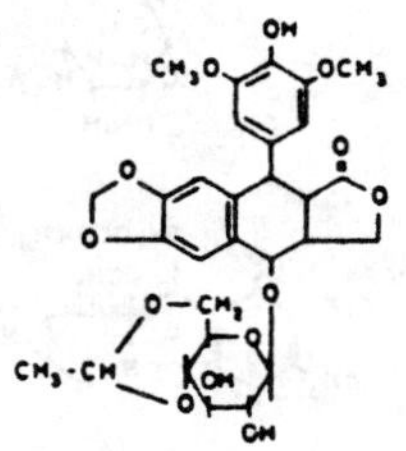

ETOPOSIDE

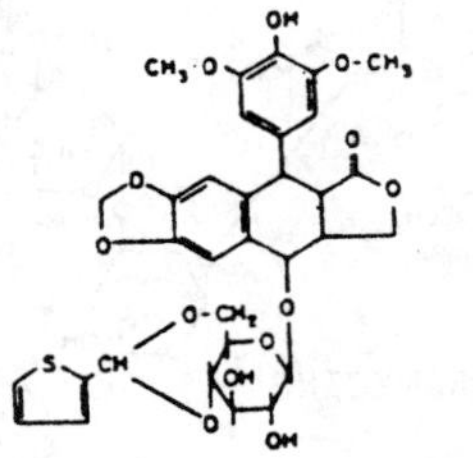

TENIPOSIDE

Figure 4. Structure des épipodophyllotoxines et des alcaloïdes de la pervenche

b) Etoposide ou VP16 (Vepeside®), amp. de 100 mg capsules de 50 mg

L'injection IV est de 50 à 100 mg/m²/j pendant 5 jours toutes les 3-4 semaines. La demi-vie plasmatique terminale est d'une douzaine d'heures, l'insuffisance rénale l'augmente. L'absorption intestinale est de l'ordre de 50 %, la dose orale doit donc être multipliée par deux. L'effet toxique limitant la dose est la leucopénie ; la thrombocytopénie est moins fréquente, les troubles digestifs sont observés plus fréquemment après l'absorption orale (55 %) qu'après l'injection, V (15 %). Alopécie aux fortes doses.

Indications : cancers du testicule, du poumon à petites cellules, lymphome, leucémie, sarcome d'Ewing et sarcome de Kaposi associé au sida, rechute d'un lymphome hodgkinien.

c) Téniposide ou VM26 (Vumen®), amp. de 50 mg

La toxicité est du même type que celle du VP16, à laquelle il faut rajouter la possibilité de chocs anaphylactiques mal expliqués, peut-être liés au solvant.
Indications : rarissimes.

3. Antibiotiques (*fig.* 5)

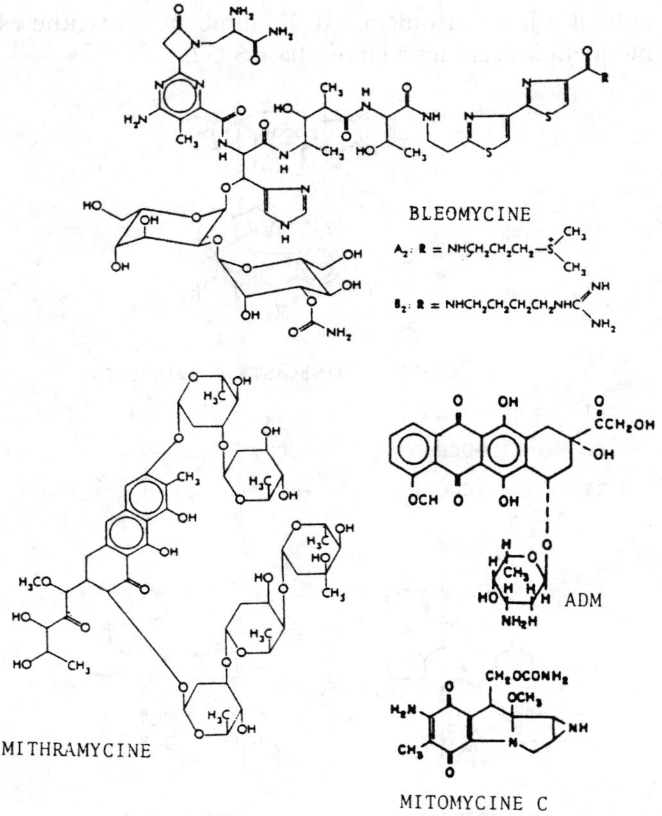

Figure 5. Structure des antibiotiques

a) Anthracyclines

Extraites à l'origine de plusieurs variétés de *Streptomyces*, les nouveaux dérivés sont obtenus par synthèse. Cette famille importante de composés à activité anticancéreuse compte plusieurs centaines de molécules dont la daunomycine (Cerubidine), la doxorubicine ou adriamycine, la THP-adriamycine, l'aclacinomycine, l'épirubicine… Seul l'adriamycine (ADM), représentant majeur de cette famille, sera étudié en détail.

b) Adriamycine ou doxorubicine (Adriblastine®, Doxorubicine Dakota®), flacon de 10 ou 50 mg

Trois mécanismes d'action ont été observés :

- intercalation dans l'ADN induisant des cassures simples et doubles brins par interaction avec la topoisomérase II et une inhibition des synthèses d'ADN et d'ARN ;

- génération d'ions superoxydes, responsables spécifiquement de la toxicité cardiaque ;
- interaction avec la membrane plasmique.

Une résistance pléiotropique est fréquemment observée. Le mécanisme de résistance le plus souvent évoqué est une augmentation d'excrétion de la drogue. L'augmentation de l'efflux doit être rapprochée de la présence, dans les cellules résistantes, d'une glycoprotéine membranaire (la Pgp). La posologie est de 10 à 60 mg/m^2/j en bolus ou, de plus en plus, pour diminuer la toxicité sans altérer l'effet, en perfusion lente. La quantité totale administrée au malade ne doit pas dépasser 550 mg/m^2 afin d'éviter l'apparition d'une myocardiopathie. La disparition plasmatique est triphasique, la dernière demi-vie est assez longue (16-40 h). La clairance hépatique est élevée, alors que la clairance rénale est faible ce qui justifie une diminution de la posologie lors d'insuffisance hépatique et aucune/sans modification lors d'insuffisance rénale.

La toxicité cardiaque est très importante et limite l'utilisation de l'ADM. Par ailleurs l'ADM induit une alopécie, des nausées, des vomissements. L'injection doit être surveillée car l'ADM est très nécrosant au point d'injection en cas d'extravasation.

Indications : elles sont très nombreuses : leucémies, lymphomes, lymphomes hodgkinien et non hodgkinien, cancers du sein, sarcomes, de la vessie, de l'ovaire, de l'estomac et tumeurs solides de l'enfant.

L'adriamycine est maintenant proposé inclus dans des liposomes (Caelyx®), ce qui diminue significativement sa toxicité cardiaque. Indications : cancers de l'ovaire et du sein.

Les dérivés de l'ADM ont une toxicité cardiaque moindre, mais non nulle, et leur rapport toxicité/efficacité fait l'objet de nombreux travaux. Les dérivés de l'adriamycine utilisés actuellement sont l'*épirubicine* (Farmorubicine®), flacon de 10 et 50 mg, et, rarement, la pirarubicine (Theprubicine®), flacon de 10, 20 et 50 mg.

c) **Bléomycine®**, flacon de 15 mg

C'est un glycopeptide produit par la fermentation de *Streptomyces verticillus*. Il est constitué en fait d'un mélange de bléomycine A2 et B2. La bléomycine provoque des cassures, voire des fragmentations de l'ADN ; cette action semble être due à la formation de radicaux libres par le complexe cuivre-bléomycine. La drogue provoque une accumulation des cellules en phase G_2. L'injection de 10 à 20 mg/m^2, une à deux fois par semaine, est réalisée en IV ou IM, elle peut aussi être réalisée en SC ou IA. Il est souhaitable de ne pas dépasser 400 mg à cause de la toxicité pulmonaire très importante. La demi-vie plasmatique est de 3 heures après un bolus, mais elle passe à 9 heures après une perfusion. La molécule n'est pas liée aux protéines, elle est éliminée au 2/3 dans les urines, ce qui oblige à diminuer la posologie lors d'insuffisance rénale. À côté de la toxicité pulmonaire qui est limitante (fibrose), on trouve une hypersensibilité allergique (fièvre, rash…), dermatite, alopécie.

Indications : cancers du testicule, lymphomes.

d) **Dactinomycine (Cosmegen®)**, flacon de 0,5 mg

Extrait de culture de *Streptomyces genus*, l'actinomycine s'intercale dans l'ADN, entre des paires de base C-C adjacentes. La très haute stabilité du complexe actinomycine-ADN empêche le fonctionnement de l'ARN polymérase, plus que celui

de l'ADN polymérase, bloquant ainsi la transcription. L'actinomycine est utilisée à la dose de 0,45 mg/m^2/j, en IV stricte, pendant 5 jours tous les mois. Les toxicités hématopoïétique et digestive sont importantes ; l'actinomycine photosensibilise les zones irradiées et provoque des nécroses aux points d'injections.
Indications : cancers du testicule, sarcome d'Ewing, néphroblastome, choriocarcinome.

e) Mitomycine C (Amétycine®), flacon de 2, 10 et 20 mg

La mitomycine a été extraite de culture de *Streptomyces crespitosus*. Son mécanisme d'action est complexe :
- après catabolisme, la mitomycine devient un alkylant bi ou trifonctionnel ;
- intercalation ;
- génération de radicaux libres.

La mitomycine est utilisée en IV stricte à la dose de 10 à 30 mg/m^2 toutes les 4 semaines. Elle peut aussi être employée en traitement local pour la vessie. Aux plus fortes doses se manifestent une toxicité rénale et pulmonaire, en plus de la myélosuppression, son extravasation peut provoquer une nécrose cutanée.
Indications : rares, tel le cancer du canal anal, associé à la radiothérapie.

f) Mitoxantrone (Novantrone®), flacon de 10, 20 et 25 mg

Sa toxicité se rapproche de celle des anthracyclines, dont elle n'a pas la toxicité par extravasation. Son efficacité se rapproche de celle de l'adriamycine.
Indications : cancer du sein, leucémie aiguë myéloïde, lymphome non hodgkinien, cancer de la prostate.

C. Antimétabolites (*fig. 6*)

1. Analogues du folate

a) Méthotrexate® ou Ledertrexate®, cp de 2,5 mg, flacon de 5 mg à 5 g pour injection

Le méthotrexate est devenu célèbre dès 1948 car il fut le premier médicament à donner des rémissions (temporaires) chez des patients leucémiques, puis en 1963 chez des patientes porteuses de choriocarcinomes. La première cible est la dihydrofolate réductase, il en résulte une inhibition de la synthèse *de novo* de thymidylate et donc d'ADN. Dans certains protocoles, la dose de méthotrexate étant très élevée, on injecte après un certain délai du leucovorin (acide folinique ou *citrovarum factor*) qui joue un rôle de contre-poison. En effet, l'acide folinique permet la reprise de la voie anabolique du thymidilate en amont de la dihydrofolate réductase. On connaît trois mécanismes de résistance cellulaire au méthotrexate :
- apparition d'une isoenzyme ayant moins d'affinité pour l'inhibiteur ;
- diminution de l'influx cellulaire du méthotrexate ;
- augmentation de l'efflux par une pompe membranaire.

La posologie est très variable : de 2,5 à 10 mg/j *per os* et de 250 mg à 1 g/m^2/j en perfusion une fois par semaine ; mais dans la prescription de fortes doses on effectue une *rescue* avec du leucovorin (6 à 15 mg/m^2) toutes les 6 heures pendant

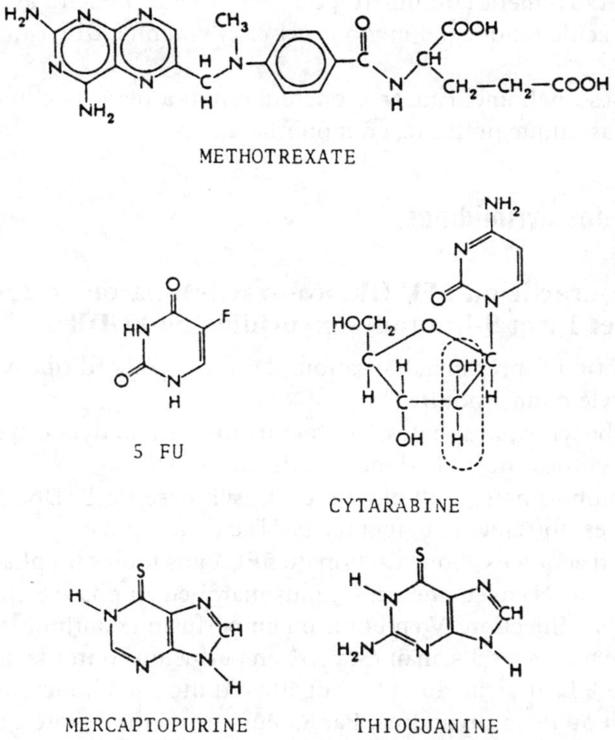

Figure 6. Structure des antimétabolites

72 heures (ou jusqu'à ce que la concentration en méthotrexate soit descendue à une valeur inférieure à 1 µmol/L).
L'absorption digestive n'est régulière que pour les faibles doses. L'élimination est principalement urinaire ; elle est favorisée par un pH alcalin. La demi-vie terminale est d'environ 10 h, l'activité semble liée à la durée pendant laquelle la concentration sérique est supérieure à 10 µmol/L. Le méthotrexate peut aussi être employé en intrathécal lors de métastases méningées. La toxicité se manifeste par une anorexie, perte de poids, diarrhée hémorragique, leucopénie et thrombopénie, troubles hépatiques ; on peut atteindre le coma dans les intoxications les plus sévères.
Indications : LA, chorioépithéliome placentaire, cancers du sein, ostéosarcome, cancers ORL, lymphome non hodgkinien.

b) Pemetrexed (Alimta®), poudre pour solution injectable 500 mg

C'est un nouvel analogue de l'acide folique doté d'une puissante activité de la thymidilate-synthétase et d'autres enzymes du métabolisme des synthèses des bases pyrimidiques et puriques.
La dose habituelle est de 500 mg/m^2 associé au cisplatine, ou en monothérapie toutes les 3 semaines. La toxicité consiste en une myélosuppression importante et une toxicité digestive majeure.

Doit être impérativement administré pour éviter cette toxicité avec une supplémentation par acide folique 0,4 mg/jour *per os* et vitamine B12 1 mg IM toutes les 9 semaines.
Indications : mésothéliome, cancer bronchique non à petites cellules, localement avancé ou métastatique prétraité, en monothérapie.

2. Analogue des pyrimidines

a) 5-fluoro-uracile ou 5FU (fluoro-uracile), flacon de 250, 500 mg et 1 g et S-fluorodésoxyuridine ou FUDR

Le 5FU n'est actif qu'après métabolisation. Il est tout d'abord ribosylé dans le foie, puis phosphorylé pour produire :

- des désoxyribosyl triphosphates, inhibiteurs de la thymidylate synthétase, c'est-à-dire de la synthèse de TTP, donc de celle de l'ADN ;
- des ribosyltriphosphates, inhibiteurs de la synthèse de l'ADN. Son activation métabolique est fortement augmentée par l'acide folinique.

Ce mécanisme d'action explique l'action du 5FU dans toutes les phases (inhibition de la synthèse d'ARN) avec une action plus marquée en phase S (inhibition de la synthèse d'ADN). Injection IV en bolus ou en perfusion continue de 1 g/m^2/j, 1 à 5 jours de suite toutes les 3 semaines, voire en perfusion continue de longue durée (plusieurs mois). La toxicité du 5FU peut être réduite par adjonction au traitement de l'allopurinol ou de la thymidine. Par ailleurs, le méthotrexate exerce une inhibition synergique de la thymidylate synthétase. La demi-vie plasmatique du 5FU est de 15 à 20 minutes. Son excrétion est essentiellement pulmonaire : 63 % dans les premières 24 heures après un bolus et 90 % après une perfusion lente.
L'apparition de la toxicité est retardée. Les premiers signes sont l'anorexie et les nausées, puis diarrhée et stomatite. Le nadir de la leucopénie se situe entre le 9e et le 14e jour. À ces manifestations peuvent s'ajouter une alopécie, une dermatite avec une pigmentation et une toxicité cardiaque.
Indications : cancers digestifs, du sein, de l'ovaire, de la sphère ORL, de l'œsophage.

b) Capecitabine (Xeloda®), comprimés de 150 et 500 mg

La molécule est métabolisée en 5FU. 2 500 mg/j/m^2 pendant 14 jours, arrêt 8 jours, et reprise du cycle. La toxicité est digestive, cutanée et hépatique, avec une alopécie.
Indications : cancer métastatique colorectal et du sein.

c) Tégafur et Uracile (UFT®), gélules de 100 mg de tégafur et 224 mg d'uracile

Le tégafur est métabolisé en 5FU, l'uracile inhibe le catabolisme du 5FU. L'association des deux composés permet d'augmenter la concentration intracellulaire en FdUMP et FUTP. 300 mg/j/m^2 pendant 28 jours, 7 jours d'arrêt. Toxicité digestive fréquente.
Indications : cancer métastatique colorectal en association avec l'acide folinique.

d) Cytarabine ou Ara C ou cytosine arabinoside (Cytosar®)

L'ara C est un analogue de la désoxycytidine dans lequel un reste arabinose remplace le désoxyribose. Il est phosphorylé par la désoxycytidine kinase en Ara CMP – CDP – CTP, il peut ainsi :

- s'incorporer dans l'ADN et donc empêcher la réplication semi-conservatrice, il ralentit l'élongation des brins d'ADN ;
- inhiber la réparation de l'ADN ;
- s'incorporer dans l'ARN ;
- inhiber la transcriptase inverse vraie.

De façon inexpliquée, l'ara C peut induire une différenciation de certaines cellules leucémiques. Son mécanisme d'action explique la prédominance de son activité en phase S. La posologie est très variable, de 50 à 400 mg/m^2/j en IV bolus ou perfusion. Pour les localisations méningées de LAL, il peut être injecté en intrarachidien (12 mg/mL tous les 2 j). Il peut aussi être utilisé en SC lors des traitements d'entretien (120 mg/mL/semaine). La toxicité est essentiellement médullaire, avec des perturbations digestives.
Indications : leucémies aiguës, lymphomes.

e) Gemcitabine (Gemzar®), flacon de 200 mg et 1 g

C'est un antimétabolite proche de la cytarabine, antagoniste des bases pyrimidiques. Posologie fréquente : 1 g/j en IV une fois par semaine, pendant 3 semaines et une semaine d'arrêt ou pendant 2 semaines associé à un sel de platine. Toxicité hématologique et digestive, fréquente dyspnée avec hypoxie réversible.
Indications : cancer des bronches non à petites cellules, du pancréas, du sein, de l'ovaire et de la vessie.

3. Analogues des purines

a) Fludarabine, phosphate de (Fludara®), poudre pour solution injectable 50 mg et comprimé pelliculé 10 mg

C'est une prodrogue, analogue fluoré de la cytarabine, s'en distinguant par une résistance à l'inactivation par l'adénosine désaminase. Il est rephosphorylé par la désoxycytidine kinase en composé actif (2-F-ara-ATP), qui en s'incorporant dans l'ADN bloque sa synthèse en inhibant la ribonucléotide réductase, l'ADN primase, les ADN polymérases et l'ADN ligase. Il inhibe aussi la transcription en s'incorporant à l'ARNm. Il semble induire l'apoptose.
Posologie : 25 mg/m^2/j, monothérapie par voie veineuse, en perfusions courtes par cycles de 5 jours renouvelés toutes les 4 semaines, ou par voie orale, ou par cures de 3 jours associés à l'Endoxan®.
Indications : leucémie lymphoïde chronique et lymphomes malins.

b) 6-thioguanine (Lanvis®), cp de 40 mg et 6-mercaptopurine, (Purinéthol®), cp de 50 mg

Ces deux principaux analogues des purines sont d'excellents substrats de l'HGPRT, qui les convertit respectivement en thioGMP et en thioIMP. Le thioGMP

est incorporé dans les acides nucléiques, alors que le thioIMP, en s'accumulant, inhibe de nombreux enzymes de l'anabolisme des purines. L'administration est orale, 100 à 200 mg/m²/j ou 2,5 à 5 mg/kg/j pendant 5 à 30 jours. La toxicité principale est myéloïde, un quart des patients souffrent d'anorexie, nausées et vomissements.
Indications : leucémies aiguës, leucémies myéloïdes chroniques.

D. Produits d'origine naturelle

1. Alcaloïdes de la pervenche Vinca rosea ou de Catharanthus roseus (*fig. 4*)

Une modification mineure de la structure de ces composés peut modifier notablement leur toxicité et leur spectre antitumoral, elle peut aussi les inactiver totalement. Ils bloquent la mitose en métaphase, car en s'associant avec les monomères de tubuline, ils inhibent sa polymérisation. Toutes les autres fonctions cellulaires faisant appel aux microtubules (phagocytose, mouvements, transports cellulaires dans le système nerveux central) sont aussi inhibées.
Malgré les similarités de structure entre les différents alcaloïdes de la pervenche, on ne leur connaît pas de résistance croisée, alors qu'ils présentent une résistance croisée avec les anthracyclines, les épipodophyllotoxines… Leur demi-vie étant longue, leur injection est espacée. Leur administration doit se faire en IV stricte car elles sont très nécrosantes aux points d'extravasation.

a) Vinblastine (Velbé®), flacon de 10 mg

Injection strictement IV de 6 mg/m² en moyenne une fois par semaine. La toxicité est marquée par une leucopénie, à laquelle peuvent s'ajouter des troubles neurologiques (polynévrite) ou neurovégétatifs (ralentissement du transit intestinal).
Indications : lymphomes hodgkinien et non hodgkinien, cancers du testicule, du sein, de l'ovaire, sarcome de Kaposi.

b) Vincristine (Oncovin®, Vincristine®), flacon de 1 mg

Injection strictement IV, de 1 à 2 mg/m² une fois par semaine maximum en raison de sa longue demi-vie. La toxicité est surtout neurologique (polynévrite) et neuromusculaire (constipation), peut s'y ajouter une toxicité hématologique faible; elle n'est utilisée qu'en association.
Indications : LA, lymphome non hodgkinien, cancers du sein, tumeurs mésenchymateuses, sarcome d'Ewing.

c) Vindésine (Eldesine®), flacon de 1 ou 4 mg

3 mg/m² (adulte) à 4 mg/m² (enfant) une fois par semaine. La toxicité est intermédiaire entre celle de la vinblastine et celle de la vincristine.
Indications : leucémies aiguës, lymphomes et diverses tumeurs solides dont les cancers du sein et les cancers bronchiques.

d) Vinorelbine (Navelbine®), flacons de 10 et 50 mg

C'est un dérivé hémisynthétique des Vinca alcaloïdes. Son administration est hebdomadaire, en IV de 25 à 30 mg/m². Sa toxicité est proche de celle de la vinblastine.
Indications : cancer bronchique « non à petites cellules », cancer du sein métastatique, lymphome hodgkinien.

2. Taxanes ou taxoïdes

Famille d'alcaloïdes de l'if. Ils possèdent un mécanisme d'action original : ils se lient à la tubuline et favorisent sa polymérisation en microtubules et sa stabilisation. En inhibant la dépolymérisation microtubulaire, ils provoquent des modifications de morphologie, de la mobilité, de l'adhésion et du transport cellulaires ainsi qu'une altération de la formation du fuseau mitotique. *In vitro*, les cellules traitées sont bloquées en phase M et G_2. Ils présentent une résistance croisée de type MDR et une résistance spécifique due à une altération quantitative ou qualitative de la tubuline. Leur pharmacocinétique est triphasique.

a) Paclitaxel (Taxol®), flacon de 30, 100, et 300 mg

Il est issu de l'écorce de *Taxus brevifolia*. Par la présence de Crémophor EL dans sa formulation, l'emploi de flacons ou tubulures contenant du PVC est contre-indiquée, car cela provoquerait le relargage de DEHP (dérivé des phtalates) hépatotoxique. Les effets secondaires sont principalement représentés par une neutropénie, une thrombopénie, des réactions d'hypersensibilité immédiate nécessitant une prémédication systématique (corticoïdes, antihistaminiques), des neuropathies périphériques lentement réversibles, des myalgies, alopécie.
Indications : cancers de l'ovaire, du sein et des bronches non à petites cellules métastatiques, cancer de la prostate.

b) Docetaxel (Taxotere®), flacons de 20 et 80 mg

Il est obtenu par hémisynthèse à partir des aiguilles de *Taxus baccata*. Ses effets secondaires sont peu différents de ceux du paclitaxel, avec problèmes hématologiques, neurologiques moins marqués, alopécie.
Indications : cancers du sein, des bronches non à petites cellules métastatiques ORL et de la prostate.

3. Enzymes

a) Asparaginase (Kidrolase®, Erwinase®), flacon de 10 000 unités

La plupart des tissus sains produisent l'asparagine dont ils ont besoin. Les cellules de LLA chez l'enfant sont incapables de synthétiser cet aminoacide, d'où l'injection de l'enzyme responsable de l'hydrolyse de l'asparagine chez ces malades. On utilise 1 000 unités/kg/j en IM ou IV. L'injection de cette protéine extraite d'*E. Coli* peut être allergisante. Elle inhibe la synthèse et la sécrétion d'un certain nombre de protéines dont l'insuline, prothrombine et d'autres facteurs de la coagulation, albumine, PTH.
Indications : LA, lymphomes.

E. Divers (*fig.* 7)

1. Urée substituée

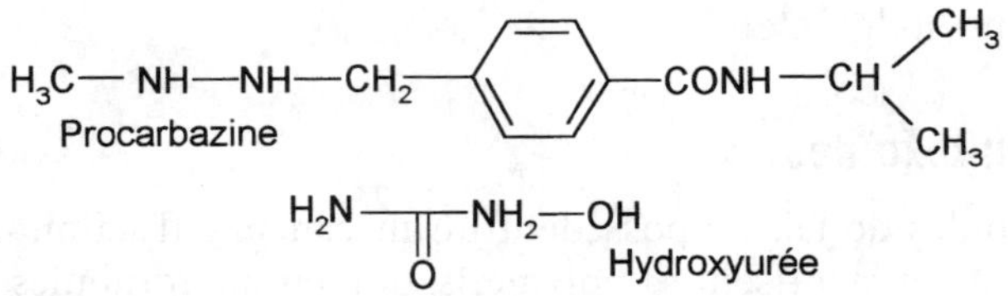

Figure 7. Structure de l'hydroxyurée et de la procarbazine

a) Hydroxycarbamide (Hydréa®), capsules de 500 mg

Ce composé est un inhibiteur de la ribonucléoside diphosphate réductase. Cet enzyme catalyse une étape limitante de la synthèse de l'ADN, la réduction du ribose en désoxyribose. La posologie usuelle est de 10 à 60 mg/kg/24 h. La demi-vie est de 2 heures ; en 12 h, 80 % du composé est excrété dans les urines. Parmi les effets indésirables, on note une toxicité hématologique modérée et rapidement réversible, parfois une intolérance digestive, et quelques réactions cutanées. *Indications* : LMC, splénomégalies myéloïdes, thrombocytémies, certaines polyglobulies, certaines tumeurs solides (ex. : tumeurs cérébrales).

2. Hormones et antagonistes

Ces dérivés ont été traités à part, car ils ne sont pas utilisés comme des anticancéreux classiques, mais leurs propriétés biologiques apportent beaucoup dans le traitement du cancer. Seules les indications sont abordées ici.

a) Corticostéroïdes

Ils sont souvent utilisés comme agents immunosuppresseurs dans les leucémies. Les indications sont les leucémies aiguës et chroniques, le lymphome non Hodgkinien, la maladie de Hodgkin et le cancer du sein.

b) Progestatifs et œstrogènes

Ils sont utilisés pour les cancers de l'endomètre, du sein et de la prostate. On notera que les progestatifs présentent quelques activités dans les cancers métastatiques ou évolués du rein et du corps de l'utérus.

c) Antiprogestatifs, anti-œstrogènes et anti-androgènes

Ils sont aussi employés dans le cancer du sein, comme le citrate de tamoxifène (Nolvadex® en cp de 10 mg, 20 à 40 mg/j en 2 prises, Tamofen®, Kessar®), lorsque les récepteurs hormonaux sont en quantité suffisante dans les cellules tumorales, et dans le cancer de la prostate.

d) Analogue de GRH ou LH-RH

Il a aussi un effet inhibiteur endocrinien, il remplace la pulpectomie, en présentant l'avantage de la réversibilité de l'effet.

e) Iode

L'iode est aussi utilisé dans le traitement du cancer, soit pour freiner les cellules endocrines (iodure froid), soit pour détruire les cellules (iodure radioactif).

f) Anastrozole (Arimidex®), comprimé pelliculé dosé à 1 mg

C'est un inhibiteur, non stéroïdien, de l'aromatase, il empêche la transformation des androgènes en œstrogènes, il réduit ainsi la production d'œstradiol de 80 %. Or les tumeurs de cancers du sein, dites hormonodépendantes, sont stimulées par les œstrogènes naturels, la réduction des œstrogènes permet donc de limiter la prolifération et d'améliorer le pronostic.
La posologie est de 1 mg/j. Le traitement adjuvant est de 5 ans. La toxicité est faible à modérée : bouffées de chaleur, sécheresse vaginale et raréfaction des cheveux. Ont également été signalés des troubles digestifs, asthénie, somnolence, arthralgie.
Indications : traitement du cancer du sein, chez la femme ménopausée ayant des récepteurs hormonaux positifs.

g) Exemestane (Aromasine®), comprimé enrobé dosé à 25 mg

C'est un inhibiteur irréversible de l'aromatase (inhibiteur suicide). Pour retrouver une activité, les cellules cancéreuses doivent synthétiser à nouveau de l'aromatase. La posologie est de 25 mg/j. La toxicité est faible : fatigue, douleurs, œdèmes des membres inférieurs, nausées-vomissements.
Indications : cancer du sein à un stade avancé chez la femme ménopausée après échec du traitement par des anti-œstrogènes.

h) Létrozole (Femara®), comprimé pelliculé dosé à 2,5 mg

C'est un inhibiteur, non stéroïdien, de l'aromatase. La posologie est de 2,5 mg/j. Sa toxicité est faible : bouffées de chaleur (11 %), les nausées (7 %) et la fatigue (5 %).
Indications : cancer du sein hormonodépendant chez la femme ménopausée.

i) Fulvestrant (Faslodex®), solution injectable de 5 mL contenant 250 mg

C'est un antagoniste des récepteurs aux œstrogènes. Il se lie à ces récepteurs, inhibant la fixation des œstrogènes. La posologie est de 250 mg/mois en IM. La toxicité est faible : bouffées de chaleur, nausées et réactions au point d'injection.
Indications : cancer du sein hormonodépendant localement avancé ou métastasé, chez les femmes ménopausées possédant des récepteurs aux œstrogènes positifs.

III. Immunothérapie

La notion d'immunothérapie des cancers repose sur un concept ancien selon lequel les cellules transformées pouvaient stimuler le système immunitaire, comme cela peut être le cas lors des infections bactériennes ou virales.

Ce concept sous-entend que la transformation d'une cellule normale en cellule tumorale maligne s'accompagne de l'expression d'antigènes spécifiques pouvant être reconnue par le système immunitaire. La lyse cellulaire repose sur les cellules effectrices dites tueuses (cellules *killers*) le plus souvent d'origine T lymphocytaire. Le rôle de l'immunité humorale, en particulier des anticorps produit par les lymphocytes B, est probablement moins important.
L'analyse de régression spontanée de tumeurs telles que les métastases de tumeurs rénales ou de mélanomes malins argumente ce concept mettant clairement en évidence le rôle des lymphocytes T dans la cytolyse des cellules tumorales.
On distingue donc de façon artificielle deux types d'immunothérapie : l'une « active » consiste à introduire un agent pouvant stimuler le système immunitaire à visée anti-tumorale (BCG, levamisol, interféron, interleukine 2), l'autre dite « passive » consiste à injecter simplement un effecteur de l'immunité (anticorps monoclonaux). En fait, il convient plutôt de distinguer deux approches différentes : l'une que l'on pourrait qualifier de non spécifique dont le but est l'activation globale du système immunitaire, à visée cytotoxique, l'autre dite spécifique qui consiste à activer le système immunitaire spécifiquement contre des antigènes portés par les cellules tumorales.
Historiquement, les premières substances utilisant l'immunothérapie ont été extrêmement décevantes et ont été abandonnées (BCG, levamisol, bestatine). En effet, il s'agissait d'une immunothérapie active non spécifique, mais les agents utilisés étaient très hétérogènes pour activer le système immunitaire (immunogénicité) et la méthodologie des essais thérapeutiques de l'époque était assez peu rigoureuse. Néanmoins à la lumière de ces premiers essais thérapeutiques, plusieurs données apparaissaient clairement :
- l'immunothérapie ne pouvait être active que pour des tumeurs dont la masse est minime, le plus souvent résiduelle (traitement adjuvant) ;
- l'immunogénicité des cellules tumorales était probablement faible ;
- la capacité de l'hôte à développer une réponse immunitaire était inconstante, très hétérogène d'un patient à l'autre et chez un même patient au cours de sa maladie.

Ce n'est finalement que très récemment, grâce à la maîtrise des techniques de cultures cellulaires, du génie génétique, des techniques de thérapie génique, que l'immunothérapie semble retrouver un regain d'intérêt.

A. Acquis

1. Immunothérapie non spécifique

a) Interferon recombinant (IFN) : Introna® et Roferon®

Il s'agit d'une famille complexe de protéines aux fonctions multiples : activité antivirale, cytostatique, cytotoxique, de réversion phénotypique, anti-angiogenèse, et d'immunomodulation.
Actuellement en thérapeutique antitumorale seule l'IFN alpha-2 est utilisé (IFN alpha-2 b : Introna® et IFN alpha-2 a : Roferon®). Ces substances produites par les macrophages et les lymphocytes non T, non B, ont une action complexe à la fois antiproliférative directe sur les cellules tumorales, mais également sur les cellules

normales et une action immunomodulatrice en augmentant l'activité des cellules tueuses natural killers (NK) et des macrophages. L'IFN est administré en sous-cutanée avec une posologie variant de 3 millions d'unités internationales (MUI) à 18 MUI, 3 fois par semaine. Nous disposons de deux principes actifs :

- Interferon alpha 2b (Introna®) avec des dosages possibles de 1,5 – 2,5 – 3 – 4,5 – 5 – 6 – 7,5 – 10 – 20 MUI, soit en solution injectable prêt à l'emploi, soit en stylo multidoses.
- Introna® est indiqué dans le traitement des lymphomes folliculaires associé à la chimiothérapie, à titre adjuvant après résection chirurgicale des mélanomes malins, dans la leucémie à tricholeucocytes en monothérapie, dans la leucémie myéloïde chronique soit en monothérapie soit associé à la cytarabine, dans le myélome multiple en traitement d'entretien après rémission objective postchimiothérapie et dans les tumeurs carcinoïdes.
- Interferon alpha 2a (Roferon®) avec des dosages possibles de 3 – 4,5 – 6 – 9 – 18 MUI en solution injectable prêt à l'emploi.

Roferon® est indiqué dans les lymphomes folliculaires, dans le mélanome malin, dans la leucémie à tricholeucocytes et dans la leucémie myéloïde chronique dans les mêmes conditions que l'Introna®. En revanche, il n'est pas indiqué dans le myélome multiple et les tumeurs carcinoïdes mais ses indications s'étendent à d'autres localisations : sarcome de Kaposi en monothérapie, lymphomes cutanées à cellules T en monothérapie et le cancer du rein métastatique le plus souvent associé à la chimiothérapie ou à l'interleukine 2.
Les effets secondaires de l'IFN alpha sont essentiellement marqués par l'apparition d'un syndrome pseudo-grippal, des troubles digestifs, des troubles confusionnels. Au plan biologique, on note quelques toxicités le plus souvent peu délétères avec neutropénie, thrombopénie et élévation des transaminases.

b) Interleukine 2 recombinante (IL-2) (Proleukin®) 9 MUI, poudre pour solution injectable

l'IL-2 est une glycoprotéine endogène secrétée par les lymphocytes T. Il s'agit d'un facteur de croissance des lymphocytes T entraînant la prolifération des lymphocytes activés, la stimulation des cellules *killers* : lymphocytes T et cellules NK, la stimulation et la prolifération des lymphocytes B activés. L'IL-2 est capable de générer des cellules lymphocytaires cytotoxiques « LAK » (*lymphokine activated killer*) et « TIL » (*tumor infiltrating lymphocyte*). Ces deux sous-populations de cellulaire lymphocytaires ont une activité cytoxique antitumorale à partir, soit du sang périphérique (LAK), soit du stroma tumoral (TIL). L'IL-2 est également capable d'activer la cascade de production de cytokines antitumorales en particulier l'interféron gamma et le *tumor necrosis factor* (TNF). Proleukin® n'a actuellement qu'une seule indication dans les adénocarcinomes métastatiques du rein ayant moins de 3 facteurs de mauvais pronostiques. D'autres indications sont en cours d'évaluation : mélanome malin métastatique, infection à VIH, lymphome non hodgkinien, leucémie aiguë en rechute.
Proleukin® est utilisé dans l'adénocarcinome rénal selon deux schémas, soit la voie intraveineuse par cure de 18 MUI/m²/jour, 4 à 5 jours par cycle d'1 semaine, soit par voie sous cutanée à la dose de 9 à 18 MUI/jour 5 jours par semaine par cycle de 4 semaines.

La toxicité par voie intraveineuse est beaucoup plus importante, marquée par un syndrome dit « de fuite capillaire » regroupant : prise de poids, apparition d'œdèmes diffus, troubles pulmonaires et cardiaques, phénomènes exceptionnellement retrouvés par voie sous cutanée.
Proleukin® peut également entraîner des phénomènes d'hypersensibilité avec fièvre, frissons, prurit, rush, des nausées, des vomissements et quelques troubles biologiques (thrombopénie, leucopénie, anémie, augmentation des transaminases, insuffisance rénale).
L'association de l'IL-2 a d'autres principes thérapeutiques (interféron alpha et agent cytotoxique) est actuellement en cours d'investigation avec des résultats très inconstants et pour l'instant non validés. De même l'association de l'IL-2 avec les LAK ou des TIL autologues obtenus *ex vivo* n'a pas augmenté l'index thérapeutique de l'IL-2 utilisée seule par voie systémique.

B. Perspectives de l'immunothérapie

Dans un premier temps la thérapie génique s'est intéressée à la possibilité d'induire *in situ* la production de cytokines, en particulier d'IL-2, dans l'optique d'activer *in situ* une réaction immunologique antitumorale.
Malheureusement les résultats de ces approches sont pour l'instant très décevants. En revanche, l'approche vaccinale semble être actuellement beaucoup plus prometteuse. La découverte d'antigènes tumoraux spécifiques (par exemple, la famille MAGE dans les mélanomes malins) devrait permettre, par présentation de l'antigène tumoral spécifique au système immunitaire, de déclencher une réaction immunologique spécifique devant en principe conduire à la lyse cellulaire.
L'immunisation fait appel à des cellules tumorales irradiées, à des cellules en cultures ou à des antigènes particulièrement purifiés. Actuellement sont surtout développés des vaccins dits peptidiques et protéiques, pouvant faire appel à un ou plusieurs peptides antigéniques. Des cellules dendritiques autologues ou hétérologues cultivées *ex vivo* et chargées par l'antigène concerné sont parfois utilisées pour optimiser la présentation de l'antigène aux cellules immunocompétentes et ainsi induire une réaction immunitaire. Néanmoins ces approches semblent actuellement n'intéresser que quelques tumeurs particulières (mélanomes). La difficulté de ces techniques repose sur la nécessité de mise en évidence d'antigènes tumoraux spécifiques suffisamment immunogènes et sur le fait que les réactions immunitaires sont souvent restreintes à quelques phénotypes particuliers du système HLA.
Cette approche vaccinale sera probablement utilisée en association avec d'autres traitements et semble plutôt être indiquée dans des maladies résiduelles minimes.

IV. Thérapie ciblée

Les découvertes récentes dans les mécanismes de multiplication des cellules cancéreuses, montrent un rôle très important de leurs récepteurs membranaires et du phénomène de signalisation en résultant. Des « erreurs » ont été découvertes dans

leur stimulation, soit en amont (sécrétion anormale d'agonistes), soit dans les récepteurs même (mutation du récepteur qui se trouve toujours sous le mode activé) ou en aval (activation anormale de second messager, de gène de régulation ou de structure). C'est ainsi qu'en ciblant ces récepteurs, par des anticorps monoclonaux ou des inhibiteurs d'enzymes stimulés par ces récepteurs, on espère inhiber la division des cellules tumorales.
Une autre cible intéressante est constituée par les néovaisseaux qui se forment autour de la tumeur pour lui apporter des nutriments.
Nous commençons à voir apparaître ce nouveau type d'anticancéreux et nous pouvons nous attendre à ce qu'ils deviennent de plus en plus nombreux.

A. Anticorps monoclonaux

Le sous-chapitre des anticorps monoclonaux pourrait être traité dans le chapitre de l'immunothérapie, cependant, comme ils ne sont pas synthétisés par le malade, mais *in vitro* par des laboratoires pharmaceutiques, nous les considérerons comme des médicaments classiques.
La fabrication d'anticorps monoclonaux d'origine murine, mais humanisés par des techniques de génie génétique, a transformé le potentiel d'utilisation des anticorps monoclonaux.

1. Rituximab (Mabthera®), 100 mg, solution à diluer pour perfusion, 2 flacons de 10 mL

Il s'agit d'une immunoglobuline (IgG) spécifiquement dirigée contre l'antigène CD 20 exprimé par les prélymphocytes B et les lymphocytes B matures, normaux ou tumoraux (lymphome non hodgkinien à cellules B). Actuellement le Mabthera® est indiqué en première intention dans les lymphomes non hodgkiniens folliculaires (B) dans les lymphomes non hodgkiniens de haut grade en association avec la chimiothérapie.
Après fixation le rituximab agit par activation de la lyse cellulaire par l'intermédiaire du complexe anticorps-complément et par mécanisme de cytotoxicité effectuée par les macrophages par l'intermédiaire des anticorps : *antibody dependant cell cytotoxicity* (ADCC), l'activation du phénomène d'apoptose est probablement un mécanisme d'action prédominant.
Le Mabthera® est utilisé à la dose de 375 mg/m^2 en perfusion hebdomadaire pendant 4 semaines consécutives pour un seul cycle. D'autres cycles ultérieurs peuvent être envisagés mais ne sont pas systématiques. Les effets secondaires sont essentiellement marqués par la possibilité d'un syndrome de lyse tumorale rapide chez les patients à forte masse tumorale et également des phénomènes d'hypersensibilité aiguë. Ces effets secondaires sont en grande partie liés au relargage de cytokines lors de la lyse cellulaire et imposent une surveillance stricte des patients en cours de perfusion.

2. Trastuzumab (Herceptin®), 150 mg, poudre pour solution à diluer, 1 flacon de 150 mg

Le trastuzumab est un anticorps monoclonal de type IgG dirigé contre le domaine extramembranaire du récepteur à l'*epidermal growth factor* (HER pour *human epidermal growth factor receptor*). Ce récepteur impliqué dans la prolifération tumorale est surexprimé de façon significative dans 20 % des tumeurs mammaires et probablement dans d'autres tumeurs solides (carcinomes bronchiques et ovariens). Après fixation le trastuzumab induit une lyse cellulaire par un mécanisme anticorps-dépendant (ADCC), et plus probablement en intervenant dans le mécanisme de signalmisation cellulaire.
Herceptin® est actuellement indiqué dans le cancer du sein métastatique avec surexpression tumorale de HER 2, soit en monothérapie en troisième ligne thérapeutique, soit en association avec le paclitaxel quelle que soit la ligne de traitement chez des patients ne pouvant être (re)traité par des anthracyclines (contre-indication ou résistance au traitement), soit à titre adjuvant associé à la chimiothérapie pour les tumeurs surexprimant HER 2.
La posologie est de 4 mg/kg lors de la première perfusion puis de 2 mg/kg lors des perfusions suivantes selon un schéma hebdomadaire en principe poursuivi jusqu'à progression de la maladie.
Les effets secondaires sont essentiellement marqués par des phénomènes d'hypersensibilité nécessitant une surveillance particulière lors des premières injections. Par ailleurs, il existe une cardiotoxicité propre de cet anticorps monoclonal contre-indiqué en traitement simultané avec les anthracyclines.

3. Cetuximab (Erbitux®), 2 mg/mL, flacon de 50 mL

C'est un anticorps monoclonal chimérique homme/souris qui se lie spécifiquement au récepteur du facteur de croissance épidermique humain (EGFR), appelé HER1 ou c-ErB-1. Il est composé de la région Fv d'un anticorps murin (anti-EGFR) et des régions constantes IgG1 humaines (chaines lourdes et kappa). Il est produit par culture cellulaire d'un myélome murin. La saturation du récepteur empêche l'activation des kinases associées à ce récepteur, une inhibition de la croissance cellulaire, une induction de l'apoptose, une diminution de la sécrétion des métallo-protéases de la matrice extracellulaire et une inhibition de la vascularisation. Logiquement, le cetuximab est actif sur les cellules surexprimant le récepteur EGFR, cependant, certains patients n'exprimant pas de surexpression répondant au traitement.
Posologie : la dose recommandée est de 400 mg/m^2 pour la première perfusion. La dose de maintenance hebdomadaire est de 250 mg.
Toxicité : des réactions aiguës ont été observées dans 2 % des cas lors de la première perfusion, avec apparition rapide d'un syndrome d'un bronchospasme, urticaire et/ou hypotension. Des réactions moins violentes (frissons, fièvre, dyspnée) sont observées lors de la première cure chez environ 15 % des malades. Un rash ou un aspect de peau sèche desquamante est observé très fréquemment (jusqu'à près de 90 % des malades) et s'explique facilement puisque les cellules cutanées portent des récepteurs EGFR.
Indications : cancer colorectal exprimant le récepteur HER1 et résistant à l'irinotecan, cancers ORL associés de façon concomitante à la radiothérapie.

4. Bevacizumab (Avastin®), 25 mg/mL, solution à diluer, 1 flacon de 4 mL

C'est un anticorps monoclonal de type IgG1, constitué d'une partie constante d'origine humaine et d'une partie variable d'origine murine. Il se lie au vascular endothelial growth factor (VEGF) et inhibe de ce fait la liaison de ce facteur à ses récepteurs, Flt-1 (VEGFR-1) et KDR (VEGFR-2), situés à la surface des cellules endothéliales. Il inhibe ainsi la stimulation des cellules endothéliales, qui ne proliféreront plus et empêche donc la formation de nouveaux petits vaisseaux.
Toxicité : le mécanisme d'action explique les complications observées, notamment des perforations gastro-intestinales (2 %), des déhiscences (ouvertures) des cicatrices (1 %), hémorragies et hypertension artérielle (parfois sévère).
Indication : cancer métastatique du colon ou du rectum en association avec une chimiothérapie comprenant du 5-FU. D'autres indications sont en cours de validation : cancers du rein et du poumon « non à petites cellules ».

B. Inhibiteur enzymatique

Erlotinib (Tarceva®), **comprimés pelliculés à 25 mg, 100 mg et 150 mg**
C'est une petite molécule qui inhibe l'activité de la tyrosine kinase de la voie de signalisation du EGFR ou HER1 et inhibe ainsi la croissance des cellules tumorales. Le seul inhibiteur EGFR à avoir prouvé qu'il offrait un avantage au niveau de la survie des patients atteints du cancer du poumon. Tarceva® agit différemment de la chimiothérapie en ciblant spécifiquement les cellules tumorales, évitant ainsi les effets secondaires déplaisants de la chimiothérapie.
Posologie : 150 mg une fois par jour.
Toxicité : éruption cutanée (75 %) et diarrhée (54 %), infections, anorexie.
Indication : cancer du poumon « non à petites cellules », localement évolué ou métastatique, après échec d'au moins une chimiothérapie.

C. Inhibiteur de la néovascularisation

a) **Thalidomide®**, gélules de 50 et 100 mg

La thalidomide est un médicament ancien, utilisé d'abord comme anxiolytique et antiémétique. Il a montré très vite des effets tératogènes graves, dus à un effet inhibiteur puissant de la néovascularisation. L'idée d'appliquer ce traitement dans le traitement anti-angiogénique du cancer est apparue il y a une dizaine d'années.

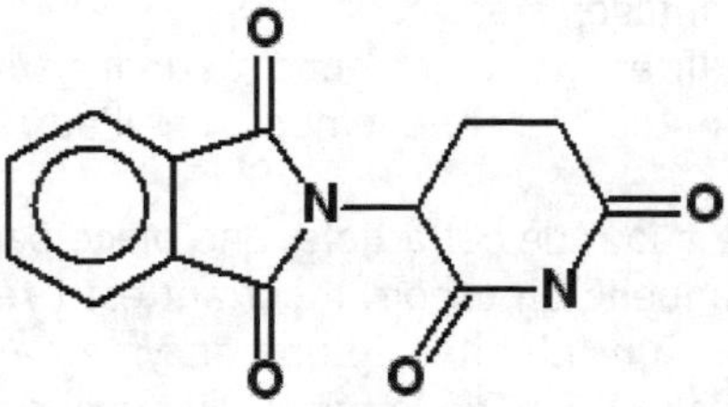

Figure 8. Structure de la thalidomide

Toxicité : tératogène, neuropathies périphériques sévères, somnolence, des vertiges, des céphalées, voire des troubles de l'humeur.
Indication en dehors de l'oncologie : lèpre, lupus érythémateux disséminé, aphtes et cachexie du sida ; ces activités pour être dues à une forte inhibition de la sécrétion de TNF alpha. Il protège aussi contre le rejet de greffe.
Indication en cancérologie : myélomes multiples résistants à la chimiothérapie.

L'essentiel de la question

Le traitement des cancers est multidisciplinaire, il implique la chirurgie, la radiothérapie et la chimiothérapie et les nouvelles molécules regroupées sous le terme de thérapie ciblée. Alors que l'immunothérapie et la thérapie cellulaire semblaient être les compléments et/ou alternatives aux chimiothérapies cytotoxiques, les thérapies ciblée révolutionnent totalement le monde de la cancérologie sans pour autant éliminer les chimiothérapies classiques, intervenant le plus souvent associée de façon concomitante ou séquentielle à la chimiothérapie.
Des tumeurs chimiorésistantes voit leur pronostic totalement transformé par ces thérapies ciblées. Les molécules actuellement commercialisée sont soit des anticorps monoclonaux humanisés ou totalement humain soit des inhibiteurs de kinases spécifiques d'une cible cellulaire donnée.
Les mécanismes d'action des anticancéreux sont nombreux, ils sont la base de la classification des médicaments anticancéreux. On notera que cette classification peut varier d'un auteur à un autre et d'une époque à une autre.

- Alkylants : ils se lient de façon covalente aux acides nucléiques et ainsi perturbent, voire inhibent, leur métabolisme. Il y a plusieurs familles de composés : les moutardes à l'azote, sulfonates d'alkyl, nitrosourées, triazènes et les complexes du platine.
- Inducteurs de coupure de l'ADN : ils forment un complexe ternaire avec l'une des topoisomérases et induisent ainsi une coupure de l'ADN. On y trouve : des inhibiteurs de la topoisomérase I, de la topoisomérase II et des antibiotiques.
- Antimétabolites : ils sont de faux substrats des enzymes du métabolisme de l'ADN et de l'ARN et provoquent ainsi la formation d'acides nucléiques anormaux qui inhibent leur métabolisme ultérieur. Ce sont des analogues des folates, des pyrimidines et des purines.
- Produits d'origine naturelle : les alcaloïdes de la pervenche qui inhibent la dépolymérisation des microtubules ; les taxanes qui inhibent la dépolymérisation des microtubules ; et une enzyme qui hydrolyse l'asparagine qui finit par faire défaut aux cellules.
- Divers. Une urée substituée qui inhibe la ribonucléoside diphosphate réductase et des hormones et des antagonistes.

Une approche très différente commence à donner des résultats intéressants, l'immunothérapie, limitée essentiellement en l'administration d'interféron et d'interleukine.
Dans la dernière mise à jour de cet article, une place particulière a été donnée à la thérapie ciblée, sur laquelle un espoir important est fixé. Elle inclue des anticorps monoclonaux modifiés, un inhibiteur d'une enzyme de la voie de la signalisation intracellulaire et des inhibiteurs de la néovascularisation.

Ces médicaments anticancéreux sont administrés en cures de 1 à 5 jours le plus souvent. Les cures reprennent avec une fréquence variable, d'une semaine à un mois. Afin de circonvenir la résistance, on associe le plus souvent plusieurs anticancéreux dont le mécanisme d'action et le type de résistance est différent.
Actuellement, l'ensemble des traitements anticancéreux permet de guérir un peu plus de moitié des cancers.

Pour en savoir plus

- Anonyme. *Fédération nationale des Centre de lutte contre le cancer.* Standards, options recommandations. Infections et cancer. Paris, John Libbey Eurotext, 1998.
- Cappelaere P., Chauvergne J., Armand J.-P. et les oncologues des Centres de lutte contre le cancer. *Manuel pratique de chimiothérapie anticancéreuse.* Paris, Springer-Verlag France, 1992.
- Dossier du CNHIM. *Évaluation Thérapeutique : médicaments utilisés en cancérologie.* XXII, 1-2, 2001.
- FNCLCC : *Standards, options recommandations pour l'utilisation des facteurs de croissance hématopoïétique en cancérologie.* Paris, John Libbey Eurotext, 1998.
- Goodman L.S., Gilman A. *The pharmacological basis of therapeutics.* 9th ed. Mac Millan, 1997.
- Méric J.-B., Zelek L., Khayat D., *Guide pratique de cancérologie* ; Éditions Masson, 2004.
- Morère J.-F., *Thérapeutique du cancer*, Éditions Springer-Verlag, 2002.
- www.theriaque.org

Médicaments anti-émétiques

D. RICHARD, pharmacien-chef, centre hospitalier Henri laborit, faculté de pharmacie, Poitiers.
N. TOURNIER, interne en pharmacie, AP-HP, Paris.

I. Rappel physiopathologique
- **A.** Nausées
- **B.** Vomissements
- **C.** Centres de contrôle

II. Nausées et vomissements : des origines multiples
- **A.** Population générale
- **B.** Nausées et vomissements postchirurgicaux
- **C.** Nausées et vomissements induits par une chimiothérapie ou une radiothérapie anticancéreuses

III. Prévention et traitement symptomatique des nausées et des vomissements
- **A.** Antagonistes dopaminergiques
- **B.** Antagonistes sérotoninergiques (sétrons)
- **C.** Corticoïdes
- **D.** Antagonistes NK-1
- **E.** Antagonistes cholinergiques
- **F.** Antagonistes histaminergiques
- **G.** Anxiolytiques

Avoir des nausées ou vomir constitue une source d'anxiété chez beaucoup d'individus. Pourtant, un épisode bref, sans autre signe spécifique, n'a pas de raison d'inquiéter une personne par ailleurs en bonne santé : il s'agit en général d'un réflexe de protection de l'organisme face à une agression (ingestion d'une toxine par exemple), encore que son bénéfice physiologique demeure inexpliqué dans un certain nombre de situations (grossesse, mal des transports, sollicitations psychologiques diverses).
En revanche, des nausées voire des vomissements permanents peuvent altérer de façon insupportable la qualité de vie (sans même évoquer, en cas de vomissements, la déshydratation et la perte d'acide gastrique susceptible d'induire une alcalose). Cette symptomatologie, persistante, peut faire évoquer des anomalies gastro-intestinales, neurologiques ou encore métaboliques. Il faut, en ce cas, s'abstenir de tout traitement anti-émétique avant qu'un diagnostic précis ait été réalisé, sauf dans certaines situations qui constituent des indications urgentes à un traitement : obstruction intestinale, accident vasculaire cérébral, déshydratation chez l'enfant, déchirures tissulaires, risque de pneumopathie de déglutition (notamment chez la femme enceinte). Dans tous les autres cas, le meilleur traitement des nausées et des vomissements demeure le traitement étiologique : traitement d'une migraine par un triptan, traitement d'une toxi-infection alimentaire, etc. Deux situations particulières retiennent l'attention en milieu hospitalier : les nausées et vomissements induits par les traitements anticancéreux ainsi qu'en situation postopératoire.

I. Rappel physiopathologique

A. Nausées

La nausée est une sensation avant tout subjective, se traduisant par une sensation d'inconfort avec des envies de vomir. Cette sensation, localisée dans la gorge ou dans l'estomac, peut être interprétée comme une « strangulation » épigastrique. Lorsqu'elle est chronique, sans induire de vomissements, elle altère de façon importante la qualité de la vie ; lorsqu'elle est aiguë, en cas d'« indigestion » notamment, elle se solde par des vomissements. Il est fréquent qu'une nausée s'accompagne de signes végétatifs, avec pâleur, sueurs, relaxation des muscles abdominaux, tendance à la lipothymie.

B. Vomissements

Un vomissement est un rejet forcé par la bouche du contenu digestif. Il a pour origine des mouvements spasmodiques involontaires du diaphragme. Les vomissements sont souvent accompagnés d'une sensation de malaise, avec hypersialorrhée, bradycardie, vertiges et pâleur. Le vomissement est un réflexe coordonné impliquant le tractus gastro-intestinal et la respiration. Il est toujours précédé d'une inspiration à laquelle fait suite une fermeture réflexe de la glotte et le soulèvement du voile du palais – ce qui prévient toute inondation pulmonaire et sinusienne. Les muscles de l'abdomen se contractent alors de façon spastique et rythmique. Ils compriment l'estomac, ce qui explique, la pression intragastrique augmentant considérablement, l'expulsion du contenu stomacal par l'œsophage relâché. Il peut toutefois arriver, notamment chez l'enfant, que la seule réplétion gastrique (à la suite d'un repas trop copieux ou trop gras) soit à l'origine d'une contraction spastique des muscles gastriques suffisante pour expliquer la vidange. Il peut en aller de même avec le duodénum.

C. Centres de contrôle

Nausées et vomissements, considérés comme chroniques s'ils persistent plus de 4 semaines, résultent d'une activation de plusieurs centres de contrôle situés au niveau de la formation réticulée latérale du bulbe rachidien qui reçoivent des afférences d'origines diverses :

- des chémorécepteurs (trigger zone) situés au niveau de l'area postrema, à proximité du plancher du quatrième ventricule, qui peuvent être activés par divers médicaments (chimiothérapies anticancéreuses notamment, opiacés) comme par des toxines bactériennes ou des xénobiotiques divers. Les principaux neurotransmetteurs actifs à ce niveau sont la dopamine (récepteurs D2), la sérotonine (récepteurs 5-HT3) ainsi que la substance P (ligand physiologique du récepteur à la neurokinine-1 ou NK1) ;
- du cortex cérébral, du système limbique et du diencéphale, qui peuvent être stimulés par l'augmentation de la pression intracrânienne, l'anxiété, l'odorat ainsi que par le goût ;
- des mécanorécepteurs et des chémorécepteurs du tractus gastro-intestinal : ces récepteurs sont notamment stimulés par une irradiation abdominale, par une chimiothérapie principalement en cas de stase gastrique. Ces afférences sont essentiellement sérotoninergiques et dopaminergiques ;
- des centres vestibulaires, impliqués dans les nausées et les vomissements induits par les mouvements (mal des transports ou cinétose) ; leur participation demeure toutefois minime, voire nulle, dans les nausées et les vomissements chimio-induits. Ces afférences sont essentiellement cholinergiques et histaminergiques.

Tous les circuits nerveux impliqués dans le réflexe du vomissement ne sont pas totalement connus, mais la structure jouant un rôle clé est la zone gachette chémoréceptrice de l'area postrema, une structure périventriculaire dépourvue de barrière hématoencéphalique et susceptible de répondre à des stimuli chimiques présents dans le sang comme dans le liquide céphalo-rachidien. L'area postrema est richement innervée par des afférences vagales provenant du tractus gastro-intestinal que l'on sait constituer l'une des origines importantes de stimuli émétogènes. Il existe aussi un centre du vomissement recevant des influx de l'intestin, du système cardiovasculaire et de divers noyaux limbiques (d'où la réaction de nausée à l'égard de certaines odeurs ou d'autres stimuli sensoriels), lui-même relié à la zone chémoréceptrice.

Les centres de vomissements émettent des efférences vers les muscles abdominaux, en particulier vers le diaphragme, et leurs contractions répétées sont à l'origine des sensations nauséeuses puis des vomissements.

Le rationnel de la stratégie thérapeutique anti-émétique repose actuellement sur l'inhibition des récepteurs impliqués dans l'arc réflexe (sérotonine, dopamine, acétylcholine, histamine, substance P).

II. Nausées et vomissements : des origines multiples

Les causes de survenue de nausées et/ou vomissements sont nombreuses. Il convient, du fait de leur importance différente, de distinguer les nausées et vomissements observés en population générale de ceux observés en postopératoire ou chez les patients sous chimiothérapie anticancéreuse.

A. Population générale

Les causes des nausées et vomissements sont elles-mêmes très variables ; parmi celles-ci, il est possible de citer :
- la consommation d'alcool ou d'autres drogues psychoactives ;
- les excès alimentaires, allergies ou intoxications alimentaires ;
- l'utilisation de certains médicaments.

Dans ces divers cas, l'irritation gastrique résulte d'une distension (excès de nourriture, obstruction intestinale) des parois du tube digestif avec stimulation des mécanorécepteurs locaux, d'une stimulation des chémorécepteurs par des toxines bactériennes (intoxication) ou de l'utilisation de toxiques divers (alcool, drogues, médicaments comme les AINS, les morphiniques – dont le pouvoir émétique donne cependant lieu rapidement à tolérance –, les dérivés de l'ergot et autres agonistes dopaminergiques stimulants directement les chémorécepteurs centraux, les agonistes sérotoninergiques, les hétérosides cardiotoniques comme la digoxine, de nombreux alcaloïdes ou certains antibiotiques comme les aminosides, actifs sur l'oreille interne, ou les cyclines, les anesthésiques intraveineux ou volatils, et, surtout, les anticancéreux (*cf. infra*), en raison d'une inflammation du tube digestif dont le tissu, à fort potentiel mitotique, est souvent fortement lésé par les produits peu spécifiques et libère de nombreux médiateurs émétisants, comme la sérotonine).
- *Migraines.* Les nausées liées aux migraines résultent d'une action directe sur les neurones centraux et de perturbations vasomotrices modifiant l'homéostasie cérébrale.
- *Grossesse.* La majorité des femmes enceintes se plaignent de nausées pendant le premier trimestre de leur grossesse. Elles sont fréquemment décrites comme survenant le matin – mais en fait survenant toute la journée – et deviennent bien plus rares par la suite. Cette hyperémèse a pour origine une modification de la vidange gastrique, souvent retardée, des anomalies de la pression intra-abdominale, des anomalies hormonales et métaboliques et des causes psychologiques.
- *Stress.* Une composante psychologique majeure explique de nombreuses situations d'hyperémèse, chez les individus stressés, anxieux, mais aussi chez les jeunes filles anorexiques ou boulimiques. Certaines images ou odeurs suscitent des réactions de dégoûts provoquant sans délai nausées et vomissements parfois.
- *Mal des voyages (cinétose).* Il résulte d'une discordance entre les sensations visuelles ou vestibulaires et les sensations proprioceptives : en un mot, lorsque les mouvements des yeux, censés maintenir fixe l'image rétinienne, ne parviennent pas à compenser les mouvements du corps.

- *Causes diverses.* Nombre d'épisodes d'hyperémèse ont pour origine un désordre métabolique plus ou moins transitoire : hypoglycémie, hyponatrémie, hypercalcémie, insuffisance surrénalienne, urémie, anomalies hépatiques, etc. De nombreuses pathologies sont également à l'origine de nausées et de vomissements : infections diverses (mycose buccale ou œsophagienne, péritonite, méningite, etc.), cancers (métastases cérébrales notamment, méningite carcinomateuse), constipation, stase gastrique, etc. Il ne faut pas négliger non plus les fréquentes nausées et vomissements de fin de vie, touchant quelque 50 % des patients agonisants.

Tableau 1. Classification des agents de chimiothérapie en fonction du risque émétisant (selon Hesketh 1997, cité par Slimane *et al.* 2004)

Classes de risque émétique	Niveaux de risque émétique	Exemples de molécules actives
Chimiothérapies hautement émétisantes	Niveau v (> 90 %)	Cisplatine (> 50 mg/m^2) Carmustine (> 250 mg/m^2) Dacarbazine Cyclophosphamide (> 1,5 g/m^2)
	Niveau IV (60 % à 90 %)	Carboplatine Cisplatine (< 50 mg/m^2) Cytarabine Irinotécan Carmustine (< 250 mg/m^2) Cyclophosphamide (750 à 1 500 mg/m^2) Doxorubicine Melphalan (intraveineux) Méthotrexate (> 1 g/m^2) Mitoxantrone (> 15 mg/m^2)
	Niveau III (30 % à 60 %)	Cyclophosphamide (< 750 mg/m^2) Doxorubicine (< 60 mg/m^2) Épirubicine Méthotrexate (entre 250 mg et 1 000 mg/m^2) Ifosfamide
Chimiothérapies moyennement émétisantes	Niveau II (10 % à 30 %)	Docétaxel Etoposide Gemcitabine Topotécan Mitomycine Méthotrexate (50-250 mg/m^2) Doxorubicine (< 20 mg/m^2) Fluoro-uracile (< 1 g/m^2) Paclitaxel
Chimiothérapies faiblement émétisantes	Niveau I (< 10 %)	Bléomycine Busulfan Fludarabine Hydroxyurée Méthotrexate (< 50 mg/m^2) Vinblastine Vincristine Vinorelbine Melphalan (oral) Chlorambucil Interféron alpha (immunomodulateur)

B. Nausées et vomissements postchirurgicaux

Des nausées et vomissements postopératoires surviennent dans 20 % à 30 % des cas, voire dans 80 % dans certaines circonstances favorisantes. Ils ont une origine complexe, liée à la prémédication (opiacés), à l'agent anesthésique (dérivés halogénés tous hautement émétisants), à l'acte chirurgical lui-même (intervention abdominale ou gynécologique, corrélation non démontrée ; durée de l'intervention exposant plus aux halogénés), mais également à la douleur, à l'hypoxie relative, à des mouvements désordonnés en salle de réveil (perturbations labyrinthiques), au sexe et à l'âge (les femmes vomissent plus que les hommes et les enfants plus que les adultes). De nombreux *patients cancéreux* soumis à une chimiothérapie ou une radiothérapie anticancéreuses vont ainsi être conditionnés à associer leur traitement à l'image de l'hôpital ou du personnel soignant et pourront ressentir de violentes nausées d'anticipation, avant même que ne débute l'administration des cytotoxiques.

C. Nausées et vomissements induits par une chimiothérapie ou une radiothérapie anticancéreuses

On distingue, dans une logique chronologique, trois types de nausées et de vomissements induits par la chimiothérapie anticancéreuse.

1. Nausées et vomissements aigus

Survenant dans les 24 heures faisant suite à l'administration de la chimiothérapie, ils sont d'intensité variable selon la chimiothérapie utilisée. On distingue ainsi cinq niveaux de risque émétique regroupés en trois classes (*tab. I*) : chimiothérapies hautement émétisantes (risque de 30 % à 90 %), moyennement émétisantes (risque de 10 % à 30 %), faiblement émétisante (risque < 10 %). Le potentiel émétogène des médicaments est additif en cas d'association. Toutefois, plusieurs facteurs liés au patient potentialisent l'action émétique des drogues : âge < 40 ans, sexe féminin, anxiété, antécédents de traitements anticancéreux, alors que d'autres le minimisent : première cure, âge > 50 ans, sexe masculin, éthylisme. Le contrôle des vomissements aigus lors de la première administration d'une chimiothérapie est donc essentiel pour réduire l'incidence des nausées et des vomissements lors des cycles suivants.

2. Nausées et vomissements retardés

Survenant entre un et quatre jours, voire une semaine, après l'administration de la chimiothérapie, leur origine exacte demeure inconnue. Il est certain en revanche qu'ils sont plus fréquents en cas de mauvais contrôles des nausées et vomissements aigus. Ces manifestations, moins fréquentes que les précédentes, demeurent toutefois banales chez les patients recevant des cytotoxiques hautement émétisantes (cisplatine notamment), et sont alors souvent très invalidants pour le patient.

3. Nausées et vomissements anticipés

Ils apparaissent dans la journée précédant l'administration de la chimiothérapie, et peuvent concerner entre 10 % et 45 % des patients traités. Ces manifestations correspondent en fait à un réflexe conditionné, que favorise une mauvaise tolérance digestive de la première cure. Mais d'autres facteurs les précipitent : terrain anxieux, trouble de l'humeur, âge jeune, antécédents de vomissements gravidiques, cinétose.

4. Nausées et vomissements induits par la radiothérapie

Le risque émétique est lié au siège et à l'étendue de l'irradiation ainsi qu'à la dose administrée par fraction. Quelque 90 % des patients sont victimes de troubles émétiques après une irradiation corporelle totale et 50 % en cas d'irradiation abdominale. En revanche, une irradiation cervicofaciale ou des extrémités n'engendre que rarement des nausées et des vomissements.

5. Nausées et vomissements induits par d'autres types de traitements chez le patient cancéreux

Le patient cancéreux est souvent traité par des opiacés, avec survenue de nausées et de vomissements transitoires (durant tout de même parfois trois mois !) chez 50 % des sujets traités par morphine orale. Ces manifestations peuvent limiter l'observance du traitement, et faire privilégier d'autres voies d'administration, moins émétogènes (voie transcutanée, voie parentérale). Les signes sont aggravés par la constipation, d'où une raison, parmi d'autres, de la prévenir efficacement. Les autres médicaments émétogènes administrés au patient cancéreux sont surtout des anti-inflammatoires non-stéroïdiens, des antibiotiques et du fer par voie orale.

III. Prévention et traitement symptomatique des nausées et des vomissements

Le traitement symptomatique des nausées et des vomissements vise avant tout à agir sur le réflexe émétique. Plusieurs groupes de médicaments sont actifs, mais tous ne bénéficient pas d'une tolérance idéale. Nous focaliserons ici notre propos sur la prise en charge des nausées et vomissements en postopératoire ou chez les patients soumis à des traitements anticancéreux.

A. Antagonistes dopaminergiques

Les antagonistes de la dopamine actifs sur les récepteurs D2 que sont les neuroleptiques conventionnels et apparentés (phénothiazines et dérivés comme la métopimazine ou Vogalène®, butyrophénones type halopéridol ou dropéridol, benzamides comme l'alizapride ou Plitican®) n'agissent que sur les stimuli concernant les neurones dopaminergiques. Ils induisent des effets indésirables moteurs, parfois une akinésie et des dystonies. Dompéridone (Motilium®) et sulpiride (Dogmatil®) ont toutefois moins d'effets latéraux car ils franchissent mal la barrière hématoencéphalique (ce qui bien sûr ne les empêche pas d'agir sur l'area postrema).

Le métoclopramide (Primpéran® et divers génériques) est d'une prescription très banale, et ce d'autant plus qu'il exerce une action positive sur la vidange gastrique. Il n'a cependant pas d'action démontrée dans la prévention des nausées postopératoires.

B. Antagonistes sérotoninergiques (sétrons)

Le traitement curatif ou préventif des nausées et vomissements radio- et chimio-induits constitue l'indication élective des sétrons. Ces molécules sont dépourvues d'efficacité dans d'autres formes de nausées, en particulier celles induites par une réaction émotive.

La nature exacte de leur action sur les troubles émétiques aigus a fait l'objet de nombreuses conjectures. La participation des récepteurs 5-HT3 intestinaux (cellules entérochromaffines) et des afférences vagales dans le processus émétique engendré par les chimiothérapies anticancéreuses explique l'importance prépondérante de l'activité périphérique des sétrons : l'action émétogène de la sérotonine, massivement et rapidement relarguée par les cellules entérochromaffines intestinales lors de l'administration de la chimiothérapie, est inhibée par l'occupation par les sétrons des récepteurs 5-HT3 des terminaisons vagales. S'y ajoute une action antagoniste sérotoninergique centrale, par blocage des récepteurs de l'area postrema et/ou du noyau solitaire.

L'hyperémèse retardée serait quant à elle induite par des troubles de la motricité digestive et par la libération massive dans le sang de produits de lyse cellulaire intestinale dont le retentissement serait fortement réduit par l'administration de corticoïdes. Dans les situations péjoratives, on pourra d'ailleurs d'emblée associer aux sétrons une corticothérapie qui augmente sensiblement les taux de réponse, ainsi qu'un antagoniste NK-1, l'aprépitant *(cf. infra)*.

Tableau 2. Sétrons disponibles en France (source : Dictionnaire Vidal®, édition 2006)

DC	Spécialités	Formes orales	Formes rectales	Formes injectables	Posologie standard orale chez l'adulte en cancérologie [1]
Dolasétron (> 15 ans)	Anzemet	Cp 200 mg		Amp. 12,5 mg/ 0,625mL [2] Amp. 100 mg/5 mL	200 mg une heure avant le début de la chimiothérapie
Granisétron (> 15 ans, sauf forme buvable, indiquée chez l'enfant et le nourrisson)	Kytril	Cp 1 mg Cp 2 mg Sol. buv. 200 g/mL		Amp. 3 mg/3 mL	– 1 mg dans l'heure précédant le début de la chimiothérapie puis 1 mg dans les 12 heures suivant cette prise – 2 mg administrés dans l'heure qui précède le début de la chimiothérapie
Ondansétron (> 2 ans avec adaptation posologique)	Zophren	Cp 4 mg Cp 8 mg Lyoc 4 mg Lyoc 8 mg Sirop 4 mg/5 mL	suppo. 16 mg	Amp. 4 mg/2 mL Amp. 8 mg/4 mL Seringues pré-remplies	8 mg deux heures avant l'administration de la chimiothérapie ou la radiothérapie, puis 8 mg toutes les 12 heures sur une durée maximale de 5 jours
Tropisétron (> 15 ans)	Navoban	Gél. 5 mg		Amp. 2 mg/2 mL[b] Amp. 5 mg/5 mL	5 mg une fois par jour

1. Les doses peuvent être majorées en fonction du protocole anticancéreux et du terrain.
2. Présentations injectables disponibles dans l'indication du traitement des nausées et vomissements postopératoires.

Les formes injectables sont destinées à prévenir les nausées et vomissements aigus. On les administre par voie intraveineuse (perfusion ou intraveineuse lente), avant la chimiothérapie. Les formes orales peuvent être administrées avant la chimiothé-

rapie, en préventif des réactions aiguës, mais elles sont également adaptées (hors AMM) à la prévention et au traitement des nausées et vomissements retardés. La plupart des sétrons injectables (IV lente) bénéficient d'indications dans les nausées et vomissements postopératoires. Le récepteur 5-HT3 est en effet directement stimulé par certains agents anesthésiques, ce qui explique cette activité (ondansétron, dolasétron, tropisétron).
Les antagonistes 5-HT3 peuvent induire une constipation, ayant pour origine à la fois une diminution de la motilité et une moindre sécrétion liquidienne. Cet effet peut éventuellement s'avérer bénéfique chez des patients soumis à un traitement anticancéreux induisant des diarrhées mais, souvent, il tend à aggraver une constipation induite par l'administration d'antalgiques opiacés.
L'activité de l'association sétron + corticothérapie peut être potentialisée par l'adjonction, selon un protocole précis (cf. AMM) d'un antagoniste NK1, l'aprépitant (Emend®) (*cf. infra*).

C. Corticoïdes

Le mode d'action anti-émétique des corticoïdes demeure hypothétique (régulation négative de l'activité de cytokines et/ou de prostaglandines pro-inflammatoires et émétogènes ?), mais leur intérêt dans le contexte d'une chimiothérapie peu émétogène est réel, ou en association à d'autres médicaments (sétrons, aprépitant) dans le cadre de protocoles hautement émétisants. La pratique privilégie l'utilisation de la dexaméthasone ou de la méthylprednisolone injectables.

D. Antagonistes NK-1

L'aprépitant (Emend® gélule 80 mg ou 125 mg) a inauguré une nouvelle classe d'anti-émétiques : c'est en effet un antagoniste des récepteurs de la neurokinine 1 connue comme « substance P ». La substance P est, plus en détail, un oligopeptide de onze amino-acides, exerçant une activité neuromédiatrice. Cette tachykinine est isolée chez l'homme des fibres vagales afférentes au niveau du tube digestif ainsi qu'au niveau des centres du vomissement dans l'encéphale (area postrema, noyau solitaire du nerf vague). Son injection déclenche chez l'animal des vomissements que l'on estime corrélés à une liaison au récepteur de la neurokinine-1 (récepteur NK-1), d'où le rationnel pharmacologique ayant présidé au développement de l'aprépitant.
Cette molécule subit un important métabolisme hépatique, au niveau de l'isoenzyme CYP 3A4, cytochrome vis-à-vis duquel elle agit à la fois comme inducteur et comme inhibiteur. De plus, l'aprépitant est inducteur du CYP 2C9. Ceci explique que les interactions médicamenteuses soient nombreuses. En particulier, l'aprépitant inhibe le catabolisme de la dexaméthasone, avec laquelle il doit être associé, d'où la nécessité de diminuer la posologie du corticoïde (qui passe ainsi de 20 mg à 12 mg). L'aprépitant accélère, inversement, le catabolisme de divers médicaments anticancéreux.
L'aprépitant est indiqué dans la prévention des nausées et des vomissements aigus et retardés associés à une chimiothérapie anticancéreuse hautement émétisante (comprenant du cisplatine) ou moyennement émétisante. Il est administré par voie orale en association à un protocole thérapeutique précis (ondansétron à J1 une demi-heure avant l'administration de la chimiothérapie + dexaméthasone de

J1 à J4, ou, plus généralement : antagoniste 5-HT3 + corticostéroïde, mais les données d'efficacité restent encore limitées dans ce contexte). Le schéma posologique recommandé est de 125 mg à J1, une heure avant le début de la chimiothérapie, puis de 80 mg le matin, à J2 et à J3. Administré en monothérapie, l'aprépitant est moins efficace qu'un sétron.

Le traitement par aprépitant bénéficie d'une bonne tolérance : les effets iatrogènes les plus banalement rapportés se résument à des céphalées, de l'asthénie, des sensations vertigineuses, des troubles digestifs à type de diarrhées et un hoquet.

E. Antagonistes cholinergiques

La scopolamine (Scopoderm TTS® dispositif transdermique) s'avère un remède efficace au mal des transports, en agissant de plus sur la sphère gastro-intestinale par relaxation du tractus digestif (action antispasmodique). Cependant, il s'agit d'un médicament sédatif, donnant lieu à des effets indésirables parasympatholytiques (vision floue, sécheresse buccale, rétention urinaire). Il est donc déconseillé d'en utiliser lorsque l'on est soi-même conducteur d'un engin en mouvement.

F. Antagonistes histaminergiques

Les antihistaminiques H1 peuvent être administrés dans le mal des transports (Dramanine, Mercalm, etc.) : ils agissent par leur composante sédative et par la composante antimuscarinique de nombre de molécules anciennes. La sédation constitue ici encore un écueil lorsqu'ils sont destinés au conducteur.

G. Anxiolytiques

Les benzodiazépines ont une faible activité anti-émétique, probablement liée à leur action sédative, anxiolytique et amnésiante : elles potentialisent l'action de certains anti-émétiques plus puissants (métoclopramide, corticoïdes).

L'essentiel de la question

Nausées et vomissements résultent de la succession coordonnée de réflexes impliquant le tube digestif et le diaphragme. Ils ont une origine étiologique variable : stimulus gastro-intestinal infectieux, désordre métabolique, perturbation de l'oreille interne, perturbations vasomotrices centrales, douleur, administration de divers médicaments, etc.

Les médicaments indiqués dans les nausées et vomissements appartiennent à plusieurs groupes pharmacologiques : antagonistes dopaminergiques, antagonistes muscariniques, sétrons, corticoïdes, antagonistes NK-1, mais aussi antihistaminiques ou benzodiazépines.

Les sétrons constituent aujourd'hui un groupe de médicaments exerçant une activité anti-émétique puissante, bien tolérés, prescrits chez le patient soumis à une chimio- ou une radiothérapie anticancéreuse ainsi que chez le sujet présentant une hyperémèse postopératoire.

Le traitement des nausées et vomissements peut souvent reposer sur un traitement étiologique (douleur par exemple) ou psychologique (nausées psychogènes).

Pour en savoir plus

- Girod V., Grélot L. Physiopathologie des vomissements en chimiothérapie oncologique. *Hépato-gastro*, 2001 ; 4(8) : 279-86.
- Pierre S., Corno G. Nausées et vomissements postopératoires de l'adulte. *Ann Fr Anesth Réanim*, 2003 ; 22, 119-29.
- Slimane K., Perez A., Ruffié P., Di Palma M. Prise en charge des nausées et vomissements chez les patients cancéreux. *Bull Cancer*, 2004 ; 91(5) : 403-8.

Médicaments antisécrétoires gastriques

J. VATIER†, D. LAMARQUE
Service d'hépato-gastroentérologie, CHU Xavier Bichat, AP-HP, Paris.

I. Introduction
- **A.** Ulcère : inadéquation entre agression et défense
- **B.** Éléments d'agression de la muqueuse duodénale
- **C.** Éléments de défense
- **D.** Régulation de la sécrétion gastrique

II. Médicaments de l'ulcère gastroduodénal
- **A.** Antisécrétoires
- **B.** Anti-acides
- **C.** Protecteurs de la muqueuse

III. Conséquences sur les fonctions gastriques de la réduction de la sécrétion gastrique acide
- **A.** Effet des antisécrétoires sur la micro-écologie gastro-intestinale
- **B.** Effets des traitements antisécrétoires sur la gastrinémie
- **C.** Effets des traitements antisécrétoires sur les cellules argyrophiles de la muqueuse gastrique
- **D.** Conséquences métaboliques sur la sécrétion de facteur intrinsèque et l'absorption de la cobalamine

IV. Utilisations thérapeutiques
- **A.** Maladie ulcéreuse
- **B.** Reflux gastro-œsophagien (RGO)
- **C.** Troubles dyspeptiques et hyperacidité

I. Introduction

A. Ulcère : inadéquation entre agression et défense

Il est classique de définir le processus ulcéreux comme une inadéquation entre les éléments d'agression vis-à-vis des muqueuses et la capacité de défense de ces muqueuses.
Les protagonistes de cet équilibre peuvent être schématiquement groupés de la façon suivante :
Les éléments capables d'exercer un effet pathogène sont :
- les masses cellulaires sécrétantes ;
- les mécanismes de régulation sécrétoire de ces masses ;
- les phénomènes moteurs ;
- la microflore gastrique.

En face de ce potentiel agressif, la protection des muqueuses repose sur trois lignes de défense : la barrière mucus-bicarbonate, la barrière cellulaire et le flux sanguin muqueux responsable du transport de l'oxygène et des éléments nutritifs nécessaires aux cellules et à leur activité.
Les moyens d'investigation pour évaluer le ou les processus pathogènes reposent essentiellement sur l'exploration fonctionnelle gastrique et sur la mesure des paramètres humoraux jouant un rôle au niveau de la régulation sécrétoire ou sur l'exploration de la vidange gastrique. Mais la prise en considération des éléments isolément n'a qu'un intérêt limité et le problème majeur réside dans l'appréhension de l'équilibre, c'est-à-dire l'adaptation des mécanismes de défense en fonction de l'agression.
L'exploration fonctionnelle gastrique permet d'apprécier la capacité d'agression des cellules pariétales et principales par la mesure de l'acidité chlorhydrique et l'activité protéolytique, considérées comme les marqueurs des événements dont les masses cellulaires ont été le siège. Elle peut caractériser également la présence de reflux duodénogastrique dont le rôle pathogène vis-à-vis de la muqueuse gastrique a été souligné depuis longtemps, mais est mal connu vis-à-vis de la muqueuse duodénale. À l'opposé, elle apprécie mal la capacité de défense puisque la capacité fonctionnelle du mucus n'est pas mesurable directement. Toutefois il est possible d'apprécier le degré d'érosion des glycoprotéines du mucus gastrique par la mesure de l'acide sialique lié aux glycoprotéines solubles. L'interprétation des phénomènes au niveau duodénal repose sur une extrapolation des phénomènes au niveau gastrique.
La gastrine représente un des paramètres humoraux qu'il est usuel de mesurer, mais d'autres facteurs intervenant dans la régulation de la sécrétion pourraient être aussi comme l'histamine ou la somatostatine permettant une approche plus complète des mécanismes régissant la sécrétion acide.

B. Éléments d'agression de la muqueuse duodénale

D'une façon générale, la fréquence d'une anomalie des mécanismes agressifs mis en cause est variable. L'augmentation des masses cellulaires et, de ce fait, de la capacité de sécrétion, est responsable de l'apport dans le duodénum d'une charge importante en produits de sécrétion chez environ 40 % des ulcéreux. L'accélération de la vidange gastrique suffit à introduire dans le duodénum cette charge de liquide gastrique. La charge duodénale en éléments pathogènes peut également relever d'une faillite du système de régulation par le jeu d'une réponse accrue aux stimuli physiologiques alimentaires ou d'une hypertonie vagale dont la fréquence n'est pas établie. Enfin, il peut y avoir une défaillance des facteurs de neutralisation intraluminale. La fréquence et le nombre de ces mécanismes impliqués sont très variables soulignant ainsi le caractère hétérogène de cette physiopathologie.

1. Sécrétion gastrique acide (HCl)

Elle provient des cellules pariétales des tubes glandulaires fundiques. La sécrétion de l'ion H^+ dans la lumière de l'estomac s'effectue contre un important gradient de concentration nécessitant une dépense d'énergie fournie par l'adénosine triphosphate (ATP). Le transport des ions H^+ vers la lumière gastrique est sous la dépendance d'une enzyme ATPase de transport membranaire qui permet l'échange d'un ion H^+ contre un ion K^+ venant de la lumière gastrique. Cet ensemble constitue la pompe à protons située sur la membrane sécrétoire (canalicule) de la cellule pariétale. À proximité de celle ATPase, existent des canaux assurant le transport des ions K^+ du cytoplasme vers la lumière en échange d'ions Cl^-. Ce recyclage des ions K^+ permet à l'ensemble de fonctionner. Au niveau de la membrane basolatérale, des systèmes de transports complémentaires assurent en échange d'ions HCO_3^-, l'alimentation de la cellule en ions Cl^- qui seront sécrétés au pôle apical pour composer la sécrétion d'HCl. L'activation de la cellule pariétale s'accompagne d'importants changements morphologiques au pôle apical : les tubulovésicules intracytoplasmiques fusionnent pour constituer une membrane sécrétoire continue d'une surface considérable. Cette activation est sous le contrôle de mécanismes neurohormonaux de régulation activateurs ou frénateurs qui agissent par l'intermédiaire de médiateurs. Les médiateurs se fixent sur des récepteurs spécifiques. Les récepteurs histaminiques de spécificité H_2, situés sur la membrane des cellules pariétales sont fonctionnellement couplés à l'adénosine monophosphate (AMPc) cyclique dont l'activité est modulée par deux autres récepteurs, l'un spécifique de la somatostatine, l'autre des prostaglandines E. Les récepteurs cholinergiques sont de deux types M1 et M2. Les récepteurs M1 sont situés sur les cellules postganglionnaires dans la paroi gastrique, alors que les récepteurs M2 sont localisés sur la cellule pariétale. La gastrine sécrétée par les cellules G de l'antre stimule la sécrétion gastrique acide par des mécanismes faisant en grande partie intervenir l'histamine. Cette sécrétion est bien connue puisque la concentration acide est facilement dosée. Par ailleurs, il est possible en mesurant la sécrétion stimulée par la pentagastrine (6 µg/kg, IM) de déterminer la réponse acide maximale, c'est-à-dire d'apprécier indirectement le nombre de cellules pariétales ; des tables des réponses maximales ont été établies en fonction du sexe, de l'âge et du poids, au moins chez l'adulte.

Si la sécrétion acide mesurée en basale et sous stimulation à la pentagastrine reste chez 60 % des ulcéreux duodénaux (UD) dans les limites des valeurs habituellement rencontrées chez les sujets témoins, cette sécrétion mesurée pendant

24 heures en combinant les techniques d'études par titration intragastrique et par mesure par aspiration est :
- deux fois plus élevée que chez les témoins (408 ± 61 vs 208 ± 18 mmol H^+) ;
- élevée en période diurne et nocturne avec un accroissement de la sécrétion interdigestive. La durée d'acidification duodénale est également significativement plus importante. De plus, la vidange gastrique peut être accélérée dans la maladie ulcéreuse, ce qui contribue à l'apport brutal d'une charge acide intraduodénale. L'acidité duodénale résulte donc de la sécrétion de la masse cellulaire pariétale, de la vitesse à laquelle celle-ci est vidangée et de la modulation induite par les sécrétions alcalines duodénales. Par ailleurs, il existe une sécrétion nocturne de forte intensité et dont le mécanisme n'est pas établi ; cette sécrétion nocturne correspond à un moment de vacuité gastrique.

La sécrétion acide gastrique est-elle par elle-même pathogène ? Elle paraît nécessaire mais elle n'est pas suffisante. Il a été démontré que l'instillation de solutions acides à des concentrations plus élevées que celles observées dans la sécrétion gastrique n'induit pas d'ulcère. En revanche, cette sécrétion représente la phase aqueuse gastrique et peut servir de véhicule aux autres produits sécrétés.

2. Sécrétions des cellules principales

Ces cellules sécrètent les pepsinogènes, pro-enzymes des pepsines. À la différence de la sécrétion acide essentiellement aqueuse, les pepsinogènes sont sécrétés à l'état de grains solides qui nécessitent une phase aqueuse comme véhicule et un certain niveau d'acidité pour que la transformation autocatalytique des pro-enzymes en pepsines puisse s'opérer. Ceci souligne les relations obligatoires de ces deux sécrétions. Le dosage de l'activité protéolytique est délicat et, de ce fait, peu répandu expliquant le peu de connaissances se rapportant à cette sécrétion. Trois formes de pepsines ont été identifiées qui se différencient par leurs substrats et par leurs pH optimums d'activité. La pepsine 3 exerce son activité à un pH optimum proche de 2,0 et protéolyse les protéines d'origine alimentaire. Les pepsines 1 et 5 ont un pouvoir de protéolyse sur une large échelle de pH avec un optimum vers pH 4,5 et leur substrat est essentiellement représenté par les glycoprotéines, dont celles du mucus. Ces formes de pepsine représentent environ 3 à 4 % de l'activité protéolytique chez le sujet normal mais jusqu'à 23 % de l'activité chez l'ulcéreux. Elles peuvent représenter un marqueur génétique de la maladie ulcéreuse.

La charge duodénale en pepsine relève des mêmes mécanismes invoqués pour la charge acide, production des pepsinogènes, autocatalyse de ces pro-enzymes en pepsines et vitesse de la vidange gastrique. Au niveau duodénal, il faut encore noter que l'abaissement du pH peut induire une poursuite de l'activité protéolytique de la pepsine 3.

3. Reflux duodénogastrique (RDG)

Cette anomalie n'est habituellement pas mentionnée dans l'ulcère duodénal, alors qu'elle est un élément de l'ulcérogenèse gastrique.

La causticité de ces sécrétions vis-à-vis de la muqueuse gastrique est importante, liée à l'action détersive des sels biliaires et des dérivés ammonium quaternaires sur les couches de mucus et parce que les sels biliaires inhibent la synthèse des prostaglandines.

4. Microflore gastrique

Hélicobacter pylori est une bactérie qui s'acquiert dans l'enfance et persiste toute la vie des sujets. Elle provoque chez 10 % des patients infectés la maladie ulcéreuse duodénale ; 95 % des patients ayant un ulcère duodénal sont infectés par *H. pylori*.

C. Éléments de défense

1. Sécrétion duodénale de bicarbonates

La sécrétion duodénale de bicarbonates, dont la régulation est induite par la sécrétion acide gastrique introduite dans le duodénum, est variable et peut être intense. Elle est le siège d'un processus de neutralisation de la sécrétion acide. Son origine n'est pas connue. La maladie ulcéreuse duodénale est caractérisée par une faillite de ce système. À côté de cette sécrétion propre duodénale, les sécrétions bilio-pancréatiques par leur forte teneur en bicarbonates contribuent de façon efficace à la neutralisation de l'acide.

2. Glycoprotéines du mucus

Sur la base du dosage de l'acide sialique lié aux glycoprotéines, choisi comme marqueur d'érosion du mucus, en période basale, l'érosion gastrique est normalement faible, alors que chez l'ulcéreux duodénal, elle est fortement accrue.

3. Flux sanguin muqueux

Il est responsable de l'apport d'oxygène et des éléments nutritifs indispensables à la vie des cellules. Il apporte également des facteurs énergétiques indispensables pour répondre à la stimulation sécrétoire. La réduction du flux sanguin muqueux entraîne de mauvaises conditions de survie des cellules, générant des troubles au niveau de la multiplication et de la trophicité cellulaire.
Il apparaît donc que la sécrétion gastrique est un facteur important dans la formation du processus ulcéreux duodénal. Ce rôle peut être affirmé par l'absence d'ulcère duodénal lorsque le débit acide maximal sous pentagastrine d'un estomac non opéré ne dépasse pas 15 mmol/h.

D. Régulation de la sécrétion gastrique

Le taux de gastrine circulante est souvent identique chez les témoins et les ulcéreux duodénaux, mais il a été montré que la réponse gastrinique au repas était plus élevée chez l'ulcéreux duodénal que chez les témoins. L'étude des relations entre gastrinémie et débit acide en réponse à un repas de peptones, a montré que pour une même valeur de gastrinémie, le débit acide sécrété était plus élevé chez les ulcéreux duodénaux que chez les témoins. Il apparaît donc que l'efficacité de la

gastrine est plus intense au cours de la maladie ulcéreuse duodénale. L'augmentation de la sécrétion est sous la dépendance de l'inflammation de la muqueuse gastrique induite par *H. pylori*.
En cas d'infection chronique, l'infection par *H. pylori* modifie de façon complexe la régulation de la sécrétion acide. Elle exerce une action stimulatrice au niveau de l'antre et inhibitrice au niveau du fundus. Les cytokines pro-inflammatoires ont un rôle central dans ces modifications.
Les interactions élémentaires de *H. pylori* avec des cellules endocrines ou pariétales ont des conséquences physiologiques différentes selon les sujets. La distribution de la gastrite chronique influence fondamentalement la sécrétion acide. L'infection peut ne provoquer aucune modification de la sécrétion acide maximale stimulée, ce qui s'observe chez la majorité des patients infectés qui ne développeront pas au cours de leur vie de maladie ulcéreuse.
Chez les patients qui développent une maladie ulcéreuse en réponse à l'infection par *H. pylori*, on observe une gastrite à prédominance antrale ce qui suggère que les modifications inflammatoires antrales sont à l'origine de l'augmentation du débit acide maximal et de la sécrétion acide postprandiale. L'éradication entraîne au bout de plusieurs mois une disparition de l'hypersécrétion. Le pic de sécrétion acide induit par Le GRP (*Gastrin-Releasing Peptide*) qui stimule à la fois les cellules G et les cellules D est très augmenté chez les patients infectés par *H. pylori* et ayant un ulcère duodénal, témoignant de l'altération du rétrocontrôle sécrétoire par la somatostatine (*fig. 1*).

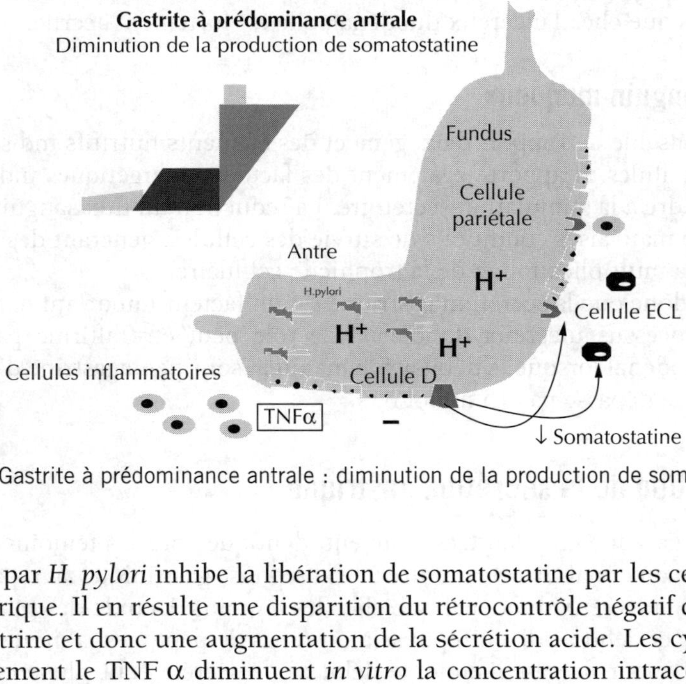

Figure 1. Gastrite à prédominance antrale : diminution de la production de somatostine

L'infection par *H. pylori* inhibe la libération de somatostatine par les cellules D de l'antre gastrique. Il en résulte une disparition du rétrocontrôle négatif de la libération de gastrine et donc une augmentation de la sécrétion acide. Les cytokines, et particulièrement le TNF α diminuent *in vitro* la concentration intracellulaire de somatostatine.

Chez les sujets infectés, une élévation de la gastrine plasmatique est provoquée par action des cytokines IL-1β, IL-8, TNF α, interféron γ et PAF (*platelet activating factor*) sur des cellules G (*fig. 2*).

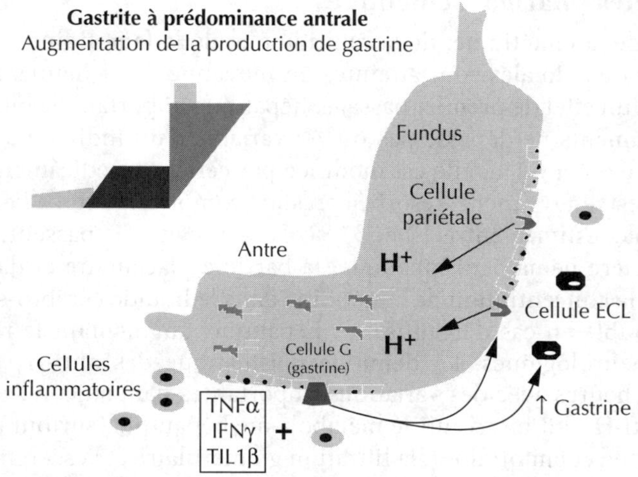

Figure 2. Gastrite à prédominance antrale : augmentation de la production de gastrine

II. Médicaments de l'ulcère gastroduodénal

Les médicaments destinés au traitement de la maladie ulcéreuse duodénale appartiennent à différentes classes pharmacologiques :

- les antisécrétoires qui s'opposent aux mécanismes qui président aux processus de la sécrétion et, selon leur point d'impact, on distingue :
  - les antagonistes des récepteurs H_2, à l'histamine ;
  - les anticholinergiques ;
  - les inhibiteurs de la pompe ATPase H^+/K^+ ;
  - les analogues de la somatostatine, actifs au niveau des mécanismes de régulation intracellulaire ;
- les anti-acides qui consomment passivement l'acide sécrété sans intervenir sur les mécanismes sécrétoires ;
- les protecteurs, parmi lesquels on distingue certains anti-acides et les prostaglandines.

A. Antisécrétoires

1. Antagonistes des récepteurs H_2, à l'histamine (anti-H_2)

Les antagonistes H_2 inhibent la sécrétion acide en bloquant de façon sélective les récepteurs membranaires H_2 de l'histamine des cellules pariétales. Quatre molécules dont la structure varie selon le noyau cyclique et les chaînes latérales sont disponibles en France : la cimétidine (Tagamet®), la ranitidine (Azantac®, Raniplex®), la nizatidine (Nizaxid®) et la famotidine (Pepdine®).

a) Propriétés pharmacocinétiques

L'absorption de la cimétidine, de la ranitidine et de la famotidine est rapide ; les concentrations maximales sont atteintes en moyenne 1 à 3 heures après l'ingestion. Du fait d'un effet de premier passage, hépatique important, la biodisponibilité de ces médicaments ne dépasse pas 60 % ; variable d'un individu à l'autre et est comprise entre 43 et 60 %, elle est modifiée par certains médicaments (cf. infra). La nizatidine est, en revanche, résorbée presque complètement. La liaison aux protéines est faible, estimée entre 13 et 35 %. Tous les anti-H_2 passent, à des degrés divers, la barrière hématoencéphalique, la barrière placentaire et dans le lait. Le rapport entre la concentration de cimétidine dans le liquide cérébro-spinal et celle du plasma double en cas d'insuffisance hépatique, augmentant le risque d'effets secondaires neurologiques. La demi-vie plasmatique des anti-H_2 est comprise entre 1,5 et 4 heures avec des variations importantes d'un sujet à l'autre. L'élimination des anti-H_2 fait intervenir le métabolisme hépatique (surtout pour la cimétidine, ranitidine et famotidine), la filtration glomérulaire et la sécrétion tubulaire. Plusieurs facteurs modifient la pharmacocinétique de ces agents : l'insuffisance rénale, l'insuffisance hépatique et l'âge.
Chez l'insuffisant rénal, la demi-vie peut être allongée deux ou trois fois, surtout pour la nizatidine et la famotidine. La posologie orale doit être adaptée en fonction de la clairance de la créatinine. Les doses doivent être réduites de moitié pour la cimétidine lorsque la clairance à la créatinine est inférieure à 14 mL/min ; pour la ranitidine lorsqu'elle est inférieure à 50 mL/min ; pour la famotidine lorsqu'elle est inférieure à 10 mL/min et pour la nizatidine lorsqu'elle est inférieure à 20 mL/min.
Il n'y a pas d'accumulation en cas d'insuffisance hépatique, mais chez les patients qui ont une insuffisance hépatique sévère, la coexistence fréquente d'une insuffisance rénale impose la prudence.
L'âge peut influencer la pharmacocinétique. Chez les nourrissons, il existe une réduction de la sécrétion tubulaire ; en revanche, chez le jeune enfant la clairance diminue ensuite avec l'âge. Ainsi, celle de la cimétidine diminue de 50 % entre 30 et 65 ans et de 75 % entre 20 et 70 ans. De plus avec l'âge, le volume de distribution diminue du fait d'une diminution de la masse musculaire. La posologie devrait en principe être adaptée à l'âge.

b) Propriétés pharmacologiques

■ *Effet sur la sécrétion gastrique*

Les anti-H_2 réduisent la sécrétion peptique basale et stimulée par l'histamine. Sur la sécrétion acide basale nocturne chez l'ulcéreux duodénal, les anti-H_2 (cimétidine 400 mg, ranitidine 150 mg, famotidine 40 mg) inhibent la sécrétion acide nocturne mesurée sur environ 12 heures, respectivement de 66 %, 90 % et 95 %. L'inhibition est proportionnellement plus importante sur les concentrations que sur les volumes.

NIZATIDINE

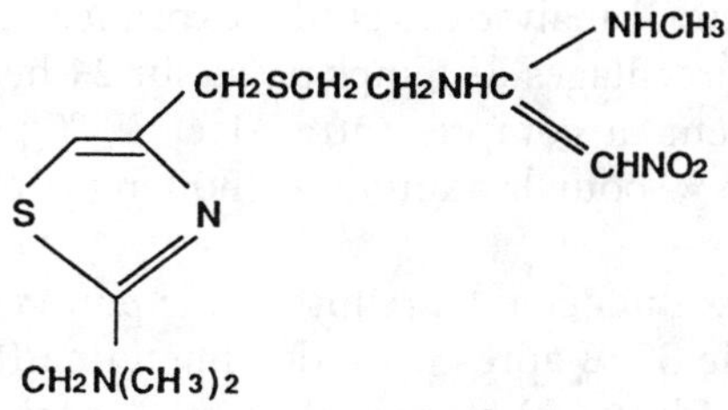

CIMETIDINE

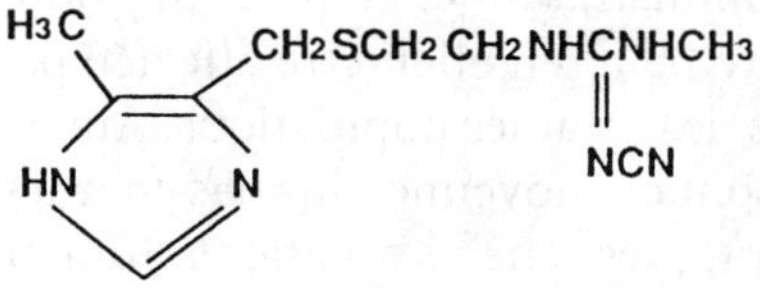

RANITIDINE

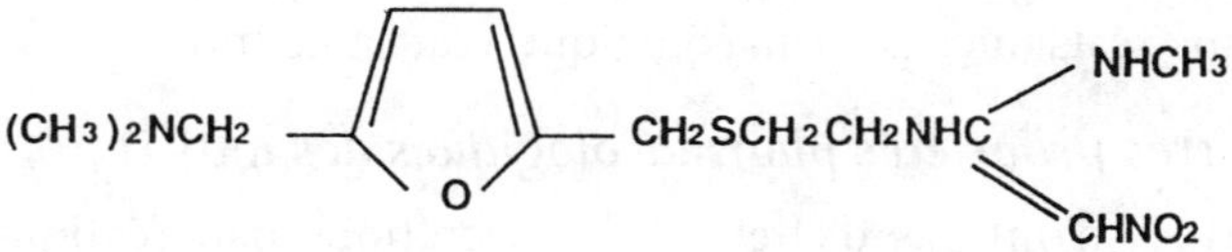

FAMOTIDINE

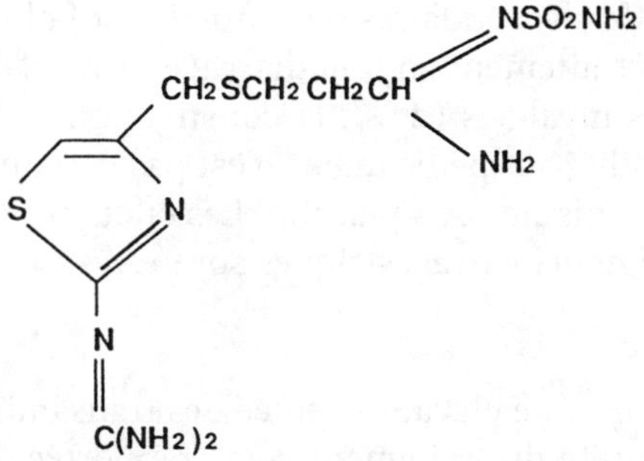

Figure 3. Structure chimique de la nizatidine, de la famotidine, de la ranitidine et de la cimétidine

■ *Effet sur le pH intragastrique sur 24 heures*

L'effet des anti-H_2 sur le pH intragastrique a été étudié essentiellement chez le sujet sain, les ulcéreux duodénaux et quelques situations tout à fait particulières, telles que le syndrome de Zollinger-Ellison.

- Chez le sujet sain, l'analyse des études exprimées en termes de profil de pH montre que les pourcentages de temps passé sur 24 heures à (ou au-dessus de) pH 3 sont respectivement compris entre 31 et 39 % pour la cimétidine (800 mg/j), entre 45 et 66 % pour la ranitidine (300 mg/j) et de 45 % pour la famotidine (40 mg/j).
- Chez l'ulcéreux duodénal en rémission, le pourcentage de pH supérieur à 3, est en moyenne de 33 % après prise de cimétidine (800 mg *nocte*), de 37 % après prise de famotidine (40 mg *nocte*) et 50 % après prise de ranitidine (300 mg *nocte*).
- Plusieurs facteurs sont susceptibles d'influencer la réponse au traitement : la dose, l'heure d'administration et la durée du traitement.

La réponse sécrétoire peut, en effet, être affectée par des pathologies associées ou par le terrain propre de certaines populations. Ainsi, les profils de pH obtenus sous traitement anti-H_2 sont en moyenne plus bas chez les patients cirrhotiques par rapport aux non cirrhotiques, chez les patients fumeurs que chez les non-fumeurs, chez les ulcéreux duodénaux résistants au traitement à la ranitidine (300 mg/j) : le pourcentage de temps sur 24 heures au-dessus de pH 3 est de 45 % lorsqu'existe une résistance, contre 60 % chez les patients qui répondent dans les délais normaux. Dans ces deux derniers cas, la persistance d'un niveau élevé d'acidité sous traitement serait plus le reflet d'un niveau sécrétoire acide élevé avant traitement que d'une résistance pharmacologique vraie aux anti-H_2.

■ *Autres propriétés pharmacologiques des anti-H_2*

Les anti-H_2 n'ont pas d'effet sur les sécrétions pancréatiques électrolytiques ou enzymatiques ; ils n'ont pas d'effet direct sur la vitesse de vidange gastrique.

c) Effets secondaires

La fréquence des effets secondaires des anti-H_2 est faible. Les événements le plus souvent notés sous traitement sont la diarrhée (1 à 3 %), les céphalées (2 à 3 %), la fatigue (2 %), les myalgies (2 %), la constipation (1 %) et la somnolence (1 à 2 %). Leur imputabilité au médicament n'est pas certaine puisqu'ils sont observés avec une fréquence voisine sous placebo. Les effets secondaires liés à une activité anti-H_2 sur les récepteurs extragastriques sont rares.

■ *Anti-H_2 et foie*

Lors de la prise *per os*, une élévation isolée des transaminases, modérée et réversible malgré la continuité du traitement, a été rapportée dans les premiers jours de traitement par anti-H_2. Une douzaine de cas d'hépatite aiguë associée à la prise de cimétidine et un chiffre similaire après prise de ranitidine ont été rapportés. Les anti-H_2 n'ont pas d'effet sur le flux sanguin hépatique.

■ *Anti-H_2 et système nerveux central*

Les troubles neurologiques ont été avant tout décrits avec la cimétidine chez les personnes âgées, chez les insuffisants rénaux ou hépatiques. La majorité des accidents survient dans les 48 premières heures du traitement. L'expression clinique des accidents neurologiques est variée et essentiellement à type de confusion mentale. Les troubles neurologiques sont réversibles en 24 à 48 heures après l'arrêt du traitement. L'administration par voie intraveineuse ne semble pas augmenter le risque de ces effets à travers la barrière hématoméningée des anti-H_2 avec liaisons aux neurorécepteurs de l'histamine. Des cas de céphalées violentes ont été rapportés sous ranitidine.

■ *Anti-H_2 et système cardiovasculaire*

Des épisodes de bradycardie, d'hypotension, d'arythmie cardiaque, de trouble de la conduction ont été rapportés ; dans la plupart des cas, il préexistait une affection cardiaque et les malades étaient dans une situation critique. Ces effets secondaires seraient liés à l'action directe de ces médicaments sur les récepteurs H_2 cardiaques. La famotidine, par un effet inotrope négatif, peut diminuer les performances cardiaques, ce qui impose la prudence chez les patients qui ont un état hémodynamique instable. L'injection intraveineuse en bolus augmenterait le risque de ces accidents. L'injection de ces médicaments en intraveineuse lente sur 15 à 30 minutes minimum doit être recommandée.

■ *Anti-H_2 et reins*

L'élévation d'environ 15 % de la créatinine a été décrite sous cimétidine comme sous ranitidine ; elle est en rapport avec la compétition entre la sécrétion tubulaire rénale de ces produits et celle de la créatinine.

■ *Anti-H_2 et glandes endocrines*

La cimétidine, et à un moindre degré, la ranitidine augmentent la prolactinémie lorsqu'elles sont administrées à doses élevées ou par voie IV. La cimétidine a un effet anti-androgénique périphérique et un effet inhibiteur sur le métabolisme de l'estradiol. Des cas de gynécomastie, d'impuissance, de perte de la libido ont été rapportés sous cimétidine en cas de traitement à dose élevée et prolongée.

■ *Autres effets indésirables*

Quelques rashs cutanés sous cimétidine ou sous ranitidine, ainsi que des arthrites chez les patients traités par cimétidine ont été rapportés.

d) Interactions médicamenteuses

La cimétidine interfère avec le métabolisme oxydatif hépatique de nombreux médicaments. Aux doses thérapeutiques, la cimétidine est, en effet, un inhibiteur puissant du cytochrome P 450. Bien que, par ce fait, la cimétidine puisse interférer avec le métabolisme d'un grand nombre de médicaments, ces interférences médicamenteuses ont rarement des implications cliniques importantes ; seules quelques associations (warfarine, théophylline, phénytoïne) sont susceptibles d'avoir des conséquences cliniques. La ranitidine a 5 à 10 fois moins d'affinité pour le cytochrome P 450 ; aux doses utilisées en thérapeutique, le risque d'interférence médicamenteuse est très faible. La ranitidine ne modifie pas les concentrations plasmatiques d'indométacine lorsque ces deux médicaments sont administrés ensemble. La famotidine et la nizatidine n'interfèrent pratiquement pas avec le cytochrome P 450.

Par compétition au niveau de la sécrétion tubulaire rénale, la cimétidine et, à un moindre degré, la ranitidine diminuent la clairance rénale de la procaïnamide et de l'acécaïnide. Inversement, certains médicaments peuvent influencer la biodisponibilité des anti-H_2.
Certains médicaments inducteurs enzymatiques comme le phénobarbital augmentent le métabolisme hépatique de la cimétidine, et, par ce fait, l'effet de premier passage, ce qui réduit sa biodisponibilité.
L'énumération de ces effets indésirables ne doit pas faire perdre de vue que les accidents iatrogènes liés à la prescription des antagonistes des récepteurs H_2 sont exceptionnels.

2. Anticholinergiques

L'atropine a été longtemps l'antisécrétoire gastrique le plus utilisé en thérapeutique bien que son effet antisécrétoire, aux doses utilisées, ait été controversé. Dans le but d'obtenir des dérivés à action plus sélective, permettant de limiter les effets secondaires de type atropinique aux doses antisécrétoires, les dérivés synthétiques type ammonium quaternaire ont été mis au point. Il fallut attendre la mise au point de la pirenzépine pour obtenir un antimuscarinique réellement sélectif sur les mécanismes nerveux de régulation de la sécrétion acide.

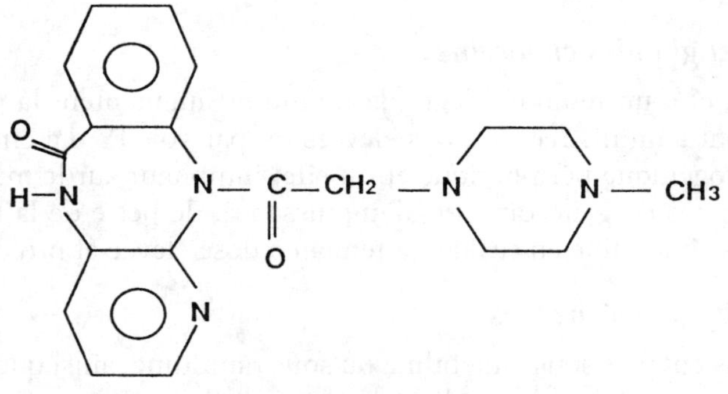

Figure 4. Structure chimique de la pirenzépine

a) Propriétés pharmacologiques

On distingue actuellement selon leur affinité pour la pirenzépine, deux types de récepteurs muscariniques : les récepteurs M1 pour lesquels la pirenzépine a une haute affinité et les récepteurs M2 pour lesquels la pirenzépine a une faible affinité. Les récepteurs M1 et M2 sont inégalement répartis le long de la voie vagale. Les récepteurs de la cellule pariétale sont de type M2 ; les récepteurs postganglionnaires au niveau clos plexus intramuraux de l'estomac sont de type M1. La pirenzépine antagonise les récepteurs M1, l'atropine a une action antagoniste sur les récepteurs M1 et M2.

■ *Effet sur la sécrétion gastrique acide*

L'inhibition du débit acide basal après administration orale de 50 mg de pirenzépine est comprise entre 40 et 60 %. L'effet inhibiteur est de courte durée, ne dépas-

sant pas 3 heures. L'association d'un anti-H_2 et d'un autre anticholinergique permet d'obtenir un effet antisécrétoire supérieur à celui de l'un ou l'autre médicament, mais cette action n'est pas totalement additive.
Les modifications de pH intragastrique sous anticholinergique ou pirenzépine aux doses tolérables sont modestes, même à doses thérapeutiques efficaces. Ceci peut être expliqué par une réduction faible des concentrations acides, alors que l'effet inhibiteur est plus prononcé sur les volumes sécrétés.

■ *Autres effets pharmacologiques*

Les anticholinergiques inhibent la sécrétion peptique et la sécrétion bicarbonatée de la muqueuse gastrique stimulée après un repas fictif. La pirenzépine ne modifie pas ou peu la sécrétion du mucus et du facteur intrinsèque. Elle réduit la réponse gastrinique au repas. Aux doses utilisées en thérapeutique, la pirenzépine ne modifie pas la cinétique de vidange gastrique des liquides et des solides. En revanche, les autres anticholinergiques (propanthéline, atropine) ralentissent la vidange gastrique. La propanthéline altère la motricité du bas œsophage, mais n'a pas ou peu d'effet sur la pression du sphincter inférieur l'œsophage lui-même. La pirenzépine pourrait selon certains résultats entraîner une augmentation de cette pression.

b) Propriétés pharmacocinétiques

Les alcaloïdes de la belladone sont rapidement et complètement absorbés par le tube digestif. L'absorption n'est pas modifiée par le repas. La pirenzépine est faiblement absorbée, la biodisponibilité ne dépasse pas 25 à 30 %, l'absorption peut être très variable d'un jour à l'autre. Après injection IV de 50 mg de pirenzépine, les concentrations plasmatiques maximales sont obtenues entre 1 heure et demie et 2 heures et comprises entre 35 et 65 mg/mL. La durée d'élimination est comprise entre 10 heures et 13 heures. L'excrétion est à 50 % rénale et 47 % biliaire. La pirenzépine s'accumule en cas d'insuffisance hépatique ou d'insuffisance rénale.

c) Effets secondaires

Les effets secondaires des anticholinergiques sont liés à leurs effets antimuscariniques extragastriques. Leur prévalence est fonction de la dose administrée et de la sélectivité du médicament. Avec les alcaloïdes de la belladone et les dérivés ammonium quaternaires, les effets indésirables observés aux doses antisécrétoires sont : la sécheresse de la bouche, les troubles de l'accommodation, la photophobie (dilatation pupillaire), la tachycardie. Du fait de leur effet relaxant sur la musculature lisse, ils favorisent la constipation et exposent aux risques de glaucome aigu chez les patients qui ont un angle iridocornéen fermé ; le risque de rétention d'urine chez les patients porteurs d'un obstacle urétral (adénome prostatique) doit être aussi pris en compte. La pirenzépine qui, aux doses thérapeutiques a une très faible affinité pour les récepteurs muscariniques du cœur et du muscle lisse, n'entraîne pas de tachycardie, ni de modification de la pression intra-oculaire chez les patients porteurs d'un glaucome. La prescription de pirenzépine doit cependant rester prudente chez ces malades. Les effets indésirables signalés avec la pirenzépine sont la sécheresse de la bouche et la constipation.

3. Inhibiteurs de la pompe à protons (IPP)

Les inhibiteurs de la pompe à protons représentent la dernière classe pharmacologique des antisécrétoires gastriques mise au point. Ils sont caractérisés par leur mécanisme d'action original, leur puissance et leur longue durée d'action. Trois produits sont actuellement disponibles : l'oméprazole (Mopral®, Zoltum®), le lansoprazole (Ogast®, Lanzor®) et le pantoprazole (en cours d'étude).

OMEPRAZOLE

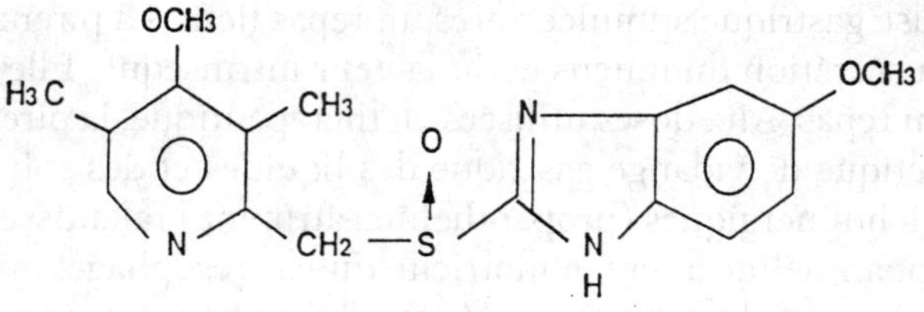

LANZOPRAZOLE

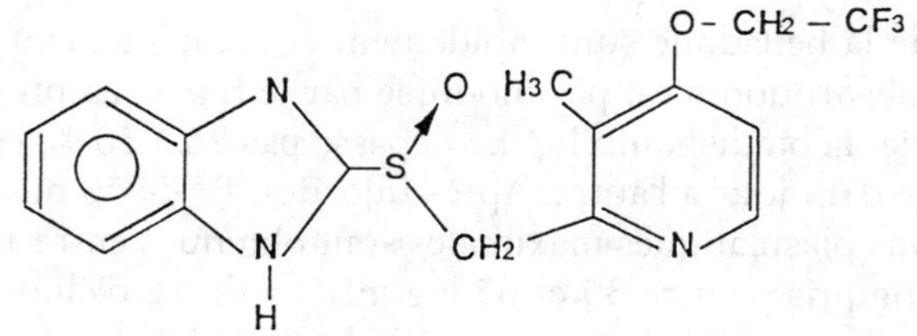

PANTOPRAZOLE

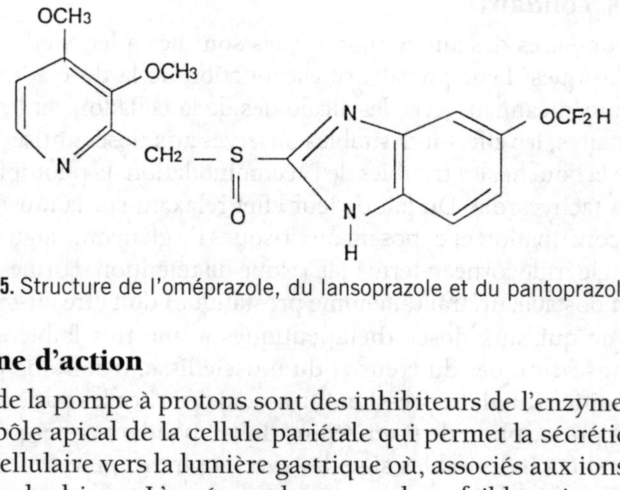

Figure 5. Structure de l'oméprazole, du lansoprazole et du pantoprazole

a) Mécanisme d'action

Les inhibiteurs de la pompe à protons sont des inhibiteurs de l'enzyme ATPase H^+/K^+ localisée au pôle apical de la cellule pariétale qui permet la sécrétion d'ions H^+ du milieu intracellulaire vers la lumière gastrique où, associés aux ions Cl^-, ils forment l'acide chlorhydrique. L'oméprazole est une base faible qui se concentre en milieu acide dans les canalicules sécrétoires de la cellule pariétale où il est converti en dérivé actif. Une fois activés, les composés actifs se fixent sur l'enzyme rendant la pompe non fonctionnelle.

b) Propriétés pharmacologiques

■ *Effet sur la sécrétion gastrique*

L'effet antisécrétoire des IPP est dose-dépendant, il augmente durant les cinq premiers jours de traitement avant de se stabiliser. L'effet antisécrétoire est durable (plus de 24 heures). Il n'y a pas de corrélation entre les concentrations plasmatiques d'IPP et l'effet antisécrétoire puisque celui-ci persiste bien après que l'oméprazole a été totalement épuré du plasma. En revanche, il existe une relation entre l'aire sous la courbe des concentrations plasmatiques d'oméprazole et l'effet antisécrétoire (*fig. 6*).

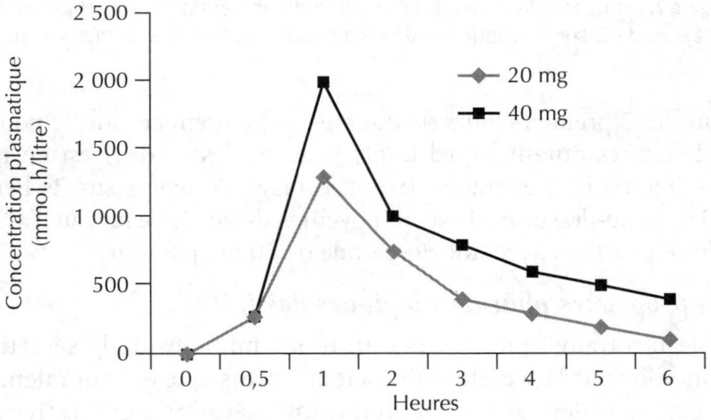

Figure 6.

L'effet de l'oméprazole sur l'acidité intragastrique a été mesuré sur 24 heures chez le sujet sain et les ulcéreux duodénaux. Chez les ulcéreux duodénaux en rémission, le pourcentage moyen des valeurs de pH relevées sur 24 heures au-dessus de pH 3 a été respectivement de 42 % sous 10 mg, de 72 % sous 20 mg, de 85 % et de 93 % sous 60 mg. Le pH médian sur 24 heures a été compris entre 2 et 2,2 sous 10 mg, 4,8 et 5 sous 20 mg, et supérieur à 5 sous 60 mg. Il n'y a pas d'effet de tolérance avec le temps. La dose minimale efficace varie d'un sujet à l'autre. Ainsi, après l'administration orale de 10 mg d'oméprazole, 50 % des patients seulement ont une réponse antisécrétoire. Après l'administration d'une dose orale de 20 mg, l'intensité de la réponse antisécrétoire varie d'un patient à l'autre. Cette variabilité diminue avec l'augmentation de la dose à 40 mg.

Le pourcentage d'ulcères cicatrisés à 4 semaines est fonction de la durée journalière d'augmentation du pH gastrique au-dessus de 3 (*fig. 7*).

L'effet sur la sécrétion acide de l'administration IV de l'oméprazole a été testé chez les patients avec maladie ulcéreuse duodénale ou syndrome de Zollinger-Ellison. Après injection IV bolus de 40 mg d'oméprazole par jour, l'effet sur l'acidité gastrique aug-

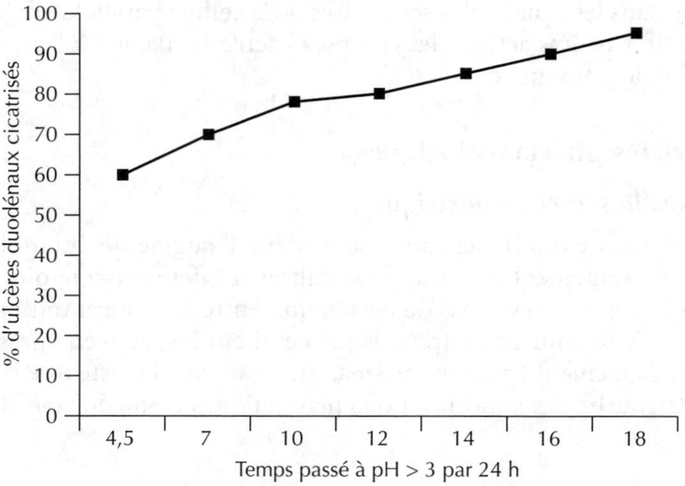

Figure 7. Influence de la durée journalière d'augmentation du pH gastrique au-dessus de 3 sur la fréquence de cicatrisation des ulcères après 4 semaines

mente durant les 5 premiers jours de traitement. Le premier jour, le pourcentage de temps sur 24 heures durant lequel le pH reste au-dessus de 4 est en moyenne de 68 % ; après 5 jours de traitement, le pourcentage de temps sur 24 heures durant lequel le pH reste au-dessus de 4 est en moyenne, de 96 %. Le niveau d'acidité obtenu est voisin de celui atteint avec une dose orale de 20 mg par jour.

■ *Autres propriétés pharmacologiques des IPP*

L'oméprazole n'entraîne que des modifications minimes de la sécrétion de pepsine ; il ne modifie pas la sécrétion de facteur intrinsèque et peut ralentir la vitesse de vidange gastrique des solides. Il entraîne une élévation significative de la gastrinémie basale et de la réponse gastrinique au repas protéique après une semaine de traitement. Les valeurs reviennent à la normale après l'arrêt du traitement.

c) Propriétés pharmacocinétiques

Du fait de leur instabilité, en milieu acide, les IPP sont administrés sous forme de gélules contenant des microgranules gastrorésistantes. Après ingestion orale d'une dose unique, l'oméprazole (20 mg) et le lansoprazole (30 mg) sont rapidement résorbés. Les concentrations plasmatiques maximales apparaissent en 1 à 3 heures ; sous lansoprazole, elles sont voisines de 1 000 ng/mL. L'administration de lansoprazole au moment du repas retarde sa résorption et réduit de 50 à 60 % les concentrations maximales obtenues.

Chez l'insuffisant hépatique, la demi-vie de l'oméprazole est allongée de façon corrélée avec le degré d'insuffisance hépatique. En cas d'insuffisance rénale sévère, il n'y a pas d'accumulation ; il n'est donc pas nécessaire d'adapter la posologie. Chez le sujet âgé, par rapport au sujet jeune, on note une augmentation de la biodisponibilité, une réduction de la clairance plasmatique et une prolongation d'environ 50 % de la demi-vie d'élimination. Il existe cependant de grandes variations interindividuelles. En pratique, il n'est pas nécessaire d'adapter la posologie en fonction de l'âge.

d) Effets secondaires

Comme pour les anti-H_2, la tolérance clinique des IPP est bonne. Des cas de diarrhée, de constipation, de douleurs abdominales, de nausées, de vomissements, de céphalées, de vertiges, de rash cutané ont été rapportés mais avec une fréquence qui n'est pas statistiquement différente de celle observée sous placebo. De rares cas de confusion mentale réversible ont été signalés chez des patients traités par l'oméprazole ainsi que plusieurs cas de gynécomastie. Des anomalies hématologiques ont également été observées telles que leucopénie, neutropénie, thrombopénie. En fait, actuellement les discussions concernant la tolérance ont trait avant tout aux conséquences éventuelles de la réduction drastique et prolongée de la sécrétion acide (cf. infra).

e) Interactions médicamenteuses

L'interférence de l'oméprazole avec le cytochrome hépatique P 450 est plus sélective que celle de la cimétidine, ce qui réduit le nombre possible d'interférences. L'administration d'oméprazole peut ralentir l'élimination du diazépam, de la phénytoïne et de la warfarine ; il n'a pas été constaté d'interaction avec la théophylline, le propranolol, le métoprolol, la lidocaïne, la quinidine et la ciclosporine.
Aux doses thérapeutiques (30 à 60 mg/j), le lansoprazole, modifie peu l'activité du cytochrome P 450. Il augmente la clairance de la théophylline et réduit modérément la demi-vie de l'amidopyrine. L'administration concomitante de lansoprazole et d'hydroxyde d'aluminium et de magnésium entraîne une diminution des concentrations plasmatiques. Un certain nombre d'associations médicamenteuses n'ont cependant pas encore été testées. Il est donc nécessaire pour l'instant de rester prudent lors de l'administration concomitante de lansoprazole et de médicaments métabolisés par le système microsomal d'oxydation hépatique.

4. Somatostatine (SMT)

a) Structure

La SMT naturelle est un polypeptide de 14 acides aminés, Les variations de structure peuvent modifier l'effet biologique et la demi-vie d'élimination. Actuellement deux types de SMT sont disponibles ou à l'étude (*fig. 8*) :

- la SMT-14 cyclique synthétique : sa demi-vie plasmatique est extrêmement courte, de l'ordre de 1 à 3 minutes ; les sites de dégradation sont encore inconnus ;
- la SMT 201-995 (Sandoz) est un octapeptide synthétique. Sa demi-vie plasmatique est voisine de 45 minutes après injection IV et d'environ 120 minutes après injection SC.

```
ALA-GLY-CYS-LYS-ASN-PHE-PHE-TRP
         |                                  SMT
        CYS-SER-THR-PHE-THR-LYS

(D)PHE-CYS-PHE-(D)TRP
        |      /                            SMS 201-995
   THR-CYS-THR-LYS
```

Figure 8. Structure chimique de la somatostatine naturelle (SMT) (14 acides aminés) et d'une somatostatine synthétique (SMS 201-995)

b) Propriétés pharmacologiques

■ *Effet sur la sécrétion gastrique acide*

L'inhibition complète de la sécrétion acide stimulée par la gastrine est obtenue par l'administration intraveineuse continue de 300 µg/kg/h de SMT-14. Un rebond sécrétoire à l'arrêt de la perfusion a été parfois observé. Avec la SMS 201-995 (0,56-1,12 µg/h), l'inhibition de la sécrétion gastrique acide stimulée par la pentagastrine (3 µg/kg/h) est comparable avec celle obtenue par la SMT-14 (3,5 µg/kg/h). Le mécanisme d'action de la SMT au niveau de la cellule pariétale est encore mal connu. Il a été suggéré qu'il existe des récepteurs intracellulaires à la SMT et qu'une régulation au niveau d'enzymes de déphosphorylation pourrait être la première étape de l'action de la SMT.

■ *Effet sur la libération de gastrine*

La SMT inhibe la libération de gastrine qu'elle soit déclenchée par un repas ou la stimulation vagale. La dose minimale inhibitrice est de 50 µg/h IV pour la sécrétion postprandiale. Les doses de SMT-14 entraînent la réduction de 150 µg/h 3 heures, 2,100 µg/h 20 minutes ou 500 µg/h, suivant les études. La SMS 201-295, injectée par voie SC toutes les 12 heures, à la dose de 50 µg, diminue de 90 % la gastrinémie des patients présentant un gastrinome.

■ *Autres effets pharmacologiques*

La SMT inhibe la sécrétion enzymatique pancréatique stimulée et diminue le flux sanguin portal ; son effet sur l'hypertension portale du cirrhotique est controversé. La SMT inhiberait la motricité digestive.

■ *Tolérance*

La tolérance de la SMT apparaît, d'après les premières études cliniques, excellente. Deux risques doivent cependant être soulignés :

- risque d'effet rebond sécrétoire à l'arrêt du traitement ; c'est pourquoi l'administration IV discontinue ne doit pas être utilisée ;
- le risque d'immunisation vis-à-vis de la SMT endogène par l'utilisation d'analogues structuraux ou l'utilisation d'isomère D.

■ *Posologie*

La SMT-14 doit être administrée en perfusion IV continue. Les doses habituellement utilisées sont comprises entre 150 µg et 300 µg/h après injection de 250 µg. La SMS 201-995 est administrée par voie IV ou SC à doses plus faibles.

B. Anti-acides

1. Principaux médicaments anti-acides et caractéristiques pharmacologiques

Les préparations gastriques anti-acides contiennent différents sels minéraux utilisés seuls ou en association :

- sels d'aluminium : hydroxyde, phosphate ;

• sels de magnésium : hydroxyde, oxyde, carbonate, trisilicate ;
• sels de calcium : carbonate ;
• sels de sodium : carbonate monosodique.

Pris isolément, les sels d'aluminium développent une capacité tampon en milieu acide vers pH 2,2 pour le phosphate et vers pH 1,3 pour l'hydroxyde. L'aluminium libéré en milieu acide induit une mucoprotection adaptative traduite par une réduction de la sécrétion de pepsine et de l'érosion des glycoprotéines du mucus. C'est un effet « pansement gastrique », démontré *in vivo* sur une population d'ulcéreux duodénaux ; il provoque une légère chute de la ddp gastrique mais s'oppose à celle provoquée par l'aspirine. La chute modérée de la ddp par les médicaments à base d'aluminium indique une irritation modérée de la membrane cellulaire, inductrice d'un mécanisme de mucoprotection adaptative. Les composés d'aluminium se fixent sur les glycoprotéines du mucus, retardant ainsi la vidange des supports de l'anti-acidité et accroissant, par cette adhésivité sur la muqueuse, la capacité anti-acide. Enfin, l'aluminium adsorbe de façon pH-dépendante (puissante en milieu acide et faible lorsque le pH s'élève) le matériel du reflux duodénogastrique, facteur d'agression de la muqueuse gastrique, dû aux sels biliaires et aux composés ammonium quaternaires.

Les sels de magnésium, de calcium et de sodium développent essentiellement une activité de neutralisation de telle sorte que le pH intragastrique est la résultante de la charge acide gastrique et de la quantité de sels alcalins apportée. Les mécanismes impliqués dans le cas des associations de sels anti-acides dépendent des types de sels et de leur proportion relative. Dans le cas des associations de sels d'aluminium et de magnésium, il y a formation de combinaisons alumino-magnésiennes développant une capacité tampon vers pH 3,8 de faible intensité. Si le rapport Al^{3+}/Mg^{2+} est supérieur à 1,0, il y a libération d'aluminium avec le développement des propriétés pharmacologiques d'adhésivité à la muqueuse, de mucoprotection, d'adsorption du matériel de reflux. Si le rapport est faible ou la charge anti-acide importante, l'aluminium reste captif au sein des combinaisons alumino-magnésiennes et ne développe aucune des propriétés pharmacologiques mentionnées ci-dessus.

Dans le cas des associations de sels de calcium et de magnésium, l'activité anti-acide est exclusivement supportée par un effet de neutralisation dans les zones de pH de la sécrétion acide gastrique.

Le développement d'une capacité tampon se traduit par le maintien à un niveau constant du pH intragastrique (± 0,1 unité pH) en dépit de l'apport d'acide. En revanche, un effet de neutralisation induit une élévation rapide du pH entraînant une accélération de la vidange gastrique ce qui limite la durée de l'effet anti-acide d'autant que ces anti-acides n'exercent pas de propriétés d'adhésivité sur la muqueuse capable de ralentir leur vidange.

Ces phénomènes chimiques de consommation entraînent un appauvrissement en ions H^+ du flux de sécrétion, ce qui correspond à un apport d'eau et une dilution du contenu gastrique. Cette dilution, en tous points semblable à l'ingestion d'un verre d'eau, s'oppose de façon puissante à l'acidification du contenu gastrique et elle représente un mécanisme anti-acide complémentaire commun à tous les anti-acides qu'ils agissent par le développement d'une capacité tampon et/ou d'un effet de neutralisation.

2. Potentiel thérapeutique

Les médicaments anti-acides peuvent être classés en fonction de leur potentiel thérapeutique :

- anti-acides destinés au traitement de la maladie ulcéreuse gastrique et duodénale ainsi qu'à celui des gastrites ;
- anti-acides qui s'opposent aux effets pathogènes de l'hyperacidité et aux troubles dyspeptiques ;
- anti-acides plus spécifiques du traitement des troubles liés au reflux duodéno-gastrique.

a) Troubles dyspeptiques et hyperacidité

Les anti-acides impliqués ont un comportement d'agents neutralisants et leurs formulations sont nombreuses :

- associations d'*hydroxydes d'aluminium et de magnésium* comportant un rapport Al^{3+}/Mg^{2+} faible (Maalox®, Talcid®, Riopan®) ou élevé mais avec une charge anti-acide importante (Supralox®). Dans ces conditions, le cation Al^{3+}, présent dans les combinaisons alumino-magnésiennes, ne petit pas exercer ses propriétés d'adhésivité sur la muqueuse et de stimulation de la mucoprotection adaptative. Ces associations développent une capacité tampon de faible intensité vers pH 3,8. Cette activité est comparable à une activité de neutralisation puisque la libération d'ions H^+ en milieu duodénal est limitée ; en fait, les ions H^+ sont consommés essentiellement en site gastrique. L'élévation du pH induit une accélération de la vidange gastrique ;
- mélanges de carbonates de calcium et de magnésium, exclusivement actifs par effet de neutralisation dans les zones de pH de la sécrétion acide gastrique. Ces anti-acides élèvent rapidement le pH intragastrique, entraînant une accélération de la vidange gastrique ce qui en limite la durée d'action d'autant plus que leur adhésivité sur la muqueuse étant nulle, leur vidange gastrique n'est pas ralentie.

L'indication principale de ces anti-acides est le traitement du reflux gastro-œsophagien et des troubles dyspeptiques liés à l'hyperacidité et au ralentissement de la vidange gastrique. Ces médicaments entrent dans le cadre de l'automédication. Leur administration est ponctuelle et destinée à la réduction immédiate d'un malaise passager.

b) Traitement spécifique du reflux gastro-œsophagien

Pour cette indication, outre les anti-acides cités ci-dessus, certaines formulations d'anti-acides sont particulières, puisqu'en plus d'une activité anti-acide, elles développent un gradient de pH entre le contenu gastrique et sa surface. Elles contiennent de l'*acide alginique* ou de l'*alginate de sodium* qui, en milieu acide, modifient physiquement cette surface et génèrent un gradient de pH. Cette modification ne peut se faire qu'en présence d'un dégagement gazeux de gaz carbonique capable de déplacer vers la surface les dérivés de l'acide alginique supportant le gradient de pH. Il existe donc une charge anti-acide assurée par les bicarbonates ou carbonates en excès. Avec l'alginate de sodium, en particulier, la modification physique de la surface peut se présenter sous la forme d'un « radeau », bien que ce phénomène échappe en principe à l'observation.

En surface, le pH atteint des valeurs de 5,5 à 7,0 alors que le contenu gastrique est acide. En conséquence, l'acidification de la muqueuse gastrique et surtout de la muqueuse œsophagienne est évitée ainsi que le transport des molécules de haut poids moléculaire comme les pepsines. Ces préparations forment donc une barrière de protection au niveau des muqueuses contre le caractère agressif du liquide gastrique en cas de reflux.
Ces anti-acides entrent également dans le cadre de l'automédication pour une administration ponctuelle, mais parfois relativement durable, et destinée à soulager les symptômes du reflux gastro-œsophagien.

3. Métabolisme et transformation des anti-acides

a) Sels d'aluminium

En site gastrique, il y a formation de composés intermédiaires stables en milieu acide. Ces composés sont détruits par l'élévation du pH en site duodénal et le cation Al^{3+} doit se combiner aux acides gras pour former des savons insolubles ou aux anions phosphate pour former un phosphate insoluble. Les anions phosphate proviennent de la dissociation du phosphate d'aluminium lorsque celui-ci est le sel anti-acide : il y a alors recombinaison en phosphate d'aluminium insoluble. Dans le cas de l'hydroxyde d'aluminium, la formation de phosphate se fait aux dépens des phosphates alimentaires et l'excès de thérapeutique peut entraîner une déplétion phosphorée comportant des troubles du métabolisme phosphocalcique. L'absorption de l'aluminium dépend de la nature du sel : l'élévation de l'*aluminémie* est significativement plus importante avec l'*hydroxyde et le carbonate* et non significative avec le *phosphate*. Elle est normalement suivie de l'accroissement de l'excrétion urinaire. L'insuffisance rénale représente un motif de surveillance du traitement, voire de contre-indication.

b) Autres sels anti-acides

Les sels de *magnésium* se transforment en site gastrique en chlorure de magnésium absorbable pouvant entraîner une élévation de la magnésémie et une augmentation de l'excrétion rénale du magnésium. Toutefois, dans l'intestin, il y a formation de savons de magnésium insolubles.
Le carbonate de *calcium* se transforme en site gastrique en chlorure de calcium absorbable pouvant entraîner une élévation de la calcémie, compensée par un accroissement de l'excrétion rénale du calcium. Mais dans l'intestin, l'ion Ca^{2+} est précipité sous forme de carbonates puisqu'il existe en milieu alcalin suffisamment d'ions CO_3^- en équilibre avec les ions HCO_3^-. De plus, l'ion Ca^{2+} se combine aux phosphates et aux acides gras pour former des phosphates et des savons de calcium insolubles.
L'ingestion répétée de grandes quantités d'anti-acides à base de carbonate de calcium, de carbonate de magnésium ou de carbonate monosodique peut induire des effets systémiques importants avec perturbation de l'équilibre hydro-électrolytique. Ces anti-acides provoquent en effet une économie des sécrétions alcalines duodénales pouvant aboutir, en cas de prise prolongée et en excès, à une réabsorption des bicarbonates comportant le risque d'une *alcalose métabolique*. Le carbonate monosodique réabsorbé entraîne une *hypernatrémie*.

4. Interactions médicamenteuses

Les anti-acides acides peuvent exercer des effets d'adsorption vis-à-vis des médicaments administrés simultanément et modifier leur biodisponibilité (*isoniazide* et *tétracyclines* sous l'effet de l'*hydroxyde d'aluminium*). La modification du pH intragastrique favorise la dissociation et accroît l'absorption du sulfonamide, et peut-être des *sulfamides* en général, et des *anticoagulants*, tandis qu'il y a diminution de l'absorption de la *carbénoxolone*, des digitaliques et de la *chlorpromazine*. Le pH urinaire peut être élevé et l'excrétion rénale de certains médicaments peut être modifiée ; elle est accrue par les *salicylates* ou diminuée pour les *amphétamines* et la *quinidine*.

Une étude récente dans le modèle de « l'estomac-duodénum artificiel » avec dosage de *cimétidine* et de *ranitidine* dans les trois compartiments, estomac, duodénum proximal et duodénum distal, a permis de montrer l'absence d'interaction entre ces antisécrétoires et les anti-acides à base d'*aluminium*, les quantités d'antisécrétoires susceptibles d'être absorbées n'étant pas modifiées.

5. Effets secondaires

On a rapporté de nombreux incidents au cours du traitement par les anti-acides. Il convient de relativiser leur importance compte tenu des erreurs thérapeutiques commises. En effet, l'évaluation *in vitro* de l'activité anti-acide selon Fordtran (considérant le pH 3,0 comme un pH de fin de titration) a conduit à des prescriptions massives d'anti-acides, de 1 000 à 1 500 mmol/j sans bénéfice thérapeutique démontré. Au contraire, cette attitude a entraîné de nombreux effets indésirables liés à la charge élevée en sels d'*aluminium* et de *magnésium*.

Parallèlement, le syndrome des buveurs de lait caractérisé par une *hypercalcémie* (signe cardinal) accompagnée d'hypocalciurie et d'alcalose métabolique a été rapporté chez des ulcéreux duodénaux, insuffisants rénaux, traités par des doses élevées, de 20 à 40 g/j de carbonate de calcium, associées à l'ingestion de grandes quantités de lait. Il se manifeste également sous la forme de nausées, de céphalées et de faiblesse musculaire. Pour les mêmes raisons citées plus haut, ce comportement thérapeutique et alimentaire est totalement injustifié.

Les autres incidents ou accidents liés à l'emploi des anti-acides sont mineurs et ou tout à fait prévisibles :

- effet constipant de l'*aluminium* et peut-être du *calcium* ;
- effet laxatif du *magnésium* ;
- altération de l'équilibre phosphocalcique accompagnée d'*hypophosphorémie* et d'*hypophosphaturie*, en réponse à l'emploi répété de doses élevées d'*hydroxyde d'aluminium* ;
- *alcalose* provoquée par les *anti-acides neutralisants* par économie des bicarbonates duodénaux, suite à des doses élevées et rapprochée d'anti-acides ;
- *neurotoxicité* présumée de l'*aluminium* dans le contexte de la maladie d'Alzheimer, bien que la relation de cause à effet ne soit pas démontrée.

Dans le cadre de l'automédication, il faut rappeler les règles à observer, à savoir la consultation médicale si la prise d'anti-acide n'est pas suivie d'effets bénéfiques après 10 à 15 jours de traitement et la proscription de doses massives en dehors de tout avis professionnel.

Enfin, l'*insuffisance rénale* peut donc constituer une limitation majeure à l'utilisation des anti-acides. Dans les cas où l'excrétion urinaire de l'*aluminium*, du *magnésium* et du *calcium* est fortement diminuée ou abolie, on peut s'attendre à des concentrations sanguines excessives de l'un ou de l'autre de ces éléments. En face d'une insuffisance rénale, la prudence est donc de rigueur et les dosages sanguins des éléments impliqués doivent déterminer la décision de prescription ou de contre-indication.

6. Formes galéniques et administration des anti-acides

La forme galénique des anti-acides joue un rôle important puisque l'activité anti-acide est fonction de la miscibilité du médicament dans le contenu gastrique, et elle intervient au niveau de l'adhésion du malade à son traitement (compliance).
La forme suspension est l'une des meilleures présentations ; la forme comprimé présente certains avantages pratiques, mais l'effet anti-acide n'est obtenu que lorsque les comprimés sont mis en suspension dans l'eau ou mastiqués soigneusement. La forme poudre présente un plus ou moins grand degré de dispersion aboutissant à des résultats variables. Certaines préparations galéniques constituent des gels visqueux, capables d'adhérer à la muqueuse, et de maintenir ainsi l'effet anti-acide le plus longtemps possible en retardant l'évacuation du médicament. Dans le cas des anti-acides à base de sels d'*aluminium*, cette propriété s'additionne avec l'adhésivité propre de ces composés.
Il faut se rappeler que la sécrétion gastrique en réponse à un repas est stimulée mais l'acide sécrété est partiellement consommé par les protéines alimentaires. Tant que l'estomac conserve de la nourriture, le pH reste à un niveau élevé. La vidange évacuant le repas, l'acidité continue à être sécrétée avant que les phénomènes d'inhibition sécrétoire ne soient mis en œuvre. Pour que les anti-acides jouent pleinement leur rôle, ils doivent être administrés à la fin de l'action anti-acide du repas soit environ une heure ou une heure et demie après la prise de celui-ci Par ailleurs, l'administration des anti-acides à distance du repas est un facteur de meilleure efficacité, car il est montré que les protéines diminuent le pouvoir anti-acide. Pour compenser la vidange des anti-acides eux-mêmes, une seconde prise peut être recommandée trois heures après le repas.
En relation avec l'effet d'anti-acide sur l'activité nocturne, il est vrai que la prise d'anti-acide avant le coucher n'est envisageable que si la durée d'action du médicament est longue. Cela implique que la capacité d'adhésivité sur la muqueuse soit efficace et permette de s'opposer à l'acidité. On sait à l'heure actuelle que les anti-acides capables de libérer de l'aluminium en milieu acide ont cette propriété et qu'ils pourraient être utilisés.
La *posologie* est variable selon le résultat thérapeutique attendu. De façon optimale, il devrait être recommandé d'utiliser de faibles quantités répétées plusieurs fois plutôt qu'une posologie maximale unique. On ne dispose pas, à l'heure actuelle, de courbes dose-effet qui permettraient de définir l'unité thérapeutique des diverses préparations commercialisées. Pour le traitement des épisodes d'hyperacidité du reflux gastro-œsophagien, le malade lui-même détermine la fréquence des prises en fonction de l'apparition des symptômes. Il s'agit, dans ce cas, d'interventions ponctuelles qui ne sont pas nécessairement renouvelées.

C. Protecteurs de la muqueuse

On peut distinguer, d'une part, les prostaglandines qui sont les médiateurs physiologiques de la protection et, d'autre part, les substances capables de provoquer l'induction de la libération des prostaglandines. Dans ce dernier groupe, se trouvent les anti-acides à base d'aluminium qui libèrent le cation aluminium ou qui forment des composés intermédiaires d'aluminium capables d'induire les mécanismes de mucoprotection adaptative.

1. Prostaglandines

Les prostaglandines sont des acides gras saturés à longue chaîne. Les prostaglandines utilisées dans les affections du tractus digestif supérieur sont les prostaglandines du type E2 (PGE). Actuellement, seul le misoprostol (Cytotec®) est disponible.

a) Mécanismes d'action et propriétés pharmacologiques

Expérimentalement de très nombreuses propriétés ont été décrites, mais il est difficile d'identifier celle(s) qui confère(nt) aux PGE leur efficacité thérapeutique. Le misoprostol (Cytotec®) inhibe la sécrétion acide par un effet direct sur la cellule pariétale. Cet effet devient significatif après administration de dose orale égale ou supérieure à 400 µg. L'effet antisécrétoire est toutefois encore peu important à cette dose et voisin de celui d'une dose de 200 mg de cimétidine.
Les prostaglandines, en particulier les prostaglandines E, interviennent dans de nombreux autres processus physiologiques au niveau gastroduodénal tels que les mécanismes de défense et de réparation de la muqueuse. Les prostaglandines s'opposent à l'effet gastrotoxique de certains agents comme les anti-inflammatoires non stéroïdiens et l'aspirine. Les prostaglandines sont d'autant plus efficaces qu'elles sont administrées avant l'agent toxique. Cet effet protecteur qui se caractérise sur le plan expérimental par la diminution de la sévérité des lésions et la rapidité de leur réparation, apparaît plus comme le résultat d'une augmentation des capacités de maintenir l'intégrité de la muqueuse. Les mécanismes responsables de cet effet protecteur ou réparateur ne sont pas encore totalement identifiés. Les prostaglandines stimulent la sécrétion de bicarbonate par l'estomac et le duodénum ainsi que la sécrétion de mucus. Comme la plupart des prostaglandines, le misoprostol possède des propriétés vasoactives qui joueraient un rôle dans cette cytoprotection. Certaines prostaglandines augmentent la concentration des phospholipides de la muqueuse gastrique dont le rôle a été récemment souligné dans la cytoprotection.

b) Pharmacocinétique

Le misoprostol est rapidement absorbé et métabolisé en acide gras libre. Les prostaglandines sont largement distribuées dans l'organisme ainsi que leurs enzymes de dégradation. Il est donc probable que leur métabolisme soit largement ubiquitaire. L'excrétion rénale est modeste et aucun ajustement des doses n'est nécessaire en cas d'insuffisance rénale.

c) Effets secondaires

L'effet secondaire le plus fréquent est la diarrhée qui, par sa sévérité, peut imposer l'arrêt du traitement. La prévalence est fonction de la dose utilisée passant de 6 % pour des doses égales ou inférieures à 200 µg/j à 13 % pour des doses de 800 µg/j. Des taux allant jusqu'à 30 % sont parfois rapportés avec obligation d'interrompre le traitement dans 6 % des cas. Des douleurs abdominales liées à une accentuation de la majorité digestive ont été également rapportées au cours d'essais contrôlés. Du fait de ses propriétés contractiles sur le muscle lisse utérin, le misoprostol est contre-indiqué chez la femme enceinte. Il est donc raisonnable de ne pas prescrire de prostaglandines aux femmes en période d'activité génitale qui ne prennent pas de contraception efficace. Des métrorragies ont été décrites chez des femmes après la ménopause.

d) Interactions médicamenteuses

Le misoprostol interfère sur la biodisponibilité de certains anti-inflammatoires avec pour conséquence une diminution des concentrations plasmatiques. Il n'y a, en revanche, pas d'effet thérapeutique antagoniste reconnu avec l'action des anti-inflammatoires qui sont inhibiteurs des prostaglandines.

III. Conséquences sur les fonctions gastriques de la réduction de la sécrétion gastrique acide

Le rôle physiologique joué par le pH intragastrique dans la protection du tractus digestif contre les germes de l'environnement et dans les mécanismes de la régulation neurohormonale, en particulier la sécrétion de gastrine antrale, est essentiel. On sait, de plus, que la gastrine a une action trophique sur l'ensemble des populations cellulaires exocrines et endocrines fundiques. Les conséquences d'une réduction prolongée de l'acidité gastrique peuvent donc au moins théoriquement être de différente nature : bactériologique, hormonale et morphologique.

A. Effet des antisécrétoires sur la micro-écologie gastro-intestinale

La sécrétion gastrique représente une barrière de défense contre les bactéries d'environnement et particulièrement contre les germes pathogènes. Sous antisécrétoires, on observe une prolifération des bactéries intragastriques. Cette augmentation apparaît dès lors que le pH s'élève au-dessus de 3. Les conséquences du traitement antisécrétoire sur la prolifération des bactéries dépendront donc du niveau de pH atteint et de la durée du maintien continue de cette hypo-acidité.
Les pneumopathies nosocomiales à germes Gram négatif, résultant d'une colonisation ascendante de l'estomac vers l'oropharynx, seraient plus fréquentes chez les patients ventilés artificiellement en réanimation sous traitement par les anti-H_2 par voie IV et par les anti-acides.

B. Effets des traitements antisécrétoires sur la gastrinémie

Les états d'hypochlorhydrie prononcée peuvent entraîner une hypergastrinémie permanente. L'hypergastrinémie dépendra de l'effet antisécrétoire du traitement utilisé. L'hypergastrinémie, qui apparaît dès les premiers jours de traitement, revient à son niveau préthérapeutique 1 à 2 semaines environ après l'arrêt du traitement. Les études faites jusqu'à présent avec un recul de plusieurs années suggèrent que la gastrinémie a tendance à ne pas augmenter au cours des années. Si, en moyenne, l'élévation de la gastrinémie est non significative ou peu élevée sous traitement prolongé par les anti-H_2 à demi-dose, l'élévation est plus significative sous traitement par les IPP, mais reste en moyenne modérée. Toutefois, l'analyse des modifications individuelles de gastrinémie basale montre la possibilité d'augmentation de concentration allant jusqu'à 1 550 ng/mL chez quelques patients traités pendant plusieurs années par l'oméprazole. En cas de traitement prolongé par les IPP, il est recommandé de contrôler la gastrinémie. Cependant, l'attitude à avoir en cas d'augmentation n'est pas clairement définie. Elle dépend, en fait, de la situation clinique et des autres alternatives thérapeutiques raisonnablement envisageables.

C. Effets des traitements antisécrétoires sur les cellules argyrophiles de la muqueuse gastrique

Compte tenu des conditions de pH gastrique obtenues sous traitement antisécrétoire par les IPP, il était légitime de craindre que l'hypergastrinémie n'induise une hyperplasie des cellules endocrines fundiques et même des tumeurs endocrines, comme cela a été observé chez le rat. Dans les conditions de prescription habituelle, les conséquences de cette hypergastrinémie sur la densité des cellules ECL (*enterochromaffine-like*) sont tout à fait minimes.

D. Conséquences métaboliques sur la sécrétion de facteur intrinsèque et l'absorption de la cobalamine

La cellule pariétale des glandes fundiques est aussi responsable de la sécrétion du facteur intrinsèque, qui est lui-même indispensable à l'absorption de la vitamine B12. L'action des anti-H_2 sur la sécrétion de facteur intrinsèque gastrique a donné lieu à plusieurs travaux dont les résultats sont contradictoires.

On peut actuellement considérer qu'un traitement prolongé par les anti-H_2, cimétidine ou ranitidine, n'influence pas la sécrétion de facteur intrinsèque. Il en est de même pour les inhibiteurs de la pompe à protons, en particulier l'oméprazole. Indépendamment de l'action directe sur la sécrétion de facteur intrinsèque, l'anacidité pourrait empêcher la libération des cobalamines de leur substrat protéique qui se fait en milieu acide et ainsi entraver l'absorption des cobalamines. Quelques études ont montré l'existence d'une malabsorption des cobalamines liées aux protéines chez les malades traités par la cimétidine ou la ranitidine ; les résultats concernant l'oméprazole sont contradictoires. Ainsi, même si les antisécrétoires n'ont pas d'action directe sur la sécrétion de facteur intrinsèque, ils peuvent avoir, et ceci d'autant plus que l'inhibition est plus marquée, un effet à long terme sur l'absorption de la vitamine B12. L'oméprazole pourrait également diminuer la résorption du fer.

IV. Utilisations thérapeutiques

A. Maladie ulcéreuse

L'éradication de l'infection fait disparaître la maladie ulcéreuse. Le caractère pathogène de cette bactérie est lié à son interaction avec la régulation de la sécrétion acide. L'infection provoque une hypersécrétion acide, responsable d'ulcères duodénaux. *H. pylori* joue également un rôle dans la survenue d'ulcère gastrique, dans ce cas la physiopathologie de l'ulcérogenèse dépend d'une altération de la répartition de l'épithélium de la muqueuse gastrique.

Le traitement de la maladie ulcéreuse duodénal correspond à celui de l'éradication de *H. pylori*. Du fait de la faible diffusion des antibiotiques dans la muqueuse gastrique et de leurs altérations par l'acidité, peu de molécules sont utilisables : il s'agit de l'amoxicilline de la clarithromycine et du métronidazole.

Les protocoles les plus efficaces associent deux de ces antibiotiques avec un inhibiteur de la pompe à proton (IPP) prescrit à double dose matin et soir pendant 7 jours. L'association utilisée en première intention en France comporte de l'amoxicilline à dose de 1 g matin et soir, de la clarithromycine à dose 500 mg matin et soir avec l'IPP à double dose.

Il a été montré que la poursuite du traitement antisécrétoire au-delà d'une semaine n'était pas justifiée en cas d'ulcère non compliqué. Le contrôle de l'éradication de *H. pylori* doit être réalisé au bout de 8 à 12 semaines après l'éradication pour éviter les faux négatifs. Le contrôle de l'éradication peut se faire par un test sécrétoire à l'urée C 13, puisque la bactérie a une activité uréasique très importante. En cas d'ulcère compliqué, il est licite de contrôler l'éradication et la cicatrisation par une nouvelle gastroscopie, réalisée 2 à 3 mois après le traitement d'éradication. En cas d'échec de l'éradication, il est habituel de donner une association comportant de l'amoxicilline, du métronidazole et un IPP pendant 14 jours. Il est également possible dans certains centres de réaliser une culture bactérienne et d'adapter l'association d'antibiotique aux résultats de l'antibiogramme.

Le traitement de la maladie ulcéreuse gastrique est similaire bien que *H. pylori* soit responsable d'un pourcentage plus modéré d'ulcère gastrique (60 %). L'autre principale cause d'ulcères gastriques est la prise d'AINS ou d'aspirine. Néanmoins, en cas d'ulcère gastrique avec présence d'*H. pylori* dans la muqueuse gastrique, on recommande l'éradication systématique.

B. Reflux gastro-œsophagien (RGO)

D'après une conférence du consensus français récente, le traitement de première intention du reflux œsophagien dépend de la fréquence des symptômes et d'une éventuelle pathologie ulcérée de l'œsophage diagnostiquée par l'endoscopie. Chez des sujets jeunes, sans signe d'alarme ayant une symptomatologie itérative – moins d'un épisode douloureux par semaine – il est conseillé de prescrire un traitement par anti-acide ou alginate à la demande, voir par antihistaminique à faible posologie (ranitidine 75 mg, cimétidine 200 mg ou famotidine 10 mg).

Si les symptômes sont plus fréquents, il est recommandé de prescrire d'emblée un traitement par IPP à demi-dose (oméprazole 10 mg, lansoprazole 15 mg, rabéprazole 10 mg, pantoprazole 20 mg). Ce traitement d'un mois suffit en général à calmer les symptômes douloureux du RGO.

Après l'arrêt, d'autres épisodes douloureux peuvent survenir et le traitement pourra être reconduit.

Dans quelques cas sévères, il est possible de prescrire un traitement par IPP à plus forte posologie pendant des durées prolongées, de plusieurs mois voire années pour traiter les symptômes douloureux invalidants du reflux. Dans ce cas, on discute toujours le recours à une intervention antireflux chirurgicale.

Chez les patients plus âgés ou ayant des facteurs de risques, il est nécessaire de pratiquer une gastroscopie avant d'envisager une thérapeutique. En cas d'ulcère d'œsophagite ulcérée, on prescrit un IPP à pleine dose pendant 1 ou 2 mois en fonction des lésions et des symptômes.

Le traitement d'entretien systématique par IPP n'est indiqué que s'il existait une œsophagite très sévère : grade IV avec des ulcères creusant, du bas œsophage et/ou une sténose peptique.

C. Troubles dyspeptiques et hyperacidité

Les anti-acides impliqués sont essentiellement neutralisants. Ils entrent dans le cadre de l'automédication. Leur administration est ponctuelle et destinée à la réduction immédiate d'un malaise passager.

Diurétiques

D. RICHARD, pharmacien-chef, centre hospitalier Henri Laborit, et faculté de pharmacie, Poitiers.
N. TOURNIER, interne des hôpitaux, AP-HP, Paris.

Les premiers diurétiques furent des sels mercuriels, aussi efficaces que toxiques. Les sulfamides diurétiques furent découverts dans les années 1930 et les diurétiques thiazidiques le furent dans les années 1950, période où furent également explorées les propriétés diurétiques des antagonistes de l'aldostérone (spironolactone). Ces médicaments trouvent aujourd'hui l'essentiel de leurs indications en cardiologie. Après avoir exposé quelques généralités sur le groupe, nous envisagerons les diverses familles de diurétiques en faisant passer au second plan celles dont l'usage est aujourd'hui tombé en désuétude (diurétiques osmotiques, inhibiteurs de l'anhydrase carbonique).

I. Généralités sur les diurétiques

Les principes de base de la physiologie rénale sont supposés maîtrisés. Ils vous sont exposés dans le tome 2 de notre collection.
Un médicament diurétique est un médicament capable d'augmenter la production d'urine par unité de temps. Dans la pratique, il s'agit toujours d'un médicament natriurétique, c'est-à-dire qui accélère l'élimination rénale du sodium (généralement en inhibant la réabsorption de cet ion) et entraîne à sa suite celle de l'eau par un mécanisme osmotique. Toutefois, un diurétique modifie également l'élimination urinaire d'autres électrolytes : chlorures, potassium, calcium, magnésium, protons, ce qui explique une part importante des effets indésirables. Un salidiurétique induit l'excrétion simultanée et équivalente de Na^+ et de Cl^-.
Quatre sites d'action des diurétiques sont reconnus au niveau du néphron. Bien sûr, ces médicaments peuvent parfois agir sur d'autres cibles dans l'organisme (par exemple sur les procès ciliaires en ce qui concerne l'acétazolamide, d'où ses indications en ophtalmologie) mais nous nous limiterons à ce qui constitue leur activité thérapeutique majeure.
L'activité d'un diurétique peut être modifiée par des mécanismes compensateurs mis en jeu en aval de son site d'action. De même, l'association de plusieurs diurétiques ayant des cibles différentes peut modifier sensiblement la composition de l'urine finale et le bilan d'eau et d'électrolytes éliminés. Sans entrer ici dans des détails complexes, soulignons cependant :

- que la capacité de la branche ascendante de l'anse de Henlé à réabsorber le chlorure de sodium (NaCl) n'ayant pas été réabsorbé au niveau proximal explique qu'une action diurétique localisée au tube proximal reste faible si l'on n'exerce pas simultanément une inhibition de la réabsorption distale (d'où l'intérêt d'associer un diurétique de l'anse à un thiazidique pour accroître la natriurèse) ;
- que la négativation du bilan sodique induite par l'administration d'un diurétique induit, surtout en début de traitement, une stimulation de la réabsorption proximale de l'eau et de diverses molécules ultrafiltrées (dont l'urée, d'où le risque d'hyperuricémie évoqué dans les mentions légales des spécialités).

Tableau 1. Panorama des diverses familles de médicaments diurétiques

Site d'action	Diurétiques concernés	Activité principale	Activité(s) annexe(s)	Observations
Tube proximal	Inhibiteurs de l'anhydrase carbonique (acétazolamide)	Diminution de la réabsorption de Na^+ faible (2 à 4 %)	Développement progressif d'une bicarbonaturie avec acidose métabolique hyperchlorémique réduisant l'efficacité	– Indications essentiellement limitées aujourd'hui au traitement du glaucome en ophtalmologie – Intéressant lorsqu'il y a lieu d'alcaliniser l'urine (élimination urinaire de certains toxiques)
	Diurétiques osmotiques (urée, mannitol)	Effet osmotique intraluminal avec diminution de la réabsorption tubulaire de l'eau	– Augmentation importante du débit urinaire (plus importante que la natriurèse) avec urineisotonique (isosthénurie) – Augmentation du flux sanguin médullaire – Augmentation du volume extracellulaire par appel de l'eau intracellulaire	Action concernant aussi l'anse de Henlé et le tube collecteur
Segment ascendant de la branche large de l'anse de Henlé	Diurétiques de l'anse (furosémide, bumétanide)	Augmentation importante de l'excrétion urinaire de l'eau et de nombreux électrolytes: Na^+, K^+, Cl, Ca^{2+}, Mg^{2+}, PO_4^{2-}, NH_4^+ (HCO_3^- pour le furosémide) par inhibition du cotransporteur NaK/Cl. (cf. détails dans le texte)	– Élimination d'urates stimulée initialement suppression de l'hyperosmolarité interstitielle de la médullaire rénale – Inhibition de la réabsorption de l'urine primitive dans le tube proximal (rôle très mineur) – Inhibition enzymatique augmentation du flux sanguin rénal (donc faible effet dépresseur sur la filtration glomérulaire)	Action puissante : l'excrétion fractionnelle du sodium peut atteindre 30 % de la quantité filtrée
Segment initial du tube contourné distal	Diurétiques thiazidiques	Inhibition de la réabsorption de Na^+ et de Cl^-. effet purement salurétique par inhibition d'un cotransporteur à NaCl de la membrane apicale des cellules épithéliales (récepteur aux thiazides)	– Inhibition de l'anhydrase carbonique à fortes – Posologies (effet mineur) stimulation de la réabsorp tion de Ca^{2+} – Augmentation importante de l'excrétion de K^+ augmentation des résistances vasculaires rénales – Diminution du flux sanguin rénal avec réduction de la filtration glomérulaire	Action plus faible que celle des diurétiques de l'anse
Segment terminal du tube contourné distal Tube collecteur cortical	Diurétiques antikaliurétiques (antagonistes de l'aldostérone : spirolactones, amiloride, triamtérène)	Effet natriurétique, antikaliurétique et inhibiteur de l'acidification urinaire		– Antagonisme physiologique pour l'amiloride ou le triamtérène (blocage des canaux sodiques) – Antagonisme compétitif avec l'aldostérone pour la spironolactone

Les diurétiques demeurent essentiellement des médicaments de cardiologie, leurs autres indications étant plus marginales aujourd'hui. Deux indications essentielles doivent retenir votre attention :

- *Hypertension artérielle.* En prévention primaire, les diurétiques et les bêtabloquants utilisés en première intention ont longtemps constitué les seules classes thérapeutiques à avoir fait l'objet d'études prolongées démontrant qu'ils réduisaient la morbimortalité dans l'hypertension artérielle. Dans cette indication et cette situation, les diurétiques semblent aussi efficaces que les bêtabloquants, en termes de prévention des accidents vasculaires cérébraux et de l'insuffisance cardiaque congestive. L'administration de faibles doses de thiazidiques aux patients hypertendus diminue les événements coronaires, la mortalité cardiovasculaire et la mortalité totale. Chez les sujets âgés, les diurétiques sont plus efficaces que les bêtabloquants. Toutefois, les diurétiques peuvent être à l'origine d'une insuffisance rénale ou la démasquer et être à l'origine d'hypotension orthostatique, sans même évoquer les troubles hydro-électrolytiques aux conséquences parfois graves chez le sujet vulnérable (hyponatrémie, hypokaliémie, voire hyperkaliémie avec les épargneurs de potassium).
  Nous renvoyons à la question sur les antihypertenseurs pour évoquer la stratégie d'utilisation des diurétiques parmi les autres médicaments permettant de traiter de façon symptomatique l'hypertension artérielle essentielle.
- *Insuffisance cardiaque congestive.* Les diurétiques constituent la base même du traitement de l'insuffisance cardiaque congestive. En diminuant le sodium intracellulaire et donc le calcium intracellulaire, ils entraînent une relaxation du muscle lisse vasculaire artériel comme veineux et abaissent de ce fait la pré- et la postcharge ventriculaire.

Toutefois, la prise au long cours de diurétiques hypokaliémiants s'accompagne d'un risque accru d'accidents par trouble du rythme. L'association d'un diurétique épargneur de potassium à un diurétique hypokaliémiant n'est quant à elle pas corrélée à une augmentation de ce risque.

L'association de spironolactone (25-50 mg/j) au traitement standard de l'insuffisance cardiaque diminue la mortalité. En effet, l'insuffisance cardiaque stimule la sécrétion d'aldostérone dont on sait qu'elle augmente la rétention hydrosodée et la volémie, donc la précharge. Elle est, expérimentalement, délétère sur le myocarde et favorise le développement d'une fibrose du cœur. De plus, elle entraîne une excrétion accrue de potassium avec risque d'hypokaliémie, donc de troubles du rythme.

II. Diurétiques thiazidiques et apparentés

Les diurétiques thiazidiques sont des dérivés du chlorothiazide, un produit ayant une forte activité inhibitrice de l'anhydrase carbonique mais un effet natriurétique bien plus important que l'acétazolamide. Les travaux sur ce groupe de diurétiques ont eu pour but de dissocier les deux types d'activité en privilégiant l'action natriurétique. C'est ainsi que l'hydrochlorothiazide (Esidrex®), dont dérivent les autres composés commercialisés en France, s'est avéré dix fois plus puissant comme

natriurétique que le chlorothiazide, mais moins puissamment inhibiteur enzymatique. La substitution du cycle thiadiazide par d'autres types de structure cyclique a permis d'obtenir notamment l'indapamide (Fludex®, associé à un IEC, le perindopril dans le Prétérax® et le Bi-Prétérax®).
On apparente, du fait de leur mode d'action, certains diurétiques aux thiazidiques même si leur structure chimique est bien différente : c'est le cas de la ciclétanine (Tenstaten®).

A. Mode d'action

Les divers diurétiques thiazidiques ont une activité natriurétique équivalente en clinique, mais ils diffèrent sensiblement par la durée de leur action et par leur puissance (posologie administrée). Ils ne sont efficaces que sur un rein non altéré et ne doivent donc pas être utilisés lorsque la filtration glomérulaire est inférieure à 20 mL/min.
Les thiazidiques inhibent la réabsorption couplée du sodium et des chlorures (effet salurétique), essentiellement au niveau du segment initial du tube contourné distal. Les thiazidiques n'agissent pas sur le même transporteur que les diurétiques de l'anse, mais inhibent un transporteur spécifique de NaCl, isolé de la membrane apicale des cellules épithéliales du tube distal. Ils sont moins puissants que les diurétiques de l'anse (excrétion d'environ 5 % du sodium filtré, contre 15 à 25 % pour les diurétiques de l'anse, car 90 % du sodium filtré est réabsorbé avant d'atteindre le tube distal : cette forte réabsorption du sodium facilite en retour la sécrétion des H^+, d'où risque d'alcalose métabolique). Soulignons également qu'ils augmentent les résistances vasculaires rénales (un effet qui diminue cependant avec le temps) et réduisent la filtration glomérulaire (par leur effet vasculaire mais aussi en augmentant la pression intraluminale). À forte posologie, ils exercent aussi une action inhibitrice de l'anhydrase carbonique résiduelle. Contrairement aux diurétiques de l'anse, ils diminuent la sécrétion de Ca^{2+}, d'où risque d'hypercalcémie.
L'effet thérapeutique des thiazidiques et apparentés n'augmente pas linéairement avec la dose, contrairement aux effets indésirables : en cas d'inefficacité du traitement, il n'y a donc aucune logique à excéder les posologies recommandées.

B. Indications principales

1. Hypertension artérielle essentielle

Les thiazidiques sont préférés aux diurétiques de l'anse car ils agissent plus durablement (*cf. tab.* 2) et ont un effet moins prononcé. Il a été prouvé par ailleurs que l'effet hypotenseur des thiazidiques, à faible dose, est indépendant de leur action diurétique. Un régime de restriction sodée s'impose toujours lorsqu'ils sont utilisés. L'hydrochlorothiazide est très fréquemment présenté sous forme d'association fixe avec des antihypertenseurs de familles diverses : IEC (Acuilix®, Captéa®, Co-Renitec®, etc.), sartans (Coaprovel®, Cokenzen®, Cotareg®, etc.), bêtabloquants (Moducren®, etc.) et c'est, en pratique, sous cette forme que la molécule est avant tout importante.

Tableau 2. Principaux paramètres cinétiques de quelques diurétiques

	Diurétiques de l'anse		Diurétiques thiazidiques et apparentés			Diurétique d'épargne potassique
	Bumétanide	Furosémide	Hydrochlorothiazide	Indapamide	Ciclétanine	Spironolactone
Résorption orale	95 %	60 %	70 %	95 %		70 %
Liaison plasmatique	96 %	98 %	40 %	80 %	>90 %	98 %
T_{max}	30'	< 1 h	4 h	1-2 h	30 à 45'	
Demi-vie	1,5-2 h	1 h	6-25 h	14-24 h	6-8 h	10-35 h
Métabolisme	±			+++	+++	+++
Durée d'action (variable selon la posologie et la durée de l'administration)	1-4 h	6-8 h	6-12 h	12-24 h		24-36 h

Certaines molécules, anciennes, n'ont pas donné lieu à des travaux cinétiques rigoureux : ce tableau n'a donc qu'une valeur indicative.

2. Insuffisance cardiaque et œdèmes

Les thiazidiques diminuent le travail cardiaque puisqu'ils permettent de diminuer le volume plasmatique. Ils sont associés à d'autres types de médicaments : inhibiteurs de l'enzyme de conversion (IEC), spironolactone, bêtabloquants bénéficiant d'une AMM dans ce domaine, parfois digitaliques. Leur AMM ne mentionne pas explicitement cette indication.
Les thiazidiques permettent d'éliminer le liquide des œdèmes d'origine cardiaque, rénale ou hépatique, toujours du fait de leur capacité à diminuer le volume plasmatique (posologie dans le cadre de l'AMM : 50-100 mg pour l'hydrochlorothiazide). Ils sont fréquemment associés dans ce cadre à un antagoniste de l'aldostérone.

3. Hypercalciurie, lithiase urinaire (indications hors AMM)

L'augmentation de la réabsorption proximale du calcium, associée à l'action tubulaire distale (stimulation directe de la réabsorption du calcium), explique l'effet anticalciurique des thiazidiques, indépendant de l'origine du trouble du métabolisme calcique et significatif aussi bien en cas de calciurie normale qu'augmentée.

4. Diabète insipide (indication hors AMM)

L'administration de thiazidiques diminue la polyurie et la polydipsie du diabète insipide rénal (résistant à l'administration de vasopressine) comme hypophysaire (sensible à la vasopressine), surtout si la prescription s'associe à un régime de restriction sodée.

C. Effets indésirables

1. Hypokaliémie et alcalose métabolique hypochlorémique

La survenue d'une déplétion potassique constitue le risque majeur de complication d'un traitement par les thiazidiques. Les sujets à risque sont avant tout les patients âgés et/ou dénutris et/ou polymédiqués, les cirrhotiques, les coronariens, les insuffisants cardiaques ainsi que, d'une façon générale, tous les sujets présentant un intervalle QT long, que ce soit d'origine congénitale ou iatrogène. L'hypokaliémie favorise les anomalies du rythme cardiaque, notamment les torsades de pointes. Un contrôle de la kaliémie doit être réalisé très régulièrement dès la première semaine d'instauration du traitement par un thiazidique ou apparenté. Une diminution de la kaliémie s'observe en général 7 à 12 jours après le début du traitement, mais parfois bien plus tardivement, pour finir souvent par se stabiliser ; un régime équilibré de restriction sodée (100 mmol/j) limite le risque, mais l'association à certains traitements médicamenteux est rendue plus hasardeuse par la chute du potassium plasmatique (digitaliques, anti-arythmiques, etc.). Dans la pratique, on prescrit une posologie limitée de diurétiques et/ou l'on associe un diurétique épargneur de potassium. L'apport médicamenteux de potassium reste possible mais ne doit pas s'ajouter à une prescription incluant un épargneur de potassium. Une correction de la kaliémie s'impose lors de la prescription de digitaliques (qui devient rare), chez le patient cirrhotique (risque de coma hépatique) ou lorsqu'enfin la kaliémie est < 3,5 mmol/L. Des signes cliniques d'hypokaliémie tels une asthénie, des malaises, des crampes musculaires peuvent faire discuter l'intérêt d'une supplémentation potassique quel que soit le terrain. Il faut toutefois veiller à ne pas tomber dans l'excès inverse, en induisant une hyperkaliémie (> 5,5 mmol/L), notamment bien sûr chez le patient insuffisant rénal.

2. Hyponatrémie

Cette complication du traitement, dangereuse notamment chez le sujet âgé ou cirrhotique, survient surtout si le régime de restriction sodée est suivi de façon trop drastique, en cas de trop forte ingestion d'eau, d'incapacité du rein à diluer l'urine ou d'hypokaliémie. Elle impose une surveillance régulière de la natrémie.

3. Hypovolémie

L'hypovolémie est à l'origine d'une diminution de la perfusion rénale et d'une diminution de la filtration glomérulaire évoluant vers une insuffisance rénale fonctionnelle (ce qui explique les restrictions d'emploi en cas d'insuffisance rénale préexistante, la nécessaire surveillance de cette fonction et la vigilance à apporter à l'association avec des médicaments connus comme néphrotoxiques).

4. Hyperuricémie

L'administration au long cours de diurétiques thiazidiques est à l'origine, fréquemment, d'une élévation de la concentration plasmatique d'urates, réabsorbés au niveau proximal. Ceci peut avoir pour conséquence la survenue de crises de goutte (notamment chez les sujets ayant une hyperuricémie antérieure à l'administration du diurétique) et fait alors diminuer la posologie.

5. Diminution de la tolérance au glucose

Elle résulte de l'hypokaliémie et s'accompagne d'une augmentation de la glycémie à jeun (inhibition de la libération d'insuline, stimulation de la glycogénolyse et/ou réduction de l'utilisation périphérique du glucose). Généralement peu significative en clinique, elle peut toutefois justifier l'adaptation du traitement hypoglycémiant chez le sujet diabétique.

6. Anomalies du métabolisme lipidique

Les diurétiques thiazidiques peuvent augmenter le cholestérol total et les triglycérides.

7. Effets indésirables divers

- Hypercalcémie surtout en cas d'hyperparathyroïdie ou lors d'un traitement par vitamine D ou dérivé.
- Hypomagnésémie avec risque théorique d'arythmie cardiaque potentialisé par une hypokaliémie.
- Réactions d'hypersensibilité cutanée, photosensibilisation (à relier à la structure de type sulfamide de certaines molécules : indapamide, xipamide, hydrochlorothiazide).
- Dyscrasie sanguine.
- Néphrite tubulo-interstitielle aiguë (risque d'insuffisance rénale aiguë).
- Pancréatite (exceptionnelle).

D. Principales contre-indications

- Hypersensibilité aux sulfamides (en raison de leur structure).
- Insuffisance rénale sévère (en raison du risque de réduction de la filtration glomérulaire).
- Hypokaliémie (en raison du risque d'élimination du potassium).
- Encéphalopathie hépatique (risque de convulsions et de coma).
- Grossesse (diminution de la perfusion utéroplacentaire et passage transplacentaire).
- Allaitement (passage dans le lait maternel).

E. Principales précautions d'emploi et interactions médicamenteuses

- Sujet cirrhotique : risque accru d'hypokaliémie et d'encéphalopathie hépatique.
- Maladie bipolaire traitée par lithium : augmentation de la réabsorption proximale du lithium, d'où risque d'accidents hyperlithiémiques.
- Anti-inflammatoires non stéroïdiens : ces médicaments, en inhibant la synthèse des prostaglandines rénales, ont une action antinatriurétique et réduisent l'effet des diurétiques, d'où aggravation potentielle d'une hypertension traitée par diurétiques. De plus, la diminution de la synthèse des prostaglandines est en elle-même à l'origine d'une dysrégulation de l'homéostasie rénale, avec diminution de la perfusion : l'association à des thiazidiques peut augmenter le risque d'insuffisance rénale aiguë notamment chez les patients déshydratés.
- Médicaments hypokaliémiants : corticoïdes, laxatifs stimulants, etc.

- Inhibiteurs de l'enzyme de conversion (IEC) : risque d'hypotension artérielle brutale et/ou d'insuffisance rénale aiguë en cas de déplétion sodée.
- Anti-arythmiques donnant des torsades de pointes (groupe Ia).
- Médicaments non anti-arythmiques susceptibles d'induire des torsades de pointe (astémizole, halofantrine, etc.) : risque d'allongement de l'intervalle QT accru par l'hypokaliémie.
- Produits de contraste iodé : risque d'insuffisance rénale aiguë en cas de déshydratation provoquée par les diurétiques (veiller à hydrater le patient préalablement à l'administration des agents opacifiants).
- Metformine (Glucophage®, Stagid®, etc.) : risque d'acidose induite par l'hypoglycémiant en cas d'insuffisance rénale fonctionnelle elle-même induite par l'administration du diurétique.

III. Diurétiques de l'anse

Ce groupe de diurétiques est dominé par une molécule, le furosémide (Lasilix®). Il s'agit d'acides organiques (ce qui explique qu'il ne faille jamais les mélanger avec d'autres médicaments avant injection : risque d'acidification du milieu et de précipitation des produits !) dont la structure dérive de celle des sulfamides thiazidiques (furosémide, bumétanide). L'efficacité des divers produits est identique au plan clinique, mais leur puissance variable (le bumétanide est ainsi environ quarante fois plus puissant que le furosémide).

A. Mode d'action

Les diurétiques de l'anse sont des médicaments puissants ayant une activité à la fois natriurétique (excrétion de 15 à 25 %, parfois jusqu'à 30 %, du Na^+ filtré), chlorurétique et diurétique élevées. Ils agissent sur un transporteur NaK/2Cl transmembranaire, localisé dans les cellules de la branche large ascendante (ce transporteur existe dans divers autres tissus de l'organisme mais les diurétiques de l'anse n'y agissent que peu ou pas car ils ne sont pas présents sous forme libre dans le plasma en forte quantité et sont sécrétés activement dans la lumière tubulaire du tube proximal). Ce segment du néphron est imperméable à l'eau, ce qui donne au rein la possibilité de concentrer l'urine en raison de l'hypertonie de l'interstitium médullaire : les diurétiques de l'anse réduisent la tonicité de la médullaire et inhibent donc la réabsorption de l'eau par les tubes collecteurs, d'où une diurèse importante.

Leurs effets se manifestent rapidement après administration (orale ou intraveineuse). Ils induisent une augmentation importante de l'excrétion urinaire du K^+ (par diminution de la réabsorption mais aussi par sécrétion), d'où le risque d'hypokaliémie, et également de Ca^{2+}, Mg^{2+} (l'absorption de ces deux ions dépend du potentiel transmembranaire, diminué par le recyclage de K^+ à travers la membrane luminale), ainsi que des urates. Ils augmentent enfin l'excrétion des H^+ et de NH_4^+, ce qui explique qu'ils induisent un risque d'alcalose métabolique, toutefois plus faible que pour les diurétiques thiazidiques.

Leur effet est maintenu même chez l'insuffisant rénal chronique car ils tendent à augmenter le débit de perfusion sanguine rénale. Ils ont en effet une action vasodilatatrice indirecte, liée probablement à la libération de prostaglandines (ceci concourt à leur activité anto-œdémateuse et les distingue des diurétiques thiazidiques). À forte posologie, certains d'entre eux (furosémide, bumétanide) inhibent aussi l'anhydrase carbonique.

B. Indications principales

Les indications des diurétiques de l'anse oraux sont identiques à celles des diurétiques thiazidiques : hypertension artérielle chez le patient insuffisant rénal chronique, en cas de contre-indication aux diurétiques thiazidiques (notamment si Cl_{crea} > 30 mL/min, Lasilix® 20 mg et 40 mg), hypertension artérielle (Lasilix LP® 60 mg et buvable), œdèmes d'origine cardiaque, rénale ou ascite chez le sujet cirrhotique, insuffisance rénale. Cependant, on privilégie souvent le recours aux thiazidiques dans le traitement de l'hypertension artérielle essentielle, car leur durée d'action est plus prolongée.
On les administre dans les œdèmes à la posologie de 20 à 40 mg/j (furosémide) par voie orale, voire de 80 à 160 mg/j (furosémide) en cas d'œdème sévère.
Les diurétiques de l'anse sont aussi présentés sous forme destinée à l'administration parentérale, et constituent de ce fait des produits aisément utilisables dans les situations d'urgence : hypertension accompagnée d'une atteinte viscérale menaçant le pronostic vital à très court terme (urgence hypertensive) notamment lors d'une encéphalopathie hypertensive (surtout pas une encéphalopathie hépatique !), ou d'une décompensation ventriculaire gauche avec œdème pulmonaire, œdème aigu du poumon (OAP), asystolie, rétentions sodées sévères d'origine cardiaque, rénale (en cas d'insuffisance rénale sévère = syndrome néphrotique) ou hépatique. Ces traitements ne sont instaurés qu'en milieu hospitalier sous surveillance étroite de l'équilibre hydro-électrolytique. En particulier, l'administration intraveineuse d'un diurétique peut être à l'origine d'une ischémie myocardique, cérébrale ou rénale. Le relais IV-oral peut être fait à tout moment, en ménageant toutefois un intervalle de trois heures au moins après la dernière injection.
Le furosémide à forte posologie (Lasilix Spécial®) est indiqué notamment en cas d'insuffisance rénale chronique, chez le patient non encore hémodialysé ou chez le patient dialysé, où il permet de maintenir une diurèse résiduelle dite de « confort », permettant par exemple au patient de boire normalement.
Rappelons enfin que la voie parentérale est utilisée avant examen radiologique du bas appareil urinaire et test de lavage au furosémide.

C. Effets indésirables

Tous les effets indésirables envisagés pour les thiazidiques peuvent être retrouvés avec les diurétiques de l'anse : ils sont cependant parfois plus aigus avec ces derniers car leur efficacité diurétique est supérieure et leur durée d'action plus brève. Ceci est particulièrement vrai en ce qui concerne la néphrotoxicité (insuffisance rénale iatrogène liée à la déshydratation entraînée par le diurétique), et explique

que l'association des diurétiques de l'anse à des médicaments potentiellement néphrotoxiques (aminosides, céphalosporines de première génération) fasse l'objet d'une surveillance étroite.
Les diverses molécules n'ont pas les mêmes effets indésirables, au plan quantitatif du moins.
Certaines particularités distinguent toutefois les diurétiques de l'anse des thiazidiques. Ainsi, une hypocalcémie peut être observée avec les diurétiques de l'anse, lorsqu'ils sont administrés sur une période prolongée. Elle résulte d'une stimulation de la réabsorption proximale du calcium consécutive à une diminution du volume extracellulaire.
Les diurétiques de l'anse peuvent aussi être à l'origine de troubles auditifs, généralement transitoires (mais des troubles irréversibles ont été décrits avec l'acide étacrynique, aujourd'hui retiré du marché). Ce risque est lié à la posologie, mais de très faibles doses ont pu se révéler à l'origine d'incidents, surtout chez le sujet insuffisant rénal. Ceci explique que l'association à d'autres médicaments ototoxiques (aminosides notamment) doive faire l'objet d'une surveillance étroite.

D. Principales contre-indications

- Allergie aux sulfamides.
- Encéphalopathie hépatique.
- Obstacle sur les voies urinaires.
- Hypovolémie ou déshydratation.
- Grossesse : diminution de la perfusion utéroplacentaire et passage transplacentaire.
- Allaitement : passage dans le lait maternel.

E. Principales précautions d'emploi et interactions médicamenteuses

Elles sont identiques à celles envisagées pour les diurétiques thiazidiques et apparentés.

IV. Diurétiques épargneurs de potassium (antikaliurétiques)

L'effet natriurétique de ces diurétiques reste faible et, de ce fait, ils sont avant tout utilisés en association avec d'autres diurétiques comme correcteurs de l'effet kaliurétique. Le triamtérène, par exemple, n'existe que sous forme associée à un thiazidique en France (*in* : Isobar® avec le méthylchlothiazide, et Prestole® avec l'hydrochlorothiazide). D'une façon plus marginale, ces diurétiques sont indiqués dans les rétentions sodiques avec diminution du volume circulant efficace liées à un hyperaldostéronisme. Les antikaliurétiques diminuent également l'élimination urinaire du magnésium. L'amiloride est anticalciurique.

A. Diurétiques antagonistes de l'aldostérone : spironolactone et canrénoate de potassium

Spironolactone et canrénoate sont des antagonistes compétitifs de l'aldostérone au niveau de ses récepteurs. Ils n'agissent donc qu'en présence de minéralocorticoïdes, et inhibent la réabsorption de Na^+, la sécrétion de K^+ et de H^+. Au total, il y a augmentation importante du ratio Na^+/K^+ urinaire.
Depuis peu, des travaux ont prouvé l'intérêt de l'administration de spironolactone chez l'insuffisant cardiaque, en association au traitement classique de cette insuffisance (diurétique de l'anse + IEC et parfois digitalique) : elle agit dans ce cadre par ses propriétés antihormonales et non par ses propriétés diurétiques, et à des posologies bien moindres (25 mg/j).
La spironolactone subit un catabolisme hépatique important, qui la transforme presque totalement en canrénone, active pharmacologiquement. Le canrénoate de potassium est inactif par lui-même et agit après transformation dans l'organisme en canrénone également. La spironolactone est un inducteur enzymatique puissant.
L'apparition de l'effet diurétique est différée de quelques heures après l'administration orale. L'utilisation essentielle aujourd'hui de ces produits est l'hypertension artérielle, en association à un thiazidique, l'œdème de l'insuffisant cardiaque ou de l'ascitique, ou en situation de syndrome néphrotique associé à un hyperaldostéronisme secondaire.
La spironolactone, administrée isolément, peut induire une hyperkaliémie, ce qui implique de surveiller le taux de potassium, et ce même lorsqu'elle est associée à un autre type de diurétique. Ce risque est notoire chez l'insuffisant rénal (d'où l'importance de vérifier l'absence de lésions rénales avant d'initier le traitement !), le patient âgé ou diabétique. L'association de deux diurétiques épargneurs potassiques ou d'un tel diurétique avec un apport potassique est évidemment formellement contre-indiquée.
L'hyperkaliémie s'accompagne souvent d'une hyperchlorémie, notamment en cas de cirrhose. Elle se traduit au plan clinique par une asthénie, une somnolence et une confusion mentale.
La spironolactone peut aussi exercer une action antagoniste compétitive des hormones sexuelles sur leurs sites récepteurs, d'où gynécomastie, impuissance, anomalies spermatiques (homme), mastodynies, dysménorrhée (femme).

B. Diurétiques antagonistes des propriétés physiologiques de l'aldostérone : amiloride et triamtérène

Les propriétés de ces diurétiques sont analogues à celles des précédents, mais ils s'avèrent actifs même en l'absence d'aldostérone. Ils sont indiqués dans le traitement de l'hypertension artérielle et des œdèmes. L'amiloride est présenté sous forme isolée (Modamide®) ou associé à un bêtabloquant, le timolol, et à l'hydrochlorothiazide (Moducren®).
Le triamtérène peut exceptionnellement être à l'origine de lithiases urinaires. Il exerce aussi un effet inhibiteur sur la réductase de l'acide dihydrofolique, d'où la survenue d'anémie mégaloblastique chez certains patients traités par ce médicament.

V. Diurétiques inhibiteurs de l'anhydrase carbonique

Il n'existe aujourd'hui qu'une seule molécule destinée à une administration systémique commercialisée en France dans ce groupe : l'acétazolamide (Diamox®). Elle agit au niveau du tubule rénal en induisant une diurèse aqueuse, une forte élimination des bicarbonates (d'où l'alcalinisation de l'urine), une réduction de l'élimination du sodium et du potassium, mais agit aussi sur d'autres organes, dont l'œil. Ceci explique que l'acétazolamide ait deux types d'indications, dans le domaine de la cardiologie et dans celui de l'ophtalmologie :

- en cardiologie, l'acétazolamide est destiné à réaliser un traitement symptomatique de l'hypercapnie au cours des poussées aiguës de cœur pulmonaire chronique (une indication marginale) ;
- en ophtalmologie, l'acétazolamide entraîne une chute rapide de la pression chez le sujet hypertendu oculaire par action sur le corps ciliaire avec accélération de l'élimination des bicarbonates et autres électrolytes présents dans le liquide intra-oculaire. La pression osmotique du milieu diminue, d'où l'effet thérapeutique. D'autres inhibiteurs de l'anhydrase carbonique sont utilisés par voie locale en ophtalmologie : le dorzolamide (Dorzolamide Chibret®, Trusopt®, associé dans Cosopt®) et le brinzolamide (Azopt®).

L'administration d'acétazolamide peut entraîner une hypokaliémie avec acidose métabolique, un diabète, de l'hyperuricémie (risque de crise de goutte), une myopie transitoire, des troubles bénins liés à une déplétion en potassium (asthénie, somnolence, troubles gastro-intestinaux, dysesthésies). La structure de la molécule, de type sulfamide, explique les accidents d'hypersensibilité avec rashs cutanés, anomalies hématologiques (purpura thrombocytopénique, agranulocytose, aplasie médullaire).
L'acétazolamide est contre-indiqué en cas d'insuffisance hépatique (risque de coma chez le sujet cirrhotique), rénale ou surrénale sévères, en cas d'intolérance aux sulfamides (cf. sa structure) et en cas d'antécédents de colique néphrétique.
Son administration impose, chez les sujets à risque (sujets âgés, diabétiques ou acidosiques) ou lors d'une prescription prolongée, une surveillance de l'ionogramme sanguin, de la glycémie, de l'uricémie et de la formule sanguine.
Un effet de tolérance apparaît rapidement et limite les effets diurétiques de la molécule.

VI. Diurétiques osmotiques

Un seul produit mérite d'être connu dans ce groupe, le mannitol, un polyalcool non métabolisé par l'organisme, totalement ultrafiltrable et excrété presque exclusivement par voie rénale après administration parentérale. Il est indiqué dans la réduction de certains œdèmes cérébraux ainsi que dans la réduction de l'hypertension intra-oculaire. Le mannitol s'administre en perfusion intraveineuse (40 à 50 g/j, parfois bien plus, sous forme de soluté à 10 ou 20 %) ; il est contre-indiqué

Tableau 3. Principaux diurétiques non associés

DC	Spécialités	Présentations pour la voie orale	Présentations pour la voie injectable	Posologie moyenne chez l'adulte (dans l'HTA) voie orale
Diurétiques osmotiques				
Mannitol	Mannitol Aguettant		– Solution 10 % flacon 500 mL – Solution 20 % flacons ou poches PVC 250 et 500 mL	Non indiqué dans l'HTA
Diurétiques de l'anse				
Bumétanide	Burinex	Comprimé sécable 1 mg Comprimé sécable 5 mg	Solution injectable IV 2 mg/4 mL	Non indiqué dans l'HTA
Furosémide	Lasilix	Comprimé sécable 40 mg Soluté buvable 10 mg/mL	Soluté injectable IV lente ou IM 20 mg	20 à 40 mg/j
	Lasilix Faible	Comprimé 20 mg		20 à 40 mg
	Lasilix Retard	Gélule LP 60 mg		60 à 120 mg/j
	Lasilix Spécial (hôpitaux)	Comprimé 500 mg	Soluté injectable IV lente 250 mg	Non indiqué dans l'HTA
Pirétanide	Eurélix LP	Gélule 6 mg		6 mg/j
Diurétiques thiazidiques et apparentés				
Altizide	in Aldactazine (+ spironolactone, diurétique épargneur de potassium)	Comprimé sécable 15 mg (altizide) + 25 mg (spironolactone)		1/2 à 1 comprimé/j
Ciclétanine	Tenstaten	Gélule 50 mg		50 à 150 mg/j
Hydrochloro thiazide	Esidrex	Comprimé sécable 25 mg		12,5 à 25 mg/j
Indapamide	Fludex	Comprimé LP 1,5 mg		1,5 mg/j
Diurétiques épargneurs de potassium				
Spironolactone	Aldactone	Comprimé sécable 25 mg (forme enfant)* Comprimé sécable 50 mg Comprimé sécable 75 mg		50 à 100 mg/j
	in Aldactazine (+ altizide, diurétique apparenté aux thiazidiques)	Comprimé sécable 15 mg (altizide) + 25 mg (spironolactone)		1/2 à 1 comprimé/j
Canrénoate de potassium	Soludactone		Lyophilisat pour usage IV 100 mg. Lyophilisat pour usage IV 200 mg	Non indiqué dans l'HTA
Amiloride	Modamide	Comprimé 5 mg		Dans l'HTA, thérapeutique adjuvante à d'autres types de traitements diurétiques : 5 à 10 mg/j
Inhibiteurs de l'anhydrase carbonique				
Acétazolamide	Diamox	Comprimé sécable 250 mg	Lyophilisat pour usage IV 500 mg	Non indiqué dans le traitement de l'HTA

* dosage indiqué comme anti-aldostérone dans le traitement de l'insuffisance cardiaque.

Dictionnaire Vidal®, 2006.

en cas d'hyperosmolarité plasmatique pré-existante ou de déshydratation à prédominance intracellulaire. En mobilisant l'eau intracellulaire, le mannitol peut entraîner une hyponatrémie et une expansion du volume extracellulaire à l'origine d'insuffisance cardiaque (œdème pulmonaire) chez les patients vulnérables. De façon plus bénigne, ce diurétique est à l'origine de fréquentes céphalées, de nausées et de vomissements.

L'essentiel de la question

Les diurétiques regroupent quatre familles de produits : deux donnent lieu à une prescription importante (thiazidiques et apparentés, diurétiques de l'anse) et une à une prescription moins importantes (diurétiques d'épargne potassique). Diurétiques osmotiques et inhibiteurs de l'anhydrase carbonique ont un intérêt marginal.

Les diurétiques de l'anse sont des produits plus puissants que les thiazidiques et apparentés : ces deux groupes partagent cependant indications, effets indésirables principaux et importants, comme contre-indications. Leur activité sur l'excrétion du calcium est différente.

Les diurétiques sont avant tout des médicaments administrés en cardiologie : traitement de l'hypertension artérielle essentielle, traitement des œdèmes et de l'insuffisance cardiaque.

Les diurétiques de l'anse, présentés sous forme injectable, constituent des médicaments de l'urgence hypertensive et, surtout, de l'œdème aigu du poumon.

Pour en savoir plus

- Diezi J., Horisberger J.D. « Diurétiques », in *Pharmacologie*. 3e éd. Paris : éditions Frison-Roche, 1998 ; 1010 : 155-70.
- Page C.-P., Curtis M.-J., Morley C.-S. *et al.* « Diurétiques », in *Pharmacologie intégrée*. Éditions De Boeck Université, 1999 : 218-23.
- Haïat R., Leroy G. *Thérapeutique cardiovasculaire*. Paris, Éditions Frison-Roche, coll. « Médecine et Preuves », 1999.

Médicaments des dysfonctionnements thyroïdiens

R. FARINOTTI, M. ANTIGNAC
Pharmacie, Pitié-Salpêtrière, AP-HP, Paris.

Avant d'aborder ce chapitre, il est conseillé de consulter le chapitre relatif à la physiologie de la thyroïde traité dans le tome 2.
Les dysfonctionnements thyroïdiens s'expriment en terme d'hyperthyroïdie, de thyroïdite et d'hypothyroïdie. Quelques définitions sont nécessaires :
L'hyperthyroïdie est une hypersécrétion des hormones thyroïdiennes par tout ou partie du parenchyme thyroïdien. La thyrotoxicose est l'ensemble des manifestations cliniques et biologiques consécutives à la présence d'un excès d'hormones thyroïdiennes circulantes endogènes ou exogènes. Elle se caractérise, au plan biologique, par une T4 libre (T4L) et une T3 libre (T3L) élevées, la TSH est constamment diminuée.
La thyroïdite correspond à un état inflammatoire de la glande thyroïde. Selon les lésions anatomopathologiques ayant permis de les définir initialement, leur étiologie et leur présentation clinique, on distingue la thyroïdite chronique lymphocytaire et la thyroïdite subaiguë. La phase aiguë conduit à une hyperthyroïdie transitoire suivie ou non d'une hypothyroïdie.
Le terme d'hypothyroïdie ou insuffisance thyroïdienne désigne l'ensemble des signes cliniques et biologiques engendrés par la carence en hormones thyroïdiennes. Celui de myxœdème souvent employé comme synonyme d'hypothyroïdie devrait être réservé à l'infiltration mucoïde des téguments.
Le terme de goitre désigne l'ensemble des hyperplasies diffuses du parenchyme thyroïdien sans anomalie grossière de la fonction thyroïdienne : on admet qu'il s'agit d'une hypothyroïdie compensée par l'hyperplasie. On appréciera le volume, la topographie, la consistance qui est molle (goitre colloïde) ou ferme (goitre parenchymateux) mais par définition homogène.
Les nodules ont une classification scintigraphique :
- *si le nodule est hyperfixant de l'^{123}Iode, il est dit « chaud ». Il s'agit d'adénomes bénins faits de thyréocytes hyperactifs échappant au rétrocontrôle de la TSH, tandis que le parenchyme avoisinant, obéissant au rétrocontrôle, se met au repos ;*
- *si le nodule est hypofixant, il est dit « froid » et peut être à contenu liquidien ou plein, ce qui, dans ce dernier cas, peut correspondre à un carcinome.*

Le diagnostic des dysfonctionnements thyroïdiens repose principalement sur la clinique, la scintigraphie, l'échographie et la biologie. Le traitement repose généralement sur la chirurgie encadrée par un traitement médical ou par un traitement médical isolé.

I. Hyperthyroïdies et thyroïdites

A. Classification et caractéristiques

L'hyperthyroïdie est habituellement primitive, conséquence d'un hyperfonctionnement autonome de la glande ou d'une stimulation exogène de celle-ci.
Les hyperthyroïdies les plus fréquentes sont : la maladie de Basedow et le goitre multinodulaire toxique.

Tableau 1. Principales étiologies de l'hyperthyroïdie

Hyperthyroïdie primaire	
– Goitre multinodulaire toxique – Adénome toxique – Carcinome thyroïdien sécrétant – Hyperthyroïdie familiale par mutation du récepteur à la TSH	
Hyperfonction secondaire	
– à des anticorps – à la TSH – à la βHCG	– Maladie de Basedow – Adénome hypophysaire – Placenta (1er trimestre de la grossesse), Tumeur trophoblastique
« Relâche hormonale »	
– Thyroïdite subaiguë	– Inflammatoire type De Quervain
– Thyroïdite chronique avec hyperthyroïdie transitoire	– Lymphocytaire de type post-partum – Induite par l'amiodarone ou l'Interféron – Hashitoxicose
Tissu thyroïdien ectopique	
– Struma ovarii (tératome) – Métastase d'un carcinome thyroïdien	
Origine exogène	
– Iatrogène – Factice (liée à la reprise d'hormones thyroïdiennes pour maigrir) – Induite par l'iode	

Les hyperthyroïdies plus rares sont :

- l'adénome toxique ;
- les hyperthyroïdies associées à une thyroïdite :
  - thyroïdite subaiguë,
  - thyroïdite de Hashimoto ;
- la thyrotoxicose factice par prise d'hormones thyroïdiennes ;
- les hyperthyroïdies induites par une surcharge iodée ;
- les hyperthyroïdies de la femme enceinte.

Les hyperthyroïdies dues à une hypersécrétion de TSH d'origine hypophysaire, d'origine tumorale ou métastasique sont très rares.

Certains signes sont communs à toutes les hyperthyroïdies :

- la tachycardie, les palpitations ;
- les troubles du rythme, la fibrillation auriculaire ;
- les troubles du caractère, l'émotivité, l'anxiété, l'irritabilité ;
- les troubles du sommeil ;
- les tremblements ;
- l'intolérance à la chaleur, les sueurs ;
- la fatigue et la faiblesse musculaire ;
- la perte de poids.

Avant d'aborder le traitement, nous reprendrons quelques aspects spécifiques des principales pathologies.

1. Maladie de Basedow

C'est une maladie qui touche principalement la femme jeune. Le sex-ratio est de l'ordre de 7 à 10 femmes pour un homme. Elle serait de 10 à 20 cas par an et par 100 000 habitants en Europe. Son évolution est cyclique et ponctuée de phase de rémission et de crises. C'est une maladie auto-immune au cours de laquelle ont été mis en évidence des anticorps thyréostimulants (TSI). Ceux-ci stimulent *via* les récepteurs de la TSH la multiplication des thyréocytes (ainsi que leur sécrétion). Ainsi, s'ajoute à l'hyperthyroïdie un goitre diffus (hyperfixation diffuse dans toute la thyroïde de l'^{123}I à la scintigraphie), des signes oculaires (exophtalmie non systématique), cutanés. La thyroïde est à la fois un site de production de ces anticorps, en même temps qu'elle en est l'organe cible. Ceci explique pourquoi une thyroïdectomie chirurgicale provoque une diminution ou une disparition de ces anticorps.

2. Goitre multinodulaire toxique

Il s'agit d'une thyrotoxicose qui touche essentiellement la femme. C'est la principale cause d'hyperthyroïdie chez le sujet âgé. L'hyperthyroïdie est due à l'apparition de zones autonomes multiples au sein d'un goitre très hétérogène ; les zones fonctionnelles ne répondent plus au freinage de la TSH endogène ; les zones restées sous la dépendance de la TSH se mettent au repos.

3. Adénome toxique

C'est un nodule chaud thyroïdien (hyperfixation de l'^{123}I à la scintigraphie) habituellement isolé qui finit par devenir autonome et toxique, c'est-à-dire hypersécrétant. On observe souvent une élévation préférentielle, voire isolée de T3. Les principaux troubles sont cardiovasculaires, peu de troubles neuropsychiques sont observés et jamais d'exophtalmie.

4. Thyroïdite subaiguë

La thyroïdite subaiguë de De Quervain est une inflammation aiguë de la thyroïde, réversible dont l'étiologie est probablement virale. Elle est caractérisée par l'apparition d'une douleur qui atteint toute la thyroïde. La douleur est associée à des signes cliniques d'hyperthyroïdie dans un contexte fébrile. Le bilan thyroïdien met en évidence l'augmentation des hormones et l'abaissement de la TSH. L'évolution conduit au retour à l'euthyroïdie, après une phase d'hypothyroïdie biologique qui peut durer quelques semaines.

5. Thyroïdite de Hashimoto et hyperthyroïdie

La thyroïdite chronique de Hashimoto commence sur un mode aigu ou subaigu par une thyrotoxicose pour évoluer ensuite vers l'hypothyroïdie.

6. Hyperthyroïdie induite par l'iode sur corps thyroïde apparemment normal

L'amiodarone est le médicament responsable dans la majorité des cas. L'hyperthyroïdie induite par l'amiodarone survient chez 3 à 12 % des malades traités. Le traitement par amiodarone peut avoir été interrompu des mois avant le début de l'hyperthyroïdie.

B. Traitement de l'hyperthyroïdie

Le but du traitement est de normaliser d'abord les taux élevés T3 et/ou T4, puis d'obtenir un taux normal de TSH dans la majorité des cas. Parfois, l'abaissement de la TSH représente le seul critère de laboratoire d'hyperthyroïdie dans la forme subclinique. Chez les patients présentant des symptômes ou un risque cardiovasculaire, musculaire ou psychiatrique, il est important d'obtenir rapidement une euthyroïdie. Une telle attitude n'est que peu justifiée chez le sujet jeune ou obèse, notamment en l'absence de risque de morbidité évidente liée à l'hyperthyroïdie. L'oubli de prendre en considération, chez de tels patients, la disparition de certains avantages de l'hyperthyroïdie (l'amaigrissement...) peut entraîner un arrêt d'une bonne observance médicamenteuse. Une augmentation du volume d'un goitre ou une asthénie marquée liée à une hypothyroïdie iatrogène sont également à éviter par des contrôles réguliers des tests thyroïdiens.
Des recommandations pour prise en charge des patients atteints d'hyper ou d'hypothyroïdie ont été émises par l'American Association of Clinical Endocrinologists (AACE).
Nous envisagerons :

- les traitements visant à réduire l'hypersécrétion de T3-T4 ;
- les traitements adjuvants : sédatifs, bêtabloquants ;
- les indications en fonction des formes cliniques.

1. Traitements visant à réduire l'hypersécrétion de T3-T4

Il y en a deux variétés. Les uns assurent une réduction définitive et irréversible en réduisant le nombre des thyréocytes ; ce sont l'exérèse chirurgicale et la radiothérapie. Les autres assurent une réduction transitoire et réversible en bloquant l'hormonogenèse ; c'est le traitement médical par antithyroïdiens de synthèse ou le Lugol pour préparer à la chirurgie.

a) Chirurgie d'exérèse

C'est la thyroïdectomie subtotale. La préparation comprend antithyroïdiens de synthèse et Lugol.
Le meilleur type de chirurgie reste toujours discuté (lobectomie, thyroïdectomie subtotale, etc.). L'étendue de la chirurgie conditionne l'évolution de la fonction thyroïdienne. Si les résidus thyroïdiens sont minimes (< 5 g) le risque d'hypothyroïdie est faible, alors que si le résidu thyroïdien est important (6 à 8 g) la récidive d'hyperthyroïdie est importante.
Les recommandations actuelles soulignent la nécessité d'une prise en charge par un chirurgien opérant de nombreuses thyroïdes ou parathyroïdes chaque année. Les lésions récurrentielles et les hémorragies post-opératoires sont faibles (1 %). L'hypothyroïdie sévère avec tétanie, la paralysie bilatérale des cordes vocales et l'œdème laryngé sont exceptionnels. Le principal avantage de la chirurgie est l'effet rapide et définitif sur l'hyperthyroïdie et/ou les symptômes locaux-régionaux (goitre symptomatique).

b) Traitement par l'iode radioactif ^{131}I

Son principe est celui de la « mort cellulaire différée » qui ne commence qu'avec les premières divisions cellulaires. La difficulté est de calculer la dose à administrer.

D'où la nécessité d'une étude préalable de fixation de l'iode et du volume thyroïdien, l'amélioration clinique ne commence à apparaître qu'après le premier mois. Pendant cette phase de latence, la malade reste sous sédatifs et bêtabloquants.
L'iode radioactif utilisé en thérapeutique par voie orale est le ^{131}I. Sa demi-vie est de 8 jours. Ses émissions radioactives consistent en des rayons γ et β. Le ^{123}I est surtout un émetteur γ d'une demi-vie courte de 13 heures utilisé non pas à des fins thérapeutiques, mais diagnostiques (scintigraphies thyroïdiennes).
Le ^{131}I est rapidement capté par la thyroïde, incorporé aux acides aminés puis stocké dans la colloïde des follicules. Ainsi, les particules β-destructrices agissent presque exclusivement sur les cellules parenchymateuses de la thyroïde. La nécrose des cellules folliculaires est suivie de la disparition de la colloïde et de la fibrose de la glande.

■ *Indications thérapeutiques*

L'iodure de sodium ^{131}I est disponible en solution ou en capsules utilisables par voie orale. Il est principalement indiqué dans le traitement de l'hyperthyroïdie du sujet âgé et des patients porteurs d'une cardiopathie. L'iode radioactif est aussi une option thérapeutique en cas de rechute de la maladie de Basedow après une thyroïdectomie subtotale et quand un traitement prolongé par antithyroïdiens de synthèse n'a pas permis d'obtenir une rémission. Dans ce cas, les antithyroïdiens de synthèse doivent être arrêtés quelques jours avant l'administration thérapeutique d'iode radioactif. La dose optimale de ^{131}I varie de 80 à 150 µCi par gramme de tissu thyroïdien. L'évolution de l'hyperthyroïdie chez un patient qui a reçu une dose optimale de ^{131}I est caractérisée par une amélioration progressive. Une deuxième dose est nécessaire dans 20 à 30 % des cas. Le traitement peut être répété dans les 3 à 6 mois si les taux de TSH demeurent inférieurs à 0,1 µUI/ml.
Le principal inconvénient du traitement est représenté par le risque élevé d'hypothyroïdie secondaire tardive. Un autre inconvénient est la latence prolongée entre son administration et la maîtrise de l'hyperthyroïdie.
C'est un traitement simple et efficace (réussite du traitement chez 85 à 100 % des patients).
Actuellement, les effets secondaires sont considérés comme négligeables en dehors de l'hypothyroïdie ; il n'y a pas d'indice évident de carcinogenèse.
Les antithyroïdiens de synthèse devront être arrêtés au moins 3 semaines avant le traitement par iode radioactif et ne peuvent être repris que 3 à 5 jours après le traitement.

■ *Surveillance biologique du traitement*

Les patients traités par l'iode radioactif doivent être contrôlés toutes les 4 à 6 semaines par un dosage de la T4L durant les 3 premiers mois de traitement ainsi que la T3L et le taux sérique de TSH (ce dernier n'est cependant pas un très bon indicateur, le patient peut en effet passer rapidement de l'euthyroïdie à l'hypothyroïdie sans modification immédiate du taux de TSH). Le suivi est réalisé à 3 mois, 6 mois puis annuellement. Par la suite, la surveillance se fera selon la situation clinique.

■ *Contre indications*

L'iode radioactif est contre-indiqué au cours de la grossesse, la thyroïde fœtale pouvant concentrer l'iode et être lésée.

c) Traitement par les antithyroïdiens de synthèse (ATS)

Les antithyroïdiens de synthèse utilisés en clinique appartiennent à la famille des thioamides dérivés de l'uracile et de l'imidazole : on distingue ainsi le propylthiouracile (PTU), le benzylthiouracile (Basdene®) et le carbimazole (Néo-mercazole®) rapidement métabolisé en méthimazole. Les structures chimiques sont rapportées dans la *figure 1*.

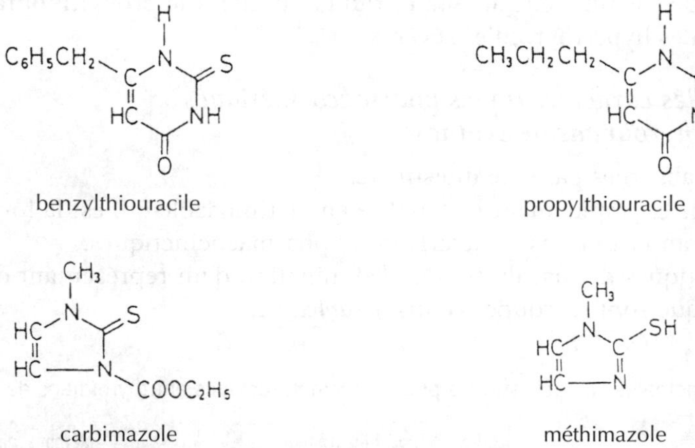

Figure 1. Structures chimiques des antithyroïdiens de synthèse

■ *Mécanisme d'action*

La synthèse et la sécrétion des hormones thyroïdiennes comportent plusieurs stades :
- la captation de l'iodure ;
- l'oxydation de l'iodure en iode par une peroxydase ;
- la synthèse de la thyroglobuline ;
- la synthèse des hormones thyroïdiennes dans la thyroglobuline (iodation des résidus tyrosyl, formation des iodothyronines) ;
- le transfert de la thyroglobuline dans la colloïde et son stockage ;
- l'internalisation de la thyroglobuline, c'est-à-dire son transfert de la colloïde vers la cellule thyroïdienne en vue de sa protéolyse ;
- la libération des hormones thyroïdiennes dans la circulation ;
- la désiodation périphérique de la T4 en T3.

Les antithyroïdiens de synthèse inhibent la synthèse des hormones thyroïdiennes en interférant avec l'incorporation de l'iode dans les résidus tyrosyl de la thyroglobuline. Ils inhibent également et plus particulièrement la réaction de couplage de ces résidus iodotyrosyl qui aboutit à la formation des iodothyronines. Ces actions reposent sur l'inhibition de la peroxydase, empêchant ainsi l'oxydation de l'iodure et des groupements iodotyrosyl en forme active. Les antithyroïdiens de synthèse n'ont pas d'effet direct sur la synthèse de la thyroglobuline, ni sur l'activité du transport membranaire des iodures. L'inhibition de la synthèse hormonale aboutit, dans un premier temps, à une diminution des réserves en thyroglobuline iodée par hydrolyse de la protéine et à la libération des hormones dans la circulation. Ce mécanisme explique l'effet tardif de diminution des hormones thyroïdiennes circulantes. Au cours du traitement de la maladie de Basedow, une chute des taux des anticorps thyréostimulants est souvent observée, ce qui a conduit certains auteurs à attribuer également un effet immunosuppresseur aux antithyroïdiens de synthèse. Le propylthiouracile se distingue par une inhibition plus marquée de la réaction de couplage et par l'inhibition de la conversion périphérique de la thyroxine en triiodothyronine (inhibition de la 5'desiodase de type I). Le néomercazole ne possède pas une telle action, ce qui fait préférer le propylthiouracile dans le traitement des hyperthyroïdies sévères.

■ *Principales caractéristiques pharmacocinétiques des antithyroïdiens de synthèse*

Les ATS sont absorbés par voie intestinale.
Le carbimazole est rapidement métabolisé en méthimazole qui est la forme active et dont nous rapportons les caractéristiques pharmacocinétiques.
Les caractéristiques de distribution et d'élimination d'un représentant de chaque famille chimique sont regroupées dans le *tableau* 2.

Tableau 2. Principales caractéristiques pharmacocinétiques des antithyroïdiens de synthèse

	Popylthiouracile	Méthimazole
Liaison aux protéines plasmatiques	75 %	Faible
Volume de distribution	20 litres	40 litres
Concentration dans la thyroïde	+	+
Élimination :		
Par métabolisme hépatique	Forte	Forte
Rénale des métabolites	Élevée	75 à 80 %
Demi-vie plasmatique	1-2 heures	4-12 heures
Passage transplacentaire	Faible	Élevé

■ *Indications thérapeutiques*

Les antithyroïdiens de synthèse sont utilisés pour le traitement de l'hyperthyroïdie selon trois modalités :
- comme thérapeutique exclusive pour contrôler la maladie en attendant une rémission spontanée dans la maladie de Basedow ;
- en association avec l'iode radioactif pour contrôler plus vite la maladie dans l'attente des effets de l'irradiation ;
- pour contrôler l'hyperthyroïdie avant une intervention chirurgicale.

La dose initiale habituelle de propylthiouracile est de 100 mg toutes les 8 heures. Lorsque des posologies quotidiennes supérieures à 300 mg sont nécessaires, il est utile de répartir les doses toutes les 4 à 6 heures. Le carbimazole peut être administré en une seule prise quotidienne en raison de la demi-vie intrathyroïdienne relativement longue de son métabolite (dose de 30 à 60 mg). Lorsque l'euthyroïdie est obtenue, généralement dans un intervalle de 12 semaines, la posologie de l'antithyroïdien de synthèse peut être diminuée (la posologie de propylthiouracile

est en traitement d'entretien de 50 à 200 mg/jour en 1 à 2 prises au cours des repas et celle de carbimazole de 5 à 20 mg/jour).
Au cours du traitement, une réduction de la taille du goitre peut être un indicateur de rémission. La persistance du goitre indique au contraire un échec de traitement à moins qu'il ne s'agisse d'un passage en hypothyroïdie qui sera rapidement réversible grâce à l'administration d'hormones thyroïdiennes.
Les antithyroïdiens de synthèse peuvent être utilisés préalablement à une thérapeutique radicale, par chirurgie ou par iode radioactif : goitre volumineux ou forme sévère d'hyperthyroïdie, chez les patients âgés ou porteurs de cardiopathie. Ils permettent de diminuer les stocks thyroïdiens d'hormones préformées. En revanche, dans les goitres toxiques nodulaires, l'iode radioactif et la chirurgie sont indiqués car les antithyroïdiens ne permettent pas d'obtenir une rémission.
Le carbimazole est aussi utilisé lors des examens par produits de contrastes iodés pour prévenir le passage en hyperthyroïdie des thyroïdes pré-toxiques (20 mg/jour en débutant la veille de l'examen).

■ *Surveillance biologique du traitement*

À la phase d'acquisition de l'euthyroïdie, après instauration du traitement, un dosage de la T4L ou de la T3L est à réaliser à partir de la 4e semaine. L'obtention de l'euthyroïdie est affirmée par la normalisation de la T4L.
À la phase d'entretien, une fois l'euthyroïdie obtenue, les modalités de surveillance dépendent de l'option thérapeutique. Soit le traitement est poursuivi par ATS seul, soit des hormones thyroïdiennes sont associées pour compenser une hypothyroïdie iatrogène induite par les ATS à dose fixe. Dans le premier cas, le dosage de T4L (ou T3L) est à répéter (en fonction des données cliniques) pour adapter la dose des ATS. Dans le second cas, le plus courant, il suffit de doser la TSH et la T4L (ou T3L) tous les 3 à 4 mois durant toute la période de traitement restante (la durée totale est en moyenne de 18 mois).
En raison de la toxicité hématologique des ATS, une surveillance de la NFS et des plaquettes est indispensable tout au long du traitement : tous les 10 jours pendant les 2 premiers mois, puis lors de chaque contrôle de la fonction thyroïdienne tout au long du traitement.

■ *Effets indésirables*

L'incidence des effets indésirables du propylthiouracile est de 3 % et de 7 % avec le méthimazole. La réaction la plus fréquente (1 %) est l'apparition d'une éruption urticarienne. Elle cède souvent spontanément malgré la poursuite du traitement. Des leucopénies isolées bénignes et transitoires sont observées (10 %) et exceptionnellement des agranulocytoses (0,4 %), la complication la plus grave. L'agranulocytose survient généralement dans les premières semaines ou les premiers mois du traitement. Du fait de son apparition brutale, les patients doivent immédiatement signaler l'apparition d'une angine, d'une fièvre. Les agranulocytoses sont imprévisibles. Il faut arrêter le traitement en cas de neutropénies inférieures à 1 800 polynucléaires/mm^3. Dans ce cas, il ne faut pas essayer un autre antithyroïdien de synthèse en raison du risque de sensibilisation croisée. L'agranulocytose est régressive à l'arrêt du traitement et l'administration de granulocyte colony-stimulating factor humain recombinant (GCSF) peut hâter la guérison.

■ *Contre-indications*

Cancer de la thyroïde TSH dépendant, agranulocytose préexistante, insuffisance hépatique.

■ *Grossesse*

La thyroïde fœtale est mise en place très tôt mais ne commence à fixer l'iode qu'au cours de la 12e semaine postconceptionnelle. Malgré un faible risque de retentissement sur la fonction thyroïdienne fœtale, le traitement est maintenu si nécessaire, moyennant une adaptation des posologies maternelles : poursuivre le traitement à une dose aussi faible que possible, pour obtenir l'euthyroïdie maternelle et éviter l'hypothyroïdie fœtale liée à un passage de l'ATS dans le placenta. En effet, une supplémentation maternelle en L-thyroxine s'avérerait inefficace pour le fœtus, puisque l'hormone passe très peu le placenta.
L'association aux traitements par sulfamides hypoglycémiants est à prendre en compte en raison de la possibilité de potentialisation de l'action des antithyroïdiens de synthèse.

d) Traitement par les iodures

Les solutions concentrées d'iodure (solution de Lugol) sont utilisées par voie orale. Il s'agit d'une solution contenant 5 % d'iode et 10 % d'iodure de potassium.

■ *Mécanisme d'action*

De fortes concentrations d'iodure ont un effet sur toutes les étapes importantes du métabolisme de l'iode par la thyroïde. L'inhibition à court terme exercée par l'iodure sur la synthèse des iodotyrosines et des iodothyronines est bien connue. De fortes concentrations plasmatiques d'iodure ont ainsi pour conséquence clinique d'inhiber la libération des hormones thyroïdiennes. Cet effet est rapide, maximal au bout de 10 à 15 jours de traitement, et très efficace au cours des thyrotoxicoses sévères. Les modifications induites par l'iodure dans la glande thyroïde sont une diminution de la vascularisation et une plus grande fermeté de la glande, ce qui permet la préparation des patients en vue d'une thyroïdectomie. Après un intervalle de temps variable, les effets bénéfiques disparaissent, ce qui réserve l'usage des iodures à la préparation chirurgicale.

2. Thérapeutiques adjuvantes

Elles visent à réduire les manifestations cliniques les plus graves ou invalidantes :

- les bêtabloquants permettent, en s'opposant aux effets catécholergiques de la thyrotoxicose, de diminuer la tachycardie, les tremblements, la rétraction de la paupière supérieure.
  Le propranolol qui inhibe également faiblement la conversion périphérique de la L-thyroxine en triiodothyronine est le bêtabloquant de choix ;
- les anxiolytiques, type benzodiazépines sont préconisés face à l'irritabilité, l'anxiété et l'émotivité.

3. Indications en fonction des formes

Tableau 3. Schémas thérapeutiques selon la pathologie

	Traitement de 1re intention	Traitement de 2e intention
Hyperthyroïdie par maladie de Basedow	Antithyroïdien de synthèse	Iode radioactif Thyroïdectomie subtotale (si rechutes ou goitre volumineux)
Hyperthyroïdie par adénome toxique ou goitre multinodulaire toxique	Traitement chirurgical ou par iode radioactif	
Thyroïdite de De Quervain	AINS 4 à 6 semaines ou abstention si forme peu douloureuse	
Thyroïdite de Hashimoto	Hormones thyroïdiennes à doses substitutives à la phase d'hypothyroïdie	

a) Maladie de Basedow

- Traitement médical d'attaque par ATS d'une durée de 2 mois associé au traitement adjuvant (bêtabloquant, anxiolytique).
- Traitement d'entretien :
  - soit avec une diminution des doses d'ATS jusqu'à normalisation des signes cliniques, de la T-4L et de la TSH,
  - soit avec maintien des doses d'ATS (recherche de l'effet immunosuppresseur) et association de lévothyroxine (25 à 150 µg/jour) puis diminution des doses d'antithyroïdiens de synthèse vers le 12e mois. Ce deuxième schéma est le plus préconisé par les endocrinologues.

La durée moyenne du traitement est de 18 à 24 mois. En cas de rechute, le traitement médical peut être repris pour une nouvelle cure si le goitre est petit. Dans les autres cas, un traitement radical chirurgical ou par ^{131}I est proposé.

b) Goitre multinodulaire toxique, adénome toxique

Préparation par les ATS jusqu'à l'euthyroïdie pour chirurgie (thyroïdectomie, lobectomie, énucléation de l'adénome). L'iode 131 est une alternative en cas de contre-indication à la chirurgie.

c) Thyroïdite subaiguë de De Quervain

Les formes bénignes relèvent d'un traitement antalgique et anti-inflammatoire (aspirine, AINS). Les formes sévères avec signes d'hyperthyroïdie nécessitent une corticothérapie de plusieurs semaines et éventuellement quelques semaines d'ATS. L'évolution vers l'hypothyroïdie nécessitera une hormonothérapie substitive.

d) Thyroïdite de Hashimoto

L'hypothyroïdie sera traitée, en fonction de son intensité, par de la lévothyroxine. Si le goitre devient compressif, un traitement chirurgical suivi d'un traitement par de la lévothyroxine seront indiqués.

e) Hyperthyroïdie iatrogène

L'arrêt du médicament responsable est nécessaire. Un traitement adjuvant par bêtabloquant doit être maintenu. L'iodure de potassium peut être utilisé dans les formes sévères.

La surveillance d'un traitement par amiodarone comprend un dosage de TSH avant l'initiation du traitement par l'antiarythmique et un contrôle tous les 6 mois après l'instauration. L'amiodarone peut entraîner deux types d'hyperthyroïdie :

- Pseudo-Basedow : le traitement par antithyroïdiens de synthèse présente alors des résultats variables, l'arrêt de l'amiodarone est recommandé dans la mesure du possible.
- Thyroïde destructrice (diminution de la vascularisation de la thyroïde) : le traitement par corticoïde est préconisé et certains patients nécessitent une thyroïdectomie.

f) Hyperthyroïdie de la femme enceinte

Le traitement médical par ATS est autorisé. Le traitement chirurgical, s'il est nécessaire, peut être réalisé entre le 3e et le 6e mois.

II. Hypothyroïdies

A. Classification et caractéristiques

Le terme d'hypothyroïdie recouvre un ensemble de syndromes dans lesquels les concentrations sériques d'hormones thyroïdiennes libres sont anormalement basses.

On distingue :

- l'hypothyroïdie dite « primaire » due à une anomalie thyroïdienne ; les hypothyroïdies primaires les plus fréquentes sont :
  - les hypothyroïdies auto-immunes :
    - le myxœdème atrophique,
    - la maladie de Hashimoto.

Ces hypothyroïdies ont en commun des anticorps antimicrosomes, antithyroglobuline et antiperoxydase et une infiltration lymphocytaire de la thyroïde. On oppose schématiquement deux formes cliniques, l'une avec thyroïde de petite taille : le myxœdème atrophique, l'autre avec « goitre » : la thyroïdite de Hashimoto. La thyroïdite de Hashimoto survient chez une femme d'âge moyen (sex-ratio 10 à 20 femmes pour 1 homme) présentant typiquement un « goitre » très ferme, plus ou moins bosselé ;

  - les hypothyroïdies iatrogènes : après chirurgie, ATS, traitement par l'iode 131 ;
  - les hypothyroïdies transitoires non iatrogènes comme l'hypothyroïdie du *postpartum* ;
  - des hypothyroïdies plus rares d'origine iatrogène (lithium) ou congénitale (troubles de l'hormonosynthèse thyroïdienne) peuvent également survenir.
    Le bilan d'une hypothyroïdie d'origine basse montre un abaissement des hormones thyroïdiennes et une augmentation de la TSH ;
  - l'hypothyroïdie dite « secondaire » ou « centrale » due à une anomalie hypothalamo-lypophysaire ou de la TSH.
- L'hypothyroïdie d'origine centrale est rare, responsable de moins de 4 % de l'ensemble des hypothyroïdies. C'est une diminution de l'hormonogenèse thyroïdienne due à une stimulation inadéquate de la thyroïde par la TSH, la thyroïde étant intrinsèquement normale. Le défaut de sécrétion de TSH est exceptionnel-

lement isolé et s'accompagne d'un défaut de sécrétion des autres hormones-hypophysaires.

- Les principaux signes cliniques d'hypothyroïdie observés chez l'adulte sont les suivants :
  - asthénie ;
  - gain de poids ;
  - frilosité ;
  - constipation ;
  - peau sèche ;
  - somnolence ;
  - crampes musculaires ;
  - bradycardie.

B. Traitement des hypothyroïdies

Le traitement est substitutif. Il consiste à apporter des hormones thyroïdiennes par voie orale.

Le signe biologique le plus sensible de l'hypothyroïdie est l'élévation de la TSH. La normalisation de cette TSH est le meilleur critère d'efficacité d'une hormonothérapie thyroïdienne bien équilibrée. Le médicament le plus employé est la L-thyroxine de synthèse (L-T4).

En pratique, un traitement va être instauré :

- pour les hypothyroïdies cliniquement avérées ;
- pour les hypothyroïdies infracliniques lorsque la TSH est supérieure à 10 mUI/L ; le traitement peut débuter avec une valeur de TSH plus basse (entre 5 et 10 mUI/L) si des signes sont associés tels qu'un goitre ou la présence d'anticorps antithyroïdiens.

Les structures chimiques de la L-T4 et de la L-T3 sont rappelées dans la *figure* 2.

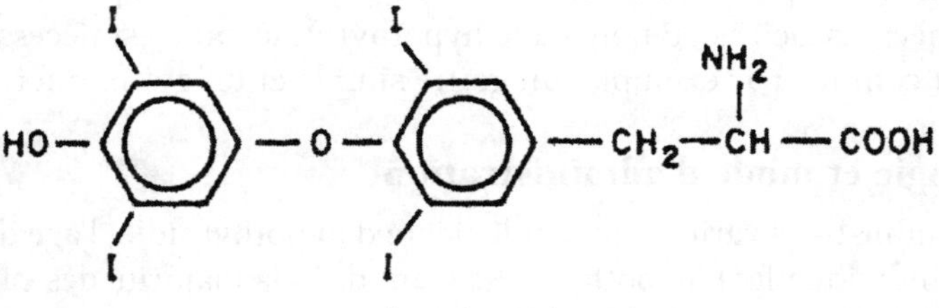

thyroxine (T4)

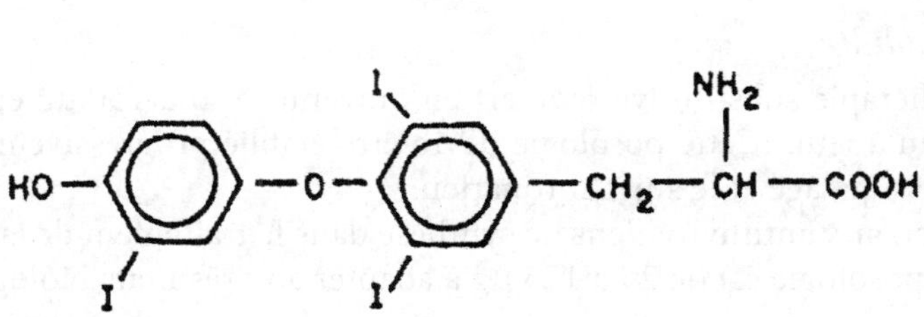

liothyronine (T3)

Figure 2. Structure chimique des hormones thyroïdiennes utilisées en thérapeutique

1. Lévothyroxine sodique (Levothyrox®)

Comprimés sécables de 25 à 200 µg, L-thyroxine® (à conserver entre + 2 et + 8 °C), forme injectable (L-thyroxine® inj., à utiliser seulement lorsque la voie orale est impossible, notamment dans les cas de comas), gouttes buvables (adaptées à l'enfant), forme injectable (pour l'urgence).

a) Pharmacodynamie

La lévothyroxine augmente essentiellement la consommation tissulaire d'oxygène, le métabolisme de base, le rythme cardiaque (cf. physiologie de la thyroïde).

b) Pharmacocinétique

La biodisponibilité de la lévothyroxine sodique varie de 30 à 70 %. Les trois quarts de la lévothyroxine sont liés à la *Thyroxine Binding Globuline* (TBG), le reste à la *Thyroxine Binding Pré Albumine* (TBPA) et à l'albumine. La demi-vie de la lévothyroxine est de 6 à 7 jours. La lévothyroxine est dégradée de la même façon que l'hormone endogène.
Le métabolisme intègre une désiodation, une désamination oxydative, une glucuro- et une sulfoconjugaison. La désiodation consiste en une transformation en triiodothyronine puis en diiodothyronine et en monoiodothyronine. Une glucuroconjugaison et une sulfoconjugaison essentiellement hépatiques interviennent sur la fonction phénol. Une désamination oxydative conduit à l'acide triiodothyroacétique. Aux diverses étapes, les métabolites sont excrétés par la bile, les fèces et par voie rénale.

c) Indications thérapeutiques

- Hypothyroïdie : traitement substitutif. La lévothyroxine peut être associée aux ATS et au propranolol dans le traitement d'une hypothyroïdie. Elle permet dans ce cas de maîtriser plus aisément une hypothyroïdie induite par les ATS.
- Circonstances, associées ou non à une hypothyroïdie, où il est nécessaire de freiner la TSH comme, par exemple, un goitre simple et un goitre micronodulaire.

d) Posologie et mode d'administration

Les doses administrées varient suivant le degré d'hypothyroïdie, l'âge du patient et la tolérance individuelle. L'hypothyroïdie étant dans la majorité des cas une maladie définitive, le traitement devra être poursuivi indéfiniment.

■ *Chez l'adulte*

L'hormonothérapie substitutive requiert en moyenne 100 à 150 µg en une seule prise le matin à jeun. Cette posologie devra être établie progressivement notamment chez le sujet âgé et le sujet coronarien.
En association aux antithyroïdiens de synthèse dans le traitement de la maladie de Basedow, la posologie est de 25 à 125 µg à adapter aux résultats biologiques.

■ *Chez l'enfant*

La posologie est de 100 $\mu g/m^2$ de surface corporelle/jour.

e) Effets indésirables

- Aggravation de toute cardiopathie.
- Des signes d'hyperthyroïdie, tels que tachycardie, tremblements, troubles du rythme cardiaque, excitations, élévation de la température, sueurs, amaigrissement rapide, diarrhée doivent faire pratiquer un dosage hormonal.

f) Contre-indications

Absolues

- Hyperthyroïdie, en l'absence de traitement par des antithyroïdiens de synthèse.

Relatives

- Cardiopathies décompensées.
- Coronaropathies.

g) Interactions médicamenteuses

Il n'existe pas de contre-indications absolues. Seules sont rapportées des associations nécessitant des précautions d'emploi impliquant :

- une diminution de l'absorption intestinale (interactions avec la cholestyramine, sels de fer, sucralfate, kayexalate…) ;
- des interactions métaboliques avec :
  - les anticoagulants oraux : augmentation de l'effet de l'anticoagulant oral et du risque hémorragique (augmentation du métabolisme des facteurs du complexe prothrombique) ;
  - les inducteurs enzymatiques : anticonvulsivants, griséofulvine, rifampicine : risque d'hypothyroïdie clinique chez des patients hypothyroïdiens.

h) Grossesse

La lévothyroxine passe très peu à travers le placenta et son administration est dépourvue de conséquences fœtales. Le traitement par hormones thyroïdiennes doit être impérativement poursuivi pendant toute la grossesse.

2. L-triodothyronine ou liothyronine (Cynomel®)

Comprimés sécables à 25 µg.

a) Pharmacodynamie

La liothyronine est la forme synthétique de l'hormone thyroïdienne T3 naturelle lévogyre et en possède toutes les activités biologiques.
Les études pharmacocliniques ont montré que le temps de latence de la T3 est plus court et son intensité d'action plus grande que la T4.

b) Pharmacocinétique

- L'absorption digestive est rapide et pratiquement complète (95 %) en 4 heures.
- Du fait de sa faible liaison aux protéines de transport, sa diffusion tissulaire est facilitée et son volume de distribution est 4 fois plus important que celui de la T4.

- Le début des effets pharmacologiques se manifeste en quelques heures et ils atteignent leur maximum à partir du 2e-3e jour de traitement.
- Sa demi-vie plasmatique d'élimination est d'environ 1 jour. Sa demi-vie biologique est de 2,5 jours.

Les concentrations sériques passent par un maximum 4 à 8 heures après la prise et deviennent insuffisantes à partir de 12 heures, ce qui justifie la multiplicité des prises quotidiennes.

c) Indications

Le traitement substitutif des hypothyroïdies dans le cas où un effet rapide ou transitoire est souhaité :

- hypothyroïdie menaçant le pronostic vital ;
- traitement substitutif de courte durée avant administration d'iode 131 chez des patients habituellement traités par la lévothyroxine (afin de repérer un reliquat thyroïdien ou les métastases d'un cancer) ;
- traitement d'appoint dans le traitement des résistances périphériques aux hormones thyroïdiennes ;
- traitement d'appoint pour le freinage de la sécrétion de TSH dans certains cancers TSH dépendants, certains goitres simples et certains nodules.

d) Posologies

L'hormonothérapie sera établie progressivement et avec prudence. La dose de substitution optimale est variable d'un individu à l'autre et est proche de 75 µg par jour répartie en 2 à 3 prises en moyenne (3 comprimés).

e) Effets indésirables

Identiques à ceux de la L-thyroxine.
Remarque : il existe des comprimés associant la L-T4 et la L-T3 à n'utiliser que dans des cas particuliers (comas thyroïdiens).
Une association est commercialisée en France : Euthyral® (comprimés sécables de L-T4 100 µg et L-T3 20 µg).
Ce médicament est indiqué dans :

- le traitement des hypothyroïdies d'origine haute ou basse ;
- les circonstances, associées ou non à une hypothyroïdie, où l'on désire freiner la TSH, à l'exclusion des cancers différenciés de la thyroïde.

3. Tiratricol (Teatrois®)

Comprimés à 350 µg
Il s'agit de l'acide triodothyroacétique.

a) Pharmacodynamie

Le tiratricol, métabolite mineur physiologique de la triiodothyronine possède les propriétés pharmacodynamiques des hormones thyroïdiennes.

b) Pharmacocinétique

Sa demi-vie plasmatique est de 6 heures environ.

c) Indications

Les situations nécessitant le freinage de la sécrétion de TSH, en particulier les syndromes de résistance aux hormones thyroïdiennes et les cancers thyroïdiens différenciés. En aucun cas en temps qu'hormonothérapie substitutive.

4. Surdosage

L'état d'hypothyroïdie ne doit être corrigé que lentement, et d'autant plus qu'il est plus ancien. Les signes de surdosage relatif sont : tachycardie, diarrhée, agitation, insomnie, tremblements, excitabilité, douleur angineuse, arythmie, céphalées, hypersudation et perte de poids excessive. L'administration d'hormones thyroïdiennes à dose d'emblée substitutive chez les myxœdémateux anciens peut être mortelle.

Globalement, les surdosages reproduisent les effets de l'hyperthyroïdie. On distingue les :

- *surdosage chronique :* à long terme, peuvent apparaître des signes cardiaques d'intolérance ;
- *surdosage aigu :* signes essentiellement cardiaques. En l'absence de cardiopathie sous-jacente, un traitement d'appoint par propranolol est en général suffisant.

5. Surveillance

Au début, elle est essentiellement clinique ; les dosages de TSH et T4 libres se font toutes les 4 à 6 semaines. Une fois le traitement d'entretien établi, un dosage annuel de TSH ou T4 libre est effectué.

Coma myxœdémateux : il est rare, grave et mortel une fois sur deux. Il est déclenché par le froid les infections broncho-pulmonaires, la prise de sédatifs et de tranquillisants. Il se manifeste par des troubles de la conscience, une hypothermie centrale sévère, une bradycardie, une hypotension artérielle, des troubles de la ventilation. Des mesures symptomatiques et de réanimation sont mises en place pour le traitement. On y associe de l'hydrocortisone IV et des doses de T4 fortes (500 à 1 000 µg en IV relayés par 100 à 200 µg/jour par voie orale).

Conclusion

Les dysfonctionnements thyroïdiens sont des affections fréquentes dont la morbidité n'est pas négligeable. L'évolution des techniques ces dernières décennies a permis la mise en évidence de façon beaucoup plus précoce, de nombreux cas. Certaines formes d'hyperthyroïdie sont purement transitoires, comme l'hyperthyroïdie du premier trimestre de la grossesse, ne nécessitant qu'une surveillance pour confirmer le diagnostic. D'autres, bien plus fréquentes, comme la maladie de Basedow, nécessitent d'envisager la thérapeutique de manière globale en mentionnant le caractère symptomatique du traitement vu l'absence de possibilité de guérir la cause primaire de la maladie qui est immunologique. Le choix de la mise en place d'un traitement en cas d'hypothyroïdie infraclinique est un sujet d'actualité encore débattu.

La prise en charge de ces maladies ne doit se limiter au retour à l'euthyroïdie, le suivi des patients doit comprendre l'ensemble des signes et pathologies associés (cardiovasculaires, trouble du bilan lipidique, apnée du sommeil…).

L'essentiel de la question

Les dysfonctionnements thyroïdiens s'expriment en terme d'hyperthyroïdie, de thyroïdite et d'hypothyroïdie.
Les hyperthyroïdies les plus fréquentes sont la maladie de Basedow et le goitre multinodulaire toxique. Trois types de traitements constituent l'arsenal thérapeutique pour réduire l'hypersécrétion des hormones thyroïdiennes :
- la chirurgie d'exérèse
- l'iode radioactif (I^{131})
- les antithyroïdiens de synthèse : le propylthiouracile (PTU), le benzylthiouracile (Basdène®), et le carbimazole (Néo-Mercazole®).

Le choix du traitement dépendra de l'indication (selon le type d'hyperthyroïdie) et des caractéristiques du patient.
Les traitements doivent aussi comprendre la prise en charge des manifestations cliniques liées à l'hyperthyroïdie (en particulier les épisodes de tachycardie traités par bêtabloquants).
La surveillance biologique du traitement est constituée du dosage de la T4 libre et T3 libre. Le dosage de la TSH ne sera réalisé que si les hormones thyroïdiennes sont associées.

Les hypothyroïdies les plus fréquentes sont primaires (hypothyroïdies auto-immunes). Le traitement est substitutif ; il consiste à apporter des hormones thyroïdiennes par voie orale : lévothyroxine sodique (Lévothyrox®) et L-thyroxine®.
En pratique, un traitement va être instauré :
- pour les hypothyroïdies cliniquement avérées,
- ou pour les hypothyroïdies infra-cliniques lorsque la TSH est supérieure à 10 mUI/L. Le traitement peut débuter avec une valeur de TSH plus basse (entre 5 et 10 mUI/L) si des signes sont associés tels qu'un goitre ou la présence d'anticorps antithyroïdiens.

La surveillance st essentiellement clinique, mais peut aussi comprendre un suivi biologique par les dosages de TSH et T4 libres.

Pour en savoir plus

- *Medical guidelines for clinical practice for evaluation and treatment of hyperthyroidism and hypothyroidism*, 2002. American Association of Clinical Endocrinologists. www.aace.com/pub/pdf/guidelines/hypo_hyper.pdf
- Sites Internet :
  - Fondation canadienne de la thyroïde : www.thyroid.ca/english/francais.html
  - Fondation américaine de la thyroïde : www.thyroid.com
  - Association américaine des endocrinologues cliniques : www.aace.com

Produits utilisés en nutrition parentérale

L. CYNOBER, service de Nutrition, UFR de pharmacie, Paris V.
J.-C. CHAUMEIL, service de Pharmacie Galénique, UFR de pharmacie, Paris V.

Depuis son invention au milieu du XXe siècle, la nutrition parentérale (NP) n'a cessé de se perfectionner et permet de faire vivre de nombreux malades chez qui l'alimentation orale est impossible ou insuffisante. Le fait que les substrats utilisés sont ou dérivent de molécules du métabolisme intermédiaire a laissé subsister pendant longtemps une ambiguïté sur le caractère médicamenteux de cette thérapeutique et il a fallu attendre ces dernières années pour que des travaux sérieux de pharmacologie soient réalisés sur les nutriments perfusés. Très clairement, ils indiquent que la nutrition artificielle est une thérapeutique complexe du fait de l'interaction métabolique des nutriments entre eux ; du fait également du court-circuitage initial du foie, modifiant les sécrétions d'entéro-hormones et le métabolisme des nutriments perfusés.
Le but de la nutrition parentérale est de combattre la dénutrition. Celle-ci résulte d'une diminution des apports (dans les pays industrialisés, typiquement l'anorexie mentale) ou d'une augmentation des besoins (typiquement la brûlure). Dans certains cas, les deux phénomènes coexistent : dans certains cancers on observe une diminution des apports et une augmentation des dépenses énergétiques.

I. Définitions

Les produits destinés à la NP sont des solutions ou des émulsions contenant un ou plusieurs nutriments :
- macronutriments :
  - solutions de glucides ;
  - solutions d'acides aminés ;
  - émulsions lipidiques sous forme soit de triglycérides à chaîne longue (TCL), soit d'un mélange de TCL et de triglycérides à chaîne moyenne ;
  - solutions d'électrolytes : chlorures, phosphates, sodium, potassium, calcium, magnésium.
- micronutriments :
  - solutions d'oligo-éléments ;
  - solutions de vitamines.

L'apport réalisé doit correspondre aux besoins des malades en fonction de leur pathologie et de leurs besoins métaboliques (*tab. 1*).

Tableau 1. Besoins nutritionnels

Besoins caloriques			
Minimaux :	600 à 800 kcal/j ou 2,50 à 3,34 MJ		
De base :	1 500 à 1 800 kcal/j ou 6,27 à 7,52 MJ		
Activité modérée :	2 000 kcal/j ou 8,36 MJ		
Maladies, états postopératoires :	> 2 500 kcal/j		
1 g glucides = 4,2 kcal			
1 g lipides = 9,3 kcal			
1 g protéines = 4,2 kcal			
Besoins de l'organisme en macronutriments (adulte)			
En protéines :	0,17 à 0,26 g d'azote/kg/j équivalant à 1,0 à 1,6 g de protéines/kg/j		
En glucides :	7 à 9 g/kg/j		
En lipides :	1 à 2 g/kg/j		
En eau :	25 à 30 mL/kg/j (activité normale) jusqu'à 70 mL/kg/j (activité intense)		
Électrolytes :	Sodium : 2 à 4 mEq/kg/j Potassium : 1,5 à 2 mEq/kg/j Chlore : 2 à 3 mEq/kg/j Calcium : 10 à 14 mg/kg/j Magnésium 2,5 mg/kg/j Phosphore 20 à 60 mg/kg/j		
Acides aminés			
Essentiels :	Ile	Phe	
	Leu	Thr	
	Lys	Trp	
	Met	Val	His
Essentiels chez l'enfant :	Cys, Tau		
Semi-essentiels :	Arg, Gln		
Lipides			
Acides gras indispensables :	à longues chaînes polyinsaturées (linoléique, α-linolénique, arachidonique)		
Sous forme de glycérides :	TCL		
Acides gras immédiatement métabolisables :	chaînes moyennes : TCM.		

II. Origine

A. Glucides

La principale source de glucides utilisée en NP est le glucose.
D'autres oses ont été employés : lévulose, sorbitol, xylitol. La raison principale de leur emploi était leur tendance à ne pas donner de composés colorés avec les acides aminés en mélange par réaction de Maillard. Actuellement, ils ne sont plus employés.

B. Acides aminés

Initialement, des hydrolysats de protéines (caséine) étaient utilisés mais la présence de peptides était mal contrôlée, d'où une mauvaise biodisponibilité et un risque immunogène. À l'heure actuelle, sont seules employées des solutions d'acides aminés « cristallisés » sous forme lévogyre, soit sous forme de sels (mais apport

d'anions ou de cations dont il faudra tenir compte lors de leur utilisation), soit sous forme acide pour les produits les plus récents.
Les acides aminés sont obtenus par synthèse ou par fermentation.

C. Lipides

Les lipides en nutrition parentérale doivent apporter les acides gras indispensables à chaîne longue (C18, principalement) sous forme de triglycérides (TCL). La principale source de TG est l'huile de graines de soja. L'huile d'olive est également utilisée (Oliclinomel® Baxter).
Les acides gras à chaîne moyenne sous forme de triglycérides (TCM) sont des produits semi-synthétiques, préparés par hydrolyse de l'huile de copra et réestérification selon une composition définie par la Pharmacopée européenne. Il existe aussi des TG « structurés » où le glycérol est estérifié par des acides gras à chaîne longue et à chaîne moyenne, les acides gras poly-insaturés à très longue chaîne (huile de poisson).
Les TG sont administrés sous forme d'émulsions très fines dont les globules huileux émulsionnés sont assimilables à des « chylomicrons artificiels ». Le tensioactif utilisé est la lécithine d'œuf de composition définie.
La lécithine est formée principalement de phosphatidylcholine, de phosphatidyléthanolamine, de phosphatidylsérine et d'acide phosphatidique, en proportions variables de chaque composant suivant l'origine. Une quantité de 0,6 à 1,2 % de lécithine est utilisée dans toutes les émulsions quelle que soit la concentration en lipides. Les émulsions ont une osmolalité nulle (sauf lorsque de faibles quantités d'acides gras libres sont présentes sous forme de sel de sodium) ; elles contiennent toutes du glycérol en phase aqueuse continue à 2,25 % ou 2,5 % suivant les produits pour obtenir une concentration approximativement iso-osmolaire.
La taille des globules émulsionnés ne doit pas être supérieure à 5 µm, valeur audelà de laquelle une embolie graisseuse est possible. En fait, les émulsions ont des globules lipidiques de diamètre inférieur à 1 µm avec une moyenne entre 0,250 et 0,400 µm.
Les émulsions injectables sont des systèmes fragiles : les globules émulsionnés peuvent floculer et remonter à la surface de la préparation (phénomène de crémage). La floculation et le crémage sont réversibles et une simple agitation permet de retrouver une préparation homogène.
Les fortes concentrations en électrolytes, les changements de température peuvent déclencher une déstabilisation des globules lipidiques qui fusionnent alors entre eux : c'est le phénomène de la coalescence qui rend la préparation impropre à l'utilisation, car les globules ainsi formés acquièrent rapidement un diamètre supérieur à 5 µm, et peuvent même constituer une couche huileuse complètement séparée de la couche aqueuse de la préparation.

D. Électrolytes

Sont appelés ainsi les composés minéraux, cations ou anions, administrés en quantité importante :
- sodium : chlorure ;

- potassium : chlorure, phosphates ;
- calcium : gluconate, gluconoheptonate, plus rarement chlorure ;
- phosphore : phosphates, organophosphates (glycérophosphates, glucose phosphate) ;
- magnésium : sulfate.

Les concentrations en calcium et phosphates sont limitées par le problème de la solubilité des sels : les phosphates de calcium sont peu solubles ; le sel monocalcique est plus soluble, mais il n'existe qu'à pH faible (< 3-3,5) ; le phosphate dicalcique est moins soluble et se forme au pH des mélanges pour nutrition.
Ces sels sont plus solubles à froid qu'à température ambiante ou à chaud, ce qui peut être un facteur de risques en cas d'utilisation chez le nourrisson ou le prématuré en couveuse. Les sels organiques sont plus solubles.

E. Oligo-éléments

Ce sont des anions ou cations minéraux nécessaires en faible quantité. Certains sont peu biodisponibles (Zn et Cu en présence d'acides aminés soufrés) :

- les anions : F, I, Se (sous forme de sélénites) ;
- les cations : Zn, Cu, Mn, Mo, Fe, Cr, Co.

Ils sont utilisés sous forme de chlorures pour les cations, de sels de sodium pour les anions.

F. Vitamines

- Hydrosolubles : du groupe B (1, 2, 3, 4, 5, 6, 12), vitamine C, acide folique. Elles sont présentées en solutions.
- Liposolubles : A, D, E, K. Elles sont présentées en émulsions ou en solution micellaire avec les vitamines hydrosolubles.

III. Pharmacocinétique

Il existe peu de données sur la pharmacocinétique des nutriments perfusés, probablement en raison de la complexité du sujet.

A. Acides aminés

Les acides aminés sont des substances endogènes utilisant souvent de nombreuses voies métaboliques, certaines communes à plusieurs d'entre eux. À faible débit de perfusion, un acide aminé donné est métabolisé par l'enzyme qui a le plus d'affinité pour lui. Lorsque le débit augmente, d'autres enzymes, donc d'autres voies métaboliques, peuvent être progressivement mises en cause.
Certaines voies métaboliques sont diversement activées selon la situation pathologique : néoglucogenèse durant un traumatisme, cétogenèse lors du jeûne.

Certains acides aminés entrent en compétition pour leur captation tissulaire ou leur réabsorption tubulaire rénale. Ainsi, en fonction de la concentration dans la solution, du débit de perfusion et de la pathologie, l'augmentation de la concentration plasmatique d'un acide aminé donné est très variable, de 0 à 400 %. Après arrêt de la perfusion, le retour aux valeurs de base oscille entre quelques minutes et plus de 6 heures.

B. Lipides

Les interrelations entre particules perfusées et lipoprotéines endogènes sont complexes. Ainsi, les HDL cèdent aux « pseudochylomicrons » perfusés des apoprotéines C-II, C-III et E. Par ailleurs, selon le type d'émulsion utilisée (10, 20 ou 30 %), le pourcentage de particules riches en phospholipides varie et donc la vitesse d'épuration également.
Les triglycérides à chaîne moyenne sont hydrolysés beaucoup plus rapidement que les molécules à chaîne longue. En outre, leur métabolisme intracellulaire est plus intense puisque leur transfert mitochondrial ne dépend pas du système carnitine.

IV. Pharmacodynamie

- L'administration de glucides a pour effet de freiner la néoglucogenèse, excepté dans les situations très hypercataboliques où cette voie métabolique n'est plus freinable. Les glucides stimulent la sécrétion insulinique (intéressant en cas de dénutrition chronique).
- L'administration de glucides (avec ou sans lipides) est nécessaire à une utilisation anabolique des acides aminés.
- L'administration d'acides aminés stimule les synthèses protéiques, excepté dans certains types de cancer. Parmi les acides aminés, la leucine est la plus efficace.
- L'administration de lipides permet, outre l'apport d'acides gras essentiels, un apport énergétique équilibré permettant de diminuer celui de glucides susceptibles de générer des effets secondaires (cf. *infra*).

V. Indications et posologie

A. Indications

D'un point de vue strict, l'indication de la nutrition parentérale est l'incapacité d'utiliser le tube digestif, la nécessité de mettre celui-ci au repos (certains cas de maladie de Crohn ou de pancréatite) ou lorsque la nutrition entérale est mal tolérée. Si elle est possible, on préférera toujours la nutrition entérale (limitation du risque infectieux, stimulation de l'axe entéro-hormonal, maintien de la trophicité intestinale). Dans tous les cas, la prise en charge diagnostique et thérapeutique du patient dénutri doit être faite par une équipe de nutrition (le plus souvent dans le cadre du Comité de liaison alimentation-nutrition, CLAN) qui seule peut obtenir le meilleur résultat, en termes de iatrogénécité et de rapport efficacité/coût.

1. Indications de courte durée

En chirurgie digestive, notamment lorsqu'il existe un état de dénutrition pré-existant et/ou lorsqu'il se produit des complications postopératoires (septicémie), en chirurgie ORL, en complément d'une nutrition entérale.

2. Indications de moyenne durée

Traumatisme, notamment neurologique (danger de fausse route en cas d'utilisation de la voie entérale), brûlure caustique, chimiothérapie anticancéreuse (si vomissements incoercibles), interventions chirurgicales digestives lourdes.

3. Indications de longue durée

Lorsque la résection intestinale laisse en place moins de 50 à 80 cm d'intestin grêle (longueur variable selon la localisation de la résection) ou lorsque l'intestin n'est plus fonctionnel (grêle radique).
Ainsi, un nombre croissant de malades peut être pris en charge par la nutrition parentérale à domicile. Celle-ci assure le plus souvent des conditions de vie sociale acceptables, d'autant que la nutrition parentérale est réalisée de façon cyclique sur 12 heures (la nuit). Elle implique une voie d'accès centrale, en général la veine cave supérieure atteinte par cathétérisation de la sous-clavière et tunnellisation sous-cutanée pour protéger le cathéter qui débouche dans l'hypocondre. Une variante peut être l'emploi d'une chambre implantée. La ligne est entretenue par un verrou d'héparine.

B. Posologie

1. Chez l'adulte

Elle doit être adaptée aux besoins. Les besoins énergétiques peuvent être déterminés à partir de l'équation de Harris et Benedict (qui prend en compte le sexe, le poids, la taille et l'âge) qui donne le métabolisme de base, majoré d'un facteur fonction de la pathologie (20 % en chirurgie réglée et jusqu'à 100 % dans une brûlure très sévère). Les besoins peuvent également être mesurés par calorimétrie.
En pratique, l'apport calorique se situe entre 25 et 40 kcal/kg de poids et par jour. En général, on utilise un apport de : 60 % glucides, 40 % lipides. En cas de diabète, d'intolérance aux glucides, d'insuffisance respiratoire, le pourcentage de lipides doit être augmenté. Au contraire, celui-ci est diminué en cas d'hyperlipidémie, de thrombopénie. Dans le cas de la NP par voie veineuse périphérique, un apport lipidique égal ou supérieur à 50 % est conseillé afin de réduire l'osmolalité. Le rapport azote/calories se situe entre 1 g d'N/100 à 120 kcal (malades traumatisés) et 1 g

d'N/170 kcal. L'apport azoté se situe donc entre 0,20 et 0,30 g d'N/kg poids/jour, mais peut être porté à 0,40 g N/kg/j chez les patients très cataboliques.
En outre, pour obtenir le meilleur gain de masse maigre, il est important d'adapter les apports en minéraux aux besoins particuliers de chaque patient.

2. Chez l'enfant

Les apports sont plus élevés chez l'enfant et le recours aux lipides est limité chez le jeune enfant.
Remarques : 1 g de glucides apporte 4,2 kcal ou 17,5 kJ (1 cal = 4,18 J) ; 1 g de lipides apporte 9,3 kcal ou 38,9 kJ.
En nutrition parentérale, l'apport d'azote n'est pas compté en terme d'énergie, en considérant que la destinée des acides aminés est de participer à la synthèse protéique.

VI. Contre-indications

Spécifiquement, il n'existe pas de véritables contre-indications, puisque la nutrition parentérale est recommandée lorsque toute autre voie d'administration est impossible. Elle est toutefois contre-indiquée chez le malade en état de choc septique.

VII. Effets secondaires et complications

A. De la méthode

- Les infections sur cathéter sont la complication la plus fréquente. Les staphylocoques (et notamment *Staphylococcus epidermidis*) sont les bactéries les plus fréquemment retrouvées. Des mesures d'asepsie rigoureuses et des protocoles antibiotiques bien standardisés permettent de limiter leur fréquence et leur extension. La survenue d'une fièvre chez un malade porteur d'un cathéter central doit faire systématiquement suspecter son infection et réaliser une hémoculture et une recherche sur le cathéter.
- Complications mécaniques : erreurs de trajet (des cas de pneumothorax ont été rapportés, d'où la nécessité d'un contrôle radiologique après mise en place d'un cathéter par voie centrale), rupture, migration, obstruction du cathéter.
- Thromboses veineuses (surtout lorsque la nutrition parentérale est administrée par voie périphérique). Cette complication est réduite par l'administration préventive d'antivitamine K.

B. Liés aux glucides

- Il s'agit de l'hyperglycémie. L'intolérance au glucose est couramment observée chez les malades traumatisés, surtout si l'on dépasse un apport de 4-5 g glucose/kg/jour. Dans ce cas, la perfusion d'une unité d'insuline/heure est nécessaire pour maintenir une glycémie normale.

- Plusieurs études récentes ont clairement montré qu'une insulinothérapie agressive, permettant de maintenir la glycémie dans les limites physiologiques, limite la mortalité chez le malade de réanimation.
- Il peut apparaître une infiltration graisseuse du foie (stéatose) qui régresse à l'arrêt de l'alimentation parentérale.

C. Liés aux acides aminés

- Acidose métabolique non cétosique avec hyperchlorémie. Actuellement la plupart des solutions sont tamponnées avec de l'acétate, ce qui limite considérablement ce type de complication.
- De rares cas de neurotoxicité ont été rapportés.
- La nutrition parentérale au long cours peut être responsable de lithiase biliaire, de cholestase, de désordres osseux.
- Les sulfites, présents dans certaines solutions, sont responsables de cas, assez rares, d'allergies.

D. Liés aux lipides

- Cholestase.
- Anomalies au niveau du système réticulo-endothélial.
- Les embolies graisseuses sont rares et apparaissent en cas de déstabilisation de l'émulsion.

VIII. Surveillance du traitement

A. Surveillance proprement dite

1. Clinique

Fonctions vitales (cœur, poumons, rein), poids (œdèmes : si le gain de poids dépasse 250-300 g/j, celui-ci traduit une rétention hydrosodée), signes de carence ou de surcharge (tétanie, hépatomégalie).

2. Biologique de routine

Glycémie, glycosurie, bilan hydroélectrolytique, urée, créatinine, triglycérides, bilan hépatique.

B. Efficacité de la renutrition

1. Paramètres cliniques

Cicatrisation (plaies, fistules, escarres).

2. Paramètres anthropométriques

Rapport poids/taille[2] (indice de masse corporelle), circonférence musculaire brachiale. De sensibilité faible, ces mesures sont réservées au suivi de nutrition parentérale au long cours.

3. Paramètres biologiques

- Bilan d'azote : différence entre les apports et les pertes estimées à partir de la mesure de l'azote urinaire (en corrigeant des pertes fécales et sudorales).
- Protéines marqueur de l'état nutritionnel : transthyrétine, *retinol binding protein*. Les variations des concentrations sériques de ces protéines sont extrêmement sensibles à l'état nutritionnel. Cependant, la synthèse de ces protéines est également très dépendante de l'état inflammatoire. Aussi, la mesure en parallèle des concentrations sériques de C-reactive protein et d'orosomucoïde doit être pratiquée. Dans le cas du suivi d'une nutrition parentérale au long cours, la mesure de l'albuminémie, de demi-vie longue (21 jours), est indiquée.

Le dosage de la 3-méthylhistidine urinaire (marqueur de la dégradation des protéines contractiles) est réservé aux centres spécialisés.

4. Mesures biophysiques

L'impédancemétrie permet de mesurer l'eau totale corporelle et de calculer la masse maigre et la masse grasse.

IX. Voies d'administration

Les produits de nutrition parentérale peuvent être administrés par voie périphérique (avant-bras ou main) ou par voie centrale (veine sous-clavière). Les critères de choix sont présentés dans le *tableau* 2. Les solutions d'osmolarité supérieure à 800 mosm/kg sont réservées à la voie centrale.

Tableau 2. Critères de choix de la voie d'administration des produits de nutrition parentérale

Critère	Veine périphérique	Voie centrale
Besoins caloricoazotés	Moyens	Élevés
Capital veineux	Satisfaisant	Amoindri
Durée prévisible de la NP	< 3 semaines	> 3 semaines
Nutrition entérale/orale en complément	Oui	Rarement
Logistique (personnel, moyen technique)	Si faible	Si correct
Septicémie	Oui	Non

Source : Zazzo, 1988.

X. Produits disponibles

A. Glucides

Solutions de glucose, de 10 à 50 %.

B. Acides aminés

1. Multiplicité des acides aminés

Il existe de nombreuses solutions d'acides aminés disponibles en France. Cette multiplicité s'explique :

- par l'absence de solution de référence :
  - la majorité des solutions reproduit la composition de protéines dites de référence (de l'œuf, du lait de mère, du lait de vache) (exemples : Vintène®, Vamine®) ;
  - certaines (Nutrilamine®, Hyperamine®) suivent les recommandations de l'OMS et sont caractérisées par une proportion plus faible d'acides aminés essentiels ;
  - d'autres se veulent adaptées à une situation pathologique donnée : prématurés (Primène®, Vaminolact®), insuffisant hépatique (Valinor®, enrichi en acides aminés à chaîne ramifiée) ou rénal (Néphramine®) ;
- par la nécessité de se plier aux exigences thérapeutiques : Primène®, Vaminolact®, Valinor®, Néphramine® ;
- par le besoin de réaliser un apport important sous un volume réduit (Vintène®, Hyperamine®).

2. Critères de choix

Les critères de choix d'une solution d'acides aminés sont (*fig. 1*) :

- la concentration en azote et en acides aminés : la concentration en azote varie de 9 g/L (Nutrilamine®, Vamine N®) à 30 g/L (Hyperamine®). Il n'existe pas forcément de relation exacte entre l'apport en azote et l'apport en acides aminés puisque le pourcentage d'azote varie d'un acide aminé à l'autre (acides aminés dibasiques, acides aminés neutres ou diacides dont la longueur de la chaîne carbonée est variable). En moyenne, 1 g d'azote correspond à 6,25 g d'acides aminés ;
- l'osmolalité : elle conditionne la voie d'administration, périphérique ou centrale ;
- le caractère qualitatif de l'apport : un premier élément est la proportion relative d'acides aminés essentiels (leucine, valine, isoleucine, phénylalanine, méthionine, tryptophane, lysine, thréonine, histidine) dans la solution. Celle-ci est classiquement exprimée par le rapport E/T, où : E est la quantité d'acides aminés essentiels (exprimée en grammes) et T, la quantité d'azote (en grammes) apportée par l'ensemble des acides aminés.

Comme indiqué plus haut, la majorité des solutions reproduit la composition de protéines dites de référence. Dans ce cas E/T est voisin de 3.

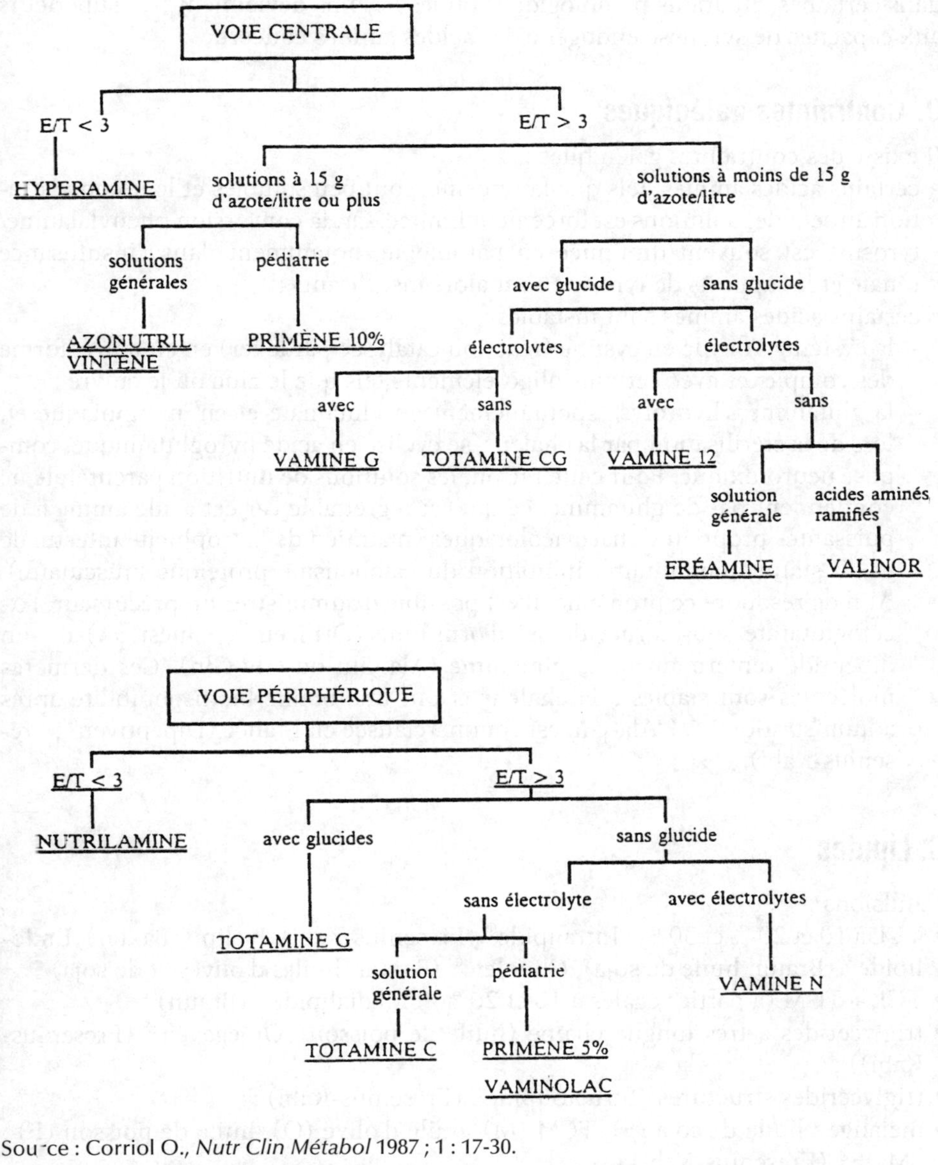

Source : Corriol O., *Nutr Clin Métabol* 1987 ; 1 : 17-30.

Figure 1. Arbre décisionnel de choix d'une solution d'acides aminés

Deux solutions renferment presque exclusivement des acides aminés essentiels : Multène® (E/T = 6) et Néphramine® (E/T = 7,8).
À l'inverse, quelques solutions (Hyperamine®, Nutrilamine®) ont un rapport E/T beaucoup plus faible, voisin de 2. Certaines données suggèrent que ces solutions pourraient être plus adaptées aux malades hypercataboliques que les solutions de rapport E/T = 3. Il faut savoir que cette notion d'acides aminés essentiels est dépassée puisque certains (arginine, cystéine, glutamine) peuvent devenir essentiels

dans certaines situations pathologiques où les besoins deviennent très supérieurs aux capacités de synthèse endogène des acides aminés concernés.

3. Contraintes galéniques

Il existe des contraintes galéniques :

- certains acides aminés, tels que la tyrosine, sont peu solubles et leur concentration au sein des solutions est forcément limitée. Or, la conversion phénylalanine/tyrosine est souvent diminuée en pathologie, notamment dans l'insuffisance rénale et les apports de tyrosine sont alors insuffisants ;
- certains acides aminés sont instables :
  - la cystéine s'oxyde en cystine (réaction catalysée par le fer) et, en outre, forme des complexes avec certains oligo-éléments tels que le zinc ou le cuivre ;
  - la glutamine s'hydrolyse spontanément en glutamate et en ammoniaque et, lors de la stérilisation par la chaleur, se cyclise en acide pyroglutamique, composé neurotoxique. Pour cette raison, les solutions de nutrition parentérale ne contiennent pas de glutamine, ce qui est regrettable car cet acide aminé a de puissantes propriétés pharmacologiques (maintien de la trophicité intestinale et du statut immunitaire, inhibition du catabolisme protéique musculaire). Afin de résoudre ce problème, il est possible d'administrer un précurseur, l'α-cétoglutarate sous forme de sel d'ornithine (Ornicétil®, Chiesi SA) ou un dipeptide renfermant de la glutamine (Ala-Gln ou Gly-Gln). Ces dernières molécules sont stables à la chaleur et ont une bonne biodisponibilité après administration IV. L'Ala-Gin est commercialisée en France (Dipeptiven®, Frésenius-Kabi).

C. Lipides

Émulsions :

- TCL à 10 et 20 % et 30 % : Intralipide® (Fresenius-Kabi), Ivelip® (Baxter), Endolipide® (Braun, huile de soja), Clinoleic® (Baxter, huiles d'olives et de soja) ;
- TCL + TCM (à parties égales à 10 et 20 %) : Medialipide® (Braun) ;
- triglycérides à très longue chaîne (huile de poisson : Omegaven® (Fresenius-Kabi)) ;
- triglycérides structurés : Structolipide® (Fresenius-Kabi) ;
- mélange : huile de soja (S), TCM (M), huile d'olive (O), huile de poisson (F) : SMOF® (Fresenius-Kabi).

D. Mélanges commercialisés avec AMM

1. Binaires glucides + acides aminés

En flacons :

- Vamine glucose® (Fresenius-Kabi).
- Azote : 9 g ; glucose : 100 g/L.

En poches : se présentant sous forme de 2 compartiments. La rupture d'un opercule permet la régénération extemporanée du mélange (Clinimix®, Baxter ; Aminomix®, Fresesius-Kabi ; azote : 4,5 à 8 g, glucose : 75 à 200 g/L). Ce dispositif permet d'améliorer la stabilité de la formule et sa simplicité d'usage font que ces poches multicompartiments sont actuellement très populaires.

2. Ternaires glucides + acides aminés + lipides

En poches tricompartimentées :
- Clinomel® (Baxter) : azote, 3,6 à 6,6 g ; glucose 200 et 400 g ; lipides 100 et 200 g/L et oliclinomel (à l'huile d'olive) ;
- Kabiven® : azote, 5,26 g ; glucose, 107 g ; lipides 38,9 g/L ;
- Nutriflex® : azote, 4,56 à 8 g ; glucose, 64 à 144 g ; lipides 40 g/L ;

Remarques :
- Les poches multicompartimentées sont très pratiques d'utilisation. Cette dernière est donc parfois excessive en regard des besoins qualitatifs et/ou quantitatifs de certains patients. Les formules les plus riches en azote doivent être privilégiées chez les malades hypercataboliques.
- Ces mélanges doivent être supplémentés en électrolytes et micronutriments avant administration.
- Il existe des mélanges complets, prêts à l'emploi en préparations hospitalières. De nombreuses préparations magistrales sont réalisées dans les pharmacies hospitalières, en particulier en pédiatrie.
- Tous les mélanges ternaires sont conditionnés en poche plastique mono- ou multicouche (EVA, polyéthylène, polyamide).
- Ce sont les mélanges ternaires supplémentés en électrolytes qui présentent le risque de déstabilisation de l'émulsion décrit ci-dessous, en cas de concentration ionique trop élevée.
- Pour éviter la déstabilisation, l'administration de l'émulsion lipidique est parfois réalisée séparément des autres nutriments avec une tubulure en « Y ».

E. Électrolytes

- Ionitan® (Aguettant).
- Standard III® (Aguettant).
- Phocytan® (Aguettant).

F. Oligo-éléments ou éléments traces

- Heptan® (Aguettant).
- Nonan® (Aguettant).
- Décan® (Aguettant).
- Enfants et nourrissons® (Aguettant).
- Tracitrans® (Fresenius-Kabi).
- Tracutil® (Braun).

G. Vitamines

- Cernevit® : solution micellaire (Baxter).
- Solutions des vitamines hydrosolubles : Soluvit® (Fresenius-Kabi), émulsion avec les vitamines liposolubles : Vitalipide® (Fresenius-Kabi).

H. Modalités d'utilisation en mélange

De très nombreuses préparations sont réalisées pour adapter l'apport en nutriments à chaque patient. Aussi apparaît-il de très nombreuses interactions :

- acides aminés, électrolytes et oligo-éléments : complexes de Cys-Ca, Cys-Zn, etc. ;
- acides aminés, glucose : composés colorés notamment avec le tryptophane et composés incolores ou colorés par la réaction de Maillard (qui déclenche la formation de composés furfuraliques) ;
- électrolytes : insolubilité de phosphates de calcium en fonction du pH. Les variations de pH de l'émulsion, des solutions d'acides aminés, des électrolytes (parfois acides s'il y a du calcium et du phosphore, pH 3-4), des solutions d'oligo-éléments peuvent être cause de précipitations de sels peu solubles en émulsion ;
- émulsion + glucose : un déphasage peut apparaître pour les fortes concentrations en glucose par baisse du pH due à l'acidité des solutions glucidiques ;
- émulsion + acides aminés : les solutions d'acides aminés apportent une stabilisation du pH par protection de l'émulsion ;
- émulsion + électrolytes : les fortes concentrations en électrolytes sont déstabilisatrices, surtout les ions divalents ;
- émulsion + oligo-éléments ou vitamines : de nombreuses interactions existent surtout préjudiciables pour les vitamines qui sont fragilisées, notamment par oxydation.

Conclusion

La nutrition parentérale est une technique complexe, surtout lorsqu'il s'agit de nutrition parentérale totale (ou exclusive). La nécessité de couvrir tous les besoins nutritionnels du patient impose des mélanges de nutriments.

Ceux-ci étaient réalisés (et le sont encore parfois) au « lit du malade », c'est-à-dire par administrations successives ou simultanées grâce à plusieurs systèmes (pompes) de perfusion fonctionnant en même temps. Le risque d'erreurs, les grandes difficultés à maintenir la stérilité dans ces conditions, ont été les causes de la prise en charge par les pharmacies hospitalières de la réalisation de mélanges présentés en un seul contenant, le plus souvent en poche souple en éthyl-vinyl acétate (EVA). Ces préparations sont soit constituées *de novo*, c'est-à-dire en mélangeant des spécialités apportant macro et micronutriments, soit réalisées en supplémentant des mélanges binaires ou ternaires commercialisés.

Cependant, dans ces mélanges, de nombreuses réactions d'interaction peuvent survenir. Elles constituent les limites de la méthode : les concentrations en nutri-

ments seront calculées aussi bien en tenant compte des incompatibilités potentielles que d'après les besoins nutritionnels du patient.
L'utilisation de mélanges de composition standardisée, de plus en plus fréquente, permet de sécuriser leur emploi en apportant des connaissances sur leur stabilité. Encore rares chez l'enfant, les mélanges standards représentent la majorité des produits utilisés chez l'adulte.
Le rôle du pharmacien est essentiel en nutrition parentérale : il participe au choix des nutriments parmi les produits commercialisés et assume la responsabilité des mélanges, en qualité et en pureté. Le biologiste a un rôle clé dans l'évaluation de l'efficacité de la nutrition.

L'essentiel de la question

Les produits destinés à la nutrition parentérale (NP) sont des solutions ou des émulsions contenant un ou plusieurs macronutriments et/ou micronutriments.
L'indication de la NP est l'impossibilité totale ou partielle d'apporter les nutriments par une autre voie soit, en d'autres termes, en cas d'incapacité d'utiliser le tube digestif, la nécessité de mettre celui-ci au repos ou lorsque la nutrition entérale est mal tolérée.
Dans certains cas, la NP est indiquée au long cours, voire à vie (syndrome de grêle court), et dans ce cas elle est pratiquée à domicile.
Les niveaux d'apport sont bien codifiés : l'apport énergétique correspond aux besoins calculés ou mesurés pondérés d'un facteur tenant compte de la gravité de la maladie. En pratique, l'apport calorique se situe entre 25 et 40 kcal/Kg de poids/jour (60 % glucides, 40 % lipides sous forme de triglycérides à chaîne longue – TCL – ou d'un mélange TCL/triglycérides à chaîne moyenne). L'apport azoté est compris entre 0,20 et 0,30 g N/kg/j. La nutrition doit être complète et apporter des minéraux, des oligoéléments et des vitamines en quantités suffisantes.
La NP a une certaine iatrogénéicité qui est liée à la méthode (infections sur cathéter, complications mécaniques, thromboses veineuses) et aux nutriments perfusés. Ceci justifie une surveillance clinique et biologique attentive.
L'efficacité de la renutrition est appréciée à l'aide de paramètres cliniques, anthropométriques et biologiques.
La NP peut être réalisée en veine périphérique ou par voie centrale. La première est réservée aux NP de courte durée (< à 3 semaines) et en utilisant des produits dont l'osmolalité est inférieure à 800 mOsm/kg.
De très nombreux produits sont disponibles. Il peut s'agir de flacons ou de poches renfermant :

- un type de macronutriments (glucose, lipides ou acides aminés) ;
- deux types de macronutriments (ex. : glucose et acides aminés) : mélanges binaires ;
- les trois types de macronutriments : mélanges ternaires, prêts à l'emploi ou à régénérer extemporanément (poches multicompartiments). Ces derniers sont les plus utilisés, parfois de façon excessive.

Les vitamines sont toujours ajoutées extemporanément.
Les produits de NP sont assujettis à de nombreuses contraintes galéniques : stabilité des émulsions lipidiques, solubilité de certains acides aminés, interactions entre nutriments.

Pour en savoir plus

- Chaumeil J.-C., Brossard D. Stabilité des émulsions lipidiques utilisées en nutrition parentérale. *Nutr Clin Métabol* 1993 ; 7 : 55-60.
- Conférence de consensus sur la nutrition péri-opératoire SFNEP/SFAR/ANDEM, déc. 1994.
- Corriol O. Les solutions injectables d'acides aminés pour nutrition parentérale ; critères de choix pharmaceutiques. *Nutr Clin Métabol* 1987 ; 1 : 17-30.
- Crenn P., Poisson-Salomon A.-S., Puissant M.-C. *Prescription médicale diététique pratique chez l'adulte à l'hôpital*. Paris : Doin, 2005.
- Cynober L., Crenn P., Messing B. Dénutrition : signes cliniques et biologiques, traitement. *Rev Prat* 2000 ; 50 : 1593-99.
- Messing B. Nutrition parentérale : indications et techniques. *Ann Med Interne* 2000 ; 151 : 652-8.

Solutions de remplissage

I. JOLIVET, P. FOLIOT, A. THUILLIER
Service de Pharmacie, Groupe hospitalier Pitié-Salpêtrière, AP-HP, Paris.

Les solutions de remplissage vasculaire sont utilisées dans de multiples circonstances du domaine de l'anesthésie et de la réanimation et notamment dans la prévention et la correction de l'hypovolémie vraie (par diminution de la masse sanguine) ou relative (par diminution du retour veineux au cœur).
L'hypovolémie est une situation d'urgence pouvant évoluer rapidement vers l'état de choc. La restauration du volume circulant est donc primordiale et prioritaire sur la correction de la fonction oxyphorique puisque l'organisme supporte un abaissement de l'hématocrite allant jusqu'à 25 % en situation de normovolémie (on parle alors d'hémodilution).
Pendant longtemps, la solution de remplissage la plus utilisée en France fut le plasma frais congelé (PFC) mais ses indications ont été limitées par une circulaire de 1987 afin d'en prévenir les risques de contamination virale.
Actuellement, deux types de solutions peuvent être prescrites :
- *les cristalloïdes qui sont des solutions polyioniques, généralement isotoniques au plasma. Elles n'ont pas de pouvoir oncotique et diffusent dans l'ensemble du secteur extracellulaire.*
- *Les colloïdes ou succédanés du plasma, qui sont des solutions de macromolécules. L'accroissement du volume plasmatique consécutif à leur administration peut dépasser transitoirement le volume injecté. Les solutions colloïdales sont des médicaments réservés à l'usage hospitalier. Toutes les solutions de remplissage sont maintenant disponibles en poches ou flacons souples.*

Nous aborderons successivement :
- *les bases physico-chimiques et physiopathologiques du remplissage ;*
- *les différents produits utilisables sur le marché français en passant très brièvement sur les cristalloïdes et l'albumine qui seront détaillés dans les chapitres correspondants ;*
- *les principes en guidant le choix.*

I. Rappels physiologiques

A. Compartiments liquidiens

L'eau représente 60 % du poids du corps et se répartit en trois compartiments : les secteurs intracellulaires, interstitiel et vasculaire.
L'eau du secteur intracellulaire représente 70 % de l'eau totale du corps et 40 % du poids du corps. L'eau du secteur extracellulaire représente 28 % de l'eau totale du corps, répartie entre les secteurs interstitiels (21 %) et vasculaire (7 %). Les 2 % restant de l'eau totale représentent les volumes des sécrétions, des liquides digestifs et du LCR.
Les secteurs intra- et extracellulaire sont séparés par la membrane cellulaire perméable à l'eau et imperméable aux grosses molécules et aux ions, rendant différente la composition ionique de ces deux compartiments.
La membrane capillaire qui sépare les secteurs interstitiel et vasculaire étant perméable à l'eau et aux ions mais pas aux grosses molécules (> 35 Å), la composition ionique de ces compartiments est identique, mais la concentration en protéine est très supérieure dans le secteur intravasculaire. Ces protéines restant dans le compartiment vasculaire sont à l'origine de la pression oncotique tendant à maintenir l'eau dans le vaisseau.
À l'état normal, la pression oncotique du plasma est de 25 à 28 mmHg (3,8 à 3,7 kPa) et est assurée à 70 % par l'albumine.

B. Mouvements d'eau entre les différents compartiments

1. Échanges entre les secteurs intra- et extracellulaires

Ils sont dépendants des concentrations en ions K^+ et Na^+ qui sont respectivement les ions prépondérants dans l'osmolarité des secteurs intra- et extracellulaires. Une variation de l'osmolarité entraîne un transfert d'eau pour rétablir l'équilibre osmotique.

2. Échanges entre les secteurs vasculaires et interstitiels

La loi de Starling définit les facteurs qui déterminent les mouvements de fluides entre ces deux compartiments :

$$Jv = L_p A \, [(P_c - P_{is}) - \sigma \, (\pi_c - \pi_{is})],$$

Jv représentant le flux d'eau à travers le vaisseau,
L_p la conductivité hydraulique de la membrane,
A la surface d'endothélium disponible pour les échanges,
$(P_c - P_{is})$ le gradient de pression hydrostatique entre le capillaire (c) et le secteur interstitiel (i),
$(\pi_c - \pi_{is})$ le gradient de pression osmotique des protéines ou des colloïdes (pression oncotique) entre le capillaire et le secteur interstitiel,
le coefficient de réflexion osmotique de Staverman.
Ce coefficient représente le degré de perméabilité de la membrane capillaire aux protéines plasmatiques ($\sigma = 0$: perméabilité totale aux protéines ; $\sigma = 1$: imperméabilité totale aux protéines). En résumé, le gradient de pression hydrostatique, tendant à faire fuir l'eau vers le secteur interstitiel, s'oppose à un gradient de pression oncotique qui retient l'eau dans le secteur vasculaire, la résultante étant un flux physiologique du secteur vasculaire vers le secteur interstitiel lui-même compensé par l'adaptation du débit lymphatique.

C. Pression oncotique

C'est la force nécessaire pour s'opposer au passage de l'eau à travers une membrane biologique ou artificielle. Elle est obtenue à l'aide de macromolécules (colloïdes). Elle dépend de la taille des molécules (les particules de masse inférieure à 20 000 Daltons (Da) n'exercent pas d'activité oncotique *in vivo*), de la concentration de la solution et de la quantité de colloïdes retenue dans l'organisme, de la perméabilité de la membrane capillaire vis-à-vis du colloïde.

D. Viscosité

Rhéologie du sang normal = étude de la déformation et de l'écoulement.
La viscosité du sang et du plasma est de première importance pour le flux sanguin dans la microcirculation car ce flux est inversement proportionnel à la viscosité sanguine : toute augmentation de la viscosité sanguine diminuera le flux.
Les solutions de remplissage colloïdales ont une influence sur la viscosité plasmatique et sanguine parce qu'elles sont toujours plus visqueuses que l'eau.
Elles ont tendance à accentuer l'agrégabilité naturelle des hématies. D'autre part, sous l'influence des macromolécules, il pourrait exister une modification de la

déformation des hématies et de leur orientation. On a donc tout intérêt à préparer des substituts de viscosité limitée.

E. pH

Il devrait être similaire à celui du plasma. Ce n'est pas toujours le cas : certaines solutions s'éloignent de près d'une unité du pH physiologique.

Au total, l'efficacité hémodynamique des solutions de remplissage est liée à l'expansion volémique, aux modifications de la viscosité mais surtout à l'hémodilution et à la diminution de l'hématocrite qu'elle entraîne et qui est responsable d'une baisse importante des résistances à l'écoulement prédominant au pôle veineux du capillaire, facteur d'amélioration du retour veineux et du débit cardiaque.

II. Régulation de l'hémodynamique cardiovasculaire

La régulation de l'hémodynamique cardiovasculaire fait intervenir 3 paramètres :

- *un débit cardiaque* qui dépend du retour veineux et de la contractilité ;
- *un volume circulant* approprié à l'état vasomoteur du système artérioveineux ;
- *une circulation périphérique* constituée d'un réseau capillaire contenant normalement 6 à 7 % de la masse sanguine mais pouvant stocker un volume beaucoup plus important.

Une hémodynamique normale suppose la normalité des trois composants du système cardiovasculaire.

La volémie est un des facteurs essentiels de cet équilibre dont dépend, *in fine*, la fourniture à tous les tissus d'une quantité d'oxygène suffisante.

L'hypovolémie se définit comme une inadéquation entre le contenant (capacité vasculaire) et le contenu (sang) : elle peut être vraie ou relative.

A. Hypovolémie vraie

Elle peut se définir comme la diminution de la masse sanguine.

Elle peut résulter de diverses situations pathologiques : polytraumatismes, hémorragies, brûlures, déficits hydrosodés (pertes excessives non compensées par les apports) ou par extravasation d'eau et de sodium vers les tissus interstitiels en raison d'une diminution de la pression oncotique du plasma ou d'une hyperperméabilité capillaire. C'est le processus le plus fréquemment rencontré dans les situations d'urgence.

Quelle qu'en soit la cause, le retentissement clinique d'une hypovolémie dépend de la vitesse et de l'importance de la perte volémique ainsi que de la réponse du système cardiovasculaire à cette spoliation.

1. Processus de compensation

La stabilité du volume télédiastolique ventriculaire gauche et la redistribution du débit cardiaque vers des territoires « privilégiés » à haut niveau métabolique sont la finalité des mécanismes réflexes d'homéostasie.

Face à une réduction du volume sanguin circulant, les réserves volumiques de l'organisme, essentiellement mésentériques, sont mobilisées vers le compartiment vasculaire central pour maintenir le remplissage ventriculaire malgré la tachycardie. Ce mouvement naît de la veinoconstriction active (adrénergique) et passive (utilisant l'élastance des veines dont la distension est atténuée par la vasoconstriction artériolaire d'amont).

- Au niveau macrocirculatoire, cette dernière contribue au maintien de la pression artérielle ; hétérogène, elle concerne les circulations hépatosplanchnique et musculocutanée, en respectant les circulations cérébrale et coronaire. La vasoconstriction artérielle est noradrénergique par mise en jeu des baroréflexes artériel et cardio-pulmonaire.
  À ce stade, angiotensine II et vasopressine ont un rôle mineur et limité à certains territoires vasculaires (par exemple, circulation rénale).
- Au niveau microcirculatoire, la réduction de pression hydrostatique vasculaire provoque un mouvement liquidien vers le vaisseau à partir de l'interstitium et des vaisseaux lymphatiques, contribuant à la restauration volumique (50 % d'une perte ≤ 20 % du volume sanguin circulant), à l'hémodilution et à la conservation de la protidémie. L'endothélium vasculaire par la production de monoxyde d'azote module la vasoconstriction adrénergique et réduit la consommation d'oxygène.
- Ces réponses compensatoires sont efficaces à compenser des pertes de 30 à 40 %. L'hémorragie aiguë peut être à l'origine d'un état de choc lorsque la spoliation sanguine dépasse 40 à 50 % du volume du sang total.

2. Choc hypovolémique

L'état de choc est défini par une défaillance aiguë de la micro-circulation, responsable d'une hypoperfusion des tissus retentissant gravement sur l'approvisionnement énergique de la cellule.

Il procède initialement soit d'une baisse de débit cardiaque, soit d'une chute du volume circulant, soit d'une anomalie de la circulation périphérique.

- En cas d'hypovolémie massive (≥ 30 à 40 % du volume sanguin circulant) et brutale, une sympatho-inhibition succède à la stimulation adrénergique. Bradycardie vasovagale et vasoplégie conduisent au collapsus cardiovasculaire malgré la libération massive d'adrénaline par la médullosurrénale, d'angiotensine II et de vasopressine.
- Lorsque l'hypovolémie est prolongée, voire associée à une anémie, l'ischémie des tissus « sacrifiés » surtout hépatosplanchniques, stimule les mécanismes de l'inflammation. Le syndrome inflammatoire réactionnel est majoré par des lésions tissulaires, la mise en circulation de micro-organismes ou de toxines et surtout par la reperfusion des territoires ischémiques (syndrome d'ischémie reperfusion). L'altération membranaire provoque un mouvement liquidien vers l'interstitium et le compartiment cellulaire, aggravant le déficit volumique.
- À ce stade, une hypotension artérielle est plurifactorielle : une vasoplégie peut exister et une dysfonction ventriculaire peut contribuer à la baisse du débit sanguin. La faillite du rétrocontrôle de l'inflammation provoque un syndrome inflammatoire réactionnel sévère qui crée des besoins métaboliques tissulaires impossibles à satisfaire et génère une dysfonction multiviscérale, inaugurée par une lésion pulmonaire aiguë.

La gravité du choc peut paraître disproportionnée par rapport à l'importance présumée de l'hypovolémie lorsque les mécanismes compensatoires sont altérés par le vieillissement, la grossesse normale ou toxémique, une pathologie sous-jacente (cardiopathie, cirrhose, dysautonomie neurovégétative), un médicament (alpha- ou bêtabloquant, inhibiteur de l'enzyme de conversion, inhibiteur calcique), une intoxication (souvent alcoolique) ou dans le cadre d'une anesthésie.
Symptomatologie du choc hypovolémique :

- chute de la pression systolique (< 60 mm de mercure), pouls peu perceptible ;
- tachycardie, tachypnée, sensation de froid, marbrures cutanées, oligoanurie, troubles de la conscience…

B. Hypovolémie relative

Elle désigne une situation où une augmentation du lit vasculaire (artériel et/ou veineux) entraîne une diminution du retour veineux sanguin au cœur.
L'hypovolémie relative intervient dans la physiopathologie du choc septique, du choc anaphylactique, de l'anesthésie générale ou loco-régionale ou dans certaines intoxications.
Quelle qu'en soit la cause, le but du remplissage vasculaire est la correction du déficit volémique absolu ou relatif.

III. Cristalloïdes

A. Solutions isotoniques

Ces cristalloïdes isotoniques se distribuent en moins d'une heure à l'ensemble du secteur extracellulaire, expliquant ainsi la faiblesse de leur pouvoir d'expansion volémique. Environ 25 % des volumes perfusés iront dans le compartiment vasculaire et 75 % dans le secteur interstitiel. L'inflation interstitielle augmente le flux lymphatique, qui ramène l'albumine vers le secteur plasmatique.

1. Indications

Rééquilibration ionique par apport de NaCl
États aigus de déshydratation à prédominance extracellulaire, quelle qu'en soit la cause (vomissements, diarrhée, fistules…), hyponatrémie par déplétion hydrosodée
Hypovolémie quelle qu'en soit la cause : état de choc hémorragique, brûlures, pertes hydro électrolytiques périopératoires, brûlures étendues et syndrome de Lyell (Passées les 8 premières heures, on aura recours à l'albumine).
Acidose métabolique modérée (Ringer).
Le Ringer lactate est le soluté le plus prescrit en clinique. Contrairement au chlorure de sodium isotonique, il ne présente pas l'inconvénient d'une éventuelle acidose hyperchlorémique.

Tableau 1. Composition des solutions de cristalloïdes utilisables pour le remplissage vasculaire

	Composition	
Chlorure de sodium à 0,9 %	NaCl Sodium Chlorure Osmolarité	9 g/l 154 mmol/l 154 mmol/l 308 mmOsm/l
Solution de Ringer (composition donnée pour Ringer Fresenius ou Baxter) (Ringer Aguettant contient 0,49 g/l de CaCl2)	NaCl KCl CaCl2 Sodium Chlorure Potassium Calcium Osmolarité pH	8,6 g/l 0,3 g/l 0,33 g/l 145 mmol/l 156 mmol/l 4 mmol/l 2,2 mmol/l 309 mmOsm/l 5 à 7,5
Solution de Hartmann ou Ringer Lactate	NaCl Sodium Chlorure Lactate Potassium Calcium Osmolarité pH	6 g/l 130 mmol/l 112 mmol/l 28 mmol/l 4 mmol/l 1,82 mmol/l 280 mmOsm/l 6 à 7,5

2. Inconvénients

L'apport en cristalloïdes doit être très supérieur au volume à compenser, et prolongé dans le temps exposant au risque d'inflation hydrosodée.
De plus, l'utilisation massive de cristalloïdes isotoniques ne semble pas efficace pour restaurer une microcirculation efficace et expose au risque d'hyperhydratation à prédominance extra-cellulaire et à l'œdème aigu du poumon.

3. Précautions d'emploi

Surveiller l'état d'hydratation, la diurèse et le bilan biologique, pratiquer régulièrement l'auscultation pulmonaire.

B. Solutions hypertoniques

Le chlorure de sodium hypertonique (à 3 et 7,5 %) est le soluté de référence dans la littérature anglo-saxonne mais n'est pas commercialisé en France.
Ces solutions dont l'osmolarité est supérieure à celle du plasma ont un espace de diffusion réduit au compartiment extracellulaire.
L'expansion du compartiment vasculaire qu'elles provoquent est transitoire (< 1 h), liée à un mouvement d'eau provenant des compartiments interstitiel et cellulaire (hématies et cellules endothéliales), mais ne rend pas compte de toutes leurs propriétés. Leur efficacité prolongée dans la correction des hypovolémies est due à une amélioration des conditions de charge du ventricule gauche.

C. Solutions hypertoniques associées à un colloïde

Très développées aux USA, les solutions salines hyper osmotiques ont donné lieu à association avec les colloïdes. Deux spécialités Rescueflow® et Hyper HES® sont commercialisées en France avec un impact très limité.

	Rescueflow®	HyperHES®
Colloïde	Dextran 70 - 6 g/100 ml	Hydroxyethylamidon 200/0,5
NaCl :	7,5 g/100 ml	7,2 g/100 ml
(Sodium)	1283 mmol/l	1232 mmol/l
osmolarité théorique	2567 mOsmol/l	2464 mOsmol/l

1. Propriétés pharmacologiques

Il s'agit de solutions très nettement hyper osmotiques dont l'intérêt serait de renforcer et prolonger l'effet remplissage vasculaire.

Le NaCl à 7,5 %, entraîne d'abord un passage rapide d'eau du compartiment intracellulaire, vers l'espace vasculaire ; cet effet est de courte durée en raison de l'extravasation du sodium et des chlorures.

Le colloïde reste en circulation plus longtemps et contribue ainsi à prolonger la durée de l'effet d'expansion volémique.

L'augmentation du volume intravasculaire obtenue par la perfusion de 250 ml de solution est de 2 à 3 fois le volume perfusé, équivalente à une augmentation de volume obtenue par l'administration intraveineuse de trois litres de solution de cristalloïdes.

L'augmentation du volume intravasculaire n'est que de courte durée (environ 4 heures) et doit être stabilisée par un remplissage vasculaire classique adéquat (électrolytes et colloïdes par exemple) immédiatement après la perfusion de ce médicament

2. Indications

Traitement initial de l'hypovolémie avec hypotension en rapport avec un état de choc traumatique.

3. Posologie

250 ml en IV rapide (2 à 5 min) suivie d'une solution isotonique en fonction des besoins des patients (par exemple : électrolytes et/ou colloïdes, dont la posologie est à adapter aux besoins du patient).

NB : Concernant Hyper HES®, en cas de poursuite du traitement de remplissage vasculaire par un hydroxyéthylamidon, la dose initiale d'hydroxyéthylamidon 200/0,5 contenu dans Hyper HES® et déjà administrée, doit être prise en compte dans le calcul de la dose totale cumulée.

4. Contre indication

Hypersensibilité connue.

Grossesse.

IV. Albumine humaine

(Cf. chapitre « Médicaments dérivés du sang »)
L'albumine reste le seul colloïde naturel d'origine humaine utilisable en tant que soluté de remplissage.
Elle est obtenue par fractionnement plasmatique, et présentée en solutions iso-osmolaires, à 4 % (hypo-oncotique par rapport au plasma), 5 % (iso-oncotique par rapport au plasma) et 20 % (hyperoncotique par rapport au plasma).
Chez le sujet sain, elle représente environ 55 % des protéines plasmatiques, et assure 70 % de la pression oncotique.
Le poids moléculaire de l'albumine est de 68 kDa.
Les réserves échangeables d'albumine de l'organisme sont de 4,5 à 5 $g.kg^{-1}$ dont un tiers dans le compartiment vasculaire, le reste se répartissant dans le secteur interstitiel avec une distribution variable selon les tissus.
L'albumine sert aussi de transporteur à de nombreux médicaments, hormones, enzymes et capte les radicaux libres.
Le taux de transfert d'albumine à travers le capillaire vers le secteur interstitiel est de 5 % par heure, mais peut augmenter dans certains états pathologiques comme le sepsis ou l'insuffisance cardiaque.
La demi-vie d'élimination de l'albumine est de 18 jours, correspondant au temps nécessaire pour son catabolisme par le système réticulo-endothélial.
Chez un sujet sain, le pouvoir d'expansion volémique de l'albumine est de 18 mL/g.
La perfusion de 500 mL d'albumine à 4 % entraîne une inflation du compartiment vasculaire de 400 mL, du fait de l'hypo-oncocité de la solution, alors que celle de 100 mL d'albumine à 20 % entraîne une même augmentation de 400 mL par mobilisation de l'eau interstitielle, l'effet persistant 6 à 8 heures.

V. Colloïdes de synthèse

Une macromolécule doit, pour être utile, posséder des propriétés osmotiques, rhéologiques, de diffusion et d'élimination intéressantes. Ces conditions peuvent se résumer en deux points : masse moléculaire de 60 000 Da environ et hydrophilie suffisante pour obtenir un effet colloïdo-osmotique.
Certains critères de qualité ont été fixés aux États-Unis depuis 1963 par le « National Research Council » sous forme de 14 points, qui peuvent se résumer en 8 critères :
- industriels :
  - matière première abondante, constante, peu coûteuse,
  - fabrication aisée, illimitée, constante,
  - contrôles chimiques (concentration, dosage des protéines, pH, osmolarité) et biologiques (stérilité, innocuité, apyrogénicité) faciles,
  - stabilité prolongée à l'état statique ou dynamique (avions… car effet des vibrations ou ultrasons) ;

- thérapeutiques :
  - pression osmotique équivalente à celle du plasma,
  - demi-vie 6 à 12 h, mais métabolisme satisfaisant,
  - absence de perturbations hémodynamiques (surcharge cardiaque), d'acidose, d'interférences avec les éléments sanguins et leur régénération, d'intolérance et d'allergie,
  - interférences minimales avec les examens de laboratoires : groupage, numération, coagulation…

Les solutions macromoléculaires de remplissage appartenant à la catégorie des colloïdes se définissent en fonction de caractéristiques physico-chimiques communes. En raison de leur composition en molécules de poids moléculaire (PM, qui s'exprime en kDa) variable, ont été définis le PM moyen en poids (PMp) *moyenne arithmétique des masses moléculaires de toutes les molécules présentes* et le PM moyen en nombre de molécules osmotiquement actives (PMn), *masse moyenne des particules osmotiquement (oncotiquement) actives*, ainsi qu'un indice de polydispersion (PMp/PMn).

La viscosité de ces solutions dépend de leur viscosité intrinsèque, viscosité mesurée lorsque la concentration est proche de 0, de leur viscosité dynamique, viscosité rapportée au solvant, et de l'interaction avec la viscosité du sang après perfusion du colloïde. Le solvant de ces colloïdes est une solution hydroélectrolytique de type Ringer lactate ou sérum physiologique isotonique.

A. Dextrans (polyanhydroglucose)

Les dextrans sont des mélanges de polyosides principalement du type alpha-1,6-glucane, linéaires, de faible degré de réticulation et de hautes masses moléculaires, dérivés du glucose, obtenus par fermentation du saccharose au moyen d'une lactobactérie.

Plusieurs d'entre eux, différant par la masse moléculaire moyenne et par la composition de leur solution, sont utilisés en thérapeutique. Les dextrans 40, 60 et 70 continuent de faire l'objet de monographies à la Pharmacopée européenne, 5e édition. Cependant, leur utilisation en France a été considérablement réduite du fait du risque allergique et surtout de l'arrivée des hydroxyéthylamidons (ou HEA) sur le marché. En 2006, en France, ne sont plus disponibles que le D40 et le D70. C'est pourquoi ils ne seront pas détaillés ici.

B. Gélatines

1. Généralités

Les gélatines furent proposées comme substituts du plasma dès la fin du XIXe siècle.

La gélatine est une protéine purifiée obtenue par hydrolyse acide partielle (type A), ou hydrolyse alcaline partielle (type B) du collagène animal.

Les gélatines thérapeutiques actuelles sont des protéines chimiquement modifiées car le produit « industriel » est inutilisable tel quel.

2. Préparation

La gélatine n'est pas une protéine naturelle ; elle est obtenue par désintégration du collagène, protéine non hydrosoluble représentant 30 % des protéines des mammifères, sous l'effet de la chaleur, des alcalins ou des acides à basse température.

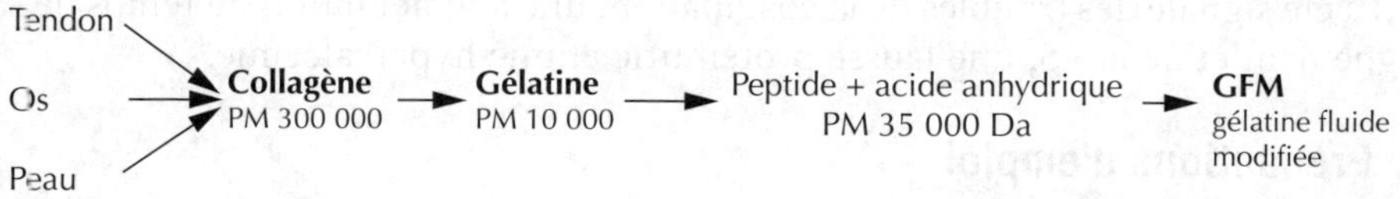

- Les gélatines fluides modifiées (commercialisées en France) sont obtenues par dégradation thermique, traitement par l'anhydride succinique en milieu alcalin puis précipitation des plus petites fractions et purification.
- De poids moléculaire moyen 35 000 Da, (Plasmion® Fresenius Kabi France) ; ou de poids moléculaire moyen 30 000 Da, (Gélofusine 4 %® B Braun Médical SA).

3. Propriétés physico-chimiques

Ces solutions relativement peu dispersées exercent un pouvoir oncotique proche de celui du plasma.
Leur point de gélification, à la concentration utilisée en clinique, se situe entre 0 et 4 °C ce qui pose un problème de stockage dans les véhicules d'urgence.
Leur viscosité, proche de celle du plasma ne varie pas pour des températures allant de + 4 °C à + 20 °C.

4. Propriétés pharmacologiques et pharmacocinétiques

- Chez le malade hypovolémique, un volume de 500 ml de gélatine augmente le compartiment vasculaire de 400 à 500 ml, mais il n'en reste au mieux que 300 ml, quatre heures plus tard.
- Elles n'entraînent pas de déshydratation interstitielle.
- Propriétés rhéologiques mal précisées : peu d'effets sur la viscosité plasmatique, agrégation plaquettaire possible et augmentation possible de la formation des rouleaux par les GFM.
- La pharmacocinétique de ces produits est mal connue.
- Environ 50 % de la dose administrée est éliminée en 2 à 5 heures, 75 % en 24 heures.
- L'élimination est essentiellement rénale (85 %), 3 % sont catabolisés et le reste est éliminé par les selles.
- Inconvénients :
  - Expansion plasmatique nulle et demi-vie courte ;
  - Viscosité élevée de la GFM à froid (réchauffement) ;
  - Perturbations possibles de lecture du groupe sanguin.

5. Indications, posologie

- Traitement d'urgence des chocs hypovolémique ou normovolémique : hémorragique, opératoire, septique, toxique, des brûlés, à raison de 500 ml à un débit de 2,5 à 4 ml/min.
- Hypotension artérielle en anesthésiologie.

6. Effets indésirables

- Réactions anaphylactiques : les gélatines sont les substituts qui conduisent aux intolérances les plus fréquentes 0,075 % (choc anaphylactique 0,007 %, urticaire, œdème de Quincke).
- Il a été signalé des troubles de la coagulation, une augmentation du temps de saignement et de la VS, une fausse protéinurie et une hypercalcémie.

7. Précautions d'emploi

- Nécessité habituelle de surveillance hémodynamique (pression veineuse centrale, hématocrite, ionogramme, diurèse), de surveillance de la calcémie.
- Apport de sodium, et d'ions à prendre en considération.
- Surveillance de l'apparition de réactions allergiques.

8. Contre-indications

- Allergie aux gélatines.
- Grossesse (en cas d'utilisation à titre préventif lors de l'accouchement avec analgésie ou anesthésie péridurale, un risque de souffrance fœtale majeure ne peut être totalement éliminé en raison de la possibilité d'accidents de type anaphylactique) allaitement.
- Hyperkaliémie et acidose métabolique (Plasmion®).

9. Surdosage

Surcharge volémique avec risque d'œdème aigu du poumon.

10. Incompatibilités

Les mélanges à d'autres substances médicamenteuses sont contre-indiqués.

C. Amidons

1. Généralités

L'emploi d'hydroxyéthylamidons (HEA) a été proposé par Thompson en 1962.
Ce sont des polysaccharides (polymères de glucopyranose 1-4 formés de deux polysaccharides, l'un linéaire, l'amylose, instable en solution, l'autre ramifié en 1-6 et dense, l'amylopectine) naturels, extraits d'amidon de maïs, modifiés par hydroxyéthylation, afin de ralentir leur hydrolyse enzymatique par l'alpha-amylase.
Cette hydroxyéthylation consiste en une substitution sur une molécule de glucose au niveau du carbone C2 essentiellement, celle-ci donnant la plus grande résistance à l'hydrolyse enzymatique, mais aussi au niveau C3 et C6.

Les HEA se caractérisent comme tous les colloïdes par leur PMp et leur PMn (un poids moléculaire qui augmente entraîne une plus grande persistance dans le secteur vasculaire). Ils se caractérisent également par :

- leur degré de substitution (DS), qui est le pourcentage de résidus glucose hydroxyéthylés par rapport au nombre total de glucose contenus dans l'amidon. On l'exprime par un nombre compris entre 0 et 1, par exemple 0,55. Ceci ne tient pas compte du nombre d'hydroxyéthyles portés par chaque glucose et *manque donc de précision* car l hydrolyse d'un glucose est plus difficile quand il est plus substitué. C'est pourquoi cette notion est complétée par celle du taux de substitution molaire ;

- *leur taux de substitution molaire (TSM), correspondant au nombre moyen de substitutions hydroxyéthyles par molécule de glucose* (de 0 à 300 %). Il permet d'ajuster la pharmacocinétique des HEA. On utilise un TSM compris entre 0,5 et 0,7 avec un maximum à 0,60-0,62. En effet, un TSM supérieur rend la molécule très résistante à l'amylase d'où une dégradation lente et un risque d'accumulation. Un TSM inférieur à 0,55 freine peu l'hydrolyse et la durée d'action vasculaire est faible. L'expansion volémique et la durée de présence vasculaire d'un HEA sont *optimales pour un TSM voisin de 0,6 ;*
- *leur ratio C2/C6* qui exprime le type d'hydroxyéthylation conditionne la pharmacocinétique de l'HEA. Lorsque C2/C6 augmente, la persistance intravasculaire augmente.

On utilise des HEA de PMp proche de 200 000 Da dont le PMn est voisin de 60 000 Da, donc de la masse de l'albumine humaine.

La concentration des solutions varie de 60 à 100 g/L pour obtenir une pression oncotique égale ou supérieure à celle du plasma.

2. Synthèse et purification des HEA

L'amidon est mis en suspension dans de l'eau puis traité par de l'acide chlorhydrique pour l'hydrolyser. Après neutralisation, une alcalinisation par la soude entraîne une gélification. L'oxyde d'éthylène est introduit dans la masse. Plusieurs traitements par l'isopropanol et l'eau avec précipitations et décantations aboutissent à l'HEA brut. La purification et la décoloration sont assurées par le charbon actif. La synthèse est terminée par une dessiccation.

3. Propriétés physico-chimiques et dosage

Les HEA ne sont pas inscrits à la Pharmacopée.

L'HEA 200/0,6 (Pmp/Tms) est une poudre blanche, amorphe, inodore et insipide, soluble dans l'eau et pratiquement insoluble dans les solvants organiques usuels.

L'identification s'effectue par spectrométrie IR, détermination du pouvoir rotatoire et du point de fusion, réaction à l'iode.

Le taux de substitution molaire est relié au pouvoir rotatoire. La masse molaire moyenne et la polydispersité caractérisent le polymère et sont déterminées par filtration sur gel et diffraction laser à angle faible. Le dosage du principe actif dans la solution est aussi réalisé par polarimétrie. Il est stable 24 mois.

4. Exemples de présentations commercialisées en France

- HEA 200/0,65 (Pmp/TSM) : Pmn 80 KDa en solution à 6 ou 10 % dans le chlorure de sodium isotonique
= Heafusine® 6 % Braun Medical SA (ex. : poche de polypropylène de 500 ml).
- HEA 250/0,45 (Pmp/TSM) : Pmn 63 KDa en solution à 10 % dans le chlorure de sodium isotonique
= Lomol® Fresenius Kabi France (ex. : poche de PVC/PE de 500 ml).

5. Propriétés pharmacologiques, pharmacocinetique et métabolisme

En fait, la description de la pharmacocinétique de ces molécules polydispersées ne rend compte que d'une moyenne des cinétiques de molécules de tailles différentes.
Les molécules de PMp inférieur à 50-60 kDa sont éliminées rapidement par filtration glomérulaire dans les urines et par passage dans le secteur interstitiel.
Les molécules de PMp élevé sont fragmentées en molécules de plus petites tailles (70 kDa) par l'alpha-amylase plasmatique et restent dans le compartiment vasculaire où elles maintiennent l'expansion volémique pendant deux à quatre heures.
Elles sont ensuite éliminées très lentement par le système réticulo-endothélial, qui donne naissance à des oligo- et polysaccharides sans augmentation de la glycémie, puis par le rein. L'élimination des HEA est très dépendante du DS, leur demi-vie étant de l'ordre de 18 à 24 heures, mais n'est que peu influencée par le PMp.
Chez le patient hypovolémique, chaque gramme d'HEA retient environ 30 mL d'eau dans le compartiment vasculaire. Les solutions disponibles entraînent une augmentation de la volémie en fin de perfusion de 100 à 140 % du volume perfusé.
La durée de leur efficacité est liée à leur persistance dans le compartiment vasculaire, à la mobilisation de l'albumine du secteur interstitiel et à l'adaptation rénale.

6. Indications thérapeutiques

Le remplissage vasculaire dans :
- le traitement des défaillances circulatoires aiguës des chocs hypovolémiques, hémorragiques, toxi-infectieux, traumatiques ou au cours des brûlures étendues ;
- l'hémodilution normovolémique intentionnelle ;
- la posologie et la vitesse d'administration par voie intraveineuse stricte doivent être adaptées à l'état clinique et cardiovasculaire du patient en évitant toute surcharge ;
- la quantité et le débit dépendent de la perte volémique ;
- la dose ne doit pas dépasser 20 ml/kg jour, soit 1,2 g/kg/j d'HEA ou 1 500 ml pour un sujet de 75 kg.

7. Contre-indications

Les contre-indications sont :
- l'hypersensibilité connue aux HEA ;
- la surcharge circulatoire ;
- les troubles de la coagulation en particulier d'origine plaquettaire, neurologiques avec analgésie ou anesthésie péridurale en raison des risques de séquelles neurologiques ;
- la fin de grossesse (risque de séquelles neurologiques chez l'enfant) et allaitement.

8. Effets indésirables et incidents

- *Sur la coagulation* : dilution des facteurs et des plaquettes (comme tous les colloïdes). De plus, des troubles de l'hémostase à type de maladie de Willebrand, se traduisant par un allongement du TCA, du temps de saignement et une diminution des taux du complexe VIIIc/vWF, ont été mis en évidence avec certains hydroxyéthylamidons, en particulier en cas de traitement de durée supérieure à 24 heures et/ou d'une dose cumulée supérieure à 80 mL/kg.

- *Sur les hématies* : accélération de la VS et formation de rouleaux d'où, pour la détermination du groupe sanguin et des agglutinines irrégulières, la nécessité d'un prélèvement avant le début de la perfusion.
- Augmentation transitoire de l'amylasémie résultant de la formation d'un complexe enzyme-substrat (macroamylase) dont l'élimination urinaire est lente et qui ne traduit pas un dysfonctionnement pancréatique (la dégradation en glucose est faible et transitoire, elle ne perturbe pas la glycémie et ne s'accompagne pas d'une augmentation de l'insulinémie).
- Certains HEA ont tendance à s'accumuler dans l'organisme (phénomène de vacuolisation).
- Les HEA ne sont pas antigéniques et ne provoquent pas la formation d'anticorps. Les réactions anaphylactoïdes sont rares et généralement bénignes : flush, érythème, tremblement. Elles feraient plutôt intervenir les kinines que l'histamine. Cependant, la gravité des accidents observés avec les substituts en milieu obstétrical fait contre-indiquer l'emploi des HEA chez la femme enceinte.

9. Précautions d'emploi

- Perfusion lente des premiers millilitres pour déceler toute réaction d'hypersensibilité.
- Surveillance de l'apparition de tout signe anormal : frisson, urticaire.
- Prudence en cas de risque de surcharge circulatoire et chez les insuffisants rénaux.
- Risque d'accumulation en cas d'administration prolongée. Innocuité non établie au-delà de 8 jours d'emploi.
- Nécessité d'un groupage sanguin préalable et surveillance de l'hémostase.

VI. Efficacité volémique et indications des solutions de remplissage vasculaire

L'efficacité volémique des solutions capitales de remplissage est rapportée dans le *tableau* 2.

Des recommandations pour la clinique ont été émises en France (conférence de consensus 1996). L'essentiel de ces recommandations est résumé dans le *tableau* 3.

De façon générale, l'hypovolémie modérée, qu'elle soit vraie ou relative, est une bonne indication des cristalloïdes isotoniques.

En revanche, l'utilisation large de cristalloïdes pour maintenir ou augmenter le compartiment vasculaire expose à une inflation du secteur interstitiel. Les colloïdes doivent leur être préférés chaque fois que l'hypovolémie perdure, s'aggrave ou s'accompagne d'altération de la perméabilité de la membrane capillaire (sepsis, œdème, cérébral circulation extracorporelle).

Tableau 2. Efficacité volémique des différentes solutions de remplissage

	Efficacité volémique initiale (% du volume perfusé)	Durée d'expansion volémique (h)
Cristalloïdes	19	0,5
Ringer-Lactate	25	0,5
NaCl 0,9 %		
Colloïdes naturels		
Albumine 4 %	80	6-8
Albumine 20 %	400	6-8
Colloïdes de synthèse		
Gélatines		
Plasmion®	80-100	4-5
Gélofusine®	80-100	4-5
HEA		
Elohes®	100-140	12-14
Hesteril®	100-140	4-8
Heafusine®	NR	10-12
Voluven®	NR	NR

Tableau 3. Indications des solutés de remplissage en anesthésie d'après Conférence de consensus « Remplissage vasculaire au cours des hypovolémies relatives ou absolues » ANDEM, janvier 1997

Hémorragie	1. Cristalloïdes si pertes < 20 % masse sanguine avec signes d'hypovolémie 2. Colloïdes si pertes > 20 % masse sanguine ou pression artérielle moyenne < 80 mmHg
Déshydratation	1. Cristalloïdes (apport au moins équivalent aux pertes) 2. Colloïdes si choc persistant
Choc septique	Colloïdes
Choc anaphylactique	Cristalloïdes
Hypovolémie relative de l'anesthésie générale ou locorégionale	Cristalloïdes
Brûlés (Le remplissage n'est indiqué que dans les brûlures au 2e et 3e degrés)	1. Cristalloïdes* 2. Colloïdes (HEA ou albumine), à partir de la 24e heure si surface brûlée > 40 % et si hypovolémie persistante
Traumatisés crâniens	1. Cristalloïdes isotoniques 2. Colloïdes
Donneurs d'organes	1. Colloïdes sauf dextran 40 et HEA 200/0,6**
Contextes particuliers hypovolémie aiguë hémorragique en contexte préhospitalier	1. Cristalloïdes hypertoniques 2. Colloïdes
Femme enceinte	3. Cristalloïdes 4. Albumine

* Règle de Parkland : volume des 24 premières heures (mL) = 4 × surface brûlée (%) × poids (kg).
** Risque d'insuffisance rénale avec le dextran 40 et de lésions de néphrose osmotique avec HEA 200/0,6.

L'essentiel de la question

Le but du remplissage vasculaire est la correction d'un déficit volémique par l'administration d'un soluté.
Il existe 2 types de solutions pour le remplissage vasculaire : les cristalloïdes, dont l'effet est lié à leur osmolarité, et les colloïdes, dont l'effet est lié essentiellement à leur pouvoir oncotique.
Les différentes solutions de remplissage se différencient par :
- leurs propriétés physico-chimiques ;
- leurs propriétés pharmacocinétiques et pharmacodynamiques ;
- leurs effets secondaires.

Par ailleurs le choix dépend également de l'indication du remplissage vasculaire et du contexte clinique
Le pouvoir d'expansion volémique des cristalloïdes isotoniques est faible et dépend de leur espace de diffusion.
L apport en cristalloïdes doit être supérieur au volume à compenser, prolongé dans le temps, exposant ainsi au risque d'inflation hydrosodée et d'œdèmes (notamment au niveau pulmonaire).
L'albumine humaine à 4 % (ou 5 %) reste le seul colloïde naturel d'origine humaine utilisable en tant que soluté de remplissage. Ses effets sur l'hémostase sont quasi inexistants en dehors de ceux liés à l'hémodilution et à la captation du calcium ionisé.
Elle est remarquablement bien tolérée mais le risque résiduel de transmission de maladie virale ou à prion d'une part et son coût élevé d'autre part, a notablement réduit ses indications.
Les colloïdes macromoléculaires synthétiques de remplissage se définissent en fonction de leur poids moléculaire (PM, kDa), de leur poids moléculaire moyen en poids (PMp), de leur PM en nombre de molécules osmotiquement actives (PMn), de leur indice de polydispersion (PMp/PMn), de leur viscosité intrinsèque.
Le PMp *in vivo* des hydroxyéthylamidons (HEA) dépend du PMp initial, de leur degré de substitution en groupement hydroxyéthyl (DS) et du rapport C2/C6. À concentration égale, l'expansion volémique des HEA est d'autant plus grande et leur accumulation d'autant plus faible, que leur PMp *in vivo* est proche de 70 kDa.
→ existe des précautions d'emploi limitant à la fois les volumes et les durées de prescription des solutions d'HEA à taux élevé de substitution molaire et à forte concentration.
→ Concernant ce domaine thérapeutique, plusieurs séries de recommandations ont été élaborées par l'ANDEM en 1997 (conférences de consensus). La question reste néanmoins débattue :
Les données de la littérature permettent de dégager des indications préférentielles des cristalloïdes et des colloïdes mais le manque d'homogénéité et la taille des populations étudiées d'une part ainsi que les différences de critère de jugement d'autre part aboutissent à des résultats parfois contradictoires.

Pour en savoir plus

- F. Forestier, G. Janvier Actualité sur les solutés de remplissage en anesthésie. Conférences d'actualisation 2000. 42e congrès national d'anesthésie et de réanimation. Éditions scientifiques et médicales Elsevier SAS, et Sfar, 2000.

- J.-L. Teboul : recommandations d'experts de la SLRF. « Indicateurs du remplissage vasculaire au cours de l'insuffisance circulatoire ». Éditions scientifiques et médicales Elsevier SAS, et Sfar, 2004.
- C. Télion, P. Carli. États de choc et remplissage. Médecine d'urgence, p. 39-48. Éditions scientifiques et médicales Elsevier SAS, et Sfar, 2001.
- K Samii, Traité d'Anesthésie-Réanimation chirurgicale 3e édition. Chapitre 15 « Cristalloïdes et colloïdes », Editions Flammarion 2003
- Base de données Thériaque (www.theriaque.org).
- Base de données Drugdex (http://www.micromedex.com/products/drugdex/).
- Bonnes pratiques de transfusion (2002 – 2003) et notamment celles concernant la transfusion de globules rouges ou de plasma.
- (http://agmed.sante.gouv.fr/htm/5/rbp/tpf.htm)
- Recommandations de l'ANDEM : Remplissage au cours des hypovolémies relatives ou absolues. Janvier 1997 (http://www.sfmu.org/documents/consensus/rbpc_RempVasc96.pdf)

Médicaments dérivés du sang

S. LANGEVIN, A. LIOU, I. J OLIVET, R. FARINOTTI
Service de pharmacie, groupe hospitalier Pitié-Salpêtrière, AP-HP, Paris.

Depuis la loi n° 93-5 du 4 janvier 1993 relative à « la sécurité en matière de transfusion sanguine et de médicament », les produits sanguins stables issus du fractionnement du plasma sont devenus des médicaments appelés médicaments dérivés du sang (MDS). Cinq grandes familles de produits stables peuvent être définies :

- *l'albumine ;*
- *les immunoglobulines polyvalentes et spécifiques ;*
- *les protéines coagulantes : facteurs VII, VIII, IX, XI, XIII, complexe prothrombique, facteur von Willebrand, fibrinogène ;*
- *les inhibiteurs de protéases ;*
- *les colles biologiques.*

Les colles biologiques ne seront pas abordées dans ce chapitre.

I. Législation

La loi n° 93-5 du 4 janvier 1993 relative à « la sécurité en matière de transfusion sanguine et de médicament » définit et réglemente toutes les étapes allant du don de sang à la fabrication des dérivés sanguins. Dès lors, une distinction est apparue entre les activités de transfusion sanguine réservées aux Établissements de transfusion sanguine (ETS) sous tutelle de l'Agence française du sang (AFS) et les activités de fractionnement du plasma confiées à un groupement d'intérêt public, le Laboratoire français de fractionnement et des biotechnologies (LFB) sous la tutelle de l'Agence du médicament.

À la suite de la loi n° 98-535 du 1er juillet 1998 relative « au renforcement de la veille sanitaire et du contrôle de la sécurité sanitaire des produits destinés à l'homme », l'Agence française de sécurité sanitaire des produits de santé (Afssaps), établissement public de l'État, a remplacé l'AFS et l'Agence du médicament.

Depuis le décret n° 99-1143 du 29 décembre 1999, les différents ETS ont été regroupés en un opérateur unique, l'Établissement français du sang (EFS). Les différents sites de l'EFS assurent la collecte du sang, séparent le plasma pour fractionnement des éléments figurés, préparent et distribuent les produits sanguins labiles. Ces produits sanguins labiles sont soumis à des règles d'hémovigilance.

Les produits stables issus du fractionnement du plasma, devenus des médicaments depuis la loi de 1993, doivent faire l'objet d'une demande d'autorisation de mise sur le marché auprès de Afssaps. Cependant, certains MDS ne disposent pas d'AMM et sont disponibles sous le statut d'autorisation temporaire d'utilisation (ATU).

En application de la circulaire DGS/DH n° 46 du 12 décembre 1994, les MDS sont sous la responsabilité des pharmacies à usage intérieur (PUI) des établissements de santé qui en assurent la dispensation depuis le 1er janvier 1995.

La pharmacovigilance sur les MDS a fait l'objet d'un décret n° 95-566 du 6 mai 1995 qui définit les règles particulières exercées sur ces médicaments : les établissements de santé doivent désigner un correspondant du Centre régional de pharmacovigilance pour les MDS ; dans les établissements de santé disposant d'une PUI, c'est le pharmacien. Ce correspondant est responsable :

- de la dispensation ;
- de la traçabilité des MDS depuis leur réception jusqu'à leur administration aux patients ;
- de l'enregistrement et de la conservation des informations relatives à la prescription, dispensation et administration.

Il reçoit et transmet au Centre régional de pharmacovigilance les déclarations d'effets indésirables susceptibles d'être attribués à un MDS.

Les MDS sont inscrits sur la liste I des substances vénéneuses et agréés aux collectivités. Les immunoglobulines antitétaniques et anti-D sont disponibles en officine. Les autres spécialités ont longtemps été réservées à l'usage hospitalier. Un certain nombre d'entre elles peuvent maintenant être rétrocédées par les PUI (arrêté du 14 avril 2006 modifiant l'arrêté du 17 décembre 2004 fixant la liste des spécialités pharmaceutiques autorisées à la rétrocession. JO du 05/05/2006).

Certains de ces médicaments font l'objet d'une monographie à la Pharmacopée européenne 5ᵉ édition :
- solution d'albumine humaine ;
- facteurs de coagulation humain (F VII, F VIII, F IX, F XI) ;
- facteur Willebrand humain ;
- immunoglobulines humaines. Plusieurs monographies : pour administration intraveineuse, immunoglobuline humaine de l'hépatite B, anti-D… ;
- fibrinogène humain ;
- complexe prothrombique.

Suite à la mise en œuvre de la tarification à l'activité (T2A), et plus particulièrement des dispositions légales prévues par le contrat de bon usage des médicaments et des dispositifs médicaux implantables (décret n° 2005-1023 du 24 août 2005), certains médicaments particulièrement onéreux sont intégralement remboursés par l'assurance maladie à condition que les recommandations de bon usage soient respectées. Plusieurs MDS sont concernés par cette mesure :
- les immunoglobulines polyvalentes et immunoglobulines anti-HBs 5 000 UI ;
- les protéines coagulantes (sauf le facteur XIII sous ATU et le fibrinogène) ;
- les antiprotéases ;
- l'alpha-1-antitrypsine humaine.

Au sein de l'Assistance publique des hôpitaux de Paris (AP-HP), les référentiels sont élaborés par un groupe d'expert CEDIT (Comité d'évaluation et de diffusion des innovations thérapeutiques) puis validés par le Comité de pilotage de la juste prescription. Les indications sont regroupées en trois catégories :
- groupe I : indications reconnues :
  - indications scientifiquement étayées avec un bénéfice clinique démontré par au moins une étude randomisée probante, de bonne qualité, publiée dans des conditions qui permettent sa critique méthodologique, sans contradiction interne ou avec les résultats des études de même niveau ;
  - indications reconnues par les autorités compétentes : AMM et ses extensions (bien que certaines AMM puissent figurer en groupe II et III), ATU, protocoles thérapeutiques ou conférences de consensus ;
- groupe II : indications pertinentes. Indications pour lesquelles il existe une preuve d'efficacité étayée par une ou plusieurs études cliniques non contradic-

toires, de moindre niveau, publiées dans des conditions qui permettent leur critique méthodologique ;
- groupe III : indications non reconnues et contre-indications. Contre-indications et non-indications, notamment absence d'efficacité démontrée dans la littérature, usage dangereux démontré ou admis par les experts, indications pour lesquelles il existe des études cliniques contradictoires.

La prescription nominative et informative de ces médicaments permet de suivre le bon respect des recommandations. Par ailleurs, des contrôles sont prévus par le décret relatif au contrat de bon usage des médicaments. Le non respect des engagements souscrits par l'établissement peut entraîner une minoration du remboursement allant jusqu'à 30 %.

II. Mode d'obtention

Les MDS sont obtenus par fractionnement de plasma d'origine humaine provenant de dons de sang français ou étrangers et sont fabriqués en France ou importés de l'étranger. Cependant, certains facteurs de coagulation sont obtenus par recombinaison génétique, dont l'avantage théorique est de diminuer le risque de transmission d'agents infectieux et de mieux maîtriser les sources d'approvisionnement.

A. Don du sang

En France, le LFB détient le monopole du fractionnement du plasma issu de dons collectés sur le territoire français. Le don de sang en France repose sur trois critères : bénévolat, anonymat et volontariat.

Quelle que soit l'origine des dons (française ou étrangère) et les modalités de collecte (dons bénévoles ou rémunérés), des prérequis à l'utilisation des plasmas sont définis pour sécuriser les médicaments dérivés du sang.

1. Sélection des donneurs

- Information prédon du donneur.
- Entretien médical.
- Exclusion de certaines catégories de donneurs présentant des contre-indications médicales :
  - maladies infectieuses ;
  - certains traitements médicamenteux ;
  - antécédents médicaux ou chirurgicaux ;
  - comportements à risque.

Parmi ces contre-indications, de nouvelles restrictions ont été définies vis-à-vis de donneurs qui présenteraient un risque de transmission de l'encéphalopathie spongiforme transmissible (traitement antérieur par des dérivés d'hormones extractives hypophysaires, antécédents familiaux de maladies neuro-dégénératives telle que la maladie de Creutzfeldt-Jakob, de greffe de tissus cornéens ou de dure-mère, de transfusions sanguines, et plus récemment, depuis janvier 2001, tout séjour de plus d'un an en Grande-Bretagne entre 1980 et 1996).

2. Examen de dépistage par contrôle unitaire des dons dans le centre de collecte

Ces contrôles ont lieu pour les paramètres suivants :

- recherche d'anticorps irréguliers ;
- dépistage de la syphilis ;
- recherche d'anticorps dirigés contre le virus du sida (anti-VIH) ;
- recherche d'anticorps dirigés contre le virus de l'hépatite C (anti-VHC) ;
- dépistage génomique viral pour le VIH et le VHC (ARN VIH1 et ARN VHC) depuis le 1er juillet 2001 ;
- dépistage d'anticorps anti-HTLV1 et anti-HTLV2 (maladie à rétrovirus) ;
- présence d'antigènes de surface de l'hépatite B (Ag HBs) ;
- recherche d'anticorps anticapside du virus de l'hépatite B (Ac anti-HBc) ;
- dépistage du paludisme (date de retour d'une zone d'endémie comprise entre 4 mois et 3 ans. Pour un retour datant de moins de 4 mois, le don est écarté).

Des tests complémentaires peuvent être effectués par les laboratoires pharmaceutiques tels que la détection du génome du parvovirus B19, des virus de l'hépatite A (VHA) et de l'hépatite C (VHC) par des méthodes d'amplification des acides nucléiques.

Le plasma issu du don de sang subit avant congélation une étape de leucoréduction, opération qui consiste à soustraire aseptiquement la majeure partie des leucocytes d'un produit sanguin labile afin que le taux résiduel soit inférieur à 106 leucocytes/litre. Cette étape de leucoréduction est généralisée depuis le 15 avril 2001. Elle permet de réduire le risque infectieux, les leucocytes servant notamment de réservoir pour les virus enveloppés (VIH, HTLV1 et 2) et certaines bactéries et d'atténuer le risque de transmission de l'ESB. À la suite de cette étape, le plasma est congelé, dans les 24 heures, à une température ≤ – 30 °C par l'ETS. Il est alors classé en catégorie 1 et permet l'obtention de protéines labiles. Au-delà de 24 heures et dans un délai de 72 heures après le prélèvement, il est possible de procéder à la congélation du plasma à une température ≤ – 20 °C, si les conditions de prélèvements et de conservation n'ont pas altéré le produit. Classé en catégorie 2, ce plasma sera uniquement destiné à la production des protéines non labiles (arrêté du 29 avril 2003, JO du 28 mai 2003).

Seuls les dons pour lesquels l'ensemble des sérologies est négatif sont qualifiés et utilisés.

B. Fabrication

Les plasmas congelés qualifiés sont transmis au LFB qui prépare un lot pour fractionnement à partir de mélange (ou pool) de 8 000 à 40 000 dons.

Au cours de la congélation du plasma, sous l'effet de la baisse de température, certaines protéines vont spécifiquement précipiter. Dans des conditions de température définie, la décongélation du plasma permet de conserver à l'état précipité ces protéines qui constituent le cryoprécipité (facteur VIII, facteur von Willebrand, fibrinogène). Lors de la décongélation, les autres protéines restent à l'état soluble et sont recueillies dans le cryosurnageant (*fig. 1*).

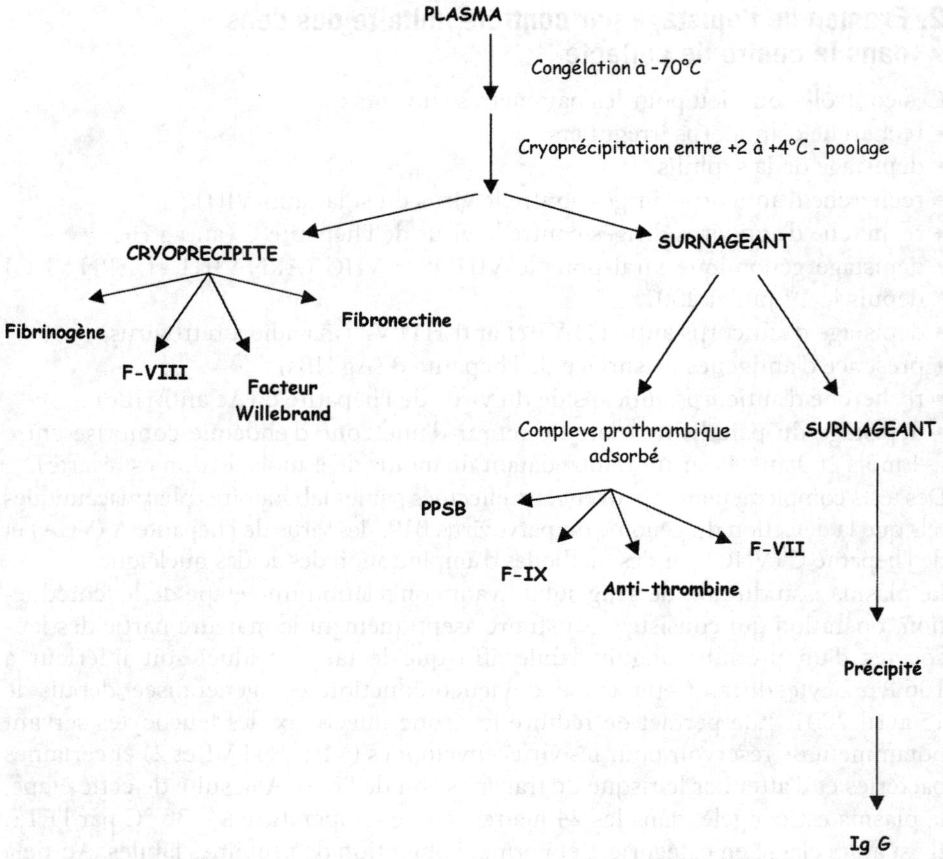

Figure 1. Schéma simplifié du fractionnement des protéines plasmatiques

Des étapes complémentaires de purification des protéines plasmatiques sont mises en œuvre contribuant également à l'inactivation et/ou à l'élimination des agents infectieux potentiels.

La purification est effectuée par :

- fractionnement éthanolique (méthode de Cohn modifiée) (*fig. 2*) pour l'obtention de l'albumine et des immunoglobulines, permettant l'inactivation des virus enveloppés et l'élimination par précipitation de certains virus de haut poids moléculaire. La méthode de Cohn repose sur une succession d'étapes de précipitation à froid par l'éthanol, dans lesquelles cinq facteurs interviennent (variation de la concentration en éthanol, du pH, de la concentration protéique, de la force ionique et de la température) ;
- chromatographie échangeuse d'ions, d'affinité ou par adsorption permettant de concentrer des protéines dont le taux initial dans le plasma est très faible tout en participant à l'élimination virale.

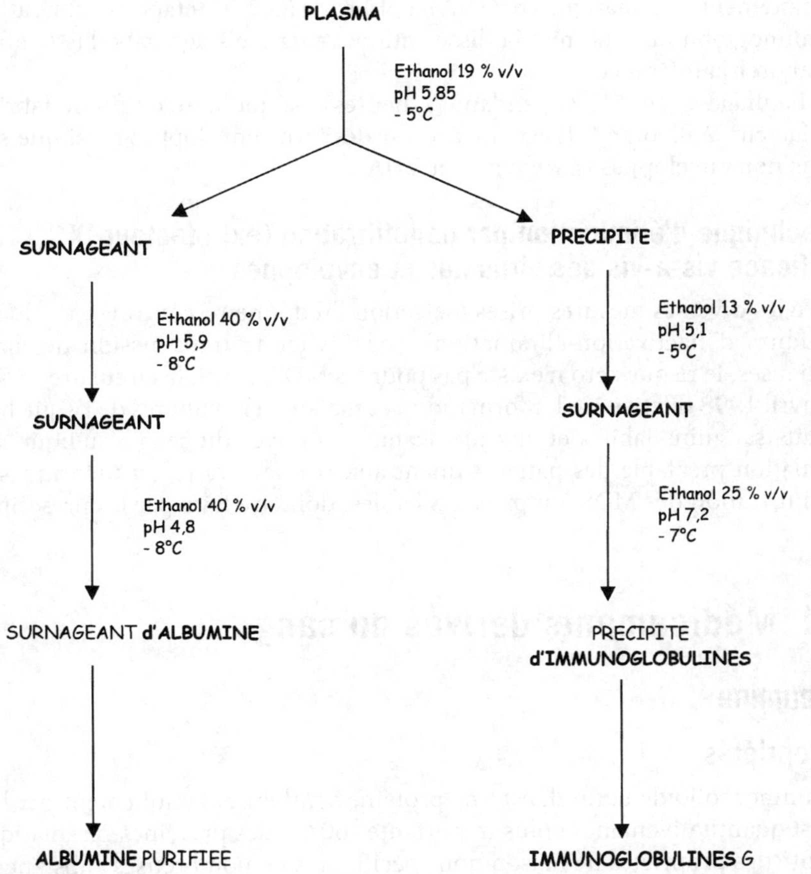

Figure 2. Schéma du fractionnement à l'éthanol selon la méthode de Cohn modifiée

C. Sécurité virale

Des techniques d'inactivation et/ou d'élimination virale complémentaires sont mises en place. Elles jouent un rôle majeur dans la sécurisation des produits.

1. Techniques d'inactivation

Chaque procédé de fabrication comporte au moins l'une des techniques suivantes :

- le traitement par solvant organique et détergent est utilisé lorsque les étapes de traitement par pasteurisation et pH4-pepsine ne sont pas possibles. Il présente une efficacité spécifique vis-à-vis des virus à enveloppe tels que le VIH, le VHB et le VHC ;
- la pasteurisation consiste en un traitement thermique de 10 h à 60 °C en milieu liquide. Elle est réservée aux protéines les plus résistantes telles que l'albumine ou l'antithrombine (applicable sur le produit fini). Cette technique a prouvé son efficacité dans l'inactivation du VIH, VHC et VHB ainsi que de certains virus non enveloppés ;

- le traitement enzymatique (pepsine) à pH acide à 37 °C, étape de fabrication des immunoglobulines, permet la dissociation d'éventuels agrégats d'Ig G afin d'en améliorer la tolérance ;
- le chauffage à sec (80 °C pendant 72 heures) est appliqué en fin de fabrication du facteur Willebrand. Il est efficace sur des virus enveloppés ainsi que sur des virus non enveloppés (parvovirus et VHA).

2. Technique d'élimination par nanofiltration (ex. : facteur IX...) efficace vis-à-vis des virus nus et enveloppés

Malgré les diverses mesures prises (sélection du donneur, contrôles sérologiques, techniques d'inactivation-élimination) pour éviter la transmission de maladies infectieuses, le risque zéro n'existe pas pour les MDS. Ainsi, la circulaire n° 98-231 du 9 avril 1998 relative à « l'information des malades en matières de risque liés aux produits sanguins labiles et aux médicaments dérivés du sang » indique qu'une information préalable des patients quant aux risques avérés ou théoriques liés à l'administration des MDS, ou produits labiles, doit être faite par les prescripteurs.

III. Médicaments dérivés du sang

A. Albumine

1. Propriétés

L'albumine, colloïde naturel, est une protéine synthétisée uniquement par le foie. Elle est quantitativement la plus importante (60 %) des protéines plasmatiques et présente des propriétés de liaison non spécifique à de nombreuses substances exo ou endogènes (comme la bilirubine). Du fait de son poids moléculaire très élevé (68 000), l'albumine traverse difficilement la membrane capillaire. Sa très forte concentration dans le plasma explique qu'elle joue un rôle prépondérant dans l'établissement de la pression oncotique du plasma.

2. Présentation

L'albumine se présente en solution injectable prête à l'emploi, limpide ou légèrement opalescente, incolore, jaune ambre ou verte. Il existe différents dosages.

Tableau 1. Albumine – principales spécialités

Albumine 4 %		Statut
Vialebex® (LFB)	100 mL, 250 mL, 500 mL	AMM
Albumine 5 %		
Octalbine® (Octapharma)	100 mL, 250 mL	AMM
Albumine 20 %		
Vialebex® (LFB) Octalbine® (Octapharma) Albumine 20 % (Baxter)	10 mL (nouveau-nés et nourrissons), 50 mL, 100 mL 50 mL, 100 mL 50 mL, 100 mL	AMM AMM AMM

3. Indications thérapeutiques et posologies

L'albumine à 4 %, soluté légèrement hypo-oncotique par rapport au plasma et l'albumine à 5 %, isotonique au plasma, permettent de rétablir la volémie rapidement dans le traitement urgent de l'hypovolémie.
L'albumine à 20 % soluté hyperoncotique (pouvoir oncotique 5 fois supérieur à celui du plasma) permet de rétablir rapidement une pression oncotique plasmatique par augmentation de la protidémie sous un volume réduit par rapport à l'albumine 4 ou 5 %.
En mars 2003, l'Afssaps a émis des recommandations concernant l'utilisation de l'albumine humaine à usage thérapeutique.

a) Généralités

Dans le cadre des hypoprotidémies, les indications de l'albumine sont limitées aux pertes massives et prolongées associées à un défaut de synthèse.
Dans le cadre du remplissage vasculaire, il n'existe pas d'arguments cliniques privilégiant l'albumine par rapport aux autres solutés (cristalloïdes, colloïdes de synthèse).
Dans les autres cas, l'albumine peut être utilisée lorsqu'il y a contre-indication ou échec des autres alternatives thérapeutiques.

b) Indications thérapeutiques

Albumine 4 %

- Remplissage vasculaire chez l'adulte et l'enfant nécessitant l'utilisation d'une solution colloïdale lorsque les colloïdes artificiels sont contre-indiqués ou ont été utilisés à leur posologie maximale, notamment dans les situations suivantes :
  - patients gravement brûlés ;
  - au cours des échanges plasmatiques ;
  - femme enceinte (colloïdes de synthèse contre-indiqués) ;
  - syndrome de Lyell.
- Remplissage vasculaire chez la femme enceinte en situation de pré-éclampsie, en présence d'une fuite protéique importante, démontrée par une hypoprotidémie.

Suite à l'avis de la Commission de transparence en mai 2003, ces recommandations s'appliquent également à l'albumine 5 %.

Albumine 20 %

- Remplissage vasculaire en présence d'un syndrome œdémateux majeur chez l'adulte et chez l'enfant, associé à une hypo-albuminémie profonde, notamment dans les situations suivantes :
  - patients de réanimation, en dehors de la phase initiale de remplissage ;
  - au cours de la réaction du greffon contre l'hôte.
- Dans la cirrhose de l'adulte et de l'enfant dans les situations suivantes :
  - ascite tendue ou volumineuse, traitée par paracentèse de volume important (> à 5 L) ;
  - infection spontanée du liquide d'ascite ;
  - en période péri-opératoire de transplantation hépatique.
- Remplissage vasculaire chez la femme enceinte en situation de pré-éclampsie, en présence d'une fuite protéique importante, démontrée par une hypoprotidémie.

- Prévention de l'ictère nucléaire du nouveau-né en cas d'hyperbilirubinémie menaçante.
- Hypoalbuminémie profonde et symptomatique chez le nouveau-né et le nourrisson.
- Troubles hémodynamiques du nouveau-né en cas d'hypovolémie non corrigée par le remplissage aux cristalloïdes.
- Maladies congénitales de la bilirubine : hyperbilirubinémies libres menaçantes, notamment la maladie de Crigler-Najjar.

c) Posologie

La posologie doit être adaptée à chaque cas particulier selon les paramètres cliniques, hémodynamiques (pression artérielle, diurèse...), et biochimiques usuels (taux de protéines totales ou d'albumine). L'évaluation de ces paramètres sera effectuée régulièrement.
Cas particuliers :

- Au cours des échanges plasmatiques, le volume de plasma extrait doit être compensé par une solution contenant au minimum 70 % d'albumine, en dehors du traitement des microangiopathies thrombotiques.
- Dans la cirrhose de l'adulte et de l'enfant :
  - en cas d'ascite tendue ou volumineuse traitée par paracentèse de volume important, la posologie doit être calculée sur la base de 8 g/L de volume d'ascite évacuée ;
  - en cas d'infection spontanée du liquide d'ascite, dans l'état actuel des connaissances, il est recommandé d'utiliser 1,5 g/kg d'albumine le jour du diagnostic de l'infection puis 1 g/kg trois jours plus tard.
- Chez les nouveau-nés, les nourrissons et les enfants, la posologie usuelle est de 1 à 2 g/kg après dilution au demi dans du glucose 5 % ou du NaCl 0,9 % en fonction de la natrémie.

4. Mode d'administration

- Solution prête à l'emploi, destinée uniquement à être administrée par voie intraveineuse, soit directement ou après dilution au demi.
- Sa demi-vie plasmatique est de 19 jours. Après administration, l'augmentation de la masse sanguine est immédiate, et l'effet dure 6 à 8 heures car moins de 10 % quitte le compartiment intravasculaire dans les deux heures qui suivent la perfusion.
- En cas d'hypoalbuminémie ou d'hypoprotidémie, des valeurs seuils d'utilisation de l'albumine ont été définies selon le contexte clinique : la conférence de consensus de la Société française d'anesthésie réanimation (1995) a recommandé en période postopératoire des taux de 20 g/L d'albuminémie et 35 g/L de protidémie. En réanimation médicale, médecine interne ou chez les enfants et nouveau-né, le seuil est de 30 g/L d'albuminémie.

5. Effets indésirables

Les effets indésirables sont rares. De légères réactions telles que bouffées vasomotrices, urticaire, frissons, hyperthermie, nausées peuvent être observées. Ces réac-

tions disparaissent normalement lors du ralentissement du débit de la perfusion ou lors de son arrêt. Dans de très rares cas, des réactions plus sévères pouvant aller jusqu'à l'état de choc peuvent survenir.
Une hypervolémie peut se produire lorsque la posologie et le débit d'administration sont trop élevés. Il est nécessaire d'interrompre l'administration dès les premiers signes de surcharge cardiovasculaire, d'une augmentation de la pression artérielle ou veineuse centrale et de mettre en place une surveillance étroite des paramètres hémodynamiques du patient.

6. Contre-indications

Hypersensibilité à l'un des constituants de la solution d'albumine.

B. Immunoglobulines polyvalentes et spécifiques

Les immunoglobulines sont des protéines élaborées par les lymphocytes et les plasmocytes, présentes dans le plasma sanguin. Elles désignent toutes les protéines du plasma ayant une fonction anticorps et assurent l'immunité humorale. Elles sont divisées en 5 classes (Ig G, Ig M, Ig A, Ig E, Ig D). Les Ig G sont celles dont la concentration plasmatique est la plus élevée. Les immunoglobulines utilisées en thérapeutique en France contiennent exclusivement des Ig G et se classent en deux catégories :

- les immunoglobulines polyvalentes, issues de mélanges de plasma de plusieurs milliers de donneurs, ayant une teneur moyenne en anticorps dont la composition reflète celle de la population moyenne ;
- les immunoglobulines spécifiques, ayant un titre particulièrement élevé en anticorps de spécificité déterminée, issues du mélange de plasma de donneurs de sang immunisés contre un antigène donné, avec un titre particulièrement élevé.

1. Immunoglobulines polyvalentes

a) Propriétés

Les immunoglobulines thérapeutiques conservent les propriétés fonctionnelles des fragments Fab (fonctions de reconnaissance) et des fragments Fc (fonctions effectrices) pour l'ensemble du répertoire des anticorps dirigés contre les antigènes extérieurs, les auto-antigènes et d'autres immunoglobulines (auto-anticorps naturels exprimés dans le sérum humain normal).
Les immunoglobulines polyvalentes IV contiennent un large spectre d'anticorps de classe G, actifs contre les bactéries et les virus, et dotés de capacité d'opsonisation et de neutralisation des agents microbiens et des toxines (à l'origine de leur utilisation en traitement de substitution dans les déficits primaires ou secondaires). Elles interagissent également avec les autres facteurs de la réaction immunitaire : neutralisation des auto-anticorps pathogènes circulants, inhibition de la fixation du complément activé, interaction avec les récepteurs des cellules phagocytaires (propriétés à l'origine de leur utilisation comme traitement immunomodulateur).

b) Indications et posologie

Ig administrées par voie SC

L'utilisation des immunoglobulines sous-cutanées polyvalentes est réservée aux indications suivantes :

- traitement de substitution des syndromes de déficits immunitaires primitifs (avec a- ou hypogammaglobulinémie) chez l'adulte et les enfants âgés de plus de 12 ans ;
- traitement de substitution dans les myélomes ou les leucémies lymphoïdes chroniques avec hypogammaglobulinémie secondaire sévère et infections à répétition.

La posologie est adaptée à chaque patient en fonction des paramètres pharmacocinétiques et de la réponse clinique. La dose et l'intervalle d'administration dépendent des taux résiduels qui doivent demeurer constants. À titre indicatif :

- une dose de charge d'au moins 0,2 à 0,5 g/kg par semaine est recommandée (fractionnée en plusieurs doses journalières) ;
- après équilibre des taux d'Ig G, des doses d'entretien sont administrées à intervalles réguliers de façon à atteindre une dose cumulative mensuelle de l'ordre de 0,4 à 0,8 g/kg.

Ig administrées par voie IV

L'utilisation des immunoglobulines intraveineuses est plus étendue :

- traitement de substitution des patients atteints de déficits immunitaires primitifs ou de déficits immunitaires secondaires. La posologie est déterminée individuellement (dose et rythme des perfusions variables) de façon à maintenir un taux résiduel en Ig G d'au moins 4 à 6 g/L. À titre indicatif, la dose de charge est comprise entre 0,4 et 0,8 g/kg et les doses d'entretien entre 0,2 et 0,8 g/kg ;
- traitement immunomodulateur (ex. : purpura thrombopénique idiopathique, maladie de Kawasaki…). La posologie est alors comprise entre 1 et 2 g/kg/cure répartie sur 1 à 5 jours. Les indications des immunoglobulines polyvalentes intraveineuses sont en constante évolution, le rôle immunomodulateur de ces produits pouvant être mis à profit dans de nombreux domaines (en neurologie, en dermatologie…). Les recommandations sont régulièrement remises à jour par le CEDIT et validées par le Comité de la juste prescription (*tab.* 2).

c) Présentation et choix des spécialités

Ig administrées par voie SC

Trois spécialités d'immunoglobulines polyvalentes sous-cutanées ont obtenu une AMM en 2005 (autorisées à la rétrocession) :

- Subcuvia® (Baxter) : 0,8 g/5 mL, 1,6 g/10 mL ;
- Gammanorm® (Octapharma) : 1,65 g/10 mL ;
- Vivaglobin® (ZLB Behring) : 1,6 g/10 mL.

Dans le cadre des indications citées précédemment, les immunoglobulines sous-cutanées représentent une alternative aux immunoglobulines intraveineuses lorsque l'utilisation de la voie veineuse est impossible ou difficile (patients n'ayant

Tableau 2. Classement des indications des Ig IV validé par le Comité de pilotage de la juste prescription de l'AP-HP (juin 2006)

Groupe I	
– Déficits immunitaires primitifs avec défaut de production d'anticorps y compris l'allogreffe de moelle osseuse chez un patient ayant un déficit immunitaire primitif – Déficits immunitaires secondaires avec défaut de production d'anticorps, en particulier leucémie lymphoïde chronique et myélome associés à des infections à répétition – Infections aiguës sévères ou chroniques à parovirus B19, chez un patient atteint d'immuno déficience acquise ou constitutionnelle – Dermatomysosites corticorésistantes – Érythroblastopénies auto-immunes – Infection de l'enfant par le VIH associée à des infections bactériennes à répétition – Maladie de Kawasaki	– Myasthénie aiguë – Neutropénies auto-immunes – Polyneuropathies chroniques idiopathiques, notamment le syndrome de Lewis et Sumner – Purpura thrombopénique immunologique (PTAI) de l'enfant et de l'adulte – Rétinochoroïdopathie de Birdshot – Syndromes d'anticoagulation acquise par auto-anticorps – Syndromes de Guillain Barré de l'adulte et de l'enfant – Neuropathies motrices multifocales avec bloc de conduction permanent (NMMBC) – Syndrome de l'homme raide (*stiff man syndrome*) – Purpuras thrombopéniques immunologiques associés à l'infection par le VIH
Groupe II	
– Anémies hémolytiques auto-immunes – Avortements précoces récidivants – Formes résistantes de l'épilepsie de l'enfant – Maladie de Still de l'adulte – Myosites à inclusion avec atteinte œsophagienne – Polymyosites corticorésistantes – Prévention des infections chez le grand prématuré – Prophylaxie de rejet de greffe de rein chez les patients immunisés ou l'ayant été – Syndrome d'activation macrophagique secondaire à une pathologie infectieuse – Syndrome des antiphospholipides, en l'absence d'efficacité des anticoagulants	– Vascularites systémiques ANCA-positives – Pemphigus corticorésistant ou après échec des immunosuppresseurs – Encéphalite auto-immune dont encéphalite de Rasmussen – Maladie démyélinisante du SNC hors SEP et syndrome de Devic – Rejet aigu rénal – Choc septique à streptocoques – Substitution aux immunoglobulines spécifiques antivaricelle-zona
Groupe III	
– Allogreffe de moelle osseuse chez un patient n'ayant pas de déficit immunitaire primitif – Autogreffes de moelle osseuse – Adréno-leucodystrophie – Leucémie de l'enfant aplasique – Neuropathies optiques immunes sévères de l'adulte et de l'enfant – Formes systématiques d'arthrite juvénile (maladie de Still de l'enfant) – Prévention des infections bactériennes dans le sida de l'adulte – Infections à CMV compliquant des greffes d'organes – Dermatites atopiques sévères de l'adulte	– Paraparésies spastiques associées au HTLV 1 – Syndrome de Lyell – Polyneuropathies associées à une gammapathie monoclonale IgM anti-MAG – Sclérose en plaques – Myosite de sarcoïdose – Syndrome de Sweet – Purpura rhumatoïde – Polyarthrite rhumatoïde – Maladie de Crohn – Lupus érythémateux systémique en dehors des cytopénies auto-immunes – Myosite à inclusion sans atteinte œsophagienne

plus de capital veineux périphérique, enfants) et chez les patients pour lesquels l'injection d'immunoglobulines par voie IV est mal tolérée (la voie sous-cutanée présentant un meilleur profil de tolérance avec réduction des effets systémiques). Le traitement est également plus aisé pour les patients traités en ambulatoire. Dans ce cas, les premières cures sont réalisées à l'hôpital puis après formation du patient et en l'absence d'effets indésirables, le traitement est poursuivi à domicile.

■ *Ig administrées par voie intraveineuse*

Cinq spécialités d'immunoglobulines polyvalentes sont disponibles sur le marché français :

- Tegeline® (LFB) : 0,5 g/10 mL, 2,5 g/50 mL, 5 g/100 mL, 10 g/200 mL ;
- Octagam® (Octapharma) : 1 g/20 mL, 2,5 g/50 mL, 5 g/100 mL, 10 g/200 mL ;
- Gammagard® (Baxter) : 2,5 g/50 mL, 5 g/100 mL, 10 g/200 mL ;
- Endobuline® (Baxter) : 2,5 g/50 mL, 5 g/100 mL, 10 g/200 mL ;
- Sandoglobuline® (ZLB Behring) : 1 g, 3 g/50 mL, 6 g/100 mL, 12 g/200 mL.

Elles peuvent être rétrocédées.

Ces spécialités n'ont pas montré de différences en termes d'effficacité dans les indications de l'AMM. Le choix s'effectue donc sur les critères suivants :

- le coût. Au sein de l'AP-HP, par exemple, il existe un consensus recommandant d'utiliser la Tégéline® en première intention (sauf exceptions présentées ci-dessous) ;
- la nature du solvant et des excipients : les teneurs en sucre et chlorure de sodium doivent être pris en compte chez des sujets à risques tels les patients diabétiques, hypertendus ou insuffisants rénaux. Les spécialités sans saccharose sont à privilégier chez les patients insuffisants rénaux ;
- la teneur en Ig A : seule Gammagard® est particulièrement appauvrie en Ig A, permettant une administration chez des patients présentant un déficit en Ig A avec production d'anticorps anti-Ig A.

d) Mode d'administration

■ *Ig administrées par voie SC*

Les immunoglobulines humaines normales peuvent être administrées par voie sous-cutanée et de manière exceptionnelle, par voie intramusculaire lorsque la voie sous-cutanée n'est pas utilisable.

L'administration peut s'effectuer au niveau de l'abdomen, des cuisses ou des fesses. Le débit initial recommandé est de 10 mL/h/pompe. La vitesse d'injection initiale peut être augmentée de 1 mL/h/pompe à chaque administration consécutive. Le débit maximal recommandé est de 20 mL/h/pompe, plusieurs pompes pouvant être utilisées simultanément. Le site d'injection doit être changé tous les 5 à 15 mL. Les injections intramusculaires doivent être réalisées par un médecin ou une infirmière.

■ *Ig administrées par intraveineuse*

Les immunoglobulines polyvalentes doivent être administrées par voie intraveineuse stricte. Le débit doit être progressif, évoluant par pallier : 0,5 à 1 mL/kg/h pendant la première demi-heure jusqu'à 4 à 5 mg/kg/h, permettant de détecter tout risque d'intolérance. Ce critère (débit de perfusion très lent) est capital à respecter pour limiter les réactions d'intolérance.

e) Effets indésirables

- Réaction d'intolérance :
  - parfois épisodiques et transitoires avec sensation de malaises, frissons, hyperthermie, maux de tête, urticaire, voire d'état de choc ;
  - parfois fréquentes et dramatiques en particulier liées à la présence d'anticorps de groupe sanguin dans les immunoglobulines aux conséquences hématologiques potentielles (séroconversion passive pouvant entraîner des hémolyses) lors de l'administration de fortes doses. Le ralentissement du débit de perfusion et l'administration d'antipyrétiques, d'antihistaminiques ou de corticoïdes diminuent l'incidence de ces phénomènes. Ces accidents doivent toujours faire envisager la présence d'un anticorps anti-Ig A.
- Risque d'accident anaphylactique.
- Altération de la fonction rénale chez les sujets à risque.
- Rares cas de méningite aseptique réversibles en quelques jours après arrêt du traitement.

Si les immunoglobulines humaines normales sous-cutanées présentent un meilleur profil de tolérance (réduction des effets systémiques), elles peuvent engendrer cependant des effets indésirables spécifiques à cette voie d'administration : gonflement, douleur, induration, sensation de chaleur, démangeaisons, ecchymose au point d'injection. Ces effets peuvent être diminués en administrant les volumes élevés en plusieurs points d'injection.

f) Contre-indications

- Hypersensibilité aux Ig A notamment chez les patients présentant un déficit en Ig A (sauf Gammagard® et Gammanorm®).
- Hypersensibilité connue à l'un des constituants.

2. Immunoglobuline humaine antitétanique

a) Propriétés

Concentré d'immunoglobulines G humaines d'origine plasmatique spécifiques contre la toxine de *Clostridium tetani* présentant les mêmes caractéristiques que les anticorps physiologiques spécifiques du tétanos.

b) Indications et posologie

- Prophylaxie du tétanos en cas de plaie souillée chez les sujets dont la vaccination est incomplète, trop ancienne ou inconnue.
- Posologie : 250 UI sauf si plaie infectée, blessure de plus de 24 heures ou patient > 80 kg nécessitant une dose de 500 UI.
- Traitement du tétanos déclaré.
- Posologie : 3 000 à 6 000 UI.

c) Présentation

- Solution injectable prête à l'emploi, commercialisée sous le nom de Gammatetanos® (LFB) dosé à 250 UI/mL.
- Disponible en officine.

d) Mode d'administration

- Administration en intramusculaire, mais en cas de nécessité la voie sous-cutanée peut être envisagée.
- La vaccination antitétanique doit être effectuée simultanément mais en un site d'injection différent.
- Les taux d'anticorps spécifiques circulants sont détectables rapidement après injection intramusculaire. Les pics sériques apparaissent environ 2 à 3 jours plus tard. La demi-vie de ces anticorps est de 3 semaines chez les individus normogammaglobulinémiques.

e) Effets indésirables

Une douleur légère peut apparaître au point d'injection. Quelques rares cas d'allergie peuvent se traduire par des frissons et l'apparition d'une hyperthermie.

f) Contre-indications

Il n'existe pas de contre-indications absolues.

3. Immunoglobuline humaine anti-D

a) Propriétés

Concentré d'immunoglobulines G humaines d'origine plasmatique présentant une activité anticorps spécifique, dirigée contre l'antigène D (Rhésus) des érythrocytes humains.

b) Indications et posologie

- Prévention de l'allo-immunisation fœto-maternelle par l'antigène D (Rh) chez une femme Rhésus-D négatif non immunisée :
  - prophylaxie au cours de la grossesse lors de la survenue d'une complication (fausse couche, interruption volontaire ou médicale de grossesse, grossesse ectopique, hémorragie transplacentaire…) ou lors d'un examen (amniocentèse, prélèvement de villosités choriales) : administrer dès que possible, sans dépasser 72 heures après l'événement à risque, une dose de 200 µg (1 000 UI) par voie intraveineuse ou intramusculaire jusqu'à la 12e semaine de grossesse, voire plus, si nécessaire, au-delà ;
  - prophylaxie avant l'accouchement : en 2005, des recommandations ont été émises préconisant l'administration d'une dose unique de 300 µg (1 500 UI) par voie intraveineuse ou intramusculaire entre la 28e et la 30e semaine de grossesse afin de couvrir les hémorragies fœtomaternelles silencieuses du 3e trimestre, responsables d'une part importante des cas d'allo-immunisation fœto-maternelles ;

– prophylaxie après l'accouchement : à la naissance de l'enfant, si son phénotype est Rh(D)-positif, une dose de 200 µg d'Ig anti-D doit être administrée à la mère par voie intraveineuse, voire 300 µg par voie intramusculaire dans les 72 heures qui suivent l'accouchement. En cas d'hémorragie fœto-maternelle importante (supérieure à 4 mL), son intensité doit être évaluée par un test de Kleihauer-Betke. Des doses complémentaires d'Ig anti-D seront alors administrées, à raison de 20 µg (100 UI)/mL d'hématies fœtales.

- Prévention de l'allo-immunisation à l'antigène D après transfusion d'un produit sanguin labile contenant des globules rouges issus d'un donneur Rhésus positif :
  – après transfusion d'un concentré plaquettaire contenant quelques hématies issues d'un donneur Rhésus positif, une seule dose d'Ig anti-D suffit ;
  – en cas de transfusion incompatible, la dose recommandée est de 20 µg (100 UI) d'Ig anti-D pour 2 mL de sang Rh(D)-positif transfusés ou par millilitre de concentré érythrocytaire. La voie veineuse est alors recommandée. La dose administrée ne dépassera pas 3 000 µg même si le volume de transfusion est supérieur à 300 mL de sang Rh(D)-positif.

c) Présentation

- Solution injectable en seringue préremplie, commercialisée sous le nom de Rhophylac® (LFB) dosée à 200 µg/2 mL et à 300 µg/2 mL.
- Disponible en officine.

d) Mode d'administration

- Rhophylac® peut être administré par voie intraveineuse ou intramusculaire. Si une dose > à 5 mL est nécessaire et si la voie intramusculaire est choisie, il est conseillé de la fractionner et de l'administrer sur des sites différents.
- Les taux d'anticorps sont mesurables immédiatement après administration intraveineuse et environ 4 heures après, suite à une administration intramusculaire. Chez les femmes enceintes ayant un taux normal d'IgG, la demi-vie moyenne dans la circulation est de 17 jours.

e) Effets indésirables

Quelques rares cas d'allergie peuvent se traduire par des frissons, une hyperthermie, des céphalées.

En cas d'administration massive d'immunoglobulines humaines anti-D, après une transfusion de sang total ou de culot globulaire, un risque de réaction hémolytique brutale impose la surveillance du patient.

f) Contre-indications

- Chez les patients Rh(D)-positif, notamment les nouveau-nés.
- Chez les sujets Rh(D)-négatif déjà immunisés contre l'antigène Rh D (au vu du résultat d'un dosage des anticorps anti-D).
- Chez des sujets allergiques à l'un des constituants.
- La voie intramusculaire est contre-indiquée chez les sujets présentant une thrombocytopénie sévère ou d'autres troubles de l'hémostase.

4. Immunoglobuline humaine antihépatite B IM

a) Propriétés

Concentré d'immunoglobulines G humaines d'origine plasmatique présentant une activité anticorps spécifique, dirigée contre l'antigène de surface du virus de l'hépatite B (Ag HBs).

b) Indications et posologie

- Prévention de l'hépatite B chez le nouveau-né en cas de mère porteuse du virus de l'hépatite B.
  Posologie : 30 UI/kg à renouveler jusqu'à ce que la protection soit assurée.
- Prévention de l'hépatite B en cas de contamination accidentelle chez un sujet non immunisé.
  Posologie : 500 UI.
- Immunoprophylaxie de l'hépatite B chez les hémodialysés en attente de l'efficacité de la vaccination.
  Posologie : 8 UI/kg avec un maximum de 500 UI.

Il est fortement conseillé d'associer une vaccination contre le virus de l'hépatite B. La première dose peut être administrée le même jour que la dose d'immunoglobulines de l'hépatite B mais en un site d'injection différent.

c) Présentation

Solution injectable prête à l'emploi (seringue préremplie, dosée à 100 UI/1 mL et 500 UI/5 mL), sous statut particulier (ATU de cohorte).
Réservées à l'usage hospitalier.

d) Mode d'administration

Injection par voie intramusculaire stricte.
Les taux d'anticorps spécifiques circulants sont détectables rapidement après injection intramusculaire. Les pics sériques apparaissent environ 2 à 3 jours plus tard. La demi-vie de ces anticorps est de 20 jours chez les individus normo-gammaglobulinémiques.

e) Effets indésirables

Quelques rares cas d'allergie peuvent se traduire par des frissons, hyperthermie.

f) Contre-indications

- Chez les sujets allergiques à l'un des composants.
- Chez les sujets ayant un déficit en Ig A et des anticorps anti-Ig A.
- Patients sous traitement anticoagulant ou présentant des troubles de la coagulation.
- Administration par voie IV (utiliser la forme IV dosée à 5 000 UI/mL).

5. Immunoglobuline humaine anti-hépatite B IV

a) Propriétés

Concentré d'immunoglobulines G humaines d'origine plasmatique présentant une activité anticorps spécifique, dirigée contre l'antigène de surface du virus de l'hépatite B (Ag HBs).

b) Indications et posologie

- Prévention de la récidive de l'hépatite B après transplantation hépatique.
  Posologie : 10 000 UI le jour de l'intervention, en peropératoire, puis 10 000 UI tous les jours pendant les 6 jours suivant la transplantation, puis 10 000 UI à renouveler autant que nécessaire pour éviter que le taux d'anticorps anti-HBs ne descende en dessous de 100 UI/L.
  Chez l'enfant, adapter en fonction de la surface corporelle (10 000 UI/1,73 m^2).
- Greffes d'organes provenant de donneurs porteurs du virus de l'hépatite B
  Dans le contexte actuel de pénurie d'organes, un groupe d'experts a autorisé, en décembre 2004, l'utilisation, dans des cas exceptionnels, de greffons provenant de donneurs porteurs du virus de l'hépatite B. Quel que soit le statut sérologique du receveur avant la greffe, son taux d'Ac anti-HBs devra être contrôlé trimestriellement et maintenu au-dessus du seuil de 100 UI/L, par l'administration de 10 000 UI d'Ig anti-HBs à renouveler autant que nécessaire.

c) Présentation

Poudre et solvant pour solution injectable, commercialisée sous le nom de IVheBex® (LFB) dosé à 5 000 UI/100 mL. Cette spécialité peut être rétrocédée.

d) Mode d'administration

- Perfusion par voie intraveineuse stricte, sans dépasser un débit de 1 mL/kg/h pendant la première demi-heure, puis en augmentant progressivement sans dépasser 4 mL/kg/h.
- L'équilibre entre le compartiment intra et extravasculaire est atteint entre 3 à 5 jours. La demi-vie de ces anticorps est de 27 ± 4 jours chez les individus normo-gammaglobulinémiques.

e) Effets indésirables

- Quelques rares cas d'allergie peuvent se traduire par des frissons, une hyperthermie.
- Risque d'élévation de la glycémie chez les patients diabétiques (tenir compte de la teneur en sucre de la préparation).

f) Contre-indications

- Chez les sujets allergiques à l'un des composants.
- Chez les sujets ayant un déficit en Ig A et des anticorps anti-Ig A.

C. Facteurs de la coagulation *(fig. 3)*

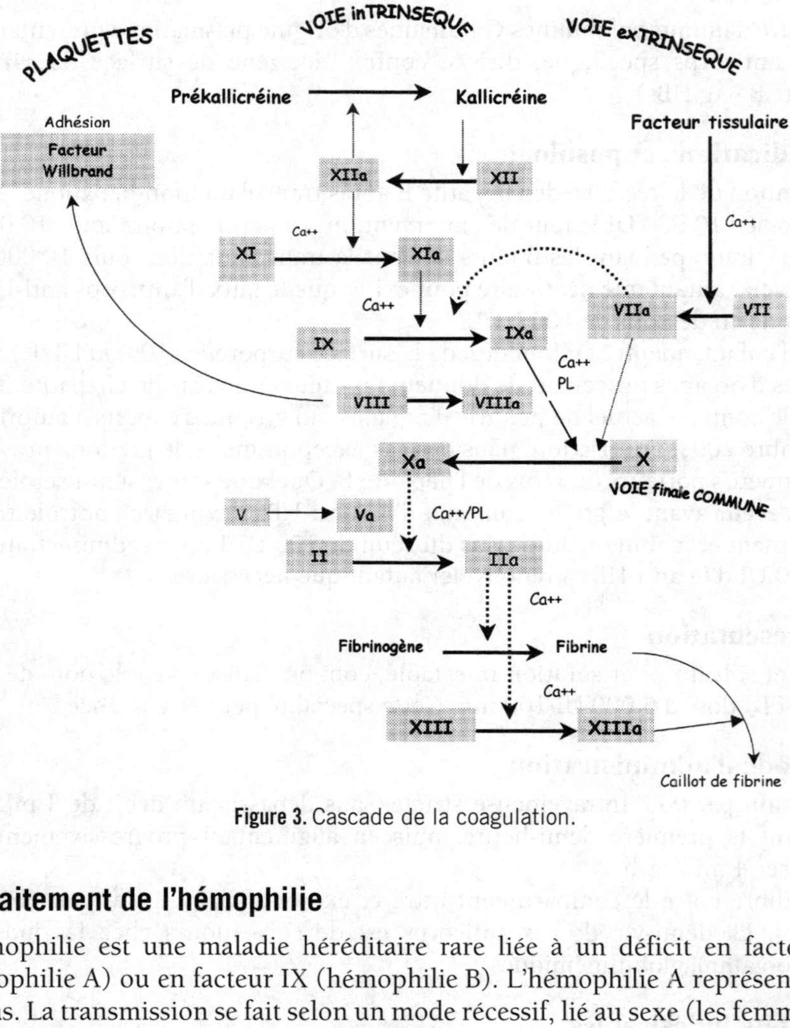

Figure 3. Cascade de la coagulation.

1. Traitement de l'hémophilie

L'hémophilie est une maladie héréditaire rare liée à un déficit en facteur VIII (hémophilie A) ou en facteur IX (hémophilie B). L'hémophilie A représente 80 % des cas. La transmission se fait selon un mode récessif, lié au sexe (les femmes sont conductrices). D'autres déficits en facteurs de coagulation plus rares existent.

L'hémophilie peut présenter des degrés de sévérité variable selon le déficit en facteurs VIII ou IX :

- hémophilie sévère (taux inférieur à 1 %) ;
- hémophilie modérée (taux compris entre 1 à 5 %) ;
- hémophilie mineure (6 à 30 %).

Le traitement repose sur le remplacement du facteur de coagulation manquant par un facteur de substitution issu soit de plasmas de donneurs soit de la biotechnologie (produit recombinant). Au cours des traitements, une réaction auto-immune peut se développer se traduisant par l'apparition d'inhibiteurs des facteurs antihémophiliques (anticorps neutralisant) nécessitant d'autres modalités de traitement (concentré de complexes prothrombiniques activés, facteur VII activé, facteur de coagulation d'origine porcine). Cette réaction auto-immune concerne 6 à 25 % des hémophiles de type A et 3 % des hémophiles de type B polytransfusés. Ce taux d'anticorps est mesuré et exprimé en unité Bethesda (1 UB détruit la moitié du facteur VIII ou IX présent dans 1 mL de plasma normal).

a) Facteur VIII

■ *Présentations*

Tableau 3. Facteur VIII – principales spécialités

Facteur VIII plasmatique		Statut
Factane® (LFB)	250 UI (2,5 mL), 500 UI (5 mL), 1 000 (10 mL)	AMM
Facteur VIII immunopurifié : plus de spécialités commercialisées		
Facteur VIII recombinant		
Kogenate® (Bayer)/Helixate Nexgen® (ZLB Behring)	250 UI (2,5 mL), 500 UI (5 mL), 1 000 UI (10 mL)	AMM
Refacto®* (Wyeth Europa)	250 UI (4 mL), 500 UI (4 mL), 1 000 UI (4 mL), 2 000 UI (4 mL)	AMM
Advate ®* (Baxter)	250 UI (5 mL), 500 UI (5 mL), 1 000 UI (5 mL), 1 500 UI (5 mL)	AMM

* Non stabilisée par l'albumine.
Toutes ces spécialités peuvent être rétrocédées.

■ *Indications thérapeutiques et posologies*

- Traitement des accidents hémorragiques et prévention chirurgicale dans le déficit congénital en facteur VIII : selon la nature et la gravité de l'accident hémorragique ou de l'acte chirurgical, le poids du patient, le taux cible et le taux résiduel dosé chez le patient :
  – hémorragies mineures : taux plasmatique nécessaire = 15 à 30 % ;
  – hémorragies modérées : taux plasmatique nécessaire = 30 à 50 % ;
  – hémorragies sévères : taux plasmatique nécessaire = 50 à 100 % ;
  L'administration s'effectue généralement en 2 à 3 fois/jour. Il est également possible de réaliser la première injection en bolus, immédiatement suivie de la mise en place d'une perfusion continue dont la vitesse sera comprise entre 2,5 et 5 UI/kg/h selon le risque hémorragique et le taux de récupération. Le débit sera ensuite adapté en fonction des résultats des contrôles biologiques.
- Traitement prophylactique à long terme des épisodes hémorragiques chez les patients atteints d'hémophilie sévère. L'objectif du traitement est de prévenir les hémarthroses spontanées, l'apparition d'une arthropathie et d'améliorer la qualité de vie des patients. 25 à 50 UI/kg de facteur VIII sont administrées une à quatre fois par semaine.
- Traitement des patients avec inhibiteur dont le taux d'inhibiteur est < 5 UB.
- Traitement des accidents hémorragiques et prévention chirurgicale chez les conductrices à taux bas de facteur VIII, quand la réponse à la desmopressine (Minirin®) est jugée insuffisante ou n'a pu être testée.
- Conjointement avec le Wilfactin® (facteur von Willebrand humain) chez les patients atteints de la maladie de Willebrand dont le taux de facteur VIII est inférieur à 40 %.

- Induction d'une tolérance immune après avis d'un médecin d'un Centre de traitement de l'hémophilie (CTH). Les doses préconisées se situent entre 50 et 200 UI/kg/j.
- Prise en charge de l'hémophilie acquise en fonction du titre de l'auto-anticorps anti-facteur VIII (indication du groupe II).

Quel que soit le médicament, 1 UI/kg entraîne l'augmentation de 2 % du taux plasmatique de F VIII.

Nombre d'UI à administrer = augmentation souhaitée de taux de facteur VIII (% ou UI/dl) × poids du patient (kg)/taux de récupération observé spécifique à chaque spécialité de facteur coagulant.

■ *Mode d'administration*

Administration immédiate après reconstitution par voie veineuse stricte (débit < 4 mL/min).

La demi-vie du facteur VIII varie de 9 à 34 heures avec une moyenne de 16 heures.

■ *Effets indésirables*

Risque de développement d'un inhibiteur du facteur VIII. Rares cas d'allergie.

■ *Contre-indications*

Allergie à l'un des composants.

b) Facteur IX

■ *Présentations*

Tableau 4. Facteur IX – Principales spécialités

Facteur IX plasmatique nanofiltré		Statut
Betafact® (LFB) OctaFix® (Octapharma)	250 UI (5 mL), 500 UI (10 mL), 1 000 UI (20mL) 5 00 UI (5 mL), 1 000 UI (10 mL)	AMM AMM
Facteur IX immunopurifié		
Mononine® (ZLB Behring)	250 UI (5 mL), 500 UI (10 mL), 1 000 UI (20 mL)	AMM
Facteur IX recombinant		
Benefix® (Baxter)	250 UI (2,5 mL), 500 UI (5 mL), 1 000 UI (10 mL)	AMM

Toutes ces spécialités peuvent être rétrocédées.

■ *Indications thérapeutiques et posologie*

- Traitement des accidents hémorragiques et prévention chirurgicale chez les patients atteints d'hémophilie B (déficit congénital en facteur IX).
  La posologie dépend de la nature et de la gravité de l'accident hémorragique ou de l'acte chirurgical, du taux cible et du taux résiduel dosé chez le patient :
  – risque hémorragique mineur : taux plasmatique nécessaire = 20 à 40 % ;
  – risque hémorragique modéré : taux plasmatique nécessaire = 40 à 60 % ;
  – risque hémorragique sévère : taux plasmatique nécessaire = 80 à 100 %.

L'administration s'effectue généralement en 1 à 3 fois/jour. Lors d'une chirurgie, il est également possible de réaliser la première injection en bolus, immédiatement suivie de la mise en place d'une perfusion continue.
- Traitement prophylactique à long terme des épisodes hémorragiques chez les patients atteints d'hémophilie sévère. Le but est de maintenir un taux plasmatique supérieur à 2 % soit 20 à 40 UI/kg tous les 2 à 3 jours.
- Traitement des patients avec inhibiteur dont le taux d'inhibiteur est < 5 UB.
- Induction d'une tolérance immune après avis d'un médecin d'un Centre de traitement de l'hémophilie (CTH). Les doses préconisées se situent entre 250 et 200 UI/kg/j ;
- Prévention et traitement des hémorragies en situation chirurgicale et obstétricale chez des conductrices d'hémophilie B dont le taux de facteur IX est diminué.

Le nombre d'UI à administrer = augmentation souhaitée de taux de facteur IX (% ou UI/dL) × poids du patient (kg)/taux de récupération observé spécifique à chaque spécialité de facteur coagulant.

■ *Mode d'administration*

Administration par voie intraveineuse
La demi-vie varie entre 20 et 25 heures.

■ *Effets indésirables*

Risque de développement d'un inhibiteur du facteur IX. Rares cas d'allergie.

■ *Contre-indications*

Allergie à l'un des composants.

c) Concentré de complexes prothrombiques activés

■ *Présentation*

Le complexe prothrombique activé (facteurs II, VII, IX, X activés) est commercialisé par le laboratoire Baxter sous le nom de Feiba®, flacons de 500 UI (10 mL) et 1 000 UI (20 mL). Cette spécialité peut être rétrocédée.

■ *Indications thérapeutiques et posologie*

Hémophilie A et B avec anticorps antifacteur VIII ou antifacteur IX.

■ *Posologie*

Feiba® : 60 U/kg, 3 fois/jour (demi-vie longue) sans dépasser 240 U/kg/24 heures ;

■ *Mode d'administration*

Administration par voie intraveineuse sans dépasser une vitesse de 2 U/kg/min pour Feiba®.

■ *Effets indésirables*

Risque de développement d'un inhibiteur car présence de traces de facteur IX et VIII.
Rares cas d'allergie.

■ *Contre-indications*

Allergie à l'un des composants.

d) Facteur VII activé recombinant

■ *Présentation*

Poudre et solvant pour solution injectable, commercialisée sous le nom de Novoseven® (Novo Nordisk), flacons de 1,2 mg (60 KUI), 2,4 mg (120 KUI) et 4,8 mg (240 KUI) (rétrocession autorisée).

■ *Indications et posologie*

- Traitement et prévention des hémorragies survenant lors des interventions chirurgicales ou de procédures invasives dans les cas suivants :
  - patients ayant une hémophilie congénitale avec inhibiteurs dirigés contre les facteurs de la coagulation VIII ou IX de titre > 5 UB ;
  - patients ayant une hémophilie congénitale chez lesquels une forte réponse anamnestique à l'administration de facteur VIII ou de facteur IX est prévisible ;
  - patients souffrant d'un déficit congénital en facteur VII ;
  - patients avec thrombasthénie de Glanzmann avec Ac anti-GPIIb, IIIa et/ou anti-HLA, et présentant une absence de réponse aux transfusions plaquettaires. La posologie initiale est de 90 µg/kg administrée en bolus suivie d'administrations, toutes les 2 à 3 heures, de doses comprises entre 60 et 120 µg/kg. Les cures sont ensuite espacées.

Suite aux résultats de plusieurs essais cliniques, d'autres indications ont été classées en 2005, en « indications pertinentes » (groupe II) par le Comité de pilotage de la juste prescription de l'AP-HP :

- syndrome hémorragique grave en traumatologie : traumatismes graves (thorax, abdomen, bassin) qui après chirurgie et/ou embolisation présentent dans les premières 24 heures une persistance de l'hémorragie avec un nombre de CGR ≥ 8 unités dont 6 en moins de 4 heures.

  La posologie initiale recommandée est de 200 µg/kg, suivi d'un bilan biologique dans les 15 à 30 minutes après l'injection. En cas de persistance de l'hémorragie, une seconde injection de 100 µg/kg peut être réalisée 45 minutes à 1 heure après ;
- maladie de Willebrand acquis et maladie de Willebrand de type 3 avec inhibiteur dirigé contre le facteur von Willebrand en cas d'échecs des traitements conventionnels ;
- syndrome hémorragique en chirurgie, notamment en chirurgie cardiaque, orthopédique majeure ou abdominale, sans troubles biologiques de l'hémostase accessibles au traitement et sans cause chirurgicale. La posologie varie alors entre 40 et 90 µg/kg ;
- syndrome hémorragique en obstétrique : persistance de l'hémorragie (nombre de CGR/h > 3) après échec de la prise en charge conventionnelle (embolisation ou ligatures vasculaires, hystérectomie d'hémostase…). L'utilisation du Novoseven® est en constante évolution puisque plusieurs essais cliniques sont actuellement en cours, notamment en gastroentérologie et dans le domaine neurovasculaire.

■ *Mode d'administration*

Administration par voie intraveineuse.

■ *Contre-indications*

Allergie à l'un des composants.

2. Facteur destiné au traitement de la maladie de Willebrand

a) Propriétés

Le facteur von Willebrand est une glycoprotéine adhésive ayant deux fonctions essentielles : le transport du facteur VIII qu'il stabilise et protège, et la formation de ponts moléculaires entre les plaquettes et la paroi vasculaire au cours de l'hémostase primaire. En conséquence, en cas de diminution (< 20 %) du taux de facteur von Willebrand, une diminution du taux de facteur VIII apparaît.

b) Présentations

- Wilfactin® (LFB) : 1 000 UI/10 mL ;
- Wilstart® (LFB) : 1 000 UI facteur von Willebrand (vWF)/10 mL et 500 UI de facteur VIII/5 mL.

Ces deux spécialités peuvent être rétrocédées.

c) Indications thérapeutiques

Maladie de Willebrand liée à un déficit quantitatif et (ou) qualitatif en facteur von Willebrand :

- Wilstart® : phase initiale du traitement des hémorragies de la maladie de von Willebrand quand le traitement par la desmopressine est inefficace, contre-indiqué ou pourrait être insuffisant dans le contexte clinique.
  L'injection de facteur von Willebrand induit une remontée progressive du facteur VIII qui atteint son maximum dans un délai variant entre 12 et 24 heures. C'est pourquoi, lors de la première injection, la co-administration des deux facteurs est recommandée. Les doses à administrer sont en général de 40 à 60 UI/kg de facteur von Willebrand et de 20 à 40 UI/kg de facteur VIII. Elles doivent être adaptées en fonction de l'état clinique et du suivi biologique du patient. Le traitement sera poursuivi, si nécessaire, par l'administration de facteur von Willebrand seul ;
- Wilfactin® : traitement préventif et curatif des hémorragies de la maladie de Willebrand quand le traitement par la desmopressine est inefficace, contre-indiqué ou pourrait être insuffisant dans le contexte clinique :
  - en relais du Wilstart®, la posologie recommandée est de 40 à 80 UI/kg toutes les 12 à 24 heures, pendant plusieurs jours si nécessaire. La dose et la fréquence des injections seront adaptées en fonction du type de chirurgie, de la gravité de l'accident hémorragique, de l'état clinique et biologique du patient. L'hémostase est généralement assurée lorsque le taux de facteur VIII atteint 40 % et celui de facteur von Willebrand 60 % ;
  - en cas d'intervention programmée sans administration de facteur VIII, un délai de 12 à 24 heures est recommandé entre la première injection et l'acte

chirurgical qui sera précédé d'une seconde injection pré-opératoire de Wilfactin® ;
- le Wilfactin® peut également être utilisé en prophylaxie à long terme. Des posologies, comprises entre 40 et 60 UI/kg, administrées 2 ou 3 fois par semaine, permettent de diminuer le nombre d'épisodes hémorragiques.

Ces spécialités ne doivent pas être utilisées dans le traitement de l'hémophilie A.

d) Mode d'administration

Administration immédiate après reconstitution par voie veineuse stricte (débit < 4 mL/min).
La demi-vie du facteur de von Willebrand varie de 8 à 14 heures.
1 UI/kg de vWF augmente le taux circulant de 2 %.

e) Effets indésirables

Risque de thrombose. Rares cas d'allergie.

f) Contre-indications

Allergie à l'un des composants de la préparation.

3. Traitement des autres dysfonctionnements ou déficits acquis en facteurs de la coagulation

a) Facteur VII

■ *Présentation*

Facteur VII® (LFB) (AMM) : 500 UI/20 mL (rétrocession autorisée).

■ *Indications thérapeutiques et posologie*

- Prévention et traitement des accidents hémorragiques en cas de déficit isolé en facteur VII (proconvertine).
- Posologie :
  - accidents hémorragiques : 15 à 40 UI/kg selon la gravité ;
  - interventions chirurgicales : dose de charge de 30 à 40 UI/kg pour atteindre un taux plasmatique supérieure à 50 au moment de l'opération. L'administration des doses ultérieures s'effectuera toutes les 6 à 8 heures afin de maintenir un taux compris entre 20 et 45 % selon le risque engendré par l'intervention ;
  - en prophylaxie : 20 à 30 UI/kg, 2 à 3 fois par semaine (patients dont le taux plasmatique est < 5 %).

1 UI/kg augmente le taux plasmatique de facteur VII d'environ 2 %.

■ *Mode d'administration*

Administration par voie intraveineuse.

■ *Effets indésirables*

Risque théorique de complications thromboemboliques.

■ *Contre-indications*

Patients présentant un risque de thrombose ou de coagulation intravasculaire disséminée (CIVD).
Allergie à l'un des constituants.
Hémophilie A ou B avec inhibiteur puisque le facteur VII ne contient pas (ou peu) de facteur VII activé.

b) Facteur XI

- Facteur XI-LFB (AMM, rétrocession autorisée) : Hemoleven® 1 000 UI/10 mL utilisé dans le traitement de déficit isolé en facteur XI (pathologie rare 1/100 000 en France) pour obtenir un taux circulant de 30 à 40 % sans dépasser 30 U/kg ;
- 1 UI/kg entraîne une augmentation du taux de plasmatique de facteur XI de 1,5 à 2,5 %.

c) Facteur XIII (sous ATU)

Fibrogammin® (Ceteon Pharma) 250 UI/4 mL et 1 250 UI/20 mL utilisé dans le déficit isolé en facteur XIII (pathologie rare).

d) PPSB (Prothrombine, F II ; Proconvertine, F VII ; Facteur Stuart, F X ; Facteur antihémophilique B, F IX) ou complexe prothrombinique humain

■ *Propriétés*

Les facteurs II, VII, IX et X sont des facteurs vitamine K dépendants synthétisés par le foie et appartenant au complexe prothrombinique de la coagulation. Le facteur VIIa complexé au facteur tissulaire active le facteur X et, dans certaines conditions, le facteur IX. Le facteur X activé convertit le facteur II (prothrombine) en thrombine. Celle-ci transforme le fibrinogène en fibrine aboutissant à la formation du caillot.

■ *Présentation*

Le PPSB, Kaskadil® (LFB), se présente sous forme de flacons de lyophilisat à dissoudre pour solution à usage parentéral dosé à 250 UI/10 mL et 500 UI/20 mL exprimé en facteur IX. Sur chaque flacon, sont indiqués les taux exacts des autres facteurs. La rétrocession de cette spécialité est autorisée.

■ *Indications thérapeutiques et posologie*

- Traitement et prévention des accidents hémorragiques en cas de déficit global et sévère en facteurs vitamine K-dépendants en cas de surdosage en antivitamines K (AVK).
- Posologie :
  - accidents ou risque hémorragique à court terme lors d'un traitement anticoagulant efficace : 10 à 20 UI/kg/24 h (en unités de facteur IX) ;
  - accidents ou risque hémorragique en cas de surdosage en AVK 20 à 30 UI/kg/24 h (en unités de facteur IX). Une seule administration sera suffisante, en

attendant les 4 à 6 heures de délai d'action de la vitamine K prescrite simultanément sur les facteurs vitamine K dépendants.

- Traitement et prévention des accidents hémorragiques en cas de déficit constitutionnel en facteur II ou en facteur X.
- Posologie : 20 à 40 UI/kg/24 h pour chacun des facteurs II et X selon l'importance du déficit :
  - 1 UI F II/kg augmente le taux plasmatique de 2 % ;
  - 1 UI F X/kg augmente le taux plasmatique de 1,7 %.

■ ***Mode d'administration***

Administration lente par voie veineuse (débit < 4 mL/min) immédiatement après reconstitution.

■ ***Effets indésirables***

Risque potentiel de développer une CIVD ou une maladie thromboembolique minimisée par la présence d'héparine dans le PPSB.

■ ***Contre-indications***

Patients présentant des risques de thromboses ou de coagulation intravasculaire disséminée.

Une autre spécialité contenant du PPSB est disponible, depuis peu, sur le marché français (AMM en octobre 2004, rétrocession autorisée). L'Octaplex® (Octapharma) contient en outre les protéines S et C, inhibitrices de la coagulation, ce qui permettrait de réduire les risques thrombogènes.

e) Fibrinogène humain cryodesséché

■ ***Propriétés***

Glycoprotéine de 340 000 daltons formée de 2 parties symétriques composées chacune de 3 chaînes polypeptidiques reliées ensemble par des ponts disulfures.

Sa concentration plasmatique est comprise entre 1,5 et 3,5 g/L.

En présence de thrombine, de facteur XIIIa et d'ions calcium, le fibrinogène se transforme en un réseau de fibrine tridimensionnel, formant le caillot.

■ ***Présentation***

Clottagen® (LFB) : poudre et solvant pour administration intraveineuse dosé à 1,5 g/100 mL.

■ ***Indications thérapeutiques et posologie***

Traitement préventif et curatif des hémorragies graves dans les hypo-, dys- et afibrinogénémies constitutionnelles ou acquises (chirurgie, obstétriques ou après traitement thrombolytique).

Posologie : l'objectif est d'atteindre un taux compris entre 0,8 et 1,5 g/L dans les déficits acquis et un taux de 1 g/L dans les déficits constitutionnels. La dose à administrer dépendra donc des taux résiduels et du taux à obtenir.

■ ***Mode d'administration***

Administration immédiate par voie intraveineuse après reconstitution (débit < 4 mL/min).

La demi-vie est de 4 jours.

Effets indésirables

Risque de complications thromboemboliques au-delà de 2 g/L.

Contre-indications

Antécédent de maladies thromboemboliques.

D. Antiprotéases

1. Antithrombine

a) Propriétés

L'antithrombine III est l'un des principaux inhibiteurs physiologiques de la coagulation. Il inhibe de façon irréversible les sérines-protéases avec une action maximale sur les facteurs Xa et IIa (elle inactive également les facteurs IXa, XIa, XIIa, la kallicréine, la trypsine et la plasmine). Son action est accélérée par l'héparine dont elle est le cofacteur biologique.

b) Présentation

L'antithrombine III, Aclotine® (LFB), se présente sous forme d'un lyophilisat de concentré d'antithrombine III humaine dosé à 500 UI/5 mL ou 1 000 UI/10 mL (rétrocession autorisée).

c) Indications thérapeutiques et posologie

- Déficits constitutionnels en antithrombine :
  - traitement curatif des accidents thromboemboliques, en association avec l'héparine, lorsque l'héparine seule est inefficace. La posologie recommandée est alors de 40 à 50 UI/kg tous les jours ou tous les deux jours en fonction de l'évolution clinique et biologique ;
  - prévention des thromboses veineuses en cas de situation à risque élevé (notamment lors d'une chirurgie ou d'une grossesse), lorsque le risque hémorragique ne permet pas d'utiliser des doses suffisantes d'héparine. La posologie est alors de 30 à 50 UI/kg.
- Déficits acquis sévères (< 60 %) en antithrombine, dans les CIVD graves, évolutives, notamment associées à un état septique. La dose initiale est de 40 à 50 UI/kg voire 100 UI/kg, la fréquence et la posologie des doses ultérieures dépendant de l'évolution clinique et biologique du patient.

L'administration d'1 UI/kg augmente l'activité de 2 % environ. L'activité initiale doit être de 100 % et maintenue au-dessus de 70 % pendant le traitement.

Deux autres indications sont considérées depuis peu comme pertinentes (groupe II) :

- déficit documenté en antithrombine (< 60 %) lorsqu'une circulation extracorporelle est nécessaire ;
- déficit en antithrombine (< 60 %) secondaire à un traitement par L-asparaginase.

d) Mode d'administration

La solution reconstituée doit être administrée par voie intraveineuse sans dépasser 4 mL/min. La demi-vie est d'environ deux à trois jours.

e) Précautions d'emploi

Un risque de surdosage en héparine peut survenir au début d'un traitement concomitant par antithrombine III. Une surveillance biologique régulière sera donc nécessaire (héparinémie, taux de céphaline activée, activité anti-Xa).

f) Contre-indications

Allergie connue à l'un des constituants de la préparation.

2. Protéine C

Glycoprotéine vitamine K dépendante, inhibiteur de la coagulation. Activée par la thrombine et associée à son cofacteur, la protéine S, elle stimule l'inactivation protéolytique des facteurs Va et VIIIa.

a) Indications

Déficit sévère constitutionnel en protéine C, homozygotes ou doubles hétérozygotes du nouveau-né responsable d'une thrombose veineuse sévère et massive, et de l'adulte lors du relais héparine/AVK pour éviter la nécrose cutanée.

b) Posologie

Chez l'adulte : 40 à 50 UI/kg, à renouveler toutes les 8 à 12 heures avec dosage régulier de l'activité de la protéine C pour ajustement de posologie.
Chez le nouveau-né : 100 UI/kg, à renouveler toutes les 12 à 24 heures dans les premières semaines, puis toutes les 48 heures pour maintenir un taux résiduel supérieur à 10 à 15 %.
Protexel® (LFB) : poudre et solvant, dosé à 500 UI/10 mL (rétrocession autorisée).

3. Protéine C activée

a) Indications

Sepsis sévère de l'adulte avec plusieurs défaillances d'organes en complément d'une prise en charge conventionnelle.

b) Posologie

24 µg/kg/h pendant 96 heures en perfusion intraveineuse. Aucune adaptation de posologie n'est nécessaire en fonction de l'âge, du sexe ou de la fonction rénale. En cas d'interruption de la perfusion, reprendre au débit de 24 µg/kg/h pour compléter la durée totale d'administration de 96 heures (sans compenser par l'administration de bolus supplémentaires).
Xigris® (Lilly) : poudre pour solution de perfusion, dosé à 5 et 20 mg.

4. Alpha-1-antitrypsine humaine

Traitement substitutif des formes graves de déficit primitif en alpha-1-antitrypsine chez des sujets de phénotype PiZZ ou PiSZ avec emphysème pulmonaire.
Posologie : 60 mg/kg, injectée une fois par semaine en IV pour maintenir un taux plasmatique minimum de 0,5 à 0,7 g/L.
Alfalastin® (LFB) : poudre et solvant, dosé à 1 g/30 mL (rétrocession autorisée).

5. Inhibiteur de la C1 estérase (sous ATU)

Dans les déficits congénitaux, traitement de la poussée aiguë et prévention à cours terme de l'œdème angioneurotique.
- poussée aiguë : 1 000 à 2000 U ;
- prévention avant intervention : élever le taux à 50 %.

Berinert® (ZLB Behring) : poudre et solvant, dosé à 500 UI/10 mL (rétrocession autorisée).

L'essentiel de la question

Les médicaments dérivés du sang, sous la responsabilité du pharmacien depuis la loi du 4 janvier 1993 (mise en application par la circulaire du 4 décembre 1994), sont des concentrés de protéines issus du fractionnement de pools de plasma, par des techniques en évolution permanente dont le but est de sécuriser leur administration. Ces produits stables regroupent diverses catégories de médicaments aux indications et aux statuts (AMM ou ATU) différents dont l'albumine utilisée dans les situations d'hypovolémie et/ou d'hypoalbuminémie, les immunoglobulines polyvalentes et spécifiques prescrites dans les déficits immunitaires, les facteurs de la coagulation pour traiter l'hémophilie (facteur VIII pour l'hémophilie A, facteur IX pour l'hémophilie B, complexes prothrombiniques) et autres facteurs de la chaîne de la coagulation (inhibiteurs de la coagulation...).

Pour en savoir plus

- Dossier du CNIMH. *Médicaments dérivés du sang*, 1997 ; tome XVIII : 2-3.
- Dossiers techniques ou résumé des caractéristiques du produit (RCP) de chaque médicament.
- Loi du 4 janvier 1993 relative à la sécurité en matière de transfusion sanguine et de médicaments dérivés du sang humain. JO du 5 janvier 1993.
- Paubel P., Sauvageon-Martre H., Wallet P. *Les médicaments dérivés du sang*. Paris, Arnette, coll. « Pharmascopie », 1998.
- Recommandations concernant l'utilisation de l'albumine à usage thérapeutique. Affsaps (28/03/2003).
- Site du Comité de la juste prescription de l'AP-HP : http://dommed.aphp.fr:1234/jprescription

Médicaments de la goutte

D. RICHARD, pharmacien-chef, centre hospitalier Henri Laborit et faculté de pharmacie, Poitiers.
N. TOURNIER, interne des Hôpitaux, AP-HP, Paris.

I. Rappel physiopathologique : goutte et hyperuricémie
- **A.** Étiologie des hyperuricémies
- **B.** De l'hyperuricémie à l'inflammation articulaire

II. Aspects cliniques : crise aiguë, maladie goutteuse, tophus et lithiase urique
- **A.** Crise de goutte
- **B.** Maladie goutteuse

III. Traitement de l'accès aigu
- **A.** Colchicine
- **B.** AINS
- **C.** Corticoïdes
- **D.** Hygiène de vie

IV. Traitement de fond de la maladie goutteuse
- **A.** Traitement hypo-uricémiant
- **B.** Hyperuricémie aiguë et chimiothérapie anticancéreuse

I. Rappel physiopathologique : goutte et hyperuricémie

La crise de goutte (dite aussi « accès goutteux ») comme la maladie goutteuse se traduisent cliniquement par une inflammation articulaire ayant pour origine la formation de cristaux d'urate de sodium chez un sujet hyperuricémique.

A. Étiologie des hyperuricémies

L'acide urique constitue le terme final du catabolisme des nucléoprotéines. Il est éliminé par voie rénale, après filtration glomérulaire et sécrétion tubulaire proximale. L'excès d'acide urique peut être lié soit à l'augmentation de la production, soit à un défaut d'élimination d'acide urique, soit, fréquemment, à la conjugaison des deux phénomènes. L'hyperuricémie est définie par un taux d'acide urique sérique supérieur à 360 µmol/L chez la femme préménopausée et supérieur à 420 µmol/L chez l'homme.

L'uricémie dépend donc des apports exogènes et de la capacité d'excrétion urinaire de l'acide urique. La production de l'acide urique est liée au catabolisme des acides nucléiques sous l'action de la xanthine-oxydase qui transforme les purines en acide urique. Elle est aussi dépendante de la purinosynthèse *de novo* à partir de substances organiques. Certaines purines synthétisées sont physiologiquement réutilisées grâce à l'action de l'hypoxanthine-guanine phosphoribosyl-transférase (HGPRT). Si cette enzyme est insuffisamment efficace, l'acide urique, en excès, se dépose sous forme de cristaux. L'élimination de l'acide urique est essentiellement urinaire.

L'hyperuricémie peut être primitive (idiopathique) ou secondaire à un processus pathologique.

- La forme idiopathique, de loin la plus fréquente, s'observe notamment en cas de surcharge pondérale et d'inadaptation du régime alimentaire. Son mécanisme exact reste inconnu.
- L'hyperuricémie secondaire peut elle-même résulter de plusieurs causes :
  - un déficit enzymatique en HGPRT, dont la forme la plus complète constitue le syndrome de Lesch-Nyhan, qui se traduit chez le nourrisson par une encéphalopathie, des mouvements anormaux et des comportements d'automutilation. Dans son expression incomplète (mutations ponctuelles du gène codant l'enzyme, situé sur le chromosome X), le déficit peut occasionner une goutte sévère, tophacée, chez les sujets jeunes, de sexe masculin ;
  - une insuffisance rénale chronique, par défaut d'élimination de l'acide urique ;
  - une hémopathie maligne, avec augmentation du catabolisme des acides nucléiques ;
  - une intoxication médicamenteuse par pyrazinamide, éthambutol, aspirine (même à faible posologie), diurétiques de l'anse et thiazidiques, ciclosporine et autres médicaments anticalcineurines (tacrolimus, sirolimus, probablement évérolimus), agents cytolytiques.

Au total, la prévalence de l'hyperuricémie en population générale est d'environ 18 %, et celle de la goutte est inférieure à 1 % chez l'homme et 0,5 % chez la femme.

B. De l'hyperuricémie à l'inflammation articulaire

La présence de cristaux d'urates en intra-articulaire déclenche une arthrite inflammatoire aiguë non spécifique au niveau de la membrane synoviale, avec phagocytose des cristaux par les cellules polynucléées et par les macrophages du liquide articulaire qu'accompagne une libération de médiateurs et d'enzymes lysosomiales pro-inflammatoires. L'hyperuricémie joue un rôle déterminant dans la formation des microcristaux (il n'y a pas de goutte sans hyperuricémie, même si les valeurs peuvent être transitoirement normales et même au cours d'un accès), mais des facteurs déclenchants sont probablement indispensables, notamment des microtraumatismes articulaires, une élévation transitoire de l'uricémie ou, au contraire, une diminution de l'uricémie. De fait, tous les sujets hyperuricémiques ne font pas des crises de goutte.

II. Aspects cliniques : crise aiguë, maladie goutteuse, tophus et lithiase urique

A. Crise de goutte

Le diagnostic clinique d'un accès de goutte est généralement aisé à poser. La crise se traduit en effet par une atteinte monoarticulaire, généralement métatarsophalangienne et siégeant au gros orteil, observée chez un homme d'environ 60 ans. L'accès est inauguré de façon brutale, volontiers nocturne, par une douleur de la base du premier orteil, intense, permanente, majorée par le moindre des contacts ainsi, évidemment, que par toute tentative de mobilisation articulaire. S'ajoutent à ces signes une impotence fonctionnelle importante et une fièvre aux environs de 38-39 °C, parfois accompagnée de frissons. L'examen clinique retrouve des signes fluxionnaires avec une hyperesthésie cutanée et d'importants signes inflammatoires locaux : la peau est tendue, luisante, rougie, chaude. Les formes oligo- ou polyarticulaires sont bien plus rares : les articulations les plus touchées par ailleurs sont celles des genoux, des pieds, des chevilles, des mains et des coudes. La hanche est exceptionnellement atteinte.
L'inflammation goutteuse récidive : en règle générale, le premier accès est suivi d'autres, à l'occasion d'un traumatisme, d'un stress ou d'un surmenage, dans les suites d'une intervention chirurgicale quelconque, à l'occasion d'excès alimentaires ou d'une consommation excessive d'alcool, ainsi encore dans les premiers mois d'un traitement hypo-uricémiant (fluctuations de l'uricémie, *cf. infra*) ou dans le cas d'un infarctus du myocarde.
Cet examen clinique, caractéristique, est complété par un dosage de l'uricémie et par un examen du liquide articulaire.
La survenue d'une crise de goutte est exceptionnelle chez la femme non ménopausée : cette situation fait évoquer une goutte secondaire (faisant suite par exemple à l'utilisation de diurétiques dans le contexte d'un régime amaigrissant ou d'une anorexie mentale) ou une néphropathie uratique familiale. Après la méno-

pause, on observe autant de gouttes chez la femme que chez l'homme. Les femmes âgées, sous diurétiques au long cours (hypertension artérielle ou insuffisance cardiaque) présentent des manifestations goutteuses iatrogènes, notamment au niveau des doigts des mains, ainsi qu'aux articulations déjà touchées par des manifestations arthrosiques.
Chez un sujet jeune, la survenue de crises de goutte révèle une enzymopathie, notamment un déficit partiel en HGPRT. Le tableau associe des accès goutteux précoces et fréquents, des lithiases urinaires, une insuffisance rénale chronique et une hyperuricémie. D'autres déficits enzymatiques plus rares peuvent s'observer (hyperactivité de la phosphoribosyl-pyrophosphate synthétase, déficit en G6PD).
Dans un contexte de néphropathie uratique familiale, l'hyperuricémie est secondaire à une insuffisante excrétion urinaire d'acide urique.

B. Maladie goutteuse

En l'absence de traitement ou de traitement suffisant, la goutte a évolué vers une chronicisation. Peu à peu, avec les années, apparaissent des dépôts cutanés d'acide urique, les tophus. Indolores, recouverts d'une peau amincie, de couleur blanc à jaune, parfois ulcérés, ils laissent sourdre une boue crayeuse formée essentiellement de cristaux d'urate. Ces tophus sont localisés électivement en regard des articulations interphalangiennes proximales, métacarpophalangiennes, métatarsophalangiennes, ainsi que sur le tendon d'Achille, sur l'hélix, l'anthélix ou la gouttière des oreilles.
Des arthropathies uratiques, siégeant aux mêmes articulations que l'inflammation goutteuse, se développent sur plusieurs années en l'absence de traitement, comme les tophus.
Une lithiase urinaire peut précéder l'atteinte articulaire ou y faire suite. Favorisée par l'hyperuricémie, l'acidité urinaire et la réduction de la diurèse (hydratation insuffisante, insuffisance rénale), elle est responsable de coliques néphrétiques, mais peut demeurer asymptomatique, évoluant alors à bas bruit, de façon infraclinique. Il est bon de noter que les calculs rénaux d'urates sont transparents sur les images radiologiques.
La néphropathie goutteuse est une néphropathie interstitielle liée à la présence de dépôts d'urates dans la médullaire rénale : elle se traduit par une protéinurie, une hématurie, une leucocyturie et une acidose. Cette affection peut se transmettre sur un mode familial : survenant précocement, elle évolue alors rapidement vers une insuffisance rénale terminale.

III. Traitement de l'accès aigu

A. Colchicine

Le médicament de choix du traitement de l'accès aigu de goutte est la colchicine (Colchicine Opocalcium®, comprimé 1 mg), particulièrement efficace, et dont l'administration constitue d'ailleurs à ce titre un véritable test diagnostique. Elle

empêche indirectement la phagocytose des cristaux d'urate par les polynucléaires, en altérant les microtubules de leur cytosquelette ; par ailleurs, elle réduit l'activité métabolique des polynucléaires lors de la phagocytose ainsi que leur pouvoir d'adhésion et la lyse de leur lysosome.
Cet alcaloïde, bien connu comme poison du fuseau cellulaire lors des mitoses, doit être administré dès le tout début de l'accès (3 mg/j à J1 par doses fractionnées, 2 mg/j à J2 et J3, puis 1 mg/j de J4 à J15, avec une réduction des doses toutefois adaptée à la réponse clinique) pour éviter tout risque de résistance thérapeutique. Il n'y a pas de contre-indication à ce traitement, exception faite d'une insuffisance rénale ou d'une insuffisance hépatique sévères. Une insuffisance rénale légère à modérée impose d'adapter la dose administrée. Les principaux effets indésirables du traitement par la colchicine se résument à des troubles digestifs : les diarrhées, fréquentes, justifient l'association à un ralentisseur du transit intestinal type lopéramide (Imodium®) ou opium (Colchimax® = tiémonium, opium et colchicine) ou une distribution des doses sur le nycthémère. Une dose de colchicine excédant 10 mg en une prise est toxique ; une prise excédant 40 mg est constamment mortelle par déséquilibre hydro-électrolytique, collapsus cardiovasculaire ou respiratoire. Il n'existe pas d'antidote spécifique et l'hémodialyse reste inopérante (volume de distribution très élevé).

B. AINS

Une contre-indication à l'usage de colchicine ou une intolérance digestive importante font envisager de lui substituer un anti-inflammatoire non stéroïdien (indométacine, ibuprofène, diclofénac voire phénylbutazone par exemple), un traitement aujourd'hui proposé en première intention par certains auteurs.
L'usage des AINS est problématique chez les sujets transplantés hyperuricémiques (traitement immunosuppresseur) car ils peuvent réduire la perfusion rénale.

C. Corticoïdes

Le recours aux corticoïdes doit être évité selon certains auteurs (donnée faisant objet de controverse !) car ils risquent d'aggraver la maladie et de provoquer une goutte « cortisonée ». Néanmoins, leur administration est fréquente dans les pays anglo-saxons, y compris par voie intra-articulaire.

D. Hygiène de vie

À côté du traitement médicamenteux de la crise, il est possible d'envisager la pose de glace sur l'articulation atteinte (action antalgique), ainsi que le repos. Le régime diététique doit être adapté : alimentation hypocalorique, pauvre en purines (éviter abats, bouillons de viande, sardines, anchois), sans alcool… et il faut éviter l'usage de médicaments hyperuricémiants.

IV. Traitement de fond de la maladie goutteuse

A. Traitement hypo-uricémiant

La mise en route d'un traitement hypo-uricémiant au long cours ne doit jamais être envisagée dès le premier accès goutteux. Son but est d'abaisser l'uricémie en dessous d'un seuil de 360 µmol/L, voire 300 µmol/L s'il s'agit d'une goutte tophacée, afin d'éliminer de l'organisme tout excès d'acide urique. Il n'y a pas d'indication à traiter une hyperuricémie asymptomatique sauf si elle est constante et supérieure à 540 µmol/L (90 mg/L).

Il existe deux familles d'hypo-uricémiants :

- les inhibiteurs de la xanthine-oxydase (et donc de l'uricosynthèse) sont représentés par l'allopurinol (Zyloric® et génériques nombreux), prescrit même en cas d'insuffisance rénale ;
- les uricosuriques (uricoéliminateurs) augmentent l'élimination urinaire d'acide urique : le probénécide (Bénémide®) et la benzbromarone (Désuric®, risque d'hépatites fulminantes important) ne sont plus commercialisés en France et étaient contre-indiqués en cas d'insuffisance rénale comme de lithiase urinaire (le risque de survenue d'une lithiase urique a expliqué la désaffection pour ces molécules).

Le traitement de fond de la goutte est donc limité à l'administration d'allopurinol (100 mg/j puis posologie croissante jusqu'à 300 mg/j selon l'AMM, mais parfois 600 mg/j en pratique). Il est initié au moins un mois après l'accès aigu, sous couvert d'une prescription de colchicine (1 à 2 mg/j) pendant les trois à six premiers mois pour éviter la survenue d'une crise lors de la baisse de l'uricémie (la survenue de ces crises peut laisser croire que le traitement est inefficace et de plus inducteur de crises ! Il importe donc d'en prévenir le patient, de lui expliquer la nécessité de suivre rigoureusement l'ordonnance, et de poursuivre régulièrement et indéfiniment ensuite l'administration d'allopurinol pour éviter des fluctuations dans l'uricémie). L'abaissement de l'uricémie a pour origine la diminution de l'uricoformation, qui s'accompagne d'une réduction de l'uricurie et n'expose donc pas à un risque de lithiase urique. L'allopurinol agit en 24 h à 48 h, avec un effet maximal obtenu en deux semaines environ. Son usage expose à un risque de réactions allergiques, avec des effets indésirables cutanés rares mais parfois graves (éruptions bulleuses, syndrome de Lyell), ainsi qu'à des troubles digestifs expliquant qu'il doive être administré préférentiellement après les repas.

La présence de lésions tophacées fait évidemment indiquer un traitement hypo-uricémiant de fond mais avec maintien de la colchicine aussi longtemps que les tophus sont présents (souvent un an au moins).

Une lithiase rénale fait indiquer une alcalinisation régulière de l'urine (eau de Vichy par exemple).

Toutes les situations ne permettent cependant pas de recourir aisément à l'administration d'allopurinol. Il existe par exemple une contre-indication à associer allopurinol et azathioprine chez un patient ayant bénéficié d'une transplantation car l'allopurinol bloque le catabolisme de l'azathioprine, entraînant alors une accumulation de cet immunosuppresseur avec risque élevé de myélotoxicité. L'association impose donc de réduire de 50 % à 75 % la posologie d'azathioprine et de ne pas excéder une posologie journalière de 50 mg d'allopurinol. Néanmoins, la prescription d'azathioprine devient toujours plus rare, au profit de celle d'autres agents immunosuppresseurs.

B. Hyperuricémie aiguë et chimiothérapie anticancéreuse

La crise de goutte ne constitue pas une indication reconnue à l'administration d'urate-oxydase recombinante (rasburicase = Fasturtec®), qui catalyse l'oxydation de l'acide urique en allantoïne hydrosoluble, aisément éliminée par voie rénale. Ce traitement potentiellement immunogène est indiqué dans le traitement et la prophylaxie de l'hyperuricémie aiguë, en vue de prévenir l'insuffisance rénale aiguë chez les patients souffrant d'une hémopathie maligne avec masse tumorale élevée et présentant un risque de réduction ou de lyse tumorale rapide lors de l'initiation de la chimiothérapie.

L'essentiel de la question

La goutte est une inflammation articulaire liée à un trouble du métabolisme de l'acide urique. Les formes idiopathiques sont les plus fréquentes.
L'accès aigu impose un traitement à base de colchicine ou d'anti-inflammatoires non stéroïdiens, mis en place très précocement. Le traitement de fond de la maladie goutteuse impose la prescription indéfinie d'un inhibiteur de la synthèse de l'acide urique, l'allopurinol.
Le recours à l'urate-oxydase (rasburicase) n'est justifié que dans des situations très spécifiques (hyperuricémie induite par une lyse massive de cellules tumorales).

Pour en savoir plus

- Brazier M., Fardellone P. « Traitement de la goutte », in Gimenez F., Brazier M., Calop J., Dine T., Tchiapké L. (eds), *Pharmacie clinique et thérapeutique*, 2e éd. Paris, Masson, 2002.
- Chazerain P., Ziza J.-M. Goutte : physiopathologie, diagnostic, évolution, traitement. *Rev du Praticien*, 1998 ; 48 : 1 453-56.
- Ndiaye F. L., Dudler J. Transplantation et goutte. *Med Hyg*, 2003 ; 61 : 2 099-104.
- Wortmann R. L. Gout and hyperuricemia. *Curr Opin Rheumatol*, 2002 ; 14 : 281-6.
- Wright J. D., Pinto A. B. Clinical manifestations and treatment of gout. *Prim Care Update Obs/Gyn*, 2003 ; 10(1) :19-23.

Anti-inflammatoires stéroïdiens (glucocorticoïdes)

D. RICHARD, pharmacien-chef, centre hospitalier Henri Laborit, faculté de pharmacie, Poitiers.
M. ROUSTIT, phamacie, CHU de Grenoble.

I. Historique

L'indispensable préambule à l'histoire de la corticothérapie fut la découverte, au XIXe siècle, du rôle physiologique fondamental des hormones corticosurrénaliennes. En effet, on observe dès les années 1 850 que la surrénalectomie est létale. À la même époque, Thomas Addison met en évidence les anomalies secondaires à un déficit corticosurrénalien chez l'Homme, décrivant ainsi les symptômes de la maladie qui porte son nom (asthénie, mélanodermie, amaigrissement, etc.).
Les premiers traitements utilisés pour compenser le déficit corticosurrénalien furent des préparations élaborées à partir de glandes surrénales. Dès les années 1930, Taddeus Reichstein isola des dérivés hormonaux biologiquement actifs à partir de glandes animales. Quelques années plus tard, il participa au développement du premier stéroïde de synthèse, la désoxycorticostérone. De nombreuses autres substances seront synthétisées à la fin des années trente par Kendall et ses collaborateurs, mais deux d'entre elles vont particulièrement retenir l'attention : la 11-déhydrocorticostérone et la cortisone. Au cours de la décennie suivante, les applications thérapeutiques trouvées à ces composés vont se multiplier, la plus marquante d'entre elles, mise en avant par Hench et Kendall, étant incontestablement la propriété anti-inflammatoire des corticoïdes. Elle leur valut le prix Nobel de médecine en 1950.
La synthèse totale de la cortisone (1952) permit d'en produire massivement ; les années 1950 connurent alors l'avènement de la corticothérapie, mais également la mise en évidence des effets indésirables observés au cours de ces traitements. Il en résulta une prise de conscience sur l'importance de l'encadrement et de la surveillance des prescriptions de corticoïdes.
De nouvelles molécules plus actives et mieux tolérées virent le jour, notamment grâce aux progrès de la chimie organique et à la compréhension des relations structure-activité. L'utilisation des glucocorticoïdes s'est répandue, comprenant désormais le traitement préventif du rejet après transplantation d'organe ou des indications en pneumologie, réanimation, etc.
Les avancées les plus récentes concernent l'apparition de nouvelles formes galéniques (inhalation dans le traitement de l'asthme par exemple) et le meilleur maniement de ces médicaments en clinique, optimisant ainsi leur utilisation.

II. Structure et relation structure-activité

Tous les glucocorticoïdes appartiennent à la famille des stéroïdes. Il s'agit de molécules dont le squelette est composé d'un enchaînement de 21 atomes de carbone (*fig. 1*). Ces molécules sont caractérisées d'une façon générale par :

- un cycle A insaturé (liaison éthylénique en C4-C5) ;
- une fonction cétone en C3 ;
- un groupe hydroxyle ou cétone en C11 ;
- un groupe cétone et un alcool en C20-C21 ;
- un hydroxyle en C17.

Ces groupements et particularités structurales constituent la base essentielle à l'activité des glucocorticoïdes. On les retrouve pour tous les produits, y compris les dérivés naturels (à l'exception du OH en C17).
À partir de ce noyau de base, diverses modifications chimiques ont permis de moduler l'action des molécules. L'objectif de ces modifications est d'augmenter l'effet anti-inflammatoire en réduisant l'effet minéralocorticoïde, responsable notamment de la rétention hydrosodée.

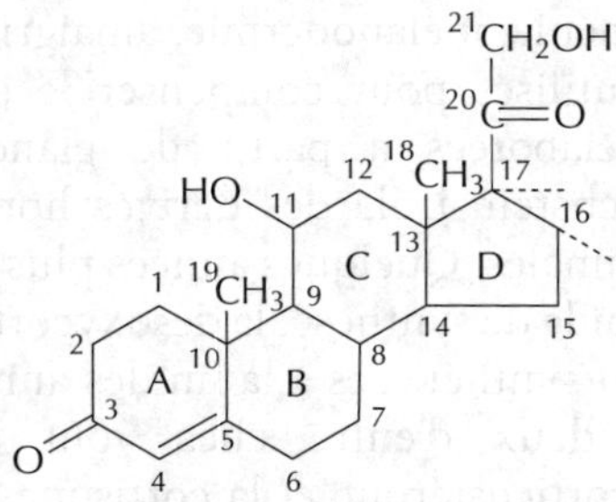

Figure 1. Structure de base des glucocorticoïdes

A. Cycle A

Une double liaison entre les carbones 1 et 2 diminue la rétention sodée et optimise l'activité sur le métabolisme des glucides (augmentation de l'effet glucocorticoïde).

B. Cycle B

Une méthylation en 6α augmente à la fois les effets glucocorticoïde et minéralocorticoïde pour certaines molécules (cortisol) ou diminue l'effet minéralocorticoïde en augmentant légèrement l'effet anti-inflammatoire (prednisolone).
Une 9α-fluoration exacerbe toutes les activités des corticoïdes, probablement en diminuant la densité électronique à proximité du groupe 11β-hydroxy.

C. Cycle C

L'atome d'oxygène porté par le carbone 11 est indispensable à l'activité anti-inflammatoire. Il est présent sous forme de groupement hydroxyle dans le cas de l'hydrocortisone et sous forme de cétone pour la cortisone.

D. Cycle D

Une méthylation ou une hydroxylation sur le carbone 16 réduit l'effet minéralocorticoïde et ne modifie que peu l'action anti-inflammatoire.
L'hydroxylation en 17α n'est pas indispensable mais semble augmenter l'effet anti-inflammatoire.
Notons que seuls les isomères dextrogyres se révèlent actifs.

III. Pharmacocinétique

La *résorption digestive* est rapide et siège essentiellement au niveau jéjunal ; la fraction de dose absorbée est d'environ 80 %.
La liaison aux protéines plasmatiques est importante (principalement à la transcortine et à l'albumine) et conditionne en partie le caractère dose-dépendant de la biodisponibilité des corticoïdes. L'autre facteur influençant cette biodisponibilité est le phénomène d'interconversion périphérique prednisone/prednisolone par une enzyme hépatique, la β-hydroxylase-déshydrogénase.
Le délai d'action est d'environ 30 minutes par voie veineuse et de 6 à 8 heures par voie orale.
La *distribution* des glucocorticoïdes est caractérisée par une diffusion intracellulaire (le volume de distribution Vd est compris entre 62 et 78 L), à laquelle succède la fixation à une protéine cytosolique.
Il n'existe pas, contrairement à ce que l'on a pu décrire pour d'autres classes de médicaments, de relation concentration/effet entre les taux sériques de corticoïdes et l'efficacité de la corticothérapie dans des pathologies telles l'asthme, le syndrome néphrotique, la polyarthrite rhumatoïde. Mais, en revanche, on a établi des liens entre ces taux et la toxicité de la corticothérapie chez les sujets néphrotiques ou chez l'adulte avec survenue d'un syndrome de Cushing. Il n'y a donc pas d'indication, en pratique, à faire effectuer des dosages de corticoïdes dans le sang, sauf exceptionnelle résistance d'ordre pharmacocinétique.
Les glucocorticoïdes subissent une *métabolisation* hépatique : de nombreuses réactions de fonctionnalisation peuvent intervenir. Elles sont suivies d'une glucuronoconjugaison ou d'une sulfoconjugaison, à l'issue de laquelle le composé est inactif (inactivation par biotransformation en 17-cétostéroïdes). Les modifications structurales apportées aux dérivés synthétiques permettent de retarder ces réactions et d'augmenter ainsi leur demi-vie d'élimination ($T_{1/2}$). On observe donc des différences importantes entre les dérivés naturels et les produits de synthèse :
$T_{1/2}$ courte = 8-12 h : glucocorticoïdes naturels (cortisone et hydrocortisone)
$T_{1/2}$ moyenne = 12-36 h : prednisone, prednisolone, méthylprednisolone, triamcinolone
$T_{1/2}$ longue = 36-54 h : dexaméthasone, bétaméthasone
$T_{1/2}$ très longue > 60 h : cortivazol

Tableau 1. Équivalences anti-inflammatoires actuellement admises (en partie théorique)

	Activité anti-inflammatoire	Activité minéralocorticoïde	Équivalence de doses
Hydrocortisone	1	1	20 mg
Cortisone	0,8	1	25 mg
Prednisone, prednisolone	4	0,8	5 mg
Méthylprednisolone	5	0,5	4 mg
Triamcinolone	5	0	4 mg
Bétaméthasone	25	0	0,75 mg
Dexaméthasone	25	0	0,75 mg
Cortivazol	60	0	0,3 mg

Les corticoïdes dont la durée d'action (historiquement appelée « demi-vie biologique », c'est-à-dire tenant compte de la rémanence du blocage de l'axe corticosurrénalien) est de 12 à 36 heures sont actuellement les dérivés les plus utilisés en thérapeutique en raison de leur meilleure maniabilité.
L'*élimination* des dérivés inactifs se fait par voie urinaire.
Notons enfin l'existence d'un *passage transplacentaire* et dans le *lait maternel*.

IV. Mode d'action

Les glucocorticoïdes agissent sur diverses phases du processus inflammatoire ; il est désormais classique de distinguer :
- des réponses précoces : production de radicaux libres, de lipides biologiquement actifs (activation de la phospholipase A2), libération du contenu des granules lysosomiaux ;
- des réponses tardives : production d'enzymes (collagénase, élastase) et de cytokines (IL1, IL6, TNF, GM-CSF, IL8, IL10) par les macrophages.

Nous allons évoquer les grandes étapes du mécanisme d'action des glucocorticoïdes au niveau cellulaire.

A. Récepteurs aux glucocorticoïdes, interaction ligand-récepteur et translocation nucléaire

Tableau 2. Deux types de récepteurs aux glucocorticoïdes

	Récepteurs de type I	Récepteurs de type II
Ligands	Glucocorticoïdes et minéralocorticoïdes (affinité identique)	Glucocorticoïdes
Fonction probable	Contrôle du rythme circadien de la sécrétion de corticostéroïdes	Réponse aux agressions (inflammation, stress)

Le *récepteur de type II* est celui qui est à l'origine des effets des glucocorticoïdes observés sur l'organisme.
C'est un récepteur intracellulaire ubiquitaire (mais sa densité cytosolique varie selon le type de cellule) appartenant à la superfamille des récepteurs aux stéroïdes, pour lesquels on distingue trois domaines fonctionnels :
- domaine de régulation transcriptionnelle, ou domaine immunogénique ;
- domaine de liaison à l'ADN ;
- domaine de liaison au ligand.

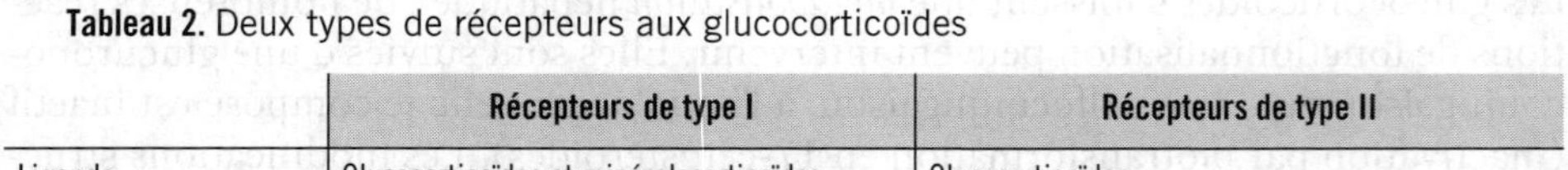

Figure 2. Récepteur de type II

Dans le cytoplasme, ce récepteur est présent associé à diverses protéines dont une *heat-shock protein* (protéine de choc thermique), la HSP 90, et l'immunophiline (IP). Ce complexe maintient le récepteur aux glucocorticoïdes sous forme inactive (*fig.* 3).

Seule la fraction libre du ligand passe la membrane cytoplasmique (1) et se fixe au récepteur aux glucocorticoïdes (GR), ayant pour conséquence la dissociation du complexe protéique (2) et, dans un second temps, la migration du ligand lié au récepteur dans le noyau cellulaire ; cette étape est appelée « translocation nucléaire » (3).

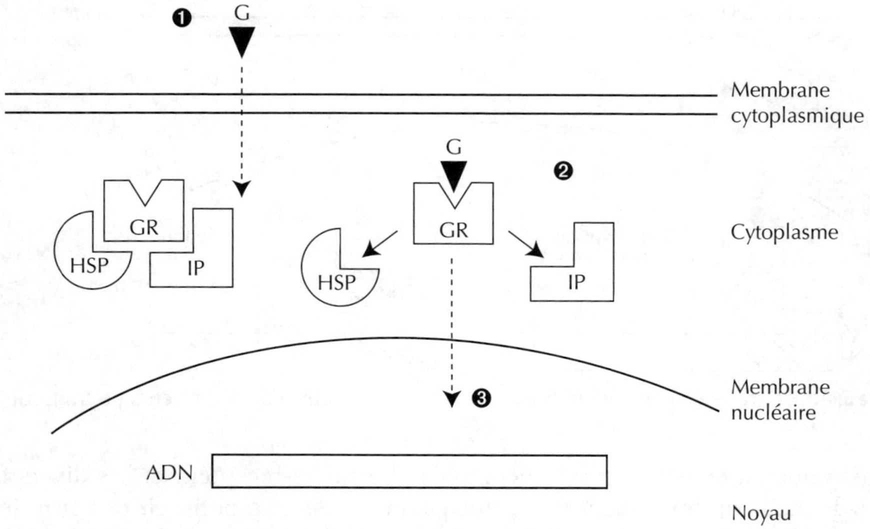

Figure 3. Fixation des glucocorticoïdes à leur récepteur et translocation nucléaire

B. Action des glucocorticoïdes sur la transcription de gènes

Les corticoïdes liés à leur récepteur ont une action directe sur la transcription de gènes codant pour des protéines anti-inflammatoires, parmi lesquelles on citera la lipocortine-1, l'interleukine 10 ou la protéine IκB. La fixation du complexe sur l'ADN siège au niveau de sites spécifiques appelés « Glucocorticoids-Reponsive-Elements » (GRE) (*fig.* 4). En revanche, il peut également se produire une régulation négative de la transcription de certains gènes, par l'intermédiaire de sites nGRE (2).

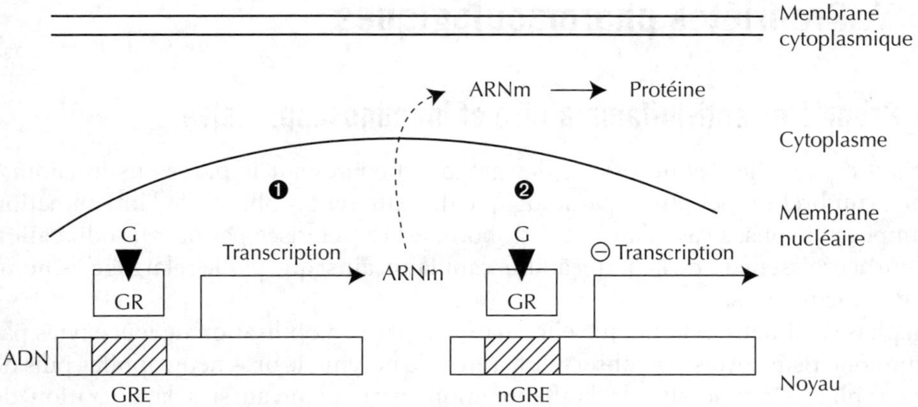

Figure 4. Action transcriptionnelle directe positive et négative

Par ailleurs, les glucocorticoïdes ont une action transcriptionnelle indirecte caractérisée par l'intervention de protéines de régulation (et non par la fixation directe à un site GRE), notamment AP-1 (sous-unité Jun), NF-κB (sous-unité P65) et NF-IL6 (*fig. 5*).

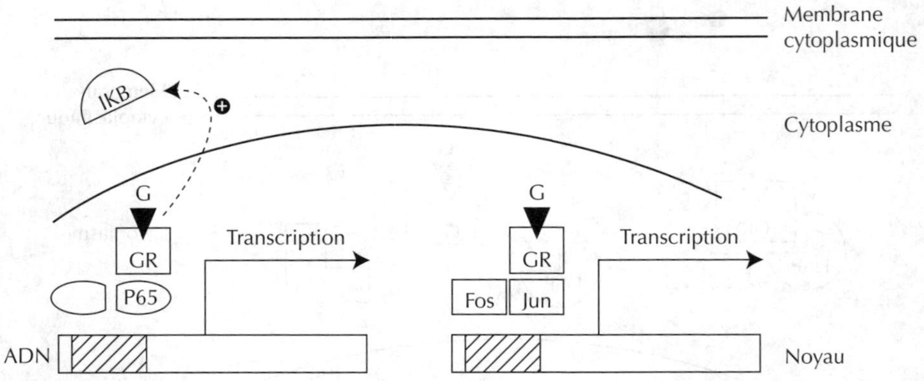

Figure 5. Action transcriptionnelle indirecte : inhibition ou activation de facteurs de transcription

Notons que l'interaction entre le complexe hormone-récepteur et ces divers facteurs de transcription constitue le principal mécanisme responsable des propriétés thérapeutiques des glucocorticoïdes (effets anti-inflammatoire et immunosuppresseur notamment).

C. Effets non génomiques

Ils pourraient être responsables des effets rapides des corticoïdes, par des mécanismes divers, notamment des actions membranaires et post-transcriptionnelles sur les ARNm.

V. Propriétés pharmacologiques

A. Propriétés anti-inflammatoire et immunosuppressive

Avant de détailler les propriétés des glucocorticoïdes sur le processus inflammatoire, un bref rappel physiopathologique des différentes phases de l'inflammation s'impose : la phase vasculaire, tout d'abord, est caractérisée par une vasodilatation et un accroissement de la perméabilité capillaire, ainsi que par le relargage de nombreux médiateurs.
La phase cellulaire est, quant à elle, marquée par la mobilisation de leucocytes par chimiotactisme. Ainsi, on observe un afflux de polynucléaires neutrophiles puis de macrophages sur le site de l'inflammation, participant aussi à la libération de médiateurs de l'inflammation.

Enfin, la phase de réparation tissulaire met un terme au processus inflammatoire suite à la prolifération de fibroblastes.

Les glucocorticoïdes agissent de façon rapide sur les diverses phases de l'inflammation :

- *action sur la phase vasculaire* : les glucocorticoïdes limitent la vasodilatation, la perméabilité vasculaire et l'activation des cellules endothéliales, s'opposant ainsi à l'œdématisation des tissus et à la douleur qui en résulte généralement. Ils inhibent également la production de cytokines pro-inflammatoires et de médiateurs de l'inflammation (diminution de l'acide arachidonique) ;
- *action sur la phase cellulaire* : ils participent à la limitation du cycle d'auto-entretien de l'inflammation installée en réduisant le chimiotactisme et donc l'afflux de leucocytes. La diminution de la différenciation des macrophages va également participer à la réduction de la phagocytose (ce qui limite en revanche leurs propriétés anti-infectieuses). Ils stabilisent les membranes lysosomales des polynucléaires et des macrophages (ce qui empêche la libération des protéases) ;
- *action sur la phase de réparation* : les glucocorticoïdes vont affecter la prolifération des fibroblastes et donc perturber la synthèse de collagène et des muccopolysaccharides (ce qui justifie leur indication dans toutes les pathologies chroniques prolifératives et sclérosantes).

L'effet immunosuppresseur des glucocorticoïdes, reconnu depuis plusieurs décennies et toujours utilisé aujourd'hui, est basé sur deux propriétés : l'inhibition de la reconnaissance antigénique et des mécanismes d'amplification d'une part, et leur activité anti-inflammatoire d'autre part (puisque l'inflammation fait partie intégrante de la réponse immunitaire).

On observe en effet une baisse des lymphocytes T circulants, secondaire à l'inhibition de leur production et de leur prolifération.

Cependant, les corticoïdes agissent peu sur la production d'anticorps ; au contraire, ils tendent à stimuler leur production par les lymphocytes B, car ils sensibilisent ces cellules à l'action des interleukines 1 et 6.

B. Autres propriétés

Outre les propriétés décrites précédemment, les glucocorticoïdes agissent sur de multiples paramètres métaboliques. Ces propriétés sont le plus souvent à l'origine des effets indésirables de ces médicaments.

1. Propriétés liées à l'effet glucocorticoïde

a) Ralentissement de l'axe hypothalamo-hypophyso-surrénalien

Les glucocorticoïdes synthétiques vont jouer un rôle freinateur au niveau de l'axe hypothalamo-hypophyso-surrénalien (rétrocontrôle négatif normalement exercé par le cortisol endogène au niveau de l'hypothalamus et de l'hypophyse) (*fig.* 6). Ceci a pour conséquence la baisse du taux circulant de cortisol et explique l'hypocorticisme observé en cas d'arrêt brutal de la corticothérapie (cf. X. Précautions d'emploi)

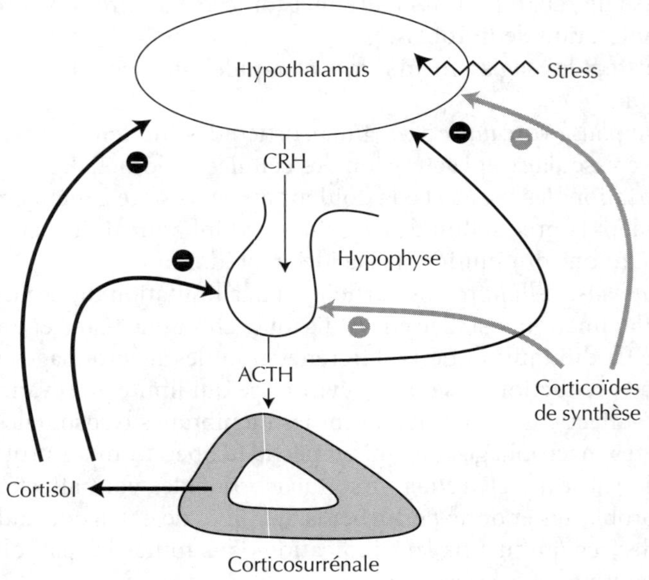

Figure 6. Axe hypothalamo-hypophyso-surrénalien

b) Action sur le métabolisme lipidique

Les glucocorticoïdes sont responsables d'une augmentation de la concentration d'acides gras libres (suite à l'accroissement de la lipolyse) et d'une modification de la répartition des graisses, essentiellement caractérisée par une redistribution facio-tronculaire.

c) Action sur le métabolisme glucidique

Deux phénomènes contribuent à augmenter la glycémie lors d'un traitement par glucocorticoïdes : on observe d'une part une augmentation de la gluconéogenèse (donc une augmentation de la synthèse de glucose au niveau hépatique) et d'autre part une baisse de l'utilisation périphérique du glucose.

d) Action sur la balance azotée

La prédominance du catabolisme protéique face à l'anabolisme est susceptible de favoriser une perte de masse musculaire.

e) Action sur le métabolisme phosphocalcique

Les glucocorticoïdes augmentent par ailleurs l'excrétion rénale du calcium (calciurie augmentée), favorisant ainsi l'apparition d'une hypocalcémie.

f) Effets sur le système nerveux central

L'effet psychostimulant des glucocorticoïdes peut se manifester par une euphorie, une insomnie ou divers troubles de l'humeur et comportementaux.

2. Propriétés liées à l'effet minéralocorticoïde

a) Action sur la natrémie et l'eau

Les glucocorticoïdes sont responsables d'une rétention hydrosodée en augmentant la réabsorption tubulaire de sodium.

b) Action sur la kaliémie

À l'inverse, l'excrétion rénale de potassium est accrue, pouvant ainsi être à l'origine d'une éventuelle hypokaliémie.

VI. Indications

Les glucocorticoïdes sont, depuis une cinquantaine d'années, très largement utilisés dans des indications variées. Parmi tous les glucocorticoïdes disponibles sur le marché, trois molécules sont particulièrement employées : la prednisone, la prednisolone (molécule active issue de la biotransformation de la précédente) et la méthylprednisolone. Leur demi-vie est moyenne et leurs activités anti-inflammatoires à peu près équivalentes.
Sans prétendre établir une liste exhaustive de leurs indications, nous allons évoquer les domaines de la médecine les plus directement concernés par l'usage de ces molécules.

A. Médecine interne

- Vascularites sévères : *péri-artérite noueuse* (PAN), *maladie de Wegener*, maladie de Horton, maladie de Takayashu voire purpura rhumatoïde ;
- Maladies « de système » : *lupus érythémateux disséminé* (LED), dermatomyosites et polymyosites, polychondrite atrophiante, maladie de Behçet, aphtoses buccales sévères, maladie de Still et fibrose rétro-péritonéale idiopathique (FRP).

Posologie usuelle :

- *corticothérapie orale* : la prednisone est habituellement prescrite à raison de *1 mg/kg/j* en une à deux prises quotidiennes (éviter les prises vespérales, à cause des effets psychostimulant et freinateur sur l'axe hypothalamo-hypophyso-surrénalien). Une posologie supérieure ne semble pas justifiée habituellement. Elle augmente les risques iatrogènes, sans améliorer la réponse clinique. En cas de résistance à la posologie de 1 mg/kg/j, il vaut mieux utiliser un traitement intraveineux (bolus) ;
- *corticothérapie en bolus* : elle est très utilisée lorsque la thérapeutique doit être réalisée en urgence du fait de la gravité de la maladie ou lorsqu'il existe une résistance à la corticothérapie orale utilisée aux posologies usuelles. Les effets secondaires sont habituellement bénins et rares mais la possibilité d'accidents allergiques graves a été rapportée (cette éventualité étant certainement très rare et le plus souvent attribuable à des excipients comme les sulfites). Les lésions ostéoarticulaires observées sont des ostéonécroses précoces, mais au long terme l'incidence des lésions osseuses semble moindre qu'avec une corticothérapie orale, pour une même dose cumulée. Certaines précautions doivent donc être respectées : contre-indication chez le malade présentant une pathologie cardiovasculaire évolutive, arrêt des médicaments hypo-

kaliémiants (ou apport de potassium si l'association est inévitable), apport préalable de potassium et de magnésium si nécessaire, ECG avant le bolus.

B. Endocrinologie

Le champ d'action des corticoïdes est vaste en endocrinologie : il couvre le domaine de la thérapeutique immunosuppressive et anti-inflammatoire, tout particulièrement en pathologie thyroïdienne, et celui de la thérapeutique substitutive et/ou freinatrice, notamment en pathologie surrénalienne.
Les corticoïdes ont également de nombreux effets indésirables sur les plans endocrinien et métabolique, avec en tout premier lieu le problème très spécial (et fréquent en pratique clinique) posé par le sevrage d'une corticothérapie au long cours (cf. X. Précautions d'emploi).
Ces propriétés sont résumées dans le *tableau 3*.

Tableau 3. Indications et effets indésirables de la corticothérapie en endocrinologie (d'après R. Maréchaud et T. Kharitonnoff *in* Richard *et al.* 1997)

	Effets anti-inflammatoire ou immunosuppresseur	Effet substitutif ou freinateur	Effets indésirables
Surrénales		– Insuffisance surrénalienne – Test à la dexaméthasone – Hyperplasie congénitale – Résistance aux corticoïdes – Hyperaldostéronisme freinable par la dexaméthasone	– Insuffisance surrénalienne – Syndrome de Cushing
Thyroïde	– Ophtalmopathie basedowienne – Myxœdème prétibial – Crise aiguë – Thyréotoxique – Hyperthyroïdie induite par l'iode – Thyroïdite subaiguë de De Quervain – Thyroïdite de Hashimoto douloureuse – Encéphalopathie de Hashimoto – Thyroïdite radique – Thyroïdite de Riedel	– Coma myxœdémateux	– Syndrome de basse T3 – Syndrome de basse T3- T4
Hypophyse	– hypophysite lymphocytaire – hypophysite granulomateuse	Insuffisance corticotrope	Inhibition de la croissance
Testicules		Pseudo-tumeur testiculaire (hyperplasie congénitale des surrénales)	Hypotestostéronémie
Hypercalcémie	– Hyperthyroïdie – Insuffisance surrénalienne – Intoxication à la vitamine D – Maladies granulomateuses		
Métabolisme des glucides	– Nécrobiose lipoïdique – Neuropathie périphérique (?) – Hypoglycémie auto- immune (DID : immunothérapie abandonnée)		Diabète
Métabolisme des lipides			Hyperlipidémie mixte

C. Pneumologie

Les glucocorticoïdes sont très utilisés en pneumologie, notamment dans le *traitement au long cours de l'asthme persistant* (traitement de première intention). En effet, ils agissent sur l'inflammation bronchique, composante majeure de cette pathologie. Si cette indication est si répandue aujourd'hui, c'est en partie grâce aux formes locales (poudres et suspensions pour inhalation), qui limitent les effets systémiques des corticoïdes. En revanche, un effet indésirable local classique de ces médicaments est la candidose buccale (due à l'effet immunosuppresseur des glucocorticoïdes). Celle-ci peut être évitée par un rinçage après administration et l'utilisation d'une chambre d'inhalation. Les corticoïdes utilisés par voie inhalée sont la béclométasone, la flucticasone et le budésonide (cf. XI. Corticoïdes commercialisés en France en 2006).
D'autres voies sont cependant utilisées : la voie orale, en cas d'exacerbation non contrôlée par la voie locale, et la voie injectable, réservée au traitement d'urgence et aux formes rebelles.
Outre l'asthme, les glucocorticoïdes peuvent être indiqués dans la *broncho-pneumopathie chronique obstructive* (BPCO) sévère (stade III) ou avec récidives fréquentes des exacerbations, les pneumopathies à *Pneumocystis carinii* (ils s'opposent à l'aggravation souvent observée en début de traitement), la fibrose pulmonaire, les poussées aiguës d'insuffisance respiratoire.

D. Rhumatologie

La corticothérapie occupe une place de choix dans le traitement de nombreuses affections rhumatismales, là encore grâce aux formes locales (glucocorticoïdes en infiltration). Celles-ci sont utilisées en intra-articulaire dans les *arthrites des rhumatismes inflammatoires chroniques* (et notamment le traitement symptomatique des poussées aiguës de la polyarthrite rhumatoïde).
Les infiltrations péri-articulaires sont, quant à elles, indiquées dans les ténosynovites, bursites, tendinites, etc.
On utilise en outre les glucocorticoïdes en usage systémique dans le traitement de fond de la *polyarthrite rhumatoïde*, de la pseudo-polyarthrite rhizomélique (indispensable pour prévenir une éventuelle cécité), du purpura rhumatoïde.

E. Allergologie

Le traitement de réactions anaphylactiques de gravité variable est souvent basé sur l'administration de glucocorticoïdes : on citera notamment l'*angio-œdème*, l'urticaire géante, les états allergiques sévères et en urgence le *choc anaphylactique* (mais ils ne sont ici qu'un traitement d'appoint, la première mesure thérapeutique étant l'injection d'adrénaline).
Les glucocorticoïdes ont également une indication prophylactique dans *la prévention des accidents allergiques aigus par injection de produits de contraste iodés.*

F. Réanimation

En plus de leur indication dans l'œdème de Quincke et le choc anaphylactique, les glucocorticoïdes sont utilisés en réanimation en cas de *choc septique* (grâce à leurs propriétés anti-inflammatoires puissantes), de *traumatisme de la moelle épinière* (amélioration du flux sanguin au niveau du site lésionnel).

G. Corticothérapie anténatale

La corticothérapie s'est avérée efficace dans l'accélération de la maturation fœtale. On l'utilise ainsi pour réduire la mortalité, les syndromes de détresse respiratoire et les hémorragies intraventriculaires chez les prématurés. Tous les fœtus entre 24 et 33 semaines d'aménorrhée, exposés à un *haut risque d'accouchement prématuré,* sont des candidats à cette thérapeutique.
Les corticoïdes utilisés dans cette indication doivent passer facilement le placenta de façon à avoir des taux sériques fœtaux suffisants, et les deux molécules de référence sont la *bétaméthasone* et la *dexamétasone*, en raison du passage rapide de la barrière placentaire et de la longue durée d'action.
Les effets indésirables de cette thérapeutique pour le fœtus sont passagers (ralentissement des mouvements fœtaux et du rythme cardiaque les 2 ou 3 premiers jours de traitement). L'éventuel accroissement du risque d'infection chez la mère est aujourd'hui discuté.
En revanche, on n'observe pas d'effet délétère à long terme chez l'enfant (le développement psychomoteur est identique à celui des témoins de même âge).

H. Autres indications

- *Anémie hémolytique auto-immune.*
- *Syndrome néphrotique.*
- Syndrome myéloprolifératif, néoplasie, leucémie.
- Prévention des vomissements au cours des chimiothérapies.
- *Hypercalcémie* (notamment au cours du myélome).
- *Colites ulcéreuses et maladie de Crohn* (la spécialité Entocort® est réservée à cette indication).
- *Sclérose en plaques.*
- *Prévention du rejet après transplantation d'organe.*

VII. Effets indésirables

Bien que les corticoïdes aient aujourd'hui une place de premier choix dans la stratégie thérapeutique de nombreuses pathologies, ils ont des effets au retentissement délétère. Ils sont d'autant plus marqués que le traitement est prolongé et les doses importantes.

A. Effets prévisibles

1. Hypercorticisme iatrogène

a) Troubles métaboliques

- Rétention hydrosodée (à l'origine d'une hypertension artérielle).
- Hypokaliémie, alcalose hypokaliémique.

- Diabète, hyperlipidémie (effet oréxigène).
- Hypercatabolisme protidique : amyotrophie et faiblesse musculaire, ostéoporose, ostéonécrose aseptique de la tête du fémur, fractures, etc.
- Retard de croissance chez l'enfant.

b) Troubles endocriniens

- Obésité facio-tronculaire, pseudo-syndrome de Cushing.
- Inhibition de l'axe hypothalamo-hypophysaire.
- Aménorrhée, altération des fonctions sexuelles.

c) Troubles cutanés

Acné, folliculites bactériennes, vergetures, érythrose, purpura, ecchymoses, atrophie cutanée, troubles de la pilosité, retard de cicatrisation, troubles de la pigmentation, etc.

2. Effets indésirables digestifs

- Ulcères gastroduodénaux (UGD), voire ulcérations de l'œsophage, de l'intestin grêle, du colon, du rectum. Notons toutefois que cette toxicité digestive est moins marquée que celle des anti-inflammatoires non stéroïdiens (AINS).
- Perforations et hémorragies digestives parfois inaugurales.
- Pancréatite aiguë décrite surtout chez l'enfant.

3. Potentialisation du risque infectieux

L'effet immunosuppresseur des glucocorticoïdes expose à un risque infectieux accru d'origine bactérienne (pyogènes, mycobactéries atypiques), virale (HSV, VZV) ou parasitaire (*Pneumocystis carinii*, *Toxoplasma gondii*, etc.)

B. Effets imprévisibles

Ces effets indésirables sont moins fréquents que les précédents :

- réactions allergiques : urticaire, choc anaphylactique (très rares, surtout dues aux excipients comme les sulfites) ;
- troubles neuropsychiques : insomnie, agitation, troubles psychotiques ;
- effets oculaires : cataracte postérieure sous-capsulaire, glaucome à angle ouvert, herpès et zona oculaires ;
- thromboses veineuses (liées aussi aux maladies sous-jacentes, etc.).

VIII. Contre-indications

Il n'y a aucune contre-indication à la corticothérapie lorsque celle-ci est brève ou d'indication vitale.

- Certaines viroses en évolution (notamment herpès, hépatites, varicelle, zona).

- États infectieux ou mycosiques non contrôlés (à l'exception des indications spécifiées).
- Vaccin vivant.
- États psychotiques non contrôlés par un traitement.
- Hypersensibilité à l'un des constituants.

IX. Interactions médicamenteuses

A. Interactions pharmacocinétiques

Tableau 4. Interactions médicamenteuses pharmacocinétiques des glucocorticoïdes et conduites à tenir

Corticoïdes	Molécules interférentes	Résultat de l'interaction	Mécanisme	Conduite à tenir
Prednisolone, méthylprednisolone	Inducteurs enzymatiques Anticonvulsifiants inducteurs, rifampicine	Diminution de l'efficacité de la corticothérapie	Augmentation du catabolisme hépatique des glucocorticoïdes	Augmenter la posologie du corticoïde
Prednisolone, méthylprednisolone	Inhibiteurs enzymatiques	Augmentation taux corticoïdes	Réduction du catabolisme hépatique des glucocorticoïdes	Réduire la posologie du corticoïde
Prednisone, prednisolone, dexaméthasone	Anti-acides	Diminution de la biodisponibilité des corticoïdes	Diminution de l'absorption intestinale	Décaler les prises d'au moins deux heures
Tous	Anticoagulants oraux (AVK)	Augmentation du taux sanguin des AVK + risques hémorragies digestives	Impact sur métabolisme des AVK? + risque hémorragique de la corticothérapie	Surveillance plus stricte de l'INR +/ adaptation posologique de l'AVK si besoin
Prednisolone, méthylprednisolone	Ciclosporine	Potentialisation des effets de la corticothérapie + baisse de la ciclosporinémie	Interaction croisée	Adaptation posologique
Tous	Sels de lithium	Effondrement de la lithiémie	Augmentation de Clr du lithium	Association déconseillée
Hydrocortisone	Colestyramine	Diminution de la biodisponibilité du corticoïde	Diminution de l'absorption intestinale	Décaler les prises d'au moins deux heures
Tous	Théophylline	Variable	Perturbation dans des sens variés de la clairance de la théophylline	Diminuer la posologie de la méthylprednisolone
Tous (sauf hycrocortisone en traitement substitutif)	Isoniazide	Diminution concentration isoniazide et augmentation corticoïde	Compétition au niveau du métabolisme	Surveillance clinique et biologique accrue. Dosage INH envisageable si association inévitable

B. Interactions pharmacodynamiques

Tableau 5. Interactions médicamenteuses pharmacodynamiques des glucocorticoïdes et conduites à tenir

Médicaments associés	Effet clinique de l'association	Conduite à tenir
Anti-arythmiques susceptibles d'induire des torsades de pointe : – bépridil – quinidine – sotalol – amiodarone – amisulpride – sultopride – erythromycine – tiapride	Torsades de pointe favorisées par une hypokaliémie	Association à éviter, sinon surveillance ECG et kaliémie très stricte
Digoxine	Troubles du rythme et de la conduction favorisés par une hypokaliémie	– Surveillance – Supplémentation en potassium si besoin
Hypokaliémiants : – amphotéricine B en IV – diurétiques hypokaliémiants – laxatifs stimulants	Risque accru d'hypokaliémie	– Surveillance – Supplémentation en potassium
Antihypertenseurs	Baisse de l'efficacité de l'antihypertenseur par rétention hydrosodée	– Surveillance clinique – Augmenter la posologie de l'antihypertenseur si besoin
Anticoagulants	Risque hémorragique accru	Surveillance
Anti-inflammatoires non stéroïdiens	Risque d'ulcère accru	Surveillance
– Stéroïdes anabolisants – Éphédrine et analogues	Potentialisation des effets de la corticothérapie	
Ciclosporine, tacrolimus, sirolimus, mycophénolate	Potentialisation de l'effet immunosuppresseur	Suivi thérapeutique pharmacologique étroit
Antidiabétiques oraux, insulines	Déséquilibre de la glycémie	Surveillance de la glycémie et renforcement du traitement antidiabétique
Vaccins vivants atténués	Risque de maladie vaccinale généralisée	– Association déconseillée – Vacciner à l'arrêt de la corticothérapie

X. Précautions d'emploi

A. Corticothérapie courte

La posologie usuelle est de 1 à 2 mg/kg/j en 1 prise matinale ; lorsque le traitement n'excède pas 10 jours, l'arrêt brutal est possible, et aucune surveillance particulière n'est préconisée.

B. Corticothérapie au long cours

Lorsque les corticoïdes sont administrés sur une période prolongée (pouvant aller jusqu'à plusieurs mois voire plusieurs années), une surveillance étroite est de mise.

1. Régime alimentaire

Le régime sans sel est indispensable à partir d'une certaine posologie (0,5 mg/kg/j de prednisone par exemple), surtout chez les personnes âgées et les patients souffrant d'hypertension artérielle ; utiliser des sels de régime et éviter les charcuteries, fruits de mer, fromages, etc.
Par ailleurs, le régime doit être :

- *riche en protides, calcium* (produits laitiers) et *potassium* (bananes, chocolat, épinards) ;
- *pauvre en glucides et en lipides.*

2. Surveillance clinique

Tout d'abord, bien sûr, s'assurer de la bonne *tolérance clinique de la corticothérapie* (relever un éventuel effet indésirable).
Il est important de veiller à ce que le poids soit stable.
Par ailleurs, la *tension artérielle* doit être contrôlée régulièrement.

3. Surveillance biologique

Il est fondamental de *surveiller la kaliémie*, et si nécessaire de supplémenter en potassium. Le patient doit par ailleurs être informé des signes annonciateurs d'une hypokaliémie (crampes nocturnes par exemple) afin de pouvoir la corriger au plus vite.
La *calcémie* doit elle aussi faire l'objet d'une attention particulière : un apport de calcium peut être envisagé pour compenser l'augmentation de la calciurie induite par les corticoïdes. Elle est associée à une administration de vitamine D.
La *créatininémie* et la *glycémie* devront elles aussi être surveillées.

4. Surveillance osseuse

Le risque d'ostéoporose s'accroît considérablement lors d'une corticothérapie au long cours. Outre le traitement vitamino-calcique et la supplémentation hormonale chez la femme ménopausée, le recours aux biphosphonates peut être envisagé : ainsi l'étidronat (Didronel® 400 mg × 1/j pendant 14 jours, tous les 3 mois), l'alendronate (Fosamax® 5 mg x 1/j ou Fosamax® 70 mg x 1/sem, hors AMM) et le risédronate (Actonel® 5 mg x 1/j ou Actonel® 35 mg x 1/sem, hors AMM) ont montré leur efficacité dans la prise en charge de l'ostéoporose cortico-induite.

5. Surveillance ophtalmologique

Un bilan est souhaitable tous les 6 à 12 mois, en raison du risque d'accélération d'une cataracte ou d'hypertension intra-oculaire.

6. Surveillance digestive

Le risque d'ulcère gastroduodénal, bien que plus faible qu'avec les AINS, doit être pris en compte. L'adjonction d'un anti-ulcéreux est de fait envisageable.

7. Arrêt d'un traitement au long cours

Afin de réduire l'inertie hypophyso-surrénalienne, le rythme d'administration et l'arrêt d'une corticothérapie au long cours demandent quelques précautions indispensables :

- administrer les glucocorticoïdes en *une prise matinale*, voire un jour sur deux (on donne alors en une fois la dose nécessaire pour 48 heures) ;
- lorsque la pathologie est contrôlée, *la décroissance doit être effectuée par paliers* : on réduit alors les doses d'environ 10 % tous les 7 à 15 jours. On peut également remplacer le corticoïde de synthèse (à partir de 5 mg/j de prednisone ou équivalent) par l'hydrocortisone (glucocorticoïde naturel) à 20 mg/j avant de poursuivre la décroissance de la posologie.

Attention à ne pas négliger ces précautions lors du sevrage d'une corticothérapie au long cours : les risques d'un arrêt brutal sont majeurs ! On citera notamment le rebond de la maladie causale, l'hypocorticisme (dû à l'inertie de l'axe hypothalamo-hypophyso-surrénalien) et la corticodépendance (se traduisant par une asthénie, une anorexie et des troubles du caractère traduisant un phénomène de manque).

C. Populations à risque

Chez l'enfant, le sujet âgé, la femme ménopausée, en cas d'antécédent ulcéreux (fibroscopie nécessaire) ou psychiatriques, d'hypertension artérielle, de diabète, de colite ulcéreuse (présentant un risque de perforation), d'épilepsie, d'ostéoporose, d'infection (à traiter car potentialisée par l'administration de glucocorticoïdes) ou de glaucome (ou antécédent familial), la corticothérapie exige la plus grande prudence.

D. Grossesse et allaitement

Chez la femme enceinte, la corticothérapie accroît le risque de diabète, d'hypertension artérielle, et peut exposer à une prise de poids excessive et exceptionnellement à un risque d'insuffisance surrénalienne néonatale chez l'enfant.

L'allaitement est à éviter en raison d'un passage dans le lait.

XI. Corticoïdes commercialisés en France en 2006

Tableau 6. Spécialités contenant des glucocorticoïdes disponibles en France en 2006

DC	Formes orales	Formes injectables			Formes inhalées
		Effet rapide et bref	Effet retard	Infiltrations	
Béclométasone					Asmabec® Beclojet® Beclone® Becotide® Bemedrex® Ecobec® Miflasone® Nexxair® Prolair® QVAR®
Bétaméthasone	Célestène® cp 0,5 ou 2 mg et gouttes Betnésol® cp eff. 0,5 Célestamine® cp. (+ dexchlorphéniramine)	Célestène® 4 ou 8 ou 20 mg Betnésol® 4 mg	Célestène chronodose® 5,7 mg Diprostène® 7 mg	Célestène® 4 ou 8 mg Célestène chronodose® 57 mg Betnésol® 4 mg Diprostène® 7 mg	
Budésonide	Entocort® gél. 3 mg				Pulmicort®
Cortivazol				Altim® 3,75 mg	
Déxaméthasone	Dectancyl® cp. 0,5 mg	Dexaméthasone® 4 ou 20 mg		Dexaméthasone® 4 ou 20 mg	
Fluticasone					Flixotide®
Hydrocortisone				Hydrocortisone® 2,5 % 125 mg	
Méthylprednisolone	Médrol® cp. 4 ou 16 ou 32 ou 100 mg	Solumédrol® 20 ou 40 ou 120 ou 500 mg	Dépomédrol® 40 ou 80 mg	Dépomédrol® 40 ou 80 mg	
Prednisolone	Solupred® cp. 5 ou 20 mg, solution buvable Hydrocortancyl® cp. 5 mg		Hydrocortancyl® 2,5 % (125 mg)	Hydrocortancyl® 2,5 % (125 mg)	
Prednisone	Cortancyl® cp. 1 ou 5 ou 20 mg				
Triamcinolone			Kenacort retard® 40 ou 80 mg	Kenacort retard® 40 ou 80 mg Hexatrione® 40 mg	

XII. Dermocorticothérapie

Les glucocorticoïdes sont utilisés depuis les années 1950 en dermatologie, et marquent certainement l'une des avancées thérapeutiques majeures dans cette spécialité médicale.

À partir de la molécule mère d'hydrocortisone ont été synthétisés des dérivés de plus en plus puissants, alors que dans le même temps l'élaboration de nouvelles formes galéniques en optimisait l'efficacité.

A. Choix d'un dermocorticoïde

Pour guider la prescription, les corticoïdes locaux ont donc été répartis en quatre classes d'activité, en fonction de leur pouvoir anti-inflammatoire (*tab.* 7).

Tableau 7. Pouvoir anti-inflammatoires des dermocorticoïdes

Classe	Spécialités	DC	Halogénation
Classe I Très forts	Dermoval®	Propionate de clobétasol 0,05 %	Fluor-chlore
Classe II Forts	Diprolène®	Dipropionate de bétaméthasone 0,05 %	Fluor
	Betneval®	Valérate de bétaméthasone 0,1 %	Fluor
	Célestoderm®		
	Diprosone®	Dipropionate de bétaméthasone 0,05 %	Fluor
	Efficort®	Acéponate d'hydrocortisone 0,127 %	
	Epitopic® 0,05 %	Difluprednate 0,05 %	Difluoré
	Flixovate®	Fluticasone 0,05 %	Fluor
	Locatop®	Désonide 0,1 %	Fluor
	Locoïd®	Butyrate d'hydrocortisone 0,1 %	
	Nérisone®	Valérianate de diflucortolone 0,1 %	Difluoré
	Penticort®	Amcinodine 0,3 %	Fluor
Classe III Modérés	Aclosone®	Dipropionate d'aclométasone 0,05 %	
	Célestoderm relais®	Valérate de bétaméthasone 0,05 %	Fluor
	Epitopic® 0,02 %	Difluprednate 0,02 %	Difluoré
	Locapred®	Désonide 0,1 %	
	Synalar®	Acétonide de fluocinolone 0,01 %	Difluoré
	Tridésonit®	Désonide 0,05 %	
	Ultralan®	Fluocortolone 0,025 %	Fluor
Classe IV Faibles	Hydracort®	Acétate d'hydrocortisone 0,5 %	

Deux facteurs vont déterminer le choix de la classe d'un dermocorticoïde : l'âge du patient et le site d'application. En effet, ces paramètres vont conditionner l'épaisseur de la peau, et donc le degré de pénétration du topique. Le choix de la puissance du médicament en fonction de ces critères est résumé dans le *tableau 8*.

Tableau 8. Choix d'un dermocorticoïde en fonction de l'âge et du site d'application

	Nourrisson	Enfant	Adulte
Visage	IV	IV-III	III
Corps	III	III-II	II
Fesses	IV	III	II
Paumes et plantes	III-II	II	I
Cuir chevelu	IV	III	II

Cependant, il serait simpliste de se limiter à ces deux facteurs, alors que bien d'autres éléments entrent en jeu : le phénomène d'occlusion, la surface à traiter, la durée de traitement, la pathologie concernée, les excipients, etc.

B. Choix de la forme galénique

Le choix d'une forme galénique particulière est guidé par le site d'application :
- les crèmes, permettant une bonne biodisponibilité du principe actif, sont particulièrement adaptées aux lésions suintantes ;
- les pommades ou crèmes épaisses trouvent leur indication dans les dermatoses sèches, craquelées ou fissuraires, et hyperkératosiques ;
- les lotions, gels et sprays s'utilisent dans les lésions macérées des plis, sur les muqueuses, sur le cuir chevelu et les zones pileuses.

Enfin, il est important de prendre en compte les propriétés cosmétiques du produit (qui peuvent parfois paraître secondaires) car elles vont contribuer à la bonne observance du traitement.

C. Modalités d'application

- La surface à traiter doit être propre (*non infectée*) ; en effet, les corticoïdes, de par leur propriété immunosuppresive, vont avoir tendance à favoriser le développement microbien, qui peut être rapide sur une peau lésée. L'exemple le plus courant est l'impétiginisation par des streptocoques et staphylocoques d'une lésion non nettoyée. Lorsque cela est nécessaire, on initie un traitement anti-infectieux quelques jours avant le début de la dermocorticothérapie.
- Le rythme d'administration doit être de *1 ou 2 applications par jour* ; l'épiderme joue en effet le rôle de réservoir et assure une distribution progressive vers les couches profondes. La posologie doit, comme pour la voie systémique, être diminuée progressivement pour éviter un phénomène de rebond.

D. Indications

- Dermatite atopique : la corticothérapie constitue un traitement de première intention.
- Eczéma de contact : les dermocorticoïdes agissent sur la composante inflammatoire de cette réaction d'hypersensibilité retardée.
- Psoriasis : la corticothérapie s'oppose ici à la prolifération kératinocytaire ainsi qu'à l'inflammation.

- Lichen plan : utilisation des dermocorticoïdes en cures, notamment lors de lésions de la cavité buccale.
- Autres indications : la dermite séborrhéique, les lichénifications, les lésions granulomateuses ou les cicatrices chéloïdes répondent également à la dermocorticothérapie.
- Bien que les formes topiques aient une place privilégiée dans le traitement de nombreuses pathologies dermatologiques, la corticothérapie par voie systémique trouve aussi sa place dans ce domaine, notamment dans la prise en charge des pathologies les plus lourdes :
  - dermatoses bulleuses :
  - Les corticoïdes ont considérablement amélioré le pronostic de maladies gravissimes comme les pemphigus, les pemphigoïdes et l'herpès gestationis (au cours desquelles elle est utilisée en première intention). Elle permet de mettre au repos le dysfonctionnement immunitaire aboutissant à la synthèse d'auto-anticorps dirigés contre la peau.
  - En revanche, l'épidermolyse bulleuse acquise, bien que de nature autoimmune, est résistante à l'action des corticoïdes ;
  - dermatoses neutrophiliques :
  - les dermatoses neutrophiliques se définissent par la prédominance, au sein de lésions cutanées, d'un infiltrat de polynucléaires neutrophiles en l'absence d'infection locale. La corticothérapie semble efficace dans le traitement du syndrome de Sweet ;
  - autres indications :
    - angiomes immatures ;
    - eczéma et psoriasis : l'utilisation de la corticothérapie générale est possible mais l'administration topique doit être préférée en première intention.

L'essentiel de la question

Les glucocorticoïdes sont des stéroïdes essentiellement utilisés pour leurs propriétés anti-inflammatoire et immunosuppressive. Leur absorption digestive est rapide, ils sont métabolisés par le rein et éliminés par voie urinaire. Les molécules à demi-vie moyenne sont les plus utilisées aujourd'hui (prednisone, prednisolone et méthylprednisolone).

La corticothérapie a un retentissement marqué sur le métabolisme lipidique, glucidique, protéique, osseux, sur le système hypothalamo-hypophyso-surrénalien et l'équilibre ionique. Les principaux effets indésirables sont la rétention hydrosodée, l'hypokaliémie, l'hypocalcémie, l'hypercatabolisme protéique, le retard de croissance chez l'enfant, l'hyperlipidémie, l'augmentation du risque infectieux.

Leurs indications sont nombreuses et variées, parfois conditionnées par les formes galéniques (inhalation dans le traitement de l'asthme, dermocorticothérapie). Il n'existe aucune contre-indication lors d'une corticothérapie brève ou vitale.

Les interactions médicamenteuses sont nombreuses.

La corticothérapie au long cours impose une surveillance étroite et un arrêt progressif (inertie hypophyso-surrénalienne).

Pour en savoir plus

- Boutin F., Lagorce J.-F., Marquet P. *et al.* Les glucocorticoïdes. *Lyon Pharm*, 1995, 46 (4) : 203-28 et 46(5) : 281-312.
- Collection « Corticothérapie en pratique de ville » (plusieurs volumes sur des thèmes différents). Éditions ESTEM, Paris, 1999.
- Gimenez F., Brazier M., Calop J., Dine T., Tchiakpé L. P*harmacie clinique et thérapeutique* (2e édition), Éditions Masson,, 2002.
- *Corticothérapie : les clés de la pratique*. Éditions des Laboratoires Houdé, 1991.
- Richard D., Roblot P., Senon J.-L. *Corticoïdes et corticothérapie*, Éditions Hermann, coll. « Science et pratique médicales », Paris, 1997.

Anti-inflammatoires non stéroïdiens (AINS)

D. RICHARD, pharmacien-chef, centre hospitalier Henri Laborit, faculté de pharmacie, Poitiers.
M. ROUSTIT, pharmacie, CHU de Grenoble.

I. Présentation de la famille

II. Pharmacocinétique

III. Mode d'action et propriétés pharmacologiques
- **A.** Action anti-inflammatoire
- **B.** Effet antipyrétique

IV. Indications

V. Effets indésirables
- **A.** Digestifs
- **B.** Allergiques
- **C.** Neuropsychiques
- **D.** Hématologiques
- **E.** Rénaux
- **F.** Cardiovasculaires
- **G.** Hépatiques
- **H.** Bronchiques

VI. Contre-indications

VII. Interactions médicamenteuses
- **A.** Pharmacocinétiques
- **B.** Pharmacodynamiques

VIII. AINS en pratique
- **A.** Prévention des effets digestifs des AINS
- **B.** Précautions chez les sujets âgés (> 70 ans)
- **C.** Précautions en pédiatrie
- **D.** Accidents allergiques

I. Présentation de la famille

On regroupe sous le nom d'anti-inflammatoires non stéroïdiens (AINS) un ensemble de molécules ayant, malgré une hétérogénéité structurale marquée, un même mode d'action dont découlent des propriétés pharmacologiques communes, à savoir les effets anti-inflammatoire, antalgique et antipyrétique.
Les salicylés, rattachés aux AINS, furent les premiers dérivés de cette famille utilisés en thérapeutique. En effet, leurs propriétés étaient déjà mises à profit il y a plusieurs millénaires : Hippocrate recommandait ainsi une préparation à base d'écorce de saule pour soulager la fièvre et les douleurs. Mais c'est bien plus tard, en 1897, que le chimiste allemand Félix Hoffman parvient à synthétiser l'acide acétylsalicylique, commercialisé quelques années plus tard par Bayer. On l'utilise

Tableau 1. AINS utilisés par voie systémique commercialisés en France en 2006

Salicylés	Aspirine	Aspégic®, Kardégic® (1)
	Diflunisal	Dolobis® (3)
Indoliques	Indométacine	Indocid®, Chrono-Indocid®
	Sulindac	Arthrocine®
Arylcarboxyliques	Acéclofénac	Cartrex®
	Acide tiaprofénique	Flanid®, Surgam®
	Alminoprofène	Minalfène®
	Diclofénac	Voltarène®, Xenid®, Voldal®, Artotec® (+ misoprostol)
	Etodolac (2)	Lodine®
	Flurbiprofène	Antadys®, Cébutid®
	Ibuprofène	Advil®, Antarène®, Nurofen®, Intralgis®, Brufen®
	Kétoprofène	Ketum®, Profénid®, Toprec®, Topfena®
	Nabumétone	Nabucox®
	Naproxène	Aleve®, Apranax®, Naprosyne®
Anthraniliques ou fénamates	Acide méfénamique	Ponstyl®®
	Acide niflumique	Nifluril®
Sulfonanilides	Nimésulide	Nexen®
Oxicams	Meloxicam	Mobic®
	Piroxicam	Brexin®, Feldène®
	Ténoxicam	Tilcotil®
Pyrazolés	Phénylbutazone	Butazolidine®
Coxibs	Célécoxib	Célébrex®
	Parécoxib	Dynastat®
	Rofécoxib	Vioxx® (3)

(1) Spécialité utilisée comme anti-agrégant.
(2) Comporte aussi un noyau indole.
(3) Retirés du marché en septembre 2004.

alors comme anti-inflammatoire, antipyrétique et bien sûr antalgique. Toutefois, une nouvelle propriété essentielle est reconnue à l'aspirine en 1968 par O'Brian : son action anti-agrégante.
Les AINS « modernes » apparaissent à la même époque ; leur chef de file, l'indométacine, est commercialisé sous le nom d'Indocid® en 1965.
Les AINS peuvent être classés en plusieurs groupes en fonction de leur structure chimique ou de leur cible préférentielle.

II. Pharmacocinétique

Les AINS sont des acides faibles lipophiles ; *leur absorption digestive est bonne et rapide* (la C_{max} est atteinte en 1 à 2 heures pour les formes orales classiques) et leur diffusion est importante. Cela leur assure une distribution dans le liquide synovial, mais aussi un passage de la barrière placentaire, de la barrière hématoencéphalique et dans le lait maternel.
Notons que *la liaison aux protéines plasmatiques est importante* (notamment à l'albumine) et source d'éventuelles interactions médicamenteuses par déplacement (cf. VII. Interactions médicamenteuses).
La majorité des AINS sont *métabolisés au niveau hépatique* en dérivés inactifs (à l'exception de la phénylbutazone et de certaines prodrogues comme le sulindac).
L'élimination est le plus souvent rénale, à la fois sous forme active et sous forme de métabolites inactifs.
La demi-vie d'élimination ($T_{1/2}$) varie selon les produits et permet de classer les AINS en trois groupes, caractérisés par un rythme d'administration différent :

- $T_{1/2}$ courte (1 à 6 heures) : arylcarboxyliques (sauf naproxène), fénamates, indométacine. Ceci implique 2 à 3 prises par jour ;
- $T_{1/2}$ moyenne (10 à 18 heures) : naproxène, sulindac. 1 à 2 prises par jour ;
- $T_{1/2}$ longue (24 à 75 heures) : oxicams, phénylbutazone. 1 prise par jour.

Toutefois, ce plan de prise est très théorique et il ne prend pas en compte la forme galénique (or de nombreux AINS existent sous forme de comprimés à libération prolongée qui ne nécessitent souvent qu'une seule prise quotidienne). Par ailleurs, le nombre de prises peut être adapté en fonction de l'intensité des douleurs ou de la tolérance.

III. Mode d'action et propriétés pharmacologiques

Tous les effets pharmacologiques et toxiques des AINS sont liés à l'inhibition d'enzymes, les cyclo-oxygénases (COX), dont il existe deux types :

- COX-1 est constitutive de l'organisme, donc physiologiquement présente à un taux constant dans la plupart des tissus (surtout les plaquettes, l'endothélium, l'estomac, le rein et les muscles lisses). Son inhibition explique donc l'effet anti-agrégant plaquettaire (très marqué pour l'aspirine, qui inhibe fortement COX-1) mais aussi les effets indésirables digestifs, rénaux et hématologiques ;

- COX-2 est, quant à elle, inductible : on ne la retrouve qu'en très faible concentration dans les tissus non lésés mais sa production augmente sous l'influence de certains stimuli, en particulier des cytokines pro-inflammatoires. Elle est alors retrouvée dans de nombreuses cellules (monocytes, macrophages, cellules synoviales, chondrocytes articulaires, ostéoblastes, cellules endothéliales, etc.) ; COX-2 provoque la libération des PG impliquées dans les processus de l'inflammation.

Toutefois cette distinction reste en partie théorique, comme en témoigne la tolérance digestive moyenne des inhibiteurs sélectifs de la COX-2 (coxibs), peu différente de celle des autres AINS.

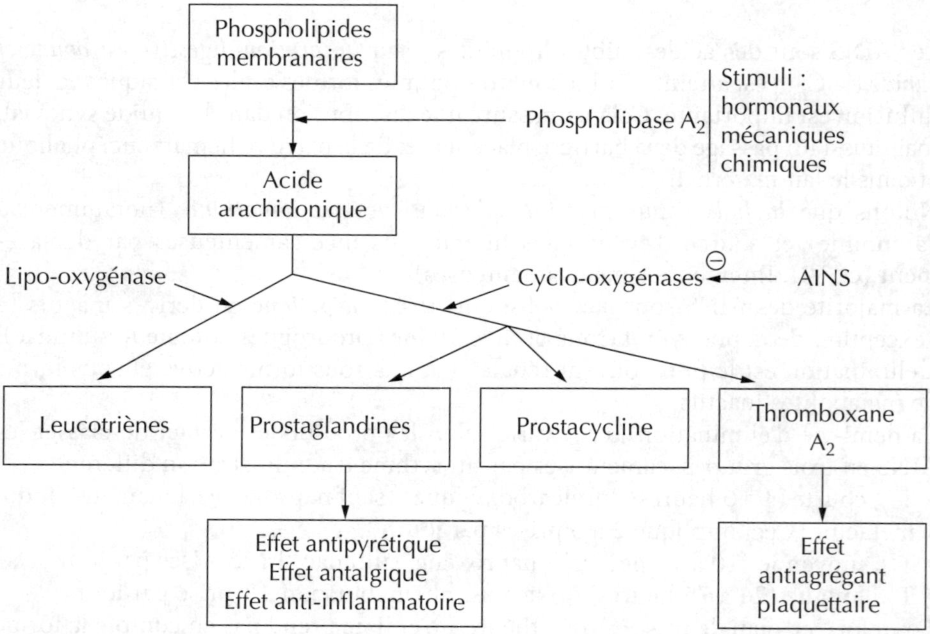

Figure 1. Mode d'action des AINS

A. Action anti-inflammatoire

L'effet anti-inflammatoire des AINS s'explique par l'inhibition des COX tissulaires, et donc de la synthèse des prostaglandines, impliquées dans les différentes phases du processus inflammatoire (phases vasculaire, cellulaire et de réparation). On observe ainsi une régression rapide des signes locaux de l'inflammation (douleur, rougeur, chaleur et œdème). Notons cependant qu'il n'y a pas de corrélation entre le degré d'inhibition des cyclooxygénases et le pouvoir anti-inflammatoire.

Par ailleurs, les AINS agissent en inhibant le chimiotactisme, l'adhérence et le pouvoir de phagocytose des polynucléaires neutrophiles.

À plus faible dose, ils ont une *action antalgique* qui relève de leur effet périphérique au niveau du site inflammatoire, mais aussi d'une action analgésique au niveau des structures nerveuses centrales.

B. Effet antipyrétique

L'effet antipyrétique s'observe également à faible dose. Il est attribué à l'inhibition de la synthèse des PGE2 au niveau du centre de la thermorégulation hypothalamique.

Enfin, citons l'effet anti-agrégant plaquettaire, propre aux AINS inhibant la COX-1, et notamment l'aspirine à faible dose (75 à 350 mg/jour), très largement utilisée dans la prévention essentiellement secondaire des accidents ischémiques.

IV. Indications

Les anti-inflammatoires non stéroïdiens sont indiqués par *voie systémique* dans de nombreuses affections :

- En rhumatologie (diclofénac, diclofénac + misoprostol, etodolac, ibuprofène à 400 mg, nabumétone, flurbiprofène, kétoprofène, naproxène, acide tiaprofénique, nimésulide, acide niflumique, meloxicam, piroxicam, ténoxicam, indométacine, sulindac) :
  - traitement symptomatique au long cours des rhumatismes inflammatoires chroniques (essentiellement spondylarthropathies) et de certaines arthroses (atteintes dégénératives) douloureuses et invalidantes ;
  - traitement symptomatique de courte durée des poussées aiguës des rhumatismes, de l'arthrose, de tendinites, de lombalgies, périarthrites ou encore arthrites microcristallines (goutte).
- Traitement symptomatique des affections douloureuses (ibuprofène à 200 mg, kétoprofène, naproxène, acide méfénamique) :
  - céphalées ;
  - lombalgies ;
  - myalgies diverses ;
  - douleurs dentaires et ORL ;
  - douleurs postopératoires ;
  - douleurs post-traumatiques.
- Traitement symptomatique des affections fébriles et des dysménorrhées essentielles (ibuprofène à 200 mg, kétoprofène, naproxène, acide méfénamique).
- Prévention des accidents ischémiques (essentiellement aspirine, mais aussi flurbiprofène, à faible dose) en cas d'angor, après infarctus du myocarde ou accident vasculaire cérébral ischémique.
- Autres indications :
  - kétoprofène ou diclofénac dans certaines douleurs d'origine néoplasique ;
  - crises de colique néphrétique ;
  - en néonatalogie pour la fermeture du canal artériel ;
  - prévention de la polypose adénomateuse familiale.

Remarque : la phénylbutazone, en raison de sa toxicité, est réservée au traitement symptomatique des pelvispondylites rhumatismales rebelles aux autres AINS et au traitement de courte durée (inférieur à 7 jours) des arthrites microcristallines aiguës.

Les formes percutanées sont, quant à elles, indiquées dans le traitement local des tendinites, des poussées inflammatoires d'arthrose des petites articulations ou de diverses affections traumatologiques bénignes (entorses, contusions, courbatures, etc.).

V. Effets indésirables

A. Digestifs

La toxicité des AINS pour la muqueuse digestive constitue l'effet indésirable le plus préoccupant par sa fréquence et par la gravité de ses complications. Si le risque annuel est limité à l'échelle de l'individu, il concerne un nombre considérable de sujets prenant généralement des AINS sur des périodes prolongées.
Le mécanisme de cette toxicité est lié à l'action protectrice des prostaglandines sur la muqueuse gastrique : elles stimulent le flux sanguin muqueux, la synthèse de mucus et la sécrétion de bicarbonates. Il y a une corrélation entre le degré de protection muqueuse et les taux de prostaglandines circulantes. Ainsi, l'administration d'AINS par voie rectale ou parentérale expose aux mêmes risques digestifs que l'administration par voie orale, et implique donc les mêmes précautions.

1. Dyspepsie

L'effet indésirable le plus communément rapporté est un inconfort abdominal, parfois accompagné de douleurs plus ou moins vives. Cette symptomatologie peut se traduire par des nausées, voire par des vomissements.

2. Érosions gastroduodénales

Il peut s'agir de lésions érythémateuses diffuses, purpuriques ou hémorragiques, ou bien d'érosions plus localisées, qui peuvent évoluer en ulcérations. Ces lésions, fréquemment infracliniques (notamment chez le sujet âgé) peuvent se traduire par des nausées, des vomissements, une douleur épigastrique. Inversement, dans 20 % des cas, une semblable symptomatologie clinique n'est accompagnée d'aucune lésion visible à l'endoscopie.

3. Ulcérations gastroduodénales

Dans 15 à 25 % des cas, le traitement par AINS induit un ulcère, localisé le plus souvent au niveau gastrique. La douleur ulcéreuse n'est pas un indicateur fiable révélant la lésion : elle n'en constitue un signe que dans un tiers des cas environ. Généralement, ces ulcères restent asymptomatiques jusqu'à la survenue d'une complication hémorragique (hématémèse, méléna) ou d'une perforation.

4. Agressions œsophagiennes

Les agressions œsophagiennes sont plus rares que les agressions gastroduodénales. Le reflux gastro-œsophagien constitue un facteur de risque d'œsophagite lors d'un traitement prolongé par un AINS.

5. Agressions coliques

Les AINS peuvent induire des colites non spécifiques, des ulcérations coliques, aggraver des colites inflammatoires ou entraîner des récidives (rectocolite hémorragique, maladie de Crohn).

6. Agressions entériques

Les lésions de l'intestin grêle induites par les AINS peuvent avoir des expressions cliniques variables.

B. Allergiques

Les manifestations allergiques secondaires à la prise d'anti-inflammatoires non stéroïdiens sont nombreuses et de gravité très variable : prurit, éruptions cutanées et beaucoup plus rarement bronchospasme, œdème de Quincke voire choc anaphylactique. Les toxidermies bulleuses (syndromes de Lyell ou de Stevens-Johnson), exceptionnelles, semblent plus fréquentes avec la phénylbutazone.
Une réaction allergique à un AINS contre-indique la prise ultérieure de tout AINS de même classe chimique.

C. Neuropsychiques

Les troubles neuropsychiques les plus communs sont les céphalées et les vertiges. On rencontre parfois des troubles sensoriels bénins (troubles visuels, acouphènes), une insomnie, une somnolence, une asthénie ; des troubles plus sévères peuvent également survenir : dépression, confusion mentale, voire hallucinations. L'indométacine semblerait plus impliquée dans les troubles neuropsychiques que les autres AINS.
Des cas de méningites aseptiques ont aussi été décrits après traitement par ibuprofène.

D. Hématologiques

Des leucopénies (neutropénies voire agranulocytoses), thrombopénies, anémies, ainsi que des pancytopénies peuvent survenir. Ces effets, secondaires à une atteinte médullaire, sont très rares mais ont été rapportés avec l'indométacine et surtout la phénylbutazone (exceptionnellement avec d'autres AINS : oxicams, arylcarboxyliques, antalgiques et antalgiques-antipyrétiques).
N'oublions pas en revanche que des hémorragies digestives peuvent générer ou potentialiser une anémie. Cette cause indirecte est en effet plus fréquente que la précédente.

E. Rénaux

Les effets indésirables rénaux des AINS étaient souvent sous-estimés ; pourtant, leurs conséquences peuvent être importantes, surtout chez la personne âgée ou en cas de déshydratation ou d'insuffisance rénale préexistante.
L'inhibition des prostaglandines va contrecarrer leur rôle vasodilatateur sur les artérioles et donc diminuer le débit de filtration glomérulaire, ce qui est susceptible d'entraîner une *insuffisance rénale fonctionnelle*.

Celle-ci survient le plus souvent en début de traitement et disparaît à l'arrêt des AINS. Certaines situations favorisent cette insuffisance rénale aiguë : l'âge, l'insuffisance cardiaque, un traitement par diurétiques et surtout inhibiteurs de l'enzyme de conversion (IEC).

Cette insuffisance rénale aiguë génère une rétention liquidienne pouvant potentialiser une hypertension artérielle, une insuffisance cardiaque et l'apparition d'œdèmes, ainsi qu'une hyperkaliémie (par hypoaldostéronisme), favorisée par l'administration concomitante d'IEC.

Le risque de *cystite médicamenteuse* existe avec tous les AINS, mais il est nettement plus marqué pour l'acide tiaprofénique.

Enfin, notons la possibilité de *syndrome néphrotique*, dû à une néphrite interstitielle aiguë d'origine immunoallergique.

F. Cardiovasculaires

L'insuffisance rénale fonctionnelle précédemment évoquée favorise l'hypertension artérielle et l'insuffisance cardiaque.

Par ailleurs, de récents essais cliniques ont mis en avant l'implication possible des inhibiteurs sélectifs de la COX-2 dans la survenue d'*accidents ischémiques*, comme l'infarctus du myocarde ou les accidents vasculaires cérébraux.

Annoncés à leur sortie comme l'avenir des AINS, les coxibs, inhibiteurs sélectifs de la cyclooxygénase de type 2, ont vu leur utilisation diminuer considérablement depuis 2004. Leur sélectivité était sensée réduire les effets indésirables digestifs tout en conservant les propriétés thérapeutiques des AINS dits « classiques », justifiant l'engouement observé ces dernières années pour ces molécules. Toutefois, la tolérance digestive des coxibs s'est avérée sensiblement identique à celle de leurs prédécesseurs. En revanche, le système national de pharmacovigilance a enregistré, dès les premiers mois de leur commercialisation, des effets indésirables parfois graves, notamment cardiovasculaires et cutanées.

Ainsi, la commission de la transparence, qui leur avait initialement attribué un niveau d'amélioration du service médical rendu modeste (ASMR de niveau III) a réévalué les spécialités Vioxx® (rofécoxib) et Célébrex® (célécoxib) pour finalement considérer, en juin 2004, que ces médicaments n'apportaient qu'une amélioration du service médical rendu mineure (ASMR de niveau IV).

En septembre de la même année, les laboratoires Merck Sharp & Dohme-Chibret décident le retrait du marché à l'échelle mondiale de leur spécialité Vioxx®, en raison d'un doublement du risque relatif d'événements cardiovasculaires (infarctus du myocarde et accident vasculaire cérébral) observé par rapport au placebo au cours d'un essai clinique.

En décembre 2004 est ensuite formulée une mise en garde contre l'augmentation du risque cardiovasculaire sous traitement par célécoxib, constatée lors d'un essai clinique mis en place pour évaluer l'efficacité du Célébrex® dans la prévention des polypes colorectaux. On recommande alors la plus grande vigilance aux prescripteurs.

Un autre dérivé, le parécoxib, commercialisé sous le nom de Dynastat® (réservé à l'usage hospitalier) est quant à lui soumis à de nouvelles recommandations : il est désormais contre-indiqué en cas de douleurs postopératoires après pontage coronaire.

Ainsi, sans remettre en cause l'utilisation des coxibs, on constate aujourd'hui que leur avenir risque d'être plus sombre que celui qui leur était promis.

G. Hépatiques

Les manifestations cliniques des perturbations hépatiques imputées aux AINS sont rares. Toutefois, des cas d'hépatites graves, parfois mortelles ou ayant nécessité une transplantation, ont été décrits. C'est pourquoi toute élévation des transaminases justifie l'arrêt immédiat du traitement.
Le mécanisme de cette toxicité peut être de nature immunoallergique (apparaît alors le plus souvent précocement), toxique (apparition plus tardive) ou mixte.

H. Bronchiques

La survenue d'un bronchospasme n'est pas exclue ; cet effet indésirable est particulièrement redouté chez le sujet asthmatique.

VI. Contre-indications

- Antécédent d'allergie aux AINS.
- Ulcère gastroduodénal évolutif.
- Insuffisance hépatocellulaire sévère (ou modérée pour le célécoxib).
- Insuffisance rénale sévère (clairance de la créatinine inférieure à 30 mL/min).
- Enfants (sauf pour l'ibuprofène, le kétoprofène, le naproxène et l'acide méfénamique utilisés comme antalgiques ; toutefois, l'utilisation de ces AINS en pédiatrie impose la plus grande prudence).
- Grossesse : au 1er trimestre en raison du risque tératogène théorique et *formellement au 3e trimestre*, à cause du risque d'hypertension artérielle pulmonaire ou d'insuffisance rénale, potentiellement mortelles pour le fœtus.
- Allaitement.
- Lupus érythémateux disséminé (pour l'ibuprofène).
- Insuffisance cardiaque congestive (pour le célécoxib).
- En plus pour la phénylbutazone : affections thyroïdiennes, insuffisance cardiaque, hypertension artérielle non contrôlée, hémopathies, atteinte des lignées sanguines, diathèses hémorragiques, syndrome de Sjögren.

Remarque : les suppositoires sont contre-indiqués en cas d'antécédents récents de rectites ou rectorragies.

VII. Interactions médicamenteuses

A. Pharmacocinétiques

1. Antivitamines K (AVK)

Les AVK et les AINS sont fortement liés aux protéines plasmatiques : leur association entraîne donc une compétition au niveau de la fixation se traduisant par un

déplacement des AVK, augmentant ainsi leur fraction libre. On s'expose alors à un risque de surdosage en anticoagulant et donc à une augmentation du risque hémorragique. Ce risque est potentialisé par l'effet anti-agrégant des AINS. La toxicité digestive propre aux AINS doit par ailleurs alerter quant au risque majoré d'hémorragie à ce niveau.
L'association des AVK aux AINS est déconseillée (à l'exception de la phénylbutazone qui est contre-indiquée). Toutefois, si l'association ne peut pas être évitée, la surveillance clinique et biologique (INR) doit être accrue.

2. Lithium

Les AINS diminuent l'excrétion rénale du lithium, ce qui a pour conséquence une augmentation de la lithémie. Celle-ci peut atteindre des valeurs toxiques que l'on peut éviter grâce à une surveillance régulière et une adaptation éventuelle de la posologie du lithium. Cette association est déconseillée.

3. Méthotrexate

La toxicité du méthotrexate est majorée par l'association aux AINS (association déconseillée) par un mécanisme mixte : la diminution de la clairance rénale du méthotrexate par les anti-inflammatoires d'une part, et le déplacement du méthotrexate de sa liaison aux protéines plasmatiques par les AINS d'autre part. On respecte pour cette raison un intervalle d'au moins 12 heures entre l'arrêt ou le début d'un traitement par AINS et la prise de méthotrexate.
Notons que la phénylbutazone est contre-indiquée avec le méthotrexate.
Remarque : l'interaction non spécifique avec les topiques gastro-intestinaux nécessite de respecter un intervalle de 2 heures entre les prises (pour les AINS administrés par voie orale).

B. Pharmacodynamiques

1. Hyperkaliémie

Les AINS vont potentialiser l'hyperkaliémie provoquée par certains médicaments comme les inhibiteurs de l'enzyme de conversion (IEC), les antagonistes des récepteurs à l'angiotensine II (ARAII ou sartans), les sels de potassium, les diurétiques hyperkaliémiants (antialdostérones, amiloride et triamtérène), les héparines (de bas poids moléculaire ou non fractionnées), la ciclosporine et le tacrolimus, le triméthoprime.
Cette hyperkaliémie est favorisée par certaines situations physiopathologiques et peut avoir des conséquences dramatiques, notamment des troubles du rythme cardiaque sévères.

2. Risque hémorragique

L'association des AINS agissant sur la COX-1 avec des médicaments anti-agrégants majore le risque de saignement. La plus grande prudence est donc recommandée

en cas d'association avec un autre AINS (et notamment l'aspirine), le clopidogrel, la ticlopidine, les anti-GP IIb/IIIa (tirofiban, eptifibatide et abciximab), l'iloprost, la prostacycline IV et le treprostinil.
L'association aux anticoagulants (attention notamment aux AVK, cf. VII. A. Interactions pharmacocinétiques) et aux thrombolytiques expose au même risque et demande donc de prendre les mêmes précautions (surveillance clinique et biologique régulière).
Notons enfin que l'association diflunisal (Dolobis®) + indométacine (Indocid®) est contre-indiquée en raison d'un risque d'hémorragie digestive pouvant être fatale.

3. Insuffisance rénale aiguë

Les AINS peuvent engendrer une insuffisance rénale fonctionnelle, surtout s'ils sont associés aux inhibiteurs de l'enzyme de conversion (IEC), aux antagonistes des récepteurs à l'angiotensine II (ARAII) ou aux diurétiques (associations nécessitant des précautions d'emploi). La surveillance de la fonction rénale et une bonne hydratation sont indispensables.
Par ailleurs, l'effet antihypertenseur de ces médicaments est diminué, ce qui est également valable pour d'autres antihypertenseurs comme les bêtabloquants (association à prendre en compte).

4. Toxicité digestive

L'association des AINS entre eux majore le risque ulcérogène sans bénéfice thérapeutique. Cette association illogique est donc déconseillée.

5. Toxicité rénale

L'association de la ciclosporine ou du tacrolimus aux AINS est à prendre en compte, en raison de la potentialisation des effets toxiques sur le rein, notamment chez le sujet âgé.

6. AINS et dispositif intra-utérin (DIU)

Les AINS, de par leur effet anti-inflammatoire, sont pour certains auteurs incriminés dans la baisse d'efficacité des DIU. En effet, le mécanisme d'action supposé de ces derniers serait de provoquer une inflammation locale de la muqueuse utérine, empêchant ainsi la nidation.
Toutefois, cette hypothèse est controversée aujourd'hui : aucune étude n'a à ce jour montré de différence significative entre le taux d'échec spontané et celui observé lors d'un traitement par anti-inflammatoire non stéroïdien.
Ainsi, le port d'un DIU ne contre-indique pas la mise en place d'un traitement par AINS lorsque celui-ci est justifié par l'attente d'un bénéfice thérapeutique notable.

VIII. AINS en pratique

A. Prévention des effets digestifs des AINS

1. Patients sans facteur de risque

Les AINS peuvent être administrés seuls.

2. Patients présentant un ou plusieurs facteurs de risque

- Antécédents d'ulcères gastroduodénaux : les AINS doivent dans ce cas être utilisés avec précaution et uniquement s'il n'existe pas d'alternative au traitement. L'utilisation des inhibiteurs de la pompe à protons (IPP) est alors indispensable (oméprazole 20 mg ou équivalent, 1 comprimé par jour).
- Âge (> 65 ans) : une gastroprotection par IPP (oméprazole 20 mg, Mopral® 20, 1 comprimé par jour) ou misoprostol (Cytotec® 200 µg, 1 comprimé matin et soir en prévention ou 2 comprimés matin et soir en traitement curatif).
- Association aux AVK : là encore une gastroprotection par IPP ou misoprostol est à envisager.

B. Précautions chez les sujets âgés (> 70 ans)

En raison des risques digestifs et d'insuffisance rénale aiguë fonctionnelle particulièrement marqués chez le sujet âgé, certaines recommandations sont de mises :
- adapter la posologie à la masse corporelle ;
- éviter les molécules à demi-vie longue ;
- surveiller la clairance de la créatinine : celle-ci doit impérativement être supérieure à 30 mL/min avant de commencer le traitement ;
- co-prescrire un gastroprotecteur efficace (oméprazole ou misoprostol) ;
- assurer une bonne hydratation ;
- une surveillance clinique et biologique étroite est indispensable : tension artérielle, apparition d'œdèmes, fonction rénale.

C. Précautions en pédiatrie

L'usage des AINS en pédiatrie requiert une extrême prudence et ne devrait être réservé qu'au traitement de la polyarthrite rhumatoïde juvénile.

D. Accidents allergiques

Arrêter immédiatement le traitement en cas de manifestations allergiques. Cela contre-indique par ailleurs tout autre AINS appartenant à la même classe chimique.

L'essentiel de la question

Les AINS ont en commun, malgré une hétérogénéité structurale importante, leurs propriétés anti-inflammatoire, antalgique et antipyrétique. Ils agissent en inhibant les cyclooxygénases, dont il existe deux types. Les AINS agissant sur la COX-1 ont également un effet anti-agrégant. Leur résorption digestive est bonne, rapide et leur fixation protéique importante (attention aux interactions, notamment avec les AVK !). Ils sont métabolisés par le foie et éliminés sous forme active et inactive par le rein.
Les AINS ont de nombreuses indications, essentiellement en rhumatologie ; l'aspirine est très utilisée à faible dose comme anti-agrégant plaquettaire.
Les effets indésirables les plus fréquents sont digestifs, parfois graves (ulcères et hémorragies). Leur prévention chez le sujet à risque est indispensable (IPP, misoprostol). D'autres effets indésirables peuvent être rencontrés : allergies, insuffisance rénale aiguë fonctionnelle et hypertension artérielle, céphalées, vertiges et complications graves, plus rares (hépatites, dépression, pancytopénies, bronchospasme, etc.).
Attention aux interactions entre les AINS et les IEC, les ARA II, les diurétiques, le lithium, les anticoagulants et anti-agrégants, les médicaments hyperkaliémiants, le méthotrexate, la ciclosporine et le tacrolimus, les antihypertenseurs. On ne doit pas associer deux AINS. Il est nécessaire d'assurer une bonne hydratation et une surveillance clinique et biologique étroite, en particulier chez les sujets à risque.

Pour en savoir plus

- Gimenez F., Brarier M., Calop J. *et al. Pharmacie clinique et thérapeutique*, 2e éd. Paris, Masson, 2002.
- Menard G., Bentue-Ferrer D., Cillard J. *et al. Pharmacologie des prostaglandines. Angéiologie*, 1995 ; 47, p. 47-52.
- Nicolas J.-F., Cousin F., Thivolet J. *Aspirine et AINS : intolérance et allergie*. John Libbey Eurotext, 2001.
- Pairet M., Van Ryn J. *Cox-2 Inhibitors*. Boston, Ed. Birkhauser, 2004.
- Lewis A. J. *Nonsteroidal Anti-Inflammatory Drugs : Mechanisms and Clinical Uses*. Marcel Dekker, 1993.
- Sécurité d'emploi des coxibs, site éditeur : AFSSAPS (http://agmed.sante.gouv.fr/ htm/10/coxibs/sommaire.htm)
- Anti-inflammatoires non stéroïdiens (AINS), fiche de transparence, site éditeur : AFSSAPS (http://agmed.sante.gouv.fr)

Achevé d'imprimer sur les presses de l'imprimerie Alfabase en novembre 2007
Dépôt légal : novembre 2007

Imprimé aux Pays-Bas